临床实用

田代华　主编

方剂大辞典

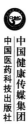

中国健康传媒集团

中国医药科技出版社

内 容 提 要

本辞典是一部贴近临床实用的中医方剂工具书，汇集古今有效方剂2265首，分为内儿科、妇男科、外科、五官科4部分33章136大类；每方以正名为辞目，列方源、组成、用法、功用、主治、宜忌、加减、方论、临证举例、现代研究、备注等项进行阐述，不仅融汇古今，内容充实，且简明扼要，重点突出，既保持了传统方剂的特色和优势，又体现了当代方剂发展的新成果，适合中医、中西医结合临床工作者选方的需要及中医爱好者学习参阅。末附"正异名方索引""书名简称全称对照表"和"古今度量衡对照表"，以便于读者检索使用。

图书在版编目（CIP）数据

临床实用方剂大辞典 / 田代华主编 . — 北京：中国医药科技出版社，2022.7
ISBN 978-7-5214-2638-0

Ⅰ . ①临… Ⅱ . ①田… Ⅲ . ①方剂学—辞典 Ⅳ . ①R289-61

中国版本图书馆 CIP 数据核字（2021）第 142285 号

美术编辑 陈君杞
版式设计 也 在

出版 **中国健康传媒集团** ｜ 中国医药科技出版社
地址 北京市海淀区文慧园北路甲 22 号
邮编 100082
电话 发行：010-62227427 邮购：010-62236938
网址 www.cmstp.com
规格 787×1092mm $\frac{1}{16}$
印张 44 $\frac{1}{4}$
字数 1108 千字
版次 2022 年 7 月第 1 版
印次 2022 年 7 月第 1 次印刷
印刷 三河市万龙印装有限公司
经销 全国各地新华书店
书号 ISBN 978-7-5214-2638-0
定价 198.00 元

获取新书信息、投稿、为图书纠错，请扫码联系我们。

编 委 会

主　编　田代华

副主编　张晓杰　宋咏梅

编　者（按姓氏笔画排序）

王东梅　田代华　田丽莉　朱小琳

刘更生　杨金萍　何　永　宋咏梅

张成博　张晓杰　张葆青　赵翔凤

相光鑫　郭瑞华

前 言

中医方剂是指中医治疗疾病的处方。临床治疗各科疾病，均须在中医辨病、辨证的基础上，提出治疗原则，然后按照治则和方剂配伍规律，将药物组成相应的方剂，才能对病人施治，达到治疗疾病的目的。所以，方剂是中医治疗疾病的重要工具。

纵观 2000 多年来，随着中医事业的不断发展，中医方书日渐增多。在唐代以前，方剂著作多出自私人之手，如东汉张仲景所著《伤寒论》和《金匮要略》，被尊为"方书之祖"；晋代葛洪所著《肘后备急方》，以简、便、廉、验著称；唐代孙思邈所著《备急千金要方》和《千金翼方》，系采撷诸书删繁就简而成；王焘所著《外台秘要》乃是汇集群经分类编撰之作。且上述方剂主治，所论多为病证结合，体现了古人朴素的治病经验。宋代以后，由于人们认识到医学发展关系国家、民族的兴衰，故方书编撰受到官方的重视，如宋代《太平圣惠方》《太平惠民和剂局方》《圣济总录》，明代《普济方》等，都是由政府组织编撰的国家级方剂名著。特别是《普济方》，更是"集方书之大全"，载方达 6 万余首。同时，由于历代王朝的关注，也促进了民间方书的发展，据不完全统计，自宋代至清末的 1000 余年间，民间医家所著方书多达 1400 余种。民国迄今，医药科学突飞猛进，尤其是 1949 年以后，党和政府重视中医工作，中医古籍整理和方剂新书相继出版，方药研究不断展开，临床实践日益丰富，大大促进了中医方剂的推广应用。

在制方理论方面，宋代以前多是有方无论，制方之意不明，后人难以掌握。金代成无己著《伤寒明理论》，对《伤寒论》中的 20 首方剂进行分析，阐述方剂主治之理、药物配伍之义，开创了方论著述之先河。自此以后，方论之书不断涌现，有自创自释者，如金代李杲的《脾胃论》《兰室秘藏》，元代罗天益的《卫生宝鉴》等；有为前人之方撰写方论者，如明代许宏的《金镜内台方议》、吴崑的《医方考》，清代汪昂的《医方集解》、罗美的《古今名医方论》、王子接的《绛雪园古方选注》等。1949 年后，全国中医药院校教材《方剂学》中，均设有"方论"专项，对方剂配伍原理进行客观介绍。

根据学界对 2000 多种中医药文献的不完全统计，中医方剂已达 10 余万首。由于古代方剂数量庞大，常给读者阅读、应用带来不便。基于上述原因，我们删繁就简编写了这本《临床实用方剂大辞典》，共选方 2265 首，除基本保留《伤寒论》和《金匮要略》方外，对清代以前的方剂进行了精选，删除了疾病绝迹或少见的方剂，以及由剧毒或不洁药物组成的方剂，补充了现代临床创立的部分新方；对原方内容也进行了适当精简。为贴近临床实用，方便读者查阅，本辞典采用先分科再按功效分类的结构进行了方剂编排。但中医学有异病同治的特点，读者亦可因证索方，跨科别选用其中的方剂。

由于作者知识菲薄，水平有限，不足之处在所难免，敬请读者指正，以便今后修改完善。

田代华

2021 年 9 月于济南

凡 例

一、本辞典共收载中医药文献中的方剂 2265 首，基本保留了张仲景的方剂，精选了清代以前的方剂，补充了现代临床创立的部分著名新方。

二、本辞典先分科，再分章，然后分类列方。共分内儿科、妇男科、外科、五官科 4 部分 33 章 136 大类。

三、本辞典以方剂正名为辞目，同一首方剂以最早出现的方名为正名，后出的方名为异名。每类方中，按方名首字笔画排序，首字相同者，按第二字笔画排序，以此类推；同名方按方源年代先后排序。为了检索方便，方名前加序号。

四、每方内设方源、异名、组成、用法、功用、主治、宜忌、加减、方论、临证举例、现代研究、备注等项。

1. 方源：为正名方的原始出处。

2. 异名：除正名以外的其他名称。一方异名较多者，仅选其中有内容增补者。

3. 组成：收录始载书中方剂的药物成分，包括药物名称、炮制、用量等。药物计量单位，1979 年以前的方剂用旧制，1979 年以后的用公制。方中药物原无用量者不予增补，后世转载文献已补充用量者收录"备注"中。

4. 用法：收录方剂的制法与服法。凡原书中制法过繁者，予以适当精减。原方无用法者，后世文献有者，补入；后世文献亦无者，在"备注"中指出。

5. 功用：收录本方的治疗功效。凡引文在两种文献以内者，可直接收录引文；凡引文在三种以上者，先将所引诸书内容归纳为主文，然后按年代顺序列述各书引文。

6. 主治：收录本方所治的病证。编写方法同"功用"。

7. 宜忌：收录应用本方需要注意的事项。主要引录各书原文。

8. 加减：收录本方应用过程中的加减用药。主要引录始载书的原文。

9. 方论：选录历代对本方的方名、组方配伍、应用心得等方面的分析阐释。凡阐释文字过多者则予以适当删减，泛论病机者不录。

10. 临证举例：选录古今医家应用本方的临床案例。药物加减过多超过 1/3 者不予收录，文字较长者摘要录取。

11. 现代研究：收录用现代科技手段研究本方的资料，包括实验研究和剂型改革等，均以摘要或综述方式简要撰写。

12.备注：凡与本方有关的古今资料，确具参考价值而又不宜收入前述各项者，均收录于本项。有些方剂经编者研究考证，有必要加以说明者，也在本项加按说明。正名方经剂型改革后的方名，亦置于本项。

特殊说明：

1.以上各项，方源、组成、功用或主治为必备项，其余诸项则根据资料情况，有则收之，无则缺之。方源、异名二项标明书名和卷次，其余各项只出书名。自"功用"以下各项，其内容出处与"方源"一致者，所录引文不再注明出处；如为他书资料，均另注明出处。

2.为节省篇幅，便于读者览阅，凡正文中书名字数较多者使用简称，如《肘后方》《三因方》等；书名字数较少者使用全称，如《伤寒论》《普济方》等。一书多名者，选用常用名。期刊则统一书写。

3.对中药名称适当规范，如瓜蒌作栝楼、芒硝作芒消等，一律据《中华人民共和国药典》改为正名。凡属药物别名者，保持原貌。

4.本辞典方剂入选原则为由常用药物组成，组方配伍合理，有临床实用价值者。凡属下列情况之一者，一般不予收录：①土验方、地方草药组方者；②由剧毒药物组方者（尤其是内服方）；③组成中的药物不明何物者；④由污秽不洁之物组方者；⑤所治疾病现代已无或少见者。

5.为不影响原文献内容的准确性，避免因换算造成的人为错误，"现代研究"中部分计量单位、现已淘汰的检测项目与方法等均未改动，保留原貌。

6.为保留方剂原貌，玳瑁、犀角、虎骨、穿山甲等现已禁止使用的药品，未予改动，读者在临证应用时应使用相应的代用品。

7.为便于读者检索、查阅，后附：①正异名方索引；②书名简称全称对照表；③古今度量衡对照表。

目录

内儿科方剂

第一章　解表方

第二章　表里双解方

第三章　泻下方

第四章　和解方

第五章　温里方

第六章　清热方

第七章　祛风方

第八章　安神方

第九章　开窍方

第十章　补益方

第十三章　理气方

第十四章　理血方

第十五章　祛湿方

第十六章　润燥方

第十七章　祛痰方

第十八章　涌吐方

第十九章　驱虫方

第二十章　消肿瘤方

妇男科方剂

第二十一章　调经方

第二十四章　产后病方

第二十八章　皮肤病方

第二十九章　肛肠病方

第三十章　骨伤病方

五官科方剂

第三十一章　眼病方

第三十二章　耳鼻病方

第三十三章 口齿咽喉病方

附录

内儿科方剂

第一章　解表方

一、辛温解表

0001　九味羌活汤

【方源】《此事难知》卷上引张元素方。

【异名】羌活冲和汤（《伤寒全生集》卷二）。

【组成】羌活一两半，防风一两半，苍术一两半，细辛五分，川芎一两，香白芷一两，生地黄一两，黄芩一两，甘草一两。

【用法】上㕮咀，水煎服。若急汗，热服，以羹粥投之；若缓汗，温服之，而不用汤投之。

【功用】发汗祛湿，兼清里热。

【主治】《伤寒全生集》：感冒风寒，非时暴寒，春可治温，夏可治热，秋可治湿，四时时疫，脉浮紧，发热恶寒，头痛，骨节烦疼之表证。

【加减】中风行经者，加附子；中风秘涩者，加大黄；中风并三气合而成痹等证，各随十二经上、下、内、外、寒、热、温、凉、四时、六气，加减补泻用之。

【方论】《医方考》：触冒四时不正之气，而成时气病，憎寒壮热，头疼身痛，口渴，人人相似者，此方主方。羌、防、苍、细、芎、芷皆辛物也，分经而治：邪在太阳者，治以羌活；邪在阳明者，治以白芷；邪在少阳者，治以黄芩；邪在太阴者，治以苍术；邪在少阴者，治以细辛；邪在厥阴者，治以川芎；而防风者，又诸药之卒徒也。用生地所以祛血中之热，而甘草者，又所以和诸药而除气中之热也。

【临证举例】风寒感冒：以本方随证加减，治疗风寒感冒患者 149 例，经复诊及随访者 120 例。结果：有效者 112 例，占 93.33%；无效者 8 例，占 6.67%；有反应者 9 例。其诊断依据：以恶寒发热、寒多热少、头痛、肢体酸痛为主症，其次结合脉浮、舌苔白、鼻塞、咳嗽、纳差等作为诊断风寒感冒之依据。作者指出：本方对风寒外束，病在阳经，寒重热轻无汗者，取效频捷，且对痹证有一定疗效。（《福建中医药》1964，5：13.）

0002　三拗汤

【方源】《局方》卷二。

【组成】甘草（不炙）、麻黄（不去根节）、杏仁（不去皮尖）各等份。

【用法】上为粗散。每服五钱，水一盏半，姜钱五片，同煎至一盏，去滓，通口服。以衣被盖覆睡，取微汗为度。

【功用】《中医方剂学》：发汗解表，止咳平喘。

【主治】感冒风寒，鼻塞声重，咳嗽多痰，胸满气短，痰稠喘急。①《局方》：感冒风邪，鼻塞声重，语音不出；或伤风伤冷，头痛目眩，四肢拘倦，咳嗽多痰，胸满气短。②《普济方》：寒燠不常，人多暴嗽，咽痛，声嘎，鼻塞，痰稠喘急。③《医学正传》：肺感风寒，喘急不已。

【方论】①《医方集解》：麻黄留节，发中有收；杏仁留尖，取其发，连皮取其涩；甘草生用，补中有发也。②《中医内科临床治疗学》：麻黄辛温，辛则入肺，温则散寒，质地体轻中空，轻轻上浮，发散风寒，宣肺平喘；杏仁苦温，专入肺经，助麻黄温散肺寒，下气定喘；甘草合麻黄，辛甘发散而解表，合杏仁，止嗽化痰而利肺。合有发散风寒，止嗽平喘的作用。

【临证举例】①风寒咳嗽：任某，女，40岁，体温38℃，头身疼痛，鼻塞声重，流清涕，喉痒，咽部微充血，咳嗽，吐白色泡沫痰，纳差神疲，经服四环素等未效。诊得脉浮，苔薄白。辨证属外感风寒，肺气不宣。治以三拗汤加味：麻黄6g，杏仁10g，桔梗6g，蝉蜕6g，陈皮10g，甘草3g，煎服。嘱其服药后覆被而卧，进热粥，一服得微汗，热退，形寒解，头身疼痛减半，咳痰稀少。守方再剂，后痊愈。（《四川中医》1983，4：49.）②哮喘：秦商张玉环感寒咳嗽，变成哮喘，口张不闭，语言不续，呀呷有声，外闻邻里。投以二陈、枳、桔，毫不见减，延予救之。诊六脉，右手寸关俱见浮紧，重取带滑，断为新寒外束，旧痰内搏，闭结清道，鼓动肺金。当以三拗汤宣发外邪，涌吐痰涎为要。一剂而汗出津津，一日夜而吐痰斗许，哮喘遂平。（《旧德堂医案》）

0003 加味香苏饮

【方源】《内科摘录》卷一。

【组成】苏叶一钱半，陈皮、香附各一钱二分，防风、荆芥、蔓荆子各一钱，川芎、甘草各七分，生姜三片。

【用法】水一盅半煎服，覆似汗。

【主治】时邪感冒，伤风伤寒，发热，头痛项强，鼻塞声重。

0004 芎苏散

【方源】《增补内经拾遗》卷三引《局方》。

【组成】川芎二钱，苏叶、枳壳（麸炒）、桔梗、柴胡、半夏（汤泡七次）、广陈皮、白茯苓（去皮）各一钱，干葛一钱半，甘草（炙）五分。

【主治】感冒风寒，发热恶寒，头疼身痛。①《增补内经拾遗》引《局方》：非时感冒，发热恶寒，头疼身痛。②《医方考》：感冒外有头痛、发热恶寒；内有咳嗽、吐痰、气汹者。③《幼科铁镜》：小儿感冒，面色寒滞，两颊或似水红桃花，鼻流清涕，恶风痰壅。

【方论】①《医方考》：川芎、苏叶、干葛、柴胡解表药也，表解则头痛、发热、恶寒自愈；桔梗、半夏、陈皮、枳壳、茯苓、甘草和里药也，里和则咳嗽、吐痰、气汹自除。②《中国医学大辞典》：此方为治非时感冒之首剂。方中芎、苏、柴、葛为通治三阳经外感药，而独以芎苏名方者，盖重在于邪伤血分也。更合以二陈治内伤饮食，加枳壳宽膈利痰，诚为总司内外之良方，而无引贼破家之患。

0005 荆防败毒散

【方源】《医学正传》卷八。

【组成】柴胡、甘草、人参、桔梗、川芎、茯苓、枳壳、前胡、羌活、独活、荆芥穗、防风各四分。

【用法】上细切，作一服。用水一盏，煎至七分，温服；或加薄荷五叶。

【功用】《医宗金鉴》：疏解寒热。

【主治】伤寒、温疫发斑，疮肿初起，血风遍身瘙痒，发热，脉浮数，及水肿邪在表者。①《医学正传》：伤寒，温毒发斑重者。②《伤寒蕴要全书》：瘟疫。③《摄生众妙方》：疮肿初起。④《医门法律》：风水、皮水，凡在表宜从汗解者。⑤《医宗金鉴》：血风，遍身瘙痒之疹；风温汗少者。

【加减】《伤寒蕴要全书》：内热，加黄芩一钱；口渴，加天花粉一钱。

【临证举例】接触性皮炎：李某某，男，35岁。因搬运六六粉，出现头面皮肤瘙痒、灼热，搔后出现米粒或黄豆大小皮疹，一天后遍及上半身，并渗出黄水，伴恶寒发热、心烦，经治而愈。5个月后上症复发，面额、背部出现李子大脓疮，红肿焮痛，用抗生素、激素类药均无效。舌质稍红，苔厚白，脉浮。用荆防败毒散加土茯苓煎汤内服，外用苍耳草、苦参、蛇床子煎汤熏洗，日二三次，17剂后症状痊愈。9年后随访未复发。(《吉林中医药》1986，2：28.)

【备注】本方《摄生众妙方》《医宗金鉴》无人参。

0006 香苏散

【方源】《局方》卷二。

【组成】香附子（炒香，去毛）、紫苏叶各四两，甘草（炙）一两，陈皮二两（不去白）。

【用法】上为粗末。每服三钱，水一盏，煎七分，去滓热服，不拘时候，一日三次；若作细末，只服二钱，入盐点服。

【主治】外感风寒，内伤湿食，形寒发热，头痛咳嗽，胸膈满闷，嗳气恶食，腹痛泄泻，以及妊娠霍乱、鱼蟹积等。①《局方》：四时瘟疫、伤寒。②《得效方》：四时伤寒伤风，伤湿伤食，头痛，咳嗽声重，痰多涕稠，心疼，泄泻，自汗，时行暴泻。③《医方集解》：四时感冒，头痛发热，或兼内伤，胸膈满闷，嗳气恶食。

【加减】《得效方》：头痛，加川芎、白芷、北细辛、荆芥穗，每服各半钱；咳嗽声重，痰多涕稠，加半夏、苦梗、乌梅各半钱，桑白皮七寸；心疼，加石菖蒲、半夏各半钱；泄泻，加木瓜、藿香各半钱；伤湿自汗，时行暴泻，加生姜三片，车前子一撮。

【方论】①《医方集解》：此手太阴药也，紫苏疏表气而散外寒，香附行里气而消内壅，橘红能兼行表里以佐之，甘草和中，亦能解表为使也。②《医林纂要》：紫苏辛温，补肝祛风发汗，亦表散风寒，为主药；香附辛温，行肝气于脾胃，以祛郁宣滞，此用治内也；陈皮辛行肝气，苦理脾胃，去白则轻而能表，此以兼行内外；甘草缓肝和中；加姜、葱煎，以祛风表汗为主。此表里兼治，而用药有条理，亦良方也。此补肝而平胃也。

【备注】本方《得效方》有苍术，用法中加生姜、葱白。

0007 香葛汤

【方源】《得效方》卷一。

【组成】紫苏（去根）、白芍药、香附子（炒，去毛）、川升麻、白干葛、薄陈皮各一两，白芷、大川芎各半两，苍术（米泔浸，切，炒黄色）一两，大甘草半两。

【用法】上锉散。每服四大钱，水一盏半，加生姜三片，煎热服，不拘时候。

【主治】四时感冒不正之气，头痛身疼，项强寒热，呕恶痰嗽，腹痛泄泻，或风寒湿痹。

【加减】如发热无汗，遍体疼痛，加葱白二根，豆豉七粒，煎热服，得汗即解；呕，去苍术，加白术数片，藿香数叶；中脘胀满，大便秘，加枳实、槟榔各半钱；有痰，加半夏半钱；咳嗽，加五味子七粒；鼻塞，加桑白皮三寸；腹痛，加枳壳半片（去瓤，切）；泄泻，加木瓜三片；如伤寒不分表里，以此药导引经络；如热多，口渴心烦，脏腑坚，或加前胡；无汗，可加麻黄；汗太过，加麻黄根。

0008 桂枝麻黄各半汤

【方源】《伤寒论》。

【异名】麻黄芍药汤（《内台方议》卷一）。

【组成】桂枝一两十六铢（去皮），芍药、生姜（切）、甘草（炙）、麻黄（去节）各一两，大枣四枚（擘），杏仁二十四枚（汤浸，去皮尖及两仁者）。

【用法】以水五升，先煮麻黄一二沸，去上沫，纳诸药，煮取一升八合，去滓，温服六合。本云：桂枝汤三合，麻黄汤三合，顿服。将息如上法。

【功用】①《注解伤寒论》：小发其汗，以解表邪。②《医宗金鉴》：小小汗之，以和营卫。

【主治】太阳病，得之八九日，如疟状，发热恶寒，热多寒少，其人不呕，清便欲自可，一日二三度发，面色反有热色，身痒者。

【方论】①《内台方议》：桂枝汤治表虚，麻黄汤治表实，二者均曰解表，霄壤之异也。今此二方合而用之者，乃解其表不虚不实者也。桂枝汤中加麻黄、杏仁，以取小汗也。②《伤寒贯珠集》：既不得汗出，则非桂枝所能解，而邪气又微，亦非麻黄所可发，故合两方为一，变大制为小制。桂枝所以为汗液之地，麻黄所以为发散之用，且不使药过病，以伤其正也。③《古方选注》：其法先煎麻黄，后纳诸药，显然麻黄为主，而以桂枝、芍药为监制也。盖太阳邪未解，又因阴阳俱虚，汗、吐、下皆禁，不能胜麻黄之说，故监以桂枝、约以白芍，而又铢两各减其半，以为小制，服后得小汗即已，庶无大汗亡阳之过尔。

【临证举例】①太阳病：顾左，寒热交作，一日十数度发，此非疟疾，乃太阳病，宜桂枝麻黄各半汤：桂枝三钱，甘草一钱半，杏仁五钱，麻黄一钱半，白芍一钱半，生姜二片，大枣四枚。（《经方实验录》）②风寒表证：某女，47岁。恶寒发热已9日，每日午后三时许，微恶寒，并发热，入夜体温达38.5℃左右，随后汗出热退。体检、血常规、胸透均无异常，服用1剂解表剂、ABC及抗生素无效。苔白，脉弦细。证属太阳伤寒，给予桂枝麻黄各半汤1剂。服后恶寒加重，并作寒噤，继而发热，遍体微汗，次日即未再发。（《贵阳中医学院学报》1979，2：5.）

0009 消风百解散

【方源】《局方》卷二。

【组成】荆芥、白芷、陈皮（洗，去白）、苍术、麻黄（去节）各四两，甘草（炙）二两。

【用法】上为细末。每服二大钱，用水一大盏，加生姜三片，乌梅一个，同煎七分，温服，不拘时候；或茶酒调下。

【主治】四时伤寒，身体烦疼，四肢倦怠，行步喘乏，及寒壅咳嗽，鼻塞声重，涕唾稠黏，痰涎壅盛，气急满闷者。

【加减】欲发散邪风，入连须葱白三寸同煎。

【方论】《医方考》：伤风宜解肌，咳嗽宜利气。荆芥、白芷、麻黄，可以解肌；陈皮、苍术、甘草，可以利气。经曰：辛甘发散为阳。夫六物皆辛甘，则皆解散矣。

0010 麻黄汤

【方源】《伤寒论》。

【组成】麻黄三两（去节），桂枝二两（去皮），甘草一两（炙），杏仁七十个（去皮尖）。

【用法】上以水九升，先煮麻黄，减二升，去上沫，纳诸药，煮取二升半，去滓，温服八合。覆取微似汗，不须啜粥，余如桂枝法将息。

【功用】①《景岳全书》：峻逐阴邪。②《中医方剂学》：发汗解表，宣肺平喘。

【主治】外感风寒，恶寒发热，头身疼痛，无汗而喘，口不渴，舌苔薄白，脉浮而紧。现用于流行性感冒、支气管炎、支气管哮喘、某些皮肤疾患等具有上述症状者。①《伤寒论》：太阳病，头痛发热，身疼腰痛，骨节疼痛，恶风无汗而喘者；太阳与阳明合病，喘而胸满者；太阳病，脉浮紧，无汗发热，身疼痛，八九日不解，表证仍在者。②《准绳·类方》：肺脏发咳嗽而喘急有声，甚则唾血。③《医宗金鉴》：风寒湿成痹，肺经壅塞，昏乱不语，冷风哮吼者。

【方论】①《内台方议》：麻黄味苦辛，专主发汗，故用之为君；桂枝味辛热，以辛热之气佐之散寒邪，用之为臣；杏仁能散气解表，用之为佐；甘草能安中，用之为使。经曰：寒淫于内，治以甘热，佐以辛苦是也。先圣配此四味之剂，以治伤寒者，乃专主伤寒脉浮紧、恶寒无汗者之所至也。若脉微弱自汗者，不可服此也。②《医方考》：麻黄之形，中空而虚，麻黄之味，辛温而薄；空则能通腠理，辛则能散寒邪，故令为君。佐以桂枝，取其解肌；佐以杏仁，取其利气；入甘草者，亦辛甘发散之谓。③《伤寒来苏集》：麻黄色青入肝，中空外直，宛如毛窍骨节状，故能旁通骨节，除身疼，直达皮毛，为卫分驱风散寒第一品药。然必借桂枝入心通血脉，出营中汗，而卫分之邪乃得尽去而不留，故桂枝汤不必用麻黄，而麻黄汤不可无桂枝也。杏为心果，温能散寒，苦能下气，故为驱邪定喘之第一品药。桂枝汤发营中汗，须啜稀热粥者，以营行脉中，食入于胃，浊气归心，淫精于脉故尔；麻黄汤发卫中汗，不须啜稀热粥者，此汗是太阳寒水之气在皮肤间，腠理开而汗自出，不须假谷气以生汗也。

【临证举例】流行性感冒：患者多为青年矿工，平素身体壮实，多起病急骤，恶寒发热，寒热俱甚，头痛身疼，鼻塞流涕，无汗，脉浮紧，用荆防败毒散疗效不佳者，遂投麻黄汤，一般服 2~3 剂即汗出热退而愈。(《新医药资料》1975，4：32.)

【现代研究】①发汗解热作用：实验表明，组成麻黄汤的药物如麻黄、桂枝、甘草及全方都有解热作用。麻黄有发汗解热效果，其水溶性提取物可使大鼠脚底部分水分发散，即具有发汗作用。(《成都中医学院学报》1986，1：31.)麻黄碱对人也有发汗效果，使其暴露于高温环境时出汗量明显增加。麻黄加桂枝时则可使汗腺上皮细胞水泡明显扩大，数目也显著增加，但糖原颗粒不变。观察汗液分泌，也可见麻黄、桂枝合用时发汗作用明显增强。(《国外医学·中医中药分册》1981，4：12.)②镇咳平喘作用：麻黄汤具有显著的平喘和祛痰镇咳效果，在小鼠肺支气管灌流实验中，本方可使灌流时间缩短 20.39%，表明本方具有扩张支气管作用。此外，本方还能显著延长氨雾刺激所致小鼠咳嗽的潜伏期，减少咳嗽次数；显著促进小鼠支气管对酚红的排泌，抑制蟾蜍口腔黏膜纤毛的运动，提示本方有显著的祛痰和镇咳作用。(《中医杂志》1984，8：65.)

0011　葛根汤

【方源】《伤寒论》。

【组成】葛根四两，麻黄三两（去节），桂枝二两（去皮），生姜三两（切），甘草二两（炙），芍药二两，大枣十二枚（擘）。

【用法】上以水一斗，先煮麻黄、葛根减二升，去白沫，纳诸药，煮取三升，去滓，温服一升。覆衣被，取微似汗，余如桂枝法将息。

【功用】《伤寒附翼》：开表逐邪，调和表里。

【主治】①《伤寒论》：太阳病，项背强几几，无汗恶风者；太阳与阳明合病者，必自下利。②《金匮》：太阳病，无汗而小便反少，气上冲胸，口噤不得语，欲作刚痉。

【宜忌】禁生冷、黏滑、肉、面、五辛、酒酪、臭恶等物。

【方论】①《伤寒附翼》：葛根味甘气凉，能起阴气而生津液，滋筋脉而舒其牵引，故以为君；麻黄、生姜能开玄府腠理之闭塞，祛风而出汗，故以为臣；寒热俱轻，故少佐桂、芍，同甘、枣以和里。此于麻、桂二方之间，衡其轻重而为调和表里之剂也。②《张氏医通》：此即麻黄、桂枝二汤合用，于中但去杏仁、增葛根，为阳明经证之专药，以其能辅麻黄大开肌肉也；去杏仁者，既开肌肉于外，不当复泄肺气于内也。③《医宗金鉴》：是方也，即桂枝汤加麻黄、葛根。麻黄佐桂枝，发太阳营卫之汗；葛根君桂枝，解阳明肌表之邪。不曰桂枝汤加麻黄、葛根，而以葛根命名者，其意重在阳明，以呕利属阳明多也。二阳表急，非温服覆而取汗，其表未易解也。或呕或利，里已失和，虽啜粥而胃亦不能输精于皮毛，故不须啜粥也。此证比麻黄、青龙二证较轻，然项强连背拘强更甚于项强无汗，不失为表，但脉浮不紧，故不从乎麻黄，而于桂枝方加麻黄倍葛根以去实，小变麻、桂之法也。盖葛根为阳明主药，凡太阳有阳明者，则佐入太阳药中；凡少阳有阳明者，则佐入少阳药中，无不可也。

【临证举例】①太阳伤寒：光华眼镜公司有袁姓少年，其岁八月，卧病四五日，昏不知人。其兄欲送之归，延予诊视以决之。余往诊，日将暮，病者卧榻在楼上，悄无声息。余就病榻询之，形无寒热，项背痛，不能自转侧。诊其脉，右三部弦紧而浮，左三部不见浮象，按之则紧，心虽知为太阳伤寒，而左脉不类。时其兄赴楼下取火，少顷至，予曰：乃弟沉溺于酒色者乎？其兄曰：否，惟春间在汕头一月，闻颇荒唐，宿某妓家，挥金甚巨。予曰：此其是矣。今按其左脉不浮，是阴分不足，不能外应太阳也。然其舌苔必抽心，视之果然。予用葛根二钱，桂枝一钱，麻黄八分，白芍二钱，炙草一钱，红枣五枚，生姜三片，予微语其兄曰：服后微汗出则愈，若不汗，则非予所敢知也。临行，予又恐其阴液不足，不能达汗于表，令其药中加粳米一酒杯，遂返寓。明早，其兄来，求复诊。予往应之，六脉俱和。询之，病者曰：五日不曾熟睡，昨服药得微汗，不觉睡去，此醒时，体甚舒展，亦不知病于何时去也。随请开调理方。予曰：不须也，静养二三日足矣。闻其人七日后，即往汉口经商云。(《经方实验录》)②周围性面瘫：采用葛根汤原方及其剂量，治疗周围性面神经麻痹16例。除1例因病程达14年之久而无效外，余皆痊愈，效果颇好。(《陕西中医学院学报》1984，1：33.)③荨麻疹：用葛根汤(葛根12g，麻黄6~9g，生姜6~9g，桂枝6g，甘草6g，白芍6g，大枣4~6枚)，并适当随证加减，治疗荨麻疹51例，其中急性者46例，慢性者5例；发病后经西药治疗1周以上不愈者35例。结果，46例急性患者，经用药1~7天后全部治愈；5例慢性患者用药5~10天后全部治愈；总有效率为100%。随访半年无复

发。(《中医杂志》1984，9：57.)④牙痛：采用葛根汤加减(葛根18~24g，桂枝10g，麻黄6~10g，白芍10~15g，蜂房10g。大便干燥加大黄；疼痛甚，加细辛、白芷；胃热甚加川黄连、石膏；齿龋加乌梅、生地、荜茇、蜀椒；肾虚合玉女煎)，治疗40例牙痛患者，疗效满意。40例中，急性牙髓炎3例，慢性牙髓炎6例，龋齿17例，冠周炎3例，牙槽脓肿9例，长智齿2例。按中医分型，肾虚牙痛9例，胃热牙痛20例，风寒牙痛11例。结果：痊愈36例，好转2例，无效2例均为长智齿。(《四川医学》1982，6：337.)

【现代研究】对脑血管的作用：实验研究表明，葛根汤对麻醉狗、猫具有显著的扩张脑血管、增加脑血流量、降低脑血管阻力的作用。此外，能对抗ADP(腺苷二磷酸)诱导的家兔血小板聚集。(《中药药理与临床》1987，4：14.)

0012 葛根加半夏汤

【方源】《伤寒论》。

【组成】葛根四两，麻黄三两(去节)，甘草二两(炙)，芍药二两，桂枝二两(去皮)，生姜二两(切)，半夏半升(洗)，大枣十二枚(擘)。

【用法】上以水一斗，先煮葛根、麻黄减二升，去白沫，纳诸药，煮取三升，去滓，温服一升。覆取微似汗。

【主治】太阳与阳明合病，不下利，但呕者。

【方论】《古方选注》：葛根汤，升剂也；半夏辛滑，芍药收阴，降药也；太阳、阳明两经皆病，升阖失机，故以升降法治之。麻、葛、姜、桂其性皆升，惟其升极即有降，理寓明于其中。又有芍药、甘草奠安中焦，再加半夏以通阴阳，而气遂下，呕亦止，是先升后降之制也。

0013 紫苏饮

【方源】《医彻》卷一。

【组成】紫苏一钱五分，防风、荆芥、柴胡、葛根、广皮、桔梗各一钱，甘草（炙）三分，山楂一钱五分。

【用法】加生姜三片，水煎。

【主治】伤寒表证。

【加减】头痛，加川芎五分；夹食，加厚朴一钱（姜制），枳壳一钱（麸炒）；如咳嗽，去柴胡，加前胡一钱。

【方论】《医彻》：此方虽平易，虚者犹不能当，慎勿泛用、多用，得汗即止。

0014 疏表汤

【方源】《寒温条辨》卷五。

【组成】淡豆豉三钱，羌活二钱，防风、桔梗各一钱五分，前胡、黄芩各一钱，苏叶、川芎各八分，细辛、甘草各五分，生姜二钱，葱白二茎。

【用法】水煎，温服。

【主治】四时感冒风寒，鼻塞声重，或流涕不已，发热恶寒，头痛身痛者。

【加减】微汗口渴，加天花粉、麦冬各一钱；满闷，加枳壳（麸炒）一钱半；热甚，加知母一钱。

0015 感冒汤 2 号

【方源】《临证医案医方》。

【组成】麻黄3g，桂枝3g，荆芥穗6g，防风9g，羌活6g，辛夷6g，淡豆豉9g，苇根20g，甘草3g。

【用法】水煎服。

【功用】辛温解表。

【主治】风寒型感冒。恶寒或微发热，无汗，头痛，周身骨节酸痛，鼻塞，流清涕，舌苔薄白，脉浮紧。

二、辛凉解表

0016 升麻葛根汤

【方源】《局方》卷二。

【异名】升麻汤（《活人书》卷十六）。

【组成】升麻、白芍药、甘草（炙）各十两，葛根十五两。

【用法】上为粗末。每服三钱，用水一盏半，煎取一中盏，去滓，稍热服，不拘时候，一日二三次。以病气去，身清凉为度。

【功用】①《外科集腋》：升散阳明之邪毒。②《中医大辞典·方剂分册》：辛凉解肌，透疹解毒。

【主治】伤寒、中风、温疫，发热恶寒，头疼身痛，目痛鼻干；阳明下痢；烂喉丹痧。①《局方》：大人、小儿时气温疫，头痛发热，肢体烦疼。②《活人书》：寒暄不时，人多疾疫，乍暖脱衣，及暴热之次，忽变阴寒，身体疼痛，头重如石。③《阎氏小儿方论》：伤寒、温疫、风热，壮热头痛，肢体痛。④《外科集腋》：烂喉丹痧初起，头胀恶寒，肌肤红热，喉间结痹，肿痛腐烂，致身发斑疹隐隐。

【宜忌】《医方集解》：斑疫已出者勿服，恐重虚其表也。伤寒未入阳明者勿服，恐反引表邪入阳明也。

【方论】①《古今名医方论》：柯韵伯曰，升麻、葛根提胃脘之阳，散肌肉之浮热；芍药、甘草泻肝胆之火，以解胃腑之实热，有汗则发，无汗则止。葛根禀性甘凉，可以散表实，协升麻以上升，则使清阳达上，而浊阴降下可知。芍药收敛阴精，甘草缓急和里，则下利自止可知。治里仍用表药者，以表实下利，而非里实故也。②《医方集解》：此足阳明药也，阳明多气多血，寒邪伤人，则血气之壅滞。辛能达表，轻可去实，故以升、葛辛轻之品，发散阳明表邪。阳邪盛则阴气虚，故用芍药敛阴和血，又用甘草调其卫气也。升麻、甘草升阳解毒，故又治时疫。③《中医大辞典·方剂分册》：葛根清热解肌透疹，升麻升阳透表，芍药和营泄热，甘草调和诸药。合用则解肌透疹，和营解毒。

【临证举例】①阳明热毒：丁会成，年四十余，春季右腿正面忽痛麻。诊之，右三部洪数五六至，问口渴？曰：是也。升麻葛根汤二帖而愈。(《慎柔五书》)②头面湿疹：曹某某，女，成，脉细弦，舌红有白苔，颜面部发生疣状物甚多，先发于前额，近来向面部扩展，无痛无痒。证属湿邪郁于肌肤不化，拟健脾化湿为治。升麻、白芷、生甘草各5g，煨干葛、地肤子各10g，赤芍6g，薏苡仁30g，服2剂后基本痊愈。(《浙江中医学院学报》1986，5：10.)

0017 加减败毒散

【方源】《寿世保元》卷二。

【组成】防风一钱五分，荆芥二钱，羌活二钱，独活二钱，前胡二钱，升麻五分，干葛一钱，赤芍二钱，桔梗八分，川芎一钱五分，白芷二钱，薄荷八分，牛蒡子三钱，甘草八分，柴胡八分。

【用法】上锉。加生姜、葱，水煎，热服出汗。

【主治】天行时疫，头面肿大，咽喉不利，舌干口燥，憎寒壮热。四时瘟疫，皆可通用。

0018 加减消毒饮

【方源】《慈航集》卷下。

【组成】羌活八分，葛根二钱，防风一钱，桔梗二钱，生甘草八分，荆芥一钱，薄荷八分，牛蒡子三钱（研），白僵蚕三钱（炒），连翘一钱五分（去心），马勃三分，板蓝根三钱。

【用法】初病恶寒发烧，一服盖暖，出汗即松，第二日加蝉蜕一钱，第三日加炒柴胡八分，第四日加元参四钱，四服全愈。

【主治】大头天行，头面腮颊颐肿，初病恶寒发烧，大便结燥，胸口不宽。

【加减】如大便结者，加制军三钱，枳壳一钱五分，下之即去；如口干，加天花粉二钱，大贝母一钱五分。

0019 加减银翘散

【方源】《镐京直指》。

【组成】连翘三钱，鼠黏子三钱，蝉蜕一钱五分，荆芥二钱，防风一钱五分，前胡一钱五分，薄荷一钱五分，象贝二钱，桔梗一钱，广郁金二钱。

【功用】畅肺，导痰，透发。

【主治】冬温、春温、风温，初时恶寒发热，咳嗽胁痛。

0020 防风解温汤

【方源】《医学摘粹》。

【组成】防风三钱，桔梗三钱，桑叶三钱，连翘三钱，杏仁三钱，芍药三钱，丹皮三钱，甘草二钱。

【用法】流水三杯，煎至八分，温服。覆衣，饮热粥，取微汗。

【主治】温证，太阳经头项痛，腰脊强，发热作渴者。

【加减】如入阳明经，身热目痛，鼻干不卧，胸燥口渴者，去防风、桑叶、桔梗、杏仁，加葛根，热加玄参，再热加石膏，呕加半夏；如入少阳经，胸胁疼痛，耳聋口苦，咽干作渴者，去防风、桑叶、桔梗、杏仁，加柴胡、黄芩、半夏，热加玄参；如入太阴经，腹满咽干，发热作渴者，去连翘、桔梗、杏仁，加生地；如入少阴经，口燥舌干，发热作渴者，去连翘、桔梗、杏仁、芍药，加生地、天冬、玄参；如入厥阴经，烦满囊缩，发热作渴者，去连翘、桔梗、杏仁，加生地、当归。

0021 辛凉清解饮

【方源】《秋温证治》。

【组成】连翘、金银花各二钱，杏仁、牛蒡子各三钱，薄荷、淡豆豉、蝉蜕各一钱五分，桔梗六分，淡竹叶十片。

【用法】水煎服。

【主治】太阴秋温，洒洒恶寒，蒸蒸发热，咽或痛或不痛，舌白腻，边尖红。

【加减】胸闷，加瓜蒌皮、郁金各一钱五分；喉痛，加玄参三钱，马勃一钱；鼻衄，加鲜茅根十支，焦栀子三钱。

0022 柴葛解肌汤

【方源】《医学心悟》卷二。

【组成】柴胡一钱二分，葛根一钱五分，赤芍一钱，甘草五分，黄芩一钱五分，知母一钱，贝母一钱，生地黄二钱，丹皮一钱五分。

【用法】水煎服。

【主治】春温夏热之病，其症发热头痛，与正伤寒同，但不恶寒而口渴。

【加减】心烦，加淡竹叶十片；谵语，加石膏三钱。

【现代研究】解热作用：实验表明，本方有显著的解热效果，对于内毒素所致家兔发热，给药后4小时，对照家兔仍处明显发热状态，体温无下降趋势，但给予柴葛解肌汤的家兔，体温下降0.9℃。（《中西医结合杂志》1985，6：378.）

0023 桑菊饮

【方源】《温病条辨》卷一。

【组成】杏仁二钱，连翘一钱五分，薄荷八分，桑叶二钱五分，菊花一钱，苦桔梗二钱，甘草八分，苇根二钱。

【用法】上用水二杯，煮取一杯。一日二服。

【功用】《中医方剂学》：疏风清热，宣肺止咳。

【主治】太阴风温，但咳，身不甚热，微渴者。

【加减】二三日不解，气粗似喘，燥在气分者，加石膏、知母；舌绛，暮热甚，燥邪初入营，加玄参二钱，犀角一钱；在血分者，去薄荷、苇根，加麦冬、细生地、玉竹、丹皮各

二钱；肺热甚，加黄芩；渴者，加天花粉。

【方论】《中医方剂学》：风温袭肺，肺失清肃，所以气逆而咳。受邪轻浅，所以身热不甚，口微渴。治当辛以散风，凉以清肺为法。本方用桑叶清透肺络之热，菊花清散上焦风热，并作君药。臣以辛凉之薄荷，助桑、菊散上焦风热，桔梗、杏仁一升一降，宣肃肺气以止咳。连翘清透膈上之热，苇根清热生津止渴，用作佐药。甘草调和诸药，是作使药。诸药配合，有疏风清热、宣肺止咳之功。但药轻力薄，若邪甚病重者，处方时应酌情加减。

0024 银翘散

【方源】《温病条辨》卷一。

【组成】连翘一两，金银花一两，苦桔梗六钱，薄荷六钱，竹叶四钱，生甘草五钱，芥穗四钱，淡豆豉五钱，牛蒡子六钱。

【用法】上为散。每服六钱，鲜苇根汤煎，香气大出，即取服，勿过煮。肺药取轻清，过煎则味厚而入中焦矣。病重者，约二时一服，日三服，夜一服；轻者三时一服，日二服，夜一服；病不解者，作再服。

【功用】①《温病条辨》：辛凉平剂。②《中医方剂学》：辛凉透表，清热解表。

【主治】①《温病条辨》：太阴风温、温热、温疫、冬温，初起但热不恶寒而渴者。②《福建中医药》1964，5：16.）：温病范围的各种疾病，如急性支气管炎、肺炎、流感、百日咳、腮腺炎、麻疹、水痘、急性喉头炎等属外感温邪，有肺卫症者。

【加减】若胸膈闷者，加藿香三钱，郁金三钱，护膻中；渴甚者，加天花粉；项肿咽痛者，加马勃、玄参；衄者，去芥穗、豆豉，加白茅根三钱，侧柏炭三钱，栀子炭三钱；咳者，加杏仁利肺气；二三日病犹在肺，热渐入里，加细生地、麦冬保津液；再不解，或小便短者，加知母、黄芩、栀子之苦寒，与麦、地之甘寒，合化阴气，而治热淫所胜。

【方论】①《温病条辨》：本方谨遵《内经》"风淫于内，治以辛凉，佐以苦甘；热淫于内，治以咸寒，佐以甘苦"之剂。又宗喻嘉言芳香逐秽之说，用东垣清心凉膈散，辛凉苦甘，病初起，且去入里之黄芩，勿犯中焦；加金银花辛凉，芥穗芳香，散热解毒；牛蒡子辛平润肺，解热散结，除风利咽，皆手太阴药也。此方之妙，预护其虚，纯然清肃上焦，不犯中下，无开门揖盗之弊，有轻以去实之能，用之得法，自然奏效。②《成方便读》：银翘散，治风温、温热，一切四时温邪，病从外来，初起身热而渴，不恶寒，邪全在表者。故以辛凉之剂，轻解上焦。金银花、连翘、薄荷、荆芥，皆辛凉之品，轻扬解散，清利上焦者也。豆豉宣胸化腐，牛蒡利膈清咽，竹叶、芦根清肺胃之热而下达，桔梗、甘草解胸膈之结而上行，此淮阴吴氏特开客气温邪之一端，实前人所未发耳。③《中医方剂学》：温者，火之气也，自口鼻而入，内通于肺，所以说"温邪上受，首先犯肺"。肺与皮毛相合，所以温病初起，多见发热头痛，微恶风寒，汗出不畅或无汗。肺受温热之邪，上熏口咽，故口渴、咽痛；肺失清肃，故咳嗽。治当辛凉解表，透邪泄肺，使热清毒解。吴氏宗《素问·至真要大论》"风淫于内，治以辛凉，佐以苦"之训，综合前人治温之意，用金银花、连翘为君药，既有辛凉透邪清热之效，又具芳香辟秽解毒之功；臣药有二，即辛温的荆芥穗、豆豉，助君药开皮毛而逐邪；桔梗宣肺利咽，甘草清热解毒，竹叶清上焦热，芦根清热生津，皆是佐使药。本方特点有二：一是芳香辟秽，清热解毒；二是辛凉中配以小量辛温之品，且又温而不燥，既利于透邪，又不背辛凉之旨。方中豆豉因制法不同而有辛温、辛凉之异，但吴氏于本方后有"衄者，去芥穗、豆豉"之明文。在银翘散去豆豉加细生地丹皮大青叶倍元参方的方论中又明确指出："去豆豉，畏其温也。"所以本方的豆豉还应作辛温为是。至于用法中"香气大

出，即取服，勿过煮"，此说实为解表剂煎煮火候的通则。

【临证举例】①风热感冒：用银翘散粗末治疗风热感冒1150例，凡感受风温、湿热、温疫、冬温等邪气所引起的病，症见微恶风寒，发热，自汗，头痛，口渴或不渴而咳，脉浮数，舌苔白，属风热型者，均可用本方治疗，一般一剂后体温降低，2~4天可全愈，平均2.7天。（《广东中医》1962，5：25.）②小儿肺炎：用本方加减治疗小儿肺炎25例，均于5天内痊愈。其中2天内退热者17例，4天内退热者8例；湿啰音于3天内消失者9例，5天内消失者16例；X线胸透者12例，病灶均在5天内消失。本方对屡用抗生素治疗效果不好的肺炎有一定疗效。（《湖北中医杂志》1982，1：55.）③温病范围的各种疾病：运用银翘散治疗温病范围的各种疾病的初起约100多例（其中包括急性支气管炎、肺炎、流感、百日咳、腮腺炎、麻疹、水痘、急性喉头炎等），其初期共同症状有发热、头痛、咳嗽、鼻塞流涕或口干、咽痛等，属外感湿邪，邪在肺卫者，用本方治疗，均取得满意效果。（《福建中医药》1964，5：16.）

【现代研究】①解热作用：对2,4-二硝基酚所致的大鼠发热，本方有强而迅速的解热作用。注射发热剂后，对照鼠体温于30分钟内上升1℃以上，2小时后才逐渐恢复正常，而灌服银翘散袋泡剂10g/kg后，可完全抑制大鼠的发热反应，整个实验期间大鼠体温均保持在正常状态。银翘解毒片在倍量时也有一定解热效果。（《中医杂志》1986，3：29.）②对免疫功能的影响：小鼠实验表明，本方不能增强网状内皮系统对血液中惰性炭粒的吞噬廓清，对肝、脾、胸腺重量也无明显影响，但对腹腔巨噬细胞对鸡红细胞的吞噬能力及细胞内消化能力则有显著的促进作用，表明本方能增强非特异性吞噬功能。对以2,4-二硝基氟苯所致小鼠皮肤迟发型超敏反应，本方无论是煎剂、

片剂及袋泡剂均有显著的抑制作用。此外，对于天花粉所致小鼠及大鼠之皮肤被动过敏反应，以及天花粉所致小鼠速发型超敏反应，均有不同程度的抑制作用，表明本方具有显著的抗过敏作用。(《中医杂志》1986，3：219.)

【备注】本方改为片剂，《中国药典》名"银翘解毒片"。

0025 银花竹叶汤

【方源】《温热经解》。

【组成】金银花三钱，竹叶二钱，豆豉三钱，薄荷一钱，杏泥三钱，桔梗一钱半，甘草八分，苇根三钱。

【主治】伏气温病，身温无汗，口微渴，心不烦，舌上苔薄者。

0026 银翘解毒丸

【方源】《全国中药成药处方集·兰州方》。

【组成】金银花六两，天花粉四两，粉葛根三两，薄荷叶二两，连翘六两，黄芩四两，前胡三两，苏叶二两，小生地五两，栀子三两，赤芍三两，芥穗二两，玄参五两，牛蒡子三两，川连三两，生石膏一斤，桔梗四两，甘草三两，大青叶三两。

【用法】上为细末，炼蜜为丸，三钱重，每次一丸，白水送下。

【功用】消热散风，除烦解毒，发汗退热，润大便，止嗽化痰。

【主治】流行性感冒，头疼咳嗽，咽喉肿痛，四肢疲乏。

0027 感冒汤1号

【方源】《临证医案医方》。

【组成】桑叶9g，桑枝30g，苇根30g，菊花9g，淡豆豉15g，山栀9g，连翘15g，金银花15g，忍冬藤24g，蔓荆子9g，薄荷6g，甘草3g。

【用法】上为一剂，若病重者，可一日服二剂。分头煎、二煎，每隔四小时服一次。

【功用】辛凉解表。

【主治】风热型感冒。发热，汗出，头胀痛，周身骨节酸痛，鼻塞，流浊涕，口咽干，小便黄热，舌苔白或薄黄，脉浮数。

三、祛风解表

0028 加味香苏散

【方源】《丹台玉案》卷六。

【组成】川芎、紫苏、防风、荆芥、香附、甘草、羌活、白芷各三钱，葛根、前胡各一钱，苍术、天麻、黄芩各八分。

【用法】加葱头十个，生姜三片，水煎服。以被覆取汗为度。

【主治】伤风，头疼身热，鼻塞气粗，喷嚏呵欠，呻吟不绝，见风便怕，洒淅微寒。

【加减】有痰，加半夏一钱；咳嗽，加杏仁、桑白皮各八分，五味子十粒。

0029 芎菊茶调散

【方源】《慈禧光绪医方选议》引《局方》。

【组成】荆芥二钱，防风二钱，川芎二钱，甘菊三钱，细辛五分，白芷二钱，茅术二钱(炒)，薄荷八分，生草八分。

【用法】上为细末。每用一二钱，茶清调服。

【功用】①《慈禧光绪医方选议》引《局方》：祛风止痛。②《北京市中药成方选集》：散风清热。

【主治】①《慈禧光绪医方选议》引《局方》：鼻塞头痛，头风诸症。②《北京市中药成方选集》：感冒风寒，风热上攻，头昏目眩，偏正头痛，鼻塞声重。

【备注】本方《北京市中药成方选集》无茅术，有羌活。

0030 杏仁露

【方源】《中药成方配本》。

【组成】苦杏仁六两，苏叶一两五钱，桑

叶一两五钱，前胡一两，桔梗四钱，紫菀一两，象贝一两，薄荷三钱，百部一两，甘草五钱。

【用法】用蒸气蒸馏法，每料吊成露四斤。每服二两，隔水炖温服，一日二次。小儿减半。

【功用】疏风化痰。

【主治】感冒风邪，咳嗽痰多。

0031　香芷汤

【方源】《医醇滕义》卷四。

【组成】香附二钱，白芷六分，当归一钱五分，川芎八分，防风一钱，桑叶一钱，菊花二钱，蝉蜕一钱，蔓荆子一钱五分，桔梗一钱，黑芝麻三钱。

【主治】头痛有因于风者，肌表不固，太阳受风，巅顶作痛，鼻窍微塞，时流清涕。

0032　祛风清上散

【方源】《准绳·类方》卷四引《医学统旨》。

【组成】酒黄芩二钱，白芷一钱，羌活、防风、柴胡梢各一钱，川芎一钱二分，荆芥八分，甘草五分。

【用法】水二盅，煎八分，食后服。

【主治】风热上攻，眉棱骨痛。

0033　桂枝汤

【方源】《伤寒论》。

【异名】阳旦汤（《金匮》卷下）。

【组成】桂枝三两（去皮），芍药三两，甘草二两（炙），生姜三两（切），大枣十二枚（擘）。

【用法】上㕮咀三味，以水七升，微火煮取三升，去滓，适寒温，服一升。服已须臾，啜热稀粥一升余，以助药力。温覆令一时许，遍身漐漐微似有汗者益佳，不可令如水流漓，病必不除。若一服汗出病愈，停后服，不必尽剂；若不汗，更服依前法，又不汗，后服小促

其间，半日许令三服尽。若病重者，一日一夜服，周时观之。服一剂尽，病证犹在者，更作服，若不汗出，乃服至二三剂。

【功用】解肌发表，调和营卫。①《伤寒论》：解肌发汗，和营卫。②《古今医鉴》：实表散邪。③《伤寒来苏集》：滋阴和阳，调和营卫。

【主治】外感风寒，汗出恶风，头痛发热，鼻鸣干呕，苔白不渴，脉浮缓或浮弱；杂病、病后、妊娠、产后等见时发热，自汗出，微恶风，属营卫不和者。现用于感冒、流行性感冒见上述症状者。①《伤寒论》：太阳中风，阳浮而阴弱。阳浮者，热自发；阴弱者，汗自出。啬啬恶寒，淅淅恶风，翕翕发热，鼻鸣干呕者。太阳病，下之后，其气上冲者。太阳病，外证未解，脉浮弱者。太阴病，脉浮者。霍乱，吐利止而身痛不休者。②《金匮》：妇人妊娠，得平脉，阴脉小弱，其人渴，不能食，无寒热。产后风，续之数十日不解，头微痛，恶寒，时时有热，心下闷，干呕，汗出。③《伤寒附翼》：凡头痛发热，恶风恶寒，其脉浮而弱，汗自出者，不拘何经，不论中风、伤寒、杂病，咸得用此发汗。愚常以此汤治自汗、盗汗、虚疟、随手而愈。

【宜忌】①《伤寒论》：禁生冷、黏滑、肉面、五辛、酒酪、恶臭等物。若其人脉浮紧，发热汗不出者，不可与之。若酒客病，不可与桂枝汤。②《注解伤寒论》：桂枝下咽，阳盛则毙。

【方论】①《注解伤寒论》：《内经》谓"辛甘发散为阳"，桂枝汤，辛甘之剂也，所以发散风邪。风淫所胜，平以辛，佐以苦甘，以甘缓之，以酸收之。是以桂枝为主；芍药、甘草为佐也。风淫于内，以甘缓之，以辛散之。是以生姜、大枣为使者也。②《医方考》：桂枝味辛甘，辛则能解肌，甘则能实表，经曰：辛甘发散为阳，故用之以治风；然恐其走泄阴气，故用芍药之酸以收之；佐以甘草、生姜、大

枣，此发表而兼和里之意。③《伤寒附翼》：此为仲景群方之魁，乃滋阴和阳，调和营卫，解肌发汗之总方也。用桂枝发汗，即用芍药止汗。生姜之辛，佐桂以解肌；大枣之甘，佐芍以和里。桂、芍之相须，姜、枣之相得，阴阳表里，并行而不悖，是刚柔相济以为和也。甘草甘平，有安内攘外之功，用以调和气血者，即以调和表里，且以调和诸药矣。而精义尤在啜稀热粥以助药力。盖谷气内充，外邪勿复入，热粥以继药之后，则余邪勿复留，复方之妙用又如此。故用之发汗，自不至于亡阴，用之止汗，自不至于贻患。④《伤寒贯珠集》：此方用桂枝发散邪气，即以芍药摄养津气，炙甘草合桂枝之辛足以攘外，合芍药之酸足以安内，生姜、大枣、甘草相合补益营卫，亦助正气去邪气之用也。盖以其汗出而邪不出，故不用麻黄之发表，而以桂枝助阳以解表，以其表病而里无热，故不用石膏之清里，而用芍药敛阴以为里，此桂枝汤之所以异于麻黄、大青龙也。

【临证举例】①伤风：赵云龙，年五十二岁，业商，住南通，患伤风。下乡收账，感受风寒，头痛有汗，谵语狂笑，大便不通，已经六日，小便自利，身热恶风，脉浮而大，宜桂枝汤。桂枝二钱，赤芍药二钱，甘草一钱，生姜二片，红枣二枚，服后笑语皆止，第二日大便自通，三日而愈。(《全国名医验案类编·续编》) ②发热：病者某某，女，成人。近一年来，每天都出现2~3次发热、汗出。查其饮食、二便、睡眠皆佳。曾按阴虚治疗，服药20余剂无效。诊其脉缓软，舌淡苔白。辨为营卫不和，用桂枝汤原方服2剂即热止汗不出。(《伤寒论通俗讲话》) ③多汗：治一青年渔民，某年夏天因汗后入海捕鱼，遂致自汗不止，无论冬夏昼夜常自汗出，曾用玉屏风散及龙、牡、麻黄根，桂枝汤加黄芪，均稍愈而复发。经过年余，体益疲乏，皮肤被汗浸呈灰白色，汗孔增大，肢末麻痹，头晕，口不渴，尿

量减少，饮食如常，脉浮缓、重按无力。用桂枝汤原方如法服之，三日后全身温暖，四肢舒畅，汗已止。继服原方加黄芪15g，连服2剂，竟获全功。(《福建中医药》1964，5：35.)

【现代研究】桂枝汤药理作用的初步研究：药理实验结果证明，桂枝汤具有较强的解热、镇痛、抗炎、镇静作用。解热实验表明，75%桂枝汤能使发热兔肛温降低0.71℃，皮温实验表明其可使小鼠正常皮温降低8.13%，同时，实验还提示，其解热作用除因促进汗腺分泌引起外，还与桂枝汤的镇静作用及中枢性降温作用有关；镇痛实验表明，在120分钟时，37.5%、75%桂枝汤使小鼠基础痛阀分别增高64.82%和105.35%，而且37.5%桂枝汤对小鼠扭体反应抑制率为80%，75%桂枝汤的抑制率为90%；抗炎实验表明，小鼠致炎后1小时，37.5%和75%桂枝汤对肿胀抑制率分别为85.72%和84.77%；实验还表明，桂枝汤能抑制小鼠自由活动，增强巴比妥类催眠作用。(《中成药研究》1983，3：25.)

0034 桂枝去芍药汤

【方源】《伤寒论》。

【组成】桂枝三两(去皮)，甘草二两(炙)，生姜三两(切)，大枣十二枚(擘)。

【用法】以水七升，煮取三升，去滓，温服一升。

【功用】《伤寒论方医案选编》：解肌祛风，祛阴通阳。

【主治】①《伤寒论》：太阳病，下之后，脉促胸满者。②《伤寒论方解》：太阳经，经医误投泻下剂后，头痛发热、汗出恶风等症未解，既未成痞，亦未结胸，心下不痞硬，按之亦不痛，但觉气上冲胸，胸满而微闷，脉紧躁而并居寸口，关、尺部在相形之下反觉不鼓指。

【方论】①《尚论篇》：用桂枝之辛甘，以亟散太阳之邪；其去芍药之意，酸收二字不足

尽之，以误下故不敢用，恐其复领阳邪下入腹中也。②《伤寒贯珠集》：邪气仍在阳分，故以桂、甘、姜、枣甘辛温药，从阳引而去之；去芍药者，恐酸寒气味，足以留胸中之邪，且夺桂枝之性也。

【临证举例】外感咳嗽：某，44岁，寒热咳嗽，当以辛温治之，桂枝汤去芍加杏仁。（《临证指南医案》）

0035 桂枝加葛根汤

【方源】《伤寒论》。

【组成】葛根四两，麻黄三两（去节），芍药二两，生姜三两（切），甘草二两（炙），大枣十二枚（擘），桂枝三两（去皮）。

【用法】以水一斗，先煮麻黄、葛根减二升，去上沫，纳诸药，煮取三升，去滓，温服一升。覆取微似汗，不须啜粥。余如桂枝法将息及禁忌。

【功用】①《医方集解》：发汗解肌。②《伤寒论讲义》：解肌祛风，升津舒经。

【主治】①《伤寒论》：太阳病，项背强几几，反汗出恶风。②《伤寒论方解》：麻疹初期，疹初见未齐，见桂枝汤证者；痢疾初期，或胃肠病兼见桂枝汤证者。

【方论】①《内台方议》：葛根性平，能祛风邪，解肌表，以此用之为使；而佐桂枝汤之用，以救邪风之盛于肌表也。②《伤寒论集注》：用桂枝汤，以解太阳肌中之邪；加葛根，宣通经脉之气，而治太阳经脉之邪。③《古方选注》：桂枝加葛根汤，治邪从太阳来，才及阳明，即于方中加葛根，先于其所往，以伐阳明之邪。因太阳未罢，故仍用桂枝汤以截其后，但于桂枝、芍药各减一两，既不使葛根留滞太阳，又可使桂枝、芍药并入阳明，以监其发汗太过。其宣阳益阴之功，可谓周到者矣。④《伤寒论方解》：本方是由桂枝汤减少桂枝、芍药的剂量，再加葛根一味所组成。原书中有麻黄，于理不合，当从林亿、朱肱诸氏之说，

并参考《玉函》，删去麻黄为是。仲景治项背强都要用到葛根，殆以葛根为治项背强的专药。葛根有解表、解热、解毒诸作用，仲景用以治项背强，后世用以透疹、解热，其道理即在此。

【临证举例】①伤寒背强：庚戌，建康徐南强，得伤寒，背强，汗出，恶风。予曰：桂枝加葛根汤证。病家曰：他医用此方，尽二剂而病如旧，汗出愈加。予曰：得非仲景之方乎？曰：然。予曰：误矣！是方有麻黄，服则愈见汗多，林亿谓止于桂枝加葛根汤也。予令生而服之，微汗而解。（《伤寒九十论》）②偏颈：吴某，女，5岁。1979年11月9日初诊。母代诉：8天前患儿在田间玩耍，不慎失足落水，当时仅将裤子打湿，头身未见外伤，患儿未诉任何不适。傍晚，其父发现患儿颈项向左偏斜，不能转动，入夜不能平睡，呼叫颈项疼痛。因疑为"失枕"，治疗8日，病无起色，又以为"骨伤"，骨科检查排除骨折，转到我处诊治。患儿头颈明显向左偏斜，颈项肌肉强硬，皮色不变，亦不发热，但压之疼痛；头汗甚多，口干喜饮，饮食减少，大便一日一次，小便不黄。舌质正常，苔白，脉浮。诊断：偏颈。辨证：太阳中风，经输不利。治则：解肌祛风，舒利经脉。处方：桂枝10g，白芍15g，生姜10g，大枣12g，甘草3g，葛根24g，天花粉18g。11月12日二诊：上方连服3剂，1剂汗止，3剂项即不偏，唯转动尚欠灵活，此太阳经输元气尚未疏通之故。乃宗上方加秦艽15g，丝瓜络12g，以祛风通络。服上方2剂后，颈项即活动自如。（《成都中医学院学报》1979，4：94.）③荨麻疹：李某某，女，37岁。患荨麻疹数年，每日必发，疹出如粟，逢汗出遇风时加重，病发则全身肌肤不舒。经多种方法治疗，效果始终未能满意，虽为小疾，但病情发作时，瘙痒难忍，心中作烦，颇影响工作与休息。该患儿为肌肤疏泄，玄府不固，风邪侵入肌肤，又善行而数变，故窜之毛窍瘙

痒难忍；阳气外泄，故又汗出恶风，经气不舒。方拟桂枝加葛根汤，再加防风15g，共服20余剂，基本告愈。(《江苏医学·中医分册》1979，4：44.)

0036 桂枝二麻黄一汤

【方源】《伤寒论》。

【组成】桂枝一两十七铢（去皮），芍药一两六铢，麻黄十六铢（去节），生姜一两六铢（切），杏仁十六个（去皮尖），甘草一两二铢（炙），大枣五枚（擘）。

【用法】以水五升，先煮麻黄一二沸，去上沫，纳诸药，煮取二升，去滓，温服一升，一日二次。本云：桂枝汤二份，麻黄汤一份，合为二升，分再服，今合为一方。将息如前法。

【功用】①《注解伤寒论》：解散营卫之邪。②《医宗金鉴》：小发营卫之汗。

【主治】太阳病，服桂枝汤，大汗出，脉洪大，形似疟，一日再发者。

【方论】①《伤寒附翼》：邪气稽留于皮毛肌肉之间，固非桂枝汤之可解；已经汗过，又不宜麻黄汤之峻攻。故取桂枝汤三分之二，麻黄汤三分之一，合而服之，再解其肌，微开其表，审发汗于不发之中，此又用桂枝后更用麻黄法也。后人合为一方者，是大背仲景比较二分之轻重，偶中出奇之妙理矣。②《古方选注》：桂枝铢两多，麻黄铢数少，即啜粥助汗之变化。桂枝汤减用四分之二，麻黄汤减用四分之一，则固表护阴为主，而以发汗为复，假麻黄开发血脉精气，助桂枝汤于卫分作微汗耳。第十六铢麻黄，不能胜（一两）十七铢桂枝、（一两）六铢白芍，则发汗之力太微，故又先煮麻黄为之向导，而以桂、芍袭其后也。

【临证举例】①太阳中风：唐，五十九岁。头痛恶寒，脉紧，言謇，肢冷，舌色淡。太阳中风，虽系季春天气，不得看作春温，早间阴晦雨气甚寒，以桂枝二麻黄一法：桂枝六钱，杏仁五钱，生姜六片，麻黄（去节）三钱，炙甘草三钱，大枣（去核）二枚。煮三杯，先服一杯，得微汗，止后服；不汗再服，再不汗，促投其间。(《吴鞠通医案》)②寒热往来：王右，寒热往来，一日两度发，仲景所谓宜桂枝二麻黄一汤之证也。前医用小柴胡，原自不谬，但差一间耳。川桂枝五钱，白芍四钱，生草三钱，生麻黄二钱，光杏仁五钱，生姜三片，红枣五枚。病者服此，盖被自卧，须臾发热，遍身絷絷汗出，其病愈。(《经方实验录》)

0037 瓜蒌桂枝汤

【方源】《金匮》卷上。

【组成】天花粉（栝楼根）二两，桂枝三两，芍药三两，甘草二两，生姜三两，大枣十二枚。

【用法】以水九升，煮取三升，分温三服，取微汗。汗不出，食顷，啜热粥发之。

【主治】太阳病，其证备，身体强，几几然，脉反沉迟，此为痉。

【方论】①《医门法律》：即系湿热二邪交合，不当从风寒之表法起见，故不用葛根之发汗解肌，改用栝楼根味苦入阴，擅生津撤热之长者为君，合之桂枝汤，和荣卫，养筋脉，而治其痉，乃变表法为和法也。②《金匮要略论注》：其原由筋素失养而湿复挟风以燥之，故以桂枝汤为风伤卫主治，加栝楼根以清气分之热，而大润其太阳经既耗之液，则经气流通，风邪自解，湿气自行，筋不燥而痉愈矣。

【临证举例】小儿抽搐症：以瓜蒌桂枝汤治疗小儿抽搐症60例，其中男38例，女22例，年龄1~6岁，病程1个月~2年，属于热性病后遗症者25例，不明原因者35例。处方：天花粉15g，桂枝8g，白芍12g，炙草、生姜各6g，大枣5枚。气虚加党参，脾虚加白术，血虚加当归，阴虚加石斛。每日1剂，水煎服，服药期间忌食生冷油腻。结果：40例15天内治愈，18例1个月内治愈，2例无效，总有效率达 97%。(《陕西中医》1985，7：304.)

四、祛暑解表

0038 十味香薷饮

【方源】《百一选方》卷七。

【组成】香薷叶一两，人参（去芦）、白术、陈皮（温汤浸少时，去皮）、白茯苓、黄芪（去芦）、厚朴（去粗皮，锉碎，生姜自然汁拌和，炒至黑色）、干木瓜、白扁豆（炒，去壳）、甘草（炙）各半两。

【用法】上为粗末。每服三钱，水一盏，加大枣一个，同煮至七分，去滓，不拘时服。

【功用】①《百一选方》：消暑健脾，进饮食。②《济阳纲目》：养阴避暑，调理阴阳。

【主治】①《百一选方》：脾胃不和，乘冒暑气，心腹膨闷，饮食无味，呕哕恶心，五心潮热，力乏体倦。②《玉机微义》：伏暑，身体倦怠，神昏头重，吐利。

【方论】《医方考》：暑能伤气，故身体倦怠，神思昏沉；暑为阳邪，故并于上而头重；暑邪干胃，故既吐且利。火热横流，肺气受病，人参、黄芪，益肺气也。肺为子，脾为母，肺虚者宜补其母，白术、茯苓、扁豆、甘草，皆补母也；火为母，土为子，火实者宜泻其子，厚朴、陈皮，平其敦阜，即泻子也。香薷之香，散暑邪而破湿热；木瓜之酸，收阴气而消脾湿。脾气调则吐利自息，肺气复则倦怠自除。

0039 五物香薷汤

【方源】《仁斋直指》卷三。

【组成】香薷三两，白扁豆（姜制）、厚朴（制）、白茯苓各一两半，甘草（炙）一两。

【用法】上锉。每服三钱，水煎，温服。

【功用】①《仁斋直指》：驱暑和中。②《普济方》：调营卫，益脾温胃，散宿痰停饮。

【主治】①《仁斋直指》：中暑。②《普济方》：饮食不节，饥饱失时，或冷物过多，或硬物壅驻，或食毕便睡，或惊忧恚怒，或劳役动气，便欲饮食，致令脾胃不和，三脘痞滞，内感风冷，外受寒邪，憎寒壮热，遍体疼痛，胸膈满闷，霍乱呕吐，脾疼翻胃，中酒不醒，四时伤寒头痛。

【方论】《证因方论集要》：香薷辛温香散，能入脾肺气分，发越阳气，以散皮肤之蒸热；厚朴辛温，除湿散满，以解心腹之凝结；茯苓、扁豆甘淡，能消脾胃之暑湿，降浊而升清；甘草和中健脾。香薷乃夏月解表之药，如冬月之麻黄，气虚者尤不可服。

0040 六合定中丸

【方源】《济急丹方》卷上。

【组成】香薷四两，木瓜二两，茯苓二两，枳壳二两，紫苏四两，甘草五钱，厚朴二两，广木香一两，广藿香二两，阳春砂仁二两。

【用法】上药水泛为丸，每药末净重一钱三分为一丸，收贮瓷瓶。每用一丸，小儿半丸，四时痧症、霍乱转筋，阴阳水（滚水、凉水各半）送下；感冒风寒，紫苏、葱头汤送下，或生姜汤送下；头痛发热，葱头汤送下；心腹饱胀，砂仁汤送下；痢疾，红糖汤送下；伤食，炒莱菔子汤送下；受暑，凉藿香汤送下；山岚瘴气，槟榔汤送下。

【功用】①《济急丹方》：解暑毒，祛风寒。②《中药成方配本》：发表祛暑，芳香解秽。③《北京市中药成方选集》：祛暑散寒，健胃和中。

【主治】①《济急丹方》：感冒风寒，四时痧症，受暑，痢疾，伤食，山岚瘴气等。②《中药成方配本》：暑月感冒，头痛发热，胸闷呕恶，腹痛便泻。③《北京市中药成方选集》：中暑感寒，四肢酸懒，呕吐恶心，腹痛作泄。

【备注】本方《中药成方配本》无砂仁，

有檀香;《北京市中药成方选集》有扁豆、檀香,并用朱砂为衣。

0041　加减香薷饮

【方源】《医学探骊集》卷三。

【组成】香薷四钱,姜厚朴三钱,毛苍术五钱,陈皮四钱,广缩砂三钱,云茯苓四钱,人参二钱,生姜六钱(切片),甘草二钱。

【用法】水煎,温服。若呕吐,并宜用锋针刺尺泽紫脉出血。

【主治】伤暑,脉象虚大,身热自汗,因倦懒言者。

【加减】若身热太甚,加葛根八钱;若呕吐,加伏龙肝六钱;若泄泻,加木通三钱,车前子四钱(炒)。

0042　青香散

【方源】《石室秘录》卷三。

【组成】青蒿六钱,香薷三钱,白术五钱,陈皮一钱,甘草一钱,茯苓三钱。有参加一钱,无亦可。

【用法】水煎服。

【主治】初病伤暑,头晕口渴恶热,身热痰多气喘。

0043　金衣祛暑丸

【方源】《全国中药成药处方集·西安方》。

【组成】藿香一两,云苓一两五钱,丁香一钱五分,甘草七钱,木瓜、苏叶各二钱五分,薏苡仁、朱砂、香薷、檀香各五钱。

【用法】上为细末,炼蜜为丸,每丸重一钱,朱砂与金箔为衣。大人一次服一二丸,一日二三次,小儿减半,开水或姜汤送下。

【功用】解热发汗,健胃利尿,镇吐止泻。

【主治】暑天贪凉,饮食冰冷,发热恶寒,头痛无汗,烦闷,精神困倦;急性肠胃炎,呕吐下利,腹痛。

【宜忌】中暑,面赤心烦,卒然昏倒,心脏衰弱,大汗淋漓之症最忌服用。

0044　香薷丸

【方源】《局方》卷二。

【组成】香薷(去土)、紫苏茎叶(去粗梗)、干木瓜各一两,丁香、茯神(去木)、檀香(锉)、藿香叶、甘草(炙)各五钱。

【用法】上为细末,炼蜜为丸,每两作三十丸。每服一丸至二丸,细嚼,温汤送下,或新汲水化下亦得;小儿服半丸,不拘时候。

【功用】《北京市中药成方选集》:清暑祛湿。

【主治】①《局方》:大人、小儿伤暑伏热,燥渴瞀闷,头目昏眩,胸膈烦满,呕哕恶心,口苦舌干,肢体困倦,不思饮食,或发霍乱,吐利转筋。②《北京市中药成方选集》:伤暑伤湿,发热头痛,呕吐恶心,腹痛泄泻。

【方论】《慈禧光绪医方选议》:此方芳香除秽,酸甘养阴,略佐淡渗祛湿,而重用香薷辛温解表散寒,兼能祛暑化湿。

0045　香苏正胃丸

【方源】《北京市中药成方选集》。

【组成】橘皮二十两,厚朴(炙)四十两,藿香四十两,紫苏叶八十两,茯苓十两,山楂十两,六神曲(炒)十两,麦芽(炒)十两,枳壳(炒)十两,砂仁十两,扁豆三十二两,香薷六十四两,滑石三十二两,甘草五两。

【用法】上为细末,炼蜜为丸,每丸重一钱。每服一丸,温开水送下,一日两次。

【功用】①《北京市中药成方选集》:清热解表,健胃化滞。②《中国药典》:解表和中,消食行滞。

【主治】①《北京市中药成方选集》:小儿感冒中暑,头痛身热,停乳伤食,呕吐泄泻。②《中国药典》:小儿暑湿感冒,腹痛胀满,小便不利。

0046　消暑十全散

【方源】《张氏医通》卷十三。

【组成】香薷二钱,扁豆(炒,捶)、厚朴(姜制)、陈皮、甘草(炙)、白术、茯苓、木瓜、藿香、苏叶各一钱。

【用法】水煎,热服,不拘时候,取微汗效。

【主治】伤暑,兼感风邪,发热头痛。

【方论】《医略六书》:暑伤心脾,风侵经络,故头痛恶心,发热口干焉。香薷散夏月之表,厚朴疏胸腹之里,扁豆助脾却暑,白术燥湿健脾,藿香快胃以祛暑,木瓜舒筋以和脾,陈皮理中气,茯苓清治节,苏叶散风邪,甘草和胃气也。此调中解表之剂,为风暑合邪之专方。

0047 益气时症丸

【方源】《北京市中药成方选集》。

【组成】藿香叶一两五钱,橘皮六钱,香薷六钱,厚朴(制)六钱,砂仁六钱,泽泻六钱,於术六钱,苏叶六钱,木瓜六钱,苍术(炒)四钱,檀香四钱,法半夏八钱,茯苓八钱,扁豆八钱,滑石八钱。

【用法】上为细末。每十两三钱细末,兑沉香粉六钱,混合均匀,炼蜜为丸,重三钱,朱砂为衣,蜡皮封固。每服一丸,温开水送下,一日二次。

【功用】扶正气,祛暑湿,理胃肠。

【主治】夏令感受暑邪,发热恶寒,头痛眩晕,内伤饮食,呕吐作泄,肚腹疼痛。

0048 暑汤

【方源】《慈禧光绪医方选议》。

【组成】香薷三钱,藿香五钱,茯苓一两五钱,陈皮五钱,扁豆一两五钱(炒),苍术八钱(炒),厚朴四钱(制),木瓜五钱,滑石一两,甘草五钱,檀香五钱,乌梅十枚,伏龙肝三两,黄芪三钱,麦冬一两,白术六钱(炒)。

【用法】以水熬汤。

【功用】清暑益气,预防中暑。

【方论】本方专为清宫发放暑汤而设,由《局方》香薷丸、香薷饮加味而来。妙在增入黄芪、白术、麦冬、乌梅等味,益气生津,酸收酸敛,与《伤暑全书》"暑病首用辛凉,继用甘寒,酸收酸敛,不必用下"、《温热经纬》"暑伤气阴,以清暑热而益元气,无不应手取效"之旨相合,亦清暑益气之法。

0049 解暑湿济急丸

【方源】《内外验方秘传》卷下。

【组成】香薷八分,薏苡仁三两,杏仁二两,郁金一两五钱,扁豆一两,金银花一两五钱,滑石二两,苍术一两,藿香一两,泽泻一两,草朴一两五钱,僵蚕一两五钱,枳壳一两,薄荷八钱,连翘一两。

【用法】上药晒干为末,水泛丸。每服三钱,开水送下,小儿服一钱。

【主治】夏月受暑烦热。

0050 新加香薷饮

【方源】《温病条辨》卷一。

【组成】香薷二钱,金银花三钱,鲜扁豆花三钱,厚朴二钱,连翘二钱。

【用法】上以水五杯,煮取二杯,先服一杯,得汗止后服,不汗再服,服尽不汗,再作服。

【主治】手太阴暑温,形如伤寒,右脉洪大、左手反小,面赤口渴,但汗不出者。

五、化湿解表

0051 羌活胜湿汤

【方源】《内外伤辨》卷中。

【组成】羌活、独活各一钱,藁本、防风、甘草(炙)、川芎各五分,蔓荆子三分。

【用法】上㕮咀,都作一服。水二盏,煎至一盏,空心食前去滓温服。

【主治】外伤于湿,郁于太阳,肩背痛,脊痛项强,或一身尽痛,或身重不能转侧,脉浮；邪在少阳、厥阴，卧而多惊。①《内外伤辨》：手太阳气郁而不行，肩背痛，不可回顾者；足太阳经不通行，脊痛项强，腰似折，项似拔。②《医方考》：外伤于湿，一身尽痛者。③《金匮翼》：风湿在表，脉浮身重，不能转侧，自汗，或额上多汗。

【加减】如经中有寒湿，身重，腰沉沉然，加酒洗汉防己五分，轻者附子五分，重者川乌五分。

【方论】①《医方考》：经曰风胜湿，故用羌、防、藁、独、芎、蔓诸风药以治之，以风药而治湿，如卑湿之地，风行其上，不终日而湿去矣；又曰：无窍不入，惟风为能。故凡关节之病，非风药不可。用甘草者，以风药悍燥，用以调之，此之谓有制之兵也。②《医方集解》：此足太阳药也。经曰：风能胜湿，如物之湿，风吹则干。羌、独、防、藁、芎、蔓皆风药也。湿气在表，六者辛温升散，又皆解表之药，使湿从汗出，则诸邪散矣。藁本专治太阳寒湿；荆、防善散太阳风湿；二活祛风胜湿，兼通关节；川芎能升厥阴清气，上治头痛；甘草助诸药辛甘发散为阳，气味甘平，发中有补也。

0052 神术散

【方源】《杨氏家藏方》卷三。

【组成】苍术五两（米泔浸一宿），藁本（去土）、香白芷、羌活（去芦头）、细辛（去叶、土）、甘草（炙）、川芎各一两。

【用法】上为细末。每服三钱，水一盏，加生姜三片，葱白三寸，同煎至七分，温服，不拘时候；微觉伤风鼻塞，只用葱茶调下。

【主治】①《杨氏家藏方》：四时温疫，头痛项强，发热憎寒，身体疼痛；及伤风鼻塞声重，咳嗽头昏。②《张氏医通》：风木之邪，内干湿土，泄利下血，色清稀。

【方论】《张氏医通》：风能胜湿，苍术专主木邪乘土，故能治内外诸邪；风木之邪内干土脏，故用羌、藁、芷、辛等风药，兼川芎以引入血分，甘草以调和胃气，胃气敷布有权，泄利下血自止。盖汗即血之液，夺其汗则血中之湿热邪气悉从外泄，而无内滞之患矣。

【备注】本方改为汤剂，《张氏医通》名"神术汤"。

0053 除湿汤

【方源】《百一选方》卷三。

【组成】白术、白茯苓、苍术（米泔浸）、藿香叶（去土）、甘草、橘红、厚朴、半夏各一两，附子六钱（炮），生姜二两。

【用法】厚朴、半夏、生姜一处捣作饼子，焙干，同众药为粗末。每服三钱，水二大盏，加生姜十片，煎至一盏，不拘时候。

【主治】①《百一选方》：一切中湿，自汗，淅淅恶风，翕翕发热，阳虚自汗，呼吸少气，风湿，风温，表实里虚，表虚里实，腠理开疏，气道壅塞，虚汗，盗汗，目黄身肿，小便不利，胸膈溢满，腰疼体痛，呕吐涎沫。②《准绳·类方》：治寒湿所伤，身体重着，腰脚酸疼，大便溏泄，小便或涩或利，中湿，伤湿。

0054 除风湿羌活汤

【方源】《内外伤辨》卷中。

【异名】除湿汤（《医宗金鉴》卷三十九）。

【组成】羌活七分，防风、升麻、柴胡各五分，藁本、苍术各一钱。

【用法】上件锉如麻豆大，都作一服。水二盏，煎至一盏，去滓，大温服之，空心，食前。

【主治】①《内伤外辨》：风湿相搏，一身尽痛。②《医宗金鉴》：湿因外中，得之于天阴淫雨，晴后湿蒸，早晨雾露，及久卧湿地，远行涉水，瘴气山岚，其证头身重痛，甚而昏冒，大便溏薄，皮肤浮肿。③《医学问对》：湿从外受，或一身尽痛，或头重如蒙，甚而昏冒。④《一盘珠》：风湿上冲，头重如裹，似有物蒙之，兼有热者。

0055 麻黄加术汤

【方源】《金匮》卷上。

【异名】麻黄白术汤（《三因方》卷五）。

【组成】麻黄三两（去节），桂枝二两（去皮），甘草一两（炙），杏仁七十个（去皮尖），白术四两。

【用法】上以水九升，先煮麻黄，减二升，去上沫，纳诸药，煮取二升半，去滓，温服八合。覆取微似汗。

【功用】发汗。

【主治】风寒夹湿，留着肌表，身体烦疼。①《金匮》：湿家身烦疼。②《三因方》：寒湿相并，身体烦疼，无汗，恶寒发热，脉浮缓细。③《张氏医通》：湿家身体烦疼，日晡潮热。④《古方新用》：寒湿性荨麻疹，风疹块为鲜红色或苍白色风团，大小不一，发得快，消得也快，并伴有痒感，遇寒即发，上背冷，欲盖被烤火者。

【方论】①《张氏医通》：用麻黄汤开发肌表，不得白术健运脾气，则湿热虽以汗泄，而水谷之气依然复为痰湿，流薄中外矣。然术必生用，若经炒焙，但有健脾之能而无祛湿之力矣。②《成方便读》：方中用麻黄汤祛风以发表，即以白术除湿而固里，且麻黄汤内有白术，则虽发汗而不至多汗，而术得麻黄并可以行表里之湿，即两味足以治病。况又有桂枝和营达卫，助麻黄以发表；杏仁疏肺降气，导白术以宣中；更加甘草协和表里，使行者行，守者守，并行不悖。③《古方新用》：方中以麻黄开汗孔以发汗，杏仁利气，甘草和中，桂枝从肌以达表。又恐大汗伤阴，寒去而湿不去，故加白术健脾生液以助除湿气，在发汗中又有缓汗之法。

0056 麻黄连轺赤小豆汤

【方源】《伤寒论》。

【异名】连翘赤小豆汤（《普济方》卷三六九）。

【组成】麻黄二两（去节），连轺二两（连翘根是），杏仁四十个（去皮尖），赤小豆一升，大枣十二枚（擘），生梓白皮（切）一升，生姜二两（切），甘草二两（炙）。

【用法】以上八味，以潦水一斗，先煮麻黄再沸，去沫，纳诸药，煮取三升，去滓，分三次温服，半日服尽。

【功用】《伤寒论讲义》：解表散邪，清热除湿以退黄。

【主治】湿热黄疸，兼有表邪者。①《伤寒论》：伤寒瘀热在里，身必黄。②《普济方》：小儿伤寒，发黄身热。③《张氏医通》：湿热发黄。④《中医方剂学》：湿热内郁，表证未解而发黄者。

【方论】①《医宗金鉴》：用麻黄汤以开其表，使黄从外而散；去桂枝者，避其热也；佐姜、枣者，和其荣卫也；加连翘、梓皮以泻其热，赤小豆以利其湿，共成治表实发黄之效也。成无己曰：煎以潦水者，取其味薄不助湿热也。②《古方选注》：麻黄连轺赤小豆汤，表里分解法，或太阳之热，或阳明之热，内合太阴之湿，乃成瘀热发黄，病虽从外至内，而黏着之邪，当从阴以出阳也。杏仁、赤小豆泄肉理湿热，生姜、梓白皮泄肌表湿热，仍以甘草、大枣奠安太阴之气，麻黄使湿热从汗而出太阳，连翘根导湿热从小便而出太阳，潦水助药力从阴出阳。经云：湿上甚为热。若湿下行则热解，热解则黄退也。③《伤寒论讲义》：方用麻黄、杏仁、生姜以辛温宣发，解表散邪；连翘、赤小豆、生梓白皮苦寒清热除湿以退黄；炙草、大枣甘平和中。本方为表里双解之剂，适用于湿热发黄而又兼有表证。

0057 麻黄杏仁薏苡甘草汤

【方源】《金匮》卷上。

【异名】薏苡麻黄汤（《外台》卷十九引《古今录验》）。

【组成】麻黄（去节）半两（汤泡），甘草一两（炙），薏苡仁半两，杏仁十个（去皮尖，炒）。

【用法】上锉如麻豆大。每服四钱，以水一盏半，煎至八分，去滓温服。有微汗避风。

【功用】《中医方剂学》：发汗解表，祛风利湿。

【主治】①《金匮》：汗出当风或久伤取冷所致风湿，一身尽疼，发热，日晡所剧者。②《古方新用》：风湿性荨麻疹，症见日晡所加剧者。

【宜忌】《外台》卷十九引《古今录验》：忌海藻、菘菜、桃李、雀肉等。

【方论】《古方新用》：方中麻黄散寒；薏苡除湿；杏仁利气，助麻黄之力；甘草补中，给薏苡以胜湿之权。

【临证举例】风湿性感冒：李某，男，36岁，工人。1975年因汗出风吹，以致汗郁皮下成湿，湿郁化热，今发热已十余日不解，每日下午热势增重，全身痛重。伴有咽痛而红肿，咳嗽痰白而黏稠，无汗，自用辛凉解表药，更增恶寒，舌苔白腻，脉濡缓略浮。遂议为风湿性感冒，因风湿郁闭，湿阻气机，气机不畅而出现各症，劝其试服麻杏薏甘汤。麻黄、杏仁各10g，薏苡仁30g，甘草7g，更加秦艽10g，白蔻7g。仅服1剂，果然热退身安，咽已不痛，咳嗽亦舒，劝其更服2剂，以巩固疗效。（《云南中医学院学报》1978，3：14.）

六、润燥解表

0058 杏苏散

【方源】《温病条辨》卷一。

【组成】苏叶、半夏、茯苓、前胡、苦桔梗、枳壳、甘草、生姜、大枣（去核）、橘皮、杏仁。

【主治】燥伤本脏，头微痛，恶寒，咳嗽痰稀，鼻塞嗌塞，脉弦无汗。

【加减】无汗，脉弦甚或紧，加羌活；微透汗，汗后咳不止，去苏叶、羌活，加苏梗；兼泄泻腹满者，加苍术、厚朴；头痛兼眉棱骨痛者，加白芷；热甚加黄芩，泄泻腹满者不用。

【方论】此苦温甘辛法也。外感凉燥，故以苏叶、前胡辛温之轻者达表；无汗，脉紧，故加羌活辛温之重者，微发其汗。甘、桔从上开，枳、杏、前、芩从下降，则嗌塞、鼻塞宣通而咳可止。橘、半、茯苓逐饮而补肺胃之阳。以白芷易原方之白术者，白术中焦脾药也，白芷肺胃本经之药也，且能温肌肉而达皮毛。姜、枣为调和荣卫之用。若表凉退而里邪未除，咳不止者，则去走表之苏叶，加降里之苏梗；泄泻、腹满，金气大实之里证也，故去黄芩之苦寒，加术、朴之苦辛温也。

0059 沙参麦冬汤

【方源】《温病条辨》卷一。

【组成】沙参三钱，玉竹二钱，生甘草一钱，冬桑叶一钱五分，麦冬三钱，生扁豆一钱五分，天花粉一钱五分。

【用法】水五杯，煮取二杯，每日服二次。

【功用】《中医方剂学》：甘寒生津，清养肺胃。

【主治】燥伤肺胃或肺胃阴津不足，咽干口渴，或热，或干咳少痰。现用于气管炎、肺结核、胸膜炎、慢性咽炎等属于肺胃阴伤者。①《温病条辨》：燥伤肺胃阴分，或热或咳者。②《医方发挥》：气管炎、肺结核属肺胃阴虚者。③《中医方剂临床手册》：多用于胸膜炎、感染性多发性神经炎、慢性咽炎，以及乙脑或其他传染病恢复期。④《实用中医耳鼻喉科学》：本科之急性热病（如急性化脓性中耳炎、扁桃体周围脓肿等）汗出后口渴、唇燥、咽干、鼻干等津液受伤者；鼻前庭炎，以干燥皲裂为主者；萎缩性鼻炎、慢性咽喉炎证属阴虚肺燥者。

【加减】久热久咳者，加地骨皮三钱。

【方论】《中医方剂学》：方中沙参、麦冬清养肺胃，玉竹、天花粉生津解渴，生扁豆、生甘草益气培中、甘缓和胃，配以桑叶，轻宣燥热，合而成方，有清养肺胃、生津润燥之功。

【临证举例】①小儿迁延性肺炎：用沙参麦冬汤加减治疗小儿迁延性肺炎 25 例，结果：治愈 20 例，好转 4 例，死亡 1 例。(《中医杂志》1986，3：24.) ②小儿口疮：用沙参麦冬汤加减治疗小儿口疮 34 例，结果：34 例全部治愈，一般服药 3~5 剂，溃疡面愈合。(《陕西中医》1984，51：16.)

0060　养阴清肺汤

【方源】《玉钥》卷上。

【组成】大生地二钱，麦冬一钱二分，生甘草五分，玄参一钱半，贝母八分（去心），丹皮八分，薄荷五分，炒白芍八分。

【功用】养阴清肺。①《玉钥》：养阴清肺，兼辛凉而散。②《北京市中药成方选集》：清热润肺。③《中国药典》：养阴润燥，清肺利咽。

【主治】①《玉钥》：喉间起白如腐，即所谓白缠喉也。初起发热或不发热，鼻干唇燥，或咳或不咳，鼻通者轻，鼻塞者重，音声清亮，气息调匀易治。②《中医方剂学》：白喉。喉间起白如腐，不易拨去，咽喉肿痛，初起发热，或不发热，鼻干唇燥，或咳或不咳，呼吸有声，似喘非喘。

【加减】质虚，加大熟地，或生熟地并用；热甚，加连翘，去白芍；燥甚，加天冬、茯苓。

【宜忌】如有内热及发热，不必投表药，照方服去，其热自除。

【方论】①《中医方剂学讲义》：方中麦冬、玄参、生地、丹皮养阴清热，凉血解毒；甘草生用，泻火解毒；贝母润肺化痰；薄荷宣肺达邪。合用具有养阴清肺之力。②《中医方剂学》：本方为治疗白喉的常用方。白喉一证，多由素体阴虚蕴热，复感疫毒所致，治宜养阴清肺为主，兼散疫毒。方中以生地养肾阴，麦冬养肺阴，玄参清虚火解毒；丹皮凉血消肿，贝母润肺化痰，白芍敛阴泄热，少佐薄荷散邪利咽，甘草和药解毒。综合全方，滋养肺肾、消肿利咽、微散表邪，故对阴虚白喉确有良效。

【临证举例】①喉痹：魏某，女。患喉痹，咽喉肿痛，滴水不入，药不得下，病来较暴，俨已封喉，唇口色乌，眼面俱肿，气痰辘辘，筑筑然若将窒息，病势颇危，某医院拒不收治，求诊于余。予曰：热毒太炽，肿毒太剧，但非必死证。因喉闭药物难下，先以雷氏六神丸置舌上，以温水少许润之，至第二日茶水勉下，乃投养阴清肺汤，原方薄荷减半，生地加倍，越七日诸症消失，气平神清如常人。(《冉雪峰医案》) ②白喉：采用养阴清肺汤加减制为合剂，治疗白喉 213 例。处方：生地一两，玄参、麦冬各八钱，丹皮、白芍、蒲公英、板蓝根各四钱，银花、连翘、百合、川贝、薄荷、甘草各三钱，煎成 90ml，分次频服。另加吹喉散吹喉。服药后多数于第二天退热，白膜消退最快者为 2 天，最迟者 12 天，平均为 5.5 天。白喉杆菌培养转阴最快 2 天，最慢 12 天，平均 6.4 天。213 例中，痊愈 192 例，死亡 21 例。(《福建中医药》1959，12：516.) ③急性扁桃体炎：用本方加减，治疗急性扁桃体炎 50 例。处方：大生地八钱，白芍四钱，玄参八钱，浙贝四钱，甘草二钱，麦冬四钱，薄荷一钱，丹皮四钱。大便秘结者加玄明粉三钱；小便短黄者加车前子二钱；口干者加天花粉三钱。结果：治愈 45 例，好转 3 例，无效 2 例。在有效病例中，轻者服药 1 剂，重者 4 剂，多半服药 2 剂即可获效。服药过程中未发现不良反应。(《中华医学杂志》1962，3：169.)

0061　桑杏汤

【方源】《温病条辨》卷一。

【组成】桑叶一钱，杏仁一钱五分，沙参

二钱，象贝一钱，香豉一钱，栀皮一钱，梨皮一钱。

【用法】上以水二杯，煮取一杯，顿服之。重者再作服。

【功用】清气分之燥。

【主治】秋感燥气，右脉数大，伤手太阴气分者。

【方论】《中医方剂学》：方中以桑叶、豆豉宣肺散邪，以杏仁宣肺利气，沙参、贝母、梨皮润肺止咳，栀皮清泄胸膈之热。诸药合用，共奏清宣温燥、润肺止咳之效。

0062　清燥救肺汤

【方源】《医门法律》卷四。

【组成】桑叶（去枝梗）三钱，石膏（煅）二钱五分，甘草一钱，人参七分，胡麻仁（炒、研）一钱，真阿胶八分，麦冬（去心）一钱二分，杏仁（泡去皮尖，炒黄）七分，枇杷叶一片（刷去毛，蜜涂炙黄）。

【用法】上以水一碗，煎六分，频频二三次滚热服。

【主治】诸气膹郁，诸痿喘呕。

【加减】痰多，加贝母、瓜蒌；血枯，加生地黄；热甚，加羚羊角或牛黄。

【方论】①《医门法律》：桑叶经霜者，得金气而柔润不凋，取之为君；石膏禀清肃之气，极清肺热；甘草和胃生金；人参生胃之津，养肺之气。命名清燥救肺汤，大约以胃气为主，胃土为肺金之母也。②《医宗金鉴》：经云：损其肺者益其气。肺主诸气故也。然火与元气不两立，故用人参、甘草甘温而补气，气壮火自消，是用少火生气之法也。火燥膹郁于肺，非佐甘寒多液之品不足以滋肺燥，而肺气反为壮火所食益助其燥矣。故佐以石膏、麦冬、桑叶、阿胶、胡麻仁辈使清肃令行，而壮火亦从气化也。经曰：肺苦气上逆，急食苦以降之。故又佐以杏仁、枇杷叶之苦以降气，气降火亦降，而制节有权，气行则不郁，诸痿喘呕

呕自除矣。要知诸气膹郁则肺气必大虚，若泥于肺热伤肺之说而不用人参，郁必不开而火愈炽，皮聚毛落，喘咳不休而死矣。此名救肺，凉而能补之谓也。若谓实火可泻，而久服芩、连，苦从火化，亡可立待耳。③《成方便读》：此必六淫火邪，外伤于肺，而肺之津液素亏，为火刑逼，是以见诸气膹郁、诸痿喘呕之象。然外来之火，非徒用清降可愈，经有"火郁发之"之说，故以桑叶之轻宣肌表者，以解外来之邪，且此物得金气而柔润不凋，取之为君；石膏甘寒色白，直清肺部之火，禀西方清肃之气，以治其主病；肺与大肠为表里，火逼津枯，肺燥则大肠亦燥，故以杏仁、麻仁降肺而润肠；阿胶、麦冬以保肺之津液；人参、甘草以补肺之母气；枇杷叶苦平降气，除热消痰，使金令得以下行，则膹郁喘呕之证皆可痊矣。

七、宣肺解表

0063　上清散

【方源】《杏苑生春》卷六。

【组成】薄荷一钱五分，荆芥、防风、山栀仁各一钱五分，甘草（生）五分，黄芩、桔梗各八分，连翘一钱。

【用法】上㕮咀。水煎八分，食前热服。

【主治】风热伤肺，鼻塞清涕。

0064　华盖散

【方源】《博济方》卷二。

【组成】紫苏子（炒）、麻黄（去根节），杏仁（去皮尖）、陈皮（去白）、甘草（炙）半两，桑白皮、赤茯苓（去皮）各一两。

【用法】上为末。每服二钱，水一盏，煎至六分，食后温服。

【功用】《中医方剂学》：宣肺解表，祛痰止咳。

【主治】①《博济方》：肺感寒气，有痰咳嗽，久疗不愈。②《局方》：肺感寒邪，咳嗽上气，胸膈烦满，项背拘急，声重鼻塞，头昏目

眩，痰气不利，呀呷有声。

0065 加味桑菊饮

【方源】方出《蒲辅周医疗经验》，名见《千家妙方》下册。

【组成】桑叶一钱，菊花一钱，杏仁一钱，薄荷（后下）七分，桔梗七分，芦根三钱，甘草八分，连翘一钱，僵蚕一钱半，蝉蜕（全）七个，葛根一钱，黄芩七分，葱白（后下）二寸。

【用法】上作一剂。一剂二煎，共取120ml，分多次温服。

【功用】宣肺祛风，辛凉透表。

【主治】风热闭肺（腺病毒肺炎），高热，咳喘，皮疹，惊惕，口腔溃烂，唇干裂，腹微胀满，大便稀，脉浮数有力，舌红少津无苔。

0066 苏杏汤

【方源】《镐京直指》。

【组成】苏叶一钱半，荆芥二钱，仙半夏二钱，杏仁二钱，防风一钱半，广郁金二钱，橘红一钱，前胡一钱半，桔梗一钱。

【主治】风寒咳嗽，鼻流清涕，头疼发热恶寒，邪感于肺。

0067 桂枝加厚朴杏子汤

【方源】《伤寒论》。

【组成】桂枝三两（去皮），甘草二两（炙），生姜三两（切），芍药三两，大枣十二枚（擘），厚朴二两（炙，去皮），杏仁（去皮尖）五十枚。

【用法】以水七升，微火煮取三升，去滓，温服一升，覆取微似汗。

【功用】《伤寒论讲义》：解肌祛风，降气定喘。

【主治】太阳病表未解，下之微喘。

【方论】①《内台方议》：下后微喘者，则为里气上逆，邪气在表，故属此汤主之。与桂枝汤以解表邪，加厚朴、杏仁为佐，以下逆气也。②《伤寒论翼》：夫喘为麻黄症，方中

治喘者，功在杏仁。桂枝本不治喘，此因妄下后，表虽不解，腠理已疏，则不当用麻黄而宜桂枝矣。所以宜桂枝者，以其中有芍药也，既有芍药之敛，若但加杏仁，则喘虽微，恐不能胜任，必加厚朴之辛温，佐桂以解肌，佐杏仁以降气。故凡喘家不当用麻黄汤，而作桂枝汤者，加厚朴、杏仁为佳法矣。③《伤寒论方解》：本方是桂枝汤加厚朴、杏仁两味所组成。厚朴除有驱除痰涎作用外，还能疏利气壅；杏仁有定喘镇咳作用，桂枝汤中加上这两味，是为痰多而喘嗽者设。

【临证举例】①误治致喘：戊申正月，有一武弁在仪真，为张遇所虏，日夕置于舟艎板下，不胜蜷伏，后数日得脱，因饱食，解衣扪虱以自快，次日遂作伤寒。医者以因饱食伤而下之，一医以解衣中邪而汗之，杂治数日，渐觉昏困，上喘息高。医者怆惶，罔知所指。予诊之曰：太阳病下之，表未解，微喘者，桂枝加厚朴杏子汤，此仲景法也。一投而喘定，再投而濈濈汗出。至晚，身凉而脉已和矣。（《伤寒九十论》）②外感引动宿喘：刘某某，男，42岁。素有痰喘之疾，发作较频。春日伤风，时发热，自汗出，微恶风，头痛；且引动咳喘，发作甚于前，胸闷而胀，气喘倚息，痰白稠量多，咳喘之时则汗出更甚，不思食。舌苔白腻，脉浮缓、关滑有力。此风邪伤表，引动痰喘复发，外风挟痰浊壅滞胸脘，肺胃气逆不降所致。方用桂枝加厚朴杏子汤加味。处方：桂枝6g，白芍6g，生姜2片，炙甘草4.5g，厚朴9g，杏仁9g，麻黄1.5g，贝母9g，苏子9g，炒枳壳9g。连用3剂后，表证去，自汗止，痰喘亦平。（《伤寒医案选》）

0068 麻桂二陈汤

【方源】《会约医镜》卷八。

【组成】陈皮一钱半，半夏二钱，茯苓二钱，甘草一钱，桔梗一钱半，枳壳一钱，苍术一钱半，厚朴（姜炒）一钱，麻黄五七分，桂

枝一钱，白芷一钱，川芎一钱，黄芩一钱，防风一钱。

【用法】上加生姜五分，水煎，热服。

【主治】外冒风寒，痰嗽寒热，头痛身疼，鼻塞声重。

【加减】头痛，加北细辛三分；体虚者，加当归一钱三分，白芍七分；有汗者，去麻黄；久咳不止者，去桂枝，加杏仁（去皮尖）十三粒。

0069 薄杏汤

【方源】《镐京直指》二集。

【组成】薄荷一钱五分，荆芥二钱，广郁金二钱，杏仁三钱，防风一钱五分，桔梗一钱，前胡一钱五分，象贝二钱，桑叶二钱，炒竹茹三钱。

【主治】风热咳嗽，鼻塞声重，发热头痛，脉来浮数。

八、滋阴解表

0070 一柴胡饮

【方源】《景岳全书》卷五十一。

【异名】柴胡饮（《会约医镜》卷十）。

【组成】柴胡二三钱，黄芩一钱半，芍药二钱，生地黄一钱半，陈皮一钱半，甘草八分。

【用法】水一盅半，煎至七八分，温服。

【主治】阴虚外感，内兼火邪，寒热往来，口中燥渴，妇人热入血室，及时感后阴虚而有潮热者。①《景岳全书》：凡感四时不正之气，或为发热，或为寒热，或因劳因怒，或妇人热入血室，或产后、经后因冒风寒，以致寒热往来等症，但外有邪而内兼火者。②《医级》：时感后，阴虚未复，余邪潮热。③《会约医镜》：四时不正之气，内外俱有火证。

【加减】如内热甚者，加连翘一二钱；如外邪甚者，加防风一钱；如邪结在胸而痞满者，去生地，加枳实一二钱；如热在阳明而兼渴者，加天花粉或葛根一二钱；热甚者，加知母、石膏。

【方论】《退思集类方歌注》：此大柴胡变局也。去半夏、枳实、姜、枣，加陈皮、甘草调气，生地凉营分之热。如邪结胸而痞满者，仍宜去生地加枳实为妙。

0071 银翘汤

【方源】《温病条辨》卷二。

【组成】金银花五钱，连翘三钱，竹叶二钱，生甘草一钱，麦冬四钱，细生地四钱。

【用法】水煎服。

【功用】《中医方剂学》：滋阴透表。

【主治】阳明温病，下后无汗脉浮者。

【宜忌】下后脉浮而洪，或不浮而数者，忌用。

【方论】《中医方剂学》：银翘汤为透表清热之轻剂。因下之后，积秽去，腑气通，余邪还表，但以气阴俱伤，未得外透，症见无汗、脉浮，故仿银翘散意，仍以金银花、连翘解毒而轻宣表气；配伍竹叶清上焦之热，生甘草益气清火，增入麦冬、细生地滋阴清热，使还表之邪，得汗而解。

九、益气解表

0072 八风散

【方源】《局方》卷一。

【组成】藿香（去土）半斤，白芷、前胡（去芦）各一斤，黄芪（去芦）、甘草（炙）、人参（去芦）各二斤，羌活（去芦）、防风（去芦）各三斤。

【用法】上为细末。每服二钱，水一中盏，入薄荷少许，同煎至七分，去滓，食后温服；或以腊茶清调一大钱亦得。小儿虚风，乳香、腊茶清调下半钱。

【主治】风气上攻，头目昏眩，肢体拘急烦疼，或皮肤风疮痒痛，及治寒壅不调，鼻塞声重。

【临证举例】眩晕瘙痒：薛立斋治一人头目晕眩，皮肤瘙痒，搔破成疮，以八风散治之即愈。（《续名医类案》）

0073 人参败毒散

【方源】《局方》卷二。

【异名】败毒散（《活人书》卷十七）。

【组成】柴胡（去苗）、甘草（熁）、桔梗、人参（去芦）、川芎、茯苓（去皮）、枳壳（去瓤，麸炒）、前胡（去苗，洗）、羌活（去苗）、独活（去苗）各三十两。

【用法】上为粗末。每服二钱，水一盏，加生姜、薄荷各少许，同煎七分，去滓，不拘时服，寒多则热服，热多则温服。

【功用】①《医方集解》：扶正匡邪，疏导经络，表散邪滞。②《中医方剂学讲义》：益气发汗，散风祛湿。

【主治】外感风寒湿邪，正气不足，憎寒壮热，头痛项强，身体烦疼，无汗，胸膈痞满，鼻塞声重，咳嗽有痰，苔白腻，脉浮软者。也用于疮疡、痢疾等病证初起，见有上述症状者。①《局方》：伤寒时气，头痛项强，壮热恶寒，身体烦疼；及寒壅咳嗽，鼻塞声重；风痰头痛，呕秽寒热。②《活人书》：伤风、温疫、风温，头目昏眩，四肢痛，憎寒壮热，项强，目睛疼。寻常风眩，拘倦。③《保婴撮要》：斑疹发热，恶寒咳嗽等症。④《准绳·幼科》：小儿风热瘙痒，顽核毒疮。⑤《医方集解》：时气疫疠，岚瘴，或声如蛙鸣，赤眼口疮，湿毒流注，脚肿腮肿，喉痹毒痢。⑥《医宗金鉴》：外感风寒成痢者。⑦《温病条辨》：暑湿风寒杂感，寒热迭作，表证正盛，里证复急，腹不和而滞下者。

【宜忌】《温病条辨》叶霖按：非夹表证不可用。

【方论】①《寓意草》：伤寒病有宜用人参入药者，其辨不可不明。若元气素弱之人，药虽外行，气从中馁。轻者半出不出，留连为困；重者随元气缩入，发热无休。所以虚弱之体，必用人参三、五、七分，入表药中，少助元气，以为驱邪之主，使邪气得药，一涌而出，全非补养虚弱之意也。②《医方集解》：此足太阳、少阳，手太阴药也。羌活入太阳而理游风；独活入少阴而理伏风，兼能祛湿除痛；柴胡散热升清，协川芎和血平肝，以治头痛目昏；前胡、枳壳降气行痰，协桔梗、茯苓以泄肺热而除湿消肿；甘草和里而发表；人参辅正以匡邪。疏导经络，表散邪滞，故曰败毒。③《张氏医通》：问时疫初起，用人参败毒，得毋助邪为虐之患乎？又何以治非时寒疫，汗后热不止？盖时疫之发，必入伤中土，土主百骸，无分经络，毒气流行，随虚辄陷，最难叵测。亟乘邪气未陷时，尽力峻攻，庶克有济。其立方之妙，全在人参一味，力致开合，始则鼓舞羌、独、柴、前，各走其经，而与热毒分解之门；继而调御津精血气，各守其乡，以断邪气复入之路。以非时之邪，混厕经中，屡行疏表不应，邪伏幽稳不出，非借人参之大力不能载之外泄也。④《温病条辨》：此证乃内伤水谷之酿湿，外受时令之风湿，中气本自不足之人，又气为湿伤，内外俱急。立方之法，以人参为君，坐镇中州，为督战之帅；以二活、二胡合川芎，从半表半里之际领邪外出，喻氏所谓逆流挽舟者此也；以枳壳宣中焦之气，茯苓渗中焦之湿，以桔梗开肺与大肠之痹，甘草和合诸药，乃陷者举之之法，不治痢而治致痢之源。痢之初起，憎寒壮热者，非此不可也。

【临证举例】①时行瘟病：嘉靖己未，五六七月间，江南淮北，在处患时行瘟热病，沿门阖境传染相似，用本方倍人参，去前胡、独活，服者尽效，全无过失。万历戊子、己丑年，时疫盛行，凡服本方发表者，无不全活。（《寓意草》）②痢疾：一人病痢，发寒热，头痛，左脉浮紧而右脉滑大，乃内伤挟外感也。先用败毒散加姜、葱一服，表证悉退。但中脘作胀闷，后重不已，以平胃散加枳壳、木香、槟榔、山楂，又二服胀闷移于小腹，投木香槟榔丸三钱，下黏硬物而愈。(《医学六要》)③小儿斑疹：王某，男，1岁，患儿发热3天，全身出现猩红热样皮疹，颌下、颈部及腹股沟淋巴结肿大，肝肋下两指，血常规：白细胞26000/mm³，分类淋巴51%，有异常淋巴细胞，诊为传染性单核细胞增多症。面色萎黄，六脉细浮数，舌尖红，苔薄津少。用人参败毒散(人参改党参)加丹皮、紫草、赤芍、板蓝根，连服3剂，病情较减。后隔日1剂，加减服药二旬而愈。(《云南中医杂志》1981，6：20.)

0074　参苏饮

【方源】《三因方》卷十三。

【组成】前胡、人参、紫苏叶、茯苓各三分，桔梗、木香各半两，半夏(汤洗)、陈皮、枳壳(炒)、甘草(炙)各半两。

【用法】上为锉散。每服四钱，水一盏半，加生姜七片，大枣一枚，煎至七分，去滓，空腹服。

【功用】益气解表，理气化痰。①《局方》：开胃进食。②《景岳全书》：解肌宽中。③《简明医彀》：疏邪清气，消痰除热。④《医林纂要》：调气，补中，解表。⑤《中药制剂手册》：疏风散寒，理肺止咳。

【主治】虚人外感风寒，内有痰湿，发热恶寒，头痛鼻塞，咳嗽痰多，胸膈满闷，苔白脉浮。①《三因方》：痰饮停积胸中，中脘痞闷，呕吐痰涎，眩晕，嘈烦，忪悸，哕逆，及痰气中人，停留关节，手足弹曳，口眼㖞斜，半身不遂，食已即呕，头疼发热，状如伤寒。②《局方》：感冒发热头痛，或因痰饮凝结，中脘痞闷，呕逆恶心。③《赤水玄珠》：伤风鼻塞，恶心有痰，胸膈不利。④《医林纂要》：中气虚弱而感冒者。⑤《医钞类编》：四时感冒，伤寒头痛，发热无汗，及伤风咳嗽声重，涕唾稠黏，潮热往来。⑥《中医方剂学》：虚人

外感风寒，内有痰湿，憎寒发热，胸膈满闷，脉弱。

【加减】哕者，加干葛；腹痛，加芍药。

【方论】①《古今名医方论》：叶仲坚曰，此咳嗽声重，痰涎稠黏，涕唾交流，五液无主，寒湿稽留于胸胁，中气不固可知矣，故以人参为君；然非风寒之外邪来侮，则寒热不发，而痰涎不遽生，故辅以紫苏、干葛；凡正气虚者，邪气必盛，故胸膈满闷，辅以陈皮、枳壳，少佐木香以降之；痰涎壅盛于心下，非辛燥不除，故用茯苓、半夏，少佐桔梗以开之；病高者宜下，故不取柴胡之升，而任前胡之降；欲解表者，必调和营卫，欲清内者，必顾及中宫，此姜、枣、甘草之所必须也。名之曰饮，见少与缓服之义。②《医方集解》：风寒宜解表，故用苏、葛、前胡；劳伤宜补中，故用参、苓、甘草；橘、半除痰止呕；枳、桔利膈宽肠；木香行气破滞，使内外俱和，则邪散矣。

【备注】本方《局方》有干葛。

0075　荆芥散

【方源】《全生指迷方》卷二。

【组成】荆芥穗、人参、白术、当归(切细，焙)、黄芪、芍药、桂(去皮)各一两，柴胡(去苗)二两，甘草(炙)半两。

【用法】上为末。每服五钱，水二盏，煎至一盏，去滓温服。

【主治】荣卫虚弱，外为风邪相乘，翕翕发热，淅淅恶寒，无有时度，肢节如解，手足酸痛，头目昏晕，久不治成劳气者。

0076　桂枝人参汤

【方源】《伤寒论》。

【组成】桂枝四两(别切)，甘草四两(炙)，白术三两，人参三两，干姜三两。

【用法】以水九升，先煮四味，取五升，纳桂，更煮取三升，去滓，温服一升，日再服，夜服一次。

【功用】①《内台方议》：和解表里。

②《医宗金鉴》：温补中两解表里。

【主治】太阳病，外证未除，而数下之，遂协热下利，利下不止，心下痞硬，表里不解者。

【方论】①《内台方议》：桂枝以解表，人参、白术以安中止泻，加干姜以攻痞而温经，甘草以和缓其中，此未应下而下之，以虚其中者主之也。②《尚论篇》：以表未除，故用桂枝以解之；以里适虚，故用理中以和之。此方即理中加桂枝而易其名，亦治虚痞下利之圣法也。③《古方选注》：理中加人参，桂枝去芍药，不曰理中，而曰桂枝人参者，言桂枝与理中表里分头建功也。故桂枝加一两，甘草加二两。其治外协热而里虚寒，则所重仍在理中，故先煮四味，而后纳桂枝，非但人参不佐桂枝实表，并不与桂枝相忤，宜乎直书人参而不讳也。

【临证举例】①胃痛：谭某某，男，36岁。患者素患胃痛，反复发作，经胃肠钡餐检查，诊为十二指肠球部溃疡，近月来胃脘隐隐作痛，有时发作，而以饭后2~3小时及夜间尤痛。右上腹部有明显压痛及痞闷感，口淡无味，时泛清水，胃纳欠佳，神疲乏力，大便正常，小便较多，脉迟弱，舌质淡白，苔薄白。此为胃虚气寒，治按温中散寒，用桂枝人参汤：党参五钱，白术五钱，干姜三钱，炙甘草三钱，桂枝四钱（后下），3剂，每天1剂。二诊：服上药后，胃痛减轻，纳食稍增，时觉脘闷欲吐，脉舌如前，照上方加法半夏三钱以温胃止吐，3剂，每天1剂。三诊：服上药后，胃痛已止，饮食如常。但停药后胃痛又复发，痞闷喜按，小便较多，脉迟细，舌淡，苔薄白。仍照上法治之，拟第一方减桂枝一钱，服药3剂后止痛。以后按上方继续治疗，服至胃痛消失，不再复发。（《老中医经验选》）②麻疹后期腹泻：一女孩，3岁许，疹子已收，身热不退，体温39℃，下利，日十余次，俱为黄色粪水，脉数无歇止，舌质尚正常。诊断为麻

疹后热毒不净作痢，与葛根芩连汤加石榴皮。服后体温反升至39.5℃，仍下利不止，嗅其粪味并无恶臭气。沉思再三，观病孩倦容，乃改用桂枝人参汤，仍加石榴皮。一服热利俱减，再服热退利止。（《广东中医》1963，3：40.）

十、助阳解表

0077 桂枝加附子汤

【方源】《伤寒论》。

【组成】桂枝三两（去皮），芍药三两，甘草三两（炙），生姜三两（切），大枣十二枚（擘），附子一枚（炮，去皮，破八片）。

【用法】以水七升，煮取三升，去滓，温服一升。

【功用】①《注解伤寒论》：温经复阳。②《尚论篇》：固表驱风，复阳敛液。

【主治】①《伤寒论》：太阳病，发汗，遂漏不止，其人恶风，小便难，四肢微急，难以屈伸者。②《千金方》：产后风虚，汗出不止，小便难，四肢微急，难以屈伸。

【方论】①《医方考》：用桂枝汤，所以和在表之营卫；加附子，所以壮在表之元阳。与桂枝汤解在表之寒湿，加附子以温寒湿。②《伤寒来苏集》：用桂枝以补心阳，阳密则漏汗自止矣。坎中阳虚，不能行水，必加附子以回肾阳，阳归则小便自利矣。内外调和，则恶风自罢，而手足便利矣。③《古方选注》：桂枝加附子，治外亡阳而内脱液。熟附虽能补阳，终属燥液。四肢难以屈伸，其为液燥，骨属不利矣。仲景以桂枝汤轻扬力薄，必借附子刚烈之性直走内外，急急温经复阳，使汗不外泄，正以救液也。

【临证举例】①太阳证过汗：有一士人，得太阳证，因发汗，汗不止，恶风，小便涩，足挛曲而不伸。诊其脉浮而大，浮为风，大为虚。予用桂枝加附子汤，三啜而汗止；复佐以甘草芍药汤，足便得伸。（《本事方》）②风寒

表证兼阳虚：黄某某，女，23岁。头痛，恶寒发热，身痛，呕逆，手足拘急，厥冷，舌质嫩、色淡，微罩白苔，脉沉而弱，汗出肢厥。汗出恶风、头痛发热、呕逆等，为桂枝汤证；手足拘急、肢厥，属阳虚征象。遂予桂枝加附子汤：桂枝（后下）、杭芍、生姜、熟附片各三钱，甘草二钱，大枣四枚，水二碗，煎至一碗，嘱温服后静卧。当晚一剂服完，次晨步行前来就诊，自云症已减半，唯头痛身倦，原方再服二剂而愈。（《江西中医药》1958，6：39.）③十指疼痛：范某，女。素体弱，感冒后发热，微汗出，并十指疼痛，已十余日，诊其脉象沉细。此是平素阳虚体质，感冒后邪未尽去，而阳愈见绌，不能达于四末之故。与桂枝加附子汤，附子初用八分，后增至一钱半，共服三剂痊愈。（《伤寒解惑论》）

0078 桂枝加黄芪汤

【方源】《金匮》卷中。

【组成】桂枝、芍药各二两，甘草二两，生姜三两，大枣十二枚，黄芪二两。

【用法】以水八升，煮取三升，温服一升。须臾饮热稀粥一升余，以助药力，温覆取微汗；若不汗更服。

【功用】《金匮教学参考资料》：助阳散邪，以发郁阻之湿。

【主治】①《金匮》：黄汗之病，两胫自冷。若身重，汗出已，辄轻者，久久必身瞤，瞤即胸中痛，又从腰以上必汗出，下无汗，腰髋弛痛，如有物在皮中状，剧者不能食，身疼重，烦躁，小便不利。②《准绳·类方》：黄疸，脉浮，而腹中和者。

【方论】①《医方考》：客者除之，故用桂枝之辛甘，以解肌表之邪；泄者收之，故用芍药之酸寒，以敛营中之液；虚以受邪，故用黄芪之甘温，以实在表之气；辛甘发散为阳，故生姜、甘草可为桂枝之佐；乃大枣者，和脾益胃之物也。②《医门法律》：用桂枝全方，啜

热粥助其得汗，加黄芪固卫。以其发热，且兼自汗、盗汗，发热故用桂枝，多汗故加黄芪也。其发汗已，仍发热，邪去不尽，势必从表解之。汗出辄轻，身不重也；久久身瞤，胸中痛，又以过汗而伤其卫外之阳，并胸中之阳也；腰以上有汗，腰以下无汗，阳通而阴不通也，上下痞隔，更宜黄芪固阳，桂枝通阴矣。③《金匮要略方义》：以桂枝汤微解其表，和其营卫，使在表之湿随汗而解。表虚之人，虽取微汗，犹恐重伤其表，故少佐黄芪以实表，使之汗不伤正，补不留邪，此正为寓补于散、扶正祛邪之妙用。同时，黄芪与桂枝、生姜配伍，尤有化气行水之功。然黄芪固表，有碍桂枝之发散，故服后需饮热粥以助药力。其治黄疸者，因黄疸亦属湿郁之证，故其表虚者，亦一并主之。

【临证举例】虚黄：面目身体悉黄，而中无痞闷，小便自利，此仲景所谓虚黄也，即以仲景法治之。桂枝、黄芪、白芍、茯苓、生姜、炙草、大枣。（《静香楼医案》）

0079 桂枝去芍药加附子汤

【方源】《伤寒论》。

【组成】桂枝三两（去皮），甘草二两（炙），生姜三两（切），大枣十二枚（擘），附子一枚（炮，去皮，破八片）。

【用法】以水七升，煮取三升，去滓，温服一升。本云：桂枝汤，今去芍药，加附子。将息如前法。

【功用】《伤寒论讲义》：解肌祛风，兼温经复阳。

【主治】太阳病，下之后，脉促胸满、微恶寒者。

【方论】①《注解伤寒论》：与桂枝汤以散客邪，通行阳气；芍药益阴，阴虚者非所宜，故去之；阳气已虚，若更加之则微寒，必当温剂以散之，故加附子。②《内台方议》：阳虚阴盛，邪在胸中，不可发汗，只得与附子以复阳

温经，与桂枝以散其邪也。③《伤寒来苏集》：桂枝汤阳中有阴，去芍药之酸寒，则阴气流行，而邪自不结，即扶阳之剂矣。若微恶寒，则阴气凝聚，恐姜、桂之力不能散，必加附子之辛热。④《古方选注》：桂枝汤去芍药加附子者，下后微恶寒，显然阳气涣散于中下矣。当急救其阳，毋暇顾恋阳气，以附子直从下焦温经助阳。臣以桂枝、甘草载还中焦阴气，以杜亡阳之机，为御后之策。

【临证举例】伤寒阴结：刘荣年治刘某某，30余岁。冬月伤寒，误服寒泻药而成。身体恶寒，腹胀满痛，不大便者2日，脉浮大而缓。显系伤风寒中证，医家不察，误为阳明腑证，误用大黄、芒硝等药下之。以致寒气凝结，上下不通，故不能大便，腹胀大而痛更甚也，用桂枝汤去芍药加附子以湿行之，则所服硝、黄得阳药运行，而反为我用也。处方：桂枝尖一钱，黑附子一钱，炙甘草五分，生姜一钱，大枣二枚（去核）。服药后，未及10分钟，即大泻2次，恶寒、腹胀痛均除而痊。(《全国名医验案类编》)

0080 桂枝去芍药加麻黄细辛附子汤

【方源】《金匮》卷中。

【异名】桂枝去芍加麻辛附子汤（原书同卷）。

【组成】桂枝三两，生姜三两，甘草二两，大枣十二枚，麻黄二两，细辛二两，附子一枚（炮）。

【用法】以水七升，煮麻黄，去上沫，纳诸药，煮取二升，分三次温服。当汗出，如虫行皮中，即愈。

【功用】①《金匮要略方义》：振奋阳气，调和营卫，外解风寒，内化水饮。②《金匮要略讲义》：温阳散寒，通利气机。

【主治】①《金匮》：气分，心下坚，大如盘，边如旋杯，水饮所作。②《金匮要略方义》：心肾阳虚，外感风寒，水饮内停，头痛身痛，恶寒无汗，手足逆冷，心下痞坚，腹满肠鸣，相逐有声，或矢气，或遗尿，脉沉迟而细涩无力。

【方论】①《金匮要略论注》：药既用桂、甘、姜、枣以和其上，而复用麻黄、附子、细辛少阴之剂以治其下，庶上下交通而病愈，所谓大气一转，其气乃散也。②《古今名医方论》引柯琴：用附子、姜、桂以生阳之气，麻黄、细辛以发阳之汗，甘草、大枣以培胃脘之阳，使心下之水饮外达于皮毛，必如虫行皮中，而坚大如盘者始散。③《金匮要略方论》：本方是桂枝去芍药汤合麻黄细辛附子汤，两方相合而成，桂枝去芍药汤主治表证而兼心阳不足者，麻黄细辛附子汤主治素体阳虚（主要为肾阳虚）而外感风寒者。今两方合用，殆为心肾阳虚，外感风寒之证而设。方中桂枝配伍麻黄，辛温发汗，宣散水气；附子温经助阳，与细辛相合可祛寒化饮。盖阳虚之体，邪客较深，取细辛可通彻表里，搜邪外出。佐以生姜、大枣，伍麻黄发越水气，合桂枝温通营卫；佐以甘草，调和诸药。

【临证举例】阴水：陆某，女，24岁。全身浮肿，面色苍白，恶寒，四肢冰冷，脉象沉迟，舌苔白腻，渴不多饮。此证系阴盛阳微，水气泛滥，病名阴水。盖患者脾肾阳气素虚，水湿内蕴，脾主健运，肾主排泄，脾虚不能制水，肾虚不能化水，故水聚而成胀也。治宜消阴救阳、祛寒逐水，主以桂枝去芍药加麻辛附子汤：桂枝三钱，麻黄二钱，甘草二钱，细辛一钱，附子二钱，生姜二钱，大枣十枚。连服二剂，药后得微汗，四肢转温，恶寒已减，药已中肯，当乘胜再追，用前方再服一剂。恶寒已罢，小便通利，腹胀减小，脉象转缓，阳气亦有渐升之象，前方再服一剂。上部浮肿已消，腹胀再有减小，两足仍浮。后以鸡鸣散、实脾饮出入治愈。(《福建中医医案医话选编》)

0081 桂枝加芍药生姜各一两人参三两新加汤

【方源】《伤寒论》。

【组成】桂枝三两（去皮），芍药四两，甘草二两（炙），人参三两，大枣十二枚（擘），生姜四两。

【用法】以水一斗二升，煮取三升，去滓，温服一升。

【功用】①《伤寒贯珠集》：益不足之血，散未尽之邪。②《医宗金鉴》：温补其营卫。

【主治】①《伤寒论》：发汗后，身疼痛，脉沉迟者。②《方机》：发汗后，疼痛甚，脉沉迟，或痹，或四肢拘挛、心下痞塞者。

【方论】①《医宗金鉴》：汗后身疼痛，是营卫虚而不和也，故以桂枝汤调和其营卫。倍生姜者，以脉沉迟、营中寒也；倍芍药者，以营不足血少故也；加人参者，补诸虚也。桂枝得人参，大气周流，气血足而百骸理；人参得桂枝，通行内外，补营阴而益卫阳，表虚身疼未有不愈者也。②《古方选注》：桂枝汤调和营卫，一丝不乱，桂枝、生姜和卫，芍药、大枣和营。今祖桂枝人参汤法，则偏于卫矣。妙在生姜加一两，佐桂枝以大通卫气，不使人参有实邪之患；尤妙芍药亦加一两，仍是和营卫法。名曰新加者，申明新得其分两之理而加之也。③《医学摘粹》：汗泄血中温气，阳虚肝陷，经脉凝涩，风木郁遏，故用甘草补其脾精，桂枝达其肝气，芍药清风木之燥，生姜行经络之瘀，人参补中气以充经脉也。

【临证举例】①误治伤正身冷痛：一老人，大便不通数日，上逆头眩。医与备急丸而自若，因倍加分量而投之，得利，于是身体麻痹，上逆益甚，而大便复结。更医诊之，与以大剂承气汤，一服不得下利，服三帖，下利如倾盆，身体冷痛，不得卧，大便复结。又转医作地黄剂使服之，上逆尤剧，面色如醉，大便益不通。于是请治于先生，心下痞硬，少腹

无力，即与桂枝加芍药生姜人参汤，服之三帖，冲气即降，大便通快。经过二三日，冷痛止，得卧，大便续通快。二旬之后，诸症去而复常。（《皇汉医学》引《续建殊录》）②剖宫产后高热：蔡某某，女，29岁。因妊娠毒血症治疗无效，行剖宫产手术，术后高热持续4天，虽用退热药，静滴葡萄糖、氯霉素等，热势不减，体温39.4℃。苔薄白，脉浮数，发热，汗出，微恶寒，口不渴。病属手术后气血两伤，卫阳不固，营阴不守，风邪乘袭。治宜调和营卫，处方：红参10g，桂枝3g，白芍10g，炙甘草3g，生姜1片，大枣3枚，白薇10g，青蒿5g。服头汁后，体温由39.4℃陡降至37.8℃，续服2剂告愈。（《江苏医药·中医分册》1979，1：43.）

0082 麻黄附子甘草汤

【方源】《伤寒论》。

【异名】麻黄附子汤（《金匮》卷中）。

【组成】麻黄（去节）二两，甘草（炙）二两，附子一枚（炮，去皮，破八片）。

【用法】上以水七升，先煮麻黄一两沸，去上沫，纳诸药，煮取三升，去滓，每日三次。

【功用】①《伤寒论讲义》：温经解表。②《金匮要略释义》：温经发汗，兼顾肾阳。

【主治】素体阳虚，感受风寒，恶寒，不发热，或有微热，苔白，脉沉；肾阳不足，风湿外侵，通身浮肿。①《伤寒论》：少阴病，得之二三日，无里证。②《金匮》：水病，其脉沉小。③《卫生宝鉴·补遗》：病人寒热而厥，面色不泽，冒昧，两手忽无脉，或一手无脉。④《景岳全书》：风湿，通身浮肿。⑤《医方集解》：气水，脉沉虚胀。⑥《张氏医通》：少阴病脉沉发热，及水肿喘咳。

【方论】①《沈注金匮要略》：麻黄附子汤中以附子固护表里之阳，且助麻黄、甘草通阳散邪。俾邪出而真阳不出，即开鬼门之变法

也。麻黄、附子一散一补，固本通阳，则病去而不伤阳气。②《准绳·伤寒》：麻黄、甘草之甘以散表寒，附子之辛以温寒气。③《医宗金鉴》：此少阴脉而表反热，便于表剂中加附子以预固其阳，是表热阳衰也。夫以发热无汗太阳之表，脉沉但欲寐少阴之里，设用麻黄开腠理，细辛散浮热，而无附子以固元阳，则太阳之微阳外亡。唯附子与麻黄并用，则寒邪散而阳不亡，此里病及表，脉沉而当发汗者，与病在表脉浮而发汗者迳庭也。若表微热则受寒亦轻，故以甘草易细辛，而微发其汗，甘以缓之与辛以散之者，又少间矣。

【临证举例】伤寒少阴病：余尝治上海电报局高君之公子，年五龄，身无热，亦不恶寒，二便如常，强呼之醒，与之食，食已，又呼呼睡去。按其脉，微细无力。余曰：此仲景先圣所谓少阴之为病，脉微细，但欲寐也。顾余知治之之方，尚不敢必治之之验，请另乞诊于高明。高君自明西医理，能注强心针，顾又知强心针仅能取效于一时，非根本之图，强请立方。余不获已，书：熟附片八分，净麻黄一钱，炙甘草一钱，与之，又恐其食而不化，略加六神曲、炒麦芽等消食健脾之品。次日复诊，脉略起，睡时略减。当与原方加减。（《经方实验录》）

0083 麻黄细辛附子汤

【方源】《伤寒论》。

【异名】麻黄附子细辛汤（《注解伤寒论》卷六）、附子细辛汤（《三因方》卷四）。

【组成】麻黄二两（去节），细辛二两，附子一枚（炮去皮，破八片）。

【用法】上以水一斗，先煮麻黄，减二升，去上沫，纳诸药，煮取三升，去滓，温服一升，每日三次。

【功用】①《伤寒论讲义》：温经解表。②《中医方剂学》：助阳解表。

【主治】素体阳虚，外感风寒，无汗恶寒，发热，蜷卧，苔白，脉沉。亦治肾咳及寒厥头痛。①《伤寒论》：少阴病，始得之，反发热，脉沉者。②《三因方》：少阴伤寒，口中和，背恶寒，反发热倦怠，自汗而渴，其脉尺寸俱沉而紧者。③《东医宝鉴·杂病篇》：少阴病但欲寐，发热，脉沉。④《景岳全书》：寒气厥逆头痛，脉沉细者。⑤《张氏医通》：水肿喘咳。大寒犯肾，暴哑不能出，咽痛异常，卒然而起，或欲咳而不能咳，或无痰，或清痰上溢，脉弦紧，或数疾无伦。

【方论】①《注解伤寒论》：麻黄之甘以解少阴之寒，细辛、附子之辛以温少阴之经。②《医方集解》：以附子温少阴之经，以麻黄散太阳之寒而发汗，以细辛肾经表药联属其间，是汗剂之重者。③《医宗金鉴》：夫发热无汗，太阳之表不得不开。沉为在里，少阴之枢又不得不固。设用麻黄开腠理，细辛散浮热，而无附子以固元阳，则少阴之津液越出，太阳之微阳外亡，去生便远。唯附子与麻黄并用，则寒邪虽散而阳不亡，此麻黄附子细辛汤之妙用也。④《衷中参西》：用附子以解里寒，用麻黄以解外寒，而复佐以辛温香窜之细辛，既能助附子以解里寒，更能助麻黄以解外寒，俾其自太阳透入之寒，仍由太阳作汗而解，此麻黄附子细辛汤之妙用也。

【临证举例】①少阴表证：张某某，男，39岁，济南第四十中教师。1977年12月12日诊：感冒十余日，经中西药治疗，仍感畏寒无汗，纳少不渴，微咳嗜卧，大便调，小便清，体温38℃，舌质淡苔薄白，脉微细。诊为少阴表证。处方：麻黄9g，熟附子6g，细辛3g。1剂冷止，3剂痊愈。（《山东中医杂志》1984，2：41.）②肾咳：黄某某，女，40岁，农民。患者发热畏寒，身痛咳嗽，曾经中西医治疗，缠绵不愈，已历数月。阅前所服方药，多以参苏饮、止嗽散等方治疗，终难收效。余诊时，患者自述周身畏寒，喜厚衣，咳嗽则腰背相引而痛，咳甚则吐涎，口不渴，二便无异常。诊其脉沉细而迟，舌质淡而苔薄润，面色淡暗无华。综合四诊，知其症为少阴阳虚，复受寒邪，肺气不宣所致，乃投麻黄附子细辛加五味子治之。麻黄6g，附子3g，细辛4g，五味子3g，水煎服。患者服药至2剂时，畏寒已除，咳嗽已减其大半，继服原方3剂而安。（《江苏中医杂志》1982，2：37.）③暴喑：邹某某，男，30岁，全南人。常易感冒，该次患伤风鼻塞流涕，咳嗽音哑已有20余天，经中西药治疗，病情未见改善。余诊之，其脉沉细无力，舌质淡而胖嫩，苔薄白。视其面色惨淡忧郁，身穿厚衣，头戴风雪帽，声音嘶哑。细询之，常易感冒，微热则自汗畏风，四肢不温，喜欲蒙被而卧，脉证合参，诊为少阴伤寒，寒客会厌。拟助阳解表、宣肺散寒，仿麻黄附子细辛汤加味。麻黄4g，附子6g，细辛4g，桔梗6g，水煎服。患者服上方1剂，觉声嘶减轻，2剂而畏风除，声音已恢复正常。（《江苏中医杂志》1982，2：37.）④无汗症：黄某，女，68岁，1980年6月10日初诊。十三年前曾患风湿性心脏病，经治疗症状控制，但此后，一年四季从未小汗，天寒则睡眠不佳，天热则睡眠良好，但神疲怕风，纳少无味，前后延医十余年，未收效验。时值仲夏，天气炎热，无汗出，周身不舒，欲求汗出则快。患者面色无华，扪之体肤无汗，舌质淡红，舌苔白滑，脉沉缓。又因患者早年患风湿病，故辨证为寒湿入侵，内舍于脏，久之肾阳折损，不能温煦肌腠，无力鼓汗达表，终年不得汗泄。姑拟助阳透表，投麻黄附子细辛汤治之：炙麻黄10g，炮附片12g，细辛4g。服3剂后，即有小汗出，周身颇感舒适。7剂后，汗出如平人，肢体舒展舒达，不料十年痼疾，竟获效于一周，原方续进7剂，以为巩固。（《上海中医杂志》1982，8：35.）

第二章 表里双解方

一、解表攻里

0084 大柴胡汤

【方源】《伤寒论》。

【组成】柴胡半斤，黄芩三两，芍药三两，半夏半升（洗），生姜五两（切），枳实四枚（炙），大枣十二枚（擘）。

【用法】以水一斗二升，煮取六升，去滓再煎，温服一升，一日三次。

【功用】①《医方论》：发表攻里。②《伤寒论讲义》：和解少阳，通下里实。

【主治】少阳、阳明合病。往来寒热，胸胁苦满，呕不止，郁郁微烦，脘腹痞硬或满痛，大便不解或协热下利，舌苔黄，脉弦有力。现用于急性胰腺炎、急性胆囊炎、胆石症见上述证候者。①《伤寒论》：太阳病，过经十余日，反二三下之，后四五日，柴胡证仍在者，先与小柴胡汤，呕不止，心下急，郁郁微烦者；伤寒十余日，热结在里，复往来寒热者；伤寒发热，汗出不解，心中痞硬，呕吐而下利者，②《金匮》：按之心下满痛者。③《肘后方》：若有热实，得汗不解，腹满痛，烦躁，欲谬语者。④《局方》：伤寒十余日，邪气结在里；寒热往来，大便秘涩，腹满胀痛，语言谵妄，心中痞硬，饮食不下，或不大便五六日，绕脐刺痛，时发烦躁；及汗后如疟，日晚发热，兼脏腑实，脉有力者。⑤《玉机微义》：伤寒、杂证，发热，脉沉实弦数，热日数多，或有表复有里，脉洪，头痛而谵妄，或湿热自利，表里证已急。⑥《准绳·幼科》：风热痰嗽，腹胀及里证未解。⑦《证治汇补》：地道不通，因而呃逆，及火郁为患者；心脾胃脘积

热，壅滞作痛而便闭者。⑧《幼幼集成》：夹食伤寒，其证壮热头痛，嗳气腹胀，大便酸臭，延绵不解。⑨《急腹症方药新解》：急性胆道感染，胆石症并发感染；胰腺炎；溃疡病穿孔二期。

【宜忌】《外台》：忌海藻、菘菜、羊肉饧。

【方论】①《伤寒明理论》：大柴胡为下剂之缓也。柴胡味苦平微寒，伤寒至于可下，则为热气有余，应火而归心，苦先入心，折热之剂，必以苦为主，故以柴胡为君。黄芩味苦寒，王冰曰：大热之气，寒以取之。推除邪热，必以寒为助，故以黄芩为臣。芍药味酸苦微寒，枳实味苦寒，《内经》曰：酸苦涌泄为阴。泄实折热，必以酸苦，故以枳实、芍药为佐。半夏味辛温，生姜味辛温，大枣味甘温，辛者散也，散逆气者必以辛，甘者缓也，缓正气者必以甘，故以半夏、生姜、大枣为之使也。一方加大黄，以大黄有将军之号，而功专于荡涤，不加大黄，恐难攻下，必应以大黄为使也。②《医方考》：表证未除者，寒热往来、胁痛口苦尚在也；里证又急者，大便难而燥实也。表证未除，故用柴胡、黄芩以解表；里证燥实，故用大黄、枳实以攻里。芍药能和少阳，半夏能治呕逆，大枣、生姜又所以调中和荣卫也。③《伤寒附翼》：此方是治三焦无形之热邪，非治胃腑有形之实邪也。因往来寒热，故倍生姜，佐柴胡以解表；热结在里，故去参、甘，加枳、芍以破结。条中并不言及大便硬，而且有下利证，仲景不用大黄之意晓然。后人因有"下之"二字，妄加大黄以伤胃气，非大谬乎？④《古方选注》：热邪从少阳而来，结于阳明，而少阳未罢，不得不借柴胡汤

以下阳明无形之热，故于小柴胡汤去人参、甘草实脾之药，倍加生姜，佐柴胡解表，加赤芍破里结，则枳实、大黄下之不碍表邪矣。柴胡治中，大黄导下，二焦并治，故称大。⑤《医宗金鉴》：柴胡证在，又复有里，故立少阳两解之法。以小柴胡汤加枳实、芍药者，解其外以和其内也。去参、草者，以里不虚也；少加大黄，所以泻结热也；倍生姜者，因呕不止也。斯方也，柴胡得生姜之倍，解半表之功捷；枳、芍得大黄之少，攻半里之效徐。虽云下之，亦下中之和剂也。

【临证举例】①热结在里证：羽流蒋尊病，其初心烦喜呕，往来寒热，医初以小柴胡汤与之，不除。予诊之曰，脉洪大而实，热结在里，小柴胡安能除之也。仲景云：伤寒十余日，热结在里，复往来寒热者，与大柴胡。二服而病除。（《伤寒九十论》）②急性胰腺炎：本方随证加减，水煎口服。治疗结果：痊愈129例（急性水肿型），死亡3例（急性坏死型）。腹痛平均4.2天缓解，尿淀粉酶平均3.9天恢复正常。（《辽宁中医杂志》1986，2：21.）③胆绞痛：本方加减治疗324例，结果：单服本方解除疼痛者306例（94.5%）。（《中医杂志》1986，4：48.）④胆道感染：本方加减治疗胆系感染69例，除2例因胆囊极度肿大，积脓过多，化脓性胆管炎合并休克而转手术治疗外，其余平均13天痊愈。（《辽宁中医杂志》1980，8：43.）⑤肝炎：治疗毛细胆管型肝炎20例，其中7例属阴黄，用本方加减（年老体弱兼脾虚者，酌减苦寒药；阴黄去黄芩加附片；血瘀者加水蛭粉吞服）治疗，症状全部消除，其中8例肝大恢复正常。肝功能除3例锌浊度偏高外，其余病例均恢复正常。（《浙江中医杂志》1981，5：207.）

【现代研究】①对肾上腺与胸腺的影响：大鼠口服本方可使肾上腺肥大，约增加20%，肾上腺组织内可见囊状带及网状细胞的细胞质内脂质小滴显著增加，类似于肾上腺皮质在应激状态下恢复或在脑垂体障碍时的改变。本方还能使胸腺萎缩，相对重量较对照组减少约14%。并发现大鼠血中甾体类化合物含量超出正常大鼠。（《药学杂志》1980，6：602.）②消炎作用：本方对小鼠角叉菜胶性水肿的抑制率为16.4%，与200mg/kg阿司匹林作用相同。对葡萄糖性水肿的抑制率为12.8%，与10mg/kg消炎痛作用相等。以小鼠足跖皮内注射乳酪死菌第六天的炎症峰为第一次，第24天的峰为第二次，则两次的抑制率分别为20.2%和36.1%。（《药学杂志》1980，6：603.）③对血液流变学的影响：36例胆绞痛患者，西医诊断为胆石胆囊炎者19例，化脓性胆管炎者4例，胆道蛔虫伴感染者13例，根据中医辨证分为气滞证、血瘀证两大类。治疗前，血瘀证之全血黏度（高切变和低切变）、血浆黏度、全血还原黏度、白细胞电泳时间均较气滞证高，两者差异显著或非常显著，提示气滞证治疗前属"低黏综合征"，血瘀证属"高黏综合征"。用大柴胡汤原方浓煎150ml灌肠，静脉滴注丹参注射液，并辅以抗感染、抗休克、驱虫等对症治疗方法。经治疗后，全血黏度：气滞证较治疗前有所增高，差异显著；血瘀证则有所降低，差异非常显著。血浆黏度：气滞证较治疗前亦有增高，差异显著；血瘀证则有所降低，差异显著。红细胞电泳时间：气滞证治疗前后无变化，血瘀证治疗后有所缩短，差异显著。血沉：气滞证治疗前后变化不明显，血瘀证治疗后明显下降，差异非常显著。所有指标，气滞证治疗后大多有不同程度的升高；血瘀证都有不同程度的下降。治疗前后，气滞证与血瘀证对比显示：治疗前两组对比，除红细胞电泳时间、血小板电泳时间、血沉、红细胞压积外，各项指标差异均显著；治疗后则仅细胞电泳时间（红细胞、白细胞及血小板）差异显著，其他均无明显差异。（《中医杂志》1986，4：48.）④利胆作用：用实验狗经十二指肠导管灌注复方大柴胡汤〔柴胡、木香、白芍各 25g，黄芩、枳壳、玄胡各 15g，大黄（后下）40g，金钱草 50g〕4ml/kg，给药后胆汁返流量约增加 3 倍，与对照组比较，有非常显著性差异。说明本方具有明显的利胆和降低括约肌张力的作用，且不抑制括约肌的运动功能，对解除胆汁瘀滞有积极作用。其利胆作用有助于炎症的消退。（《上海中医药杂志》1981，1：45.）

【备注】本方《金匮》有大黄二两。

0085　防风通圣散

【方源】《宣明论》卷三。

【组成】防风、川芎、当归、芍药、大黄、薄荷叶、麻黄、连翘、芒硝各半两，石膏、黄芩、桔梗各一两，滑石三两，甘草二两，荆芥、白术、栀子各一分。

【用法】上为末。每服二钱，水一大盏，生姜三片，煎至六分，温服。

【功用】疏风退热，泻火通便。①《宣明论》：解酒，退热毒，兼解利诸邪所伤。②《医方类聚》引《修月鲁般经》：消风退热，散郁闭，开结滞，宣通气血。③《不居集·下集》：疏风解热，利水泻火，扶脾燥湿，上下分消，表里交治。

【主治】风热壅盛，表里三焦俱实之证。身热烦躁，头痛昏眩，口苦而渴，咽喉不利，胸膈痞闷，腹部胀痛，谵妄惊狂，手足瘛疭，大便秘结，小便短赤；小儿诸疳积热，诸疮，丹斑瘾疹，风肿火眼，舌苔黄腻，脉洪数或弦滑。①《宣明论》：风热怫郁，筋脉拘倦，肢体焦痿，头目昏眩，腰脊强痛，耳鸣鼻塞，口苦舌干，咽嗌不利，胸膈痞闷，咳呕喘满，涕唾稠黏，肠胃燥结，便溺淋闭；或夜卧寝汗，咬牙睡语，筋惕惊悸；或肠胃怫郁，水液不能浸润于周身，而但为小便多出者；或湿热内郁，而时有汗泄者；或因亡液而成淋闭者；或因肠胃燥郁，水液不能宣行于外，反以停湿而泄；或燥湿往来，而时结时泄者；或表之，阳中正

气与邪热相合，并入于里，阳极似阴而战，烦渴者；或虚气久不已者。或风热走注，疼痛麻痹者；或肾水真阴衰虚，心火邪热暴甚而僵仆者；或卒中久不语；或一切暴喑而不语，语不出声；或暗风痫者；或洗头风，或破伤，或中风诸潮搐，并小儿诸疳积热；或惊风积热，伤寒疫疠而能辨者；或热甚怫结而反出不快者，或热黑陷将死；或大人、小儿风热疮疥及久不愈者，或头生屑，遍身黑黧，紫白斑驳；或面鼻生紫赤，风刺瘾疹，俗呼为肺风者；或成风疠，世传为大风疾者；或肠风痔漏。及伤寒未发汗，头项身体疼痛者，并两感诸症。兼治产后血液损虚，以致阴气衰残，阳气郁甚，为诸热证，腹满涩痛，烦渴喘闷，谵妄惊狂；或热极生风而热燥郁结，舌强口噤，筋惕肉𥆧，一切风热燥证，郁而恶物不下，腹满撮痛而昏者。兼消除大小疮及恶毒，兼治堕马打扑，伤损疼痛；或因而热结，大小便涩滞不通，或腰腹急痛，腹满喘闷者。②《寿世保元》：风热实盛发狂，及杨梅疮。③《眼科全书》：时行暴热，风肿火眼，肿痛难开，或头面俱肿。

【宜忌】《准绳·疡医》：若时毒饥馑之后胃气亏损者，须当审察，非大满大实不用。

【加减】涎嗽，加半夏半两（姜制）。

【方论】①《医方考》：防风、麻黄解表药也，风热之在皮肤者，得之由汗而泄；荆芥、薄荷清上药也，风热之在巅顶者，得之由鼻而泄；大黄、芒硝通利药也，风热之在肠胃者，得之由后而泄；滑石、栀子水道药也，风热之在决渎者，得之由溺而泄。风淫于膈，肺胃受邪，石膏、桔梗清肺胃也，而连翘、黄芩又所以祛诸经之游火；风之为患，肝木主之，川芎、归、芍和肝血也，而甘草、白术又所以和胃气而健脾。诸痛疡疮痒，皆属心火，故表有疥疮，必里有实热。是方也，用防风、麻黄泄热于皮毛；用石膏、黄芩、连翘、桔梗泄热于肺胃；用荆芥、薄荷、川芎泄热于七窍；用大黄、芒硝、滑石、栀子泄热于二阴，所以各道

分消其势也。乃当归、白芍者，用之于和血；而白术、甘草者，用之以调中尔。②《医方集解》：此足太阳、阳明表里血气药也。防风、荆芥、薄荷、麻黄轻浮升散，解表散寒，使风热从汗出而散之于上。大黄、芒硝破结通幽，栀子、滑石降火利水，使风热从便出而泄之于下。风淫于内，肺胃受邪，桔梗、石膏清肺泻胃；风之为患，肝木受之，川芎、归、芍和血补肝；黄芩清中上之火；连翘散气聚血凝；甘草缓峻而和中（重用甘草、滑石，亦犹六一利水泻火之意）；白术健脾而燥湿。上下分消，表里交治，由于散泻之中，犹寓温养之意，所以汗不伤表，下不伤里也。

【临证举例】①头痛：将防风通圣散改为汤剂治疗顽固性头痛27例，疗效显著。患者均表现为持续性或反复发作性头痛，病程3个月以上，经多种治疗效果不佳，并排除颅内占位性病变及颅内炎症所致之头痛。其中偏头痛及类偏头痛型血管性头痛6例，非偏头痛型血管性头痛8例，肌收缩性头痛7例，神经官能性头痛3例，鼻副鼻窦炎伴发头痛1例，高血压所致头痛2例。治疗以防风通圣散作为基本方，无大便秘结，去大黄、芒硝；无小便黄赤，去山栀、滑石；头昏眼花者，加菊花。结果：治愈19例，显效5例，有效2例，无效1例，未见不良反应。笔者认为：本方药味太多，应加筛选，可以防风、荆芥、薄荷、麻黄发汗解表，川芎、当归、白芍活血和营作为主药，随证加减。（《天津医药》1977，2：82.）②咽喉肿痛：一患者，咽喉肿痛，作渴引冷，大便秘结，按之六脉俱实，乃与防风通圣散。因其自汗，去麻黄，加桂枝；因涎嗽，加姜制半夏；重用硝、黄下之而愈。（《齐氏医案》）

【备注】①本方去芒硝，名"贾同知通圣散"；去麻黄、芒硝，加缩砂仁，名"崔宣武通圣散"；去芒硝，加缩砂仁，名"刘庭瑞通圣散（见原书同卷）。②本方改为丸剂，《全国中药成药处方集·北京方》名"防风通圣丸"。

0086　厚朴七物汤

【方源】《金匮》卷上。

【组成】厚朴半斤，甘草三两，大黄三两，大枣十枚，枳实五枚，桂枝二两，生姜五两。

【用法】上药以水一斗，煮取四升。每服八合，温服，每日三次。

【主治】①《金匮》：病腹满，发热十日，脉浮而数，饮食如故。②《千金方》：腹满气胀。

【加减】呕者，加半夏五合；下利，去大黄；寒多者，加生姜至半斤。

【方论】①《沈注金匮要略》：此有表证腹满也。发热十日之久，脉尚浮数，当责风邪在表。然风气内通于肝，肝盛乘胃，故表见发热，而内作腹满；风能消谷，即能食而为中风，所以饮食如故。用小承气荡涤肠胃之热，桂、甘、姜、枣调和营卫，而解在表之风耳。②《张氏医通》：此本小承气合桂枝汤，中间裁去白芍之酸收，不致引邪入犯营血。虽同用桂枝、甘草，与桂枝汤泾渭攸分。其厚朴独倍他药，正以泄气之浊逆耳。

0087　桂枝加大黄汤

【方源】《伤寒论》。

【异名】桂枝大黄汤（《伤寒图歌活人指掌》卷四）。

【组成】桂枝三两（去皮），大黄二两，芍药六两，生姜三两，甘草二两（炙），大枣十二枚（擘）。

【用法】以水七升，煮取三升，每服一升，去滓温服，一日三次。

【功用】《医宗金鉴》：外解太阳之表，内攻太阴之里实。

【主治】太阳表证未解，内有实热积滞，腹满实痛，大便不通。①《伤寒论》：太阳病，医反下之，腹大实痛者。②《伤寒图歌活人指掌》：关脉沉实，按之痛，大便秘。③《医学入门》：太阴传经热症，腹满而痛，咽干而渴，手足温，脉沉有力。

【方论】①《古方选注》：大黄入于桂枝汤中，欲其破脾实而不伤阴也。大黄非治太阴之药，脾实腹痛，是肠中燥屎不去，显然太阴转属阳明而阳道实，故以姜、桂入太阴升阳分，杀太阴结滞，则大黄入脾反有理阴之功，即调胃承气之义。燥矢去，而阳明之内道通，则太阴之经气出助运行而腹痛减，是双解法也。②《中国医学大辞典》：此方以桂、姜升邪外行，倍芍药以疏太阴之经，加大黄以通阳明之腑，又虑其苦泄太过，更加枣、草以扶之，此双解表里法也。

【临证举例】①太阳阳明同病：庆孙，起病由于暴感风寒，大便不行，头项痛，此为太阳、阳明同病。自服救命丹，大便行，而头痛稍愈。今表证未尽，里证亦未尽，脉浮缓，身常自汗，宜桂枝加大黄汤：川桂枝三钱，生白芍三钱，生草一钱，生川军一钱，生姜三片，红枣三枚。(《经方实验录》)②疹出不顺腹痛：一人年二十有五，发热如燃而无汗，经四五日，疹子不出，腹满拘痛，二便不利，时或腰甚痛。因作桂枝加芍药大黄汤使饮之，微利二三行，拘痛渐安；兼用紫丸下之，下水五六行，其夜熟眠，发汗如洗，疹子随汗出。疹子收，全复旧。(《皇汉医学》)

二、解表清里

0088 大青龙汤

【方源】《伤寒论》。

【组成】麻黄六两（去节），桂枝二两（去皮），甘草二两（炙），杏仁四十枚（去皮尖），生姜三两（切），大枣十二枚（擘），石膏如鸡子大（碎）。

【用法】以水九升，先煮麻黄，减二升，去上沫，纳诸药，煮取三升，去滓，温服一升。取微似汗，汗出多者，温粉扑之；一服汗者，停后服；若复服，汗多亡阳，遂虚，恶风烦躁不得眠也。

【功用】《伤寒论方解》：发汗定喘，解热除烦，利小便以驱除水气。

【主治】外感风寒，内有郁热，发热恶寒俱重，头痛身疼，无汗烦躁，脉浮紧；或咳嗽气喘；或溢饮有表证兼里热者。①《伤寒论》：太阳中风，脉浮紧，发热恶寒，身疼痛，不汗出而烦躁者；伤寒，脉浮缓，身不疼但重，乍有轻时，无少阴证者。②《金匮》：病溢饮者。③《方极》：喘及咳嗽，渴欲饮水上冲，或身疼，恶风寒者。④《伤寒论方古今临床》：用于急性热病之初起高热者，如上呼吸道感染、流感、急性支气管炎（风寒型）、哮喘性支气管炎、流行性脑脊髓膜炎等病。

【宜忌】若脉微弱，汗出恶风者，不可服之。

【方论】《尚论篇》：解肌兼发汗，而取义于青龙者，龙升而云兴，云兴而雨降，郁热顿除，烦躁乃解。观仲景制方之义，本是桂枝、麻黄二汤合用，但因芍药酸收，为兴龙致雨所不宜，故易以石膏之辛甘大寒。辛以散风，甘以散寒，寒以胜热，一药而三善俱备，且能助青龙升腾之势，所以为至当至神之法也。

【临证举例】①感冒：康氏患感冒，恶寒无汗，头身痛，烦躁呻吟，脉浮紧稍数。自处大青龙汤：麻黄12g，石膏30g，桂枝6g，杏仁6g，甘草6g，大枣4枚，生姜9g，水煎服。药后不及10分钟，则见汗出津津，随即恶寒发热及周身疼痛均见明显减轻，烦躁呻吟亦除，遂得酣睡一夜。次日身仍潮润，热除身静，病去七八。故改桂枝汤以和营卫，止头痛，一剂即愈。(《浙江中医学院通讯》1977，2：60.)②支气管肺炎：患者男性，年三十七。初因感冒咳嗽而起，后成肺炎，气急，胸痛，咳嗽，痰中带瘀血，病已两周，高热无汗，身疼痛，颜面及两颧绯红，烦躁谵语、喘咳气急，两胁痛，脉弦紧，径与大青龙汤加鲜竹沥，是夜大汗淋漓，即呈分利解热，诸症悉退，病家惊为神异。(《古方临床之运用》)③溢饮浮肿：一妇人，产后浮肿腹满，大小便不利，饮食不进。其夫医人也，躬亲疗之不验，可一年而疾愈进，短气微喘，时与桃花加芒硝汤无效。于是请救于师。师往诊之，脉浮滑，按其腹，水声辘辘然。因与大青龙，温覆之。其夜大发热，汗如流，翌又与如初，三四日小便通利，日数行，五六日间，腹满如忘，与前方百余帖复故。(《生生堂治验》)

0089 发表清里汤

【方源】《镐京直指》卷二。

【组成】连翘三钱，金银花三钱，鲜生地六钱，鲜石斛四钱，鼠黏子三钱，蝉蜕一钱五分，广郁金三钱，薄荷一钱五分，天花粉三钱，川连一钱，水芦根笋五钱。

【主治】温邪传里，发热口渴，舌黄或红，脉浮洪数，溲短而赤。

0090 青盂汤

【方源】《衷中参西》上册。

【组成】荷叶一个(用周遭边浮水者良，鲜者尤佳)，生石膏(捣细)一两，真羚羊角二钱(另煎兑服)，知母六钱，蝉蜕(去足、土)三钱，僵蚕二钱，金线重楼(切片)二钱，粉甘草一钱半。

【用法】水煎，温服。

【主治】温疫表里俱热，头面肿疼，其肿或连项及胸；亦治阳毒发斑疹。

【方论】荷生水中，其叶边平兜，茎在中央，更有震卦仰盂之象，故能禀初阳上升之气，为诸药之舟楫，能载清火解毒之药上至头面，且其气清郁，更能解毒逐秽。金线重楼一名蚤休，味甘而淡，其解毒之功，可仿甘草。然甘草性温，此药性凉，以解一切热毒，尤胜于甘草。羚羊角善清肝胆之火，兼清胃腑之热。其角中天生木胎，性本条达，清凉之中，大具发表之力，与石膏之辛凉，荷叶、连

翘之清轻升浮者并用，大能透发温疫斑疹之毒火郁热，而头面肿处之毒火郁热，亦莫不透发消除也。僵蚕乃蚕将蜕皮时病风而僵，故能为表散药之向导，而兼具表散之力。不但此也，僵蚕僵而不腐，凡人有肿痛之处，恐其变为腐烂，僵蚕又能治之，此气化相感之妙也。

【临证举例】①大头瘟：一妇人，年四十许，得大头瘟证。头面肿大疼痛，两目肿不能开，上焦烦热，心中怔忡。彼家误为疮毒，竟延疡医治疗。医者自出药末，敷头面，疼稍愈，求其出方治烦热怔忡，彼言专习外科，不管心中病。时愚应他家延请，适至其村，求为诊治。其脉洪滑有力，关前益甚。投以青盂汤，将方中石膏改用二两，煎汁两茶盅，分二次温饮下，尽剂而愈。(《衷中参西》)②瓜瓤瘟：一人，年二十余，得温疫。三四日间头面悉肿，其肿处皮肤内含黄水，破后且溃烂，身上间有斑点，闻人言，此证名大头瘟。其溃烂之状，又似瓜瓤瘟，最不易治。惧甚，求为诊视。其脉洪滑而长，舌苔白而微黄。问其心中，唯觉烦热，嗜食凉物。遂晓之曰：此证不难治，头面之肿烂，周身之斑点，无非热毒入胃而随胃气外现之象，能放胆服生石膏，可保痊愈。遂投以青盂汤，方中石膏改用三两，知母改用八钱，煎汁一大碗，分数次温饮下。一剂病愈强半。翌日，于方中减去荷叶、蝉蜕，又服一剂痊愈。(《衷中参西》)

0091 肺炎汤

【方源】《临证医案医方》。

【组成】麻黄3g，炒杏仁9g，甘草3g，生石膏30g(先煎)，化橘红9g，牛蒡子12g，鱼腥草30g，川贝母9g。

【用法】水煎服。

【功用】辛凉解表，清热解毒。

【主治】大叶性肺炎。高热喘促，咳嗽胸痛，吐铁锈色痰，鼻翼扇动，脉洪大数，舌苔

白或黄，少津。

【方论】本方为麻杏石甘汤加味而成，以麻黄、石膏为主药。麻黄属辛温解表药，若与寒凉药配伍，可为辛凉宣透之剂。麻黄散邪；石膏降热；杏仁利肺，肺气宣畅，内热得清，喘咳可平；加化橘红、川贝母清肺利痰；鱼腥草、牛蒡子清热解毒。热毒炎消，胸痛痰喘可愈。

0092 桂枝二越婢一汤

【方源】《伤寒论》。

【异名】桂枝越婢汤（《内台方议》卷一）、桂枝二越脾一汤（《古方选注》卷上）。

【组成】桂枝（去皮）、芍药、麻黄、甘草（炙）各十八铢，大枣四枚（擘），生姜一两二铢（切），石膏二十四铢（碎，绵裹）。

【用法】以水五升，先煮麻黄一二沸，去上沫，纳诸药，煮取二升，去滓，温服一升。本云：当裁为越婢汤、桂枝汤合之，饮一升。今合为一方，桂枝二份，越婢一份。

【功用】《伤寒论讲义》：微发其汗，兼清里热。

【主治】太阳病，发热恶寒，脉微弱者。

【方论】①《内台方议》：此汤亦即桂枝麻黄各半汤中减杏仁加石膏也。杏仁能发汗，去之；石膏能祛虚热，故加之。②《古方选注》：桂枝二越脾一汤，治脉微无阳。无阳者，阳分亡津之剂，故于桂枝汤照原方用四分之二以和阳，越脾汤照原方用四分之一以行阴。行阴者，发越脾气而行胃中之津，俾阳和津生而脉复。因其病在阳，故有阳用二、阴用一之殊。③《医宗金鉴》：桂枝二越婢一汤，即大青龙以杏仁易芍药也。名系越婢辅桂枝，实则大青龙之变制也。去杏仁恶其从阳而辛散，用芍药以其走阴而酸收。以此易彼，裁而用之，则主治不同也。以桂枝二主之，则不发汗，可知越婢一者，乃麻黄、石膏二物，不过取其辛凉之性，佐桂枝二中和表而清热，则是寓发汗于

不发之中，亦可识也。用石膏者，以其表邪寒少，肌里热多，故用石膏之凉，佐麻、桂以和其营卫，非发营卫也。

【临证举例】伤寒夹燥：王某，女，20岁。三日前因接触冷水，当时即感有寒意。昨日上午开始头痛，恶寒发热，寒多热少，伴发咳嗽，咯痰白黏。今晨仍头痛发热（体温38.2℃），虽得微汗出，但尚恶风，喜着厚衣，咳嗽，痰色转赭色，咽痛而干，口渴而不多饮，胃纳欠佳，腰背酸痛（据云今年二月分娩后，因不慎闪挫，以致腰痛至今），二便自调，形体较瘦，神色尚无异常，舌质无变，苔薄黄而滑，手是欠温，但未至厥冷，六脉滑数。应作伤寒太阳证治例，但燥气内伏，又当精变其制，诊断为伤寒夹燥。拟桂枝二越婢一、麻杏石甘汤两方并用，以散寒疏卫、和营消热。处方：桂枝三钱，白芍三钱，麻黄二钱，杏仁二钱，甘草二钱，生姜二钱，生石膏一两六钱，红枣三枚。仅服一剂，除因闪伤腰痛宿疾外，诸症悉除。继以自创"忍冬路通汤"专治其腰痛。（《伤寒论汇要分析》）

0093 柴胡石膏散

【方源】《局方》卷二。

【组成】赤芍药、柴胡（去苗）、前胡（去苗）、石膏（煅）、干葛各五十两，升麻二十五两，黄芩、桑白皮各三十七两，荆芥穗（去土）三十七两。

【用法】上为粗末。每服二钱，水一盏，加生姜三片，豉十余粒，同煎七分，去滓，稍热服。小儿分作三服，不拘时候。

【主治】外感风热，少阳阳明合病，壮热恶风，头痛身疼，鼻塞咽干，口渴心烦，咳嗽自汗，脉浮缓。①《局方》：时行瘟疫，壮热恶风，头痛体疼，鼻塞咽干，心胸如满，寒热往来，痰实咳嗽，涕唾稠黏。②《医方集解》：少阳、阳明合病，伤风。及阳气郁遏，元气下陷。③《杂病源流犀烛》：春夏感冒，头痛身

热，鼻塞流涕，恶风恶寒，声重声哑，甚至痰壅气喘，咳嗽咽干，自汗，脉浮缓。

【方论】《医方集解》：柴胡平少阳之热，升、葛散阳明之邪，前胡消痰下气而解风寒，桑皮泻肺利湿而止痰嗽，荆芥疏风热而清头目，赤芍调营血而散肝邪，黄芩清火于上中二焦，石膏泻热于肺胃之部；加姜、豉者，取其辛散而升发也。

0094　柴胡白虎煎

【方源】《景岳全书》卷五十一。

【组成】柴胡二钱，石膏三钱，黄芩二钱，麦冬二钱，细甘草七分。

【用法】加竹叶二十片，水一盅半，煎服。

【主治】阳明温热，表邪不解。

【方论】《证因方论集要》：柴胡疏达流通，散邪外出；黄芩清肺胃火，使里热内彻；麦冬清润止渴；甘草泻热和中；竹叶之加，又仿竹叶石膏汤之制，外托表邪，内清里热。

0095　柴胡清燥汤

【方源】《寒温条辨》卷五。

【组成】柴胡三钱，黄芩二钱，陈皮一钱，甘草一钱，知母二钱，天花粉二钱，蝉蜕（全）十个，白僵蚕（酒炒）三钱，大枣二枚。

【用法】水煎，温服。

【主治】温病数下后余热未尽，邪与卫搏，热不能顿除。

0096　柴葛解肌汤

【方源】《伤寒六书》卷三。

【组成】柴胡、干葛、甘草、黄芩、芍药、羌活、白芷、桔梗。

【用法】水二盅，加生姜三片，大枣二枚，用石膏末一钱，煎之热服。

【功用】①《伤寒六书》：解肌清热。②《中医方剂学》：辛凉解肌，兼清里热。

【主治】三阳合病，头痛发热，心烦不眠，恶寒无汗，嗌干耳聋，眼眶痛，衄血，脉浮洪而紧。现用于外感热病、沙门菌属感染、小儿上呼吸道感染高热等。①《伤寒六书》：足阳明胃经受病，目疼，鼻干，不眠，头疼，眼眶痛，脉来微洪，属阳明经病；太阳、阳明合病，衄血，脉浮洪而紧者。②《幼科指南》：小儿发热胎疾。③《医宗金鉴》：三阳合病，头痛发热，心烦不眠，嗌干耳聋，恶寒无汗，三阳证同见者。

【加减】本经无汗恶寒甚者，去黄芩，加麻黄，冬月宜加，春宜少，夏、秋去之，加苏叶。

【方论】①《医方集解》：此足太阳、阳明药也。寒邪在经，羌活散太阳之邪（用此以代麻黄），芷、葛散阳明之邪，柴胡散少阳之邪；寒将为热，故以黄芩、石膏、桔梗清之（三药并泄肺热），以芍药、甘草和之也。②《删补名医方论》：葛根、白芷解阳明正病之邪；羌活解太阳不尽之邪；柴胡解少阳初入之邪；佐膏、芩治诸经热，而专意在清阳明；佐芍药敛诸散药而不令过汗；桔梗载诸药上行三阳；甘草和诸药通调表里。③《成方便读》：以柴胡解少阳之表，葛根、白芷解阳明之表，羌活解太阳之表，如是则表邪无容足之地矣。然表邪盛者，必内郁而为热，热则必伤阴，故以石膏、黄芩清其热，芍药、甘草护其阴，桔梗能升能降，可导可宣，使内外不留余蕴耳。用姜、枣者，亦不过借其和营卫，致津液，通表里，而邪去正安也。④《中医方剂学》：方用葛根、柴胡解肌退热为主药。羌活、白芷解表邪，并宣痹痛；黄芩、石膏清泄里热，四药均以为辅。白芍、甘草酸甘化阴，和营泄热；桔梗宣利肺气，以助疏泄邪气；生姜、大枣调和营卫，并以和中，五药均以为佐。甘草又兼调和诸药，是以为使。诸药寒温并用，辛凉为主，共成辛凉解肌、兼清里热之功。

【临证举例】①沙门菌属感染：乔某，男，7个月。发热咳嗽，喉中痰鸣，咽赤，全身灼热，体温 39~40℃。白细胞 9700/mm³，中性分叶核粒细胞 45%，淋巴细胞 42%，嗜酸性粒细胞 0/mm³。西医诊断为沙门菌属感染，诸抗生素用后症不减。精神不振，面赤气粗，烦躁不宁，咳嗽痰鸣，身灼无汗，口干咽赤，时而呕逆，小便短少。舌红苔腻，指纹紫黑。投本方 2 剂，加生姜一小片。当晚体温降至 37.5℃，其他症状缓减，2 剂后体温正常，诸症消失，仅见精神欠佳、口唇干燥，投益气养阴之剂调理之。2 剂后愈。(《云南中医杂志》1984，4：28.) ②外感热病：万某某，男，发热、微恶风寒 4 天，伴头痛流涕，周身关节酸痛，曾用抗生素、退热镇痛剂治疗无效。诊见体温 38.4℃，大汗出，咳嗽，咯痰白色，口渴欲饮，苔淡黄舌干，脉浮数。胸透提示Ⅲ型肺结核（增殖期）。时值炎夏，病由外感温热时邪所致，治宜清热解肌。拟柴葛解肌汤化裁：粉葛、柴胡、金银花、石膏各 30g，羌活、白芍、黄芩各 18g，前胡、桔梗各 15g，白芷 12g，进一剂，诸症平息。(《湖北中医杂志》1983，2：25.) ③小儿上呼吸道感染高热：夏某某，男，9 岁，1984 年 7 月 16 日就诊。发热 7 天，初起微恶风寒，继则发热渐增，汗出不解，体温 39~40.5℃，头痛神烦，鼻干口渴，舌红少津，苔薄黄，脉浮洪数。白细胞 7600/mm³，中性粒细胞 65%，淋巴细胞 35%，肺部 X 线检查未见异常，肥达反应正常。诊断为病毒性上感，静滴红霉素、氢化考的松等药，体温不降。辨证为寒郁化热，内传阳明，故从阳明经治，用柴葛解肌汤加减：柴胡、黄芩、知母各 10g，葛根 12g，生石膏 50g，羌活、白芷各 7.5g，薄荷、甘草各 5g。连服 2 剂，体温平复，诸症悉除。(《新中医》1986，9：29.)

0097 黄连上清丸

【方源】《北京市中药成方选集》。

【组成】黄连八两，大黄二百五十六两，连翘六十四两，薄荷三十二两，防风三十二两，旋覆花十六两，黄芩六十四两，芥穗六十四两，栀子（炒）六十四两，桔梗六十四两，生石膏三十二两，黄柏三十二两，蔓荆子（炒）六十四两，白芷六十四两，甘草三十二两，川芎三十二两，菊花一百二十八两。

【用法】上为细粉，过箩，用冷开水泛小丸；或炼蜜为大丸，重二钱。每服水丸二钱或蜜丸二丸，每日二次，温开水送下。

【功用】①《北京市中药成方选集》：清热通便。②《全国中药成药处方集·天津方》：消炎解热，清火散风。

【主治】头目眩晕，暴发火眼，牙齿疼痛，口舌生疮，二便秘结。

【宜忌】孕妇忌服。

0098 麻石加味汤

【方源】《临证医案医方》。

【组成】麻黄 1g，生石膏 9g（先煎），杏仁 4.5g，甘草 1.5g，牛蒡子 6g，炙化橘红 6g，川贝母 3g（以上为三岁小儿用量）。

【功用】清热解表，化痰定喘。

【主治】小儿细菌性肺炎，症见高热喘促、咳嗽痰鸣、躁烦不安。

0099 麻黄升麻汤

【方源】《伤寒论》。

【组成】麻黄二两半（去节），升麻一两一分，当归一两一分，知母十八铢，黄芩十八铢，葳蕤十八铢（一作菖蒲），芍药六铢，天门冬六铢（去心），桂枝六铢（去皮），茯苓六铢，甘草六铢（炙），石膏六铢（碎，绵裹），白术六铢，干姜六铢。

【用法】以水一斗，先煮麻黄一两沸，去上沫，纳诸药，煮取三升，去滓，分三次温服，相去如炊三斗米顷令尽。汗出愈。

【功用】《伤寒论讲义》：发越郁阳，清上温下。

【主治】①《伤寒论》：伤寒六七日，大下后，寸脉沉而迟，手足厥逆，下部脉不至，咽喉不利，吐脓血，泄利不止。②《张氏医通》：冬温误行汗下，阳热陷于厥阴，经脉为邪气所遏，下部脉不至，咽喉不利，唾脓血。

【方论】①《张氏医通》：邪遏经脉，非兼麻黄、桂枝之制不能开发肌表以泄外热，非取白虎、越婢之法不能清润肺胃以化里热，更以芍药、甘草、参、黄芩汤寒因寒用，谓之应敌。甘草、干姜合肾着汤，热因热用，谓之向导。以病气庞杂，不得不以逆顺兼治也。②《古方选注》：方中升散、寒润、收敛、渗泄诸法具备，推其所重，在阴中升阳，故以麻黄升麻名其汤。膏、芩、知母苦辛，清降上焦之津；芍药、天冬酸苦，收引下焦之液；苓、草甘淡，以生胃津液；归、术、葳蕤缓脾，以致津液。独是十味之药，虽有调和之致，不能提出阴分热邪，故以麻黄、升麻、桂枝、干姜开入阴分，与寒凉药从化其热，庶几在上之燥气降，在下之阴气坚，而厥阴错杂之邪可解。

【临证举例】慢性肠炎：高某，男，38岁，农民。患者素有脾虚便溏（慢性肠炎），去年10月曾因潮热盗汗，经拍片诊为肠结核。今感冒10日，初发热恶寒，头痛无汗，后渐有胸闷咳嗽，痰多色黄。现症：发热恶寒，头痛无汗，胸闷咳喘，痰稠黄带血丝，口渴不欲多饮，咽痛烦躁，肠鸣腹痛，大便溏薄，舌苔薄白，舌尖稍红，脉寸浮滑、关尺迟缓，证属表里同病。宜表里同治，用麻黄升麻汤外可解太阳寒邪，内可清阳明之热，下可温太阴之寒，又配有养肺阴之品，实为恰当。麻黄、桂枝、白术、茯苓各8g，知母、黄芩、干姜、天冬、葳蕤、白芍、炙草各6g，升麻、当归各3g，生石膏20g。水煎服，1剂后，全身溅溅汗出，2剂后表证尽解，共服3剂后，诸症悉平。再以金水六君子汤善后。（《陕西中医》1986，10：462.）

0100 麻黄杏仁甘草石膏汤

【方源】《伤寒论》。

【异名】麻杏石甘汤（《医宗金鉴》卷五十九）。

【组成】麻黄四两（去节），杏仁五十个（去皮尖），甘草二两（炙），石膏半斤（碎，绵裹）。

【用法】上以水七升煮麻黄，减二升，去上沫，纳诸药，煮取二升，去滓，温服一升。

【功用】①《伤寒论讲义》：清宣肺热。②《中医方剂学》：辛凉宣泄，清肺平喘。

【主治】邪热壅肺，发热喘急，烦渴，汗出，苔黄，脉数。现用于肺炎、猩红热（烂喉痧）、过敏性哮喘等。①《伤寒论》：伤寒发汗后，汗出而喘，无大热者。②《医垒元戎》：太阳与阳明合病，喘而胸满。③《医宗金鉴》：温热内发，表里俱热，头痛身疼，不恶寒反恶热，无汗而喘，大烦大渴，脉阴阳俱浮。④《中医方剂学》：外感风邪，身热不解，有汗或无汗，咳逆气急，甚或鼻扇口渴，舌苔薄白或黄，脉浮滑而数者。

【宜忌】《古今名医方论》：脉浮弱、沉紧、沉细，恶寒恶风，汗出而不渴者，禁用。

【方论】①《衷中参西》：用麻黄协杏仁以定喘，伍以石膏以退热，热退其汗自止也。复加甘草者，取其甘缓之性，能调和麻黄、石膏，使其凉热之方溶和无间以相助成功，是以奏效甚捷也。②《中医方剂学》：方中石膏辛甘寒，清泄肺胃之热以生津；麻黄辛苦温，宣肺解表而平喘。二药相制为用，既能宣肺，又能泄热，虽一辛温，一辛寒，但辛寒大于辛温，使本方仍不失为辛凉之剂，共为主药。杏仁苦降，协助麻黄以止咳平喘，为佐药。炙甘草调和诸药，以为使。药仅四味，但配伍严谨，共成辛凉宣肺、清泄肺热、止咳平喘之功。③《伤寒论讲义》：麻黄配石膏，清宣肺中郁热而定喘。石膏用量多于麻黄一倍，借以监制麻黄辛温之性而转为辛凉清热之用；杏仁宣降肺气，协同麻黄以治喘；甘草和中缓急，调和诸药。

【临证举例】①烂喉痧：前年三月间，朱锡基家一女婢病发热，请诊治。予轻剂透发，次日热更甚，未见疹点。续与透发，三日病加剧，群指谓猩红热，当急送传染病医院受治。锡基之房东尤恐惧，怂恿最力。锡基不能决，请予毅然用方。予允之。细察病者痧已发而不畅，咽喉肿痛，有白腐意，喘声大作，呼吸困难不堪，咯痰不出，身热胸闷，目不能张视，烦躁不得眠，此实烂喉痧之危候。当与：净麻黄一钱半，生石膏五钱，光杏仁四钱，生草一钱，略加芦根、竹茹、蝉衣、蚤休等透发清热化痰之品。服后即得安睡，痧齐发而明，喉痛渐除。续与调理，三日全愈。事后婢女叩谢曰：前我病剧之时，服药（指本方）之后，凉爽万分，不知如何快适云。（《经方实验录》）②小儿肺炎：用麻杏石甘汤治疗小儿肺炎30例，患儿表现为发热、气喘咳嗽、咽痛、咽部充血、肺部可闻干性啰音等症状。用本方治疗，痊愈26例，显效1例，好转3例，有效率100%。笔者认为本方具有降温、消炎、化痰、扩张支气管、缓解痉挛等作用。（《上海中医药杂志》1959，2：23。）③过敏性哮喘：叶某某，女，28岁，1977年10月11日诊。患者因鼻炎引起过敏性哮喘已8年，秋冬季节发作频繁。近感风寒，身热，有汗，鼻塞多涕，咳嗽气喘，胸膈烦闷，口唇发绀，便秘，口苦而渴，舌苔薄黄，脉浮数。证属风寒在表，肺有郁热，失其宣降。法当宣肺泄热，降气平喘。麻黄3g，生甘草3g，生石膏15g，苦杏仁、桑白皮、瓜蒌皮、苏子各9g，生代赭石30g。服药三剂，气喘平，循法继续治疗，诸症皆得改善，以后复发，均用该方获效。（《浙江中医药》1979，8：301。）④鼻渊：柳某某，男，36岁，干部，1963年2月14日诊。患者鼻塞不通已3年，浊涕由喉呛出，而气窒仍

然。检查：鼻孔有黄色脓样分泌物阻塞，经冲洗后发现黏膜充血，鼻周围、额窦、筛窦均有压痛。西医诊断为慢性副鼻窦炎。服磺胺噻唑片及滴青霉素溶液无效。就诊时诉：鼻塞头痛，头昏脑涨，鼻塞不通，当有黄脓样鼻涕流出，嗅觉减退，饮食无味，肢疲乏力，脉右寸浮数。断是肺移热于脑，成为脑漏。处方：麻黄6g，杏仁9g，生石膏18g，甘草6g，地龙干9g。连服7剂，头昏脑涨消失，鼻孔通畅，嗅觉恢复，病告痊愈。（《福建中医药》1965，2：32。）

【现代研究】抗病毒、解热、镇静、平喘、镇咳、利尿作用：根据现代药理实验，本方可有如下作用。第一：抗病毒。麻黄的挥发油对病毒有抑制作用，石膏亦有一定的效果。第二：解热。动物实验发现石膏、麻黄有解热作用。第三：平喘。麻黄有舒张支气管平滑肌的作用。第四：镇咳祛痰。杏仁主要通过氢氰酸的作用而镇咳祛痰。第五：利尿。麻黄的伪麻黄碱有利尿作用。第六：镇静。石膏有抑制神经肌肉兴奋性的作用。（《新医学》1977，9：452。）

0101　羚翘解毒丸

【方源】《北京市中药成方选集》。

【组成】金银花十二两，牛蒡子（炒）八两，荆芥穗六两，连翘十二两，薄荷八两，甘草五两，桔梗八两，竹叶六两，淡豆豉五两，羚羊粉二钱五分。

【用法】上为细末，和匀，炼蜜为丸，每丸重三钱，蜡皮封固。每服一至二丸，每日二次，温开水或鲜芦根煎水送下。

【功用】清热散风解表。

【主治】热盛感冒初起，憎寒壮热，四肢酸懒，头眩咳嗽，咽喉疼痛。

0102　清空膏

【方源】《兰室秘藏》卷中。

【组成】川芎五钱，柴胡七钱，黄连（炒）、防风（去芦）、羌活各一两，炙甘草一

两五钱，黄芩三两（去皮，锉，一半酒制，一半炒）。

【用法】上为细末，每服二钱匕，于盏内入茶少许，汤调如膏。临卧抹在口内，少用白汤送下。

【主治】偏正头痛，年深不愈者。及风湿热上壅损目，脑痛不止者。

【加减】如苦头痛，每服加细辛二分；如太阴脉缓有痰，名曰痰厥头痛，减羌活、防风、川芎、甘草，加半夏一两五钱；如偏正头痛，服之不愈，减羌活、防风、川芎一半，加柴胡一倍。

【方论】①《医方考》：风者，天之阳气也。人身六阳之气，皆聚于头，复感于风，是重阳而实矣，故令热痛。辛甘发散为阳，故用羌活、防风、川芎、柴胡、甘草。用黄芩、黄连者，苦寒之品也，以羌活之属君之，则能去热于高巅之上矣。②《医方集解》：此足太阳、少阳药也。头为六阳之会，其象为天，清空之位也。风、寒、湿、热干之，则浊阴上壅而作实矣。羌、防入太阳，柴胡入少阳，皆辛轻上升，祛风胜湿之药；川芎入厥阴，为通阴阳血气之使；甘草入太阴，散寒而缓痛，辛甘发散为阳也；芩、连苦寒，以羌、防之属升之，则能祛湿热于高巅之上矣。

0103 清瘟解毒汤

【方源】《治疫全书》卷五。

【组成】川芎一钱，黄芩一钱，赤芍一钱，连翘一钱（去心），天花粉一钱，桔梗一钱，白芷一钱，羌活一钱，葛根一钱，玄参一钱，淡竹叶一钱，柴胡一钱五分，生甘草三分。

【用法】加生姜三片为引，以水二盅，煎一盅，不拘时候服。瘟疫流行时，无病之人预服一二剂，百病不生。

【主治】初起瘟疫，四时伤寒，头痛，憎寒发热，呕吐恶心，咳嗽痰疾，气喘，面红目赤，咽喉肿痛。

【加减】胸满口渴，舌苔焦黄，狂言便秘，加枳实、酒大黄、川朴，微利之。

0104 葛根黄芩黄连汤

【方源】《伤寒论》。

【异名】葛根黄连黄芩汤（《内台方议》卷三）。

【组成】葛根半斤，甘草二两（炙），黄芩三两，黄连三两。

【用法】上四味，以水八升，先煮葛根，减二升，纳诸药，煮取二升，去滓，分二次温服。

【功用】《疡科心得集》：解表清里。

【主治】身热下利，喘而汗出，或疹后身热不除，或项背强急，心悸而下利，以及外疡火毒内逼，协热下利。①《伤寒论》：太阳病，桂枝证，医反下之，利遂不止，喘而汗出者。③《保婴撮要》：疹后身热不除。③《方极》：项背强急，心悸而下利者。④《疡科心得集》：外疡火毒内逼，协热便泄。

【方论】①《内台方议》：用葛根为君，以通阳明之津而散表邪；以黄连为臣，黄芩为佐，以通里气之热，降火清金而下逆气；甘草为使，以缓其中而和调诸药者也。且此方亦能治阳明大热下利者，又能治嗜酒之人热喘者，取用不穷也。②《医方集解》：此足太阳、阳明药也。表证尚在，医反误下，邪入阳明之腑，其汗外越，气上奔则喘，下陷则利，故舍桂枝而用葛根，专治阳明之表。加芩、连以清里热，甘草以调胃气。不治利而利自止，不治喘而喘自止矣。又太阳表里两解之变法也。③《古方选注》：是方即泻心汤之变，治表寒里热。其义重在芩、连肃清里热，虽以葛根为君，再为先煎，无非取其通阳明之津，佐以甘草缓阳明之气，使之鼓舞胃气而为承宣苦寒之使。清上则喘定，清下则利止，里热解而邪亦不能留恋于表矣。

【临证举例】①痢疾：应用葛根黄芩黄连

汤治疗急性细菌性痢疾 40 例，其中发病 1 日内者 23 例（占 57.5%）。粪培养痢疾杆菌阳性者 26 例（其中福氏 18 例，施氏 5 例，宋内氏 3 例）；阴性者 14 例。采用本方水煎剂治疗后，平均退热时间为 27.76 小时，腹痛消失时间为平均 4.57 日，里急后重消失时间为平均 3.47 日，食欲恢复正常时间为平均 2.5 日，便次恢复正常时间为平均 2.83 日，粪检转阴时间为平均 4 日，大便培养转阴时间为平均 3 日，阴转率 69.3%。总有效率达 72.5%。(《江苏中医》1960，5：33.) ②小儿夏季腹泻：使用葛根芩连汤和五苓散合方（葛根 6g，川连 3g，黄芩 6g，甘草 2g，茯苓 6g，桂枝 2g，白术 6g，泽泻 6g，猪苓 6g）治疗小儿夏季腹泻 60 例，结果：痊愈 48 例，好转 11 例，无效 1 例。(《广西中医药》1984，5：53.)

【现代研究】①抗菌降温作用：体内实验表明，本方对肺炎双球菌、痢疾杆菌有显著的抗菌作用。同时对五联疫苗感染引起的高热家兔有显著的降温作用，其降温效果与阿司匹林相比无明显差异。(《中药通报》1987，6：49.) ②抗缺氧作用：实验结果表明，本方水醇法提取液，对氰化钾等引起的急性动物缺氧现象有不同程度的对抗作用，使急性缺氧的动物存活时间延长。(《辽宁中医杂志》1987，6：37.) ③提高免疫功能：运用本方为主治疗秋季幼儿腹泻，其有效病例经检测发现，E 玫瑰花结形成率较治疗前有明显提高，平均增加 22.4%，表明本方有较好的提高机体细胞免疫功能的作用。(《河南中医》1984，4：4.)

0105 越婢汤

【方源】《金匮》卷中。

【组成】麻黄六两，石膏半斤，生姜三两，大枣十五枚，甘草二两。

【用法】上以水六升，先煮麻黄，去上沫，纳诸药，煮取三升，分温三服。

【主治】风水恶风，一身悉肿，脉浮不渴，

续自汗出，无大热者。

【加减】恶风者，加附子一枚（炮）；风水，加术四两。

【方论】①《医方集解》：此足太阳药也。风水在肌肤之间，用麻黄之辛热以泻肺；石膏之甘寒以清胃；甘草佐之，使风水从毛孔中出；又以姜、枣为使，调和营卫，不使其太发散耗津液也。②《金匮要略方义》：本方为治疗风水而肺胃有郁热之主要方剂。风水为病，乃风邪外袭，肺气不宣，水道失调，风水相击于肌表所致。治当解表祛风，宣肺行水。方中以麻黄为君药，发汗解表，宣肺行水；佐以生姜、大枣，则增强发越水气之功，不仅使风邪水气从汗而解，尤可借宣肺通调水道之力，使水邪从小便而去；因肺胃有热，故加石膏以清其热；使以甘草，调和药性，与大枣相伍，则和脾胃而运化水湿之邪。综合五药，乃为发越水气、清泄里热之剂。

【临证举例】风水：陆某，年逾四旬，务农。1954 年 6 月，时值仲夏，犹衣棉袄，头面周身悉肿，目不能启；腹膨若瓮，肤色光亮，恶风无汗，发热微渴，纳呆溺少，咳嗽痰多，气逆喘促，不能正偃，倚壁而坐，寸口肿甚，难辨脉浮沉。诊为风水，用越婢汤加味：净麻黄 18g，生石膏 15g，粉甘草 6g，飞滑石 12g（分二次送服），鲜生姜 4 片，大枣 12 枚（擘），嘱服后厚覆取汗。药后一时许，周身透汗，三更内衣，小便亦多，气机转和，寒热消失，身肿、腹胀消有十之八九，后以五苓散加味取愈。(《江苏中医》1965，11：2.)

0106 越婢加术汤

【方源】《金匮》卷中。

【组成】麻黄六两，石膏半斤，生姜三两，大枣十五枚，甘草二两，白术四两。

【用法】上以水六升，先煮麻黄，去上沫，纳诸药，煮取三升，分温三服。

【主治】里水。一身面目黄肿，其脉沉，

小便不利。

【方论】《金匮要略方义》：本方乃越婢汤加白术而成。白术乃脾家正药，健脾化湿是其专长，与麻黄相伍，能外散内利，祛一身皮里之水。本方治证，乃脾气素虚，湿从内生，复感外风，风水相搏，发为水肿之病。方以越婢汤发散其表，白术治其里，使风邪从皮毛而散，水湿从小便而利。二者配合，表里双解，表和里通，诸症得除。

0107　越婢加半夏汤

【方源】《金匮》卷上。

【组成】麻黄六两，石膏半斤，生姜三两，大枣十五枚，甘草二两，半夏半升。

【用法】上以水六升，先煮麻黄，去上沫，纳诸药，煮取三升，分温三服。

【主治】肺胀。咳而上气，其人喘，目如脱状，脉浮大者。

【方论】《金匮要略方义》：本方所治之肺胀，系饮热内蕴，复感风邪所致。风邪外束，肺气不宣，饮热内蕴，肺失通调，故上气喘咳，身形如肿，其目如脱。治当宣肺平喘，清热化痰。方中麻黄宣肺平喘，发散风邪；臣以石膏清泄内热；佐以半夏降逆散结，燥化痰湿；更以生姜之辛散，外配麻黄发越水气，内助半夏降逆化饮；大枣补脾制水，与生姜合用，调和营卫；使以甘草调和诸药，且缓麻黄之散、石膏之寒，使攻邪而不伤正。

0108　寒解汤

【方源】《衷中参西》上册。

【组成】生石膏（捣细）一两，知母八钱，连翘一钱五分，蝉蜕（去足、土）一钱五分。

【主治】周身壮热，心中热而且渴，舌上苔白欲黄，其脉洪滑，或头犹觉疼，周身犹有拘束之意者。

【临证举例】温病：一人，年四十余。为风寒所束不得汗，胸中烦热，又兼喘促。医者治以苏子降气汤，兼散风清火之品，数剂病益

进。诊其脉，洪滑而浮，投以寒解汤，须臾上半身即出汗，又须臾，觉药力下行，至下焦及腿亦皆出汗，病若失。（《衷中参西》）

0109　感冒清热冲剂

【方源】《中国药典》。

【组成】荆芥穗200g，薄荷60g，防风100g，柴胡100g，紫苏叶60g，葛根100g，桔梗60g，苦杏仁80g，白芷60g，苦地丁200g，芦根160g。

【用法】上取荆芥穗、薄荷、紫苏叶提取挥发油，蒸馏后的水溶液另器收集；药渣与其余八味加水煎煮2次，每次1.5小时，合并煎液，滤过；滤液与上次水溶液合并，浓缩至相对密度1.35~1.38（50~60℃）的清膏；取清膏1份，蔗糖3份，糊精1份及适量的乙醇制成颗粒，干燥，加入上述荆芥穗等挥发油混匀即得，每袋12g。每次1g，开水冲服，一日二次。

【功用】疏风散寒，解表清热。

【主治】风寒感冒，头痛发热，恶寒身痛，鼻流清涕，咳嗽咽干。

0110　增损双解散

【方源】《寒温条辨》卷四。

【异名】增损双解汤（《古今名方》）。

【组成】白僵蚕（酒炒）三钱，全蝉蜕十二枚，广姜黄七分，防风一钱，薄荷叶一钱，荆芥穗、当归各一钱，白芍一钱，黄连一钱，连翘（去心）一钱，栀子一钱，黄芩二钱，桔梗二钱，石膏六钱，滑石三钱，甘草一钱，大黄（酒浸）二钱，芒硝二钱。

【用法】水煎，去滓。冲芒硝，入蜜三匙，黄酒半酒杯，和匀冷服。

【功用】①《寒温条辨》：解散内外阴阳之毒。②《古今名方》：解郁散结，清热导滞，表里双解。

【主治】温毒流注，无所不至，上干则颈痛，目眩耳聋；下流则腰痛足肿；注于皮肤，

则发斑疹疮疡；壅于肠胃，则毒利脓血；伤于阳明，则腮脸肿痛；结于太阴，则腹满呕吐；结于少阴，则喉痹咽痛；结于厥阴，则舌卷囊缩。

【临证举例】温病：戊寅四月，商邑贡生刘兆平年八旬患温病，表里大热，气喷如火，舌黄口燥，谵语发狂，脉洪长滑数。予用双解散治之，大汗不止，举家惊惶，急易大复苏饮一服汗止。但本证未退，改制增损双解散，方两剂而病瘥。（《寒温条辨》）

三、解表温里

0111 小青龙汤

【方源】《伤寒论》。

【异名】细辛五味汤（《御药院方》卷五）。

【组成】麻黄（去节）、芍药、细辛、干姜、甘草（炙）、桂枝（去皮）各三两，五味子半升，半夏半升（洗）。

【用法】以水一斗，先煮麻黄减二升，去上沫，纳诸药，煮取三升，去滓，温服一升。

【功用】解表散寒，温肺化饮。①《内台方议》：发越风寒，分利水气。②《医方集解》：行水发汗。③《医宗金鉴》：外发太阳之表实，内散三焦之寒饮。

【主治】外感风寒，内停水饮。恶寒发热，无汗，咳嗽喘促，痰多而稀，不渴饮，或身体疼重，肢体浮肿，舌苔白，脉浮或浮滑。①《伤寒论》：伤寒表不解，心下有水气，干呕，发热而咳，或渴，或利，或噎，或小便不利，少腹满，或喘者；伤寒，心下有水气，咳而微喘，发热不渴。②《金匮》：溢饮咳逆倚息不得卧；妇人吐涎沫。③《御药院方》：肺气不利，咳嗽喘急，胸膈烦闷，痰盛涎多，喉中有声，鼻塞清涕，头痛目眩，肢体倦怠，咽嗌不利；呕逆恶心。④《景岳全书》：时行风邪在肺，咳嗽喘急多痰，而阴寒气甚，邪不易解者；瘟疫，若伤风兼寒而发热咳嗽者；外感

之嗽，若冬月寒盛气闭，邪不易散者；实喘，若冬月风寒感甚者；肝肺受寒，咳嗽喘急。⑤《医灯续焰》：水寒射肺而咳，脉浮；痰饮停于胸胃咳嗽；劳极，形寒，寒饮伤肺，肺伤少气，咳嗽鼻鸣。⑥《金匮翼》：冷嗽；喘因寒邪入肺者，皮肤痛，寒热，上气，喘咳动肩背，呼吸不利，右寸沉而紧，亦有六部俱伏者；齁喘者，积痰在肺，遇冷即发，喘鸣迫塞，但坐不得卧，外寒与内饮相搏。⑦《产科发蒙》：妊娠感风寒喘嗽。⑧《温病条辨》：秋湿内伏，冬寒外加，脉紧无汗，恶寒身痛，喘咳稀痰，胸满，舌白滑，恶水不欲饮，甚则倚息不得卧，腹中微胀。

【加减】若渴，去半夏，加栝楼根三两；若微利，去麻黄，加荛花如一鸡子（熬令赤色）；若噎者，去麻黄，加附子一枚（炮）；若小便不利，少腹满者，去麻黄，加茯苓四两；若喘，去麻黄，加杏仁半斤（去皮尖）。

【方论】①《伤寒明理论》：麻黄味甘辛温，为发散之主，表不解，应发散之，则以麻黄为君。桂味辛热，甘草味甘平，甘辛为阳，佐麻黄表散之用，二者所以为臣。芍药味酸微寒，五味子味酸温，二者所以为佐者，寒饮伤肺，咳逆而喘，则肺气逆。《内经》曰：肺欲收，急食酸以收之，故用芍药、五味子为佐，以收逆气。干姜味辛热，细辛味辛热，半夏味辛微温，三者所以为使者。心下有水，津液不行，则肾气燥。《内经》曰：肾苦燥，急食辛以润之。是以干姜、细辛、半夏为使，以散寒水。逆气收，寒水散，津液通行，汗出而解矣。水蓄则津液不行，气燥而渴，半夏味辛温，燥津液者也，去之则津液易复；栝楼根味苦微寒，润枯燥者也，加之则津液通行，是为渴所宜也。水气下行，渍入肠间，则为利，下利者，不可攻其表，汗出必胀满，麻黄专为表散，非下利所宜，故去之；荛花味苦寒，酸苦为涌泄之剂，水去利则止，荛花下水，故加之。噎为胃气虚竭，麻黄发汗，非胃虚冷所宜，故去

之，附子辛热，热则温其气，辛则散其寒，而嚏者为当，两相佐之，是以祛散冷寒之气。水蓄下焦，渗泄可也，发汗则非所当，故去麻黄；而茯苓味甘淡，专行津液，故加茯苓。喘为气逆，麻黄发阳，去之则气易顺，杏仁味甘苦温，加之以泄逆气。②《医方考》：青龙者，东方木神，主发育万物，方以发散为义，故名之。③《重订通俗伤寒论》何秀山按：风寒外搏；痰饮内伏，发为痰嗽气喘者，必须以小青龙加减施治。盖君以麻、桂辛温泄卫，即佐以芍、草酸甘护营；妙在干姜与五味拌捣为臣，一温肺阳而化饮，一收肺气以定喘；又以半夏之辛滑降痰，细辛之辛润行水，则痰饮悉化为水气，自然津津汗出而解。④《研经言》：古经方必有主药，无之者小青龙是也。何以言之？方中麻、芍、姜、辛、桂、甘各三两，味、夏各半升。考古半升，约古分亦三两。仲景每以半夏半斤配生姜三两，五味半升配生姜三两，此方正其例也。八味轻重同则不相统，故曰无主药。或谓麻黄先煎即是主药，岂知麻黄以有沫当去，不得不先煎，与先煎泽漆、先煎大黄有别。特以肺为水源，以此疏其壅塞耳！且本方加减法云去麻黄者四，麻黄在可去之例，岂主药乎？匪特麻黄非主药也，即桂枝亦不过因表不解发热而用之，其与芍药、甘草同用，全乎桂枝汤矣。桂枝即非主药，芍药、甘草更可知已，又何论半夏乎？此方本从桂枝来，而其义则在干姜、五味、细辛三味。本论于柴胡汤、四逆散方下云：咳者，加干姜、五味子、细辛，即此方主治之义。柴胡汤方下又云：咳者，去人参、生姜、大枣，加五味子、干姜，即此方用桂枝汤，所以必去枣、姜之义。然则小青龙为治饮家咳之方，故凡用干姜、五味子，而与若桂、若麻并施者，皆自此出。如《金匮》厚朴麻黄汤、射干麻黄汤、苓桂五味甘草姜辛汤、苓桂五味甘草姜辛半夏汤、苓桂五味甘草姜辛半夏杏仁汤、苓桂五味甘草姜辛半夏杏仁大黄汤六方是也。

【临证举例】①喘急：发热喘急，头痛下行胸胁，昼夜不安，面赤，不渴，二便如常，左脉弦虚，右脉空大，此无形之感挟有形之痰，表里合邪，互结于胸胁之位也，与仲景小青龙汤。(《马元仪医案》)②哮喘：用重剂小青龙汤（蜜炙麻黄15g，桂枝9g，五味子9g，干姜9~15g，制半夏30g，白芍30g，细辛6~9g，甘草9~15g）加减治疗寒喘型及热喘型支气管哮喘24例，其中20例服本方1剂后，哮喘即平息，最快的约在服药半小时后即气喘平息，两肺哮鸣音霍然消失。其余4例分别服至6~10剂后亦见效。其中寒喘型，如寒痰黏稠者可加旋覆花、白芥子、莱菔子、苏子，热喘型加石膏，痰热壅肺者加鱼腥草、开金锁、象贝母、淡竹沥。(《中成药研究》1983，12：21.)③咳嗽：姜佐景治张某，暑天多水浴，因而致咳，诸药乏效，遇寒则增剧，此为心下有水气，与小青龙汤。净麻黄钱半，川桂枝钱半，大白芍二钱，生甘草一钱，北细辛钱半，五味子钱半，干姜钱半，姜半夏三钱。二日后，咳已全愈，但觉微喘耳，此为余邪，宜三拗汤轻剂。(《经方实验录》)④溢饮：水饮流行，归于四肢，当汗不汗，身体疼重，即经所谓溢饮也。此症以得汗为出路，然饮既流溢，亦随人之脏气寒热而化。今饮从寒化，忌用辛凉发汗之剂，宜以辛温发汗利水方合，治法拟用小青龙主之。麻黄三钱（去根节，先煎去沫），白芍药三钱，干姜三钱，炙甘草三钱，桂枝木三钱，五味子一钱五分，法半夏一钱五分，细辛三钱，同煎服。(《南雅堂医案》)⑤肺胀：诊得脉浮大，目如脱，气急而喘，是肺胀之实证，幸下元未虚，可施以发散，拟用小青龙汤主之。麻黄二钱（去根节，先煎，去沫），白芍药二钱，炙桂枝二钱，干姜二钱，法半夏三钱，五味子一钱，细辛八分，水同煎。(《南雅堂医案》)⑥小儿肺炎：辨证为表寒实证者，用小青龙汤（麻黄、桂枝、芍药各6g，五味子、细辛各2g，干姜、半夏、甘草各 3g）治疗小儿喘息型肺炎 11 例。方中麻黄、桂枝、干姜、五味子快火急煎；细辛后下。烦重者重用五味子，痰稠者加竹沥，苔黄者加黄芩。一剂两煎，混合后分 4~6 次口服，喘重者隔 30 分钟服一次。病情好转后换服二陈汤善后，11 例全部治愈。症状消失时间：最短 2 天，最长 12 天，平均 3.8 天。（《中西医结合杂志》1985，5：276。）

【现代研究】①平喘作用：实验表明，本方及其主要组成药物的水煎剂和醇提取液，对豚鼠离体气管平滑肌均有不同程度的松弛作用；并有抗组胺、抗乙酰胆碱和抗氯化钡作用。实验还表明，麻黄、半夏在本方中不占主要地位，本方去麻黄、半夏后的醇提取液仍显示很强的抗组胺等作用。另外，对豚鼠药物性哮喘有明显保护作用。（《中成药研究》1982，3：22。）②抗过敏作用：注射抗原前 2 或 3 小时给小青龙汤（100mg/kg），结果表明，本方能明显抑制由蛋清（EA）和抗 EAIgE 抗体引起的豚鼠被动皮肤过敏症，对组胺、血清素和乙酰胆碱引起的炎症反应均有抑制作用。（《国外医学·中医中药分册》1988，2：57。）③对兔耳血管及大鼠足跖温度的影响：实验表明，本方醇提水剂能明显增加离体兔耳血管的流出量；给大鼠腹腔注射本方后半小时，足跖温度明显高于对照组（注射生理盐水），且表现为先升后降的作用。（《中成药研究》1985，8：41。）

0112 五积散

【方源】《理伤续断方》。

【异名】熟料五积散（《医方集解》）。

【组成】苍术、桔梗各二十两，枳壳、陈皮各六两，芍药、白芷、川芎、当归、甘草、肉桂、茯苓、半夏（汤泡）各三两，厚朴、干姜各四两，麻黄（去根节）六两。

【用法】上除枳壳、桂两件外，余锉细，用慢火炒令色变，摊冷，入枳壳、桂，令匀。每服三钱，水一盏，加生姜三片，煎至半盏，热服。凡被伤头痛，伤风发寒，姜煎二钱，仍入葱白，食后热服。

【功用】①《局方》：调中顺气，除风冷，化痰饮。②《医方集解》引王海藏：解表温中，消痞调经。

【主治】外感风寒，内伤生冷，身热无汗，头痛身痛，肩背拘急，胸满恶食，呕吐腹痛，以及痹痛，妇女血气不和，心腹疼痛，月经不调等属于寒湿者。①《理伤续断方》：五痨七伤，被伤疼痛，伤风发寒。②《局方》：脾胃宿冷，腹胁胀痛，胸膈停痰，呕逆恶心。或外感风寒，内伤生冷，心腹痞闷，头目昏痛，肩背拘急，肢体怠惰，寒热往来，饮食不进。及妇人血气不调，心腹撮痛，经候不调，或经闭不通。③《活人书》：阴经伤寒，脾胃不和。④《三因方》：太阴伤寒，积聚腹痛。⑤《妇人良方》：风寒所伤，以致疼痛，或寒拘急，呕吐不食。⑥《普济方》引《如宜方》：寒湿伤肾，气滞腰疼，不可俯仰。⑦《外科理例》：风寒湿毒客于经络，致筋挛骨痛，或腰脚酸痛，或身重痛拘急。⑧《济阴纲目》：产后身痛，兼感寒伤食。⑨《医方集解》：身热无汗，头痛身痛，项背拘急，胸满恶食，呕吐腹痛。冷秘，寒疝，恶寒无汗。

【方论】①《医方集解》：此阴阳表里通用之剂也。麻黄、桂枝所以解表散寒；甘草、芍药所以和中止痛；苍术、厚朴平胃土而祛湿；陈皮、半夏行逆气而除痰；芎、归、姜、芷入血分而祛寒湿；枳壳、桔梗利胸膈而清寒热；茯苓泻热利水、宁心益脾。所以为解表温中除湿之剂，祛痰消痞调经之方也。一方统治多病，唯治法者变而通之。②《中医方剂学》：本方为治寒、湿、气、血、痰五积而设，故名五积散。方中麻黄、白芷发汗解表，干姜、肉桂温里祛寒，为本方的主要部分。配伍苍术、厚朴燥湿健脾；陈皮、半夏、茯苓理气化痰；当归、川芎、芍药活血止痛；桔梗与枳壳同用，有升降气机，加强理气化痰之效，适宜于痰阻气滞之证；炙甘草和中健脾，调和诸药。以上均为本方的辅助部分。由于本方能行气和血、温里祛寒，故对妇女气血不和、寒凝气滞的心腹疼痛，月经不调等，亦可加减运用。

【临证举例】①喘证：一男性农民，年约三十，素体坚强。自某年秋在田间遭受暴风雨之淋袭以后，即常发喘息咳嗽，遇冷即发，时发时愈，已有二三年。症见咳嗽喘促，痰多泡沫，喉间如水鸡声，胸闷不能平卧，头痛，肩痛，腰背痛，两目似突，苦闷欲绝，并见头上有汗而两足冰冷，诊其脉沉弦而紧，舌苔白腻。予处方五积散，以麻黄、桔梗、陈皮、半夏等为君药，服药一剂，喘促大减。续服二剂，病去大半。嗣后，配制丸剂继续服用，未闻再发。（《中医杂志》1964，6：33.）②产后发热：郎某，女，26岁。产后36天因感受风寒而发热，服西药半月略有好转，但体温波动在37.6~38.2℃之间，查血、小便均正常。现头痛身疼，项背拘急，食纳尚好，二便如常，体胖，面红润，脉弦滑，苔薄。为产后外感风寒，气血瘀阻，营卫失和，投五积散全方四剂，低热即退，诸症悉平。（《江苏中医杂志》1980，5：30.）

0113 桂枝加芍药汤

【方源】《伤寒论》。

【组成】桂枝三两（去皮），芍药六两，甘草二两（炙），大枣十二枚（擘），生姜三两（切）。

【用法】以水七升，煮取三升，去滓，分三次温服。

【功用】①《医宗金鉴》：外解太阳之表，内调太阴之里虚。②《伤寒论方医案选编》：调和营卫，兼缓急止痛。

【主治】①《伤寒论》：本太阳病，医反下之，因尔腹满时痛者，属太阴也。②《方机》：烦，脉浮数，无硬满状者；腹满寒下，脉浮，或恶寒，或腹时痛者。

【方论】①《伤寒贯珠集》：桂枝所以越外入之邪，芍药所以安伤下之阴也。按《金匮》云：伤寒阳脉涩、阴脉弦，法当腹中急痛者，与小建中汤；不瘥者，与小柴胡汤。此亦邪陷阴中之故，而桂枝加芍药，亦小建中之意。不用胶饴者，以其腹满，不欲更以甘味增满耳。②《古方选注》：桂枝加芍药汤，此用阴和阳法也，其妙即以太阳之方，求治太阴之病。腹满时痛，阴道虚也，将芍药一味倍加三两，佐以甘草，酸甘相辅，恰合太阴之主药；且倍加芍药，又能监桂枝深入阴分，升举其阳，辟太阳陷入太阴之邪。复有姜、枣为之调和，则太阳之阳邪，不留滞于太阴矣。

【临证举例】下痢：王某某，男，46岁。患菌痢，当时经治已减，后又复发，缠绵不愈，变成慢性菌痢，每日少则三四次，多则五六次，排便甚急，不及入厕，则污衣裤，然登厕后又排便不爽，下重难通，大便状不成形，有红白黏液，急不可耐，伴有腹痛、肠鸣等症。脉沉弦而滑，舌红苔白。观其所服之方，寒必芩、连，热必姜、附，补以参、术，涩如梅、诃，尝之殆遍，讫无所效。此仍脾胃阴阳不和，肝气郁而乘之之证。治法：调和脾胃阴阳，并于土中平木。方药：桂枝三钱，白芍六钱，炙甘草三钱，生姜三钱，大枣十二枚。服二剂，下痢减至一二次，照方又服二剂而痊愈。（《山东中医学院学报》1977，1：27.）

0114 椒桂汤

【方源】《温病条辨》卷三。

【组成】川椒（炒黑）六钱，桂枝六钱，良姜三钱，柴胡六钱，小茴香四钱，广皮三钱，吴茱萸（泡淡）四钱，青皮三钱。

【用法】上用急流水八碗，煮成三碗，温服一碗，覆被令微汗佳；不汗，服第二碗，接饮生姜汤促之；得汗，次早服第三碗，不必覆被再令汗。

【主治】暴感寒湿成疝，寒热往来，脉弦

反数，舌白滑或无苔，不渴，当脐痛，或胁下痛。

【方论】此小邪中里证也。既有寒热之表证，又有脐痛之里证，表里俱急，不得不用两解。方以川椒、吴萸、小茴香直入肝脏之里，又芳香化浊流气；以柴胡从少阳领邪出表，病在肝治胆也；又以桂枝协济柴胡者，病在少阴，治在太阳也，所谓病在脏治其腑之义也，况又有寒热之表证乎！佐以青皮、广皮，从中达外，峻伐肝邪也；使以良姜，温下焦之里也；水用急流，驱浊阴使无留滞也。

第三章 泻下方

一、寒下

0115 三黄汤

【方源】《千金方》卷十五。

【组成】大黄三两，黄芩二两，甘草一两，栀子二七枚。

【用法】上㕮咀，以水五升，煮取一升八合，分三服。

【主治】下焦热结，不得大便。

【加减】若大便秘，加芒硝二两。

【方论】《千金方衍义》：此于伊尹三黄汤中以栀子、甘草之轻剂易去黄连之苦寒，使速分利阴阳，不致重味侵犯中州也。

0116 三一承气汤

【方源】《宣明论》卷六。

【组成】大黄半两（去皮），芒硝半两，厚朴半两（去皮），枳实半两，甘草一两。

【用法】上锉，如麻豆大。水一盏半，加生姜三片，煎至七分，纳硝，煎二沸，去滓服。

【功用】《血证论》：攻下火结。

【主治】伤寒、杂病里热壅盛，大、小、调胃三承气汤证兼备，腹满实痛，谵语下利，内热不便；及中风僵仆，风痫发作；产妇胞衣不下；小儿斑疹黑陷。①《宣明论》：伤寒、杂病，内外所伤，日数远近，腹满咽干，烦渴谵妄，心下按之硬痛，小便赤涩，大便结滞；或湿热内甚而为滑泄，热甚喘咳，闷乱惊悸，狂癫目疼，口疮舌肿，喉痹痈疡，阳明胃热发斑，脉沉可下者；小儿热极，风惊抽搐，烦喘昏塞，并斑疹黑陷，小便不通，腹满欲死；或斑疹后热不退，久不作痂，或作斑痈疮癣，久不已者；怫热内成疹癖，坚积黄瘦，卒暴心痛，风痰酒膈，肠垢积滞，久壅风热，暴伤酒食，烦心闷乱，脉数沉实；或肾水阴虚，阳热独甚，而僵仆卒中，一切暴喑不语，蓄热内甚，阳厥极深，脉反沉细欲绝；或表之冲和正气，与邪热并之于里，则里热亢极，阳极似阴，反为寒战，脉微而绝；或风热燥甚，客于下焦，而大小便涩滞不通者；或产妇死胎不下，及两感表里热甚，须可下者。②《医方类聚》引《修月鲁般经》：伤寒结胸，虽脉浮而里势恶，而可下者。③《准绳·类方》：伤寒大承气汤证腹满实痛，调胃承气汤证谵语下利，小承气汤证内热不便，三一承气汤合而为一也。及治中风僵仆，风痫发作。

【方论】①《医方类聚》引《修月鲁般经》：此方河间先生所制，缓下急下，善开发而解郁结，可通用三一承气，最为妙也。盖大黄苦寒，而通九窍二便，除五脏六腑积热；芒硝咸寒，破痰散热，润肠胃；枳实苦寒，为佐使，散滞气，消痞满，除腹胀；厚朴辛温，和脾胃，宽中通气；四味虽下剂，有泄有补，加甘草以和其中。然以甘草之甘，能缓其急结，湿能润燥，而又善以和合诸药而成功，是三承气而合成一也。善能随证消息，但用此方，则不须用大、小承气并调胃等方也。②《成方切用》：谓合三承气为一方也。成无己曰：若大承气证反用小承气，则邪不服；若小承气证反用大承气，则过伤元气，而腹满不能食。仲景所以分而治之，后人以三方合而为一，云通治三方之证，及伤寒、杂病，内外一切所伤。与仲景之方，甚相违戾，失轩岐缓急之旨，使病人暗受其害，将谁咎哉？

【临证举例】少阴伏暑：病者女，年十八岁。嫁未弥月，贪凉过食，患伏暑症，恶寒发热，投发散风寒，佐以芳香透达，寒热将罢，下利纯清，脉象长洪，舌苔厚腻，色带糙黄，系少阴热证。仲景有急下之法，盖暑虽属于三焦膜原出入于阳明、太阳之间，然肠胃有宿食，少阴有伏气，燥屎不下，热结旁流，所下非血也，若不急下，必致内陷亡阴，用三一承气汤下之。大黄、芒硝、枳实、厚朴、甘草。大便解后，黄苔即退，脉形洪大，转为柔软，病即愈。（《全国名医验案类编·续编》引朱镜洲案）

0117 大承气汤

【来源】《伤寒论》。

【组成】大黄四两（酒洗），厚朴半斤（炙，去皮），枳实五枚（炙），芒硝三合。

【用法】以水一斗，先煮二物，取五升，去滓；纳大黄，更煮取二升，去滓；纳芒硝，更上微火一二沸，分温再服。得下，余勿服。

【功用】峻下热结。①《医方集解》：急下救阴。②《金匮要略浅注》：泻阳明之燥气而救其津液，清少阴之热气而复其元阴。③《医方论》：荡涤三焦之坚实。④《中医方剂学讲义》：峻泻热结。

【主治】伤寒、温病或瘟疫阳明腑实。身热，大便秘结，频转矢气，胸脘痞满，腹部胀痛拒按，甚或潮热谵语，舌苔焦黄而厚，甚或起刺，或焦黑燥裂，脉象沉实或弦数，甚或沉迟；或热结旁流，下利清水臭秽，脐腹疼痛，按之坚实，口舌干燥者；或热厥、痉病，神志昏迷而见阳明热实者。现用于急性单纯性肠梗阻、急性菌痢等属里实热证者。①《伤寒论》：阳明病，脉迟，虽汗出不恶寒者，其身必重，短气，腹满而喘，有潮热，手足濈然汗出者；阳明病，潮热，大便微硬者；伤寒若吐、若下后不解，不大便五六日，上至十余日，日晡所

发潮热，不恶寒，独语如见鬼状；阳明病，谵语有潮热，反不能食者；二阳并病，太阳证罢，但发潮热，手足漐漐汗出，大便难而谵语者；阳明病，下之，心中懊恼而烦，胃中有燥屎者；病人烦热，汗出则解，又如疟状，日晡所发热，属阳明，脉实者；大下后，六七日不大便，烦不解，腹满痛者；病人小便不利，大便乍难乍易，时有微热，喘冒不能卧，有燥屎；伤寒六七日，目中不了了，睛不和，无表里证，大便难，身微热者；阳明病，发热汗多者；发汗不解，腹满痛者；腹满不减，减不足言；脉滑而数，有宿食。少阴病，得之二三日，口燥咽干者；少阴病，自利清水，色纯青，心下必痛，口干燥者；少阴病六七日，腹胀不大便者。②《金匮》：痉为病，胸满口噤，卧不着席，脚挛急，必齘齿；下利不欲食者，有宿食。③《温疫论》：温疫伏邪传胃，烦躁发热，通舌变黑生刺，鼻如烟煤，此邪最重，复瘀到胃。④《温病条辨》：阳明温病，面目俱赤，肢厥，甚者通体皆厥，不瘛疭，但神昏，不大便七八日以外，小便赤，脉沉伏，或并脉亦厥，胸腹满坚，甚则拒按，喜凉饮者。

【宜忌】里实虽具，外证未解，脾胃虚寒，肾阳不足及孕妇均忌用。①《伤寒论》：伤寒呕多，虽有阳明证，不可攻之；阳明病，心下硬满者，不可攻之；阳明病，面合色赤，不可攻之；阳明病，脉迟，若汗多，发热恶寒者，外未解也，其热不潮，未可与承气汤；阳明病，潮热，大便不硬者，不可与之。②《伤寒论今释》：肠伤寒将出血穿孔时，亦腹痛拒按；腹膜炎，附子粳米汤证，痛至手不可近，皆禁下。③《古方临床之运用》：病初起即便溏而体力衰弱者，则不得妄用本方。④《医方发挥》：孕妇禁用。

【方论】①《医方考》：伤寒阳邪入里，痞、满、燥、实、坚全具者，急以此方主之。厚朴苦温以祛痞，枳实苦寒以泄满，芒硝咸寒以润燥软坚，大黄苦寒以泄实祛热。②《医宗金

鉴》：诸积热结于里而成痞、满、燥、实者，均以大承气汤下之也。满者，胸胁满急腹胀，故用厚朴以消气壅；痞者，心下痞塞硬坚，故用枳实以破气结；燥者，肠中燥屎干结，故用芒硝润燥软坚；实者，腹痛，大便不通，故用大黄攻积泻热。然必审四证之轻重，四药之多少，适其宜，始可与之。若邪重剂轻，则邪气不服；邪轻剂重，则正气转伤，不可不慎也。诸病皆因于气，秽物之不去，由气之不顺也，故攻积之剂，必用气分之药，故以承气名；汤分大小，有二义焉。厚朴倍大黄，是气药为君，味多性猛，制大其服，欲令大泄下也；大黄倍厚朴，是气药为臣，味少性缓，制小其服，欲微和胃气也。煎法更有妙义，大承气汤之先后作三次煎者，何哉？盖生者气锐而先行，熟者气钝而和缓，欲使芒硝先化燥屎，大黄继通地道，而后枳、朴除其痞满也。③《本经疏证》：柯韵伯云，厚朴倍大黄为大承气，大黄倍厚朴为小承气，是承气者在枳、朴，应不在大黄矣。曰：此说亦颇有理。但调胃承气不用枳、朴，亦名承气，则不可通耳！三承气汤中有用枳、朴者，有不用枳、朴者；有用芒硝者，有不用芒硝者；有用甘草者，有不用甘草者；唯大黄则无不用，是承气之名，固当属之大黄。况厚朴三物汤，即小承气汤，厚朴分数且倍于大黄，而命名反不加承气字，犹可见承气不在枳、朴乎！

【临证举例】 ①阳明热实：江阴街吴姓妇人，病起已六七日，壮热，头汗出，脉大，便闭七日未行，满头剧痛，不言语，眼胀，瞳神不能瞬，人过其前，亦不能辨，证颇危重。余曰：目中不了了，睛不和，燥热上冲，此阳明三急下之第一证也。不速治，病不可为矣。于是遂书大承气汤方与之：大黄四钱，枳实三钱，川朴一钱，芒硝三钱。并嘱其家人速煎服之，竟一剂而愈。(《经方实验录》) ②阳明腑实，热深厥深：南省参议官常德甫，至元甲戌三月间，路感伤寒证，迁延数日，病不瘥。予

诊得六脉沉数，外症却身凉，四肢厥逆，发斑微紫，见于皮肤、唇及齿龈破裂无色，咽干声哑，默默欲眠，目不能闭，精神郁冒，反侧不安。此证乃热深厥深，其证最急。此因平时积热于内，已燥津液，又兼发汗过多，津液重竭，因转属阳明。急以大承气汤下之，得更衣，再用黄连解毒汤，病减大半，复与黄连犀角汤，数日而安。(《卫生宝鉴》) ③妇人伤寒阳明壅实：一妇人患伤寒九日，发狂面白，谵语不识人，循衣摸床，口目瞤动，肌肉抽搐，遍身手足尽冷，六脉皆脱，聆听其声重而长。此阳明壅实，热郁于内，故令脉迟不通，非脉脱。即作大承气汤，启齿而下。夜间即解黑便半床，次晨脉出身热，人事亦知。(《伤寒论直解》) ④手术后腹胀：以本方加味，治疗腹部手术后胀气者98例。其中重度者33例，中度52例。手术类型为阑尾炎切除、胃穿孔修补、小肠切除以及肠粘连。方用大黄、芒硝各9~15g，厚朴、枳壳、桃仁、赤芍各9g，莱菔子15~30g。成人每天一剂，儿童酌减，一次给药50~100ml，口服或经胃肠减压管注入，并随即停止减压2~3小时。结果：94例有效，有效率95.92%。(《新医药学杂志》1977，2：31.)

【现代研究】 ①泻下作用：根据动物实验结果，大承气汤经口投药后，有明显增加消化道推进运动的作用，在投药后10分钟，作用就很明显。此外，还有明显增加肠容积的作用。实验表明，大承气汤的泻下作用是通过肠壁的纵肌和环肌的收缩增强和肠腔容积增加来完成的。在肠内注入大承气汤后，原来安静的肠管，立即开始收缩和蠕动，同时肠容积急骤增加，使肠腔处于充盈状态，由于运动和肠腔容积的增加，推进肠管运动不断前进，故使套叠的肠管得以迅速还纳。实验还表明，本方对肠管的作用以局部作用为主，静脉注射或切断迷走神经，既不能使肠套叠加速还纳，亦不能干扰其对肠管的局部作用。(《天津医药》1965，10：790.) ②大黄煎法：大黄在不同煎

煮条件下，所含的蒽醌苷成分有所变化；生药在加热水煮过程中，其结合状态蒽醌苷是不稳定的，随着温度的增高和时间的延长，其含量逐渐减低。大承气汤的大黄是后下法，所测得的大黄蒽醌苷总量较高，尤以结合状态成分保留的多，而鞣质的煎出率较低。调胃承气汤测定的蒽醌苷含量较低，而鞣质的煎出率稍高。由于大黄的蒽醌苷是泻下成分，鞣质是收敛成分，两者关系极为密切，直接影响临床疗效。先煎法要比后下法的泻下程度缓和些、轻些，可能是这方面的原因之一。(《哈尔滨中医》1964，6：27.)

0118 大陷胸丸

【方源】《伤寒论》。

【异名】陷胸丸(《圣惠方》卷十五)。

【组成】大黄半斤，葶苈子半升(熬)，芒硝半升，杏仁半升(去皮尖，熬黑)。

【用法】上药捣筛二味，纳杏仁、芒硝，合研如脂，和散，取如弹丸一枚，别捣甘遂末一钱匕，白蜜二合，水二升，煮取一升，温顿服之，一宿乃下。如不下，更服，取下为效。

【功用】①《医方发挥》：泻热破结，下气逐饮。②《伤寒论讲义》：逐水破结，峻药缓攻。

【主治】热实结胸，胸中硬满而痛，颈项强直，自汗出，大便不通，脉沉实。①《伤寒论》：太阳病，而反下之，热入因作结胸；结胸者，项亦强，如柔痉状。②《圣惠方》：时气结胸，热实在内，其脉沉坚，心下痛满，按之如石。③《云岐子保命集》：太阳经病，项背强，如柔痉状，自汗直视，脉寸沉、关浮、尺弱。④《退思集类方歌注》：阳明热喘，及水肿初起形实者。⑤《中医方剂临床手册》：胸胁积水，痞满疼痛，大便燥结，小便短少者。

【宜忌】《丸散膏丹集成》：利水攻积之力甚捷，然非身体壮实者，不宜轻服。

【方论】①《注解伤寒论》：大黄、芒硝之苦咸，所以下热；葶苈、杏仁之苦甘，所以泄满；甘遂取其直达，白蜜取其润利，皆以下泄满实物也。②《医方集解》：此足太阳、阳明药也。大黄性寒苦以泄热，芒硝性咸寒以软坚，杏仁性苦甘以降气，葶苈、甘遂取其行水而直达，白蜜取其润滑而甘缓。③《古方选注》：大陷胸丸，从高陷下，三焦并攻。结胸项强，邪踞太阳之高位矣，故用葶苈、杏仁以陷上焦，甘遂以陷中焦，大黄、芒硝以陷下焦，庶上下之邪，一治成功。其法之微妙，并申明之。捣为丸者，唯恐药性峻利，不能逗留于上而攻结也；不与丸服者，唯恐滞而不行也；以水煮之，而纳白蜜者，又欲其缓攻于下也。④《伤寒贯珠集》：大陷胸丸以荡涤之体，为和缓之用。盖以其邪结在胸，而至如柔痉状，则非峻药不能逐之，而又不可以急剂一下而尽，故变汤为丸，煮而并渣服之，及峻药缓用之法，峻则能胜破坚荡实之任，缓则能尽际上迄下之邪也。

0119 大陷胸汤

【方源】《伤寒论》。

【组成】大黄六两(去皮)，芒硝一升，甘遂一钱匕。

【用法】以水六升，先煮大黄，取二升，去滓，纳芒硝，煮一两沸，纳甘遂末，温服一升。得快利，止后服。

【功用】《中医方剂学》：泻热逐水。

【主治】结胸证。从心下至少腹硬满而痛不可近，大便秘结，日晡潮热，或短气躁烦，舌上燥而渴，脉沉紧有力。现用于肠梗阻、胆道感染、胆石症、急性胰腺炎等见有上述证候者。①《伤寒论》：太阳病，脉浮而动数，头痛发热，微盗汗出，反恶寒，表未解，医反下之，动数变迟，膈内拒痛，胃中空虚，客气动膈，短气躁烦，心中懊侬，阳气内陷，心下因硬，则为结胸；伤寒六七日，结胸热实，脉沉而紧，心下痛，按之石硬者；结胸，无大热，水结在胸胁，但头微汗出者；太阳病，重发汗而复下之，不大便五六日，舌上燥而渴，日晡所小有潮热，从心下至少腹硬满而痛不可近者。②《新急腹症学》：各类腹腔炎症发展到严重阶段而出现的肠麻痹、肠梗阻；胆道感染和胆石症；急性出血、坏死性胰腺炎合并麻痹性肠梗阻。③《急腹症方药新解》：单纯性肠梗阻肠腔积液较多者；幽门梗阻、急性胃扩张、急性胰腺炎，里壮里实者。

【宜忌】①《伤寒附翼》：平素虚弱，或病后不任攻伐者，当念虚虚之祸。②《成方便读》：三者皆峻下之品，非表邪尽除，内有水热互结者，不可用之。

【方论】①《伤寒明理论》：结胸，由邪结在胸中，处身之高分。邪气与阳气互结，不能分解，气不通，壅于心下，为硬为痛，是邪正因结于胸中，非虚烦、膈实之所同，是须攻下之物可理。低者举之，高者陷之，以平为正。结胸为高邪，陷下以平之，故治结胸，曰陷胸汤。甘遂味苦寒，苦性泄，寒胜热，陷胸破结，是以甘遂为君。芒硝味咸寒，《内经》曰咸味下泄为阴，又曰咸以软之。气坚者，以咸软之；热胜者，以寒消之，是以芒硝为臣。大黄味苦寒，将军也，荡涤邪寇，除去不平，将军之功也，陷胸涤热，是以大黄为使。利药之中，此为快剂。伤寒错恶，结胸为甚，非此汤则不能通利。剂大而数少，取其迅疾，分解结邪，此奇方之制也。②《内台方议》：脉沉者，为病在里，紧为里实；心下结者，邪气上结也，此为大结胸之症。若非大下泄之，其病不去也。故用大黄为君，而荡涤邪结，苦以散之；芒硝为臣，以软其硬，咸以软之；甘遂为佐、为使，以通其水，而下其邪之峻烈者也。③《医方考》：三阳经表证未解，而用承气汤以攻里者，此下之早也。下之早则里虚，里虚则表邪乘之而入。三焦皆实，故心下至少腹硬满而痛不可近也。此其为证危急，寻常药饵不能平矣，故用大黄以荡实，硝石以软坚，甘

遂以直达。④《古方选注》：大陷胸汤，陷胸膈间与肠胃有形之垢并解，邪从心下至少腹硬满而痛不可近，邪不在一经矣。胸膈为阳明之维，太阳之门户，太阳寒水之气结于阳明，当以猛烈之剂，竟从阳明攻陷。大黄陷热结，甘遂攻水结，佐以芒硝之监制二者之苦，不令直行而下，使其引入硬满之处，软坚破结，导去热邪。

【临证举例】①结胸证：李某，始病头痛，发热恶风，医者下之，忽尔心下坚硬，项强短气，宛然结胸中证也。予曰：幸尔脉不浮，心不烦躁，非陷胸汤不可，投之，一宿乃下。(《伤寒九十论》)②大陷胸汤证：陈姓孩，年十四，一日忽得病，脉洪大，大热，口干，自汗，右足不得伸屈。病属阳明，然口虽渴，终日不欲饮水，胸部如塞，按之似痛，不胀不硬，又类悬饮内痛。大便五日未通，上湿下燥，于此可见。且太阳之湿内入胸膈，与阳明内热同病。不攻其湿痰，燥热焉除？于是遂书大陷胸汤与之。制甘遂一钱五分，大黄三钱，芒硝二钱。服后大便畅通，燥屎与痰涎先后俱下，其余诸恙，均各霍然，乃复书一清热之方以肃余邪。(《经方实验录》)③肠梗阻：用大陷胸汤治疗30例肠梗阻，治愈27例，3例(均为肠扭转)转手术治疗。(《中草药通讯》1979，9：35.)④急性胰腺炎：用大陷胸汤加减治疗急性胰腺炎20例，其腹痛缓解平均时间为19.5小时，腹痛完全消失平均时间为68小时。(《医学情况交流》1975，5：56.)

0120 大黄甘草汤

【方源】《金匮》卷中。

【组成】大黄四两，甘草一两。

【用法】以水三升，煮取一升，分温再服。

【主治】食已即吐者。

【方论】《高注金匮要略》：此胃热上熏之吐，为吐家之变证变治，而非胃反也。以苦寒泻火之大黄为君，而佐以守中之甘草，不特浮

大黄下趋之性，使从胃脘而下，且治急冲者，唯宜以缓降胜之也。

【临证举例】呕吐：李某某，男，20岁。呕吐近半月，胃脘热痛，大便干燥，舌质红，苔薄黄少津，脉实有力、右关脉滑，精神尚佳。初用连苏饮加竹茹、甘草，服两剂无效，仍每餐刚完即吐（平时不吐），并伴口臭，胃脘灼热、胀痛，大便三日未解，小便短黄，脉滑有力。此系积热在胃，腑气不通，胃热上冲之呕吐，改用泄热和胃之大黄甘草汤（大黄12g，甘草3g）。服一剂后，食已不吐，大便畅通。服完2剂，诸症消失。(《成都中医学院学报》1979，2：57.)

0121 小承气汤

【方源】《伤寒论》。

【组成】大黄四两（酒洗），厚朴二两（炙，去皮），枳实三枚（大者，炙）。

【用法】水四升，煮取一升二合，去滓，分温二服。初服汤当更衣，不尔者，尽饮之；若更衣者，勿服之。

【功用】泻热通便，消痞除满。①《伤寒论》：微和胃气。②《古今医统》：泻上焦之痞热。③《重订通俗伤寒论》何秀山按：直下小肠结热。④《新急腹症学》：通里清热，宽中行气。

【主治】阳明腑实证，热邪与积滞互结，潮热谵语，大便秘结，胸腹痞满，苔黄糙，脉滑数；或热结旁流，下利清水；或痢疾初起，腹痛胀满，里急后重。①《伤寒论》：阳明病，其人多汗，以津液外出，胃中燥，大便必硬，硬则谵语；阳明病，腹大满不通者；阳明病，潮热，不大便六七日；阳明病，谵语，发潮热，脉滑而疾者；太阳病，若吐、若下、若发汗后，微烦，小便数，大便因硬者；得病二三日，脉弱，无太阳柴胡证，烦躁，心下硬，至四五日，虽能食者；厥阴病，下利谵语，有燥屎。②《得效方》：下利赤黄，但烦饮冷，小

便不利，得热则极，心烦躁，喜渴。③《卫生宝鉴》：心胸连脐腹大闷，腹中疼，坐卧不安，胃闷喘急，或腹中微满，不大便。④《医学入门》：里证已见三四，脐腹胀满而不甚坚硬，或胸满潮热不恶寒，狂言而喘，病属小热小实小满者。⑤《仁术便览》：痢疾初发，积气盛，腹痛难忍，或作胀闷，里急后重，数至圊而不能便，窘迫之甚。⑥《医宗必读》：失下呃逆，大便实者。⑦《广瘟疫论》：渴，痛在脐上及当脐，关脉滑大；邪已传胃，舌多黄胎，腹满而不痛，自利，按其心下至少腹无硬痛处。⑧《医学心悟》：邪传少阴，口燥咽干而渴，或下利肠垢，目不明。⑨《杂病源流犀烛》：恶寒发热，腹满背恶寒，邪入里；背恶寒，又潮热腹满，胃中实热。⑩《温病条辨》：阳明温病，诸症（面目俱赤，语声重浊，呼吸俱粗，大便闭，小便涩，舌苔老黄，但恶热，不恶寒，日晡益甚）悉有而微，脉不浮者；阳明温病，汗多谵语，舌苔老黄而干者；阳明温病，下利谵语，阳明脉实，或滑疾者；阳明暑温，湿气已化，热结独存，口燥咽干，渴欲饮水，面目俱赤，舌燥黄，脉沉实者。

【方论】①《内台方议》：证属阳明者，皆为可下也。若大满、大实者，属大承气汤。今此大热，大便硬，未至于大实，只属小承气汤也。以大黄为君，而荡除邪热；以枳实为臣，而破坚实；以厚朴为佐使，而调中除结燥也。②《医方考》：邪在上焦则作满，邪在中焦则作胀，胃中实则作潮热，阳乘于心则狂，热干胃口则喘。枳、朴祛上焦之痞满，大黄荡胃中之实热。此其里证虽成，病未危急，痞、满、燥、实、坚犹未全具，以是方主之，则气亦顺矣，故曰小承气。③《伤寒附翼》：夫诸病皆因于气，秽物之不去，由于气之不顺，故攻积之剂，必用行气之药以主之。亢则害，承乃制，此承气之所由。又病去而元气不伤，此承气之义也。大黄倍厚朴，是气药为臣。名小承气，味少性缓，制小其服，欲微和胃气也，故

名曰小。三物同煎，不分次第，而服只四合，此求地道之通，故不用芒硝之峻，且远于大黄之锐矣，故称为微和之剂。④《重订通俗伤寒论》何秀山按：小肠火腑，非苦不通，故君以生军之苦寒，以涤小肠；臣以枳实之苦降，直达幽门；但苦非辛不通，故佐以厚朴之苦辛，助将军一战成功也。此为阳明实热，蕴结小肠之良方。

【临证举例】①伤寒阳明腑实证：一人病伤寒，大便不利，日晡潮热，手循衣缝，两手撮空，直视喘急。予曰：此诚恶候，得之者十中九死，仲景虽有症而无治法，但云脉弦者生，涩者死。此已经吐下，难于用药，谩且救之。若大便得通而脉弦者，庶可治也。与小承气汤一服，而大便利，诸症渐退，脉且微弦，半月愈。（《本事方》）②伤寒协热利：王某，伤寒至五日，下利不止，懊恢目胀，诸药不效，有以山药、茯苓与之，虑其泻脱。诊之，六脉沉数，按其脐则痛，此协热自利，中有结粪。与小承气倍大黄服之，得结粪数枚，诸症悉安。（《医宗必读》）③热结旁流：梁某，男，28岁，患流行性乙型脑炎已六日，曾连服中药清热解毒、养阴之剂，病势有增无减。诊时：体温40.3℃，脉沉数有力，腹满微硬，哕声连续，目赤不闭，无汗，手足妄动，烦躁不宁，有欲狂之势，神昏谵语，四肢微厥，昨日下利纯青黑水。此虽病邪羁踞阳明，热结旁流之象，但未至大实满，而且舌苔秽腻，色不老黄，未可与大承气汤，乃用小承气汤微和之。药后诸症豁然，再以养阴和胃之剂调理而愈。（《蒲辅周医案》）④胃脘痛：史某，阙上痛，胃中气机不顺，前医投平胃散不应，当必有停滞之宿食，纳谷日减，殆以此也。拟小承气汤以和之〔生川军三钱（后下），中川朴二钱，枳实四钱〕，服后应手。（《经方实验录》）⑤呃逆：张意田治董复七旬之母，病已八日，脉亦软缓而迟滞，发热日晡益甚，舌苔黄厚，大便不行，畏寒呃逆。阅诸方咸以老年

正气虚，用丁香柿蒂散与补阴之剂。此乃表邪未解，而陷里之热急，致气机逆塞而发呃，法当下之，毋以高年为虑也。与小承气汤，服后大便转矢气，兼有心烦不宁之象，与一剂，临晚下黑屎数枚，二更战栗壮热，四更大汗，天明又便黑屎，然后呃止神清而睡。（《伤寒名案选新注》）⑥小儿胆道蛔虫病：用小承气汤为主治疗小儿胆道蛔虫病9例，一般服药1~2剂均获痊愈。例：方某某，男，10岁，右上腹阵发性绞痛、拒按，痛甚则唇紫肢冷，呕吐黄苦水，舌稍红，苔花白而薄，脉细沉迟。胆道造影：胆总管内有一长条状阴影，诊为胆道蛔虫病。处方：大黄、川朴、白芍各12g，枳实、槟榔各10g。服上方1剂后大便3次，呈褐黑色泡沫状，排蛔虫数条，腹痛止，胆道造影阴性。（《湖北中医杂志》1981，6：45.）

【现代研究】对血管通透性的影响：采用^{125}I-白蛋白放射活性测定小承气汤对小鼠腹部血管通透性的影响。实验结果：小承气汤能降低小鼠腹部血管通透性，抑制异物从血循环渗出，降低血管吸收过程。（《中成药研究》1983，10：28.）

0122 栀子大黄汤

【方源】《金匮》卷中。

【组成】栀子十四个，大黄一两，枳实五个，豉一升。

【用法】以水六升，煮取三升，分三次温服。

【主治】①《金匮》：酒黄疸，心中懊恢，或热痛。②《肘后方》：酒疸，心懊痛，足胫满，小便黄，饮酒发赤斑黄黑。

【方论】《金匮玉函经二注》：栀子、香豉皆能治心中懊恢；大黄荡涤实热；枳实破结逐停，去宿积也。

0123 厚朴三物汤

【方源】《金匮》卷上。

【异名】厚朴汤（《千金翼》卷十八）。

【组成】厚朴八两，大黄四两，枳实五枚。

【用法】上药以水一斗二升，先煮二味，取五升，纳大黄，煮取三升，温服一升，以利为度。

【主治】腹满痛，大便闭。①《金匮》：痛而闭者。②《千金翼》：腹满发热数十日。腹中热，大便不利。③《症因脉治》：暑湿腹痛，大便结。④《金匮翼》：若伤湿热之物，不得化而闷乱便闭者。

【方论】①《金匮玉函经二注》：闭者，气已滞也。经曰塞也，通因通用，此之谓也。于是以小承气通之。乃易其名为三物汤者，盖小承气君大黄以一倍，三物汤君厚朴以一倍者，知承气之行，行在中下也；三物之行，因其闭在中上也。绎此，可启悟于无穷矣。②《金匮要略心典》：痛而闭，六腑之气不行矣。厚朴三物汤与小承气同，但承气意在荡实，故君大黄；三物意在行气，故君厚朴。

0124 厚朴大黄汤

【方源】《金匮》卷中。

【组成】厚朴一尺，大黄六两，枳实四枚。

【用法】上药以水五升，煮取二升，分二次温服。

【主治】①《金匮》：支饮胸满。②《症因脉治》：腹痛，脉数，应下之症。

【方论】①《金匮玉函经衍义》：凡仲景方，多一味，减一药，与分两之更重轻，则异其名，异其治，有如转丸者。若此三味，加芒硝则谓之大承气，治内热腹实满之甚；无芒硝，则谓之小承气，治内热之微甚；厚朴多，则谓之厚朴三物汤，治热痛而闭。今三味以大黄多，名厚朴大黄汤，而治是证，上三药皆治实热而用之。②《千金方衍义》：此即小承气汤，以大黄多，遂名厚朴大黄汤；若厚朴多，即名厚朴三物汤。此支饮胸满，必缘其人素多湿热，浊饮上逆所致，故用荡涤中焦药治之。③《金匮要略心典》：胸满疑作腹满。支饮多胸

满，此何以独用下法？厚朴大黄与小承气同，设非腹中痛而闭者，未可以此轻试也。

0125 宣白承气汤

【方源】《温病条辨》卷二。

【组成】生石膏五钱，生大黄三钱，杏仁粉二钱，瓜蒌皮一钱五分。

【用法】水五杯，煮取二杯，先服一杯，不知再服。

【主治】阳明温病，喘促不宁，痰涎壅滞，右寸实大，肺气不降者。

【临证举例】小儿麻疹并发肺炎：患儿于1969年3月患麻疹，第五日夜间皮疹突然隐没，伴喘咳，呼吸困难。体温40.5℃，脉搏168次/分。面色苍白，双目紧闭，喘咳，呼吸表浅而急促，鼻翼扇动，口唇、舌质呈青紫色。口腔可见麻疹黏膜斑，胸腹、头面、四肢均可见紫暗色隐没的小疹点。对光反射、睫反射迟钝。胸腹灼热而胀满，四肢膝肘以下厥冷，并时有抽搐。指纹青紫色，直透三关射甲。听诊：两肺布满中等大小的湿性啰音。诊为麻疹合并肺炎。治以宣白承气汤加味：大黄、杏仁、石膏、连翘、金银花各10g，麻黄3g，赤芍、僵蚕、蝉蜕、党参各6g，水煎服1剂。服药后约半小时开始腹泻，至夜半共十余次，四肢发热，腹色转红，发绀解除，呼吸平稳，心率116次/分，体温37.8℃，转危为安。次日服沙参麦冬汤加连翘、金银花、杏仁，2剂而愈。（《陕西中医》1983，6：3.）

0126 调胃承气汤

【方源】《伤寒论》。

【组成】大黄四两（去皮，清酒洗），甘草（炙）二两，芒硝半斤。

【用法】上切。以水三升，煮取一升，去滓，纳芒硝，更上火微煮令沸，少少温服之。

【功用】①《内经拾遗》：推陈致新以和中。②《医方集解》：除热荡实，润燥软坚，甘平和缓。

【主治】阳明腑实，发热汗出，口渴心烦，大便秘结，腹满痛拒按，脉滑数。胃热发斑、口齿咽喉肿痛、中消、疮疡等见上述症状者。①《伤寒论》：伤寒脉浮，自汗出，小便数，心烦，微恶寒，脚挛急，反与桂枝误攻其表，胃气不和，谵语者；发汗后，不恶寒，但热，属实者；太阳病未解，但阴脉微者；伤寒十三日，过经谵语，自下利，脉和，内实者；太阳病，过经十余日，心下温温欲吐，而胸中痛，大便反溏，腹微满，郁郁微烦，先此时自极吐下者；阳明病，不吐不下，心烦者；太阳病三日，发汗不解，蒸蒸发热者；伤寒吐后，腹胀满者。②《口齿类要》：中热，大便不通，咽喉肿痛，或口舌生疮。③《医方集解》：渴证中消，善食而瘦。④《温病条辨》：热结旁流，阳明温病，纯利稀水无粪者；斑疹，阳明证悉具，外出不快，内壅特甚者。

【方论】①《医方考》：大黄苦寒，可以荡实；芒硝咸寒，可以润燥；甘草甘平，可以和中。此药行，则胃中调而里气承顺，故曰调胃承气。②《医宗金鉴》：本方有调和承顺胃气之义，非若大、小专攻下也。经曰：热淫于内治以咸寒，火淫于内治以苦寒，君大黄之苦寒，臣芒硝之咸寒，二味并举，攻热泻火之力备矣。更佐甘草之缓，调停于大黄、芒硝之间，又少少温服之，使其力不峻则不能速下而和也。

【临证举例】蛔厥（蛔虫性肠梗阻）：王某，女，73 岁。先患泄泻 2 天，日下数十次，经治泻止，继而腹胀，二便不通，腹痛，痛极汗出，烦躁不安，呕吐黄色稀水，先后吐出蛔虫 4 条，诊为蛔虫性肠梗阻。其时口唇干燥，腹胀如鼓，脉象沉细，舌苔黄厚，证属蛔厥。但正气不足，未宜猛下，以调胃承气汤和之。生大黄 9g，玄明粉 9g，生甘草 3g。药后当天大便 4 次，粪色先黑后黄，中夹蛔虫 7 条，呕吐止，腹胀消，当晚进牛奶少许，次日即进流质饮食。（《上海中医药》1966，2：62.）

0127　解毒承气汤

【方源】《寒温条辨》卷五。

【组成】白僵蚕（酒炒）三钱，蝉蜕（全）十个，黄连一钱，黄芩一钱，黄柏一钱，栀子一钱，枳实（麸炒）二钱五分，厚朴（姜汁炒）五钱，大黄（酒洗）五钱，芒硝三钱（另入）。

【主治】温病三焦大热，痞满燥实，谵语狂乱不识人，热结旁流，循衣摸床，舌卷囊缩，及瓜瓤疫瘪瘟，上为痈脓，下血如豚肝，厥逆，脉沉伏者。

【加减】痞满燥实坚结非常者，大黄加至两余，芒硝加至五钱；虚极，加人参二钱五分，如无参，用熟地黄一两，归身七钱，山药五钱，煎汤入前药煎服。

0128　新加黄龙汤

【方源】《温病条辨》卷二。

【组成】细生地五钱，生甘草二钱，人参一钱五分（另煎），生大黄三钱，芒硝一钱，玄参五钱，麦冬五钱（连心），当归一钱五分，海参二条（洗），姜汁六匙。

【用法】水八杯，煮取三杯，先用一杯，冲参汁五分，姜汁二匙，顿服之。如腹中有响声，或转矢气者，为欲便也，候一二小时不便，再如前法服一杯，候二十四刻不便，再服第三杯。如服一杯即得便，止后服。酌服益胃汤一剂，余参或可加入。

【主治】阳明温病，应下失下，正虚邪实。

【方论】此处方于无可处之地，勉尽人力，不肯稍有遗憾之法也。旧方用大承气加参、地、当归，须知正气久耗，而大便不下者，阴阳俱惫，尤重阴液消亡，不得再用枳、朴伤气而耗液。故改用调胃承气，取甘草之缓急，合人参补正；微点姜汁，宣通胃气，代枳、朴之用，合人参最宣胃气；加冬、地、元参，保津液之难保，而又去血结之积聚；姜汁为宣气分之用，当归为宣血中气分之用；再加海参者，海参咸能化坚，甘能补正，其液数倍于其身，其能补液可知，且蠕动之物，能走络中血分，病久者必入络，故以之为使也。

二、温下

0129　三物备急丸

【方源】《金匮》卷下。

【异名】抵圣备急丸（《医方类聚》卷一〇七引《千金月令》）、巴豆三味丸（《外台》卷六引《许仁则方》）、备急三物丸（《圣济总录》卷一八〇）。

【组成】大黄一两，干姜一两，巴豆一两（去皮心，熬，外研如脂）。

【用法】上药各须精新，先捣大黄、干姜为末，研巴豆纳中，合治一千杵，炼蜜为丸。密器中贮之，莫令泄。若中恶客忤，心腹胀满，卒痛如锥刺，气急口噤，停尸卒死者，以暖水若酒，服大豆许三四丸，或不下，捧头起，灌令下咽，须臾当愈；如未愈，更与三丸，当腹中鸣，即吐下便愈；若口噤，亦须折齿灌之。

【功用】《中医方剂学》：攻逐冷积。

【主治】寒凝积滞，卒然心腹胀痛，脘腹胀满高起，二便不通，甚则痛如锥刺，面青气急，或口噤暴厥，苔白，脉沉而紧。现用于急性肠梗阻、急性胰腺炎、食物中毒属于寒积冷结而体质壮实者。①《金匮》：心腹诸卒暴百病。②《千金方》：卒中恶风气忤，迷绝不知人。③《医方类聚》引《千金月令》：干霍乱。心腹百病，疰痛。④《外台》引许仁则方：心腹胀满，搅刺疼痛，手足厥冷，甚者流汗如水，大小便不通，求吐不出，求利不下，须臾不救，便有性命之虑。卒死及感忤，口噤不开者。⑤《圣济总录》：喉痹水浆不下；小儿木舌，肿胀满口中。

【宜忌】①《济阴纲目》：妇人有孕不可服。②《张氏医通》：备急丸治寒实结积之峻药，凡伤寒热传胃腑，舌苔黄黑刺裂，唇口赤燥者，误用必死。

【方论】①《医方考》：饮食自倍，冷热不调，腹中急痛欲死者，急以此方主之。脾胃以饮食而自养，亦以饮食而伤，故饮食自倍，填塞至阴，上焦不行，下脘不通，则令人腹痛欲死。经曰：升降息，则气立孤危。是也。以平药与之，性缓无益于治。故用大黄、巴豆夺门之将军以主之，佐以辛利之干姜，则其性益速而效益捷矣。②《医方集解》：此手足阳明药也。大黄苦寒以下热结，巴豆霜辛热以下寒结，加干姜辛散以宣通之。三药峻厉，非急莫施，故曰备急。③《删补名医方论》柯韵伯曰：大便不通，当分阳结、阴结。阳结有承气、更衣之剂，阴结又制备急、白散之方。《金匮》用此治中恶，当知寒邪卒中者宜之。若用于温暑热邪，速其死矣。是方允为阴结者立，干姜散中焦寒邪，巴豆逐肠胃冷积，大黄通地道，又能解巴豆毒，是有制之师也。然白散治寒结在胸，故用桔梗佐巴豆，用吐下两解法。此则治寒结肠胃，故用大黄佐姜、巴，以直攻其寒。世徒知有温补之法，而不知有温下之法，所以但讲寒虚，不议及寒实也。

【临证举例】①水肿：某禅者病肿胀，二便不通，仅存呼吸，即出备急丸服之，下利数十行，肿消减，未及十日，痊愈。（《金匮今释》引《建殊录》）②卒中：病人一日卒倒，呼吸促迫，角弓反张，不能自转侧，急为备急丸饮之；下利如倾，即复故。（《金匮今释》引《建殊录》）③急性肠梗阻：用三物备急丸治疗 39 例机械性肠梗阻，其中单纯性 29 例，蛔虫性 7 例，粘连性 3 例。痊愈 35 例，有效 3 例，无效 1 例，总有效率为 97.4%，治愈率 89.7%。（《云南中医杂志》1982，2，27.）

0130　三物备急散

【方源】《金匮》卷下。

【异名】三味备急散（《外台》卷十引《宫

泰方》)。

【组成】大黄一两，干姜一两，巴豆一两（去皮心，熬，外研如脂）。

【用法】上药各须精新，先捣大黄、干姜为末，研巴豆纳中，合治一千杵，为散，密器中贮之，莫令泄。若中恶客忤，心腹胀满，卒痛如锥刺，气急口噤，停尸卒死者，以暖水若酒，服三四大豆许，或不下，捧头起，灌令下咽，须臾当愈；如未愈，更与三大豆许，当腹中鸣，即吐下便愈；若口噤，亦须折齿灌之。

【主治】卒死客忤，大热行极，上气喘逆。①《金匮》：心腹诸卒暴百病。②《肘后方》：大热行极，及食热饼，饮水过多，冲咽不即消，呼吸喘息。③《外台》引宫泰方：卒死客忤；卒上气，呼吸不得下。

0131 大黄附子汤

【方源】《金匮》卷上。

【组成】大黄三两，附子三枚（炮），细辛二两。

【用法】以水五升，煮取二升，分温三服。若强人煮取二升半，分温三服。服后如人行四五里，进一服。

【功用】《中医方剂学》：温阳散寒，通便止痛。

【主治】阳虚寒结，腹痛便秘，胁下偏痛，发热，手足厥冷，舌苔白腻，脉紧弦。现用于肋间神经痛、坐骨神经痛、肾结石、胆结石、慢性阑尾炎、胰腺炎、腹股沟疝等见上述证候者。①《金匮》：胁下偏痛，发热，其脉紧弦，此寒也，以温药下之。②《张氏医通》：色疸者，身黄，额上微汗，小便利，大便黑，此因房事过伤，血蓄小腹而发黄，故小腹连腰下痛。③《金匮要略今释》引《类聚方广义》：此方实能治偏痛，然不特偏痛而已，亦治寒疝、胸腹绞痛延及心胸腰部、阴囊焮肿、腹中时有水声、恶寒甚者。

【方论】①《医宗金鉴》引张璐：大黄附子汤为寒热互结，刚柔并济之和剂。近世但知寒下一途，绝不知有温下一法。盖暴感之热结而以寒下，久积之寒结亦可寒下乎？大黄附子汤用细辛佐附子，以攻胁下寒结，即兼大黄之寒以导之。寒热合用，温攻兼施，此圣法昭然，不可思议者也。②《温病条辨》：附子温里通阳，细辛暖水脏而散寒湿之邪；肝胆无出路，故用大黄，借胃腑以为出路也。大黄之苦，合附子、细辛之辛，苦与辛合，能降能通，通则不痛也。③《成方便读》：阴寒成聚，偏着一处，虽有发热，亦是阳气被郁所致。是以非温不能散其寒，非下不能去其积，故以附子、细辛之辛热善走者搜散之，而后用大黄得以行其积也。

【临证举例】①腹痛：一男子，年五十余，腹痛数年。余诊之，心下痞硬，腹中雷鸣，乃作半夏泻心汤饮之，未奏效。一日，忽然大恶寒战栗，绞痛倍于常时，于是更作大黄附子汤饮之，痛顿止。续服数日，病不再发。(《古方便览》)②肋间神经痛：71岁男子，主诉右侧胸痛剧烈来院就诊，面色不华，贫血貌，足活动受限，行走不便。脉洪大，舌润无苔。腹力中等，略微柔软，腹直肌挛急。便4~5日一次。给予大黄附子汤，经过良好，服药25日痊愈。(《日本东洋医学会志》12卷，3号)③梅尼埃病：齐某，女，40岁。素患梅尼埃病，时常发作。1周前，因感冒过劳，眩晕又作，视物旋转，卧床不起，头身动则加剧，呕吐痰涎，脐下2寸处胀痛，泻下清稀，纳呆，口干而欲饮，舌淡，苔白厚黏腻，脉滑缓。以痰饮作眩而论，拟《金匮》泽泻汤合二陈汤加味，治之未效。再诊舌象，参以脐下痛证，悟此为阳虚寒实，积聚于里而胀痛，三焦痞塞，清阳不升，浊阴不降，而致眩晕。改投大黄附子汤加味：附子8g，大黄10g，细辛、人参各6g，2剂。药后轻泻1次，眩晕和胀痛已减大半。再2剂，诸症悉除。(《浙江中医杂志》1985，8：35.)

0132 白散

【方源】《伤寒论》。

【异名】三物白散（《活人书》卷十五）。

【组成】桔梗三分，巴豆一分（去皮心，熬黑，研如脂），贝母三分。

【用法】上为散，纳巴豆，更于臼中杵之。以白饮和服，强人半钱匕，羸者减之。病在膈上必吐，在膈下必利。不利，进热粥一杯；利过不止，进冷粥一杯。

【功用】①《伤寒论讲义》（二版）：除痰开结，攻寒逐水。②《中医大辞典·方剂分册》：涌吐实痰，泻下寒积。

【主治】寒实结胸，肺痈，喉痹，白喉。①《伤寒论》：寒实结胸，无热证者。②《外台》：肺痈，咳，胸中满而振寒，脉数，咽干不渴，时出浊唾腥臭，久久吐脓如粳米粥者。③《伤寒论今释》：喉痹。④《伤寒论译释》白喉，喉头白腐，呼吸困难；冷痰肺喘；或痫证。

【宜忌】《外台》：忌猪肉、芦笋等。

【加减】假令汗出已，腹中痛，与白芍三两如上法。

【方论】①《医方考》：此证或由表解里热之时，过食冷物，故令寒实结胸，然必无热证者为是。桔梗、贝母之苦，用之以下气；巴豆之辛，用之以祛实。又曰：病在膈上则吐，病在膈下则利，此桔、贝主上，巴豆主下之意。服后不行者，益以温汤；行之过多者，止以凉粥。②《伤寒来苏集》：三物白散，贝母主疗心胸郁结，桔梗能开提血气、利膈宽胸，然非巴豆之辛热斩关而入，何以胜硝、黄之苦寒，使阴气流行而成阳也？白饮和服者，甘以缓之，取其留恋于胸，不使速下耳。散者，散其结塞，比汤以荡之更精。③《伤寒论今释》：桔梗排脓，贝母除痰解结，二者皆治胸咽上焦之药；巴豆吐下最迅烈，合三味以治胸咽闭塞之实证也。

【临证举例】①咽痛：巽屋之家人，卒然咽痛，自申及酉，四肢厥冷，口不能言，如存如亡（按：犹言气息仅属耳），众医以为必死，举家颇骚扰。及戌时，迎先生请治，脉微欲绝，一身尽冷，呼吸不绝如缕，急取桔梗白散二钱，调白汤灌之，下利五六行，咽痛始减，厥复气爽。乃与五物桂枝桔梗加大黄汤（桂枝、地黄、黄芩、桔梗、石膏、大黄），须臾大下黑血，咽痛尽除，数日而平复。(《伤寒论今释》引《成绩录》)②寒实结胸：郑某某，素嗜酒，并有慢性气管炎，咳嗽痰多，其人痰湿恒盛。时在初春某日，大吃酒肉饭后，即入床眠睡。翌日不起，至晚出现迷糊，询之瞪目不知答。因其不发热、不气急，第三天始邀余诊，两手脉滑大有力，满口痰涎粘连，舌苔厚腻垢浊，呼之不应，问之不答，两目呆瞪直视，瞳孔反应正常，按压其胸腹部则患者皱眉，大便不行，小便自遗。因作寒实结胸论治，用桔梗白散1.5g，嘱服三回，以温开水调和，缓缓灌服。二次灌药后，呕吐黏腻胶痰样物甚多，旋即发出叹息呻吟声。三次灌药后，腹中鸣响，得泻下两次，患者始觉胸痛、发热、口渴欲索饮。继以小陷胸汤，两剂而愈。(《江苏中医》1961，8：40.）③肺脓肿：刘某，男，18岁，学生。1975年10月30日来诊：20天前发冷发热，3天后右胸痛，咳嗽，咯黄色脓痰、无血丝。右肺中下野叩之音浊，听诊可闻密集水泡音；胸透：肺右下角有大片状阴影，其中有一圆形影，内有液平面。上午九时半，服三物白散1剂，10分钟后，患者自觉从喉至胸骨后、胃部有麻辣灼热感；2小时后，首次排出黄色稀便，以后每10分钟一次，共五次，量多，有泡沫，至15时半，共排十余次。翌晨起，咯黄色脓痰、痰中带血，患者精神转佳，听诊右胸水泡音明显减少，胸透右下呈点片状影、未见空洞。第三天痰中带血较多，水泡音几乎听不到。后拟服中药桔梗、冬瓜仁、银花、蒲公英、败酱草、鱼腥草，经一月治疗痊愈。(《新中医》1981，4：45.) ④癃闭危候（急性肾衰竭）：谢某某，男，17岁，农民。五天前，食野蘑菇后，头痛，腰痛，尿少，嗜睡，腹胀，肾区叩击痛，膀胱无充盈，体温 35.8 ℃，血压 110/60mmHg。实验室检查：白细胞 19600/mm³，中性粒细胞89%，非蛋白氮 160mg/dl，肌酐 5.1mg/dl，二氧化碳总量 24.4Eq/L，血钾 6.8mEq/L。入院后诊断为急性肾衰竭，经抗生素、激素、速尿、胰岛素等治疗，6 小时仍无尿，并出现神志不清，呼吸急促，呕恶，腹膨大，而膀胱充盈，大便一周未行，舌质红，苔黄腻，脉滑数。证属癃闭危候，治拟开通三焦，急投三物白散：巴豆（去油）、桔梗、象贝各 0.5g，共研细末。冲服一半后，2 小时内解干便一次，量少，呕出咖啡样物 100ml，但无尿；再冲服一半，开始滴尿（导尿管），3 小时内滴出 550ml，过 5 小时又滴出 550ml，解干便一次，神志转清，知饥，呼吸平稳。14 小时内共排尿 3150ml，解大便5 次，约 500g。第二天平均尿量 4000ml，已进入多尿期。13 天后复查，血液正常。20 天后，症状消失出院。(《浙江中医杂志》1984，1：29.)

【备注】本方方名，《外台》引作"桔梗白散"。

0133 半硫丸

【方源】《局方》卷六。

【异名】硫半丸（《良朋汇集》卷二）。

【组成】半夏（汤浸七次，焙干，为细末）、硫黄（明净好者，研令极细，用柳木槌子杀过）各等份。

【用法】以生姜自然汁同煎，加干蒸饼末入白内，杵为丸，如梧桐子大。每服十五丸至二十丸，空心温酒或生姜汤送下；妇人醋汤送下。

【功用】温肾逐寒，通阳开秘，泄浊祛痰，温胃进食，止泻。①《局方》：除积冷，暖元脏，温脾胃，进饮食。②《圣济总录》：温胃祛痰。③《良朋汇集》：滑大肠。

【主治】肾阳衰微，阴寒内结，命门火衰，阳气不运所致虚人、老人虚冷便秘或阳虚久泻；脾胃气弱，津液停积，湿久浊凝，痰浊咳嗽吐逆，或湿阻三焦，二便不通。①《局方》：心腹一切痃癖冷气，及年高风秘、冷秘，或泄泻。②《圣济总录》：痃癖冷气吐逆。③《普济方》：小儿泄泻注下，或手足冷者，亦治咳嗽。④《温病条辨》：湿凝气阻，三焦俱闭，二便不通。

【方论】①《温病条辨》：湿阻无形之气，气既伤而且阻，非温补真阳不可。硫黄热而不燥，能疏利大肠，半夏能入阴，燥胜湿，辛下气，温开郁，三焦通而二便利矣。②《成方便读》：此为命火衰微，胃浊不降而致，故以半夏和胃而通阴阳，硫黄益火消阴、润肠滑便，然后胃与大肠皆得复其常，所谓六腑皆以通为用也。

【临证举例】虚风便秘：吴，二气自虚，长夏大气发泄，肝风鸱张，见症类中。投剂以来诸恙皆减，所嫌旬日犹未更衣，仍是老人风秘。半硫丸一钱，开水送下，三服。(《临证指南医案》)

三、润下

0134 小麻仁丸

【来源】《医学入门》卷七。

【组成】麻仁、当归、桃仁、生地、枳壳各一两。

【用法】上为末，炼蜜为丸，如梧桐子大。每服五十丸，空心，白汤送下。

【主治】血燥，大便秘。

0135 五仁丸

【方源】《普济方》卷三十九引《澹寮》。

【组成】杏仁（酒浸，去皮尖，麸炒令黄取净）一两（细研），郁李仁（汤浸，去皮尖，取净）一两（细研），柏子仁（拣净）一两（细研），酸枣仁（汤浸，去皮，取净）一两（细研），火麻子仁（晒令干，用板子盛住，又用砖一片压定，轻轻以手磨砖，则麻壳自脱，拣未脱者再磨取净）一两（细研）。

【用法】上药再合研，为极细末，以水浸，蒸饼为丸，如梧桐子大。每服五十丸，空心米饮吞下。

【主治】①《普济方》引《澹寮》：大便秘涩。②《永类钤方》：津液枯竭，大肠秘涩，传导艰难。

0136 加减四物汤

【方源】《医门八法》卷三。

【组成】当归身一两（生），熟地三钱，白芍三钱（生），肉苁蓉一钱（洗净），火麻仁三钱，怀牛膝三钱。

【功用】滋阴养血。

【主治】年老、久病之人，阴血亏乏，津液不足，大便秘结。

0137 济川煎

【方源】《景岳全书》卷五十一。

【组成】当归三五钱，牛膝二钱，肉苁蓉（酒洗去咸）二三钱，泽泻一钱半，升麻五七分或一钱，枳壳一钱（虚甚者不必用）。

【用法】水一盅半，煎七八分，食前服。

【功用】《中医方剂学》：温肾益精，润肠通便。

【主治】虚损，大便秘结不通。

【加减】气虚者，但加人参无碍；如有火，加黄芩；如肾虚，加熟地；虚甚者，枳壳不必用。

【方论】《中医方剂学》：方中用肉苁蓉温肾益精、暖腰润肠，是为君药；当归养血和血、润肠通便，牛膝补肾强肾、性善下行，共为臣药；枳壳下气宽肠而助通便，泽泻渗利小便而泄肾浊，共为佐药；尤妙在稍加升麻以升清阳，清阳升则浊阴自降，配合诸药，以加强通便之效，为使药。总之，本方在温补之中，寓有通便之功，故名"济川煎"。济，相助也，益也；川，此处指肾和后窍。顾名思义，便可知本方旨在温肾益精，以润肠通便，故对年老肾虚而大便秘结者，颇为适用。

0138 润肠丸

【方源】《脾胃论》卷下。

【组成】大黄（去皮）、当归梢、羌活各五钱，桃仁（汤浸，去皮尖）一两，麻子仁（去皮，取仁）一两二钱五分。

【用法】上除麻仁另研如泥外，余为细末，炼蜜为丸，如梧桐子大。每服五十丸，空心用白汤送下。

【功用】润燥，和血，疏风。

【主治】饮食劳倦，风结血结，大便秘涩，或干燥闭塞不通，全不思食。

【方论】《医方集解》：此手足阳明药也。归尾、桃仁润燥活血，羌活搜风散邪，大黄破结通幽，麻仁滑肠利窍。血和风疏，肠胃得润，则自然通利矣。

0139 润便汤

【方源】《临证医案医方》。

【组成】瓜蒌30g，玄明粉9g（冲服），晚蚕沙9g，皂角子9g，火麻仁15g，麦冬9g，炒枳实9g，川厚朴9g，莱菔子9g（炒），油当归身15g，油白芍9g，柏子仁9g。

【功用】滋阴养血，理气润便。

【主治】便秘（习惯性便秘）。大便燥结，便下不畅。

【方论】《临证医案处方》：方中瓜蒌、枳实、厚朴、莱菔子理气润肠；当归身、白芍养血润燥；火麻仁、柏子仁、麦冬滋阴润肠；蚕沙、皂角子润肠通便；玄明粉软坚泻下。

0140 润燥丸

【方源】《医学集成》卷三。

【组成】生地、熟地、当归、阿胶各一两，麻仁、杏仁各五钱，枳壳三钱。

【用法】蜜丸服。

【主治】老人便结。

0141 麻子仁丸

【方源】《伤寒论》。

【异名】麻仁丸（《外台》卷十八）、脾约麻仁丸（《局方》卷六）。

【组成】麻子仁二升，芍药半斤，枳实半斤（炙），大黄一斤（去皮），厚朴一尺（炙，去皮），杏仁一升（去皮尖，熬，别作脂）。

【用法】上为末，炼蜜为丸，如梧桐子大。饮服十丸，每日三次，渐加，以知为度。

【功用】①《普济方》：破气消积。②《全国中药成药处方集·天津方》：滋润大肠，健胃通便。

【主治】胃强脾弱，津亏便秘。①《伤寒论》：伤寒脾约，趺阳脉浮而涩，浮则胃气强，涩则小便数，浮涩相搏，大便则硬。②《外台》：大便坚，小便利而不渴。③《局方》：肠胃燥涩，津液耗少，大便坚硬，或秘不通，脐腹胀满，腰背拘急，及有风人大便结燥。④《鸡峰普济方》：产后大便秘。⑤《普济方》：心腹痞塞。⑥《全国中药成药处方集·杭州方》：老年血亏，津枯便艰。

【宜忌】《全国中药成药处方集·杭州方》：气虚年老者，体弱而大便溏泄者，及孕妇、产妇忌服。忌食辛辣、油腻等物。

【方论】①《伤寒论讲义》：本方是小承气汤加麻仁、杏仁、芍药而成。取麻仁润肠滋燥、通利大便为主药；配以杏仁润肺肃降，使气下行，并具有润肠道、通大便的作用；芍药和营而缓急；大黄、枳、朴泻热祛实，行气导滞。以蜜和丸，渐加，以知为度，取其缓缓润下之义。②《中医方剂学》：方中麻子仁润肠通便，为主药；辅以杏仁降气润肠，芍药养阴和里；佐以枳实破结，厚朴除满，大黄通下；使以蜂蜜润燥滑肠。合而为丸，具有润肠、通便、缓下之功。

【临证举例】老年性精神病：岳某某，男，66岁，1974年10月25日诊治。久有心烦失眠之症，常见头晕目眩。近1年来，大便干结，小便频数，时见神志失常，骂詈不休。经某院诊为老年性更衣性精神病，予以清热泻火安神之剂，病情稍有好转，旋即如故。今且大便干结已结五日，口苦心烦，急躁易怒，胸胁痞闷，舌红少津，边有瘀斑，苔薄黄，脉弦细。此津液不足，大肠干燥，肝胆失于条达，肺失宣降，瘀热上犯，上蒙清窍所致。治宜泻火逐瘀，润燥滑肠。方用：大黄（后下）9g，杏仁、白芍、火麻仁、枳实、厚朴各15g，蜂蜜60g，冲服。服3剂，泻下坚硬黑晦如煤之便，烦躁减轻，神识清楚。继服2剂，又泻3次，诸症好转。用上方改汤为丸，调治而愈。（《浙江中医杂志》1985，4：174.）

【现代研究】增强肠蠕动：麻子仁丸能加强肠管蠕动作用，取25%麻子仁液4滴作用于离体家兔肠管，发现肠管蠕动波波幅大于正常，频率较大而规则。（《中医方剂学》）

0142 滋肠五仁丸

【方源】《杨氏家藏方》卷四。

【异名】五仁橘皮汤（《重订通俗伤寒论》）。

【组成】桃仁、杏仁各一两（麸炒，去皮尖），柏子仁半两，松子仁半分，郁李仁一钱（麸炒），陈橘皮四两（别为末）。

【用法】上共将五仁别研为膏，令与陈橘皮末同研匀，炼蜜为丸，如梧桐子大。每服三十丸至五十丸，食前米饮送下。要看虚实加减。

【功用】《重订通俗伤寒论》：润燥滑肠。

【主治】①《杨氏家藏方》：老人及气血不足之人，大肠闭滞，传导艰难。②《重订通俗伤寒论》：体虚便秘。

【加减】《重订通俗伤寒论》：若欲急下，加元明粉二钱，提净白蜜一两，煎汤代水可也；挟滞，加枳实导滞丸三钱；挟痰，加礞石滚痰丸三钱；挟饮，加控涎丹一钱；挟瘀，加抵当丸三钱；挟火，加当归龙荟丸三钱；挟虫，加椒梅丸钱半，或吞服，或包煎。

【方论】《重订通俗伤寒论》：杏仁配橘皮，以通大肠气闭；桃仁合橘皮，以通小肠血秘。气血通润，肠自滑流，故以为君。郁李仁得橘皮，善解气与水互结，洗涤肠中之垢腻，以滑大便，故以为臣。佐以松、柏通幽，幽通则大便自通。

0143 蜜煎

【方源】《伤寒论》。

【组成】食蜜七合。

【用法】于铜器内，微火煎，当须凝如饴状，搅之勿令焦着，欲可丸，并手捻作挺，令头锐如指大，长二寸许。当热时急作，冷则硬。以纳谷道中，以手急抱，欲大便时乃去之。

【主治】阳明病，自汗出，若发汗，小便自利者，此为津液内竭，虽硬不可攻之。

【临证举例】伤寒阳明便秘证：庚戌仲春，艾道先染伤寒。近旬日，热而自汗，大便不通，小便如常，神昏多睡。诊其脉，长大而虚。用蜜煎导之三次，先下燥粪，次泄溏，已而汗解。（《伤寒九十论》）

四、逐水

0144 十枣汤

【方源】《伤寒论》。

【组成】芫花（熬）、甘遂、大戟各等份。

【用法】上各为散。以水一升半，先煮大枣肥者十枚，取八合，去滓，纳药末。强人服一钱匕，羸人服半钱匕，温服之。若下少，病不除者，明日更服，加半钱，得快下利后，糜粥自养。

【功用】攻逐水饮。

【主治】水饮内停。咳唾胸胁引痛，心下

痞硬，干呕短气，头痛目眩，或胸背掣痛不得息，脉沉弦。现用于结核性胸膜炎、慢性肾炎所致的胸水、腹水，或全身水肿，而体质尚实者。①《伤寒论》：太阳中风，下利呕逆，其人漐漐汗出，发作有时，头痛，心下痞硬满，引胁下痛，干呕短气，汗出不恶寒，表里未和者。②《金匮》：悬饮；咳家，其脉弦，为有水；支饮家，咳烦，胸中痛。③《宣明论》：水肿腹胀，并酒食积胀，痃癖坚积，蓄热，暴痛；风热燥甚，结于下焦，大小便不通；实热腰痛，及小儿热结，乳癖积热，发惊风潮搐，斑疹热毒不能了绝者。④《丹溪心法》：水气，四肢浮肿，上气喘急，大小便不利。⑤《妇科玉尺》：带下，湿而挟热，大便或泄或闭，小便塞，脉涩而气盛。

【方论】①《内台方议》：下利呕逆者，里受邪也。若其人漐漐汗出，发作有时者，又不恶寒，此表邪已解，但里未和。若心下痞硬满，引胁下痛，干呕，短气者，非为结胸，乃伏饮所结于里也。若无表证，亦必烈快之剂泄之乃已。故用芫花为君，破饮逐水；甘遂、大戟为臣；佐之以大枣，以益脾而胜水为使。经曰：辛以散之者，芫花之辛，散其伏饮；苦以泄之者，以甘遂、大戟之苦，以泄其水；甘以缓之者，以大枣之甘，益脾而缓其中也。②《伤寒附翼》：仲景利水之剂种种不同，此其最峻者也。凡水气为患，或喘或咳，或利或吐，或吐或利而无汗，病一处而已。此则外走皮毛而汗出，内走咽喉而呕逆，下走肠胃而下利。水邪之泛滥者，既浩浩莫御矣，且头痛短气，心腹胁下皆痞硬满痛，是水邪尚留结于中，三焦升降之气，拒隔而难通也。表邪已罢，非汗散所宜；里邪充斥，又非渗泄之品所能治。非选利水之至锐者以直折之，中气不支，亡可立待矣。甘遂、芫花、大戟，皆辛苦气寒，而秉性最毒，并举而任之，气同味合，相须相济，决渎而大下，一举而水患可平矣。然邪之所凑，其气已虚，而毒药攻邪，脾胃必弱，使无健脾调胃之品主宰其间，邪气尽而元气亦随之尽，故选枣之大肥者为君，预培脾土之虚，且制水势之横，又和诸药之毒，既不使邪气之盛而不制，又不使元气之虚而不支，此仲景立法之尽善也。用者拘于甘能缓中之说，岂知五行承制之理乎？

【临证举例】①悬饮：唐杲，字德明，善医。太仓武指挥妻，起立如常，卧则气绝欲死，杲言是为悬饮，饮在喉间，坐之则坠，故无害；卧则壅塞诸窍，不得出入而欲死也。投以十枣汤而平。(《金匮玉函要略辑义》引《嘉定县志》)②胸膜腔积液：该方治疗渗出性胸膜炎51例，胸水在11天内改善达96%，20天内完全消失者达88.2%，积液平均消失时间为16.2天。结果表明：十枣汤治疗本病较单用西药可提高疗效40%，较单用抗结核疗法效果好1倍左右。(《解放军医学杂志》1965，2：150.)治疗结核性胸膜炎28例，男17例，女11例，最小者15岁，最大者45岁。胸水量：经X线检查，胸水在2~3前肋以下18例，3~4前肋以下6例，4~5前肋以下4例。治疗结果：24小时内吸收者13例，48小时内吸收者9例，72小时以上吸收者6例。(《中医药学报》1984，1：53.)③肾炎水肿：南宗景先生曰：舍妹患腹胀病，初起之时，面目、两足皆微肿，继则腹大如鼓，辘辘有声，渴喜热饮，小溲不利，呼吸迫促，夜不成寐，愚本《内经》开鬼门、洁净府之旨，投以麻黄、附子、细辛合胃苓散加减，服后虽得微汗，而未见何效。西医诊为肾炎症，与以他药及朴、硝等下利，便泻数次，腹胀依然，盖以朴、硝仅能下积，不得下水也。翌日，忽头痛如劈，呕吐痰水则痛稍缓。愚曰：此乃水毒上攻之头痛，即西医所谓自家中毒。乃拟方用甘遂三分(此药须煨透，服后始未致作呕，否则吐泻并作)，大戟、芫花(炒)各一钱半。因体质素不壮盛，改用枣膏和丸，欲其缓下，并令侍役先煮红米粥以备不时之需。药后四五小时，腹中雷鸣，连泻粪水十余次，腹皮弛缓，头痛也除，唯神昏似厥，呼之不应，进已冷之红米粥一杯，即泻止神清。次日腹中微有水气，因复投十枣丸一钱半，下其余水，亦祛疾务尽之意。嗣以六君子汤补助脾元，调理旬日，即获痊愈。(《经方实验录》)④肝硬化腹水：殷氏用逐水法为主治疗25例肝硬化腹水，从逐水效果看，十枣汤较好。(《上海中医药杂志》1963，6：14.)

【备注】本方改为丸剂，《丹溪心法》名"十枣丸"。

0145 大戟散

【方源】《圣惠方》卷五十四。

【组成】大戟(锉碎，微炒)、甘遂(煨令微黄)、千金子、牵牛子(微炒)、葶苈子(隔纸炒令紫色)各半两。

【用法】上为细散，每服半钱，煎灯心汤调下，空心服。得通利水下为效。

【主治】水气，心腹鼓胀，喘息，大小便不利。

0146 小胃丹

【方源】《古今医统》卷四十三引《三因方》。

【组成】芫花、甘遂、大戟各一两，大黄(酒拌蒸)一两半，黄柏(炒褐色)二两。

【用法】上为细末，粥为丸，如麻子大。每服十丸，温汤送下。

【功用】①《古今医统》引《三因方》：上可祛胸膈之痰，下可利肠胃之痰。②《饲鹤亭集方》：治胸膈肠胃之间湿热痰郁，痞癖肿满，气血壅滞。

【主治】水饮痰热互结之肩膊、胸腹疼痛，食积，哮喘，咳嗽，心悸头眩，带下。①《丹溪心法》：膈上痰热，风痰，湿痰，肩膊诸痛，食积痰实者；哮喘。②《医方考》：痰涎蓄积胃脘，胸腹作痛者。③《准绳·女科》：结痰白带。④《证治宝鉴》：水饮停膈而悸者，其人必觉头眩，身不热，而脉弦，属实者。⑤《饲鹤亭集方》：痰饮咳嗽，胸膈肠胃之间湿热痰郁，痞癖肿满，气血壅滞。

【宜忌】①《丹溪心法》：能损胃气，不宜多服。②《济阴纲目》：唯胃虚少食者忌用。

【方论】《医方考》：小，消也；小胃者，消去胃中之痰物也。甘遂、芫花、大戟能下十二经之湿痰，大黄佐之下行，黄柏制其辛烈。是方也，大毒之剂，攻杀击刺之兵也，善用则治，弗善用之则乱。

【临证举例】①哮：丹溪治一人哮，一日一发，此病在上焦，不得汗泄，正当十月，遂以麻黄、黄芩各二钱，入姜汁煎服，临卧进小胃丹三十粒而安。（《续名医类案》）②痰饮：朱文学遍体如虫蛰，口舌糜烂，余诊之，寸脉乍大乍小，意其为鬼祟，细察两关弦滑且大，遂断定为痰饮之痾。投滚痰丸三钱，虽微有所下，而病患如旧，更以小胃丹二钱与之服，复下痰积及水十余碗，遍体之痛减半。更以人参三钱，白术二钱，煎汤服小胃丹三钱，大泻十余行，约有二十碗许，病若失矣。乃以六君子为丸，服四斤而愈。（《医宗必读》）③白带：陶遵道外姑，年七十，形瘦，善啖，白带，食前姜汤吞大补丸五十九一二次，午膳后及临卧时各与小胃丹十五丸愈。（《准绳·女科》）

0147　元戟膏

【方源】方出《医宗必读》卷七，名见《仙拈集》卷一。

【组成】大戟、芫花、甘遂、海藻各等份。

【用法】上为细末，用酽醋调面和药，摊绵纸上。覆贴肿处，以软帛裹住。

【主治】腹满如石，或阴囊肿大。

0148　甘遂散

【方源】《圣惠方》卷八十八。

【组成】甘遂一分（煨令微黄），槟榔一分，川大黄一分（锉碎，微炒），牵牛子半两（微炒），甜葶苈一分（隔纸炒，令紫色）。

【用法】上为细散，每服一字，以温水调下，以利为效。

【主治】小儿水气，遍身肿满，大小便难，喘促不得睡卧。

0149　甘遂半夏汤

【方源】《金匮》卷中。

【组成】甘遂（大者）三枚，半夏十二枚（以水一升，煮取半升，去滓），芍药五枚，甘草如指大一枚（炙）。

【用法】以水二升，煮取半升，去滓，以蜜半升和药汁，煎取八合，顿服之。

【功用】《张氏医通》：浚痰逐饮。

【主治】①《金匮》：痰饮，病者脉伏，其人欲自利，利反快，虽利，心下续坚满，此为留饮欲去故也。②《类聚方广义》：饮家心下满痛，欲呕吐，或胸腹挛痛者。

【方论】①《金匮要略直解》：留者行之，用甘遂以决水饮；结者散之，用半夏以散痰饮。甘遂之性直达，恐其过于行水，缓以甘草、白蜜之甘，收以芍药之酸，虽甘草、甘遂相反，而实有以相使，此酸收甘缓，约之之法也。《灵枢经》曰：约方犹约囊，其斯之谓欤！②《古方选注》：甘遂反甘草。反者，此欲下而彼欲上也。乃以白芍约之，白蜜润之，则虽反而甘遂仍得下渗。《灵枢》有言：约方约囊是也。甘遂、半夏逐留饮弥漫于肠胃之间，虽利而续坚满，苟非以甘草、白蜜与甘遂大相反者激而行之，焉能去其留着之根。相反为方，全赖芍药酸可胜甘，约以监反，庶不溷乱中焦而为害。③《金匮要略心典》：脉伏者，有留饮也。其人欲自利，利反快者，所留之饮从利而减也。虽利，心下坚满者，未尽之饮，复注心下也。然虽未尽而有欲去之热，故以甘遂、半夏因其势而导之。甘草与甘遂相反，而同用之者，盖欲其一战而留饮尽去，因相激而相成也。芍药、白蜜，不特安中，抑缓药毒耳。

【临证举例】①留饮：吴孚先治西商王某，

气体甚厚，病留饮，得利反快，心下积坚满，鼻色鲜明，脉沉，此留饮欲去而不能尽去也。用甘遂、半夏、白芍，加白蜜五匙顿服，前症悉瘥。或问：甘遂与甘草其性相反，用之无害而反奏效，何也？曰：正取其性之相反，使自相攻击，以成疏瀹决排之功。（《续名医类案》）②肺心病腹水：徐某某，女，46岁。患肺源性心脏病伴腹水已年余。用强心利尿剂后，病反加剧。症见胸满腹胀，四肢水肿，喉间痰鸣，心悸而烦不得卧，气短欲绝，面色晦暗，唇周发绀，二便不通，不食不饥，口不渴，舌胖淡，苔润，脉弦而结代。证属脾肾两虚，痰饮内阻，元气欲脱。拟甘遂半夏汤化裁：人参15g，甘草3g，煎汤，送服甘遂蜜丸（即本方）3g。服后4小时下大便3次，先下黑粒状，继下浆糊样便，小便亦通，胸满肢肿、痰鸣等症均已见轻，呼吸好转，颜面转微白，唇周淡红，胃纳好转。翌日，投木香12g，人参15g，甘草3g煎汤，吞服甘遂蜜丸3g。服后二便畅通，继以八味丸固本，经治月余，诸症消失，至今六年，未复发。（《四川中医》1984，1：25.）③腹壁脂肪增多症：蒋某某，女，32岁。患者腹部逐渐增大已四月，经中西药治疗无效而转外地某医院。诊时见：腹部膨隆，大如妊娠八个月，按之松软如棉絮，自觉胀闷不舒，沉重乏力，神疲嗜睡，纳减便溏，经闭三月，白带量多、质清稀而有腥味，小便清长，舌淡苔白腻，脉沉滑。证属脾虚失运，痰湿内停。治以健脾涤痰，方用甘遂半夏汤加减：甘遂9g，半夏9g，白芍9g，炙甘草9g，白术12g，茯苓18g，三剂。药后腹胀大为减轻，精神转佳，食纳增加，白带减少，唯大便溏泄反剧，泻下之物黏腻如鱼冻，余无不适。原方继进三剂，腹胀大已减三分之二，余症俱觉好转，大便仍间有黏腻物，脉沉滑，原方再进三剂。两年后，患者至某医院分娩遇见，谓药后健如常人，腹大全消，带止经行，尔后怀孕。（《江西中医药》1982，3：45.）

【现代研究】利尿作用：李春响等实验报告，用本方100%水提取液进行家兔利尿作用的实验，每千克体重给药1ml，药后30分钟后5分钟内尿液，与药前5分钟内的尿液比较无明显增加，但1小时后5分钟内尿量与药前5分钟内尿量比较，有显著增加。（《经方研究》）

0150　舟车丸

【方源】《杏苑生春》卷三。

【组成】大黄二钱，甘遂、牵牛各八分，芫花八分，陈皮八分，木香二分，大戟七分。

【用法】上锉一剂，水一盏半，煎八分，温服。

【主治】一切水湿肿满，腹大胀硬。

【方论】用大黄、甘遂、大戟、芫花以泻水湿；陈皮、木香、牵牛疏行郁气以治胀满。

【备注】本方方名，据剂型当作"舟车散"。

0151　己椒苈黄丸

【方源】《金匮》卷中。

【组成】防己、椒目、葶苈（熬）、大黄各一两。

【用法】上为末，炼蜜为丸，如梧桐子大。先食饮服一丸，每日三次。稍增，口中有津液。

【主治】肠间有水气，腹满，口舌干燥。

【加减】渴者，加芒硝半两。

【方论】①《退思集类方歌注》：肺与大肠为表里，肠间水气不行于下，以致肺气膹郁于上而燥热之甚。用防己疗水气，椒目治腹满，葶苈泻气闭，大黄泻血闭，急决大肠之水以救肺金之膹郁，不治上而治下，故用丸剂也。②《中国医学大辞典》：此方以防己、椒目导饮于前，大黄、葶苈推饮于后，前后分消，则腹满减而水饮行，脾气转而津液生矣。

【备注】本方改为汤剂，《中国医学大辞典》名"防己椒苈汤"。

0152 牡蛎泽泻散

【方源】《伤寒论》。

【组成】牡蛎（熬）、泽泻、蜀漆（暖水洗去腥）、葶苈子（熬）、商陆根（熬）、海藻（洗去咸）、天花粉各等份。

【用法】上为散。每服方寸匕，白饮和服，一日三次。小便利，止后服。

【主治】大病瘥后，从腰以下有水气者。

【方论】①《内台方议》：大病瘥后，脾胃气虚，不能制约肾水，水溢下焦，腰以下为肿也，故当利其小便。以牡蛎为君，泽泻、海藻为臣，三味之咸，能入肾而泄水气；以葶苈、商陆为佐，以苦坚之；以栝楼根之苦寒，蜀漆之酸寒为使，酸苦以泄其下而降湿肿也。②《古方新解》：治腰以下水气不行，必先使商陆、葶苈从肺及肾开其来源之壅，而后牡蛎、水藻之软坚，蜀漆、泽泻之开泄，方能得力；用栝楼根者，恐行水之气过骏，有伤上焦之阴，仍使之从脾吸阴，还归于上。如常山之蛇，击其首则尾应，击其尾则首应者，不殊也。③《伤寒方苑荟萃》：本方为排决逐水之剂。方中牡蛎软坚行水，泽泻渗湿利水，蜀漆祛痰逐水，葶苈子宣肺泄水，商陆、海藻润下行水，以使水邪从小便排出。天花粉生津止渴，为本方之反佐，可使水去而津不伤。

0153 禹功散

【方源】《儒门事亲》卷十二。

【组成】黑牵牛（头末）四两，茴香一两（炒），或加木香一两。

【用法】上为细末。以生姜自然汁调一二钱，临卧服。

【功用】《景岳全书》引子和：泻水。

【主治】产后瘀血不行，脐腹疼痛；阳证水肿；寒湿水疝、癞疝，属实证者。①《儒门事亲》：妇人大产后，败血恶物所致脐腹腰痛，赤白带下或出白物如脂。②《丹溪心法》：阳水肿，若病可下而气实者。③《普济方》：癞疝。

④《古今医鉴》：寒湿外袭，使内过劳，寒疝囊冷，结硬如石，阴茎不举，或控引睾丸而痛。⑤《张氏医通》：阳水便秘、脉实，初起元气未伤者。⑥《医方集解》：寒湿水疝，阴囊肿胀，大小便不利。

【方论】①《医方集解》：此足少阴、太阳药也。牵牛辛烈，能达右肾命门，走精隧，行水泄湿，兼通大肠风秘、气秘；茴香辛热温散，能暖丹田，祛小肠冷气，同入下焦以泄阴邪也。②《古方选注》：禹功者，脾湿肿胀肉坚，攻之如神禹决水。牵牛苦热，入脾泻湿，欲其下走大肠，当从舶茴辛香引之，从戊入丙至壬，开通阳道，走泄湿邪，决之使下，一泻无余，而水土得平。

【宜忌】《医方论》：此方峻猛，不可轻用。

0154 葶苈大枣泻肺汤

【方源】《金匮》卷上。

【异名】泻肺汤（《千金方衍义》卷十七）。

【组成】葶苈（熬令黄色，捣丸，如弹子大），大枣十二枚。

【用法】先以水三升，煮枣取二升，去枣，纳葶苈煮取一升，顿服。

【主治】肺痈，喘不得卧；肺痈，胸满胀，一身面目浮肿，鼻塞，清涕出，不闻香臭酸辛，咳逆上气，喘鸣迫塞；支饮胸满者。

【方论】①《千金方衍义》：肺痈已成，吐如米粥，浊垢壅遏清气之道，所以喘不得卧，鼻塞不闻香臭。故用葶苈破水泻肺，大枣护脾通津，乃泻肺而不伤脾之法，保全母气以为向后复长肺叶之根本。然肺胃素虚者，葶苈亦难轻试，不可不慎。②《删补名医方论》：肺痈喘不得卧及水饮攻肺喘急者，方中独用葶苈之苦，先泻肺中之水气，佐大枣恐苦甚伤胃也。

【临证举例】①痰喘：孙兆治一人病吐痰顷刻升余，喘咳不定，面色郁黯，精神不快。兆告曰：肺中有痰，胸膈不利，当服仲景葶苈大枣汤，泻中有补。一服讫，已觉胸中快利，咯无痰唾也。(《名医类案》)②渗出性胸膜炎：用葶苈大枣泻肺汤为主，结合辨证加味治疗渗出性胸膜炎 15 例。方用葶苈子 15~20g，大枣 15~20g。痰多水多，体壮者重用；兼风寒表证者，加荆芥、防风、苏叶；兼风热表证者，加桑叶、菊花、金银花、连翘；兼少阳证者，加柴胡、黄芩；偏热痰者，加黄芩、桑白皮等；胸痛明显者，加丹参、郁金等；胸水多，呼吸困难者，加甘遂末 0.5~1g。结果：15 例患者全部临床治愈。发热一般在入院后 1 周内退热，胸腔积液在 3 周左右基本消失。(《贵阳中医学院学报》1988，3：30.)

0155　趁痛丸

【方源】《脚气治法总要》卷下。

【异名】控涎丹(《三因方》卷十三)、控涎丸(《中国药典》)。

【组成】甘遂、白芥子(微炒)、大戟各等份。

【用法】上为细末，滴水和作饼子，炙黄色，为细末，醋煮面糊为丸，如绿豆大。每服十丸，冷酒送下，利则止后服。

【功用】《中国药典》：涤痰逐饮。

【主治】痰饮停于胸胁，或流窜经络，致胸胁、腰背、手足、头项走窜疼痛，坐卧不安，饮食乏味，痰核瘰疬。①《脚气治法总要》：脚气，毒攻两脚，痛不可忍者。②《三因方》：人忽患胸背、手脚、颈、腰胯隐痛不可忍，连筋骨牵引钓痛，坐卧不宁，时时走易不定；或令人头痛不可举，神意昏倦多睡，饮食无味，痰唾稠黏，夜间喉中声如锯，多流唾涎，手足重而冷痹，此乃痰涎伏在胸膈上下，或痹阻经络，脉气不通。③《中国药典》：痰涎水饮停于胸膈，胸胁隐痛，咳喘痛甚，痰不易出，瘰疬痰核。

【宜忌】《中国药典》：孕妇忌服；体弱者慎服。

【方论】《医方集解》：痰之本，水湿也，得气与火则结为痰，痰随气升降，无处不到，入心则迷，入肺为咳为喘，入肝则胁痛寒热，入经络则痹痛，入筋骨则牵引钓痛，入皮肉则生瘰疬痈肿。方用大戟泄脏腑水湿，甘遂行经络水湿，白芥子散皮里膜外痰气。三物合用，使水湿化，痰饮除，脉气通和，则诸症自愈。

0156　疏凿饮子

【方源】《济生方》卷五。

【组成】泽泻、商陆、赤小豆(炒)、羌活(去节)、大腹皮、椒目、木通、秦艽(去芦)、茯苓皮、槟榔各等份。

【用法】上㕮咀。每服四钱，水一盏半，加生姜五片，煎至七分，去滓温服，不拘时候。

【主治】水气，通身洪肿，喘呼气急，烦躁多渴，大小便不利，服热药不得者。

【方论】①《医方集解》：此足太阳、手足太阴药也。外而一身尽肿，内而口渴便秘，是上下表里俱病也。羌活、秦艽解表疏风，使湿以风胜，邪由汗出，而升之于上；腹皮、苓皮、姜皮辛散淡渗，所以行水于皮肤；商陆、槟榔、椒目、赤豆去胀攻坚，所以行水于腹里；木通泻心肺之水，达于小肠；泽泻泻脾肾之水，通于膀胱。上下内外分清其势，亦犹神禹疏江凿河之意也。②《医宗金鉴》：以商陆为君，专行诸水。佐羌活、秦艽、腹皮、苓皮、姜皮行在表之水，从皮肤而散。佐槟榔、赤豆、椒目、泽泻、木通行在里之水，从二便而出。上下内外，分消其势，亦犹神禹疏凿江河之意也。

第四章 和解方

一、和解少阳

0157 小柴胡汤

【方源】《伤寒论》。

【异名】柴胡汤（《金匮》卷中）、黄龙汤（《千金方》卷十）、人参汤（《得效方》卷十一）。

【组成】柴胡半斤，黄芩三两，人参三两，半夏半升（洗），甘草（炙）、生姜各三两（切），大枣十二个（擘）。

【用法】以水一斗二升，煮取六升，去滓，再煎取三升，温服一升，一日三次。

【功用】《伤寒明理论》：和解表里。

【主治】伤寒少阳病，寒热往来，胸胁苦满，不思饮食，心烦喜呕，口苦咽干，目眩头痛，舌苔薄白，脉弦数；或妇人伤寒，热入血室；以及黄疸等杂病见少阳证者。①《伤寒论》：伤寒五六日，中风，往来寒热，胸胁苦满，默默不欲饮食，心烦喜呕，或胸中烦而不呕，或渴，或腹中痛，或胁下痞硬，或心下悸、小便不利，或不渴、身有微热，或咳；伤寒四五日，身热恶风，颈项强，胁下满，手足温而渴；妇人中风七八日，续得寒热，发作有时，经水适断者，此为热入血室，其血必结；伤寒中风，有柴胡证，但见一证便是，不必悉具；呕而发热。②《金匮》：诸黄，腹痛而呕；产妇郁冒，其脉微弱，呕不能食，大便反坚，但头汗出。③《千金方》：妇人在蓐得风，盖四肢苦烦热，皆自发露所为，头痛。④《局方》：伤寒、温热病，身热恶风，颈项强急，胸满胁痛，呕哕烦渴，寒热往来，身面皆黄，小便不利，大便秘硬，或过经未解，或潮热不除；及瘥后劳复，发热疼痛；妇人伤风，头痛烦热，经血适断，寒热如疟，发作有时；及产后伤风，头痛烦热。⑤《医方类聚》引《简易方》：发热，耳暴聋，颊肿胁痛，胕不可以运。⑥《伤寒论辑义按》引《得效方》：为挟岚嶂溪源蒸毒之气，自岭以南，地毒苦炎，燥湿不常，人多患此状。血乘上焦，病欲来时，令人迷困，甚则发躁狂妄，亦有哑不能言者。

【宜忌】《此事难知》：忌发汗，忌利小便，忌通大便。

【加减】若胸中烦而不呕者，去半夏、人参，加瓜蒌实一枚；若渴，去半夏，加人参，合前成四两半，栝楼根四两；若腹中痛者，去黄芩加芍药三两；若胁下痞硬，去大枣，加牡蛎四两；若心下悸、小便不利者，去黄芩，加茯苓四两；若不渴，外有微热者，去人参，加桂枝三两，温覆，微汗愈；若咳者，去人参、大枣、生姜，加五味子半升，干姜二两。

【方论】①《伤寒明理论》：柴胡味苦平微寒，黄芩味苦寒。《内经》曰：热淫于内，以苦发之。邪在半表半里，则半成热矣。热气内传，攻之不可，则迎而夺之，必先散热，是以苦寒为主，故以柴胡为君，黄芩为臣，以成撤热发表之剂。人参味甘平，甘草味甘缓，邪气传里，则里气不治，甘以缓之，是以甘物为之助，故用人参、甘草为佐，以扶正气而复之也。半夏味辛微温，邪初入里，则里气逆，辛以散之，是以辛物为之助，故用半夏为佐，以顺逆气而散邪也。里气平正，则邪气不得深入，是以三味佐柴胡以和里。生姜味辛温，大枣味甘温。《内经》曰：辛甘发散为阳。表邪未已，迤逦内传，既未作实，宜当两解。其在外者，必以辛甘之物发散，故生姜、大枣为使，辅柴胡以和表。七物相合，两解之剂当矣。②《医方考》：柴胡性辛温，辛者金之味，故用之以平木，温者春之气，故就之以入少阳；黄芩质枯而味苦，枯则能浮，苦则能降，君以柴胡，则入少阳矣；然邪之伤人，常乘其虚，用人参、甘草者，欲中气不虚，邪不得复传入里耳！是以中气不虚之人，虽有柴胡证俱，而人参可去也；邪初入里，里气逆而烦呕，故用半夏之辛以除呕逆；邪半在表，则荣卫争，故用姜、枣之辛甘以和荣卫。③《古今名医方论》引程郊倩：方中柴胡以疏木，使半表之邪得以外宣；黄芩清火，使半里之邪得从内彻；半夏能开结痰，豁浊气以还清；人参能补久虚，滋肺金以融木；甘草和之；而更加姜、枣助少阳生发之气，使邪无内向也。总之，邪在少阳，是表寒里热两郁不得升之故。小柴胡之治，所谓升降浮沉则顺之也。

【临证举例】①伤寒少阳证：有人患伤寒五六日，头汗出，自颈以下无汗，手足冷，心下痞闷，大便秘结，或者见四肢冷，又汗出满闷，以为阴证。予诊其脉沉而紧，予曰：此症诚可疑，然大便结，非虚结也，安得为阴？脉虽沉紧，为少阴证，多是自利，未有秘结者。予谓此正半在里半在表。投以小柴胡汤得愈。(《本事方》)②左胁痛（渗出性胸膜炎）：吴某，男，36岁。形寒发热3天，咳嗽气促，左胁牵痛，胸闷欲吐，遍身酸楚，胃呆，口渴不欲饮，舌苔薄白，脉弦数。体温40℃，叩诊左下背部呈浊音，听诊呼吸音消失。胸透诊为左下渗出性胸膜炎。即用小柴胡汤加葶苈子6g，服药仅2剂，热退净，咳嗽、胸胁痛大减。(《江苏中医》1961，2：26.)③热入血室：一妇人患伤寒，经水适来，谵语如见鬼状，且渴欲饮水，禁而不与，病势益甚。诊之脉浮滑，是热入血室兼白虎汤证也。即与水不禁，而投以小柴胡汤。此即仲景所谓其人如狂，血自下，血下自愈。病势虽如此，犹当从经水

而解也。五六日果痊愈。(《皇汉医学》)④久咳：孙某，女，47岁。从小咳嗽至今，历四十年。每年秋末发作，冬季较甚，夏季自愈。发作期间，昼轻夜重，甚则难以入寐，痰多而稀，喉咙发痒。投以小柴胡汤加减：柴胡9g，半夏9g，黄芩9g，党参9g，五味子9g，甘草6g，生姜9g，大枣4枚，水煎服。一剂便能安然入睡，4剂咳嗽已去大半，继服数剂而咳止。(《河南中医学院学报》1979，3：1.)⑤黄疸：李某，男，40岁。患病月余，口苦咽干，轻度黄疸，小便黄，大便正常，舌质红，苔薄黄，脉沉弦。血胆红素36mg/L。用小柴胡汤加茵陈、金钱草。药服18剂，诸症消失。(《中级医刊》1979，10：46.)⑥高热：用小柴胡汤加减治疗86例高热，其中呼吸系统感染36例，胆道感染20例，泌尿系统感染9例，产后感染4例，败血症2例，肝炎3例，乙脑2例，伤寒2例，腮腺炎5例，菌痢3例。病程1~30天，平均15天。退热天数1~5天，平均3天。在急性感染性疾病过程中，初起恶寒发热，时作时止，继则但热不寒，定时如潮，此后见寒热往来、休作有时。在此期间，抓住上述三个热型之高热兼症（高热伴头痛眩晕，咳嗽胸闷；或口苦纳差；或汗出恶风，小便难；或心胸烦闷；或恶心呕吐）之一者，即可投与本方加减。剂量及用法：高热用柴胡10~14g，党参10~30g，黄芩10~30g，甘草10~20g，半夏、生姜各10~20g，大枣10~30g；高热无汗，重用柴、芩，柴胡后下；高热微汗，重用柴、芩，等量同煎。汗出问题：大剂柴胡用于高热，每多汗出，"必蒸蒸而振，却复发热汗出而解"；当柴胡汤剂仿仲景再煎法时，服之可致无汗或微汗；当柴胡量倍于黄芩时，每可致汗。(《江苏中医》1986，5：36.)

【现代研究】①抑制四氯化碳所致的肝损害：通过经四氯化碳造成肝损害的小鼠服小柴胡汤原方，证实该方能抑制四氯化碳所致的肝损害。(《国外医学·中医中药分册》1986，4：

30）②促进被损害肝细胞的修复：小柴胡汤可使大鼠肾上腺重量增加，大鼠体内甾体类化合物的含量亦增高，从而促进被损害的肝细胞的修复。（《药学杂志》1980，6：602.）

0158 升阳散火汤

【方源】《内外伤辨》卷中。

【异名】柴胡升阳汤（《准绳·类方》卷一）。

【组成】升麻、葛根、独活、羌活、白芍、人参各五钱，甘草（炙）、柴胡各三钱，防风二钱五分，甘草（生）二钱。

【用法】上㕮咀，如麻豆大。每服五钱，水二盏，煎至一盏，去滓，大温服，不拘时候。

【主治】①《内外伤辨》：血虚或胃虚过食冷物，郁遏阳气于脾土之中，致使四肢发困热，肌热，筋骨间热，表热如火燎于肌肤，扪之烙手。②《准绳·类方》：热厥。

【宜忌】忌寒凉之物。

【方论】①《医方考》：少阳者，三焦与胆也。经曰：少火生气。丹溪曰：天非此火不能生万物，人非此火不能以有生。是少火也，生物之本，扬之则光，遏之则灭，今为饮食填塞至阴，抑遏其上行之气，则生道几于息矣，故宜辛温之剂以举之。升麻、柴胡、羌活、独活、防风、干葛皆辛温上行之物也，故用之以升少阳之气，清阳既出上窍，则浊阴自归下窍，而食物传化自无抑遏之患；芍药味酸，能泻土中之木；人参味甘，能补中州之气；生甘草能泻郁火于脾，从而炙之，则健脾胃而和中矣。②《医林纂要》：清阳之气，倡阴以行，本于肾命，行于肝胆，蒸于脾胃，达于膈上，布于膻中，而后畅于四表。阳气即火，而畅则无所谓火。阳气一有所遏抑，则愤逆而见为火焉（火郁在中、下二焦，此方所治是也。若酒食浓厚烧煿，则又助火，而火逼中、上焦，乃为凉膈散症矣）。火郁于下，真阴愈灼，苦以发之，拨自肾命之中（柴胡解骨髓中热），宣之脾胃之上（葛根、升麻散脾胃热），达之四表之末（羌活、独活祛四肢热），阳气可不郁矣。参、芍、草、姜、枣以厚滋脾胃，而和其阴阳，所以固其气血之本也。胃伤冷食，何以不用消导而用和补？曰：此非伤食，乃伤于所食之冷而抑遏阳气耳。胃已虚矣，何可更消？人参、甘草、姜、枣以温之，则冷气消矣。热盛如此，何以不用寒凉？曰：阳气已为阴所抑遏矣，而更用寒凉，是重为抑遏之。凡火盛水亏，则滋其水，阳为阴揜，则畅其阳，火炎于上，可自下夺之，火郁在下，必升以散之。此与凉膈散之治，所以大不相似也。③《医方集解》：此手足少阳药也，柴胡以发少阳之火为君；升、葛以发阳明之火，羌、防以发太阳之火，独活以发少阴之火为臣。此皆味薄气轻，上行之药，所以升举其阳，使三焦畅遂，而火邪皆散矣。人参、甘草益脾土而泻热，芍药泻脾火而敛阴，且酸敛甘缓，散中有收，不致有损阴气，为佐使也。

【临证举例】①五心烦热：虞恒德治一妇人，年四十余，夜间发热，早晨退，五心烦热，无休止时。半年后，虞诊六脉皆数，伏而且牢，浮取全不应，与东垣升阳散火汤四服，热减大半，胸中觉清快胜前，再与二帖，热悉退。（《名医类案》）②流感：某机关干部，男性，46岁。感冒四天，经西医服药、打针治疗无效。发热不退，身热如焚（腋温39.2℃），头痛如破，周身骨骼酸痛如折，咳嗽气喘，咳声粗洪，痰难咯出，小便淡黄，脉浮数带弦，舌红苔薄白滑。证属阳邪被遏，不得发越。给升阳散火汤去参加杏仁、桔梗二剂。服药一剂，汗出热退，痛苦解除大半。二剂后，除稍有咳嗽外，基本告愈。（《中医教育》1977，3：38.）③慢性扁桃体炎：运用升阳散火汤治疗慢性扁桃体炎30例，取得了较好疗效。30例患者年龄大多在10岁以下，最小3岁，最大25岁。患病时间平均两年。临床见症：继急性扁桃体炎反复发作之后，扁桃体肿大Ⅰ～Ⅲ度，微红，咽痛反复发作，阵发性刺激咳嗽，易感冒，纳呆，便溏，舌淡，脉弦细或细数。药物组成为生甘草6g，防风7.5g，炙甘草9g，升麻、葛根、独活、白芍、羌活、党参各15g，柴胡24g。治疗结果：治愈25例，显效4例，好转1例。(《中医杂志》1985，4：308。) ④鼻渊：江应宿治王晓鼻塞，气不通利，浊涕稠黏，屡药不效，已经三年。宿诊视，两寸浮数，曰：郁火病也。患者曰：昔医皆作脑寒主治，子何悬绝若是耶? 经曰：诸气膹郁，皆属于肺。河间云：肺热甚则出涕，故热结郁滞，壅塞而气不通也。投以升阳散火汤十数剂，病如失。(《古今医案按》)

0159 达原饮

【方源】《温疫论》卷上。

【组成】槟榔二钱，厚朴一钱，草果仁五分，知母一钱，芍药一钱，黄芩一钱，甘草五分。

【用法】用水二盅，煎八分，午后温服。

【功用】①《全国中药成药处方集·吉林方》：避瘟祛暑，解热，止呕利便。②《中医方剂学》：开达膜原，辟秽化浊。

【主治】①《温疫论》：温疫初起，先憎寒而后发热，日后但热而不憎寒。初得之二三日，其脉不浮不沉而数，昼夜发热，日晡益甚，头疼身痛，其时邪在伏脊之前、肠胃之后，舌上白苔，甚则如积粉满布无隙。②《中医方剂学》：温疫初起，邪伏膜原，憎寒壮热，或昼夜发热，头疼身痛，胸闷泛恶，脉弦数，苔白腻者。

【加减】胁痛耳聋，寒热，呕而口苦，加柴胡一钱；腰背项痛，加羌活一钱；目痛，眉棱骨痛，眼眶痛，鼻干，不眠，加干葛一钱。

【方论】槟榔能消能磨，除伏邪，为疏利之药，又除岭南瘴气；厚朴破戾气所结；草果辛烈气雄，除伏邪盘踞。三味协力直达其巢穴，使邪气溃败，速离膜原，是以为达原也。

热伤津液，加知母以滋阴；热伤荣气，加白芍以和血；黄芩清燥热之余；甘草为和中之用。以后四味不过调和之剂耳。

【临证举例】病毒感染性发热：16例患者均以发热、舌苔厚腻为主症，兼有头晕口苦，身体倦怠，胸闷纳呆，脉弦滑。体征有肝、脾肿大，淋巴结肿大，体温在37.8~40℃。用达原饮加柴胡、葛根、大黄煎服，每日2剂，每煎300ml，每隔6小时服150ml。结果：仅2例6天热退，其余为2~3天热退。肝、脾、淋巴结均随体温下降而恢复正常。(《中医杂志》1981，5：33。)

0160 和解宣化汤

【方源】方出《程门雪医案》，名见《古今名方》。

【组成】银柴胡（水炒）、远志各3g，炙鳖甲、甜杏仁、象贝母、炒谷芽、炒麦芽各9g，竹沥、半夏、紫菀各6g，黄芩（酒炒）、知母（酒炒）、橘红各4.5g，生薏苡仁12g。

【功用】和解宣化，凉营退热。

【主治】阴虚潮热，缠绵不愈，或肺痨发热，口苦，咳嗽有痰，胃纳不香。

【加减】若咳嗽重，加紫菀6g，炙枇杷叶9g。

0161 柴苓汤

【方源】《丹溪心法附余》卷一。

【组成】柴胡一钱六分，半夏（汤泡七次）七分，黄芩、人参、甘草各六分，白术、猪苓、茯苓各七分半，泽泻一钱二分半，桂五分。

【用法】水二盏，生姜三片，煎至一盏，温服。

【功用】《古今医鉴》：分利阴阳，和解表里。

【主治】伤寒、温热病、伤暑、痢疾等，邪在半表半里，症见发热，或寒热往来，或泄泻，小便不利者，以及疝气见有上述症状者。

①《丹溪心法附余》：温热病，发热泄泻里虚者，及邪传半表半里，内伤发热，杂病发热。②《幼科折衷》：痢疾有表证，表解而痢仍不止者。③《西塘感症》：太阴证，腹胀满，咽干自利，脉不浮而沉数者。④《幼幼集成》：少阳胆经有邪而病疟。⑤《医林纂要》：伤暑泄泻，发热口渴。

【临证举例】①小儿下利：本方治疗 20 例小儿下利，用药量：未满 7 岁者每日 3g，7 岁以上者每日 6g，乳儿每日 0.18g，均分三次服用，使用时间为 7~14 日。结果：显效 7 例，有效 8 例，略有效 1 例，无效 2 例，恶化 1 例，效果不明者 1 例。认为对容易陷于脱水状态的小儿下利，柴苓汤是一种有价值的药剂。（《汉方临床》1987，9：66.）②变形性膝关节症：用柴苓汤治疗 14 例伴有膝痛、膝浮肿的变形性膝关节症，每日予柴苓汤 9g，分三次服。治疗时间：最短者 3 周，最长者 4 个月。膝关节浮肿减轻或消失者 8 例，有效率 57%。（《汉方临床》1987，34：66.）

0162 柴胡桂枝汤

【方源】《伤寒论》。

【组成】桂枝（去皮）一两半，黄芩一两半，人参一两半，甘草一两（炙），半夏二合半（洗），芍药一两半，大枣六枚（擘），生姜一两半（切），柴胡四两。

【用法】以水七升，煮取三升，去滓，温服一升。

【主治】外感风寒，发热自汗，微恶寒，或寒热往来，鼻鸣干呕，头痛项强，胸胁痛满，脉弦或浮大。现用于感冒、癫痫、流行性出血热等。①《伤寒论》：伤寒六七日，发热，微恶寒，支节烦疼，微呕，心下支结，外证未去者。②《外台》：寒疝，腹中痛。③《活人书》：伤寒发汗多，亡阳谵语者。④《玉机微义》：伤寒发热，潮热脉弦，自汗，或渴或利。⑤《校注妇人良方》：伤风发热，自汗，鼻鸣干

呕。⑥《医学入门》：少阳病，头额痛，项强，胁痛胸满，发热恶寒，乍往乍来。⑦《张氏医通》：太阳少阳并病、合病。

【方论】①《伤寒来苏集》：桂、芍、甘草，得桂枝之半；柴、参、芩、夏，得柴胡之半；姜、枣，得二方之半，是二方合并非各半也。取桂枝之半，以解太阳未尽之邪；取柴胡之半，以解少阳之微结；凡口不渴，身有微热者，当去人参，此以六七日来邪虽不解，而正气已虚，故用人参以和之也。外证虽在，而病机已见于里，故方以柴胡冠桂枝之前，为双解两阳之轻剂。②《古方选注》：以柴胡冠于桂枝之上，即可开少阳微结，不必另用开结之方；佐以桂枝，即可解太阳未尽之邪；仍用人参、白芍、甘草，以奠安营气，即为轻剂开结之法。③《伤寒论本旨》：此小柴胡与桂枝汤合为一方也。桂枝汤疏通营卫，为太阳主方；小柴胡和解表里，为少阳主方。因其发热微恶寒，肢节烦疼之太阳证未罢而微呕，心下支结之少阳证已现，故即以柴胡为君，使少阳之邪开达，得以仍从太阳而解也。少阳证必呕，而心下支结，逼近胃口，故小柴胡用人参、姜、半夏，通胃阳以助气，防其邪之入腑也。然则虽曰和解，亦为开达驱邪之法，故可仍从汗解。世俗反畏人参之补而去之，乃失其功用，而中虚之人，邪不能外出，必致内陷而致危，是皆不明表里证治故也。

【临证举例】①太阳少阳合病：患者某女，65 岁。外感风邪，头痛发热，肢节酸痛，皮肤苍白，胸胁苦满，默默不欲食，口苦咽干，舌苔白，脉象浮数。经服柴胡桂枝汤，每日一剂，两天即愈。（《辽宁中医杂志》1981，10：39.）②腹痛：王善余次子，年十六岁，陡患腹痛呕吐，恶寒发热，痛甚则出汗，舌苔薄腻，脉缓滑。与柴胡桂枝汤去人参，加蔻仁、木香，一剂痛呕俱止，寒热亦退，接服一剂痊愈。（《丛桂草堂医案》）③感冒引发胃痛：患者男性，32 岁。患十二指肠球部溃疡已 2 年，

每因感冒或饮食不节，胃痛即发。周前又发作，服药无效。胸骨下时觉疼痛，5 天来每餐只能饮稀粥少许。询知此次胃痛系感冒之后转剧，现仍微有寒热（37.5℃），头晕，口苦，肢倦，不思饮食，深呼吸时觉胸部不舒，微咳，时欲呕，大便 3 天未行，舌苔薄白，脉浮数。予柴胡桂枝汤五剂愈。（《伤寒论方运用法》）④癫痫：用本方制成桂芍镇痛片，治疗 36 例不同类型的难治型癫痫患者，经过 6~12 个月的临床治疗，显效者 11 例，有效者 5 例，总有效率达 44.44%。（《中成药研究》1982，12：20.）⑤流行性出血热：沈阳市传染病院用柴胡桂枝汤为主治疗流行性出血热 112 例，仅死亡 1 例，疗效优于对照组，经统计学处理，两组差异非常显著。（《辽宁中医杂志》1984，8：17.）⑥失眠：虞某某，女，24 岁。2 个月来夜寐不安，多梦易醒，甚至彻夜难眠，精神不振，周身不适，不可名状。脉浮软，苔薄白，舌淡红。予柴胡桂枝汤加当归，4 剂获愈。（《浙江中医杂志》1983，5：223.）

【现代研究】①抗癫痫及镇静作用：对柴胡桂枝汤加芍药进行神经药理研究，结果表明，其 2% 的溶液对戊四氮所致日本蜗牛食管下神经节的 D 神经细胞放电有显著的抑制作用，这一放电效应与注射戊四氮和用其他方法引起哺乳动物大脑皮层细胞放电的类型极为相似，故作为抗癫痫药的筛选模型。（*Planta Medical* 1978，3：294.）实验表明，本方溶液能使蛙的离体坐骨神经纤维的复合活动电位消失，其强度约为 0.5% 普鲁卡因之 0.3 倍，表明本方具有一定的局部麻醉作用。这种局麻作用也可能与本方抗癫痫效果有关。（《生药学杂志》1978，4：273.）②抗溃疡作用及对肠平滑肌的影响：实验表明，本方能抑制半胱胺所致大鼠胃溃疡的形成，胃液检测发现本方可抑制胃酸分泌，尤其是能明显抑制胃蛋白酶的分泌，血清胃泌素测定表明本方还可抑制胃泌素分泌和防止半胱胺所致胰泌素的下降，可见本

方抗胃溃疡的作用是从增强机体对胃溃疡形成的防御因子和对抗攻击因子两方面而获效的。（《诊断与治疗》1987，11：176.）本方还具有显著的解痉作用，实验证明其对乙酰胆碱所致离体豚鼠回肠收缩，有显著的解痉作用，此作用与小柴胡汤类似而弱于大柴胡汤。（《药学杂志》1982，4：371.）③保肝作用：本方组成药柴胡、甘草、人参、黄芩、白芍和大枣均有保肝作用。对于 D- 半乳糖胺所致大鼠肝损害，本方有与大、小柴胡汤类似的保肝效果，能抑制 SGPT 的上升及肝透明变性。（《国外医学·中医中药分册》1984，2：121.）④抗炎作用：本方对大鼠巴豆油性肉芽囊的渗出和棉球肉芽肿增生均有显著抑制作用，以对前者为强。而大、小柴胡汤的抗炎作用则以对晚期炎症为强。本方抗炎作用的上述特点与其适用于治太阳少阳合病而有表证未去者，即多用于急性炎症性疾病相符。（《日本东洋医学会志》1972，3：28.）

0163 柴胡陷胸汤

【方源】《重订通俗伤寒论》卷二。

【组成】柴胡一钱，姜半夏三钱，小川连八分，苦桔梗一钱，黄芩一钱半，瓜蒌仁（杵）五钱，小枳实一钱半，生姜汁四滴（分冲）。

【功用】和解开降达膜。

【主治】少阳结胸，症见少阳证具，胸膈痞满，按之痛，用柴胡枳桔汤未效者。现用于慢性胆囊炎急性发作、急性支气管炎。

【临证举例】①慢性胆囊炎急性发作：李某某，女，55 岁，营业员，1980 年 10 月 5 日初诊。患者 11 年前患急性胆囊炎后，常觉右胁胀痛，近年来渐觉急倦乏力，大便艰涩，二三日方一行。前日突觉右胁胀痛难忍，恶寒发热，口苦，胸闷，恶心，大便秘结，小便黄少，面色黯黄，精神不振，舌苔薄黄，脉沉细。证属肝胆湿热气滞。然因病久体弱，不可

过用苦寒攻剂，当辛开苦降、调达气机，予柴胡陷胸汤加郁金 10g，木香 10g。2 剂之后，大便畅行，证情减轻。再进 4 剂，诸症消失。（《云南中医杂志》1982，3：33.）②急性支气管炎：胡某某，男，40 岁，工人，1981 年 1 月 27 日初诊。病人素体清瘦，面白无华，胃纳不佳。5 天前开始恶寒发热，鼻塞流清涕，头痛，咽痒，咳嗽，吐少许白稠痰，自服西药后，头痛、恶寒、鼻塞减轻，但咳嗽频频，痰多黄稠，微觉喘急，汗出畏风，动则发热，口黏苦，脘闷不饥，苔白黄而腻，脉濡滑。证属风寒咳嗽化热，痰热互结，而表邪未净。当透表清热，化痰止咳。用柴胡 12g，黄芩 10g，黄连 5g，姜半夏 10g，瓜蒌仁 15g，枳实 10g，桔梗 10g，生姜 15g，杏仁 10g。连进 3 剂痊愈。（《云南中医杂志》1982，3：33.）

0164　柴胡加芒硝汤

【方源】《伤寒论》。

【组成】柴胡二两十六铢，黄芩一两，人参一两，甘草一两（炙），生姜一两（切），半夏二十铢（本云五枚，洗），大枣四枚（擘），芒硝二两。

【用法】上以水四升，煮取二升，去滓，纳芒硝，更煮微沸，分温再服，不解更作。

【主治】①《伤寒论》：伤寒十三日不解，胸胁满而呕，日晡所发潮热，已而微利，此本柴胡证，下之以不得利，医以丸药下之而反利。②《张氏医通》：少阳过经不解。

【方论】①《医方集解》：此少阳、阳明药也。表证误下，邪热乘虚入胃，以致下利而满呕，潮热之证犹在，故仍与柴胡汤以解少阳，加芒硝以荡胃热，亦与大柴胡两解同意。②《古方选注》：芒硝治久热胃闭，少阳热已入胃而犹潮热、胁满者，则热在胃而证未离少阳，治亦仍用柴胡，但加芒硝以涤胃热，仍从少阳之枢外出，使其中外荡涤无遗，乃为合法。

【临证举例】①热入血室：郑某某，女，29 岁，工人。患者月经来潮忽然中止，初起发热恶寒，继即寒热往来，傍晚发热更甚，并自言乱语，天亮时出汗，汗后热退，又复恶寒。口苦咽干，目眩目赤，胸胁苦满，心烦喜呕，不欲饮食，神倦，9 天不大便。查询病史：结婚多年，未曾生育。月经不正常，一般 3~4 个月来潮一次，经期甚短、量少，继即恶寒发热，虽服药未能根治。舌苔白，脉弦数。予柴胡加芒硝汤煎服。当日上午 10 时服药，下午 4 时许通下燥屎，所有症状解除，嘱常服当归流浸膏，月经恢复正常。至今 4 年未见复发，并生育 2 个女孩。（《伤寒论方医案选编》）②潮热腑实：患者女性，49 岁，1961 年 8 月 6 日初诊。发热十余日，经芳香清解、渗利导滞而寒热不退，入晚热高，微汗，连日来体温升降于 37.8~38.8℃ 之间。不恶寒而恶热，头重目眩，四肢酸重，口苦，咽干，唇燥，面垢，喜饮而饮不多，不欲进食，胸闷，时作叹息，大便干燥难解，小便短少，腹胀满不舒，舌燥苔黄，脉弦而迟。病处少阳、阳明两经之间，迭经汗下，中气嫌虚，拟小柴胡汤轻剂，加知母、芒硝（冲服）泻热去实，服 1 剂。8 月 7 日二诊，昨夜解燥屎二三枚，腹满减，胸腹较舒。今晨体温 37.3℃，舌略润，苔薄黄，脉仍弦迟。续前法，原方加减共服 4 剂，热退净，调理而愈。（《伤寒论方运用法》）

0165　柴胡桂枝干姜汤

【方源】《伤寒论》。

【组成】柴胡半斤，桂枝三两（去皮），干姜二两，天花粉四两，黄芩三两，牡蛎二两（熬），甘草二两（炙）。

【用法】以水一斗二升，煮取六升，去滓，再煎取三升，温服一升，每日三次。初服微烦，复服汗出便愈。

【功用】《经方研究》：和解少阳，兼化痰饮。

【主治】伤寒四五日，身热恶风，颈项强，胸胁满微结，渴而不呕，但头汗出，往来寒热。现用于肝炎、窦性心动过速、冠心病心动过缓、月经不调、乳腺囊性增生。①《伤寒论》：伤寒五六日，已发汗而复下之，胸胁满微结，小便不利，渴而不呕，但头汗出，往来寒热，心烦者。②《外台》：伤寒四五日，身热恶风，颈项强，胁下满，手足温而渴者。

【宜忌】《外台》引《伤寒论》：忌生葱、海藻、菘菜。

【方论】①《伤寒明理论》：《内经》曰：热淫于内，以苦发之。柴胡、黄芩之苦，以解传里之邪；辛甘发散为阳，桂枝、甘草之辛甘，以散在表之邪；咸以软之，牡蛎之咸，以消胸胁之满；辛以润之，干姜之辛，以固阳虚之汗；津液不足而为渴，苦以坚之，瓜蒌之苦以生津液。②《古方选注》：以桂枝行太阳未罢之邪，重用柴胡、黄芩转少阳之枢，佐以干姜、甘草，开阳明之结，使以花粉，佐牡蛎深入少阴，引液上升，救三阳之热。不必治厥阴，而三阳结邪，一一皆从本经而解矣。用柴胡和少阳之阳，即用黄芩和里；用桂枝和太阳之阳，即用牡蛎和里；用干姜和阳明之阳，即用天花粉和里；使以甘草，调和阴阳。③《医宗金鉴》：少阳表里未解，故以柴胡桂枝合剂而主之，即小柴胡汤之变法也。去人参者，因其正气不虚；减半夏者，以其不呕，恐助燥也；加栝楼根，以其能止渴兼生津液也；倍柴胡加桂枝，以主少阳之表；加牡蛎，以软少阳之结。干姜佐桂枝，以散往来之寒；黄芩佐柴胡，以除往来之热，且可制干姜不益心烦也。诸药寒温不一，必需甘草以和之。初服微烦，药力未及；复服汗出即愈者，可知此证非汗出不解也。④《寒温条辨》：柴胡除少阳之寒热，桂枝解太阳之余邪，花粉彻阳明之渴热，干姜去胸胁之烦满，甘草调汗下之误伤，此少阳阳明两解之治法也。

【临证举例】①郁冒：一农夫，年三十余，去年起，郁冒时发，有时稍吐血，盗汗，往来寒热，微渴而脐旁动悸，予本方治之而愈。(《成绩录》)②肝炎：刘某某，男，54岁。患肝炎而腹胀作泻，不欲饮食，胁痛及背。服药无数，效果不显。某君请余为治。脉弦而缓，舌淡苔白，此乃肝病及脾，脾阳先衰之象。为疏柴胡桂枝干姜汤：柴胡12g，黄芩4.5g，炙甘草9g，干姜9g，天花粉12g，牡蛎12g。凡四服而腹胀与泻俱止，饮食较前为多，精神亦有好转。后以肝脾共调，佐以健脾利湿之品，肝功化验日趋正常而愈。(《刘渡舟医案》)③窦性心动过速：康某，男，20岁。半年来胸闷心悸不止，形瘦颧红，左乳下其动应衣，每入夜则身冷寒战，至后半夜身热汗出而解，昼日无寒热，脘痞纳呆，口干唇燥，舌质红，舌体略胖，苔薄白，脉弦细疾数。心电图示：窦性心动过速，心率110次/分。予柴胡桂枝干姜汤加龙骨30g，五味子10g。服药3剂后心悸大减，寒热止，纳增，脉转和缓(90次/分)。上方剂量减半，再予3剂而愈。(《北京中医》1988，3：19。)④冠心病心动过缓：赵某，女，60岁。三年前确诊为冠心病，现心中空虚怔忡，稍动作即心中憺憺大动，不能下地行走，已1月有余，曾服消心痛、活心丹等中西药不效。心电图：心率50次/分，ST段Ⅲ、V_5下移0.05。伴头昏身热，微恶寒，时自汗出，口干苦不欲饮，纳食尚好，神情郁闷，大便时溏时结。体丰，舌略红略胖，苔薄白微黄，脉迟缓。投柴胡桂姜汤加五味子6g，3剂，水煎服。药尽，诸症均减，已下地活动，脉和缓(60~70次/分)。上方去五味子，加川贝10g，炒麦芽15g，继服3剂，追访至今未再发。(《北京中医》1988，3：19。)⑤月经不调：一妇人，平素月经不调，其气上冲，两胁急缩，腰痛不可忍，经行之时，脐下疼痛，下如豆汁，一日或半日即止，已十余年。诊之，胸胁苦满，脐上动悸甚，予本方，服之数月，前证得愈。(《古方便览》)⑥乳腺囊性增生症：

王某，女，39岁。左乳房外上方有一肿块，如核桃大，肿块近处有黄豆大数粒小肿块，右乳房中上方稍偏外侧，有一肿块如大枣状，触之有痛感，质坚硬，推之可移，边界不清，而两腋下淋巴结不肿大，诊断为乳癖（乳腺囊性增生症），给予本方。服20剂后，两侧乳房肿块全消，自觉症状消失而痊愈。3年后随访，未见复发。(《新医药学杂志》1979，1：33.)

【现代研究】①对内分泌腺的影响：实验研究证实，本方及单味柴胡可使肾上腺与胸腺等脏器发生重量变化，特别是柴胡的有效成分柴胡皂苷可使肾上腺肥大，造成胸腺萎缩，柴胡皂苷d的作用最显著。(《药学杂志》1980，6：602.) ②保肝作用：实验性肝损害证实，当腹腔注射D-半乳糖胺后，分别给与本方和小柴胡汤等柴胡方剂，能抑制血清转氨酶（GPT、GOT）上升（抑制率60%）。(《药学杂志》1984，7：798.) ③抗癫痫作用：本方加芍药的溶液对软体动物（蜗牛）的神经节细胞有抑制作用，实验表明有抗戊四氮（PTZ）作用，方中芍药、生姜、桂枝有与本方加芍药相同的抗PTZ作用。对小鼠听源性惊厥呈有意义的抑制，证实了在临床上抗癫痫的疗效。(《生药学杂志》1978，4：273.)

0166 桑柴饮

【方源】《温病刍言》。

【组成】桑叶、黄芩、法半夏各10g，柴胡、薄荷各5g，忍冬藤、连翘各12g。

【用法】水煎服。

【功用】辛凉解表，和解少阳。

【主治】温热之邪入于半表半里，而仍偏表，寒热往来一日数作者。

0167 黄芩加半夏生姜汤

【方源】《伤寒论》。

【组成】黄芩三两，芍药二两，甘草二两（炙），大枣十二枚（擘），半夏半斤（洗），生姜一两半（一方三两，切）。

【用法】上六味，以水一斗，煮取三升，去滓。温服一升，每日二次，夜一次。

【主治】痢疾或泄泻，身热不恶寒，腹痛口苦，干呕；胆咳，咳而呕苦水者。①《伤寒论》：太阳与少阳合病，自下利而兼呕者。②《金匮》：干呕而利。③《玉机微义》：胆府发咳，呕苦水若胆汁。④《幼幼集成》：麻疹发热吐泻。

【方论】①《内台方议》：黄芩汤中以黄芩为君，以解少阳之里热，苦以坚之也；芍药为臣，以解太阳之表热而行营气，酸以收之也；以甘草为佐，大枣为使，以辅肠胃之弱以缓中也；加半夏之辛以散逆气，加生姜之辛以和其中而止呕也。②《古方选注》：用甘草、大枣和太阴之阳；黄芩、芍药安太阴之阴；复以半夏、生姜宣阳明之阖，助太阳之开。上施破纵之法，则邪无客着，呕止利安。③《医宗金鉴》：用半夏、生姜入上焦而止呕；甘草、大枣入中焦而和脾；黄芩、芍药入下焦而止利，如是则正气安而邪气去，三焦和而呕利止矣。

0168 蒿芩清胆汤

【方源】《重订通俗伤寒论》。

【组成】青蒿脑一钱半至二钱，淡竹茹三钱，仙半夏一钱半，赤茯苓三钱，青子芩一钱半至三钱，生枳壳一钱半，陈广皮一钱半，碧玉散（包）三钱。

【功用】和解胆经。

【主治】足少阳胆与手少阳三焦湿遏热郁，三焦气机不畅，胆中相火炽，致胸闷作呕，寒热如疟。

【方论】①《重订通俗伤寒论》：足少阳胆与手少阳三焦合为一经，其气化一寄于胆中以化水谷，一发于三焦以行腠理。若受湿遏热郁，则三焦之气机不畅，胆中之相火乃炽，故以蒿、芩、竹茹为君，以清泄胆火；胆火炽，必犯胃而液郁为痰，故臣以枳壳、二陈，和胃化痰；然必下焦之气机通畅，斯胆中之相火清和，故又佐以碧玉，引相火下泄；使以赤苓，俾湿热下出，均从膀胱而去。此为和解胆经之良方，凡胸痞作呕，寒热如疟者，投无不效。②《中医大辞典·方剂分册》：方中青蒿、黄芩为君，清少阳胆热；配伍竹茹、陈皮、半夏、枳壳为臣，清胃降逆而化痰；合用赤茯苓、碧玉散为佐使者，既可导胆热下行，又能利湿和中调药。诸药合用，使少阳胆热可清，脾胃痰湿得化，则诸症自愈。

二、调和肝脾

0169　木香分气饮

【方源】《普济方》卷一八二。

【组成】乌药二两，木香（不见火）半两，甘草半两，陈皮一两（洗净），香附子二两（去毛、土，净一两半），枳壳一两（去瓤半两），缩砂一两（去皮）。

【用法】上㕮咀。每服四钱，水一盏半，煎至八分，去滓服。

【功用】调中快气，升降阴阳。

【主治】心腹刺痛。

0170　平肝消瘕汤

【方源】《辨证录》卷七。

【组成】白芍一两，当归五钱，白术一两，柴胡一钱，鳖甲二钱，神曲一钱，山楂一钱，枳壳一钱，半夏一钱。

【用法】水煎服。

【功用】舒肝中之郁，助脾胃之气。

【主治】肝气甚郁，结成气块，在左胁之下，左腹之上，动则痛，静则宁，岁月既久，日渐壮大，面色黄槁，吞酸吐痰，时无休歇。

0171　四逆散

【方源】《伤寒论》。

【组成】甘草（炙）、枳实（破，水渍，炙干）、柴胡、芍药各十分。

【用法】上为末，每服方寸匕，白饮和服，一日三次。

【功用】透解郁热，疏肝理脾。①《注解伤寒论》：散传阴之热。②《伤寒大白》：疏通肝胆血脉，调和胃家中气，清热。③《伤寒贯珠集》：辅正逐邪，和解表里。④《谦斋医学讲稿》：疏肝理脾，调气祛滞。

【主治】少阴病，寒邪变热传里，腹中痛，小便不利，泄利下重，四肢厥逆；肝脾不和，胸腹疼痛，泄利下重等。现常用于急慢性肝炎、急慢性胆囊炎、胆石症、胆道蛔虫症、慢性胃炎、胃溃疡、胃肠神经官能症、胰腺炎、阑尾炎、肋间神经痛及妇女月经不调、痛经、盆腔炎等属于肝郁气滞，肝脾失调者。①《伤寒论》：少阴病四逆，其人或咳，或悸，或小便不利，或腹中痛，或泄利下重。②《玉机微义》：寒邪变热传里，小便不利，腹中痛或泄利。③《明医指掌》：阳邪传里腹痛；阳厥轻者。④《景岳全书》：阳气亢极，四肢厥逆，在臂、胫之下。⑤《证治汇补》：热郁腹痛。⑥《类聚方广义》：痢疾累日，下利不止，胸胁苦满，心下痞塞，腹中结实而痛，里急后重者。

【宜忌】①《景岳全书》：阴证厥逆上过于肘，下过于膝，乃不当用。②《福建中医药》（1983，4：15.）：如属寒厥的四肢不温不宜用，肝阴虚或中气虚寒者亦不宜用。

【加减】悸者，加桂枝五分；腹中痛者，加附子一枚（炮令坼）；泄利下重者，先以水五升，煮薤白三升，煮取三升，去滓，以散三方寸匕，纳汤中，煮取一升半，分温再服。

【方论】①《注解伤寒论》：四逆散以散传阴之热也。《内经》曰：热淫于内，佐以甘苦，以酸收之，以苦发之。枳实、甘草之甘苦，以泄里热；芍药之酸，以收阴气；柴胡之苦，以发表热。②《医学入门》：以邪渐入深，则手足渐冷，是以枳实之苦，佐甘草以泻里热；芍药之酸，以收阴气；柴胡之苦，以发表热。经曰：热淫于内，以酸收之，以苦发之是也。如咳者，肺寒气逆；下痢者，肺与大肠为表里，加五味子以收逆气，干姜以散肺寒；悸者，气虚而不能通行，心下筑筑然悸动，加桂枝以通阳气；小便不利，加茯苓以淡渗之；里虚腹痛，加附子以补虚；泄利后重，下焦气滞也，加薤白以泄气滞。③《医方考》：此阳邪传至少阴，里有结热，则阳气不能交接于四末，故四逆而不温。用枳实，所以破结气而除里热；用柴胡，所以升发真阳而回四逆；甘草和其不调之气；芍药收其失位之阴。④《伤寒论三注》：少阴至于四逆，热深而厥亦深矣。热邪内入，欲其散，非苦寒如柴胡不足以升散也；欲其泄，非苦降如枳实不足以下泄也；且阳邪入则必至于劫阴，故欲其收，非酸寒如白芍不足以收之也；合甘草以和中。仍是二味祛邪，二味辅正，无偏多偏少于其间者，邪正各为治也。⑤《伤寒大白》：本是阳证，因热邪内传阴经而厥冷，故以柴胡、白芍药疏通肝胆，伸阳气外达，则肝主四末而四肢自暖。又以枳实、甘草疏通阳明里气，伸胃阳外布，则胃主手足而手足自温。⑥《成方便读》：以柴胡自阴而达阳，邪自表而里者，仍自里而出表，使无形之邪，以此解散。然邪既自表而里，未免有形之痰食留恋。其邪结不开，邪终不能尽彻。故以枳实破结除痰，与柴胡一表一里，各得其宜。而以芍药、甘草，护阴和中，相需相济，自然邪散厥回耳。

【临证举例】 ①热厥：祝某，始周身骨节疼，胸腹胀满，目闭肢厥，爪甲青紫，医以伤寒治之，七日昏沉弗效。此得之怒火与痰相搏，予四逆散加芩、连泻三焦火而愈。(《医学入门》) 龚某某，女，83岁。发热5天，头昏痛，口干苦，渴饮，大便3天未行，小便色红而短，昏眩不能起床，四肢冰冷，体温38.3℃，苔白厚，脉弦有力，属热厥。年事虽高，仍须解郁泄热，使邪去正复，厥逆自回。方用四逆散加味：柴胡二钱，白芍二钱，枳实二钱，甘草二钱，甘菊花四钱，黄芩三钱。翌

晨来诊，体温已正常（36.8℃）(《广东医学》1965，2：25.)。②热厥腹痛：梁某，女，22岁，1965年6月20日初诊。腹痛急暴、喜按，面色青，手足欠温，怕冷，脘腹胀满、嗳气、矢气则痛减，肠鸣，便溏，小便清利，舌苔薄白，脉沉细略弦。此为肝气不疏，气滞则血凝，气血不行，故面青、肢冷；气机不畅，则脘腹胀满、暴痛；因无食滞痞块，故喜按。治宜疏肝理气。处方：柴胡4.5g，白芍12g，枳实9g，炙甘草4.5g，木香（后下）3g，砂仁4.5g。连服二剂，腹痛消除。(《广西中医药》1984，4：33.) ③慢性阑尾炎：果某某，女性，44岁，家庭妇女，1962年9月19日初诊。2个月前出现下腹髂窝处作痛，每于过劳或紧张时疼痛发作，曾于某某医院诊为慢性阑尾炎。此次疼痛发作2天，呈交替性胀痛与牵引疼，已2天未能缓解，但无恶心呕吐，食欲、睡眠、二便均可。既往无其他病史。舌质正常，苔白，脉沉弦。心肺无异常。下腹回盲部明显压痛，但无抵抗紧张。证属肝气郁结，阳郁于里，不能宣达。拟疏肝和胃为治，用四逆散倍芍药：柴胡12g，枳壳6g，芍药18g，甘草6g。服下首剂之后，于右髂窝处有痛热感，翌日疼痛减轻大半。服药2剂疼痛消失，劳动亦未再发，唯偶尔稍有似痛非痛之感。服药3剂后，疼痛消失未发，脉弦转弱，嘱将前方隔日服1剂，服用7剂，以巩固疗效。(《伤寒论临床研究》) ④胆道蛔虫病：用本方加乌梅、川楝治疗胆道蛔虫病51例，全部治愈出院。作者指出，本方用于木郁土壅之四肢厥逆、咳、悸、小便不利，腹中痛，泄利下重的少阴证，取柴胡升阳达表、疏肝利胆，冀其奥迪括约肌松弛；得芍药之酸甘能柔肝缓急而止痛；更配梅、楝之酸苦驱退蛔虫；又助枳实宽中下气，使蛔虫从大便排出。(《福建中医药》1962，2：37.) ⑤慢性胆囊炎：栾某，女，50岁。反复发作性右胁下疼痛1年余，某医院诊断为慢性胆囊炎。2天前因恼怒而引发，右胁

胀痛，寒热往来，嗳气泛恶，咽干口苦，痛处拒按，舌质红，苔薄黄，脉弦数。证属肝胃不和。治宜疏肝理气，和胃止痛。处方：柴胡9g，白芍9g，枳实6g，黄芩6g，半夏9g，生甘草6g。3剂后胁痛减轻，寒热消失。原方去黄芩继服3剂，疼痛缓解，饮食正常。(《山东中医杂志》1985，4：19.)⑥肠神经官能症：王某，女，30岁。大便溏泄已数年，腹胀肠鸣，里急后重，常因心情不畅而加重，多次大便培养呈阴性，无痢疾史。诊为肠神经官能症。慢性病容，舌偏红，苔微黄，脉弦滑，为热阻气滞证。方用四逆散加薤白：柴胡6g，白芍6g，枳实4.5g，薤白3g，甘草3g。2剂好转，共服8剂愈。(《新医药学杂志》1975，7：43.)⑦慢性肝炎：王某某，男，25岁。1975年5月10日诊。患者于1970年在建瓯县插队时被传染肝炎，遂回榕治疗。经某某医院检查，诊为慢性肝炎，服药2个多月，肝区仍不时作痛，转氨酶仍未降低，食纳不佳，舌苔薄白，脉象弦细。法用疏肝理脾为主，以四逆散加味治之：毛柴胡6g，白芍药9g，绿枳壳6g，生甘草3g，麦谷芽各20g，板蓝根9g，鸡内金6g，川楝子9g，广郁金6g。水煎服。并以玉米须、糯稻根各15g，水煎代茶饮。上方连服十余剂后，肝区痛除，转氨酶恢复正常，食量渐增。(《福建中医药》1983，4：14.)⑧胃溃疡：用四逆散提取剂治疗胃溃疡28例。8周后显效9例(32％)，有效11例(39％)，有效率为71％。其中17例活动期胃溃疡呈瘢痕化，疼痛的改善度为93％，100％自觉症状减轻。此外发现，转氨酶呈有意义的降低，嗜酸性粒细胞增加。[《和汉医药学会志》(日文)1986，3：344.]

【现代研究】①对心脏功能的影响：本方对麻醉猫有显著的升压作用，对心脏泵功能的影响，主要是通过增加心室舒张时心肌纤维收缩成分延长的最大速度和增加后负荷来实现的，与去甲肾上腺素作用类似，但强度较弱，作用持续时间较长。(《仲景学说研究与临床》1985，1：35.)②对免疫功能的影响：本方水醇沉液对小鼠腹腔巨噬细胞的吞噬功能有较明显的促进作用。其所以能治疗阑尾脓肿和急性胆囊炎，可能与其增加机体防御功能有关。(《仲景学说研究与临床》1985，1：52.)③解痉作用：本方水醇沉液对离体兔肠呈抑制作用，临床用于治疗急腹症及消化道疾病，可能与其解痉作用有关。此外，还有对抗乙酰胆碱及氯化钡所致的肠痉挛作用。(《仲景学说研究与临床》1985，1：52.)④毒性试验：静脉连续注射四逆散水醇沉液，研究其对实验动物心脏的毒性作用，发现在低浓度时抗休克、升压和抗心律失常作用均显著，对心、肝、肾、脾、肺皆无毒性作用。但随浓度的升高(7.0g/kg)，家兔不仅出现房室传导阻滞，同时心率减慢，ST段下移。故对伴有传导阻滞的休克病人应慎用，并密切观察心电图的改变。(《辽宁中医杂志》1986，7：41.)

0172　加味逍遥散

【方源】《内科摘要》卷下。

【异名】八味逍遥散(《医学入门》卷八)、丹栀逍遥散(《中医方剂学》)。

【组成】当归、芍药、茯苓、白术(炒)、柴胡各一钱，牡丹皮、山栀(炒)、甘草(炙)各五分。

【用法】水煎服。

【功用】《赵炳南临床经验集》：疏肝清热，解郁和营。

【主治】肝脾血虚，内有郁热，潮热晡热，自汗盗汗，腹胁作痛，头昏目暗，怔忡不宁，颊赤口干，肢体耳内作痛；妇人月经不调，发热咳嗽；或阴中作痛，或阴门肿胀；小儿口舌生疮，胸乳膨胀；外症见遍身瘙痒，或虚热生疮。①《内科摘要》：肝脾血虚发热，或潮热晡热，或自汗盗汗，或头痛目涩，或怔忡不宁，或颊赤口干，或月经不调，或肚腹作痛，或小腹重坠，水道涩痛，或肿痛出脓，内热作渴。②《校注妇人良方》：遍身瘙痒，或口燥咽干，食少嗜卧，小便涩滞，及瘰疬流注，虚热生疮。③《女科撮要》：妇人初产，阴门肿胀，或燃痛而不闭；血虚火燥，产后大便不通。④《保婴撮要》：小儿肝脾血虚内热，胁腹作痛，头目昏黑，或食少不寐，或口舌生疮，或胸乳膨胀；或女子患前症，经候不调，发热咳嗽，寒热往来；伤损血虚，内热发热；或肢体作痛，或耳内作痛；乳母肝脾血虚发热，致儿患疮；或儿肝脾有热，致疮不愈。⑤《医学入门》：脾胃血虚有热生痛；或胁乳肿痛，耳下结核。⑥《济阳纲目》：大怒逆气伤肝，肝伤血少目暗。⑦《医宗金鉴》：妇人郁热伤损肝脾，湿热下注而致阴中作痛，痛极往往手足不能伸舒；及风湿血燥而致血风疮证，遍身起瘖癗，如丹毒状，或痒或痛，搔之则成疮。⑧《杂病源流犀烛》：郁证；或血燥肝气虚弱，风寒客于经络，肩臂痛而筋挛，遇寒则剧，脉紧细。⑨《伤科汇纂》：血虚肝燥，骨蒸劳热。⑩《全国中药成药处方集·南京方》：肝经郁热过甚，烦热口苦，耳鸣头眩。

【方论】①《医方考》：方中柴胡能升，所以达其逆也；芍药能收，所以损其过也；丹、栀能泻，所以伐其实也；木盛则土衰，白术、甘草扶其所不胜也；肝伤则血病，当归所以养其血也；木实则火燥，茯神所以宁其心也。②《成方便读》：本方以丹皮之能入肝胆血分者，以清泄其火邪；黑山栀亦入营分，能引上焦心肺之热屈曲下行，合于前方中自能解郁散火，火退则诸病皆愈耳。

【临证举例】①产后阴门不闭：一产妇阴门不闭，小便淋沥，腹内一物，攻动胁下，或胀或痛，用加味逍遥散加车前子而愈。(《女科撮要》)②咳嗽：一妇人因怒，吐痰甚多，狂言热炽，胸胁胀痛，手按稍止，脉洪大无伦，按之微细，此属脾肝二经血虚，以加味逍遥散加熟地、川芎二剂，脉症顿退，再用十全大补

而安。(《内科摘要》)③恶寒发热：寒热无期，中脘少腹剧痛，此肝脏之郁也，郁极则发为寒热，头不痛，非外感也。以加味逍遥散主之。(《柳选四家医案》)

【备注】本方改为丸剂，《全国中药成药处方集·南京方》名"丹栀逍遥丸"。

0173 伐肝补脾汤

【方源】《赤水玄珠》卷三。

【组成】黄连一钱二分，芍药、柴胡各一钱，青皮八分，白术一钱半，人参八分，白茯苓一钱，甘草（炙）五分。

【用法】水煎，食前服。

【主治】脾胃气弱，木乘土位而口酸者。

0174 抑木和中汤

【方源】《医醇賸义》卷一。

【组成】蒺藜四钱，郁金二钱，青皮一钱，广皮一钱，茅术一钱（炒），厚朴一钱，当归二钱，茯苓二钱，白术一钱，木香五分，砂仁一钱，佛手五分，白檀香五分。

【主治】肝气太强，脾胃受制，中脘不舒，饮食减少，脉左关甚弦、右部略沉细。

【临证举例】脘痞：无锡顾左，患中脘不舒，饮食减少，诊其脉左关甚弦、右部略沉细。前医与承气汤重药轻投，未效。予为制抑木和中汤三剂而愈。

0175 吴茱萸丸

【方源】方出《丹溪心法》卷三，名见《杏苑生春》卷四。

【组成】吴茱萸一两（去枝梗，煮少时，浸半日，晒干），陈皮一两，苍术（米泔浸）一两，黄连二两（陈壁土炒，去土秤），黄芩一两（如上土炒）。或加桔梗一两，茯苓一两。

【用法】上为末，神曲糊为丸，如绿豆大。每服二三十丸，食后服。

【功用】《杏苑生春》：疏郁滞，清湿热。

【主治】吞酸，因于湿热郁积于肝而出，

伏于肺胃之间者。

【宜忌】宜用粝食、蔬菜自养。

【方论】《杏苑生春》：用吴茱萸、橘红等诸辛以疏郁，苍术燥湿，芩、连等以清热。

0176　逍遥散

【方源】《局方》卷九。

【异名】逍遥汤（《圣济总录》卷一六三）。

【组成】甘草（微炙赤）半两，当归（去苗，锉，微炒）、茯苓（去皮，白者）、芍药（白）、白术、柴胡（去苗）各一两。

【用法】上为粗末，每服二钱，水一大盏，加烧生姜一块（切、破）、薄荷少许，同煎至七分，去滓热服，不拘时候。

【功用】疏肝解郁，养血健脾。①《内经拾遗》：调荣益卫，止嗽消痰。②《医宗金鉴》：调肝理脾。③《中医方剂学》：疏肝解郁，健脾养血。

【主治】肝郁血虚，两胁疼痛，头痛目眩，口燥咽干，神疲食少，往来寒热；妇女月水不调。①《局方》：血虚劳倦，五心烦热，肢体疼痛，头目昏重，心忪颊赤，口燥咽干，发热盗汗，减食嗜卧；血热相搏，月水不调，脐腹胀痛，寒热如疟；及室女血弱阴虚，荣卫不和，痰嗽潮热，肌体羸瘦，渐成骨蒸。②《圣济总录》：产后亡阴血虚，心烦自汗，精神昏冒，头痛。③《得效方》：产后血虚发热，感冒热潮。④《女科撮要》：或因劳疫所伤，或食煎炒，血得热而流于脬中，小便带血。⑤《杏苑生春》：女子月经来少色淡，或闭不行。⑥《医家心法》：肝胆二经郁火，以致胁痛、头眩，或胃脘当心而痛，或肩背绊痛，或时眼赤痛，连及太阳；六经伤寒阳证；或妇人郁怒伤肝，致血妄行，赤白淫、砂淋、崩浊。⑦《兰台轨范》：肝家血虚火旺，头痛目眩，口苦，倦怠烦渴，抑郁不乐，两胁作痛，小腹重坠。⑧《中医方剂学》：肝郁血虚所致的神疲食少，乳房作胀，舌淡红，脉弦而虚者。

【方论】①《医方集解》：肝虚则血病，当归、芍药养血而敛阴；木盛则土衰，甘草、白术和中而补土；柴胡升阳散热，合芍药以平肝，而使木得条达；茯苓清热利湿，助甘、术以益土，而令心气安宁；生姜暖胃祛痰，调中解郁；薄荷搜肝泻肺，理血消风。疏逆和中，诸症自已，所以有逍遥之名。②《成方便读》：此方以当归、白芍之养血，以涵其肝；苓、术、甘草之补土，以培其本；柴胡、薄荷、煨生姜俱系辛散气升之物，以顺肝之性，而使之不郁。③《中医方剂学》：方用柴胡疏肝解郁，当归、白芍养血补肝，三药配合，补肝体而助肝用为主；配伍入脾之茯苓、白术为辅，以达补中理脾之用；加入少许薄荷、生姜为佐，助本方之疏散条达；炙甘草为使者，助健脾并调和诸药。诸药合用，使肝郁得解，血虚得养，脾虚得补，则诸症自愈。

【临证举例】①伤寒：恶寒发热，倦怠懒言，神气怯弱，两脉虚弦，此甲木内郁，生气不荣，阳明受病也。是皆木郁土衰之故，木气既郁，唯和风可以达之，阴雨可以滋之，逍遥散。（《马元仪医案》）②肝郁内热：肝郁木不条达，致成内热，拟用逍遥散加减法：柴胡一钱五分，当归身二钱，炒白芍二钱，白茯苓三钱，广郁金一钱，甘草七分，薄荷五分，生姜一片。（《南雅堂医案》）③呕吐：呕吐时作时止，每吐必尽倾而出，症系肝郁所致，法宜开郁平肝，庶木气条达，则其患自平。仿逍遥散法：柴胡一钱，白芍药三钱，白术三钱，当归身二钱，白茯苓三钱，陈皮八分，甘草五分，生姜两片。（《南雅堂医案》）④月经不调：经水不调，咳嗽，潮热往来，骨蒸劳热，口干，大小便不爽，血虚肝燥使然，拟用逍遥散。（《南雅堂医案》）⑤牙痛：一妇人发热齿痛，日晡益甚，月水不调，此脾经血虚，用逍遥散加升麻寻愈。后因怒复痛，仍以前药加川芎而痊。（《校注妇人良方》）

【现代研究】①对中枢神经系统的影响：

实验表明，逍遥散能增强硫喷妥钠、戊巴比妥钠等对小鼠的麻醉作用，延长其麻醉时间，增强麻醉效果，具有显著的镇静作用；对戊四氮所致小鼠惊厥有明显保护作用，能降低死亡率，减轻惊厥程度，具有一定的抗惊作用。醋酸扭体法实验表明，本方能显著减少小鼠扭体次数，具有明显的镇痛作用。(《汉方医学》1983，12：13.)②对性腺功能的影响：实验表明，本方具有温和的雌激素样活性，此作用是通过卵巢实现的。(《汉方医学》1983，12：13.)③保护肝脏作用：实验表明，本方能使血清谷丙转氨酶活力下降，肝细胞变性坏死减轻，并可使肝细胞内糖原与核糖核酸含量趋于正常，方中以茯苓、当归的作用最为显著。(《山西医药杂志》1976，2：71.)

【备注】本方改为丸剂，《中国药典》名"逍遥丸"。

0177　清肝达郁汤

【方源】《重订通俗伤寒论》。

【组成】焦山栀三钱，生白芍一钱半，归须一钱，川柴胡四分，粉丹皮二钱，清炙草六分，广橘白一钱，苏薄荷四分（冲），滁菊花一钱半，鲜青橘叶五片（剪碎）。

【功用】清疏肝郁。

【主治】肝郁不伸，胸满胁痛，腹满而痛，甚则欲泄不得泄，即泄亦不畅。

【加减】暴怒气盛者，加制香附三钱，醋炒青皮八分，暂为平气以伐肝；肠鸣飧泄者，加乌梅炭三分，白僵蚕一钱半，升达肠气以泄肝；疝气肿痛者，加小茴香二分，炒橘核三钱，炒香荔枝核一钱半，疏肝泄气以止痛；因于湿热食滞，腹中痛甚者，加《局方》越鞠丸三钱，疏畅六郁以定疼。

【方论】本方以逍遥散法疏肝达郁为君；然气郁者多从热化，丹溪所谓气有余便是火也，故又以栀、丹、滁菊清泄肝火为臣；佐以青橘叶清芬疏气，以助柴、薄之达郁。此为清肝泄火、疏郁宣气之良方。

0178　越鞠逍遥加味丸

【方源】《慈禧光绪医方选议》。

【组成】当归四钱，白芍三钱（炒），抚芎一钱五分，醋柴一钱五分，香附三钱（炙），苍术三钱（炒），炒栀三钱，焦曲三钱，橘红二钱，半夏三钱（炙），云苓四钱，黄连一钱五分，桑皮三钱（炙），地骨皮三钱，川贝母四钱，生甘草一钱五分。

【用法】共研极细面，炼蜜为丸，如绿豆大，朱砂为衣。每服三钱，白开水送服。

【功用】舒郁和肝，理肺调脾，快膈宽中，顺气理嗽，清化痰饮，滋养气血，荣和脉络。

【主治】忧思气怒，饮食不调，损伤肝脾者。

三、调和肠胃

0179　干姜黄芩黄连人参汤

【方源】《伤寒论》。

【组成】干姜三两，黄芩三两，黄连三两，人参三两。

【用法】以水六升，煮取二升，去滓，分温再服。

【主治】①《伤寒论》：伤寒，本自寒下，医复吐下之；寒格，更逆吐下，食入口即吐者。②《张氏医通》：胃虚客热痞满。

【方论】①《注解伤寒论》：食入口即吐，谓之寒格；更复吐下，则重虚而死，是更逆吐下，与干姜黄芩黄连人参汤以通寒格。辛以散之，甘以缓之，干姜、人参之甘辛以补正气；苦以泄之，黄连、黄芩之苦以通寒格。②《医方考》：中气既虚且寒，便恶谷气，故食入口即吐。入口即吐者，犹未下咽之谓也。用干姜之辛热，可以散寒；用人参之甘温，可以补虚；复用芩、连之苦寒者，所以假之从寒而通格也。③《伤寒本旨》：食入口即吐者，阻在上脘，阴阳不相交通，故以干姜、芩、连寒热并用，通其阴阳，辛苦开泄以降浊；人参补正而升清，则中宫和而吐利可止矣。

【临证举例】①冒风伤胃：患者女，6岁。前日注射百日咳疫苗，当夜发寒热。某医给服下剂后，反见饮食入口即吐，胸痛，大便三日未解。神志昏沉，肛温38℃，舌苔黄白，舌尖红，脉沉细。证属发热冒风，复伤其胃。干姜黄芩黄连人参汤加味：干姜6g，黄芩6g，黄连4.5g，党参6g，川桂枝4.5g，法半夏4.5g，服1剂。药后神志清醒，肛温37.5℃，吐止，胸痛除。（《伤寒论方运用法》）②胃虚呕吐：林某，50岁。患胃痛已久，经常呕吐，胸间痞闷，一见食物便产生恶心感，有时勉强进食少许，有时食下即呕，口微燥，大便溏泄，脉虚数。与干姜黄芩黄连人参汤：横纹潞15g，干姜9g，黄芩6g，黄连4.5g，水煎，待稍温时分4次服。1剂后呕恶、泄泻均愈。（《伤寒论汇要分析》）

0180　小儿止泻散

【方源】《北京市中药成方选集》。

【组成】白术（炒）二两，藿香叶五钱，滑石二两，薏苡仁（炒）三两，扁豆（去皮）四两，芡实（炒）二两，泽泻二两，党参（去芦）三两，厚朴（炙）三两，车前子（炒）一两，莲子肉二两，砂仁一两。

【用法】上为细末，过箩，每包重四分。每服一包，温开水冲服，一日二次。

【功用】和胃健脾，利湿止泄。

【主治】脾胃不和，呕吐泄泻，腹痛胀满，小便不利，不思饮食。

0181　甘草泻心汤

【方源】《伤寒论》。

【组成】甘草四两（炙），黄芩三两，干姜三两，半夏半升（洗），大枣十二枚（擘），黄连一两。

【用法】以水一升，煮取六升，去滓，再煎取三升。温服一升，一日三次。

【功用】《中医方剂学》：益气和胃，消痞止呕。

【主治】伤寒痞证，胃气虚弱，腹中雷鸣，下利水谷不化，心下痞硬而满，干呕心烦不得安；狐惑病。常用于急、慢性胃肠炎，白塞综合征等。①《伤寒论》：伤寒中风，医反下之，其人下利日数十行，谷不化，腹中雷鸣，心下痞硬而满，干呕心烦不得安。医见心下痞，谓病不尽，复下之，其痞益甚。此非结热，但以胃中虚，客气上逆，故使硬也。②《金匮》：狐惑之为病，状如伤寒，默默欲眠，目不得闭，卧起不安。蚀于喉为惑，蚀于阴为狐，不欲饮食，恶闻食臭，其面目乍赤、乍黑、乍白。蚀于上部则声嗄。③《方函口诀》：产后口糜，泻。

【方论】①《古方选注》：甘草泻心，非泻结热，因胃虚不能调剂上下，致水寒上逆，火热不得下降，结为痞。故君以甘草、大枣和胃之阴，干姜、半夏启胃之阳，坐镇下焦客气，使不上逆；仍用芩、连将已逆为痞之气轻轻泻却，而痞乃成泰矣。②《医宗金鉴》：以甘草命名者，取和缓之意。用甘草、大枣之甘温，补中缓急，治痞之益甚；半夏之辛，破客逆之上从；芩、连泻阳陷之痞热，干姜散阴凝之痞寒。缓急破逆，泻痞寒热，备乎其治矣。③《金匮要略释义》：湿热肝火生虫而为狐惑证，故宜清湿热，平肝火；由于虫交乱于胃中，又当保胃气，因人以胃气为本，故选用甘草泻心汤。君甘草以保胃气；连、芩泻心火，祛湿热。虫疾之来也非一日，其脏必虚，卧起不安，知心神欠宁，故用人参补脏阴、安心神；大枣以和脾胃；用姜、夏者，虫得辛则伏也。

【临证举例】①急性胃肠炎：用本方不予加减，只按比例加重其剂量：甘草60g，干姜45g，大枣30g（去核），黄连15g（捣），半夏100g，黄芩45g，共治疗60例急性胃肠炎。其中未经西药治疗者49例，经西医治疗无效者11例；病程最短者4小时，最长者15天。全部用本方治愈。其中服 1 剂而愈者 8 例，2 剂而愈者 23 例，3 剂而愈者 15 例，4 剂而愈者 8 例，5 剂而愈者 6 例。(《山东中医杂志》1986，3：14.) ②狐惑：郭某某，女，36 岁，口腔及外阴溃疡半年，在某医院确诊为口－眼－生殖器综合征，曾用激素治疗，效果不好。据其脉症，诊为狐惑病，采用甘草泻心汤加味，方用：生甘草 30g，党参 18g，生姜 6g，干姜 3g，半夏 12g，黄连 6g，黄芩 9g，大枣 7 枚，生地 30g，水煎服 12 剂。另用生甘草 12g，苦参 12g，4 剂煎水，外洗阴部。复诊时口腔及外阴溃疡已基本愈合。仍按前方再服 14 剂，外洗 4 剂，患者未再复诊(《赵锡武医疗经验》)。用本方治疗 60 例狐惑病，均有效。其加减：不欲食，加佩兰；咽喉溃疡，加升麻、犀角(水牛角代)；口渴，去半夏，加天花粉；目赤，加赤芍、夜明砂；口鼻气热，加石膏、知母；胸胁满痛，加柴胡；湿偏盛者，加赤苓、木通；热偏盛者，以生姜易干姜；便秘，加酒制大黄；五心烦热，加胡黄连。同时用《金匮》苦参汤外洗，雄黄散烧熏肛门(《中医杂志》1963，11：9.)。③慢性泄泻：刘某某，男，36 岁。1979 年 10 月 23 日初诊。四年前因伤食引起腹泻，治后获愈。但遇进食稍多或略进油腻即复发。发时脘腹胀闷，肠鸣辘辘，大便稀溏，挟有不消化物或黏液，日 2~3 次；并有心悸，失眠，眩晕。脉沉细，舌苔白而微腻，腹平软，脐周轻度压痛。予甘草泻心汤加白术、厚朴。服 3 剂，大便成形，纳增，睡眠转佳，尚有肠鸣、心悸。原方去厚朴加桂枝，续服六剂，大便正常。23 个月后随访，未复发。使用此法治疗 22 例慢性泄泻，均获较好效果。其病程有自 5 个月至 6 年者，以 1~3 年为多，计 15 例。治后 18 例症状消失未再复发，2 例半年后出现反复，2 例无效。(《浙江中医药》1979，8：297.) ④胃虚便秘：郭某，女，21 岁。主诉：便坚难解，四五日一行，已五六年，每次均需用通便药，大便仍燥

结如羊粪；心下痞塞不通，不知饥，不欲食，夜寐欠安，口不渴，小便正常；舌淡红，苔薄白根微黄，脉滑。遂投甘草泻心汤：炙甘草 12g，半夏 10g，干姜 5g，川连 3g(冲服)，黄芩 10g，党参 12g，大枣 10 枚。5 剂，水煎服。药后大便畅通，肠鸣增多。再予 5 剂，大便通畅，纳增，心下痞塞除，诸症悉愈。(《北京中医》1984，1：36.) ⑤口腔糜烂：陈某某，男，48 岁，农民。口舌糜烂已 20 余天，尿赤，脉洪数，予导赤散 2 剂无效，大便三日未解，于原方加凉膈散 2 剂，大便解，口舌糜烂遂愈。半月后复发，症状较前为剧，舌红绛，边有脓疮，尿黄。先后用二冬甘露饮、六味地黄汤加肉桂均无效。出现满唇白腐，舌脓疮增多，不能食咸味，以食冷粥充饥，口内灼热干痛，喜用冷水漱口。于是因思日本人《橘窗书影》所载口糜烂治验二则，认为本证属胃中不和所致，用甘草泻心汤。炙甘草 12g，干姜 5g，半夏、黄芩、党参各 9g，川连 6g，大枣 6 枚，2 剂。药后口内灼热糜烂减轻，已不须漱水，仍予原方 2 剂而愈。(《浙江中医杂志》1980，11~12：515.)

【备注】本方《金匮》有人参三两。

0182 半夏泻心汤

【方源】《伤寒论》。

【异名】泻心汤(《千金方》卷十)。

【组成】半夏半升(洗)、黄芩、干姜、人参、甘草(炙)各三两，黄连一两，大枣十二个(擘)。

【用法】以水一斗，煮取六升，去滓，再煮取三升，温服一升，一日三次。

【功用】和胃降逆，开结除痞。①《医宗金鉴》：补虚降逆，祛寒泻热。②《金匮玉函经二注》赵以德注：分阴阳，升水降火。③《金匮要略心典》：交阴阳，通上下。

【主治】伤寒痞证。胃气素虚，或吐下伤正，肠胃不和，升降失序，心下痞满，按之

柔软而不痛，干呕，肠鸣下利，舌苔薄黄而腻，脉弦数。现用于急慢性胃炎、肠炎、消化道溃疡、胃肠功能失调等属肠胃不和，升降失调者。①《伤寒论》：伤寒五六日，呕而发热，柴胡汤证具，而以他药下之，心下但满而不痛者，此为痞。②《金匮》：呕而肠鸣，心下痞者。③《外台》引《删繁方》：上焦虚寒，肠鸣下利，心下痞坚。④《千金方》：老小下利，水谷不化，肠中雷鸣，心下痞满，干呕不安。⑤《三因方》：心实热，心下痞满，身黄发热，干呕不安，溺溲不利，水谷不消，欲吐不出，烦闷喘息。⑥《类聚方广义》：痢疾腹痛，呕而心下痞硬；或便脓血，及饮汤药后，下腹部每辘辘有声而转泄者；癥瘕积聚，痛浸心胸，心下痞硬，恶心呕吐，肠鸣下利者。

【方论】①《金匮玉函经二注》赵以德注：自今观之，是证由阴阳不分，塞而不通，留结心下为痞，于是胃中空虚，客气上逆为呕，下走则为肠鸣，故用是汤分阴阳，水升火降，而留者去，虚者实。成注是方：连、芩之苦寒入心，以降阳而升阴也；半夏、干姜之辛热，以走气而分阴行阳也；甘草、参、枣之甘温，补中而交阴阳，通上下也。②《伤寒来苏集》：伤寒五六日，未经下而胸胁苦满者，则柴胡汤解之。伤寒五六日，误下后，心下满而胸胁不满者，则去柴胡、生姜，加黄连、干姜以和之。此又治少阳半表半里之一法也。然倍半夏而去生姜，稍变柴胡半表之治，推重少阳半里之意耳。君火以明，相火以位，故仍名曰泻心，亦以佐柴胡之所不及。③《医方集解》：苦先入心，泻心者，必以苦，故以黄连为君；黄芩为臣，以降阳而升阴也；辛走气，散痞者必以辛，故以半夏、干姜为佐，以分阴而行阳也；欲通上下交阴阳者，必和其中，故以人参、甘草、大枣为使，以补脾而和中。④《金匮要略心典》：是虽三焦俱病，而中气为上下之枢，故不必治其上下，而但治其中。黄连、黄芩苦以降阳，半夏、干姜辛以升阴，阴升阳降，痞将自解；人参、甘草则补养中气，以为交阴阳、通上下之用也。⑤《成方便读》：所谓彼坚之处，必有伏阳，故以芩、连之苦以降之，寒以清之，且二味之性皆燥，凡湿热为病者，皆可用之。但湿浊黏腻之气，与外来之邪，既相混合，又非苦降直泄之药所能去，故必以干姜之大辛大热以开散之。一升一降，一苦一辛。而以半夏通阴阳，行湿浊，散邪和胃，得建治痞之功。用甘草、人参、大枣者，病因里虚，又恐苦辛开泄之药过当，故当助其正气，协之使化耳。

【临证举例】①痞证：张某某，男，36岁。素有酒癖，因病心下痞闷，时发呕吐，大便不成形，日三四行，多方治疗，不见功效，脉弦滑，舌苔白。拟方：半夏12g，干姜6g，黄连6g，党参9g，炙甘草9g，大枣7个。服1剂，大便泻出白色黏涎甚多，呕吐遂减十分之七。再服1剂，痞、利俱减。又服2剂，病则痊愈。(《伤寒论通俗讲话》)②腹泻：本方治疗急性肠炎100例，其中日泻25次以下28例，10次以下24例，5次以上48例；发热低于38℃者38例，高于38℃者23例；腹痛者70例；恶心呕吐者44例；大便镜检：每高倍视野下白细胞0~2个者70例，红细胞0~2个者33例。治疗3日后，痊愈者78例，好转14例，无效8例。(《浙江中医杂志》1985，4：155.)③胃及十二指肠溃疡出血：笔者对48例经西医诊断为胃及十二指肠溃疡出血和慢性胃炎等病人，治以半夏泻心汤，均取得满意效果。临床症状为脘腹疼满、隐痛、吐血色鲜，或紫暗色血水，杂有食物残渣，或排大便如墨。舌红，苔黄腻，脉滑数。其加减法：呕血者以炮姜炭易干姜，加小蓟根10g；大便隐血试验阳性者加阿胶10g；呕血兼便血者，加小蓟根10g，阿胶10g；脘疼隐痛者，加延胡索10g。每日1剂，服3剂后止血者31例，服5剂后止血者15例，服10剂后止血者2例。(《上海中医药杂志》1984，2：23.)

0183 附子泻心汤

【方源】《伤寒论》。

【组成】大黄二两，黄连一两，黄芩一两，附子一两（炮，去皮，破，别煮取汁）。

【用法】上四味，切三味，以麻沸汤三升渍之，须臾，绞去滓，纳附子汁，分二次温服。

【功用】《伤寒论讲义》：泻热消痞，扶阳固表。

【主治】阳虚热结，心下痞闷，恶寒汗出，脉沉者。①《伤寒论》：伤寒心下痞，而复恶寒汗出者。②《简明医彀》：心下痞，恶寒汗出，有阳证仍在，又见脉沉，足冷，身重。③《张氏医通》：寒热不和，胁下痞结。④《类聚方广义》：老人停食，瞀闷昏倒，不省人事，心下满，四肢厥冷，面无血色，额上冷汗，脉伏如绝，其状仿佛中风者，谓之食郁食厥。

【方论】①《古方选注》：用三黄彻三焦而泻热，即用附子彻上下以温经。三黄用麻沸汤渍，附子别煮汁，是取三黄之气轻，附子之力重，其义仍在乎救亡阳也。②《伤寒贯珠集》：按此证，邪热有余而正阳不足。设治邪而遗正，则恶寒益甚；若补阳而遗热，则痞满愈增。此方寒热补泻并投互治，诚不得已之苦心，然使无法以制之，鲜不混而无功矣。方以麻沸汤渍寒药，别煮附子取汁，合和与服，则寒热异其气，生熟异其性，药虽同行，而功则各奏，乃先圣之妙用也。③《伤寒论译释》：此汤治上热下寒之证，确乎有理，三黄略浸即绞去滓，但取轻清之气，以祛上焦之热，附子煮取浓汁，以治下焦之寒，是上用凉而下用温，上行泻而下行补，泻其轻而补其重，制度之妙，全在神明运用之中，是必阳热结于上，阴寒结于下用之，乃为的对。若阴气上逆之痞证，不可用也。

【临证举例】热痞兼阳虚证：肖琢如治宁乡某生，得外感数月，屡变不愈。延诊时，自云胸满，上身热而汗出，腰以下恶风，时夏历六月，以被围绕。取视前所服方，皆时俗清利，搔不着痒之品。舌苔淡黄，脉弦。与附子泻心汤。阅二日复诊，云药完二剂，疾如失矣。（《伤寒论译释》）

0184 黄连汤

【方源】《伤寒论》。

【组成】黄连三两，甘草三两（炙），干姜三两，桂枝三两（去皮），人参二两，半夏半升（洗），大枣十二枚（擘）。

【用法】上以水一斗，煮取六升，去滓温服，昼三次，夜二次。

【功用】①《医宗金鉴》：调理阴阳而和解。②《医方发挥》：平调寒热，和胃降逆。

【主治】胸中有热，胃中有寒，阴阳痞塞，升降失常，心下痞满，腹痛欲吐。①《伤寒论》：伤寒胸中有热，胃中有邪气，腹中痛，欲呕吐。②《张氏医通》：胃中寒热不和，心中痞满。③《伤寒论临床实验录》：上部有热邪壅闭，脾阳虚弱不任苦寒者。

【方论】①《内台方议》：胃中有邪气，使阴阳不交，阴不得升为下寒，故腹中痛；阳不得降为上热，故欲呕吐也。故用黄连为君，以治上热；干姜、桂枝、半夏以散下寒为臣；人参、大枣、甘草以益胃而缓其中也。②《医方集解》：此足阳明药也。黄连苦寒泄热以降阳，姜、桂辛温除寒以升阴，人参助正祛邪，半夏和胃止呕，甘草、大枣调中止痛，上中二焦寒热交战，以此和解之。③《医宗金鉴》：君黄连以清胸中之热，臣干姜以温胃中之寒；半夏降逆，佐黄连呕吐可止；人参补中，佐干姜腹痛可除；桂枝所以安外，大枣所以培中也。然此汤寒温不一，甘苦并投，故加甘草协和诸药。此为阴阳相格，寒热并施之法也。

【临证举例】①呕吐：陈襄人，男，25岁，久泻愈后，又复呕吐，医进参、术、砂、半，复进竹茹、麦冬、芦根，诸药杂投无效。其症身微热，呕吐清水，水入则不纳，时有冲气上逆，胸略痞闷，口不知味，舌光红燥，苔腻不渴，脉阴沉迟而阳浮数，乃上热中虚之证，应用黄连汤，服药呕吐渐止。再剂，症全除，能进稀粥。后用五味异功散加生姜温胃益气而安。(《赵守真治验回忆录》)②泄泻：朱某，男，26岁，患下利证，心中烦热，恶心不欲食，头眩，大便水泄，日十数次，两手厥冷，脉象沉细。此平素胃肠虚弱，而热邪乘虚陷入胃中，故呈现心中烦热恶心，厌食，胃脘拒按之热证。根据胃热症状，宜用苦寒泄热之品。而大便泄泻，脉象沉细，舌质淡而苔微黄，则为脾阳不足。古方中既能清胃热，又可健脾扶阳者，只有《伤寒论》黄连汤可为对证之方，固疏此方与之。服药后便泻顿减而烦热亦轻，食欲较前好转。按此方连服三剂，泄泻止而呕吐之症亦不见，后以健脾和胃法调理而愈。(《伤寒论临床实验录》)

四、调和寒热

0185　栀子干姜汤

【方源】《伤寒论》。

【组成】栀子十四个（劈），干姜二两。

【用法】以水三升半，煮取一升半，去滓，分二次服，温进一服。得吐者止后服。

【主治】伤寒，医以丸药大下之，身热不去，微烦者。

【方论】①《医学入门》：盖丸药不能除热，但损正气，邪气乘虚留于胸中而未深入，则身热不去而微烦。是用山栀苦寒以吐烦，干姜辛热以益气。②《伤寒来苏集》：丸药大下，寒气留中，心微烦而不懊侬，则非吐剂所宜也。用栀子以解烦，倍干姜以逐内寒而散表热。

第五章 温里方

一、温中祛寒

0186 一服饮

【方源】《医说》卷三引《类编》。

【异名】香附散（《百一选方》卷八）、姜附散（《不知医必要》卷二）。

【组成】高良姜、香附子各等份。

【用法】上为细末。每服二钱匕，空心温陈米饮送下。

【主治】①《医说》：心脾疼痛，数年不愈者。②《百一选方》：心腹绞痛。

【临证举例】心脾疼痛：福唐梁绳，心脾疼痛，数年之间不能得愈，服药无效。后得良药一服饮，服而果验。《医说》卷三引《类编》

【备注】①《百一选方》：二味须各炒，同炒即不效。②《不知医必要》：因寒痛者，姜加倍；因气痛者，附加倍。

0187 丁香止痛散

【方源】《卫生宝鉴》卷十三。

【组成】良姜五两，茴香（炒）、甘草（炙）各一两半，丁香半两。

【用法】上为末。每服二钱，沸汤点服，不拘时候。

【主治】①《卫生宝鉴》：心气痛不可忍。②《医方考》：寒气腹痛。

【方论】《医方考》：寒气入经，涩而稽迟，故令腹痛。经曰：得炅则痛立止。炅，热也，故用丁香、茴香、良姜之辛热者以主之；而复佐以甘草者，和中气于痛损之余也。

0188 丁香温气汤

【方源】《百一选方》卷二。

【组成】丁香、吴茱萸（汤浸，微炒）、桂心（去粗皮）各一两，附子（炮，去皮脐）、黄芪（去芦）、白茯苓各二两，人参（去芦头）、半夏（沸汤泡七次）、高良姜、白术各一两半，甘草七钱（炙）、诃子（面煨，去核）三分，沉香少许。

【用法】上㕮咀。每服四钱，水一盏半，加生姜五片，大枣二个，煎至七分，去滓服，不拘时候。

【主治】胃寒呕吐涎沫。

0189 人参丸

【方源】《普济方》卷三九四。

【组成】人参、白茯苓（去黑皮）、陈橘皮（去白，焙）、白术、半夏（汤洗去滑）各半分，甘草（炙，锉）、干姜（炮）各一分。

【用法】上为末，面糊为丸，如黄米大。每服十丸或十五丸，煎藿香汤送下。

【主治】小儿胃寒多哕。

0190 大建中汤

【方源】《金匮》卷上。

【组成】蜀椒二合（去汗），干姜四两，人参二两。

【用法】以水四升，煎取二升，去滓，纳胶饴一升，微火煮取一升半，分温再服。如一炊顷，可饮粥二升，后更服。当一日食糜，温覆之。

【功用】①《医方论》：补心脾，祛寒气。②《中医方剂学讲义》：温中补虚，降逆止痛。

【主治】中阳虚衰，阴寒内盛，或蛔虫为患，脘腹寒痛，呕不能食，腹皮高起，出现头足状包块，痛而拒按，或腹中辘辘有声，舌苔白滑，脉细紧，甚则肢厥脉伏。①《金匮》：心胸中大寒痛，呕不能饮食，腹中寒，上冲皮起，出见有头足，上下痛而不可触近。②《金匮要略心典》：心腹寒痛，呕不能食，腹中虫物乘之而动。③《医宗金鉴》：厥逆，脉伏。④《金匮要略今释》引《类聚方广义》：寒饮升降，心腹剧痛而呕；疝瘕腹中痛者；又治挟蛔虫者。

【宜忌】《医方发挥》：实热内结、湿热积滞、阴虚血热等腹痛忌用。

【方论】①《医方集解》：此足太阴阳明药也。蜀椒辛热，入肺散寒，入脾暖胃，入肾命补火；干姜辛热通心，助阳逐冷散逆；人参甘温，大补脾肺之气；饴糖甘能补土，缓可和中。盖人之一身，以中气为主，用辛辣甘热之药，温健其中脏，以大祛下焦之阴，而复其上焦之阳也。②《金匮要略释义》：《本草经》谓蜀椒主邪气，温中，逐痹痛，下气。夫大寒乃邪气也。心胸中大寒痛，呕而不能食，法当温中。寒气上冲皮起，出见有头足，又宜下气，故舍蜀椒莫与。从而可知中不受温，痛痹之不必下气者，则非蜀椒所宜矣。干姜亦温中之品，此证沉寒痼冷之在中者，性动而猖，其势向上，因用蜀椒复佐以干姜，镇以静而抑之使平。有谓附子驱寒止痛，何以舍而不用？曰：夫向上者，阴中有阳，实中有虚，何则？呕为实而有火之证，呕而不能饮食，中气大伤，自不得以附子攻也，爰用人参、饴糖补其虚乏。方名大建中汤者，宜矣。

【临证举例】①腹痛呕吐：腹中痛甚则有块，平则无形，每每呕吐酸水。此属中虚，阳气不运。当与大建中汤：党参、蜀椒、干姜、金橘饼。（《环溪草堂医案》）②蛔虫性肠梗阻：杨某，男，6岁。患蛔虫性肠梗阻，脐腹绞痛，呕吐不能食，呕出蛔虫1条。患儿面色萎黄有虫斑，身体瘦弱，手脚清冷，按其腹部有一肿块如绳团状，舌苔薄白，脉沉细。此中气虚寒，蛔虫内阻。治以温中散寒，祛虫止痛。用大建中汤加减：西党10g，川椒3g，干姜3g，饴糖30g，槟榔10g，使君子10g，嘱服2剂。因患儿哭闹不休，进城买药缓不济急，乃先用青葱、老姜切碎捣烂，加胡椒末拌匀，白酒炒热，布包揉熨腹部，冷则加热再熨。肠鸣转气，腹痛渐减。药买到后急煎成汤，分少量多次服，1剂呕吐已止，再剂腹痛消失，并排出蛔虫100多条。（《金匮要略浅述》）③嗜睡：刘某，女，18岁。患病半年。起初胸脘闷痛，渐次困顿喜卧，多眠睡。近一月来，无论上课或进餐、行路时均不自主地入睡，以致辍学。神经科诊断为"发作性睡病"。诊见精神困顿、时时入睡、呼之蒙昧、胸腹时时窜痛，余无所苦。舌质淡，苔白润，脉沉缓。此乃脾胃阳衰，中焦寒甚，阳为阴困，不得舒展，阳入于阴则寐；中阳虚衰，阴寒之气攻冲则胸腹窜痛。治拟温中健脾，大健中阳。人参、蜀椒各9g，干姜12g，饴糖30g，水煎服。服药5剂后，胸腹窜痛消失，嗜睡稍减，舌质淡，苔薄白，脉沉缓。原方继进5剂，嗜睡大减，精神振作，舌质淡，苔薄，脉沉。更以原法加减服药十余剂，诸恙悉平。半年后随访无复发。（《新中医》1986；5：50.）

0191　己寒丸

【方源】《卫生宝鉴》卷十五引王海藏方。

【组成】附子（炮）、干姜（炮）、茴香（炒）各一两，高良姜七钱，茯苓五钱，桂三钱。

【用法】上为末，醋糊为丸，如梧桐子大。每服三五十丸，食前温酒送下。

【功用】回阳返阴。

【主治】沉寒痼冷，脐腹冷痛。

0192　小建中汤

【方源】《伤寒论》。

【异名】芍药汤（《外台》卷十七引《古今录验》）、桂心汤（《圣济总录》卷九十一）、建中汤（《伤寒明理论》卷四）。

【组成】桂枝三两（去皮），甘草二两

（炙），大枣十二个（擘），芍药六两，生姜三两（切），胶饴一升。

【用法】以水七升，煮取三升，去滓，纳饴，更上微火消解，温服一升，一日三次。

【功用】温中补虚，和里缓急。①《圣济总录》：补血，止腹痛。②《伤寒明理论》：温建中脏。③《金匮要略心典》：和阴阳，调营卫。④《医宗金鉴》：缓肝和脾。⑤《血证论》：健胃滋脾。

【主治】中气虚寒，营卫不调，阴阳不和，或土虚木乘所致的虚劳里急腹痛，心悸虚烦，衄血吐血，面色萎黄，遗精。现用于再生障碍性贫血、功能性低热等，症如上所述者。①《伤寒论》：伤寒，阳脉涩，阴脉弦，腹中急痛；伤寒二三日，心中悸而烦者。②《金匮》：虚劳里急，悸，衄，腹中痛，梦失精，四肢酸疼，手足烦热，咽干口燥；男子黄，小便自利；妇人腹中痛。③《肘后方》：凡男女因积劳虚损，或大病后不复常，若四体沉滞，骨肉疼酸，吸吸少气，行动喘惙，或小腹拘急，腰背强痛，心中虚悸，咽干唇燥，面体少色，或饮食无味，阴阳废弱，悲忧惨戚，多卧少起。久者积年，轻者才百日，渐至瘦削。④《外台》引《古今录验》：妇人少腹痛。⑤《医方类聚》引《通真子伤寒括要》：阳明病，反无汗，但小便利，呕而咳，手足厥，头痛者；少阴病，下利止，恶寒而蜷，手足温者；厥阴病，其脉不浮。⑥《济阳纲目》：胃虚不能约血，吐血，自汗。⑦《证治汇补》：脾胃劳伤，肝木太过，及阳气不足诸病。⑧《温病条辨》：温病愈后，面色萎黄，舌淡不欲饮水，脉迟而弦，不食者。

【宜忌】①《伤寒论》：呕家不可用建中汤，以甜故也。②《外台》引《古今录验》：忌海藻、菘菜、生葱。⑧《医门法律》：必小便自利，证非湿热者乃可用之。

【方论】①《伤寒明理论》：脾者，土也，处四脏之中，为中州，治中焦，生育荣卫，通行津液。一有不调，则荣卫失所育，津液失所行，必以此汤温建中脏，是以建中名之焉。胶饴味甘温，甘草味甘平，脾欲缓，急食甘以缓之，健脾者，必以甘为主，故以胶饴为君，甘草为臣。桂辛热，辛，散也、润也，荣卫不足，润而散之；芍药味酸微寒，酸，收也、泄也，津液不逮，收而行之，是以桂、芍药为佐。生姜味辛温，大枣味甘温，胃者卫之源，脾者荣之本，甘辛相合，脾胃健而荣卫通，是以姜、枣为使。②《脾胃论》：以芍药之酸于土中泻木为君；饴糖、炙甘草甘温补脾养胃为臣；水挟木势亦来侮土，故脉弦而腹痛，肉桂大辛热，佐芍药以退寒水；姜、枣甘辛温，发散阳气，行于经脉皮毛为使。建中之名于此见焉。③《千金方衍义》：桂本血药而辛温散邪，恐其动血，故以芍药护持荣气，不能随桂外泄，得甘草之甘温，而和寒热诸邪，姜、枣之辛甘，而和荣卫诸气，为风伤卫之首方。参入胶饴一味，取稼穑之甘，便为建中专药。所以寒伤荣之尺中脉微，虚寒之里气不足，咸赖乎此，允为虚羸和解中外之圣法。小建中为诸建中之母，本桂枝汤表药，借胶饴之甘温入脾通津。④《伤寒溯源集》：建中者，建立中焦之脾土也。盖土为五行之主，脾为四脏之本，即洪范建中立极之义也；中气虚馁，脾弱不运，胃气不行，致心中悸动，故以建立中气为急也。谓之小建中者，以风邪未解，未可以参、术补中，只加胶饴，倍芍药于桂枝全汤，和卫解郁之中以稍裨中土，故谓之小建中汤。芍药性虽酸收，既无寒邪，在所不计，李时珍谓其益脾，能于土中泻木，故倍用之。饴糖为米蘖之上品，能和润中州，中气既和，阳邪得解，则心中之悸烦自止矣。⑤《古方选注》：建中者，建中气也。名之曰小者，酸甘缓中，仅能建中焦营气也。前桂枝汤是芍药佐桂枝，今建中汤是桂枝佐芍药，义偏重于酸甘，专和血脉之阴。芍药、甘草有戊己相须之妙，胶饴为稼穑之甘，桂枝为阳木，有甲己化土之义，使以姜、枣助脾与胃行津液者，血脉中之柔阳，皆出于胃也。⑥《医宗金鉴》：是方也，即桂枝汤倍芍药加胶饴也。名曰小建中者，谓小小建立中气也。盖中气虽虚，表尚未和，不敢大补，故仍以桂枝和营卫，倍芍药加胶饴调建中州。而不啜稀粥温覆令汗者，其意重在心悸中虚，而不在伤寒之表也。中州建立，营卫自和，津液可生，汗出乃解，悸烦可除矣。

【临证举例】①虚劳：施某，二十岁，形寒而六脉弦细，时而身热，先天不足，与诸虚不足小建中法。白芍六钱，炙甘草三钱，生姜四钱，桂枝四钱，胶饴一两（去滓后化入），大枣（去核）四枚，煮三杯，分三次服。服六十剂后，诸皆见效，阳虽转而虚未复，于前方内减姜、桂之半，加柔药（大生地、麦冬、五味子）兼与护阴。（《吴鞠通医案》）②腹痛：王某，腹痛喜按，痛时自觉有寒气自上下迫。脉虚弦，微恶寒，此为肝乘脾，小建中汤主之：川桂枝三钱，大白芍六钱，生草二钱，生姜五片，大枣十二枚，饴糖一两。（《经方实验录》）③吐血：胡某，三十一岁，劳伤吐血，汗多足麻，六脉弦细不数，小建中汤主之：白芍六钱，甘草（炙）三钱，生姜五钱，桂枝四钱，胶饴（后入）一两，大枣（去核）三枚。煮三杯，去滓后，将胶饴化入，上火二三沸，搅合匀，分三次服。服七剂后，汗减，足麻愈，食少。再服七剂后，诸症皆愈，唯咳嗽未止，于原方中加云苓、半夏而愈。（《吴鞠通医案》）④溶血性黄疸：资某，男，58岁，患黄疸一年余，面部及肌肤发黄、色淡暗晦，巩膜微黄而暗滞，四肢软弱乏力，心悸短气，语言低微，纳呆便溏。舌淡，苔薄白，脉濡细。实验室诊断：溶血性黄疸。乃脾虚失运，气血不能正常化生所致。治予温中补虚，益气生血。处方：桂枝9g，白芍12g，炙甘草9g，大枣20枚，生姜3片，黄芪30g，当归6g。水煎去滓取汁，纳饴糖120g，口服，每日1剂，服20余剂后诸症悉除。（《湖南中医杂志》1987，5：30.）⑤小儿尿频：孙某，女，4岁，尿频月余，每日几十次，每次量少，喜甜食，食量不大。发育一般，较瘦，神情不活泼，面色稍苍黄，腹部较紧张。诊为中气不足、脾胃虚弱，予小建中汤。10剂后，尿频好转，每日减至二十多次，面色转红。继服原方加黄芪七剂后，尿频愈，每昼夜小便仅10次左右，食量增，面色红润，体力增强，活泼，较前体胖。（《千家妙方》）

0193　甘草干姜汤

【方源】《伤寒论》。

【组成】甘草四两（炙），干姜二两。

【用法】以水三升，煮取一升五合。去滓，分温再服。

【功用】复阳气。

【主治】脾胃阳虚，手足不温，口不渴，烦躁吐逆；老年虚弱尿频，下半身常冷，咳唾痰稀，眩晕短气，脉沉无力。现用于胃脘痛、遗尿、吐酸、肠鸣腹泄、胸背彻痛、眩晕、喘咳、经期腹痛等属寒证者。①《伤寒论》：伤寒脉浮，自汗出，小便数，心烦，微恶寒，脚挛急，反与桂枝，欲攻其表，此误也，得之使厥，咽中干，烦躁吐逆者。②《金匮》：肺痿，吐涎沫而不咳者，其人不渴，必遗尿，小便数。所以然者，以上虚不能制下故也。此为肺中冷，必眩，多涎唾。③《类聚方广义》：老人小便频数，吐涎，短气眩晕，难以起步者。

【方论】①《内台方议》：脉浮，自汗出，恶寒者，为中风。今此又兼小便数者，心烦脚挛急，为阴阳之气虚，不可发汗。反与桂枝汤误汗之，得之便厥，咽中干，烦躁上逆也，此乃不可汗而误攻其表，营卫之气虚伤所致也。故与甘草为君，干姜为臣，二者之辛甘，合之以复阳气也。②《寒温条辨》：此即四逆汤去附也。辛甘合用，专复胸中之阳气，其夹食夹阴，面赤足冷，发热喘嗽，腹痛便滑。内外合邪，难于发散，或寒冷伤胃，不便参、术者，并宜服之，真胃虚挟寒之圣剂也。③《伤寒今释》：干姜与附子，俱为纯阳大热之药，俱能振起功能之衰减。唯附子之效，偏于全身；干姜之效，限于局部。其主效在温运消化器官，而兼于肺，故肺寒、胃寒、肠寒者，用干姜；心脏衰弱，细胞之活力减退者，用附子。吉益氏《药征》谓附子逐水，干姜主结滞水毒。盖心脏衰弱者，往往引起郁血性水肿，其舌淡胖，如经水浸，用姜、附以强心，则水肿自退，非姜、附能逐水也。

【临证举例】①伤寒：吕沧州治一妇伤寒，乃阴间阳，面赤，足蜷而下痢，躁扰不得眠。论者有主寒、主温之不一，不能决。吕以紫雪、《金匮》理中丸进，徐以冰渍甘草干姜汤饮之，愈。且告之曰：下痢足蜷，四逆证也，苟用常法，则上焦之热弥甚，今以紫雪折之，徐以甘辛以温里，此热因寒用也。众皆叹服。（《名医类案》）②寒证：用本方治疗 34 例寒证（胃脘痛 8 例，吐酸 2 例，脘腹胀 2 例，肠鸣腹泻 1 例，胸痛 2 例，眩晕 13 例，咳嗽 2 例，经来腹痛 4 例），均取效。认为中医所称寒证，实际上包含副交感神经过度兴奋的病理生理现象。干姜辛辣，服后刺激口腔黏膜，可能引起反射性交感神经兴奋而起对抗副交感神经作用；甘草则对胃平滑肌有一定解痉作用，因而取效。（《中医杂志》1965，11：6.）③遗尿：刘某，30 岁，小学教师。患遗尿证甚久，日则间有遗出，夜则数遗无间，良以为苦，医咸以为肾气虚损。诊其脉，右部寸、关皆弱，舌白润无苔，口淡，不咳，唾涎，口纳略减。小便清长而不时遗，夜为甚，大便溏薄，审系肾、脾、肺三脏之病。但补肾温脾之药，服之屡矣，所未服者唯肺耳。景岳云："小水虽利于肾，而肾上连肺，若肺气无权，则肾水终不能摄，故治水者必先治气，治肾者必先治肺。"本证病缘于肾，因知有温肺化水之治法。又甘草干姜汤证原有治遗尿之说，遂疏方：炙甘草八钱，干姜（炮透）三钱，一日二帖。三日

后，尿遗大减，涎沫亦稀，再服五日而诸症尽除。（《广东中医》1962，9：13.）

0194 扶阳助胃汤

【方源】《卫生宝鉴》卷十三。

【组成】干姜（炮）一钱半，拣参、草豆蔻仁、甘草（炙）、官桂、白芍药各一钱，陈皮、白术、吴茱萸各五分，黑附子（炮，去皮）二钱，益智仁五分。

【用法】上㕮咀，作一服。水三盏，加生姜三片，大枣两个，煎至一盏，去滓，食前温服。

【主治】客寒犯胃，胃脘当心而痛。

【方论】①《卫生宝鉴》：《内经》曰：寒淫于内，治以辛热，佐以苦温。附子、干姜大辛热，温中散寒，故以为君；草豆蔻仁、益智仁辛甘大热，治客寒犯胃为佐；脾不足者以甘补之，炙甘草甘温，白术、橘皮苦温，补脾养气；水挟木势，亦来侮土，故作急痛，桂辛热以退寒水，芍药味酸以泻木克土，吴茱萸苦热，泄厥气上逆于胸中，以为使也。②《医方考》：附子、干姜、官桂、吴茱萸、草豆蔻、益智仁，辛热之品也，用之所以扶阳；邪之所凑，其气必虚，故用人参、白术、甘草甘温之品以助胃；用芍药者，取其味酸，能泻土中之木；用陈皮者，取其辛香，能利腹中之气。

【临证举例】胃脘痛：两浙江淮都漕运使崔君长男云卿，年二十有五，体本丰肥，奉养膏粱，时有热证。友人劝食寒凉物，及服寒凉药，于至元庚辰秋，病疟久不除，医以砒霜等物治之，新汲水送下，禁食热物，疟病不除，反添吐泻，脾胃复伤，中气愈虚，腹痛肠鸣，时复胃脘当心而痛，不任其苦。屡易医药，未尝有效，至冬还家，百般治疗而不愈，延至四月间，因劳役烦恼过度，前证大作，请予治之，具说其由。诊得脉弦细而微，手足稍冷，面色青黄而不泽，情思不乐，恶人烦冗，饮食减少，微饱则心下痞闷，呕吐酸水，发作疼

痛，冷汗时出，气促闷乱不安，须人额相抵而坐，少时易之。予思《内经》云：中气不足，溲便为之变，肠为之苦鸣；下气不足，则为痿厥心冤。又曰：寒气客于肠胃之间，则卒然而痛，得炅则已。炅者，热也，非甘辛大热之剂，则不能愈，遂制此方。三服大势皆去，痛减过半。至秋先灸中脘三七壮，以助胃气；次灸气海百余壮，生发元气，滋荣百脉。以还少丹服之，则喜饮食，添肌肉，润皮肤。明年春，灸三里二七壮，乃胃之合穴也，亦助胃气，又引气下行。春以芳香助脾，复以育气汤加白檀香平治之。戒以惩忿窒欲，慎言语，节饮食，一年而平复。(《卫生宝鉴》)

0195 吴茱萸汤

【方源】《伤寒论》。

【异名】茱萸汤(《金匮》卷中)。

【组成】吴茱萸一升(洗)，人参三两，生姜六两(切)，大枣十二枚(擘)。

【用法】以水七升，煮取二升，去滓，温服七合，一日三次。

【功用】①《普济方》：温里助阳散寒。②《中医方剂学讲义》：温中补虚，降逆散寒。

【主治】胃中虚寒，干呕，胸满，吐涎沫，厥阴头痛；少阴吐利，手足逆冷，吞酸。现用于神经性呕吐、偏头痛、神经性头痛、梅尼埃病等属肝胃虚寒者。①《伤寒论》：阳明病，食谷欲呕者；少阴病，吐利，手足逆冷，烦躁欲死者；厥阴病，干呕，吐涎沫，头痛者。②《金匮》：呕而胸满者。③《肘后方》：食毕噫醋及醋心。④《张氏医通》：胃气虚寒。

【方论】①《内台方议》：干呕，吐涎沫，头痛，厥阴之寒气上攻也；吐利，手足逆冷者，寒气内甚也，烦躁欲死者，阳气内争也；食谷欲吐者，胃寒不受食也。此以三者之症，共用此方者，以吴茱萸能下三阴之逆气为君，生姜能散气为臣；人参、大枣之甘缓，能和调诸气者也，故用之为佐使，以安其中也。

②《医方考》：吴茱萸辛热而味厚，经曰味为阴，味厚为阴中之阴，故走下焦而温少阴、厥阴；佐以生姜，散其寒也；佐以人参、大枣，补中虚也。③《医方集解》：此足厥阴、少阴、阳明药也。治阳明食谷欲呕者，吴茱萸、生姜之辛以温胃散寒下气；人参、大枣之甘以缓脾益气和中；若少阴证吐利、厥逆，至于烦躁欲死，肾中阴气上逆，将成危候，故用吴茱萸散寒下逆，人参、姜、枣助阳补土，使阴寒不得上干，温经而兼温中也。吴茱萸为厥阴本药，故又治肝气上逆，呕涎头痛。

【临证举例】①头痛：一人初患头痛，次日腹痛而呕，手足厥冷，大汗如流，正气昏冒，时或上攻，气急息迫，不能语言，予吴茱萸汤，诸症顿除。(《皇汉医学》)②厌食：一男性，壮年，每日只能勉强进食一二两，不知饥饱，予健脾消导药不效，胸闷，脉弦迟，舌质正常，舌苔薄白黏腻。当是胃寒挟浊。予吴茱萸汤加神曲试治，重用吴茱萸15g。次日食欲大振。(《伤寒解惑论》)③呕吐：一男性，30岁，起病3年余，呈规律性呕吐涎沫，先后曾用多种药物治疗无效，经消肠造影诊断为瀑布状胃。方用吴茱萸24g，党参30g，生姜30g，红枣5个，半夏12g。服1剂呕止，原方再服20余剂，观察2月余未见再发。(《浙江医学》1960，5+6：261.)④呃逆：姚某，男，43岁。呃逆每发于食后，吐物皆为积食痰涎，历2月余，面色苍黄，精神萎靡，形体消瘦，食不甘味，脉来细迟，舌苔白润，舌质淡胖。治宜温中化饮，降逆止呕。用吴茱萸9g，党参15g，生姜15g，大枣5个，半夏6g，茯苓9g。服3剂，呃逆渐平，再服4剂获愈。(《伤寒论方古今临床》)⑤眩晕：一女，67岁，患梅尼埃病两年，近加重，头晕目眩，旋转不定，如立舟中，耳如蝉鸣，呕吐清涎，畏寒肢冷，舌质淡，苔白厚腻，脉弦细。证属肝寒犯胃，浊阴上扰。治宜温肝暖胃，升清降浊。方用吴茱萸24g，人参9g，生姜30g，大枣3个。煎服

1 剂，呕吐，呻吟渐止，安然入睡。原方再进 1 剂后，能坐起进食。以上方加减，用吴茱萸 9g，党参 12g，半夏 9g，白术 12g，陈皮 6g，砂仁 6g，生姜 12g，大枣 3 个。续服 5 剂，诸症悉除。观察 12 年，未见复发。(《中医杂志》1983，9：43.)

0196 良附丸

【方源】《良方集腋》卷上。

【异名】止痛良附丸（《饲鹤亭集方》）。

【组成】高良姜（酒洗七次，焙研）、香附子（醋洗七次，焙研）。

【用法】上二味，各焙、各研、各贮，否则无效。如病因寒而得者，用高良姜二钱，香附末一钱；如病因怒而得者，用高良姜一钱，香附末三钱；如病因寒怒兼有者，高良姜一钱五分，香附一钱五分。用时以米饮汤加入生姜汁一匙，盐一撮为丸。服之立止。

【功用】①《中国药典》：温胃理气。②《中医方剂学》：行气疏肝，祛寒止痛。

【主治】肝郁气滞，胃寒脘痛，胸闷不舒，喜温喜按者。①《良方集腋》：心口一点痛，乃胃脘有滞，或有虫，多因恼怒及受寒而起，遂致终身不愈。②《饲鹤亭集方》：胃脘气滞，胸膛软处一点疼痛，经年不愈或母子相传。③《谦斋医学讲稿》：肝胃气痛之偏于寒者。④《中国药典》：寒凝气滞，脘痛吐酸，胸腹胀满。

【方论】《谦斋医学讲稿》：良姜长于温胃散寒，香附长于疏肝行气。

0197 附子理中丸

【方源】《局方》卷五。

【异名】附子白术丸（《鸡峰普济方》卷十二）、大姜煎丸（《普济方》卷三九五）。

【组成】附子（炮，去皮脐）、人参（去芦）、干姜（炮）、甘草（炙）、白术各三两。

【用法】上为细末，炼蜜为丸，每两作十丸。每服一丸，以水一盏化破，煎至七分，空心、食前稍热服。

【功用】①《鸡峰普济方》：养胃气。②《北京市中成药规范》：温脾散寒，止泻止痛。

【主治】脾胃虚寒，食少满闷，腹痛吐利，脉微肢厥，霍乱转筋，或感寒头痛，及一切沉寒痼冷。①《局方》：脾胃冷弱，心腹绞痛，呕吐泄利，霍乱转筋，体冷微汗，手足厥寒，心下逆满，腹中雷鸣，呕哕不止，饮食不进，及一切沉寒痼冷。②《普济方》：水气有余，致寒气大实于胃中，关脉弦；腰脚重，厚衣重覆也嫌单，尺脉迟；脾胃伏寒，吐利霍乱，烦闷，身体疼痛，发热嗜卧，手足厥逆。③《玉机微义》：中焦有寒腹痛，或恶寒头痛，发热恶寒，腹痛，不饮水。④《杏苑生春》：阳明经气不足，身以前皆寒。兼治新产内虚，虚人多唾。⑤《饲鹤亭集方》：下焦阳虚，火不生土，脏腑不调，食少便溏，及中寒腹痛，身痛拘急，蜷卧沉重。

【现代研究】附子理中丸的药理作用：实验证明，附子理中丸能增强小鼠的耐寒能力，对醋酸引起的小鼠腹痛有显著的镇痛作用。附子理中丸还可明显拮抗肾上腺素和乙酰胆碱对家兔离体肠管的作用，对离体肠管的运动状态有双向调节作用，即明显拮抗肾上腺素引起的回肠运动抑制和乙酰胆碱引起的回肠痉挛。(《中成药》1990，5：25.)

0198 附子理中汤

【方源】《三因方》卷二。

【组成】大附子（炮，去皮脐）、人参、干姜（炮）、甘草（炙）、白术各等份。

【用法】上锉散。每服四大钱，水一盏半，煎至七分，去滓服，不拘时候。口噤则斡开灌之。

【功用】《医方考》：补虚回阳，温中散寒。

【主治】脾胃虚寒，腹痛食少，泄利呕逆，口噤肢厥，以及寒厥痼冷，霍乱脏毒，阴斑癍毒，喉肿疮疡，口舌生疮，脉沉迟或沉细；并治阴盛格阳，发热烦躁。①《三因方》：五脏中寒，口噤，四肢强直，失音不语。②《岭南卫生方》：瘴毒内寒，自利烦渴，手足发冷，发热烦躁，呕逆闷乱。③《奇效良方》：中寒中湿，呕逆虚弱。④《扶寿精方》：伤寒五七日，太阴自利不渴，寒多而呕，肚腹疼痛，泄泻。⑤《医便》：房劳内伤，寒邪中阴，面青腹痛，六脉沉微。⑥《医方考》：脾肺虚寒，痰涎壅塞，少有动作，喘嗽频促，脉来沉细；口食冷物，客寒犯胃，中焦痛甚，脉沉迟；腹痛，额头鼹黑，手足收引，脉来沉下，无气以息；胃中虚寒，或又误服凉药，泻而手足厥冷者；⑦《寿世保元》：胃脘停痰，冷气刺痛；又治脏毒下寒，泄痢腹胀，大便或黄或白，或青黑，或有清谷；中焦虚寒，手足冷，肚腹痛，大便不实，饮食少思而作口舌生疮。⑧《医学心悟》：寒邪中于太阴，呕吐清涎沫，腹中冷痛，或下利清谷，吐蛔虫，脉来沉细。⑨《杂病源流犀烛》：霍乱吐泻不止，元气耗散，或水粒不入，或口渴喜冷，或恶寒战掉，手足逆冷，或发热烦躁，揭去衣被；瘤冷，或遍身肢节拘急痛。

【方论】《医方考》：人参、甘草、白术之甘温，所以补虚；干姜、附子之辛热，所以回阳。

【临证举例】①中寒：开庆己未年七月间，裕齐马观文夫人曹氏，病气弱倦怠，四肢厥冷，恶寒自汗，不进饮食。一医作伏暑治之，投暑药；一医作虚寒治之，投热药，无效。召仆诊之，六脉虽弱，而关脉差甚。裕齐问曰：此何证也。仆答曰：以脉观之，六脉虽弱，而关独甚，此中焦寒也。中焦者，脾也。脾胃既寒，非特但有是证，必有腹痛吐泻之证，今四肢厥冷，四肢属脾，是脾胃虚寒无可疑者。答云：未见有腹痛吐泻之证，当用何药治之。仆答曰：宜用附子理中汤。未服药间，旋即腹痛而泻，莫不神之。即治此药，一投而愈。（《妇人良方》）②痢疾：陈三农治一妇，久痢不止，

口干发热，饮食不进，犹服香、连等药，完谷不化，尚谓邪热不杀谷，欲进芩、连，数日不食，势正危迫，诊之脉大而数，按之极微，询之小便仍利，腹痛喜手按。此火衰不能生土，内真寒而外假热也。小便利则不热可知，腹喜按则虚寒立辨，亟进附子理中汤，待冷，与服一剂而痛止，连服数剂而愈。（《续名医类案》）③腹痛：李北川仲夏患腹痛吐泻，两手足扪之则热，按之则冷，其脉轻诊则浮大，重诊则微细，此阴寒之证也，急服附子理中汤，不应仍服，至四剂而愈。（《续名医类案》）④阴证伤寒：刘铭彝，年二十八岁，天台县知县。腊月二十八日，去西乡白坭坦，返回即伤阴寒。恶寒甚剧，战栗动摇，烘以烈火，顷刻不离，舌苔边中黑而滑，脉沉而紧。沉紧为寒伤于里，伤寒所谓无热恶寒者，发于阴也。初服麻黄汤不应，继用附子理中汤加味，温下理中以祛寒。高丽参一钱，炒白术二钱，淡附片一钱半，炒川姜一钱，炙甘草一钱，葱白九枚，生姜二钱。服一剂，即遍身大汗，寒邪悉退而愈。（《全国名医验案类编》）

0199　附子粳米汤

【方源】《金匮》卷上。

【组成】附子一枚（炮），半夏半升，甘草一两，大枣十枚，粳米半升。

【用法】以水八升，煮米熟汤成，去滓温服一升，一日三次。

【功用】《医宗金鉴》：胜寒气，和内外。

【主治】腹中寒气，雷鸣切痛，胸胁逆满呕吐。

【方论】①《金匮要略心典》：下焦浊阴之气，不特肆于阴部，而且逆于阳位，中土虚而堤防撤矣。故以附子辅阳驱阴，半夏降逆止呕，而尤赖粳米、甘、枣培令土厚，而使敛阴气矣。②《古方选注》：治以附子之温，半夏之辛，佐以粳米之甘，使以甘草、大枣缓而行之，上可去寒止呕，下可温经定痛。

0200 胃关煎

【方源】《景岳全书》卷五十一。

【组成】熟地三五钱或一两，山药（炒）二钱，白扁豆（炒）二钱，炙甘草一二钱，焦干姜一二三钱，吴茱萸（制）五七分，白术（炒）一二三钱。

【用法】上以水二盅，煎七分，食远温服。

【主治】脾胃虚寒作泻，或甚至久泻，腹痛不止，冷痢。

【加减】泻甚者，加肉豆蔻一二钱（面炒），或用破故纸亦可；气虚势甚者，加人参，随宜用；阳虚下脱不固者，加制附子一二三钱；腹痛甚者，加木香七八分，或加厚朴八分；滞痛不通者，加当归二三钱；滑脱不禁者，加乌梅二个，或北五味子二十粒；若肝邪侮脾者，加肉桂一二钱。

0201 香砂理中丸

【方源】《古今医统》卷二十三。

【组成】人参、白术（炒）、干姜（炮）、甘草（炙）各二两，木香、砂仁（炒）各半两。

【用法】上为细末，炼蜜为丸，如胡椒大。每服七八十丸，空心，白汤送下。

【功用】《重订通俗伤寒论》：温健脾阳。

【主治】脾虚感寒，腹痛吐泻，肢冷脉微。①《古今医统》：脾胃虚弱，感寒停饮，心腹卒痛，手足厥冷，呕吐清水，饮食不进。②《重订通俗伤寒论》：夏月饮冷过多，寒湿内留，上吐下泻，肢冷脉微，脾阳愆甚，中气不支者。③《全国中药成药处方集·福州方》：脾胃冷弱，阴阳亏损，腹痛吐泻，反胃噎膈，及寒痹。

【方论】《重订通俗伤寒论》：君以参、术、草守补中气，臣以干姜温健中阳，佐以香、砂者，取其芳香悦脾，俾脾阳勃发也。

0202 理中丸

【方源】《伤寒论》。

【异名】白术丸（《圣济总录》卷一七一）。

【组成】人参、干姜、甘草（炙）、白术各三两。

【用法】上为末，炼蜜为丸，如鸡子黄许大。以沸汤数合，和一丸，研碎，温服之，日三次，夜二次。腹中未热，益至三四丸。

【功用】温中祛寒，补气健脾。①《局方》：温脾暖胃，消痰逐饮，顺三焦，进饮食，辟风寒湿冷邪气。②《伤寒论章句》：温补中土。③《饲鹤亭集方》：分理阴阳，安和胃气。

【主治】脾胃虚寒，自利不渴，呕吐腹痛，不欲饮食，中寒霍乱，阳虚失血，胸痹虚证，病后喜唾，小儿慢惊。①《伤寒论》：霍乱，头痛发热，身疼痛，寒多不用水者；大病瘥后，喜唾，久不了了，胸上有寒。②《外台》引《崔氏方》：三焦不通，呕吐不食，并霍乱吐逆下痢，及不得痢。③《局方》：中焦不和，脾胃宿冷，心下虚痞，腹中疼痛，胸胁逆满，噎塞不通，呕吐冷痰，饮食不下，噎醋吞酸，口苦失味，怠惰嗜卧，全不思食；伤寒时气，里寒外热，霍乱吐利，心腹绞痛，手足不和，身热不渴，及肠鸣自利，米谷不化。④《圣济总录》：小儿胎寒腹痛，躯啼下利。⑤《阎氏小儿方论》：小儿吐痢不渴，米谷不化，手足厥冷。⑥《医方类聚》引《简易方》：妇人新产，五内俱虚，血脉未定，及产后腹痛作泻。⑦《景岳全书》：瘴气、瘟疫，中气虚损，久不能愈，或中虚生痰。

【宜忌】《外台》：忌桃、李、雀肉、海藻、菘菜。

【方论】①《伤寒明理论》：心肺在膈上为阳，肾肝在膈下为阴，此上下脏也。脾胃应土，处在中州，在五脏曰孤脏，属三焦曰中焦，自三焦独治在中，一有不调，此丸专治，故名曰理中丸。人参味甘温，《内经》曰：脾欲缓，急食甘以缓之。缓中益脾，必以甘为主，是以人参为君。白术味甘温，《内经》曰：脾恶湿，甘胜湿。温中胜湿，必以甘为助，是以白术为臣。甘草味甘平，《内经》曰：五味所入，甘先入脾，脾不足者，以甘补之。补中助脾，必先甘剂，是以甘草为佐。干姜味辛热，喜温而恶寒者，胃也。胃寒则中焦不治，《内经》曰：寒湿所胜，平以辛热。散寒温胃，必先辛剂，是以干姜为使。②《医方考》：寒者温之，故用干姜之辛热；邪之凑也，其气必虚，故用人参、白术、甘草之温补。③《伤寒附翼》：太阴病，以吐利腹满为提纲，是遍及三焦矣。然吐虽属上，而由于腹满；利虽属下，而由于腹满，皆因中焦不治以致之也。其来由有三：有因表虚而风寒自外入者，有因下虚而寒湿自下上者，有因饮食生冷而寒邪由中发者，总不出于虚寒，法当温补以扶胃脘之阳，一理中而满痛吐利诸症悉平矣。故用白术培脾土之虚，人参益中宫之气，干姜散胃中之寒，甘草缓三焦之急也，且干姜得白术，能除满而止吐，人参得甘草，能绞痛而止利。或汤或丸，随机应变，此理中确为之主剂欤？夫理中者，理中焦，此仲景之明训。④《古方选注》：理中者，理中焦之气，以交阴阳也。上焦属阳，下焦属阴，而中焦则为阴阳相偶之处。仲景立论，中焦热则主五苓以治太阳；中焦寒则主理中以治太阴。治阳用散，治阴用丸，皆不及于汤，恐汤性易输易化，无留恋之能，少致和之功耳。人参、甘草甘以和阴也，白术、干姜辛以和阳也，辛甘相辅以处中，则阴阳自然和顺矣。

【临证举例】喜唾：大病初愈，元气虚而未复，脉沉迟无力，喜唾，乃胃中虚寒，津液不主收摄，若遽以汤剂峻补，久虚之体恐非所宜，须以丸药温之为合，以理中丸。（《南雅堂医案》）

0203　理中汤

【方源】《伤寒论》。

【异名】人参汤（《金匮》卷上）、治中汤（《千金方》卷二十）。

【组成】人参、干姜、甘草（炙）、白术各三两。

【用法】上切，用水八升，煮取三升，去滓，温服一升，一日三次。服汤后，如食顷，饮热粥一升许，微自温，勿发揭衣被。

【功用】温中祛寒，补益脾胃。①《局方》：温中逐水，止汗祛湿。②《三因方》：理中脘，分利阴阳，安定血脉。③《普济方》引《德生堂方》：温中散寒，固卫止汗。④《明医指掌》：祛寒温脾固胃。⑤《简明医彀》：温养脾胃，补益气血，助阳固本。

【主治】脾胃虚寒，脘腹疼痛，喜温喜按，自利不渴；呕吐腹痛，不欲饮食，中寒霍乱，阳虚失血，病后喜唾，胸痹虚证；小儿慢惊。①《伤寒论》：霍乱，头痛发热，身疼痛，寒多不用水者。②《金匮》：胸痹，心中痞气，气结在胸，胸满，胁下逆抢心。③《千金方》：霍乱吐下胀满，食不消，心腹痛。④《局方》：脾胃不和，中寒上冲，胸胁逆满，心腹绞痛，痰逆恶心，或时呕吐，心下虚痞，膈塞不通，饮食减少，短气羸困；肠胃冷湿，泄泻注下，水谷不分，腹中雷鸣；伤寒时气，里寒不热，霍乱吐利，手足厥冷；胸痹心痛，逆气结气。⑤《三因方》：伤胃吐血者。胀满，食不消，心腹痛。⑥《仁术便览》：五脏直中寒邪，口噤失音，四肢强直，腹痛冷泄。⑦《医林纂要》：慢惊、慢脾风，吐泻后转而中寒者。

【宜忌】《外台》：忌海藻、菘菜、桃、李、雀肉。

【加减】若脐上筑者，肾气动也，去术，加桂四两；吐多者，去术，加生姜三两；下多者，还用术；悸者，加茯苓二两；渴欲得水者，加术，足前成四两半；腹中痛者，加人参,足前成四两半;寒者,加干姜,足前成四两半;腹满者,去术,加附子一枚。

【方论】①《伤寒论后条辨》:阳之动,始于温,温气得而谷精运,谷气升而中气赡,故名曰理中。实以燮理之功,予中焦之阳也。若胃阳虚,即中气失宰,膻中无发宣之用,六腑无洒陈之功,犹如釜薪失焰,故下至清谷,上失滋味,五脏凌夺,诸症所由来也。参、术、炙草所以固中州,干姜辛以守中,必假之以焰釜薪而腾阳气。是以谷入于阴,长气于阳,上输华盖,下摄州都,五脏六腑皆以受气矣。此理中之旨也。②《医方集解》:此足太阴药也。人参补气益脾,故以为君;白术健脾燥湿,故以为臣;甘草和中补土,故以为佐;干姜温胃散寒,故以为使。以脾土居中,故曰理中。③《温病条辨》:理中汤温中散寒,人参、甘草,胃之守药;白术、甘草,脾之守药;干姜能通能守,上下两泄者,故脾胃两守之,且守中有通,通中有守,以守药作通用,以通药作守用。

【临证举例】①脾虚泄泻:王某,男性,39岁,初诊于1949年2月11日。病患腹泻已逾一年,经常肠鸣,大便稀溏,日下八九次,食欲欠佳,完谷不化,曾经数十医诊而少效。予诊时,患者面色惨白无华,精神疲乏,腹部稍胀而喜按,舌苔浮有一层黄色厚腻,脉细迟。此是脾虚泄泻,法宜补中益土,方用仲景理中汤:人参三钱,炒白术三钱,黑干姜二钱半,炙甘草二钱。连服六剂即愈。(《江西医药》1964,3:149.)②胃脘痛:一妪胃痛久,诸药不应,六脉微小,按之痛稍定,知中气虚而火郁为患也。投理中汤一服随愈。(《续名医类案》)③妊娠胃口膜胀:吴餐霞室人患妊娠胃口膜胀,不思饮食,口渴,下利,面少精采,医以消导寒凉与之,病转甚而胎不安,予曰:此得于饮食后服凉水所致耳,投以大剂理中汤,数剂而愈。(《己任编》)

【现代研究】抗大鼠实验性胃溃疡作用:该实验通过对照观察证实,理中汤确有显著促进实验性胃溃疡愈合的作用,并对实验性胃溃疡的发生有保护作用。实验表明,理中汤能降低胃液中游离盐酸浓度,从而减轻对膜的侵蚀和减少胃蛋白酶的激活,对溃疡的发生起到了保护作用;理中汤还能促进醋酸型胃溃疡愈合,说明它能够促使黏膜细胞再生修复。因此,理中汤既能抑制攻击因子,又能强化防御因子,通过两方面综合作用发挥其抗溃疡作用。(《陕西中医》1987,7:333.)

0204 黄芪建中汤

【方源】《金匮》卷上。

【组成】小建中汤加黄芪一两半。

【用法】以水七升,煮取三升,去滓,纳胶饴,更上微火消解,温服一升,每日三次。

【功用】《谦斋医学讲稿》:温养中气。

【主治】虚劳病,阴阳气血俱虚,里急腹痛,喜温喜按,形体羸瘦,面色无华,心悸短气,自汗盗汗。现用于胃、心、肺等慢性消耗性疾患。①《金匮》:虚劳里急诸不足。②《古今医统》:伤寒身痛,汗后身痛脉弱。③《济阳纲目》:卫虚恶寒。④《谦斋医学讲稿》:胃虚痛,痛时常在空腹,得食或温熨缓解,伴见泛酸、畏冷喜暖。舌质淡,苔薄白,脉象沉细无力或见虚弦。

【宜忌】《外台》:忌海藻、菘菜、生葱。

【方论】①《金匮要略论注》:小建中汤本取化脾中之气,而肌肉乃脾之所生也,黄芪能走肌肉而实胃气,故加之以补不足,则桂、芍所以补一身之阴阳,而黄芪、饴糖又所以补脾中之阴阳也。②《金匮要略心典》:里急者,里虚脉急,腹中当引痛也。诸不足者,阴阳诸脉并俱不足,而眩、悸、喘、喝、失精、亡血等证相因而至也。急者缓之必以甘,不足者补之必以温,充虚塞空,则黄芪尤有专长也。③《金匮要略方义》:此方乃小建中汤加黄芪而成。黄芪为补气扶弱之品,得饴糖则甘温以益气，得桂枝则温阳以化气，得白芍又有益气和营之效。综合全方，其补虚益气之功优于小建中汤。

【临证举例】①虚劳：汪，三九。此劳力伤阳之劳，非酒色伤阳之劳也。胃口消惫，生气日夺，岂治嗽药可以奏功？黄芪建中汤去姜。(《临证指南医案》)何，三一。脐流秽水，咳嗽，腹痛欲泻。询知劳动太过，阳气受伤。三年久恙，大忌清寒治嗽，法当甘温以治之。黄芪建中汤去姜。(《种福堂方》)②咳嗽：诊得脉左细右虚，咳嗽日久，吸短如喘，肌表微热，形容渐致憔悴，虑成内损怯症，奈胃纳渐见减少，便亦带溏，若投以寒凉滋润之品，恐嗽疾未必能治，而脾胃先受损伤，岂云妥全。昔贤谓上损过脾，下损及胃，均称难治。自述近来背寒忽热，似虑先理营卫为主，宗仲师元气受损，甘药调之之例，用建中加减法。桂枝一钱，白芍药三钱，炙甘草八分，炙黄芪一钱，饴糖二钱，加大枣三枚，同煎服。(《南雅堂医案》)③吐血：许，四八。劳倦伤阳，形寒，失血，咳逆。中年不比少壮火亢之嗽血，黄芪建中汤。(《临证指南医案》)④伤寒：病经一月，两脉虚浮，自汗恶气，此卫虚阳弱。人身之表卫气主之，凡所以温分肉，肥腠理，司开阖者，皆此卫气之用，故经曰：阳者卫外而为固也。今卫气一虚，则分肉不温，腠理不密，周身毛窍，有开无合，由是风之外入，汗之内出，其孰从而拒之，用黄芪建中汤以建立中气，而温卫实表也。桂枝、生姜、芍药、甘草、大枣、饴糖、黄芪。(《印机草》)⑤泄泻不食：胡晓鹤孝廉尊堂，素体虚弱，频年咳嗽，众称老痨不治。今春咳嗽大作，时发潮热，泄泻不食，诸医进参、术之剂，则潮热愈增，用地黄、鹿、胶之药，而泄泻胸紧尤甚。延医数手，无非脾肾两补，迨至弗效，便引劳损咳泻不治辞之。时值六月，始邀予诊，欲卜逝期，非求治也。诊之脉俱迟软，时多歇止，如徐行而息，偶羁一步之象，知为结代之脉。

独左关肝部弦大不歇，有土败木贼之势。因思诸虚不足者，当补之以味，又劳者温之，损者益之，但补脾肾之法，前辙可鉴，然舍补一着，又无他法可施，因悟各脏俱虚之脉，独肝脏自盛，忽记洁古云：假令五脏胜，则各刑己胜。法当补其不胜，而泻其胜，重实其不胜，微泻其胜。此病肝木自盛，脾土不胜，法当补土制肝，直取黄芪建中汤与之。盖方中桂、芍，微泻肝木之胜；甘、糖味厚，重实脾之不胜；久病营卫行涩，正宜姜、枣调，而姜以制木，枣能扶土也；用黄芪补肺者，盖恐脾胃一虚，肺气先绝。连进数剂，果获起死回生，但掌心微热不除，且口苦不寐，咳泻虽止，肝木犹强，原方加入丹皮重泻肝木之胜，再胜而安。(《得心集医案》)⑥胃、十二指肠溃疡：用黄芪建中汤略作加减，疗胃、十二指肠球部溃疡43例：治愈22例，好转17例，无效4例。用药最长者为55天，最短者为25天，平均30.3天(《广西中医药》1981，4：45.)。用黄芪建中汤或黄芪建中片（黄芪、炙甘草、白芍、云苓各9g，肉桂1g，煅瓦楞3g，制成浸膏片）治疗72例胃、十二指肠球部溃疡患者，治愈55例，好转14例，无效3例，总有效率为95.8%。平均溃疡愈合天数为28.9天(《湖北中医杂志》1982，3：21.)。⑦阵发性室上性心动过速、早搏：顾某某，男，41岁。1967年运动时突发心动过速，数分钟自行缓解，后每年有多次类似发病。EKG示：阵发性室上性心动过速。每次发作心率均＞200次/分，发病前先有频繁早搏。1978年4月初诊，予益气建中、养心益阴之黄芪建中汤合生脉散主之，治疗1月余，诸症缓解，一般良好。患者要求配成丸药，乃将前方15帖剂量，饴糖炼丸，日服2次，每次6丸，以作较长时间调治巩固。半年后随访未再复发。(《江苏中医杂志》1980，6：15.)⑧盗汗：范某某，男，18岁。患者身体素弱，形体苍瘦，面㿠欠华，近来眠则遍身汗出，衣衫皆湿，脉濡细，此卫阳失固之候，治拟扶正实表。予生黄芪四钱，川桂枝一钱，大白芍四钱，炙甘草一钱，老生姜一钱，大红枣四钱，糯稻根须三钱。上方连服五剂。汗泄得止（《江苏中医》1965，4：31.）。

【现代研究】抗溃疡作用：以黄芪建中汤煎剂给大白鼠皮下注射 10g/kg 时，可防止结扎幽门所致胃溃疡发生，并抑制胃液分泌，减少游离酸及总酸度，使胃液 pH 上升。另以本方减去甘草的煎剂皮下注射，同样也有抗溃疡作用，但作用较弱。说明黄芪建中汤除甘草外，尚有其他抗溃疡的成分。（《药学学报》1965，7：440.）

0205　黄芪芍药桂枝苦酒汤

【方源】《金匮》卷中。

【异名】芪芍桂酒汤（原书同卷）。

【组成】黄芪五两，芍药三两，桂枝三两。

【用法】上三味，以苦酒一升，水七升，相和，煮取三升，温服一升。当心烦，服至六七日乃解；若心烦不止者，以苦酒阻故也。一方用美酒代苦酒。

【主治】黄汗，身体肿，发热，汗出而渴，状如风水，汗沾衣，色正黄如柏汁，脉自沉。

【方论】①《千金方衍义》：水湿从外渐渍于经，非桂之辛温无以驱之达表，既用桂、芍内和营血，即以黄芪外壮卫气以杜湿邪之复入；犹恐芪、芍固护不逮，而用苦酒收敛津液不使随药外泄。服药后每致心烦，乃苦酒阻绝阳气不能通达之故，须六七日稍和，心下方得快，然非若水煎汤液之性味易过也。②《金匮要略心典》：黄芪、桂枝、芍药，行阳益阴，得酒则气益和而行愈固，盖欲使营卫大行，而邪气毕达耳。云苦酒阻者，欲行而未得遂行，久积药力，乃自行耳，故曰服至六七日而解。

【临证举例】黄汗：张某某，女，22 岁。因家务劳作汗出，即用凉水浸毛巾擦洗身体，后发现上半身出汗，色黄，量多而黏，衣物均被黄染。自觉乏力，纳呆，微发热，有时干

哕，月经正常，小便色略赤，大便色正常，巩膜、皮肤无黄染，舌质正常苔薄白，脉略滑。辨证：黄汗。时值盛夏，暑热当令，劳则阳气张，遂汗出。复受水寒之气，致热伏于内，酿成外寒湿、内郁热之势，交相蒸郁，汗液排泄障碍，故发热汗出而色黄。治则：调和营卫，清泄郁热。方药：芪芍桂酒汤去苦酒加栀子、黄柏。药用：黄芪 18g，白芍 12g，桂枝 9g，黄柏 9g，水煎分二次服。服三剂，黄汗止。随访三年未再发现黄汗。（《山东中医杂志》1982，1：34.）

0206　温胃汤

【方源】《医略六书》卷二十三。

【组成】干姜一钱半（炒），厚朴八钱（制），白豆蔻一钱（去壳，炒，研），益智仁一钱半（炒），姜黄一钱，甘草五分，人参八分，陈皮一钱半，砂仁一钱半（炒）。

【用法】水煎去滓，温服。

【主治】胃脘痛，脉弦细者。

【方论】《医略六书》：胃虚寒滞，中气不能运化，故浊阴窒塞，胃脘作痛不止。白蔻宽胸快膈，厚朴散滞祛寒，干姜暖胃逐冷，陈皮利气和中，人参补胃虚，砂仁醒脾气，甘草缓中和胃，益智补火生土，姜黄调气以解寒滞。使滞化气调，则寒邪外解，而胃气融和，安有作痛之患？此温中散寒之剂，为胃虚寒滞作痛之专方。

0207　温脾止泻丸

【方源】《北京市中药成方选集》。

【组成】砂仁二两，厚朴（炙）二两，赤苓二两，泽泻二两，肉桂（去粗皮）二两，白术（炒）四两，扁豆（炒）四两，藿香四两，猪苓四两，白芍四两，橘皮四两，山楂四两，木香一两，黄连一两，甘草一两，干姜一两，党参（去芦）二两。

【用法】共为细粉，炼蜜为丸，每丸二钱重。每服二丸，温开水送下，一日二次。小儿

服一丸或半丸。

【功用】温脾止泻，和胃散寒。

【主治】脾胃虚寒，久泻不止，腹胀作痛，面黄肌瘦。

0208　溃疡丸 I 号

【方源】《新急腹症学》。

【组成】海螵蛸六钱，甘草五钱，干姜五钱，吴茱萸五钱，砂仁五钱，乌药三钱，延胡索三钱，肉桂一钱。

【主治】脾胃虚寒型溃疡病。

二、温肺止咳

0209　杏仁汤

【方源】《普济方》卷一六〇引《指南方》。

【组成】杏仁（炮，去皮尖）、干姜、细辛、甘草、五味子各一两，桂半两。

【用法】上为末。每服三钱，水一盏，枣子一个，煎至七分，去滓，食后服。

【主治】肺寒咳嗽，恶寒脉紧。

【加减】痰多，加半夏半两。

0210　苓甘五味姜辛汤

【方源】《金匮》卷中。

【异名】五味细辛汤（《鸡峰普济方》卷十一）。

【组成】茯苓四两，甘草、干姜、细辛各三两，五味半升。

【用法】上五味，以水八升，煮取三升，去滓，温服半升，每日三次。

【主治】①《金匮》：支饮，气逆上冲，服茯苓桂枝五味甘草汤后，冲气即低，而反更咳胸满者。②《鸡峰普济方》：肺经感寒，咳嗽不已。

【方论】《金匮要略心典》：服前汤已，冲气即低，而反更咳胸满者，下焦冲逆之气即伏，而肺中伏匿之寒饮续出也。故去桂枝之辛而导气，加干姜、细辛之辛而入肺者，合茯苓、五味、甘草消饮驱寒，以泄满止咳也。

0211　苓甘五味加姜辛半杏大黄汤

【方源】《金匮》卷中。

【组成】茯苓四两，甘草三两，五味半升，干姜三两，细辛三两，半夏半升，杏仁半升，大黄二两。

【用法】以水一斗，煮取三升，去滓，温服半升，一日三次。

【主治】咳逆倚息不得卧。若面热如醉，此为胃热上冲熏其面。

【临证举例】支饮：京桥叠街，和泉屋清兵卫之母，年五十余，曾下血过多，以后面色青惨，唇色淡白，四肢浮肿，胸中动悸，短气不能步行，时下血，余与六君子汤加香附子、厚朴、木香，兼用铁沙丸（铁沙、干漆、莎草、苍术、厚朴、橘皮、甘草），下血止，水气亦减，然血泽不能复常。秋冬之交，咳嗽胸满甚，遍身洪肿，倚息不得卧。一医以为水肿，与利水之剂，无效。余诊之曰：恐有支饮，先制其饮，则咳嗽浮肿，自得其道，因与苓甘姜味辛夏仁黄汤加葶苈，服之二三日，咳嗽胸满减，洪肿忽消散。余持此法治水肿数人，故记以示后学。（《橘窗书影》）

0212　苓甘五味加姜辛半夏杏仁汤

【方源】《金匮》卷中。

【组成】茯苓四两，甘草三两，五味半升，干姜三两，细辛三两，半夏半升，杏仁半升（去皮尖）。

【用法】以水一斗，煮取三升，去滓。温服半升，每日三次。

【主治】支饮，水去呕止，其人形肿。

【临证举例】痰饮：叶瑞初君，咳延四月，时吐浊沫，脉右三部弦，当降其冲气。茯苓三钱，生甘草一钱，五味子一钱，干姜一钱半，细辛一钱，制半夏四钱，杏仁四钱。两进苓甘五味姜辛半夏杏仁汤，咳已略平，唯涎沫尚多，咳时不易出。原方加桔梗，服后竟告霍

然。(《经方实验录》)

三、回阳救逆

0213 干姜附子汤

【方源】《伤寒论》。

【异名】姜附汤(《局方》卷二)。

【组成】干姜一两,附子一枚(生用,去皮,切八片)。

【用法】以水三升,煮取一升,去滓顿服。

【功用】《伤寒来苏集》:回阳。

【主治】汗下伤阳,昼躁夜静,不呕不渴,表证不见,身无大热,脉沉微;中焦阳虚,寒饮内停,心腹冷痛;中寒晕倒,四肢厥冷,眩晕无汗,或自汗淋漓者。①《伤寒论》:下之后,复发汗,昼日烦躁不得眠,夜而安静,不呕不渴,无表证,脉沉微,身无大热。②《局方》:暴中风冷,久积痰水,心腹冷痛,霍乱转筋。③《三因方》:中寒,卒然晕倒,或吐逆涎沫,状如暗风,手脚挛搐,口噤,四肢厥冷或复躁热。④《医方集解》:中寒厥逆,眩晕无汗,或自汗淋漓及外热烦躁,阴盛格阳。

【方论】《古方选注》:干姜附子汤,救太阳坏病转属少阴者,由于下后复汗,一误再误,而亡其阳,致阴躁而见于昼日,是阳亡在顷刻矣。当急用生干姜助生附子,纯用辛热走窜,透入阴经,比四逆之势力尤峻,方能驱散阴霾,复涣散其阳,若犹豫未决,必致阳亡而后已。

0214 四逆汤

【方源】《伤寒论》。

【组成】甘草二两(炙),干姜一两半,附子一枚(生用,去皮,破八片)。

【用法】以水三升,煮取一升二合,去滓,分温再服。强人可大附子一枚,干姜三两。

【功用】温中祛寒,回阳救逆。①《伤寒明理论》:发阳气,散阴寒,温经暖肌。②《伤寒溯源集》:散下焦寒邪,助清阳升发。③《医宗金鉴》:逐阴回阳。

【主治】伤寒太阳病误汗伤阳,及阳明、太阴、少阴、厥阴病、霍乱病等症见四肢厥逆,恶寒蜷卧,呕吐不渴,腹痛下利,神衰欲寐,舌苔白滑,脉微欲绝者,以及温疫、厥证、脱证、痛证见有上述症状,属阴证者。现常用于心肌梗死、心衰、急、慢性胃肠炎吐泻过多,各种高热大汗所致之虚脱,各种因素所致之休克等属于阳衰阴盛者。①《伤寒论》:伤寒脉浮,自汗出,小便数,心烦,微恶寒,脚挛急,反与桂枝欲攻其表,此误也,得之则厥,若重发汗,复加烧针者;伤寒医下之,续得下利清谷不止,身疼痛者;太阳病,发热头痛,脉反沉,若不差,身体疼痛;阳明病,脉浮而迟,表热里寒,下利清谷;少阴病,脉沉者;少阴病,饮食入口则吐,心中温温欲吐,复不能吐,始得之,手足寒,脉弦迟,若膈上有寒饮,干呕者;厥阴病,大汗出,热不去,内拘急,四肢疼,下利,厥逆而恶寒者;霍乱病,既吐且利,小便复利,而大汗出,下利清谷,内寒外热,脉微欲绝。②《金匮》:呕而脉弱,小便复利,身有微热,见厥者。③《肘后方》:霍乱心腹胀痛,烦满短气,未得吐下。④《圣惠方》:两感伤寒,阴阳二毒交并,身体手足厥逆,心中热闷,强语,三部脉微细。⑤《济生方》:五脏中寒,口噤,四肢强直,失音不语,或卒然晕闷,手足厥冷。⑥《得效方》:冷证呕吐,胃中虚,四肢厥冷,食即呕吐,或因冷食伤胃,或累经汗下,致虚胃气,但脉弱,小便得利,身有微热,见厥者难治。⑦《卫生宝鉴》:伤寒自利不渴,呕哕不止,或吐利俱发,小便或涩或利,或汗出过多,脉微欲绝,腹痛胀满,手足逆冷及一切虚寒逆冷。⑧《医林集要》:伤寒阴证,唇青面黑,身背强痛,四肢厥冷及诸虚伤寒。⑨《万病回春》:伤寒太阴病自利不渴,及三阴证脉微欲绝,手足厥冷;阴证,身静而重,语言无声,气少难以喘息,目睛不了了,口鼻气冷,水浆不下,大小便不禁，面上恶寒有如刀刮者。⑩《伤寒大白》：阴证呃逆，四肢厥冷。

【宜忌】《中药方剂近代研究及临床应用》：血虚寒滞之厥逆非本方所宜，热厥禁用。

【方论】①《伤寒明理论》：此汤伸发阳气，却散阴寒，温经暖肌，是以四逆名之。甘草味甘平，《内经》曰：寒淫于内，治以甘热。却阴扶阳，必以甘为主，是以甘草为君。干姜味辛热，《内经》曰：寒淫所胜，平以辛热。逐寒正气，必先辛热，是以干姜为臣。附子味辛大热，《内经》曰：辛以润之，开发腠理，致津液通气也。暖肌温经，必凭大热，是以附子为使，此奇制之大剂也。四逆属少阴，少阴者肾也，肾肝位远，非大剂则不能达，《内经》曰：远而奇偶，制大其服。此之谓也。②《伤寒论集注》张志聪：夫元气发原于下，从中上而达于四肢。脉沉乃生气不能从下而中，故用下焦之附子配中焦之炙草、干姜；若中焦为病而生原无恙者，止用理中丸而不必附子矣。③《医方集解》：此足少阴药也。寒淫于内，治以甘热，故以姜、附大热之剂，伸发阳气，表散寒邪（附子生用亦能发表）。甘草亦补中散寒之品，又以缓姜、附之上僭也（甘草为君，干姜为臣，附子为使）。必冷服者，寒盛于中，热饮则格拒不纳，经所谓热因寒用，又曰治寒以热，凉而行之是也。④《古方选注》：以生附子、生干姜彻上彻下，开辟群阴，迎阳归舍，交接于十二经。反复以炙草监之者，亡阳不至于大汗，则阳未必尽亡，故可缓制留中，而为外召阳气之良法。⑤《医宗金鉴》：方名四逆者，主治少阴中外皆寒，四肢厥逆也。君以炙草之甘温，温养阳气；臣以姜、附之辛温，助阳胜寒；甘草得姜、附，鼓肾阳，温中寒，有水中暖土之功；姜、附得甘草，通关节，走四肢，有逐阴回阳之力。肾阳鼓，寒阴消，则阳气外达而脉升，手足温矣。⑥《衷中参西》：干姜为温暖脾胃之主药，伍以甘草，能化其猛烈之性使之和平，更能留其温暖之力使之常久

也。然脾胃之温暖，恒赖相火之壮旺，附子色黑入肾，其非常之热力，实能补助肾中之相火，以厚脾胃温暖之本源也。方名四逆者，诚以脾主四肢，脾胃虚寒者，其四肢常觉逆冷，服此药后，而四肢之厥逆可回也。

【临证举例】①少阴病：少阴为病，内寒外热，腹痛下利清谷，四肢厥冷，恶寒不渴，拟用四逆汤主治。附子一枚（生用），干姜一钱五分，炙甘草三钱。（《南雅堂医案》）苏某妻，30余岁。月经期间不慎冲水，夜间或发寒战，继即沉沉而睡，人事不省，脉微细欲绝，手足厥逆。当即刺人中、十宣出血，一度苏醒，但不久仍呼呼入睡。此乃阴寒太盛，阳气大衰，气血凝滞之故。拟大剂四逆汤：炮附子25g，北干姜12g，炙甘草12g，水煎，分四次温服，每半小时灌服一次。此为重药缓服办法，如一剂顿服，恐有"脉暴击"之变。服全剂未完，四肢转温，脉回，清醒如初。（《伤寒论汇要分析》）②虚寒下利：强陆氏，年二十余岁，因夏秋伏阴在内，复纳凉食冷，致寒热伤脾而致腹痛下痢，经旬不愈，有时痛欲汗出，恶寒拘急，四肢厥冷，脉微弦而迟。此寒伤三阴，宜遵仲师温脏散寒法，以四逆汤加味：淡附子一钱，炮姜六分，清炒甘草六分，桂枝六分，一服即效，二服痊愈。对症发药，虽仅数味，功效立见，用药如用兵，贵精不贵多，信然。（《全国名医验案类编（续编）》）③心肌梗死：赵某某，男，58岁，农民。胸闷气短年余，服冠心苏合丸可缓解。突然心痛难忍，心神不安，冷汗出，四肢冰冷，神昏欲睡，面色赤，唇紫甲青，四肢逆冷，冷汗不止，下利，臭味不浓，舌质淡，脉微欲绝。西医诊为急性心肌梗死伴休克，中医诊为少阴病。当即针人中、内关，神渐清爽。急以回阳救逆：制附子18g，干姜10g，炙甘草25g，肉桂3g，急煎，冷服。良久，四肢渐温，冷汗消，面色已复常态，口语已利，脉复渐有神。（《伤寒论汤证论治》）治疗105例急

性心肌梗死患者，有 23 例并发休克，经治无一例死亡。其中亡阳型用四逆汤治疗。本方有升压、强心作用，如与生脉散等合用，可解决较长时间用升压药以后停药血压下降的问题。（《天津医药通讯》1972，11：1.）④阴盛格阳证：刘某，女，55 岁，高血压十余年，服滋潜清降药反剧。精神萎靡，步态蹒跚，面赤颧红，彻夜难寐，口干不渴，身着棉衣，四肢逆冷，大汗淋漓，舌质淡，苔薄白，脉沉细欲绝。血压 20.0/14.7kPa（150/110mmHg）。证属阴盛格阳。拟四逆汤加味：熟附子 9g，干姜 6g，炙甘草 6g，党参 12g，龙骨 12g。1 剂后手足转温，仍心烦难寐。上方加黄连 3g，服 3 剂，诸症悉除，渐能入睡，血压 18.7/12.0kPa（140/90mmHg）。（《广西中医药》1980，1：30.）

【现代研究】 ①升压、强心、抗休克作用：以麻醉家兔的低血压状态为模型，观察四逆汤及其各单味成分所具有的效应。结果：单味附子虽有一定的强心升压效应，但其作用不如四逆汤，且可致异位性心律失常；单味甘草不能增加心脏收缩幅度，但有升压效应；单味干姜未能显示任何有意义的生理效应。由三药合方的四逆汤，其强心升压效果优于各单位药物组，且能减慢窦性心率，避免单味附子所产生的异位心律失常，提示该复方组方的合理性，也体现了中医"附子无干姜不热，得甘草则性缓"之说的科学性（《中成药研究》1983，2：26.）。经观察，四逆汤注射液肌内或静脉注射有以下作用：第一，改善休克状态。当心源性休克收缩压在 80~60mmHg 时，经注射后 1~20 分钟，血压即上升至 90~110/60~90mmHg，其特点是作用温和，当血压恢复正常后就不再上升；严重休克血压降至零，可先用西药升压，继以四逆汤维持之。第二，改善微循环。对四肢厥冷、唇部及皮肤灰白或青紫的患者，药后先是四肢转暖，预示可能系内脏血流灌注在质量上和动力学上得到改善。心率一般不减少，

但力量加强，心音有力，脉搏有力。第三，预防休克发生。实践证明四逆汤注射液有此作用，强心效应明显。总之，四逆汤注射液的作用不是单纯的升压问题，还能改善微循环，具有强心和镇静作用。（《新医药学杂志》1974，3：21.）本方对动物失血性休克、纯缺氧性休克、橄榄油引起的栓塞性休克、冠状动脉结扎所造成的心源性休克，皆有显著的对抗作用。并有显著的强心作用，能增加冠脉流量，对缺氧所致的异常心电图有一定的改善作用。还能兴奋垂体–肾上腺皮质功能，又有中枢性镇痛、镇静作用，并且该方毒性不大。（《中成药研究》1985，9：24.）②毒性研究：研究表明，甘草、干姜和熟附子同煮，降低了附子的毒性。单味熟附子的鼠腹腔注射的半数致死量为 3.56 ± 0.409g/kg，口服为 17.42 ± 10.24g/kg；而按传统比例组成四逆汤，其半数致死量的附子量分别为 5.821 ± 0.599g/kg 和 71.78 ± 6.84g/kg，差异显著。单味附子中毒心电图的改变与乌头碱中毒相似，而同剂量的附子组成四逆汤时，心电图则无异常改变。又以离体蟾酥心脏进行研究，表明附子毒性效应在四逆汤中降低了 30 倍。（《药学学报》1966，5：35.）

0215 四逆加人参汤

【方源】《伤寒论》。

【异名】 四顺汤（《肘后方》卷二）、人参四顺汤（《鸡峰普济方》卷五）。

【组成】 甘草二两（炙），附子一枚（生，去皮，破八片），干姜一两半，人参一两。

【用法】 以水三升，煮取一升二合，去滓，分温再服。

【主治】 阳虚血脱。吐利之后，汗多恶寒，四肢厥逆，脉微；或吐利未止，见上述诸症者。①《伤寒论》：霍乱，恶寒，脉微而复利，利止，亡血也。②《肘后方》：霍乱吐下，腹痛干呕，手足冷不止。③《千金方》：霍乱转筋，

肉冷，汗出，呕哕者。④《鸡峰普济方》：表里俱虚，伤冒寒冷，腹胁胀满，呕逆痰涎；及邪中阴经，手足厥冷，既吐且利，小便频数，里寒，身体疼痛，脉细微，下利清谷，头痛恶寒，亡阳自汗。

【宜忌】《外台》：忌海藻、菘菜、猪肉。

【方论】①《注解伤寒论》：恶寒脉微而利者，阳虚阴胜也。与四逆汤温经助阳，加人参生津液益血。②《千金方衍义》：直中阴寒用姜、附，温经而救四肢逆冷，因病以立名也；霍乱加人参，助姜、附回阳而使四肢温顺，勒名以彰实也。与当归四逆加生姜、吴茱萸助力回阳一义。

【临证举例】①伤寒虚阳外浮：徐国桢伤寒六七日，身热目赤，索水到前，复置不饮，异常大躁，将门牖洞启，身卧地上，辗转不快，更求入井。一医汹汹，急以承气与服。余诊其脉，洪大无伦，重按无力。谓曰：此用人参、附子、干姜之证，奈何以为下证耶？于是以附子、干姜各五钱，人参三钱，甘草二钱，煎成冷服。服后寒战，戛齿有声，以重绵和头覆之，缩手不肯与诊，阳微之状如著，再与前药一剂，微汗热退而安。（《寓意草》）②心动过缓：张某某，女，中年。胸中满闷，手足发凉，脉沉迟。西医诊为心动过缓症。为处四逆加人参汤方，五六剂痊愈，后未再发。（《伤寒解惑论》）③急性胃肠炎：裴某，男，58岁。夏令因饮食不节，患急性胃肠炎。初起发热恶寒，头痛脘闷，继则吐利交作，腹疼，烦躁不安。曾服导滞分利止呕药两剂，而吐利不止，渐至四肢厥逆，心烦，身出冷汗，口干舌燥，饮食不思，脉象微细欲绝。此乃吐利之后中气大伤，心阳衰竭，阴气不继之证。治疗时扶阳救逆固属重要，而补中气生津血，又属刻不容缓。吉林参6g，干姜10g，炮附子10g，甘草18g。服药1剂后，四肢回暖，吐利不作，心不躁烦，能安然入寐。3剂后症状消失，精神安静，食欲渐展，脉象虚缓，后以和胃化滞

之剂调理而愈。（《伤寒论临床实验录》）④吐血：黄某某，男，64岁。骤患吐血盈盆，气息奄奄，闭目不语，汗出如珠。诊其脉沉微，肢冷如冰，危在顷刻。此证气随血脱，唯有大剂益气回阳，摄血归经。处方：参须三钱，炙北芪一两，熟附片四钱，炮干姜二钱，炙甘草二钱。翌日复诊，肢温汗敛血止，唯精神疲愈，声音低微，脉息较起，但仍甚微弱。虽有转机，尚未脱险，原方加白术三钱，白芍三钱而愈。（《江西中医药》1959，5：30.）

0216 白通汤

【方源】《伤寒论》。

【组成】葱白四茎，干姜一两，附子一枚（生，去皮，破八片）。

【用法】以水三升，煮取一升，去滓，分温再服。

【功用】①《注解伤寒论》：温里散寒。②《成方切用》：复阳通脉。

【主治】少阴病，下利脉微者。

【方论】①《注解伤寒论》：少阴主水。少阴客寒，不能制水，故自利也。白通汤，温里散寒。《内经》曰：肾苦燥，急食辛以润之。葱白之辛，以通阳气；姜、附之辛，以散阴寒。②《医方考》：少阴属肾，水脏也，得天地闭藏之令，主禁固二便，寒邪居之，则病失体矣，故下利。葱白，所以通阳气也；姜、附，所以散阴寒也。是方也，能散阴而通阳，故即葱白而名曰白通。③《医宗金鉴》：少阴病，但欲寐，脉微细，已属阳为阴困矣。更加以下利，恐阴降极，阳下脱也。故君以葱白大通其阳而上升，佐以姜、附急胜其阴而缓降，则未脱之阳可复矣。

【临证举例】寒厥：赵某，男，30岁。患者于1951年在成都读书时，突感双脚冰冷，至1955年更见厉害，冬天不能离火，热天也一点不能沾凉风，既往有遗精史，从1949年起常患腹泻便溏，至今仍时发时止。西医诊

断为雷诺病，经治年余未效。于 1956 年 11 月 6 日来我院医治，院内医师诊断为严重的寒厥证。给服白通汤，并加重其剂量，共服 13 剂基本改善，后又继服 14 剂，病即痊愈。(《哈尔滨中医》1960，2：22.)

0217 白通加猪胆汁汤

【方源】《伤寒论》。

【异名】白通加人尿猪胆汁汤(《医方考》卷一)。

【组成】葱白四茎，干姜一两，附子一枚（生，去皮、破）八片，人尿五合，猪胆汁一合。

【用法】以水三升，煮取一升，去滓，纳胆汁、人尿，和令相得，分二次温服。若无胆亦可用。

【主治】少阴病，阴盛格阳，下利不止，厥逆无脉，面赤干呕而烦躁；及寒湿腰痛。①《伤寒论》：少阴病，下利，利不止，厥逆无脉，干呕烦者。②《医方考》：久坐湿地伤肾，肾伤则短气腰痛，厥逆下冷，阴脉微者。③《医学心悟》：少阴中寒，阴盛格阳，热药相拒不入。

【方论】①《注解伤寒论》：《内经》曰：若调寒热之逆，令热必行，则热物冷服，下嗌之后，冷体既消，热性便发，由是病气随愈，呕、烦皆除，情且不违，而致大益。此和人尿、猪胆汁咸苦寒物于白通汤热剂中，要其气相从，则可以去格拒之寒也。②《医方考》：干姜、附子，热物也，可以回阳燥湿。师曰：太阳中天，则寒者温，湿者燥。故姜、附可以治寒湿；葱白辛温，可使通肾气；人尿、猪胆，性寒而质阴，用之者，一可以制姜、附之热而不使其燥烈于上焦无病之分，一可以同寒湿之性而引姜、附直达下焦受病之区。此佐以所利，和以所宜，乃兵家之向导也。③《医方集解》：此足少阴药也。葱白之辛以通阳气，姜、附之热以散阴寒，此白通汤也。服而不应者，

乃阴盛格拒阳药，不能达于少阴，故加人尿、猪胆汁为引，取其与阴同类，苦入心而通脉，寒补肝而和阴。下咽之后，冷体既消，热性便发，性且不违，而致大益。经曰：逆而从之，从而逆之，正者正治，反者反治。此之谓也。

0218 回阳升陷汤

【方源】《衷中参西》上册。

【组成】生黄芪八钱，干姜六钱，当归身四钱，桂枝尖三钱，甘草一钱。

【主治】心肺阳虚，大气又下陷者，其人心冷、背紧、恶寒，常觉短气。

【临证举例】①心肺阳虚：一童子，年十三四，心身俱感寒凉，饮食不化，常常短气，无论服何热药，皆分毫不觉热。其脉微弱而迟，右部兼沉。知其心肺阳分虚损，大气又下陷也。为制此汤，服五剂，短气已愈，身心亦不若从前之寒凉。遂减桂枝之半，又服数剂全愈。俾停药，日服生硫黄分许，以善其后。(《衷中参西》)②大气下陷：一人年五十余，大怒之后，下痢月余始愈。自此胸中常觉满闷，饮食不能消化，数次延医服药，不外通利气分之品，即间有温补脾胃者，亦必杂以破气之药，愈服病愈增重。后愚诊视，其脉沉细微弱，至数甚迟。询其心中，常有觉凉之时。知其胸中大气下陷，兼上焦阳分虚损也。遂投以此汤，十剂全愈。后因怒病又反复，医者即愚方加厚朴二钱，服后少腹下坠作疼，彻夜不能寐，复求为诊治，仍投以原方而愈。(《衷中参西》)③大气下陷兼寒饮结胸：赵姓媪，年近五旬，忽然昏倒不语，呼吸之气大有滞碍，几不能息，其脉微弱而迟。询其生平，身体羸弱，甚畏寒凉，恒觉胸中满闷，且时常短气。即其数日资禀及现时病状以互勘病情，其为大气下陷兼寒饮结胸无疑。然此时形势将成痰厥，住在乡村取药无及，遂急用胡椒二钱捣碎煎二三沸，澄清汤灌下。须臾胸中作响，呼吸顿形顺利。继用干姜八钱煎汤一盅，此时已

自然饮下，须臾气息益顺，精神亦略清爽，而仍不能言，且时作呵欠，大约呼吸之倾必发太息，知其寒饮虽开，大气之陷者犹未复也。遂投以拙拟回阳升陷汤。服数剂，呵欠与太息皆愈矣，渐能言语。（《衷中参西》）

0219 赤丸

【方源】《金匮》卷上。

【组成】茯苓四两，半夏四两（洗，一方用桂），乌头二两（炮），细辛一两。

【用法】上为末，纳真朱为色，炼蜜为丸，如麻子大。每服三丸，先食酒饮送下，日二次，夜一次。不知稍增之，以知为度。

【主治】寒气厥逆。

【方论】①《张氏医通》：此方乌头与半夏同剂，用相反以攻坚积沉寒，非妙达先圣至理，不能领略其奥，与胡洽治膈上积用十枣汤加甘草、大戟同一妙义。而《普济方》仅用乌头、半夏二味，易白凤仙子、杏仁、黄丹为衣，服七丸至谷道见血而止。其瞑眩之性可知。盖药之相反相恶，不过两毒相激，原非立能伤人，后世以为相反之味，必不可用，陋哉！②《金匮方歌括》元犀按：寒气而至厥逆，阴邪盛也。方中乌头、细辛以温散独盛之寒；茯苓、半夏以降泄其逆上之气，人所共知也；而以朱砂为色，其玄妙不可明言，盖以此品具天地纯阳之正色，阳能胜阴，正能胜邪，且以镇寒气之浮，而保护心主，心主之令行，则逆者亦感化而效顺矣。

0220 参附汤

【方源】《医方类聚》卷一五〇引《济生续方》。

【组成】人参半两，附子（炮，去皮脐）一两。

【用法】上㕮咀，分作三服。水二盏，加生姜十片，煎至八分，去滓，食前温服。

【功用】①《血证论》：大补元气。②《中医方剂学》：回阳，益气，固脱。

【主治】元气大亏，阳气暴脱，汗出厥逆，喘促脉微。①《医方类聚》引《济生续方》：真阳不足，上气喘息，自汗盗汗，气短头晕，但是阳虚气虚之证。②《正体类要》：金疮杖疮，失血过多，或脓瘀大泄，阳随阴走。③《校注妇人良方》：阳气虚寒，手足逆冷，大便自利，或脐腹疼痛，呃逆不食，或汗多发痉。④《景岳全书》：元阳不足，喘急，呃逆，呕恶，厥冷。⑤《冯氏锦囊》：中风，手撒口开，遗尿。⑥《医略六书》：产后阳气虚寒，不能卫外而虚阳越出，故手足厥冷，自汗不止。⑦《医宗金鉴》：风邪中脏，形气俱虚，唇缓不收，痰涎流出，神昏不语，身肢偏废，或与五脏脱证并见。以及虚寒尸厥，阴血暴脱，孤阳无附而外越发热者。⑧《兰台轨范》：阴阳血气暴脱证。⑨《古今医彻》：挟阴伤寒，内外皆阴，阳气顿衰。

【方论】①《医略六书》：附子补真阳之虚，人参扶元气之弱，姜、枣调和营卫，领参、附以补真阳之不足而卫外为固也。水煎温服，使真阳内充，则卫气自密而津液无漏泄之虞，何致厥冷不暖，自汗不止哉？②《医宗金鉴》：起居不慎则伤肾，肾伤则先天气虚矣。饮食不节则伤脾，脾伤则后天气虚矣。补后天之气无如人参，补先天之气无如附子，此参附汤之所由立也。二脏虚之微甚，参、附量为君主。二药相须，用之得当，则能瞬息化气于乌有之乡，顷刻生阳于命门之内，方之最神捷者也。③《血证论》：人之元气，生于肾而出于肺，肺阴不能制节，肾阳不能归根，则为喘脱之证。用附子入肾以补阳气之根，用人参入肺以济出气之主，二药相济，大补元气。气为水之阳，水即气之阴，人参是补气之阴，附子是补水之阳，知此，则知一切补气之法。

【临证举例】①痢疾：张仲仪初得痢疾三五行，即请往诊，行动如常，然得内伤之脉，而挟少阴之邪，余诊毕，即议云：此证仍宜一表一里。但表药中多用人参，里药中多用附子，方可无患，若用痢疾门诸药，必危之道也。仲议以平日深信，径取前药不疑，然疾势尚未著也。及日西，忽发大热，身重如巨石，头在枕上，两人始能扶动，人事沉困，举家惶乱，忙忙服完表里二剂。次早诊时，即能起身出房，再与参附药二剂全安。若不辨证用药，痢疾门中几曾有此等治法乎？况于疾未著而早见乎！（《寓意草》）②中风：景氏妇年近五旬，中风已五六日，汗出不止，目直口噤，遗尿无度，或以为坏症，脉之虽甚微，而重按尚有不疾不徐自然之势，此即胃气也。乃曰：遗尿本属当时脱症，故不治，若多日安得不尿，且坐视数日而不脱，断非绝症也，投以参附汤，二三剂渐苏，重服温补而愈。（《续名医类案》）③休克型肺炎：以参附汤为主，中西医结合抢救 3 例休克型肺炎病人，用人参三钱，附子三钱，浓煎温服。一例加麦冬三钱，五味子二钱，甘草二钱。疗效满意，服药 2~3 小时后，皮肤渐暖，发绀逐渐消失，并开始排尿。休克缓解的时间在 12~15 小时之间，血压逐渐稳步上升，无较大的反复。（《新医药学杂志》1977，11：41.）

【现代研究】参附注射液对动物耐缺氧和急性心肌缺血的保护作用：参附注射液（东北红参、四川熟附片制剂）能显著提高小鼠耐缺氧的能力；能显著对抗由垂体后叶素引起的大鼠心电图第二期 ST 段的下移和各种不同类型的心律失常；并能明显促进戊巴比妥钠麻醉大鼠的复苏。（《中草药》1982，3：27.）参附注射液可明显增加离体兔心的冠脉流量，使离体兔耳和大鼠后肢灌流量增加；附子注射液有较明显的强心作用；参附注射液及其组成药均能显著延长小鼠常压耐缺氧时间；对乌头碱所致室性或室上性多种快速心律失常有显著治疗作用，但人参注射液效果不明显。（《中成药研究》1982，6：32.）

0221 参芪附子回阳汤

【方源】《杂病广要》引《医宗说约》。

【组成】人参一两，黄芪一两，当归五钱，附子一两，粉草二钱。

【用法】水三盅，煎至一盅半，服至脉回为度。

【主治】暴厥，忽然仆倒，脉脱厥逆。

0222 茯苓四逆汤

【方源】《伤寒论》。

【组成】茯苓四两，人参一两，附子一枚（生用，去皮，破八片），甘草二两（炙），干姜一两半。

【用法】上药以水五升，煮取三升，去滓，温服七合，一日二次。

【功用】回阳益阴。

【主治】发汗若下之，病仍不解，烦躁者。

【方论】《伤寒附翼》：先汗后下，于法为顺，而表仍不解，是妄下亡阴，阴阳俱虚而烦躁也。故制茯苓四逆，固阴以收阳。茯苓感天地太和之气化，不假根而成，能补先天无形之气，安虚阳外脱之烦，故以为君。人参配茯苓，补下焦之元气；干姜配生附，回下焦之元阳。调以甘草之甘，比四逆为缓，固里宜缓也。

【临证举例】①烦躁：段某某，素体衰弱，形体消瘦，患病年余，久治不愈，症见两目欲脱，烦躁欲死，以头冲墙，高声呼烦。家属诉：初起微烦头痛，屡经诊治，因其烦躁，均用寒凉清热之剂，多剂无效，病反增剧。面色青黑，精神极惫，气喘不足以息，急汗如油而凉，四肢厥逆，脉沉细欲绝。拟方如下：茯苓一两，高丽参一两，炮附子一两，炮干姜一两，甘草一两。急煎服之，服后烦躁自止，后减其量，继服十余剂而愈。（《中医杂志》1965，1：28.）②发热：患者李某某，女，35 岁，农民，于 1955 年诊治。患者素阳不足，外感寒邪，发热恶寒，寒多热少，入夜尤甚,常增被而不暖。初用辛凉解表,继用苦寒泄下,以致病重,卧床不起已三月矣。现症:面色㿠白无华,精神恍惚,形体消瘦,凉汗大出,面颊沟汗满下流,语声低微,气息奄奄,四肢厥逆,六脉欲绝。拟方:茯苓一两,炮附子五钱,潞党参五钱,干姜五钱,甘草五钱,两日内连服七剂,汗止足温,六脉来复,继服20余剂而愈。(《中医杂志》1965,1:28.)③肺心病:陶某某,男,60岁,1980年3月3日初诊。素有慢性支气管炎、肺气肿、肺心病等,已历10余年,每遇天气变化即发。刻诊:面色黯滞,唇及四肢发绀,咳嗽气急,心悸,坐卧不宁,肢冷,脉伏,舌色紫暗、苔白而灰糙。证属阴虚于里,阳脱于外。急予回阳救逆:茯苓、西党参各9g,淡附子、炙甘草各6g,干姜、黑锡丹(吞)各3g。3剂后,面唇发绀已瘥,咳嗽气急亦减,肢端仍发绀,便溏,尿少,脉沉细,舌质黯红,苔黄灰而腻。脾肾阳虚未复,仍予前方,淡附子加至9g,西党参加至15g。3剂后,面容转红润,气平,肢缓,二便正常。(《浙江中医杂志》1981,10:422.)

0223 通脉四逆汤

【方源】《伤寒论》。

【组成】甘草二两(炙),附子(大者)一枚(生,去皮,破八片),干姜三两(强人可四两)。

【用法】上以水三升,煮取一升二合,去滓,分温再服。其脉即出者愈。

【功用】回阳通脉。①《注解伤寒论》:散阴通阳。②《重订通俗伤寒论》:回阳通脉。③《医宗金鉴》:回阳胜寒。

【主治】少阴病,阴盛隔阳。下利清谷,里寒外热,反不恶寒,手足厥逆,脉微欲绝。①《伤寒论》:少阴病,下利清谷,里寒外热,手足厥逆,脉微欲绝,身反不恶寒,其人面色赤,或腹痛,或干呕,或咽痛,或利止脉不出者;下利清谷,里寒外热,汗出而厥者。②《千金方》:霍乱,吐利已断,汗出而厥,四肢拘急不解,脉微欲绝。③《永类钤方》:霍乱腹痛,呕吐泄泻,发热恶寒,小便自利,属少阴者。④《卫生宝鉴》:四肢冷,身不热,恶心,蜷足卧,或引衣被自覆,不渴,或下利,或大便如常,脉沉微不数,或虽沉实按之则迟弱,此名冷厥。男子阳易,头重不欲举,眼中生花,腰踝内连腹痛,身重少气,阴肿入里,腹内绞痛。

【宜忌】《普济方》引《十便良方》:忌海藻、菘菜、猪肉。

【加减】面色赤者,加葱九茎;腹中痛者,去葱,加芍药二两;呕者,加生姜二两;咽痛者,去芍药,加桔梗一两;利止脉不出者,去桔梗,加人参二两。

【方论】①《古今名医方论》:通脉四逆是于水中温土。里寒外热,浑是肾中阴寒逼阳于外,故君以干姜,树帜中宫;臣以国老,主持中外;更以附子,大壮元阳,共招外热返之于内。盖此时生气已离,存亡俄顷,若以柔缓之甘草为君,何能疾呼外阳?故易以干姜,然必加甘草与干姜等份者,恐丧亡之余,姜、附之猛,不能安养元气,所谓有制之师也。其加减法内,面色赤者加葱,后人遂以葱白为通脉四逆,不知阳亡于外,更用葱以助其散,则气从汗出,而阳无由内返也,岂不误耶?盖白通立名,因下利脉微,用葱白以通上下之阳;此里寒外热,用通脉以通内外之阳,故主方不用葱也。宜详辨之。②《历代名医良方注释》:此方与四逆汤三药同,但加重干姜,方名通脉四逆汤,是其所以通,端在干姜,原无疑义。窃干姜守而不走,其何能通?而此能通者,盖谷入于胃,脉道乃行,中气鼓荡,是为行脉之本。若下焦脉绝,本为不治,但仅寒邪凝阻,而脉不通,则加干姜温暖中气,以鼓舞之,兴奋中土,由中以达四末,脉即可复,不通之通,乃妙于通,仲景用干姜之神化如此。脉资生于中焦谷气，此方已求到资生源头，是此方通脉，较强心以复脉，尤深一层。

【临证举例】霍乱：田某儿媳患霍乱寒多，渴不欲饮，饮亦喜热，舌苔白，吐泻多清水，不太臭，唯耽搁时间过久，救治较迟，肢厥筋挛，皮瘪目陷，六脉全无，病已造极。拟大剂温肾以启下焦生气、温脾以扶中宫颓阳，作最后挽救。拟通脉四逆汤加重其剂，方用：甘草二钱，干姜六钱，乌附八钱。隔三时复诊，吐泻未止，厥逆未回，嘱照原方再进一剂；隔二时又再复诊，吐泻虽缓，厥逆仍未回，俨似正气与邪气同归于尽状，细审细察，探其手心，微有温意。曰：生机在此。盖正气过伤，迟迟其复，兆端已见，稍候即当厥回向愈，嘱其续将三煎药服完。另用前方，姜、附各减为三钱，并加党参四钱，夜间作二次缓服。翌晨复诊，厥回脉出，已能起坐，特精力匮乏，为拟理中加知母、天花粉善后。(《冉雪峰医案》)

0224 通脉四逆加猪胆汁汤

【方源】《伤寒论》。

【组成】甘草二两（炙），干姜三两（强人可四两），附子（大者）一枚（生，去皮，破八片），猪胆汁半合（无猪胆，以羊胆代之）。

【用法】上四味，以水三升，煮取一升二合，去滓，内猪胆汁，分温再服，其脉即来。

【功用】《历代名医良方注释》：回阳救阴。

【主治】①《伤寒论》：霍乱，吐已下断，汗出而厥，四肢拘急不解，脉微欲绝者。②《退思集类方歌注》：阴盛格阳，手足厥冷，脉微欲绝，面赤咽疼烦躁者。

【方论】《历代名医良方注释》：此方回阳救阴，双管齐下，乃治霍乱吐下将止，阴阳气并竭，故为此两两斡旋之方也。一方面仍用通脉扶阳，一面重加胆汁益阴。胆汁气血有情，味苦健胃，能刺激神经，鼓舞细胞，奋起一身机能，此方将通脉之辛温，融纳于胆汁润沃之中。就阳方面解说，为激发阴气，以为藏起亟

之本；就阴方面解说，为维护残阳，以为摄阳奠定之根。方注曰分温再服，其脉即出，履险如夷，煞具旋乾转坤，拨乱返正手段。此中分际，此项疗法，岂但从治、岂但正治，学者所当深深体认也。

四、温阳祛湿

0225 八白散

【方源】《永类钤方》卷二十一。

【组成】沉香、藿香、人参、草果、干姜（炮）、半夏曲、白芍、槟榔、白豆蔻仁、白茯苓、白术、扁豆（炒）、白芷各等份。

【用法】上为末，每服一钱，加生姜、大枣煎服，无时。

【主治】脾虚胃弱，膈有风痰，水谷入口悉皆呕哕；体羸气乏，饮食不下，霍乱吐利；心胸膨满，中脘不和，神情恍惚；泻后复吐，或吐后复泻。

0226 木香散

【方源】《苏沈良方》卷四。

【组成】木香、补骨脂、高良姜、砂仁、厚朴（姜汁炙）各三分，赤芍药、陈橘红、肉桂、白术各半两，胡椒、吴茱萸（汤洗去黑水）各一分，肉豆蔻四枚，槟榔一个。

【用法】上为散。每服三钱，不经水猪肝四两许，去筋膜，批为薄片，重重掺药。置一鼎中，入浆水一碗，醋一茶脚许，盖覆。煮肝熟，加盐一钱，葱白三茎（细切），生姜弹子许（捶碎），同煮水欲尽，为一服，空心冷食之。初服微泻不妨，少时自止。经年冷利滑泻，只是一服。渴即饮粥汤送下。如不能食冷物，即添少浆水暖服。

【功用】逐下冷气。

【主治】脏腑冷极，及久冷伤惫，口疮下泄，谷米不化，饮食无味，肌肉瘦悴，心多嗔恚。妇人产后虚冷下泄，及一切水泄、冷痢。

【宜忌】忌生冷、油腻物。

【临证举例】久泻：张简夫职方，尝久泻，忽有人召食，以疾辞不往。主人曰：吾有良方，一服可瘥。煮药而召之。简至，先服药，便就席。熟醉而归，竟不复泻。(《苏沈良方》)

0227 甘草附子汤

【方源】《伤寒论》。

【异名】附子汤(《外台》卷十九引《古今录验》)、白术附子汤(《外台》卷十五引《近效方》)。

【组成】甘草二两(炙)，附子二枚(炮，去皮，破)，白术二两，桂枝四两(去皮)。

【用法】以水六升，煮取三升，去滓，温服一升，一日三次。初服得微汗则解，能食汗止；复烦者，将服五合；恐一升多者，宜服六七合为妙。

【功用】《外台》引《近效方》：暖肌补中，益精气。

【主治】①《伤寒论》：风湿相搏，骨节疼烦，掣痛不得屈伸，近之则痛剧，汗出短气，小便不利，恶风不欲去衣，或身微肿者。②《外台》引《近效方》：风虚头重眩，苦极不知食味。

【宜忌】《外台》引《近效方》：忌海藻、菘菜、猪肉、生葱、桃、李、雀肉等。

【方论】①《内台方议》：风则伤卫，湿流关节，风湿相搏，两邪乱经，故骨节疼烦，掣痛不得屈伸，近之则痛剧。风胜则卫气不固，汗出短气，恶风不欲去衣，为风在表也。湿胜则水气不行，小便不利，或身微肿，为湿气内搏也。故用附子为君，除湿祛风，温经散寒；桂枝为臣，祛风固卫；白术祛湿为使；甘草为佐，而辅诸药。疏风祛寒湿之方也。②《医方考》：风湿相搏，故骨节疼烦；伤风则恶风，故不欲去衣；小便不利，而大便燥者，为热；今小便不利而大便反快，则湿可知矣。附子之热，可以散寒湿；桂枝之辛，可去解风湿；甘草健脾，则湿不生；白术燥脾，则湿有

制。是方也，以桂、附之辛热而治湿，犹之淖潦之地，得太阳暴之，不终朝而湿去，亦治湿之一道也。③《金匮玉函经二注》周扬俊：汗出短气，恶风不欲去衣，邪风袭入而中，卫之正气俱虚也；小便不利，身微肿者，中外为湿所持，而膀胱之化不行也，安得不以甘、术和中，桂、附去邪耶？然此症较前条更重，且里已受伤，曷为反减去附子耶？此条风湿半入里，入里者妙在缓攻，仲景正恐附子多则性猛且急，骨节之窍未必骤开，风湿之邪岂能托出？徒使汗大出而邪不尽尔。君甘草者，欲其缓也，和中之力短，恋药之用长也。此仲景所以前条用附子三枚者，分三服，此条止二枚者，初服五合，恐一升为多，宜服六七合，全是不欲尽剂之意。④《古方选注》：甘草附子汤，两表两里之偶方，风淫于表，湿流关节，阳衰阴盛，治宜两顾。白术、附子顾里胜湿，桂枝、甘草顾表化风，独以甘草冠其名者，病深关节，义在缓而行之，徐徐解救也。

【临证举例】①风湿痛：骠骑使吴谐，以建元元年八月二十六日始觉如风，至七日，卒起便顿倒，髀及手皆不随，通引腰背疼痛，通身肿，心多满。至九月四日服此汤一剂，通身流汗，即从来所患悉愈。(《外台》引《古今录验》)高汉章，得风湿病，遍身骨节疼痛，手不可触近，近之则痛甚，微汗自出，小水不利。当时初夏，自汉返舟求治，见其身面、手足俱有微肿，且天气颇热，尚重裘不脱，脉象颇大，而气不相续。其戚友满座，问是何症？予曰：此风湿为病。渠曰：凡驱风利湿之药，服之多矣，不惟无益，而反增重。答曰：夫风本外邪，当从表治，但尊体表虚，何敢发汗？又湿本内邪，须从里治，而尊体里虚，岂敢利水乎？当遵仲景法处甘草附子汤。一剂如神，服之三剂，诸症悉愈。(《谢映庐医案》)②寒痹：单用本方治疗寒痹2例，西医诊断为慢性腰骶关节炎继发坐骨神经痛。其中一例已有十余年病史，均获治愈。作者认为，凡属风湿

寒痹，即使没有汗出恶风、短气、小便不利等症，用本方亦可取效。（《上海中医药杂志》1965，6：26.）③风湿性心脏病：某女，45岁。素患风湿性心脏病，心悸短气，汗出恶风，关节冷痛，痛有定处，下肢浮肿，小便不利，舌淡苔白，脉沉弦。此为风湿相搏，日久不愈，邪从寒化。治宜温脾化湿散寒为主，佐以强心通阳。炙甘草15g，炮附子10g，白术10g，桂枝5g，茯苓15g，煎服。1个月后，心悸短气较前减轻，关节已不疼痛，下肢浮肿消失，小便正常。（《河北中医》1986，6：45.）

0228 术附汤

【方源】《金匮》卷上（附方）引《近效方》。

【组成】白术二两，附子一枚半（炮，去皮），甘草一两（炙）。

【用法】上锉。每服五钱匕，加生姜五片，大枣一枚，水一盏半，煎七分，去滓温服。

【功用】暖肌，补中，益精气。

【主治】风湿痹痛，头眩肢重，及中湿泄泻，小儿慢惊。①《金匮》（附方）引《近效方》：风虚头重眩，苦极，不知食味。②《济生方》：中湿脉细，自汗体重。③《古今医统》：小儿身冷，泄泻慢惊。④《保命歌括》：寒厥暴痛。

【方论】《医门法律》：肾气空虚之人，外风入肾，风挟肾中浊阴之气，厥逆上攻，其头间重眩之苦至极难耐，兼以胃气亦虚，不知食味。故方中全不用风门药，但用附子暖其水脏，白术、甘草暖其土脏，水土一暖，则阴浊之气，尽陷于下，而头苦重眩，及不知食味之证除矣。

0229 芎辛散

【方源】《证治汇补》卷四。

【异名】芎辛汤（《医略六书》卷二十一）。

【组成】川芎、细辛各一钱半，苍术、甘草、干姜各一钱。

【用法】水煎，去滓，温服。

【主治】寒湿头痛：①《证治汇补》：寒湿头痛。②《医略六书》：寒湿头痛，脉细者。

【方论】《医略六书》：寒湿袭经，抑遏不散，故清阳之气不伸，不能分布，故头痛不止焉。川芎活血以上荣头角，细辛散寒以旁达肌表，苍术燥湿强脾兼主升阳，干姜温中散冷兼能补火，甘草缓中以和诸药也。使寒湿解散，则清阳得伸而经气清和，头痛无不愈矣。此辛燥散寒之剂，为寒湿头痛之专方。

0230 活络丹

【方源】《局方》卷一。

【组成】川乌（炮，去皮脐）、草乌（炮，去皮脐）、地龙（去土）、天南星（炮）各六两，乳香（研）、没药（研）各二两二钱。

【用法】上为细末，入研药和匀，酒面糊为丸，如梧桐子大。每服二十丸，空心、日午冷酒送下；荆芥汤送下亦可。

【主治】①《局方》：丈夫元脏气虚，妇人脾血久冷，诸般风邪湿毒之气，留滞经络，流注脚手，筋脉挛拳，或发赤肿，行步艰辛，腰腿沉重，脚心吊痛，及上冲腹胁膨胀，胸膈痞闷，不思饮食，冲心闷乱，及一切痛风走注，浑身疼痛。②《丸散膏丹集成》：跌打损伤，瘀血停滞之疼痛。

【方论】①《济阳纲目》：胆南星之辛烈，所以燥湿痰；二乌辛热，所以散寒湿。蚯蚓湿土所生，用之者何？《易》曰：方以类聚，欲其引星、乌直达湿痰所聚之处，所谓同气相求也。亦《内经》佐以所利，和以所宜之意。风邪注于肢节，久久则血脉凝聚不行，故用乳香、没药以消瘀血。②《成方便读》：川乌、草乌直达病所，通行经络，散风邪，逐寒湿；而胆星即随其所到之处，建祛风豁痰之功；乳、没之芳香通络，活血行瘀；蚯蚓之蠕动善穿，用为引导；用酒丸酒下，虽欲其缓，而仍欲其行也。

0231　桂枝附子汤

【方源】《伤寒论》。

【组成】桂枝四两（去皮），附子三枚（炮，去皮），生姜三两（切），大枣十二枚（擘），甘草二两（炙）。

【用法】以水六升，煮取二升，去滓温服，一日三次。

【功用】①《医门法律》：祛风温经，助阳化湿。②《医宗金鉴》：温散其风湿，从表而解。

【主治】①《伤寒论》：伤寒八九日，风湿相搏，身体疼烦，不能自转侧，不呕不渴，脉浮虚而涩者。②《伤寒论方解》：恶寒发热，四肢掣痛，难以屈伸，厥或心下悸，或脐下悸。

【方论】①《注解伤寒论》：不呕不渴，里无邪也；脉得浮虚而涩，身有疼烦，知风湿但在经也。与桂枝附子汤，以散表中风湿。风在表者，散以桂枝、甘草之辛甘；湿在经者，逐以附子之辛热；姜、枣辛甘，行营卫、通津液，以和表也。②《伤寒论类方》：此即桂枝去芍药加附子汤，但彼桂枝用三两，附子用一枚，以治下后脉促、胸满之症；此桂枝加一两，附子加二枚，以治风湿身疼、脉浮涩之症。一方而治病迥殊，方名亦异，分两之不可忽如此，义亦精矣。

【临证举例】伤寒变痹：张幼文，32岁。贵胄之子，素因多湿，偶感风寒，发热恶寒，一身手足尽痛，不能自转侧，脉浮大而紧。风为阳邪，故脉浮大主病进，紧主寒凝，脉症合参，风寒湿三气合而成痹，桂枝附子汤主之：桂枝四钱，附子一钱半，甘草二钱，大枣六枚，生姜三钱。一日二服，三日举动如常；继服平调之剂全愈。（《全国名医验案类编》）

0232　桂枝附子汤去桂加白术汤

【方源】《伤寒论》。

【异名】白术附子汤（《金匮》）。

【组成】附子三枚（炮，去皮，破），白术四两，生姜三两（切），甘草二两（炙），大枣十二枚（擘）。

【用法】以水六升，煮取三升，去滓，分三次温服。初一服，其人身如痹，半日许复服之；三服都尽，其人如冒状，勿怪，此以附子、术并走皮内，逐水气未得除，故使之耳。虚弱家及产妇，宜减服之。

【功用】①《金匮教学参考资料》：助里阳以逐表湿。②《金匮要略讲义》：祛湿温经。

【主治】伤寒八九日，风湿相搏，身体疼烦，不能自转侧，不呕不喝，大便硬，小便自利者。

【宜忌】《外台》：忌葱、猪肉、菘菜、海藻、桃、李、雀肉。

【方论】①《注解伤寒论》：桂发汗走津液，此小便利、大便硬，为津液不足，去桂加术。②《伤寒来苏集》：病本在脾，法当君以白术，代桂枝以治脾，培土以胜湿，土旺则风自平矣，桂枝理上焦，大便硬、小便利，是中焦不治，故去桂。③《伤寒贯珠集》：去桂枝之辛散，加白术之苦燥，合附子之大力健行者，于以并走皮中，而逐水气，此避虚就实之法也。④《古方选注》：湿胜于风者，用术附汤。以湿之中人也，太阴受之，白术健脾祛湿，熟附温经祛湿，佐以姜、枣和表里，不必治风，但使湿去，则风无所恋而自解矣。

0233　真武汤

【方源】《伤寒论》。

【异名】固阳汤（《医方类聚》引《易简方》）。

【组成】茯苓、芍药、生姜各三两（切），白术二两，附子一枚（炮，去皮，破八片）。

【用法】以水八升，煮取三升，去滓，温服七合，每日三次。

【功用】①《注解伤寒论》：益阳气，散寒湿。②《医方集解》：散寒利水。

【主治】脾肾阳虚，水气内停，小便不利，

四肢沉重疼痛，腹痛下利，或肢体浮肿，苔白不渴，脉沉；太阳病误汗不解，发热，心下悸，头眩，身𥆧动。①《伤寒论》：太阳病发汗，汗出不解，其人仍发热，心下悸，头眩，身𥆧动，振振欲擗地者；少阴病腹痛，小便不利，四肢沉重疼痛，自下利者，此为有水气，其人或咳，或小便利，或下利，或呕者。②《医方类聚》引《易简方》：虚劳之人，憎寒壮热，咳嗽下利。③《普济方》引《仁斋直指》：治少阴肾证，水饮与里寒合而作嗽，腹痛下利。

【宜忌】①《外台》：忌酢、猪肉、桃、李、雀肉。②《医门法律》：暴病之呕即用真武尚不相当。

【加减】若咳者，加五味子半斤，细辛一两，干姜一两；若小便利者，去茯苓；若下利者，去芍药，加干姜二两；若呕者，去附子，加生姜，足前为半斤。

【方论】①《注解伤寒论》：脾恶湿，甘先入脾，茯苓、白术之甘，以益脾逐水。寒淫所胜，平以辛热，湿淫所胜，佐以酸平，附子、芍药、生姜之酸辛，以温经散湿。②《医宗金鉴》：小青龙汤治表不解有水气，中外皆寒实之病也；真武汤治表已解有水气，中外皆寒虚之病也。真武者，北方司水之神也，以之名汤者，赖以镇水之义也。夫人一身制水者脾也，主水者肾也；肾为胃关，聚水而从其类者；倘肾中无阳，则脾之枢机虽运，而肾之关门不开，水虽欲行，孰为之主？故水无主制，泛溢妄行而有是证也。用附子之辛热，壮肾之元阳，而水有所主矣；白术之苦燥，建立中土，而水有所制矣；生姜之辛散，佐附子以补阳，温中有散水之意；茯苓之淡渗，佐白术以健土，制水之中有利水之道焉。而尤妙在芍药酸敛，加于制水、主水药中，一以泻水，使子盗母虚，得免妄行之患；一以敛阳，使归根于阴，更无飞越之虞。然下利减芍药者，以其阳不外散也；加干姜者，以其温中胜寒也。水寒

伤肺则咳，加细辛、干姜者，散水寒也；加五味子者，收肺气也。小便利者去茯苓，以其虽寒而水不能停也。呕者去附子倍生姜，以其病非下焦，水停于胃也，所以不须温肾以行水，只当温胃以散水。佐生姜者，功能止呕也。③《寒温条辨》：白术、茯苓补土利水之物也，可以伐肾而疗心悸；附子、生姜回阳益卫之物也，可以壮火而制虚邪；白芍酸以收阴，用白芍者，以小便不利，则知其人不但真阳不足，真阴亦已亏矣，若不用白芍以固护其阴，岂能用附子之雄悍乎！

【临证举例】① 水肿：魏某某，男，59岁。于1963年7月诊治。患者初病时，因头面及下肢午后浮肿，曾服中西药2月余仍未见效，病日增重，而来就诊。现症：全身除胸腹及手心未肿之外，均浮肿，按之凹陷不起，小便稀少，饮食不进，口虽渴，但不饮，神倦体寒，着衣被而不暖，面色灰黯无华，舌苔黑而滑润，舌质红色娇艳，脉浮大无根。此乃真阳衰极，土不制水所致。拟方：炮附子60g，白术24g，白芍24g，茯苓24g，潞党参60g，玉桂6g，炙甘草24g，生姜30g，水煎3次，头煎一次顿服，二三煎不论次数，频频饮服，一日尽一剂。上药连进3剂，浮肿已消退十之六七，查其苔已不黑，脉不浮而反沉，此乃虚焰渐衰，正气渐复之佳象，上方附片、党参、玉桂、生姜量减半，续服四剂而愈。(《中医杂志》1965，7：39.) ②大汗亡阳：张某某，男，34岁。1963年8月17日就诊。素体虚弱，外感风寒，服解表药后高热退，但午后潮热不退，继服辛凉解表之剂，则发热渐高，持续不退，又投凉药泻下，则大汗不止，诸法救之无效，抬来我院诊治。症见形体消瘦，精神萎靡，汗出如雨，担架衣被浸湿，低热仍不退，筋脉拘急，眩晕不能站立，二便均无，四肢厥冷，脉沉细。此表阳不固、虚阳外越，治宜温阳固表。处方：炮附片（先煎）、白芍、白术、茯苓、生姜各30g。大剂频频饮之，汗出稍止

而神气复，继服上方 7 剂，发热亦随之而愈。
（《新医药杂志》1979，12：17.）

0234 椒术养脾丸

【方源】《医略六书》卷十九。

【组成】人参一两半，白术二两（炒），炙草五钱，苍术一两（炒），川椒二两（炒），木香一两，茯苓三两，砂仁一两（炒），干姜一两（炒）。

【用法】上为末，米糊为丸。每服三钱，米饮煎化，温下。

【功用】益脾养胃，补火温中。

【主治】胃虚寒湿，腹痛泄泻，脉沉者。

【方论】脾虚胃弱，寒湿内滞而不能健运，故腹痛不止，泄泻不已焉。川椒补火温中，白术健脾燥湿，人参扶元补胃气，苍术燥湿强脾土，干姜暖胃祛寒，茯苓和脾渗湿，木香调气化，砂仁醒脾胃，炙草缓中益胃也。丸以米粥，下以米饮，总取益脾养胃之功，洵为补火温中之剂。

0235 薏苡附子散

【方源】《金匮》卷上。

【组成】薏苡仁十五两，大附子十枚（炮）。

【用法】上为散。每服方寸匕，一日三次。

【主治】①《金匮》：胸痹缓急者。②《金匮要略方义》：胸痹疼痛，拘急不舒，时缓时急，喜温喜按，口不渴，舌苔白，脉沉紧；寒湿痹证，腰膝重痛，筋脉拘急，屈伸不利，得热则减，遇寒则剧。

【方论】①《金匮玉函经二注》：胸痹缓急者，痹之急证也。寒饮上聚心膈，使阳气不达，危急何如乎？故取薏苡逐水为君，附子之辛热为佐，驱除寒结，席卷而下，又乌能不胜任而愉快耶？②《成方切用》：胸中与太空相似，天日照临之所，而膻中之宗气，又赖以包举一身之气者也。今胸中之阳，痹而不舒，其经脉所过，非缓即急，失其常度，总由阳气不运，故致然也。用薏苡仁以舒其经脉，用附子

以复其阳，则宗气大转，阴浊不留，胸际旷若太空，所谓化日舒长，曾何缓急之有哉！

五、温经散寒

0236 一捻金散

【方源】《医学正传》卷四引《局方》。

【组成】延胡索、川楝子（酒煮）、全蝎（去毒，炒）、茴香各等份。

【用法】上为细末。每服二钱匕，热酒调下。

【主治】①《医学正传》：脐腹大痛，及奔豚小肠气。②《杂病源流犀烛》：男子内结七疝，女子带下瘕聚，少腹绕脐下引横骨及阴中切痛。

0237 丁香楝实丸

【方源】《医学发明》卷一。

【组成】当归（去芦，锉碎）、附子（炮制，去皮脐，锉）、川楝子（锉碎）、茴香（炒）各一两（上四味锉碎，以好酒三升同煮，酒尽为度，焙干作细末，每称药末一两，再入下项药），丁香、木香各二钱，全蝎十三个，延胡索一两（上四味同为细末，入前药末内拌和）。

【用法】酒糊为丸，如梧桐子大。每服三十丸至一百丸，空心、食前温酒送下。

【主治】肾肝受病，男子七疝，痛不可忍；妇人瘕聚、带下。

【方论】凡疝气带下者，皆属于风，全蝎治风之圣药；茴香、川楝子皆入小肠经；当归、玄胡和血止痛；疝气、带下，皆积寒邪入小肠之间，故以附子佐之，丁香、木香为其引导。

0238 乌头桂枝汤

【方源】《金匮》卷上。

【异名】抵当乌头桂枝汤（原书同卷）、乌头汤（《千金方》卷八）。

【组成】乌头大者五枚（熬，去皮，不咬咀）。

【用法】以蜜二斤，煎减半，去滓，以桂枝汤五合解之，令得一升，后初服二合；不知，即服三合；又不知，复加至五合。其知者如醉状，得吐者为中病。

【功用】《医略六书》：逐冷调营。

【主治】①《金匮》：寒疝腹中痛，逆冷，手足不仁，若身疼痛，灸刺诸药不能治。②《千金方》：贼风入腹，攻刺五脏，拘急不得转侧，呼叫发作，有时使人阴缩。

【方论】①《金匮要略直解》：寒淫于内，则腹中痛，寒胜于外，则手足逆冷，甚则至于不仁而身疼痛，此内外有寒也。乌头煎，热药也，能散腹中寒痛。桂枝汤，表药也，能解外证身疼痛。二方相合，则能达脏腑而利营卫，和气血而播阴阳。其药势翕翕行于肌肉之间，恍如醉状，如此则外之凝寒以行，得吐则内之冷结将去，故为中病。②《医略六书》：寒邪外束，营血不能统运于经府之间，故身腹疼痛，寒疝厥冷不仁焉。乌头祛风逐冷，治疝除痹；白蜜润燥益虚，缓中止痛；加入桂枝、白芍以调和内外。务使寒邪外解则营气内和，而阳得敷于肢体，何患逆冷不仁，身腹疼痛之不除哉。

【临证举例】寒疝：袁素珠，青年农妇，体甚健，经期准。一日，少腹大痛，筋脉拘急而未少安，虽按亦不住，服行经调气药不止，迁延十余日，病益增剧，迎余治之。其脉沉紧，头身痛，肢厥冷，时有汗出，常常有冷气向阴户冲出，痛处喜热敷。此由阴气积于内，寒气搏结而不散，脏腑虚弱，风冷邪气相击，则腹痛里急，而成纯阴无阳之寒疝。因处以乌头桂枝汤：制乌头 12g，桂枝 18g，芍药 12g，甘草 6g，大枣 6 枚，生姜 3 片，水煎兑蜜服。连进两帖，痛减厥回，汗止人安。换方当归四逆加吴茱萸生姜汤以温经通络、清除余寒，病竟愈。（《治验回忆录》）

0239 当归四逆汤

【方源】《伤寒论》。

【组成】当归三两，桂枝三两（去皮），芍药三两，细辛三两，甘草二两（炙），通草二两，大枣二十五个（擘，一法十二个）。

【用法】以水八升，煮取三升，去滓，温服一升，一日三次。

【功用】①《成方便读》：发表温中。②《中医方剂学讲义》：温经散寒，养血通脉。

【主治】血虚受寒，手足厥寒，舌淡苔白，脉沉细或沉细欲绝者；并治寒入经络，以致腰、股、腿、足疼痛或麻木。现用于早期雷诺病及冻伤。①《伤寒论》：伤寒厥阴病，手足厥寒，脉细欲绝者。②《伤寒论今释》引清川玄道：冻疮。③《汉方处方解说》：雷诺病。

【宜忌】《医方发挥》：本方只适用于血虚寒凝之四肢逆冷，其他原因之肢厥不宜使用。

【方论】①《内台方议》：阴血内虚则不能荣于脉，阳气外虚则不能温于四末，故手足厥寒，脉细欲绝也。故用当归为君，以补血；以芍药为臣，辅之而养营气；以桂枝、细辛之苦，以散寒湿气为佐；以大枣、甘草之甘为使，而益其中，补其不足；以通草之淡而通行其脉道与厥也。②《古方选注》：当归四逆不用姜、附者，阴血虚微，恐重劫其阴也，且四逆虽寒，而不至于冷，亦唯有调和厥阴，温经复营而已，故用酸甘以缓中，辛甘以温表，寓治肝四法。桂枝之辛以温肝阳，细辛之辛以通肝阴，当归之辛以补肝，甘、枣之甘以缓肝，白芍之酸以泻肝，复以通草利阴阳之气，开厥阴之络。③《医宗金鉴》：此方取桂枝汤，君以当归者，厥阴主肝为血室也；佐细辛味极辛，能达三阴，外温经而内温脏；通草其性极通，善开关节，内通窍而外通营；倍加大枣，即建中加饴用甘之法；减去生姜，恐辛过甚而迅散也。

【临证举例】①血痹：患者周某，女，25

岁。夜睡醒来，两手发麻，似蚁走感，手指活动不利，持针不便，但握力尚存。手微冷，触觉、痛觉无异变，脉沉细而稍弦紧，舌淡苔白。此寒邪凝滞，经脉受阻，血行不运，肢端络脉失养之候，治以本方加川芎、黄芪、麻黄。2剂后症状减轻，再服3剂而愈。(《新中医》1979，2：45.) ②早期雷诺病：此病病机属阳气虚弱不能温养四末，寒邪外袭，血脉凝滞所致。当用温阳活血、祛寒通散之法，当归四逆汤颇为适合。用本方治疗2例，1例用原方加艾叶、红花，服30余剂痊愈；1例服18剂痊愈。均经随访，未见复发。(《江苏中医》1963，6：15.) ③冻伤：赵某，男，30余岁。风雪交加，冻仆于地，爬行数里，僵卧于地而待毙，邻人发现后抬回，手足厥逆，卧难转侧。此冻伤，投本方，以厥回肢温为度。四剂后身起紫疱如核桃，转为冻疮。数日后即能转动，月余而愈。(《岳美中医案集》)

0240 当归四逆汤

【方源】《卫生宝鉴》卷十八。

【组成】当归尾七分，附子(炮)、官桂、茴香(炒)、柴胡各五分，芍药四分，茯苓、延胡索、川楝子各三分(酒煮)，泽泻二分。

【用法】上㕮咀，作一服。用水二盏半，煎至一盏，去滓，空心、食前温服。

【主治】①《卫生宝鉴》：疝气，脐腹冷痛相引腰胯而痛。②《医略六书》：阳虚寒疝，脉紧细者。

【方论】①《卫生宝鉴》：方以附子、肉桂甘辛大热，助阳退阴，用以为君。玄胡、茴香辛温，除下焦虚寒；当归辛温，和血止痛，故以为臣。芍药之酸寒，补中焦之气，又防热药损其肝阴；泽泻咸平，茯苓甘平，去膀胱中留垢；川楝子苦寒，酒煮之止痛，又为引用，乃下者引而竭之之意也；柴胡苦平，行其本经，故以为使也。②《医略六书》：阳虚于下，寒束于经，虚阳不能布敷而经气被逼，故虚疝时

时发作焉。附子补火扶阳，官桂温经散寒，当归养血荣经，白芍敛阴柔筋，柴胡升清阳以除邪，吴萸降逆气以下达，泽泻泻浊阴清肾府，小茴温经气却疝疾，川楝子泻湿热以平虚疝也。

【备注】本方《医略六书》无茯苓、延胡索，有吴茱萸。

0241 当归四逆加吴茱萸生姜汤

【方源】《伤寒论》。

【异名】四逆汤(《千金方》卷二十)。

【组成】当归三两，芍药三两，甘草二两(炙)，通草二两，桂枝三两(去皮)，细辛三两，生姜半斤(切)，吴茱萸二升，大枣二十五枚(劈)。

【用法】以水六升，清酒六升和，煮取五升，去滓，温分五服。一方酒、水各四升。

【功用】《伤寒方苑荟萃》：散寒涤饮，降逆温中，养血通脉。

【主治】①《伤寒论》：手足厥寒，脉细欲绝，内有久寒者。②《伤寒方苑荟萃》：现用于血栓闭塞性脉管炎、雷诺病、慢性荨麻疹、冻疮等；亦可用于慢性消化道疾病而疼痛呕吐较剧者、头痛、溃疡病、慢性风湿性关节炎、风湿性肌炎、痛经、闭经等。

【方论】①《古方选注》：厥阴四逆，证有属络虚不能贯于四末而为厥者，当用归、芍以和营血。若久有内寒者，无阳化阴，不用姜、附者，恐燥劫阴气，变出涸津亡液之证，只加吴茱萸从上达下，生姜从内表发，再以清酒和之，何患阴阳不和，四肢不温也耶？②《伤寒贯珠集》：手足厥寒，脉微欲绝者，阳之虚也，宜四逆辈。脉细欲绝者，血虚不能温于四末，并不能荣于脉中也。夫脉为血之府，而阳为阴之先，故欲续其脉，必益其血，欲益其血，必温其经。方用当归、芍药之润以滋之；甘草、大枣之甘以养之；桂枝、细辛之温以行之；而尤借通草之入经通脉，以续其绝而止其厥。若

其人内有久寒者，必加吴茱萸、生姜之辛以散之，而尤借清酒之濡经浃脉，以散其久伏之寒也。③《伤寒方论》：手足厥寒，脉细欲绝，是经络无所不寒，气血俱虚之至，故当归四逆允为合剂也。更察内有久寒，是一阳不足以为开泰之本，而经络之虚，乃相因以至，故以吴茱萸、细辛通逆而润燥，通草为引，复以桂枝全汤而君以当归，血由气生，寒从阳化也；并可通于杂证之血虚极寒者矣。

【临证举例】①血虚寒厥证：吴某某，男，38岁。1970年冬季，外出检查线路，下班后自觉四肢寒冷，并有麻木疼痛，以后每逢外出，两手及面部出现青紫，尤以手指、鼻尖、耳廓最明显，回室内温暖后，青紫逐渐消失。诊其两手逆冷至腕，手足均呈青紫，脉沉细，舌质胖嫩，舌苔白。属阳气虚弱，不能温营四肢；寒邪外袭，致血脉凝涩，经脉不通。治拟温经通络，活血祛寒。当归、白芍各9g，桂枝、吴茱萸各6g，细辛、甘草、通草各3g，生姜3片，大枣5枚。药后病情好转，续诊两次而愈。(《天津医药》1978，5：215.)②痛经：万某某，女，22岁，学生。患者经来腹痛已有五年之久，曾服温经汤及调经诸药，收效甚微。自述平时身冷，恶寒，四肢酸软无力，小腹常觉不温，月经愆期，白带多而清稀，每逢经期，小腹剧痛，痛时手足冰冷，口不渴，时吐清涎，小便量多。查其舌质淡暗，苔薄，脉沉迟细弱。证属虚寒逆经，拟用当归四逆加吴茱萸生姜汤治之：当归15g，桂枝12g，白芍（酒炒）15g，细辛6g，大枣8g，木通9g，炙草6g，官桂6g，台乌6g，艾叶（炒）6g，吴茱萸9g，生姜9g，加白酒1杯同煎。嘱在经前服本方3剂，下次月经期前再服3剂。后6剂而愈。(《新医药学杂志》1978，3：7.)③缩阴证：刘妇，年四旬余，邮亭圩北村人。体素虚弱，某日农作过劳，傍晚归途遇雨，衣履尽湿，归仅更衣，不甚介意。晚间又经房事，而风雨之夜，寒气砭骨，夜半起入厕，未久，

睡感寒甚，数被不温，少腹拘急绞痛，次第加剧，待至天将明时，阴户遽现紧缩，自觉向腹中牵引，冷汗阵出，手足厥冷，头晕神困，不能起立，服药鲜效。脉象微细，舌润不温，其夫且曰："内子阴户收缩，成一杯大空洞形，时流清液，令人见而生畏。"此乃阴寒证也，与当归四逆加吴茱萸生姜汤，嘱一日服完两大剂，并用艾灸气海、关元十余炷，又用锡壶盛开水时熨脐下。次日即笑逐颜开，操作厨下，唯身觉略倦而已。(《治验回忆录》)④子宫脱垂：戴某某，女，49岁。农民，自诉近三年来劳动增强，缺乏休养和调补，身体渐差。夜睡不宁，有时醒来烦热汗出，头痛，小腹挛痛，小便频数，或夜间遗尿。休息几天即好转，如仍持续劳动觉小便有物垂出，疼痛不安。月经二三月一来，量少，色鲜红。每年此时恒发疟疾。其脉沉细难触，手足较常人为冷。舌质淡润无苔，面色萎黄。断为当归四逆加吴茱萸生姜汤证。处方：当归12g，木通、细辛、桂枝、吴茱萸、枳壳、白芍、炙甘草各9g，生姜18g，红枣25枚，赤豆脂30g（一半包煎，一半研末，分二次冲服），水煎，加白酒半两，冲服。二诊：药后睡安，汗止，少腹不痛，尿不频数，下身下垂刺痛好转，手足依然冰冷。照原方续服3剂，各症均愈，唯手足仍冷。第2个月中旬来月经，又服3剂。以后每月服3剂。至年底患者来告，谓此后未复发，月经亦未再行。(《新中医》1983，2：33.)⑤产后胃冷如冰：青年女工傅某某，1981年夏，初生难产，入产房两天两夜，胎儿未能娩出，周身大汗淋漓，神疲力竭。当时产床置于电风扇下，凉风直吹，及至胎儿娩出后，始觉凉意。因腹中饥饿，急食冷鸡汤两碗，即感胃脘痞塞不畅，胃中发冷，犹如冰块阻塞一般，且全身关节酸疼，曾服温胃散寒之方药，诸如香砂六君子汤、附子理中汤等，未获缓解，半年后来诊。其时患者面色㿠白，唇甲少华，两手欠温。自述周身关节在气候突变时发酸、发痛，

胃冷如冰逐渐加重，并时感胸闷恶心。诊见舌淡苔白，脉象沉细。乃胃有久寒，阴血虚亏所致。其分娩时正当血脉空虚，外受寒邪之袭，内伤鸡汤之冷，胃阳大伤，安得不病之理。处方：全当归10g，川桂枝10g，杭白芍10g，北细辛5g，炙甘草3g，小木通6g，肥大枣4枚，淡吴萸12g，鲜生姜12g。酒水各半，煎后温服。每日1剂，未及半月，胃中已无冷感，诸羔尽失。（《中医杂志》1984，8：25.）⑥乳房窜痛：潘某某，女，29岁，医务人员。患者近年来右侧乳房周围窜痛，呈阶段性、阵发性，伴憋胀感，用手扪之，右侧乳房外上象限内有核桃大区域皮肤温度明显低于周围，但未扪及肿块或囊状物。自贴伤湿止痛膏无效，又曾经用理气通络止痛之剂亦无效。别无所苦，月经正常。乳头属肝经，乳房属胃经，局部冷痛，总属脉络凝滞。试投当归四逆加吴茱萸生姜汤以暖肝温胃、通络止痛。处方：当归、白芍各12g，桂枝、吴茱萸、通草各6g，细辛、甘草各3g，生姜3片，大枣3枚。水煎，连服2剂后，乳房窜痛发冷消失。随访1年，未见复发。（《新中医》1984，12：41.）

0242　赤石脂丸

【方源】《金匮》卷上。

【异名】乌头赤石脂丸（原书同卷）。

【组成】蜀椒一两（一法二分），乌头一分（炮），附子半两（炮，一法一分），干姜一两（一法一分），赤石脂一两（一法二分）。

【用法】上为末，炼蜜为丸，如梧桐子大。每食前服一丸，一日三次。不知稍加服。

【主治】心痛彻背，背痛彻心。

【方论】①《医宗金鉴》：心痛在内而彻背，则内而达于外矣；背痛在外而彻心，则外而入于内矣。故既有附子之温，而复用乌头之迅，佐干姜行阳，大散其寒，佐蜀椒下气，大开其郁，恐过于大散大开，故复佐赤石脂入心，以固涩而收阳气也。②《医钞类编》：蜀椒、乌头

一派辛辣，以温散其阴邪，然恐胸背既乱之气难安，而即于温药队中取用干姜之泥、赤石脂之涩，以填塞所横冲之新隧，俾胸之气自行于胸，背之气自行于背，各不相犯，其患乃除，此炼石补天之精义也。

0243　附子汤

【方源】《伤寒论》。

【组成】附子二枚（炮，去皮，破八片），茯苓三两，人参二两，白术四两，芍药三两。

【用法】上以水八升，煮取三升，去滓，温服一升，一日三次。服药前先灸之。

【功用】①《注解伤寒论》：温经散寒。②《中医方剂学》：温肾助阳，祛寒化湿。

【主治】①《伤寒论》：少阴病，得之一二日，口中和，其背恶寒者；少阴病，身体痛，手足寒，骨节痛，脉沉者。②《金匮》：妇人怀娠六七月，脉弦发热，其胎愈胀，腹痛恶寒者，少腹如扇，所以然者，子脏开故也。

【方论】①《注解伤寒论》：辛以散之，附子之辛以散寒；甘以缓之，茯苓、人参、白术之甘以补阳；酸以收之，芍药之酸以扶阴。所以然者，偏阴偏阳则为病，火欲实，水当平之，不欲偏胜也。②《内台方议》：以附子为君，温经散寒；茯苓为臣，而泄水寒之气；以白术、芍药为佐，而益燥其中；以人参为使，而补其阳，以益其元气而散其阴邪也。③《医方考》：伤寒以阳为主，上皆阴盛，几无阳矣。辛甘皆阳也，故用附、术、参、苓以养阳；辛温之药过多，则恐有偏阳之弊，故又用芍药以扶阴。经曰：火欲实，水当平之。此用芍药之意也。④《医方集解》：肾主骨，寒淫则痛，此一身骨节尽痛，乃阳虚阴盛而生内寒所致，非外寒也。若以外感之痛治之，则杀人矣。故用参、附助阳而胜肾寒，加芍药敛阴以为阳之附也。⑤《古方选注》：附子汤，少阴固本御邪之剂，功在倍用生附，力肩少阴之重任，故以名方。其佐以太、厥之药者，扶少阴之阳，而不

调太、厥之开阖，则少阴之枢终不得和，故用白术以培太阴之开，白芍以收厥阴之阖，茯苓以利少阴之枢纽。独是少阴之邪，其出者从阴内注于骨，苟非生附，焉能直入少阴，注于骨间，散寒救阳？尤必人参佐生附，方能下鼓水中之元阳，上资君火之热化，全赖元阳一起，而少阴之病霍然矣。⑥《医宗金鉴》：方中君以附子二枚者，取其力之锐，且以重其任也；生用者，一以壮少火之阳，一以散中外之寒，则身痛自止，恶寒自除，手足自温矣。以人参为臣者，所以固生气之原，令五脏六腑有本，十二经脉有根，脉自不沉，骨节可和矣。更佐白术以培土，芍药以平木，茯苓以伐水，水伐火自旺，旺则阴翳消，木平土益安，安则水有制，制则生化，此诚万全之术也。

0244　昆仑丸

【方源】《何氏济生论》卷六。

【组成】橘核（盐炒）、川楝子（盐炒）、香附（童便浸）各二两，小茴香（盐水炒）、延胡索、吴茱萸（盐酒泡七次，炒）各一两，山楂、枳实、陈皮各一两五钱，苍术（炒）、砂仁、青皮、槟榔各一两，川椒（去目）、木香各五钱，肉桂一钱五分。

【用法】醋煮米为丸。每服六七十丸，盐汤送下。

【功用】内消疝气。

【主治】疝气。

0245　黄芪桂枝五物汤

【方源】《金匮》卷上。

【组成】黄芪三两，芍药三两，桂枝三两，生姜六两，大枣十二枚（一方有人参）。

【用法】以水六升，煮取三升，温服七合，每日三次。

【功效】《医宗金鉴》：调养荣卫，祛风散邪。

【主治】血痹。阴阳俱微，寸口关上微，尺中小紧，外证身体不仁，如风痹状。

【方论】《医宗金鉴》：以黄芪固卫；芍药养阴；桂枝调和营卫，托实表里，驱邪外出；佐以生姜宣胃，大枣益脾，为至当不易之治也。

【临证举例】①痹证：张，形寒，手足痛，肌肉渐肿，劳力行走，阳气受伤，客邪内侵，营卫失和。仿《局方》"痹在四肢，汗出阳虚者，与黄芪五物汤"。黄芪、桂枝、茯苓、炙草、当归、煨姜、南枣。（《种福堂方》）②脑血管意外后遗症：一老妪，症见右半身瘫痪，口眼㖞斜，手足麻木，肌肉不仁，右半身自汗出。血压：150/100mmHg。此乃营卫气血虚亏，阳气阻闭，经脉失于营养之证。予黄芪桂枝五物汤治之。共服15剂，血压：140/90mmHg，脉舌正常。诸症蠲除，一如常人。4年后追访，终未再作。（《四川中医》1983，5：27.）③血痹：刘某，患四肢麻木一年余，夜晚尤甚。用维生素 B_{12} 与维生素 B_1 肌内注射60余日，疗效不明显。后改为针灸治疗，初针有小效，继之无效。症见气虚懒言，疲乏无力，四肢麻木以上肢较甚，臀部发凉。脉双沉细，舌质淡嫩，苔薄白。取黄芪桂枝五物汤治之。服15剂，诸症俱蠲。（《四川中医》1983，5：27.）④自汗：患者女，31岁。工人。痢后继见汗出，已两年余。动则大汗淋漓，乍冷乍热，时时恶风，并出现肠鸣，进食不慎即泻，头晕无力，舌淡苔薄白，脉无力寸浮大。经某医院诊为植物神经功能紊乱，屡治罔效。遂用黄芪桂枝五物汤加白术、五味子，水煎4剂，服后自汗明显改善，将桂枝减量，白术增制，使之外助黄芪以固表，内达健脾以收功。继进6剂，肠鸣消失。再进3剂，诸症悉除。（《天津中医》1986，3：17.）⑤胸痹：患者，女，51岁，干部。病初自觉胸闷气短，继则胸前区时感隐痛，并向左肩背放射，遇寒痛甚，已两年余。心电图诊为冠状动脉供血不足。予黄芪桂枝五物汤加薤白、炙甘草，共服30余剂，胸痛诸症得以控制，心电图近于正常。（《天津中医》1986，3：18.）⑥胃脘痛：患者，女，42岁，工人。胃脘时感隐痛，逢劳遇寒尤甚，已五年许，钡餐透视诊为胃窦炎。曾屡服大剂辛热理气之品，渐致腹胀纳呆，大便时溏，周身乏力，舌淡润，脉沉弦迟。方用黄芪桂枝五物汤加炙甘草、干姜，服药后，胃痛顿解。酌去干姜，加腹皮与茯苓交替使用，予以健脾，因病陈久，宜缓缓图治。继服20余剂，诸症渐愈。（《天津中医》1986，3：18.）⑦低热：朱某某，女，35岁，教师。低热两年余，体温常在37.5℃左右，偶尔达38℃。伴有怯风怕冷，自汗津津，声低气短，纳谷不香，大便溏薄，周身乏力等症。舌苔薄白，舌质淡红而胖，脉细缓无力。证属气虚身热。拟取甘温除热法，黄芪桂枝五物汤加焦白术、炙甘草。服上方12剂后，症状基本消失。改用补中益气丸调服半月以善后，随访至今未发。（《江苏中医杂志》1984，1：37.）

第六章 清热方

一、清气分热

0246 大黄散

【方源】《保命集》卷中。

【组成】栀子半两，大黄半两，郁金半两，甘草二钱半。

【用法】上为细末。每服五钱，水煎，食后温服，微利则已。

【主治】上焦热而烦，不能睡卧。

0247 小清凉散

【方源】《寒温条辨》卷四。

【组成】白僵蚕（炒）三钱，蝉蜕十个，金银花、泽兰、当归、生地各二钱，石膏三钱，黄连、黄芩、栀子（酒炒）、牡丹皮、紫草各一钱。

【用法】水煎，去滓，入蜜、酒、童便，冷服。

【主治】温病，壮热烦躁，头沉面赤，咽喉不利，或唇口颊腮肿者。

0248 牛黄解毒丸

【方源】《北京市中药成方选集》。

【组成】防风三钱，赤芍五钱，黄连五钱，黄芩五钱，大黄一两，钩藤五钱，生石膏一两，连翘一两，黄柏五钱，生栀子五钱，金银花一两，麦冬三钱，桔梗四钱，甘草三钱，当归尾五钱。

【用法】上为细末，过箩。每八两八钱细末兑牛黄一钱，冰片五钱，雄黄五钱，薄荷冰一钱，朱砂一两，麝香五分。研细，混合均匀，炼蜜为丸，重一钱，蜡皮封固。每服一丸，一日二次，温开水送下。

【功用】清热解毒。

【主治】头晕目赤，咽干咳嗽，风火牙痛，大便秘结。

【宜忌】孕妇忌服。

0249 白虎汤

【方源】《伤寒论》。

【组成】知母六两，石膏一斤（碎），甘草二两（炙），粳米六合。

【用法】以水一斗，煮米熟汤成，去滓，温服一升，一日三次。

【功用】清热生津。①《阎氏小儿方论》：解暑毒。②《注解伤寒论》：解内外之热。③《麻科活人》：清肺金，泻胃火实热。

【主治】阳明气分热盛。壮热面赤，烦渴引饮，大汗出，脉洪大有力或滑数。①《伤寒论》：伤寒，脉浮滑，此以表有热，里有寒；三阳合病，腹满身重，难以转侧，口不仁面垢，谵语遗尿，发汗则谵语，下之则额上生汗，手足逆冷，若自汗出者；伤寒，脉滑而厥者，里有热。②《局方》：伤寒大汗出后，表证已解，心中大烦，渴欲饮水，及吐或下后七八日，邪毒不解，热结在里，表里俱热，时时恶风，大渴，舌上干燥而烦，欲饮水数升者；夏月中暑毒，汗出恶寒，身热而渴。③《医学入门》：一切时气瘟疫，杂病胃热咳嗽、发斑。④《痧证汇要》：温病身热，自汗口干，脉来洪大，霍乱，伤暑发痧。

【宜忌】①《伤寒论》：伤寒脉浮，发热无汗，其表不解者，不可与。②《温病条辨》：脉浮弦而细者，不可与也；脉沉者，不可与也；不渴者，不可与也；汗不出者，不可与也。

【方论】①《伤寒明理论》：白虎，西方金

神也，应秋而归肺；夏热秋凉，暑暍之气，得秋而止。秋之令曰处暑，是汤以白虎名之，谓能止热也。知母味苦寒，《内经》曰：热淫所胜，佐以苦甘。又曰：热淫于内，以苦发之。欲彻表寒，必以苦为主，故以知母为君。石膏味甘微寒，热则伤气，寒以胜之，甘以缓之，欲除其热，必以甘寒为助，是以石膏甘寒为臣。甘草味甘平，粳米味甘平，脾欲缓，急食甘以缓之，热气内蕴，消灼津液，则脾气燥，必以甘平之物缓其中，故以甘草、粳米为之使。是太阳中暍，得此汤则顿除之，即热见白虎而尽矣。②《医方考》：石膏大寒，用之以清胃；知母味厚，用之以生津；大寒之性行，恐伤胃气，故用甘草、粳米以养胃。是方也，唯伤寒内有实热者可用之。若血虚身热，证象白虎，误服白虎者死无救，又东垣之所以垂戒矣。③《伤寒来苏集》：石膏大寒，寒能胜热，味甘归脾，质刚而主降，备中土生金之体；色白通肺，质重而含脂，具金能生水之用，故以为君。知母气寒主降，苦以泄肺火，辛以润肺燥，内肥白而外皮毛，肺金之象，生水之源也，故以为臣。甘草皮赤中黄，能土中泻火，为中宫舟楫，寒药得之缓其寒，用此为佐，沉降之性，亦得留连于脾胃之间矣。粳米稼穑作甘，气味温和，禀容平之德，为后天养命之资，得此为佐，阴寒之物则无伤损脾胃之虑也。煮汤入胃，输脾归肺，水精四布，大烦大渴可除矣。

【临证举例】①温热：汪某某，男，54岁。患感冒发热，入某某医院，在治疗中身热逐步上升，曾屡进西药退热剂，旋退旋起，8天后仍持续发热达38.8℃，口渴，汗出，咽微痛，脉象浮大，舌苔薄黄。此为温热已入阳明，内外虽俱大热，但尚在气分，以白虎汤加味以治。处方：生石膏60g，知母12g，粳米12g，炙甘草9g，鲜茅根30g（后下），鲜芦根30g，连翘12g。水煎，米熟汤成，温服。下午及夜间连进2剂，热势下降，体温38℃。次日原方

续进2剂，热即下降到37.4℃，后将石膏量减至45g，2剂后体温已正常。（《岳美中医案集》）②中暑：某儿，八岁。中暑，身灼热烦渴，四肢懈惰，一医与白虎汤，二旬余日，犹不效。先生曰：某医之治，非不当，然其所不效者，以剂轻故也。即倍前药与之（帖重十钱），须臾发汗如流，至明日善食，不日复故。（《生生堂治验》）③三阳合病：某男，70余岁。秋患伤寒证，不治，久而化热，便难溲赤，头常晕，渐加剧，不能起坐，坐则房屋旋转。发热间或恶寒，继则昏瞀，发则口木舌强不能言，手足亦不能动，耳聋，呼之如无所闻，目灼灼直视，约需一小时始复常态，时谵语。曾数就医，均以老年体虚，治当滋补，服药无效，病反日进。其中有认为病有热象，当用清凉者，投之小效。迁延至春不愈，后来我处诊治。脉六部洪滑，舌苔黄厚，口渴引饮。与三阳合病相近，治当用白虎汤。处方：鲜茅根120g，生石膏60g，知母、天花粉各15g，粳米9g，甘草6g。服药后病人顿觉清爽，眩晕大减，是日昏瞀仅发二次，但脉之洪滑不减，知其蕴热尚炽，原方加量，先煎茅根，取汤去滓，再入余药，煎取清汤三碗，每小时一碗，日尽一剂。两天后身即不重，耳不聋，转侧自如，昏瞀已不发。又服六七剂，口亦不渴，舌苔渐薄，大便亦通，更进五剂，头晕始去。（《天津医药》1979，8：357.）④热厥证：史某某，女性，38岁，农民。急诊时病人已陷入昏迷三小时。发热已二日，急性热性病容，体质、营养良好，全身多汗，皮肤湿润，体温40.5℃，手足微冷，心跳急速，口腔干燥，白色薄苔，脉滑而有力。腹诊：腹壁紧张度良好，无抵抗压痛。来院后静脉注射25%葡萄糖100ml，为处白虎汤原方。六小时后病人诉口渴，给饮凉开水少量，次日神志清楚，诉头痛乏力，体温38.5℃，续服前方，病情续有好转。第三日恢复常温，又五日痊愈。（《中医杂志》1964，11：22.）

0250 白虎加人参汤

【方源】《伤寒论》。

【异名】白虎人参汤（《金匮》卷上）、人参石膏汤（《袖珍方》卷三引《圣惠方》）。

【组成】知母六两，石膏一斤（碎，绵裹），甘草（炙）二两，粳米六合，人参三两。

【用法】以水一斗，煮米熟汤成，去滓，温服一升，每日三次。

【功用】清热、益气、生津。①《注解伤寒论》：生津止渴，和表散热。②《医宗金鉴》：清热生津。③《伤寒论方解》：清热生津，兼益气阴。

【主治】伤寒、温病、暑病气分热盛，津气两伤，身热而渴，汗出恶寒，脉虚大无力；火热迫肺，上消多饮者。①《伤寒论》：服桂枝汤，大汗出后，大烦渴不解，脉洪大者；伤寒若吐若下后，七八日不解，热结在里，表里俱热，时时恶风，大渴，舌上干燥而烦，欲饮水数升者；伤寒无大热，口燥渴，心烦，背微恶寒者；渴欲饮水，无表证者。②《金匮》：太阳中热者，暍是也；汗出恶寒，身热而渴。③《袖珍方》引《圣惠方》：膈消，上焦燥渴，不欲多食。④《得效方》：太阳中暍，其脉弦细芤迟，小便已，洒然毛耸，口开，前板齿燥者。⑤《万病回春》：斑已出，如脉洪数，热甚烦渴者。⑥《景岳全书》：暑热脉虚者。⑦《温病条辨》：太阴温病，脉浮大而芤，汗大出，微喘，甚至鼻孔扇者。

【宜忌】《伤寒论》：此方立夏后、立秋前乃可服。立秋后不可服；正月、二月、三月尚凛冷，亦不可与服之，与之则呕利而腹痛；诸亡血虚家，亦不可与，得之则腹痛而利。

【方论】①《金匮方衍义》：《内经》曰：心移热于肺，传为膈消。膈消则渴也，皆相火伤肺之所致，此可知其要在救肺也。石膏虽能除三焦火热，然仲景名白虎者，为石膏功独多于清肺，退肺中之火，是用为君。知母亦就肺中泻心火，滋水之源；人参生津，益所伤之气而为臣。粳米、甘草补土，以资金为佐也。②《伤寒贯珠集》：阳明者，两阳之交，而津液之府也。邪气入之，足以增热气而耗津液，是以大烦渴不解。方用石膏辛甘大寒，直清胃热为君；而以知母之咸寒佐之；人参、甘草、粳米之甘，则以之救津液之虚，抑以制石膏之悍也。曰白虎者，盖取金气彻热之义云耳。③《古方选注》：阳明热病化燥，用白虎加人参者，何也？石膏辛寒，仅能散表热；知母甘苦仅能降里热；甘草、粳米仅能载药留于中焦。若胃经热久伤气，气虚不能生津者，必须人参养正回津，而后白虎汤乃能清化除燥。④《衷中参西》：白虎汤中加人参不但能生津液，且能补助气分以助津液上潮，是以能立见其功也。白虎加人参汤所主之证，或渴，或烦，或舌干，固由内陷之热邪所伤，实亦由其人真阴亏损也。人参补气之药非滋阴之药，而加于白虎汤中，实能于邪火炽盛之时立复其阴，此中盖有化合之妙也。凡遇其人脉数或弦硬，或年过五旬，或在劳心劳力之余，或其人身形素羸弱，即非在汗、吐、下后，渴而心烦者，当用白虎汤时，皆宜加人参，此立脚于不败之地，战则必胜之师也。

【临证举例】①伤寒发热：从军王武经病，始呕吐，误为医者下之，已八九日，而内外发热。予诊之曰：当行白虎加人参汤。或云：既吐复下，是里虚矣，白虎可行乎？予曰仲景云：若下后七八日不解，热结在里，表里俱热者，白虎加人参汤。证相当也。盖吐者为其热在胃脘，而脉致令虚大。三投而愈。（《伤寒九十论》）②消渴：草庐先生年七旬，病消渴引饮无度，小便白浊，周殚百治，而瘁疲日加焉。举家以为不愈，先生亦弟嘱后事，会先生诊之，脉浮滑，舌燥裂，心下硬。曰：可治矣。乃与白虎加人参汤，百余帖全愈。（《生生堂治验》）③风温：赵印龙，年近三旬，于孟秋得风温病。胃热气逆，服药多呕吐，因此屡次延医服药，旬余无效。及愚诊视，见其周身壮热，心中亦甚觉热，五六日间饮食分毫不进，大便数日未行。问何不少进饮食？自言有时亦思饮食，然一切食物闻之皆臭恶异常。强食之即呕吐，所以不能食也。诊其脉弦长有力，右部微有洪象，一息五至。证脉相参，知其阳明腑热已实，又挟冲气上冲，所以不能进食，服药亦多呕也。欲治此证当以清胃之药为主，而以降冲之药辅之，则冲气不上冲，胃气亦必随之下降，而呕吐能止，即可以受药进食矣。生石膏三两（捣细），生赭石一两（轧细），知母八钱，潞党参四钱，粳米三钱，甘草二钱。共煎汤一大碗，分三次温服。将药三次服完，呕吐即止。次日减去赭石，又服一剂，大便通下，热退强半。至第三日减去石膏一两，加玄参六钱，服一剂，脉静身凉。（《衷中参西》）

0251　白虎加苍术汤

【方源】《活人书》卷十八。

【异名】苍术白虎汤（《宣明论》卷六）。

【组成】知母六两，甘草（炙）二两，石膏一斤，苍术三两，粳米三两。

【用法】上锉，如麻豆大。每服五钱，水一盏半，煎至八九分，去滓，取六分清汁温服。

【功用】《成方便读》：清温燥湿。

【主治】湿温病。身热胸痞，汗多，舌红，苔白腻者。①《活人书》：湿温，两胫逆冷，胸腹满，多汗，头目痛，苦妄言，其脉阳濡而弱，阴小而急。②《宣明论》：伤寒发汗不解，脉浮者。③《医方考》：湿温憎寒壮热，口渴，一身尽痛；脉沉细者。④《温热经纬》：湿热证，壮热口渴，自汗身重，胸痞，脉洪大而长者。

【方论】①《医方考》：温毒藏于肌肤，更遇于湿，名曰湿温。湿为阴邪，故憎寒；温为阳邪，故壮热；温热入里，故口渴；湿流百节，故一身尽痛；湿为阴，故脉沉细。石膏、知母、甘草、粳米，白虎汤也，所以解温热；加苍术者，取其辛燥能治湿也。②《本事方释义》：知母气味苦寒，入足阳明；甘草气味甘平，入足太阴；石膏气味辛寒，入手太阴、足阳明；苍术气味苦辛温，入足太阴；白粳米气味甘平，入手足太阴。此治暑湿相搏而为湿温病者。以苦寒、辛寒之药清其暑，以辛温雄烈之药燥其湿，而以甘平之药缓其中，则贼邪、正邪皆却，病自安矣。

【临证举例】湿温：癸丑年，故人王彦龙作毗陵仓官，季夏得疾，胸项多汗，两足逆冷，谵语。医者不晓，杂进药已经旬日。予诊之，其脉关前濡，关后数。予曰：当作湿温治。盖先受暑后受湿，暑湿相搏，是名湿温。先以白虎加人参汤，次以白虎加苍术汤，头痛渐退，足渐温，汗渐止，三日愈。（《本事方》）

0252　白虎加桂枝汤

【方源】《金匮》卷上。

【异名】白虎加桂汤（《千金方》卷十）。

【组成】知母六两，甘草二两（炙），石膏一斤，粳米二合，桂（去皮）三两。

【用法】上锉。每服五钱，水一盏半，煎至八分，去滓温服，汗出愈。

【主治】温疟。其脉如平，身无寒但热，骨节疼烦，时呕。

【方论】①《千金方衍义》：白虎以治阳邪，加桂以通营卫，则阴阳和，血脉通，得汗而愈矣。②《古方选注》：本方方义原在心营肺卫，白虎汤清营分热邪，加桂枝引领石膏、知母上行至肺，从卫分泄热，使邪之郁于表者，顷刻致和而疟已。

【临证举例】活动性风湿性关节炎（热痹）：治疗 12 例活动性风湿性关节炎患者，临床表现为关节疼痛，局部灼热红肿，痛不可近，关节不能活动，遇寒则舒，得热痛加，常为迁移性痛，并兼有发热、口渴、烦闷不安等全身症状。生化检查：白细胞计数增高，血沉加快。根据辨证，均属热痹，以白虎加桂枝汤为主进行治疗，并随患者体质及病情辨证加减用药：如热重则选用黄柏、黄芩、山栀等；湿重则选用苡仁、茯苓、六一散、蚕沙等；阴虚则酌加生地、石斛、麦冬；气虚则酌加黄芪、党参；祛风镇痛药用防风、桑枝、威灵仙、乳没；活血通络用当归尾、杭芍、丹皮、木瓜、络石藤等，12 例均获得临床痊愈。一般均在服药 2 剂后体温开始下降，关节疼痛减轻；服至 6~10 剂后体温正常，关节红肿疼痛显著减轻，其他症状也逐渐消失。平均治疗时间 11 天。（《江西医药》1965，7：907.）

0253 竹叶石膏汤

【方源】《伤寒论》。

【组成】竹叶二把，石膏一升，半夏半斤（洗），麦冬一升（去心），人参二两，甘草二两（炙），粳米半升。

【用法】以水一斗，煮取六升，去滓，纳粳米，煮米熟汤成，去米，温服，每服一升，一日三次。

【功用】清热生津，益气和胃。①《伤寒论类方》：滋养肺胃之阴气，以复津液。②《伤寒论章句》：滋养肺胃，清火降逆。③《古本伤寒心解》：滋阴养液，补虚清热。④《成方便读》：清热，养阴，益气。

【主治】伤寒、温病、暑病之后，余热未清，气津两伤，虚羸少气，身热多汗，呕逆烦渴，唇干口燥，或虚烦不寐，舌红少苔，脉虚数。现用于中暑、糖尿病、小儿夏季热等出现气阴两伤证候者。①《伤寒论》：伤寒解后，虚羸少气，气逆欲吐。②《局方》：伤寒时气，表里俱虚，遍身发热，心胸烦满；诸虚烦热，与伤寒相似，但不恶寒，身不疼痛，头亦不痛，脉不紧数。③《仁斋直指》：伏暑内外热炽，烦躁大渴。④《普济方》：中暑，渴烦吐逆，脉数者。⑤《奇效良方》：小儿虚羸少气，气逆欲吐，四体烦热。⑥《古今医统》：阳明汗多而渴，衄而渴欲饮水，水入即吐，病愈后渴。⑦《医方集解》：肺胃虚热；伤暑发渴，脉虚。⑧《西塘感症》：烦躁，起卧不安，睡不稳。⑨《叶氏女科》：妊娠燥渴，胃经实火。

【宜忌】《外台》引张文仲方：忌海藻、羊肉、菘菜、饧。

【方论】①《注解伤寒论》：辛甘发散而除热，竹叶、石膏、甘草之甘辛以发散余热；甘缓脾而益气，麦门冬、人参、粳米之甘以补不足；辛者，散也，气逆者，欲其散，半夏之辛，以散逆气。②《医方集解》：此手太阴、足阳明药也。竹叶、石膏之辛寒，以散余热；人参、甘草、麦冬、粳米之甘平，以益肺安胃，补虚生津；半夏之辛温，以豁痰止呕。故去热而不损其真，导逆而能益其气也。③《伤寒溯源集》：竹叶性寒而止烦热，石膏入阳明而清胃热，半夏蠲饮而止呕吐，人参补病后之虚，同麦冬而大添胃中之津液，又恐寒凉损胃，故用甘草和之，而又以粳米助其胃气也。④《医宗金鉴》：是方也，即白虎汤去知母，加人参、麦冬、半夏、竹叶也。以大寒之剂，易为清补之方，此仲景白虎变方也。经曰：形不足者，温之以气；精不足者，补之以味。故用人参、粳米，补形气也；佐竹叶、石膏，清胃热也；加麦冬生津，半夏降逆，更逐痰饮，甘草补中，且以调和诸药也。⑤《血证论》：方取竹叶、石膏、麦冬以清热，人参、甘草、粳米以生津。妙在半夏之降逆，俾热气随之而伏。妙在生姜之升散，俾津液随之而布。此二药在口渴者，本属忌药，而在此方中，则能止渴，非二药之功，乃善用二药之功也。

【临证举例】①消渴：一女性患者，56 岁，农民。患糖尿病多年，近来自觉神疲乏力，口渴引饮，溲多，诊得脉细数，舌红少津，身形消瘦。凭症参脉，系胃热内盛，气津俱损，宜清胃热、益气阴，方用竹叶石膏汤加味：竹叶 12g，生石膏 30g，麦冬 12g，法半夏 6g，甘草

3g，北沙参 12g，天花粉 12g，怀山药 18g，粳米一撮。三剂后，口渴显著减轻。续服原方三剂，后未再复诊。（《经方应用》）②余热未净，气阴两伤：王某，女，6 岁，1978 年 12 月初诊。患儿 3 天前发热至 38.5℃，伴有咳嗽、少痰、头痛、纳差，X 线胸透未见异常。先用四环素、甘草片、克感敏等药物治疗，因无效而改用静脉点滴红霉素两天，体温仍在 38℃ 以上，故邀中医诊治。乏力懒动，舌尖红，苔薄黄、中心略厚，脉弦细。辨证为余热未净，气阴两伤。用本方治疗：党参 3g，半夏 9g，粳米 12g，麦冬 24g，竹叶 9g，生石膏 48g，甘草 6g，水煎，分 3 次服。服上药 2 剂后，热退症消，体温降至 36℃。停药观察 3 日，再未见发热，饮食渐增，开始下地玩耍。（《古方新用》）③流行性出血热：竹叶石膏汤加减治疗流行性出血热 32 例，男 28 例，女 4 例；年龄 20~40 岁；病程 1~2 天者 25 例，3 天以上者 7 例。根据病程分为发热期、低血压期、少尿期、多尿期、恢复期等，以本方适当加减，疗程 7~8 天，全部治愈。其中 18 例随访 3~12 个月，未见复发。（《河南中医》1983，3：33。）

【备注】本方方名，《外台》引张文仲方作"竹叶汤"。

0254　枳实栀子豉汤

【方源】《伤寒论》。

【组成】枳实三个（炙），栀子十四个（擘），豉一升（绵裹）。

【用法】上以清浆水七升，空煮取四升，纳枳实、栀子，煮取二升，下豉，更煮五六沸，去滓，分二次温服。覆令微似汗。

【主治】大病愈后劳复者。

【方论】《伤寒贯珠集》：大病新愈，血气未复，余热未尽，而强力作劳，余热之气，因劳而外浮。故以枳实、栀子以下热，豆豉以散热。盖亦表里之剂，而气味轻薄，适宜于病后复发之体耳。

0255　栀子豉汤

【方源】《伤寒论》。

【组成】栀子十四个（擘），香豉四合（绵裹）。

【用法】上以水四升，先煮栀子，得二升半，纳豉，煮取一升半，去滓，分为二服，温进一服。得吐者止后服。

【功效】《伤寒贯珠集》：散胸中邪气，彻热，除烦止躁。

【主治】伤寒汗吐下后，虚烦不得眠，心中懊憹、胸脘痞闷，饥不能食，脉数，苔薄黄腻。①《伤寒论》：发汗吐下后，虚烦不得眠，若剧者，必反复颠倒，心中懊憹；发汗若下之，烦热，胸中窒者；伤寒五六日，大下之后，身热不去，心中结痛者；阳明病，脉浮而紧，咽燥口苦，腹满而喘，发热汗出，不恶寒反恶热，身重，若发汗则躁，心愦愦，反谵语，若加温针，必怵惕，烦躁不得眠，若下之，则胃中空虚，客气动膈，心中懊憹，舌上胎者；阳明病下之，其外有热，手足温，不结胸，心中懊憹，饥不能食，但头汗出者；下利后更烦，按之心下濡，为虚烦者。②《肘后方》：霍乱吐下后，心腹烦满。③《普济方》：感冒发为寒热，头痛，体痛。

【宜忌】凡用栀子汤，病人旧微溏者，不可与服之。

【方论】①《伤寒来苏集》：栀子苦能泄热，寒能胜热，其形象心又赤色通心，故除心烦愦愦、懊憹结痛等症；豆形象肾，制而为豉，轻浮上行，能使心腹之邪上出于口，一吐而心腹得舒，表里之烦热悉除矣。②《成方便读》：栀子色赤入心，苦寒能降，善引上焦心肺之烦热屈曲下行，以之先煎，取其性之和缓；豆豉用黑豆窨而成，其气香而化腐，其性浮而成热，其味甘而变苦，故其治能除热化腐，宣发上焦之邪，用之作吐，似亦宜然，且以之后入者，欲其猛悍，恐久煎则力过耳。

【临证举例】①伤寒懊忱：江应宿治都事靳相庄患伤寒十余日，身热无汗，怫郁不得，卧非躁非烦，非寒非痛，时发一声，如叹息之状。医者不知何证，迎予诊视曰：懊忱怫郁证也。投以本汤一剂，十减二三，再以大柴胡汤下燥屎，怫郁除而安卧，调理数日而起。(《名医类案》)②神经衰弱：用栀子豉汤加减治疗神经衰弱106例。结果：痊愈55例，显效33例，好转15例，无效3例，总有效率97.2%。辨证加减：肝阳上亢，灼伤心神型，加龙胆草、生地黄；心脾两虚，气血不足型，加甘草、人参、茯苓、白术；心肾不交，虚火妄动型，加生地黄、何首乌、丹皮。(《河北中医》1985，2：14.)

0256 栀子柏皮汤

【方源】《伤寒论》。

【组成】肥栀子十五个（劈），甘草一两（炙），黄柏二两。

【用法】上以水四升，煮取一升半，去滓。分二次温服。

【主治】伤寒，身黄发热者。

【方论】《温病条辨》：栀子清肌表，解五黄，又治内烦；黄柏泻膀胱，疗肌肤间热；甘草协利内外。三者其色皆黄，以黄退黄，同气相求也。

【备注】本方《寒温条辨》有"茵陈"。

0257 栀子厚朴汤

【方源】《伤寒论》。

【组成】栀子十四个（劈），厚朴四两（炙，去皮），枳实四个（水浸，炙令黄）。

【用法】以水三升半，煮取一升半，去滓，分二服，温进一服。得吐者止后服。

【主治】伤寒下后，心烦腹满，卧起不安者。

【方论】①《医学入门》：以山栀之苦，以吐虚烦；枳、朴之苦，以泄腹满。②《伤寒来苏集》：心烦则难卧，腹满则难起，起卧不安，是心移热于胃。栀子以治烦，枳、朴以泄满，此两解心腹之妙剂也。

0258 栀子甘草豉汤

【方源】《伤寒论》。

【组成】栀子十四个（擘），甘草二两（炙），香豉四合（绵裹）。

【用法】上以水四升，先煮栀子、甘草，取二升半，纳豉，煮取一升半，去滓，分二服，温进一服。得吐者止后服。

【主治】发汗吐下后，虚烦不得眠，若剧者，必反复颠倒，心中懊忱，少气者。

0259 栀子生姜豉汤

【方源】《伤寒论》。

【组成】栀子十四个（擘），生姜五两，香豉四合（绵裹）。

【用法】上以水四升，先煮栀子、生姜，取二升半，纳豉，煮取一升半，去滓，分二服，温进一服。得吐者止后服。

【主治】发汗吐下后，虚烦不得眠，若剧者，必反复颠倒，心中懊忱，呕者。

0260 清化汤

【方源】《寒温条辨》卷四。

【组成】白僵蚕（酒炒）三钱，蝉蜕十个，金银花二钱，泽兰叶二钱，广皮八分，黄芩二钱，黄连、炒栀子、连翘（去心）、龙胆草（酒炒）、玄参、桔梗各一钱，白附子（泡），甘草各五分。

【用法】水煎，去渣，入蜜酒冷服。

【主治】温病壮热憎寒，体重，舌燥口干，上气喘吸，咽喉不利，头面猝肿，目不能开者。

【加减】大便实，加大黄四钱；咽痛，加牛蒡子（炒，研）一钱；头面不肿，去白附子。

【方论】其方名清化者，以清邪中于上焦，而能化之，以散其毒也。芩、连、栀、翘清心肺之火；元参、橘、甘清气分之火；胆草清肝胆之火，而且沉阴下行，以泻下焦之湿热；僵蚕、蝉蜕散肿消毒，定喘出音，能使清阳上升；金银花清热解毒；泽兰行气消毒；白附散头面风毒；桔梗清咽利膈，为药之舟楫；蜜润脏腑；酒性大热而散，能引诸凉药至热处，以行内外上下，亦火就燥之意也。其中君明臣良，佐使同心，引导协力，自使诸症悉平矣。

0261 增损三黄石膏汤

【方源】《寒温条辨》卷四。

【组成】石膏八钱，白僵蚕（酒炒）三钱，蝉蜕十个，薄荷二钱，豆豉三钱，黄连、黄柏（盐水微炒）、黄芩、栀子、知母各二钱。

【用法】水煎去滓，入米酒、蜜调，冷服。

【功用】《古今名方》：清热解毒，生津止渴。

【主治】温病三焦大热，五心烦热，两目如火，鼻干面赤，苔黄唇焦，身如涂朱，烦渴引饮，神昏谵语。

【加减】如腹胀痛，大便燥结，加大黄。

【方论】寒能制热，故用白虎汤；苦能下热，故用解毒汤。佐以荷、豉、蚕、蝉之辛散升浮者，以温病热毒至深，表里俱实，扬之则越，降之则郁，郁则邪火犹存，兼之以发扬，则炎炎之势皆烬也。此内外分消之法，犹兵之分击者矣。

二、清营凉血

0262 加味清营汤

【方源】《镐京直指》卷二。

【组成】鲜生地六钱，鲜石斛五钱，玄参心五钱，原麦冬四钱，连翘三钱，金银花三钱，天花粉三钱，鲜竹叶一钱，生石膏五钱，川黄连一钱，丹参三钱。

【主治】温邪乘胃，热蒸心包，舌红而燥，口渴唇焦，脉数，或神昏谵语。

0263 芍药地黄汤

【方源】《外台》卷二引《小品方》。

【异名】犀角地黄汤（《千金方》卷十二）。

【组成】芍药三分，地黄半斤，丹皮一两，犀角屑一两。

【用法】上切。以水一斗，煮取四升，去滓，温服一升，一日二三次。

【功用】①《外台》引《小品方》：消化瘀血。②《中医方剂学》：清热解毒，凉血散瘀。

【主治】热扰心营，神昏谵语，斑色紫黑，舌绛起刺；热入血分，吐血、衄血、尿血、便血；蓄血发狂，漱水不欲咽，胸中烦痛，自觉腹满，大便色黑。①《外台》引《小品方》：伤寒及温病，应发汗而不发之，内瘀有蓄血，其人脉大来迟，腹不满，自言满者；及鼻衄吐血不尽，内余瘀血，面黄，大便黑者。②《景岳全书》引《局方》：劳心动火，热入血室，吐血衄血，发狂发黄。③《卫生总微》：小儿脏腑蕴热，积毒发泻，狂躁发渴，咽嗌不利，遍身溃烂，苦无全肤，不能转侧，疼痛不任。④《朱氏集验方》：小肠淋沥出血，疼痛难忍，心血妄行，衄血。⑤《永类钤方》：温毒发斑；伤寒热病十日以上，汗吐利后热不除，身斑出。⑥《医方考》：劳心动火，吐血、衄血者；心移热于肺而咳嗽出血者；诸见血、失血、血热者。⑦《医宗金鉴》：跌打损伤坠堕之证，恶血留内，胁肋少腹疼痛。⑧《温病条辨》：时欲漱口不欲咽，大便黑而易者。

【宜忌】①《普济方》：体衰弱不宜用。②《医贯》：若阴虚火动吐血与咳咯者，可以借用成功；若阴虚劳力及脾胃虚者，俱不宜。

【加减】有热如狂者，加黄芩二两。

【方论】①《医方考》：心主血，生地黄所以凉心血；肝纳血，白芍药所以和肝血；火能载血，牡丹皮所以祛血中伏火；热能行血，生犀角所以解诸经之热。②《医方集解》：此足阳明、太阴药也。血属阴，本静，因诸经火逼，遂不安其位而妄行。犀角大寒，解胃热而清心火；芍药酸寒，和阴血而泻肝火；丹皮苦寒，泻血中之伏火；生地大寒，凉血而滋水，以共平诸经之僭逆也。③《千金方衍义》：血得辛温则散，得苦寒则凝。此方另开寒冷散血之门，特创清热解毒之法，全是犀角通利阳明，以解地黄之滞；犹赖赤芍、牡丹下气散血，允为犀角、地黄之良佐。④《医宗金鉴》：吐血之因有三：曰劳伤，曰努伤，曰热伤。劳伤以理损为主，努伤以去瘀为主，热伤以清热为主。热伤阳络则吐衄，热伤阴络则下血。是汤治热伤也，故用犀角清心去火之本，生地凉血以生新血，白芍敛血止血妄行，丹皮破血以逐瘀。此方虽曰清火，而实滋阴；虽曰止血，而实去瘀。瘀去新生，阴滋火息，可为探本穷源之法也。

【临证举例】①胃出血：谢某某，男，36岁。有胃痛史，忽然大痛，吐紫血块，大便亦下血块，头汗淋漓，心慌头晕，吐下不止，脉洪大，诊为胃出血。投犀角地黄汤，四剂愈。方用：乌犀角一钱，生地黄五钱，丹皮三钱，杭白芍三钱。犀角别研极细末，另三味药以水1.2L，煎至800ml，分四次兑犀角末服。(《中医杂志》1958，5：339.) ②咯血：胡某某，男，42岁。咯痰带血一月余，右胸痛连后背，口中腥臭，继之吐血，脉细数，头晕眼花，心烦气短，咳嗽胸痛。诊为肺出血。投犀角地黄汤，加阿胶、枇杷叶。三服后止血，后用《千金》苇茎汤三剂愈。(《中医杂志》1958，5：339.) ③崩漏：冯某某，女，31岁。突然血崩，时下时止，缠绵三月余，消瘦，贫血，头晕气喘，手足心午后发热，脉细数，投犀角地黄汤，一剂崩止，三剂愈。(《中医杂志》1958，5：339.) ④血小板减少性紫癜：以犀角地黄汤为主，治疗11例原发性血小板减少性紫癜。患者均有不同部位、不同程度的出血症状，并均有发热及不同程度的头昏眼花、心悸无力等贫血症状，其中2例因大量失血而发生

昏迷。血小板6万/mm³以下者5例，其余均在6万至8万之间。鉴于病情急性发作者均有口干思饮、烦躁不安、面红、溲黄、舌红有薄苔不润、脉象滑数而躁动不宁等一派内热炽盛之象，故采用清热凉血解毒法为主。服用此汤后，多见出血症状首先停止，出血时间缩短，血小板计数上升，血块收缩随之改善。据此，本方可能是首先改善毛细血管壁之通透性，继而使血小板计数逐渐恢复。加减法：热盛者，配合紫雪丹或羚羊角；出血较多，加参三七粉、云南白药及十灰散等；后期出现出血减少、舌红少苔，脉细数无力等阴虚内热症状者，酌加龟甲、阿胶、旱莲草、女贞子、麦冬等。(《中医杂志》1963，11：12–15.)

0264 复方犀角地黄汤

【方源】方出《张伯臾医案》，名见《千家妙方》。

【组成】金银花15g，紫草18g，炒赤芍9g，大生地15g，炒丹皮9g，炒知母9g，木通6g，生米仁18g，白蔻仁2.4g（后下），鲜荷梗1枝，牛黄解毒片1包（分吞）。

【功用】清热凉血，解毒化湿。

【主治】红细胞增多症，热毒蕴结血分，挟湿交阻，头晕口热，倦怠乏力，苔白中裂，脉弦细。

0265 菖蒲郁金汤

【方源】《温病全书》。

【组成】石菖蒲三钱，炒栀子三钱，鲜竹叶三钱，牡丹皮三钱，郁金二钱，连翘二钱，灯心二钱，木通一钱半，淡竹沥（冲）五钱，紫金片（冲）五分。

【用法】水煎服。

【功用】清营透热。

【主治】伏邪风温，辛凉发汗后，表邪虽解，暂时热退身凉，而胸腹之热不除，继则灼热自汗，烦躁不寐，神识时昏时清，夜多谵语，脉数舌绛，四肢厥而脉陷，证情较轻者。

0266 清营汤

【方源】《温病条辨》卷一。

【组成】犀角三钱，生地五钱，玄参三钱，竹叶心一钱，麦冬三钱，丹参二钱，黄连一钱五分，金银花三钱，连翘二钱（连心用）。

【用法】上以水八杯，煮取三杯，每日三服。

【功用】《中医方剂学》：清营解毒，透热养阴。

【主治】①《温病条辨》：暑温，邪入手厥阴，脉虚，夜寐不安，烦渴舌赤，时有谵语，目常开不闭，或喜闭不开；及阳明温病，邪在血分，舌黄燥，肉色绛，不渴者。②《中医方剂学》：邪热初入营分，身热夜甚，口渴或不渴，时有谵语，心烦不眠，或斑疹隐隐，舌绛而干，脉象细数。

【方论】①《成方便读》：方中犀角、黄连，皆入心而清火，犀角有轻灵之性，能解夫疫毒，黄连具苦降之质，可燥乎湿邪，二味为治温之正药；热犯心包，营阴受灼，故以生地、元参滋肾水，麦冬养肺金，而以丹参领之入心，皆得遂其增液救焚之助；连翘、银花、竹叶三味，皆能内彻于心，外通于表，辛凉轻解，自可神安热退，邪不自留耳。②《中医方剂学》：犀角咸寒，清解营分之热毒，为主药；热甚伤阴，故以玄参、生地、麦冬甘寒清热养阴，共为辅药；温邪初入营分，根据"入营犹可透热转气"的理论，佐以苦寒之黄连、竹叶心、连翘、金银花清心解毒，并透热于外，使热邪转出气分而解，体现了本方气营两清之法；丹参清热凉血，并能活血散瘀，以防血与热结，亦为佐药。

【临证举例】暑温：温邪入心包络，神昏痉厥，极重之症。连翘三钱，生石膏六钱，麦冬（连心）五钱，银花五钱，细生地五钱，知母二钱，丹皮三钱，生甘草一钱五分，竹叶二钱。今晚二帖，明早一帖，再服紫雪丹四钱。（《吴鞠通医案》）

三、气血两清

0267 化斑汤

【方源】《温病条辨》卷一。

【组成】石膏一两，知母四钱，生甘草三钱，玄参三钱，犀角二钱，白粳米一合。

【用法】水八杯，煮取三杯，日三服；滓再煮一盅，夜一服。

【主治】太阴温病，不可发汗，发汗而汗不出，反发斑疹者。

【方论】《温病条辨》：此热淫于内，治以咸寒，佐以苦甘法也，前人悉用白虎汤。作化斑汤者，以其为阳明证也，阳明主肌肉，斑家遍体皆赤，自内而外，故以石膏清肺胃之热，知母清金保肺，而治阳明独胜之热，甘草清热解毒和中，粳米清胃热而保胃液，白粳米阳明燥金之岁谷也。本论独加元参、犀角者，以斑色正赤，木火太过，其变最速。但用白虎燥金之品，清肃上焦，恐不胜任，故加元参，启肾经之气，上交于肺，庶水天一气，上下循环，不致泉源暴绝也。犀角咸寒，禀水木火相生之气，为灵异之兽，具阳刚之体，主治血毒蛊注，邪鬼瘴气，取其咸寒，救肾水以济心火，托斑外出，而又败毒辟瘟也。再病至发斑，不独在气分矣，故加二味凉血之品。

0268 清瘟败毒饮

【方源】《疫疹一得》卷下。

【组成】生石膏（大剂六两至八两，中剂二两至四两，小剂八钱至一两二钱），小生地（大剂六钱至一两，中剂三钱至五钱，小剂二钱至四钱），乌犀角（大剂六钱至八两，中剂三钱至四钱，小剂二钱至四钱），真川连（大剂四钱至六钱，中剂二钱至四钱，小剂一钱至一钱半），生栀子、桔梗、黄芩、知母、赤芍、玄参、连翘、甘草、丹皮、竹叶（大剂各四钱，中剂各三钱，小剂各二钱）。

【用法】疫证初起，恶寒发热，头痛如劈，

烦躁谵妄，身热肢冷，舌刺唇焦，上呕下泄，六脉沉细而数，即用大剂；沉而数者，用中剂；浮大而数者，用小剂。如斑一出，即用大青叶，量加升麻四五分，引毒外透。

【功用】解外化内，升清降浊。

【主治】一切火热，表里俱盛，狂躁烦心；口干咽痛，大热干呕，错语不眠，吐血衄血，热盛发斑。现代多用于乙型脑炎、钩端螺旋体病、败血症等。

【加减】头痛倾侧，加石膏、玄参、甘菊花；骨节烦痛，腰如被杖，加石膏、玄参、黄柏；遍体炎炎，加石膏、生地、川连、黄芩、丹皮；静躁不常，加石膏、川连、犀角、丹皮、黄芩；火扰不寐，加石膏、犀角、琥珀、川连；周身如冰，加石膏、川连、犀角、黄柏、丹皮；四肢逆冷，加石膏；筋抽脉惕，加石膏、丹皮、胆草；大渴不已，加石膏、天花粉；胃热不食，加石膏、枳壳；胸膈遏郁，加川连、枳壳、桔梗、瓜蒌霜；昏闷无声，加石膏、川连、犀角、黄芩、羚羊角、桑皮；筋肉瞤动，加生地、石膏、黄柏、玄参；冷气上升，加石膏、生地、丹皮、川连、犀角、胆草；口秽喷人，加石膏、犀角、川连；满口如霜，加石膏、川连、连翘、犀角、黄柏、生地；咽喉肿痛，加石膏、桔梗、玄参、牛蒡子、射干、山豆根；嘴唇燃肿，加石膏、川连、连翘、天花粉；脸上燎疱，加石膏、生地、金银花、板蓝根、紫花地丁、马勃、归尾、丹皮、玄参；大头天行，加石膏、归尾、板蓝根、马勃、紫花地丁、金银花、玄参、僵蚕、生大黄；痄腮，加石膏、归尾、金银花、玄参、紫花地丁、丹皮、马勃、连翘、板蓝根；颈颔肿痛，加石膏、桔梗、牛蒡子、夏枯草、紫花地丁、玄参、连翘、金银花、山豆根；耳后痛硬，加石膏、连翘、生地、天花粉、紫花地丁、丹皮、金银花、板蓝根、玄参；耳聋口苦，加生地、玄参、柴胡、黄柏；嗒舌弄舌，加石膏、川连、犀角、黄柏、玄

参；红丝绕目，加菊花、红花、蝉蜕、谷精草、归尾；头汗如涌，加石膏、玄参；咬牙，加石膏、生地、丹皮、龙胆草、栀子；鼻血泉涌，加石膏、生地、黄连、羚羊角、桑皮（生用）、玄参、棕炭、黄芩；舌上珍珠，加石膏、川连、犀角、连翘、净银花、玄参、天花粉；舌如铁甲，加石膏、犀角、川连、知母、天花粉、连翘、玄参、黄柏；舌疔，加石膏、川连、犀角、连翘、金银花；舌长，以片脑为末涂舌上，应手而缩，甚者必须五钱而愈；舌衄，加石膏、丹皮、生地、川连、犀角、栀子、败棕炭；齿衄，加石膏、黄柏、生地、丹皮、栀子、犀角、川连、玄参、黄芩；谵语，加石膏、川连、犀角、丹皮、栀子、黄柏、龙胆草；呃逆，加石膏、柿蒂、银杏、竹茹、羚羊角、枇杷叶（不止，用四磨饮一钱，调服本方即止）；呕吐，加石膏、犀角、川连、滑石、甘草、伏龙肝；似痢非痢，加石膏、川连、犀角、滑石、猪苓、泽泻、木通；热注大肠，加同上；大便不通，加川军，另用蜜煎导法；大便下血，加生地、槐花、棕炭、侧柏叶；小便短缩如油，加滑石、泽泻、猪苓、木通、通草、萹蓄；小便溺血，加生地、桃仁、滑石、茅根、川牛膝、琥珀、棕炭；发狂，加石膏、犀角、川连、栀子、丹皮、川黄柏；痰中带血，加石膏、黄芩、棕炭、生桑皮、羚羊角、生地、瓜蒌霜；遗尿，加石膏、川连、犀角、滑石；喘嗽，加桑皮、黄芩、石膏、羚羊角；发黄，加石膏、滑石、栀子、茵陈、猪苓、泽泻、木通；循衣摸床，加石膏、川连、犀角、丹皮、栀子、胆草；狐惑，加石膏、犀角、苦参、乌梅、槐子；战汗，战后汗出，脉静身凉不用药，有余热即服本方小剂，一药而安；瘟毒发疮，加石膏、生地、川连、紫花地丁、金银花，上加升麻，下加川牛膝，胸加枳壳、蒲公英，背加威灵仙，出头者加皂刺。

【方论】①《疫疹一得》：此十二经泄火之药也。斑疹虽出于胃，亦诸经之火有以助之。

重用石膏直入胃经，使其敷布于十二经，退其淫热。佐以黄连、黄芩泄心肺火于上焦；丹皮、栀子、赤芍泄肝经之火；连翘、玄参解散浮游之火；生地、知母抑阳扶阴，泄其亢甚之火，而救欲绝之水；桔梗、竹叶载药上行。使以甘草和胃也。此皆大寒解毒之剂，故重用石膏，先平甚者，而诸经之火自无不安矣。②《历代名医良方注释》：本方为大寒解毒之剂。方中综合白虎、犀角地黄、黄连解毒三方加减合为一方。白虎汤清阳明经大热，犀角地黄汤清营凉血，黄连解毒汤泻火解毒，加竹叶清心除烦，桔梗、连翘载药上行。共奏清热解毒，凉血救阴之功。

【临证举例】①乙型脑炎：用本方共治疗78 例乙型脑炎，其中轻型 17 例，中型 28 例，重型 22 例，暴发型 11 例。方法：卫、气分证明显者，本方去犀角、牡丹皮，加金银花、大青叶等，并重用连翘、竹叶；营、血分证为主者，去连翘、竹叶，加麦冬、羚羊角、钩藤、全蝎等，平均用药 6.8 剂，并配用安宫牛黄丸或至宝丹等。结果：痊愈 69 例，好转 5 例，死亡 4 例，总有效率为 94.9%。(《湖南中医学院学报》1988，3：55.) ②钩端螺旋体病：用本方加减治疗 68 例钩端螺旋体病。其中流感伤寒型 62 例，黄疸出血型 3 例，脑膜脑炎型 2 例，肺出血型 1 例，方用：水牛角、生石膏、生地黄、土茯苓、薏苡仁各 30g，黄连 6g，知母、黄芩、栀子、牡丹皮、赤芍各 10g，每日 1 剂，水煎，分 2 次服，病危重者每日 2~3 剂。湿热并重，加白蔻仁；湿重于热，加茵陈、金钱草；热入营血，加大黄、藕节、血余炭；热入心包，肝风内动，加安宫牛黄丸、紫雪丹；高热烦躁，加青蒿、天花粉；恶心呕吐，加藿香、白蔻。危重者，辅以西药抢救治疗。结果：68 例中以服基本方为主，治愈者 65 例，另外 3 例经中西医结合治疗亦获痊愈。(《广西中医药》1987，3：6.)

【备注】①《增订伤暑全书》本方用法：先煮石膏数十沸，后下诸药，犀角磨汁和服。②方中生栀子、桔梗、黄芩、知母、赤芍、玄参、连翘、竹叶、甘草、丹皮用量原缺，据《临床方剂手册》补。

四、清热泻火

0269　三黄汤

【方源】《袖珍方》卷一引《圣惠》。

【组成】黄连、黄芩、黄柏各等份。

【用法】上㕮咀。每服一两，水二盏，煎至一盏，去滓，食前温服。

【主治】火热内壅，口渴目痛，眩晕，血崩，赤白痢赤多白少。①《袖珍方》引《圣惠》：赤白痢，多赤少白。②《保婴撮要》：三焦虚烦作渴。③《杂症会心录》：实火眩晕。④《女科切要》：血崩。⑤《异授眼科》：目有大角刺痛，热泪倾出，沙涩睛疼，怕日羞明，胞肿。

0270　三消丸

【方源】《本事方》卷六。

【组成】好黄连（去须，细末）不计多少。

【用法】锉冬瓜肉，研裂，自然汁和黄连末做成饼子，阴干；再为末，再用汁浸和，如是七次，即用冬瓜汁为丸，如梧桐子大。每服三四十丸，以冬瓜汁煎大麦仁汤送下。寻常渴，只一服。

【主治】消渴。

【方论】《本事方释义》：川连气味苦寒，入手少阴；冬瓜气味微寒，入手太阳、手足阳明。此治三消之证致消渴不止者，皆由火气上炎，津液被劫，以苦寒、甘寒之味，制其上炎之火，而津液自振矣。

0271　大黄黄连泻心汤

【方源】《伤寒论》。

【组成】大黄二两，黄连一两。

【用法】以麻沸汤二升渍之，须臾绞去滓，

分温再服。

【主治】心下痞，按之濡，其脉关上浮者。

【方论】《古方选注》：痞有不因下而成者，君火亢盛，不得下交于阴而为痞，按之虚者，非有形之痞，独用苦寒，便可泄却。如大黄泻营分之热，黄连泄气分之热，且大黄有攻坚破结之能，其泻痞之功即寓于泻热之内，故以大黄名其汤。以麻沸汤渍其须臾，去滓，取其气，不取其味，治虚痞不伤正气也。

【备注】《伤寒论》林亿按：大黄黄连泻心汤诸本皆二味，又后附子泻心汤，用大黄、黄连、黄芩、附子，恐是前方中亦有黄芩，后但加附子一味也。《活人书》本方有黄芩。

0272 泻胰汤

【方源】《千家妙方》引翟惟凯方。

【组成】生大黄15g，厚朴10g，炒枳壳10g，广木香10g，蒲公英30g，柴胡15g，黄芩15g，茵陈30g。

【用法】水煎服。

【功用】疏肝清热利湿，通腑攻下。

【主治】急性胰腺炎（单纯水肿型）。

【加减】大便秘结者，加玄明粉2g（冲服）；腹胀严重者，加槟榔5g，川楝子10g；呕吐严重者，加姜竹茹10g，或代赭石15g。

【临证举例】用本方加减，临床观察治疗7例急性胰腺炎病人，均在短期内治愈。

0273 凉膈散

【方源】《局方》卷六。

【异名】连翘饮子（《宣明论》卷六）。

【组成】川大黄、朴硝、甘草（燂）各二十两，山栀子仁、薄荷叶（去梗）、黄芩各十两，连翘二斤半。

【用法】上为粗末。每服二钱，小儿半钱，水一盏，加竹叶七片、蜜少许，煎至七分，去滓，食后温服。得利下住服。

【功用】养阴退阳，清热泻火，止渴除烦。①《准绳·伤寒》：养阴退阳。②《北京市中药

成方选集》：清热降火，除烦止渴。③《中医方剂学》：泻火通便，清上泄下。

【主治】上中二焦热邪炽盛，头昏目赤，烦躁口渴，胸膈烦热，口舌生疮，咽喉肿痛，睡卧不宁，谵语狂妄，便秘溲赤，以及小儿惊风、重舌、木舌、牙痛、翳障、疫喉属膈热火盛者。①《局方》：大人、小儿脏腑积热，烦躁多渴，面热头昏，唇焦咽燥，舌肿喉闭，目赤鼻衄，颔颊结硬，口舌生疮，痰实不利，涕唾稠黏，睡卧不宁，谵语狂妄，肠胃燥涩，便溺秘结，一切风壅。②《宣明论》：伤寒表不解，半入于里，下证未全；下后燥热怫结于内，烦心懊侬不得眠，疮癣发斑，惊风，热极黑陷将死。③《准绳·伤寒》：心火上盛，膈热有余，吐血，咳嗽痰涎，淋闭不利，阴耗阳竭。④《寿世保元》：三焦实火，六经积热，酒毒，呕血，风眩，阳毒，结胸心下满，眼中翳障。⑤《证治宝鉴》：痰火上扰之口噤、重舌、木舌，中消能食而大便秘。⑥《麻科活人》：瘟疫时行，表里实热。⑦《医宗金鉴》：热极生风而致小儿急惊风，肺热喘急。⑧《疫喉浅论》：疫喉上焦火盛，中焦燥实。⑨《北京市中药成方选集》：牙龈肿痛。

【宜忌】《北京市中药成方选集》：孕妇勿服。

【方论】①《医方考》：黄芩、栀子味苦而无气，故泻火于中；连翘、薄荷味薄而气薄，故清热于上；大黄、芒硝咸寒而味厚，故诸实皆泻；用甘草者，取其性缓而恋膈也；不作汤液而作散者，取其泥膈而成功于上也。②《医方集解》：此上中二焦泻火药也。热淫于内，治以咸寒，佐以苦甘，故以连翘、黄芩、竹叶、薄荷升散于上，而以大黄、芒硝之猛利推荡其中，使上升下行，而膈自清矣；用甘草、生蜜者，病在膈，甘以缓之也。③《张氏医通》：硝、黄得枳、朴之重着，则下热承之而顺下；得芩、栀、翘、薄之轻扬，则上热抑之而下清，此承气、凉膈之所攸分也；用甘草

者，即调胃承气之义也；《局方》专主温热时行，故用竹叶。④《成方便读》：以大黄、芒硝之荡涤下行者，去其结而逐其热。然恐结邪虽去，尚有浮游之火，散漫上中，故以黄芩、薄荷、竹叶清彻上中之火。连翘解散经络中之余火，栀子自上而下，引火邪屈曲下行。如是则有形无形、上下表里诸邪，悉从解散。⑤《中医方剂学》：方中重用连翘清热解毒，配栀子、黄芩以清热泻火，又配薄荷、竹叶以清疏肺、胃、心胸之热；胃热伤津而腑实证尚未全具，不宜峻攻，方中芒硝、大黄与甘草、白蜜同用，既能缓和硝、黄之急下，更利于中焦热邪之清涤，又能解热毒、存胃津、润燥结，使火热之邪，假阳明为出路，体现了"以下为清"之法。

【临证举例】①热厥：某，先发水痘，已感冬温小愈，不忌荤腥，余邪复炽，热不可遏，入夜昏烦，辄云头痛，邪深走厥阴，所以发厥，诊脉两手俱细，是阳极似阴，鼻煤舌干，目眦黄，多属邪闭坏败，谅难挽回，用凉膈散。（《临证指南医案》）②时疫：时疫来势甚暴，目赤口渴，壮热无汗，斑疹隐隐未透，烦躁不已，脘腹按之作痛，大小便闭，热毒内炽，邪势不能外达，防有内陷昏喘之变。拟仿凉膈法，并加味酌治，俾热从外出，火从下泄，冀其邪去正复，得有转机。连翘三钱，大黄一钱五分（酒浸），芒硝一钱五分，牛蒡子一钱五分，枳实一钱，栀子八分（炒黑），甘草一钱五分，淡黄芩八分，薄荷八分，竹叶一钱，生白蜜半盏。（《南雅堂医案》）③疮疡：一妇人面患毒，焮肿发热作渴，脉数，按之则实，以凉膈散二剂少愈。（《外科发挥》）④牙痛：表兄颜金宪牙痛，右寸后半指脉洪而有力。余曰：此大肠积热，当用寒凉之剂。自泥年高，服补阴之药，呻吟彻夜，余与同舟赴京，煎凉膈散加荆、防、石膏，与服一盏即愈。（《口齿类要》）

0274　酒蒸黄连丸

【方源】《活人书》卷十八。

【异名】酒连丸（《三因方》卷十五）、黄龙丸（《局方》卷二）。

【组成】黄连四两（以无灰好酒浸面上约一寸，以重汤熬干）。

【用法】上为细末，糊为丸，如梧桐子大。每服三五十丸，滚水送下。

【功用】①《仁斋直指》：治膈热，解酒毒。②《御药院方》：除热气，止烦渴，厚肠胃。

【主治】胃肠积热，泻痢，消渴，反胃呕吐。①《活人书》：暑毒伏深，及伏暑发渴者。②《三因方》：酒痔下血。③《局方》：呕吐恶心，伤酒过多；脏毒下血，大便泄泻。④《御药院方》：消瘅。⑤《丹溪心法》：伤于酒，每晨起必泻。⑥《普济方》：身热下痢鲜血，烦热多渴，或伤热物过度。⑦《证治要诀类方》：三消。⑧《医灯续焰》：嘈杂吞酸，噎膈反胃，吐酸干呕，胃痛挟虫者。

【方论】《医方考》：黄连，苦寒枯燥之物也。苦寒故能胜热，枯燥故能胜湿。而必煮以酒者，非酒不能引之入血也。

0275　清胰片

【方源】《中西医结合治常见夕隅急腹症》。

【组成】柴胡、黄芩、胡连、木香、延胡索、杭芍各9.4g，生大黄15.6g。

【用法】制成片剂。每次四片，一日三次。

【主治】急性水肿型胰腺炎。

0276　清胰 1 号

【方源】《古今名方》引遵义医学院经验方。

【组成】龙胆草、木香、延胡索各15g，白芍24g，大黄24g（后下）。

【功用】清湿热，止痛通便。

【主治】肝郁气滞型急性胰腺炎。

【加减】实热重，加金银花、连翘或生石

膏；湿热重，加茵陈、栀子、龙胆草；呕吐重，加半夏、竹茹、代赭石；体虚中寒，去大黄、芒硝，加附子、干姜。

0277 清胰 2 号

【方源】《古今名方》引遵义医学院经验方。

【组成】栀子、丹皮、木香、厚朴、延胡索各 15g，赤芍、大黄（后下）各 24g，芒硝 10g（冲服）。

【功用】清热泻火，止痛通便。

【主治】脾胃湿热型和部分胃肠实热型急性胰腺炎。

0278 清胰 3 号

【方源】《古今名方》引遵义医学院经验方。

【组成】栀子、木香、槟榔、延胡索、芒硝（冲服）各 15g，白芍、使君子各 24g，苦楝根皮 15~30g。

【功用】清热止痛，杀虫驱蛔。

【主治】合并胆道蛔虫的急性胰腺炎。

0279 清胆利湿汤

【方源】《新急腹症学》。

【组成】木香、郁金各三钱，柴胡三至五钱，黄芩、木通、栀子、车前子各三钱，茵陈五钱，大黄、半夏各三钱。

【主治】湿热型胆系感染。

五、清热解毒

0280 二黄汤

【方源】《医学正传》卷二引东垣方。

【组成】黄芩（酒制，炒）、黄连（酒制，炒）、生甘草各等份。

【用法】上细切。每服三钱，水一盏，煎七分，温服，徐徐呷之。如未退，用鼠黏子不拘多少，水煎，入芒硝等份，亦时时少与，毋令饮食在后；如未已，只服前药，取大便利，

邪气已则止。

【主治】①《医学正传》引东垣方：大头天行疫病。②《古今名医方论》：上焦火盛，头面大肿，目赤肿痛，心胸咽喉、口舌耳鼻热盛，及生疮毒者。

【加减】阳明渴，加石膏；少阳渴，加天花粉。阳明行经，升麻、芍药、葛根、甘草；太阳行经，甘草、荆芥、防风，并与上药相合用之。或云：头痛酒芩，口渴干葛，身痛羌活、桂枝、防风、芍药，俱宜加之。

【方论】①《医方考》：头大者，炎上作火之象也。故用芩、连之苦以泻之，甘草之甘以缓之。②《古今名医方论》柯韵伯曰：诸肿疮痛，皆属于心，必用芩、连以泻心。然伤寒热结在内，而心下痞者，是为客邪，治客当急，故君大黄，率芩、连，用麻沸汤渍绞其汁，而速驱之，不使暂留也。此热淫于内，而上炎头目者，是为正邪，治之当缓，故用甘草与芩、连等份同煎，漫饮以渐渍之，不使下行也。盖心下本虚而火实之，法当并泻其子，土郁夺之，而火速降矣；上焦本清而火扰之，法当先培其子，土得其令，而火邪自退矣。芩、连得大黄，不使其子令母实；芩、连得甘草，又不使其母令子虚。同一泻心，而其中又有攻补之不同如此。③《医宗金鉴》：三黄汤用黄芩泻上焦火，黄连泻中焦火，大黄泻下焦火。若夫上焦实火，则以此汤之大黄易甘草，名二黄汤。使芩、连之性，缓缓而下，留连膈上。

0281 三补丸

【方源】方出《圣惠方》卷五十九，名见《丹溪心法》卷三。

【异名】三黄丸（《内科摘要》卷下）。

【组成】黄连（去须，微炒）、黄柏（炙微赤）、黄芩各一两。

【用法】上为末，炼蜜为丸，如梧桐子大。每服十五丸，食前以粥饮送下。

【功用】①《丹溪心法》：泄五脏火。②《古今

医统》：泻三焦火。

【主治】三焦积热，热毒血痢，眼目赤肿，口舌生疮，咽喉齿痛，肠风痔漏，妇女赤带。①《圣惠方》：血痢日夜不止，腹中绞痛，心神烦闷。②《丹溪心法》：上焦积热。③《内科摘要》：热痢腹痛，或口舌咽喉齿痛，大小便结涩，及一切实火之症。④《万氏女科》：不及期而经先行，由于血热者。⑤《准绳·杂病》：口疮，胃中有热，脉洪大。⑥《审视瑶函》：三焦积热上攻，眼目赤肿，小便赤涩，大便结燥，五脏俱热，肠风痔漏。⑦《会约医镜》：赤带，血热之甚者。

【宜忌】《校注妇人良方》：忌煎炒，椒、姜辛辣等热物。

【方论】《医方考》：少火宜升，壮火宜降。今以三物降其三焦之壮火，则气得其生，血得其养，而三焦皆受益矣，故曰三补。黄芩苦而枯，故清热于上；黄连苦而实，故泻火于中；黄柏苦而润，故泻火于下。虽然，火有虚实，是方但可以治实火，若虚者用之，则火反盛，谓降多亡阴也。

0282 化毒丸

【方源】《古方汇精》卷一。

【组成】直僵蚕一两（炒，为末），川大黄二两（酒拌晒，为末）。

【用法】生姜汁和蜜水为丸，如弹子大，每丸重一钱五分。每服一丸，真菊花叶五钱，捣汁冲汤调服。

【主治】天行瘟疫，及喉痹，颈面暴肿。

0283 牛黄至宝丹

【方源】《北京市中药成方选集》。

【组成】连翘十六两，金银花十六两，玄参（去芦）十二两，苦桔梗十二两，黄郁金八两，黄连八两，生栀子八两，黄芩十二两，黄柏八两，薄荷四两，大黄十二两，贝母四两，木香四两，天竺黄二两，甘草十二两。

【用法】上为细末，过箩，每细末十六两

兑牛黄五分，冰片四钱，朱砂一两，雄黄一两，研匀，炼蜜为丸，重二钱，蜡皮封固。每服二丸，日服二次，温开水送下。

【功用】清瘟热，解毒，镇静。

【主治】瘟毒里热不解，面赤身烧，口干舌燥，目赤耳鸣，头痛眩晕，神昏谵语，大便秘结，小便赤黄。

0284 牛蒡芩连汤

【方源】《万病回春》卷二。

【组成】连翘、牛蒡子（另研）、玄参各一钱，大黄、荆芥、防风、羌活各三分，石膏、桔梗各一钱半，甘草一钱，黄芩（酒炒）二钱半，黄连（酒炒）一钱半。

【用法】上锉一剂。加生姜一片，水煎，食后温服，每一盏作二十次服。常令药在上，勿令饮食在后也。

【主治】大头瘟，积热在上，头顶肿起，或面肿，多从耳根下起；并治烟瘴。

【备注】本方《喉科紫珍集》有银花，并治咽胀。

0285 升降散

【方源】《伤暑全书》卷下。

【异名】赔赈散（《寒温条辨》卷四）。

【组成】白僵蚕（酒炒）二钱，全蝉蜕（去土）一钱，川大黄（生）四钱，广姜黄（去皮，不用片姜黄）三分。

【用法】上为细末，合研匀。病轻者分四次服，每服重一钱八分二厘五毫，用冷黄酒一杯，蜂蜜五钱，调匀冷服，中病即止。病重者与三次服，每服重二钱四分三厘三毫，黄酒一杯半，蜜七钱五分，调匀冷服。最重者分二次服，每服重三钱六分五厘，黄酒二杯，蜜一两，调匀冷服。如一二帖未愈，可再服之，热退即止。

【主治】温热、瘟疫，邪热充斥内外，阻滞气机，清阳不升，浊阴不降，致头面肿大，咽喉肿痛，胸膈满闷，呕吐腹痛，发斑出血，丹毒。①《伤暑全书》：凡患瘟疫，未曾服他药，或一二日，或七八日，或至月余未愈者。②《寒温条辨》：温病表里三焦大热，其证不可名状者。如头痛眩晕，胸膈胀闷，心腹疼痛，呕哕吐食者；如内烧作渴，上吐下泻，身不发热者；如憎寒壮热，一身骨节酸痛，饮水无度者；如四肢厥冷，身凉如冰，而气喷如火，烦躁不宁者；如身热如火，烦渴引饮，头面卒肿，其大如斗者；如咽喉肿痛，痰涎壅盛，滴水不能下咽者；如遍身红肿，发块如瘤者；如斑疹杂出，有似丹毒风疮者；如胸高胁起胀痛，呕如血汁者；如血从口鼻出，或目出，或牙缝出，毛孔出者；如血从大便出，甚如烂瓜肉、屋漏水者；如小便涩淋如血，滴点作疼不可忍者；如小便不通，大便火泻无度，腹痛肠鸣如雷者；如便清泻白，足重难移者；如肉𥊟筋惕者；如舌卷囊缩者；如舌出寸许，绞搅不住，音声不出者；如谵语狂乱，不省人事，如醉如痴者；如头疼如破，腰痛如折，满面红肿，目不能开者；如热盛神昏，形如醉人，哭笑无常，目不能闭者；如手舞足蹈，见神见鬼，似风癫狂祟者；如误服发汗之药，变为亡阳之证，而发狂叫跳，或昏不识人者。外证不同，受邪则一。③《全国中药成药处方集·吉林方》：温病内热外感，凡一切四时瘟疫之疾，以及天行疫疠、绞肠痧（腹痛）、吐泻不出、胸烦膈热、疙瘩瘟（红肿成块）、大头瘟（头部赤肿）、蛤蟆瘟（颈项肿大），以及丹毒、麻风。

【宜忌】服药后半日不可喝茶、抽烟、进饮食。若不能忌，即不效。

【方论】《寒温条辨》：是方以僵蚕为君，蝉蜕为臣，姜黄为佐，大黄为使，米酒为引，蜂蜜为导，六法俱备，而方乃成。僵蚕味辛苦气薄，喜燥恶湿，得天地清化之气，轻浮而升阳中之阳，故能胜风除湿，清热解郁，从治膀胱相火，引清气上朝于口，散逆浊结滞之痰也；蝉蜕气寒无毒，味咸且甘，为清虚之品，能祛风而胜湿，涤热而解毒；姜黄气味辛苦，大寒无毒，祛邪伐恶，行气散郁，能入心脾二经，建功辟疫；大黄味苦，大寒无毒，上下通行，亢盛之阳，非此莫抑；米酒性大热，味辛苦而甘，令饮冷酒，欲其行迟，传化以渐，上行头面，下达足膝，外周毛孔，内通脏腑经络，驱逐邪气，无处不到；蜂蜜甘平无毒，其性大凉，主治丹毒斑疹，腹内留热，呕吐便秘，欲其清热润燥，而自散温毒也。盖取僵蚕、蝉蜕，升阳中之清阳；姜黄、大黄，降阴中之浊阴，一升一降，内外通和，而杂气之流毒顿消矣。

【临证举例】麻疹：孙某某，男，2岁。于1975年3月诊治。患儿发热已4~5天，咳嗽气呛，两目流泪，大便略稀，指纹紫而至气关。两手脉象弦滑而数，舌苔厚，舌质红。夜寐不安，心烦啼哭。此乃风湿蕴热，又与积滞互阻不化，乃营卫合邪，势将发疹。治宜疏卫凉营、清透升降两解之法，选用升降散加减：蝉蜕3g，芦根20g，钩藤6g，僵蚕3g，片姜黄3g。水煎，代茶频饮。并嘱其不吃荤腥之味，俾药后热解疹透为安。（《千家妙方》引赵绍琴医案）

0286 甘草汤

【方源】《伤寒论》。

【组成】甘草二两。

【用法】以水三升，煮取一升半，去滓，温服七合，一日二次。

【功用】①《仁斋直指小儿》：涌吐痰涎。②《金匮要略论注》：清少阴客热。

【主治】伤寒少阴病，咽喉干燥，疼痛灼热；肺痿涎唾；痈疽热毒。①《伤寒论》：少阴病二三日，咽痛。②《千金方》：肺痿涎唾多，心中温温液液者。③《圣济总录》：热毒肿，身生瘭浆；舌卒肿起，满口塞喉，气息不通，顷刻杀人。④《仁斋直指》：诸痈疽，大便秘。

【方论】①《医门法律》：本方用甘草一味，

乃从长桑君以后相传之神方也。历代内府御院莫不珍之。盖和其偏，缓其急，化其毒，卓然奉之为先务，然后以他药匡辅其不逮。②《金匮要略论注》：甘草一味单行，最能和阴而清冲任之热。每见生便痛者，骤煎四两顿服立愈，则其能清少阴客热可知，所以为咽痛专方也。③《伤寒论集注》：本论汤方，甘草俱炙，炙则助脾土而守中。唯此生用，生则和经脉而流通，学者不可以其近而忽之也。

【临证举例】①少阴咽痛：昔在山东时，曾治一患者，咽喉痛如刀刺，曾用西药未效，细察咽喉，局部不红不肿，诊断为少阴咽痛，病由少阴经气不能舒展所致。予服《伤寒论》甘草汤，生炙甘草并用，以舒其痉挛。饮后2日，其痛若失。（《岳美中医话集》）②毒蕈中毒：苏某某，男，42岁。炒食山上采取野蕈约250g，5小时后出现腹痛，恶心头晕，出冷汗，全身无力，呕吐，于发病后2小时就诊。取甘草1500g，浓煎。第一次药后10分钟呕吐一次；30分钟后服第二次药，2小时后腹痛、恶心逐渐减轻；再服第二煎药液100ml，2小时后，腹痛消失，但仍感全身乏力，头晕，4小时后腹泻一次，为黄褐色烂便；再服余下的药液100ml，6小时后诸症消失而痊愈。（《新中医》1978，1：36.）

0287 加味葛根芩连汤

【方源】《赵锡武医疗经验》。

【组成】生石膏18g，葛根12g，甘草9g，金银花12g，杭白芍12g，川黄连4.5g，黄芩9g，全蝎3g，蜈蚣3g。

【用法】加水600ml，先煮石膏15分钟，再入其余诸药煎至120~150ml，分3次温服。

【主治】小儿麻痹症急性期。

0288 时化汤

【方源】《瘟疫条辨摘略》。

【组成】白僵蚕二钱（酒炒），全蝉蜕十个（去头足），金银花二钱，泽兰叶二钱，广陈皮八皮，黄芩二钱，龙胆草一钱（酒炒），炒栀仁一钱，川连一钱，玄参心二钱，苦桔梗一钱，飞滑石一钱（京中者佳），生甘草五分。

【用法】水煎，另用绍酒、白蜜共一杯和匀，兑入冷服。小儿减半。

【主治】疫症初起，壮热憎寒，体重口干，舌燥，舌苔白色如粉，上气喘急，咽喉不利，头面发肿，目不能开。

【加减】如咽疼，加炒牛蒡子一钱；如大便秘塞，再加酒军四钱。

0289 神解散

【方源】《寒温条辨》卷四。

【组成】白僵蚕（酒炒）一钱，蝉蜕五个，神曲三钱，金银花二钱，生地二钱，木通、车前子（炒，研）、黄芩（酒炒）、黄连、黄柏（盐水炒）、桔梗各一钱。

【用法】水煎，去滓，入冷黄酒半小杯，蜜三匙，和匀，冷服。

【功用】《古今名方》：清热透邪，解毒泻火。

【主治】温病，初觉憎寒体重，壮热头痛，四肢无力，遍身酸痛，口苦咽干，胸腹满闷者。

0290 消毒饮

【方源】《脉因证治》卷上。

【组成】黄芩、黄连各半两，连翘一钱，陈皮、玄参各三钱，甘草、鼠黏子、板蓝根、马勃各一钱，人参、僵蚕各一钱，桔梗三钱，升麻七钱，柴胡五钱，薄荷、川芎各五钱。

【用法】水煎服。

【主治】疫疠时毒。

【加减】便硬，加大黄。

0291 黄连解毒汤

【方源】方出《肘后方》卷二，名见《外台》卷一引《崔氏方》。

【组成】黄连三两，黄柏、黄芩各二两，

栀子十四枚。

【用法】水六升，煎取二升，分二次服。

【主治】一切实热火毒之证，三焦热盛。症见大热烦躁，口燥咽干，目赤睛痛，错语不眠；或热病吐血、衄血、便血，甚或发斑；外科痈疽疮疡。现亦用于胆道感染、脓疱疮、湿疹等属于实热火毒壅盛者。①《肘后方》：烦呕不得眠。②《外台》引《崔氏方》：大热盛，苦烦闷，干呕，口燥，呻吟，错语不得卧。③《外科发挥》：流注、积热疮疡，焮肿作痛，烦躁饮冷，脉洪数，或口舌生疮，或疫毒发狂。④《古今医统》：一切火热毒，狂躁烦心，口燥舌干，热势之甚者，及吐下后，热不解而脉洪，喘急郑声，目赤睛痛。⑤《医方考》：阳毒，上窍出血，里热壅盛者。⑥《幼幼集成》：吐血，并便前下血；麻疹出后，仍发热烦躁，麻未出尽。⑦《医林纂要》：丹毒有热甚速者，初发头角或脑后，不一时流走耳前后，又不一时流及肩膊。若流入腹内，则不可救。⑧《疡科遗编》：疳疮初起，阳物痛痒、坚硬、色紫腐烂、血水淋漓。

【宜忌】《外台》引《崔氏方》：忌猪肉、冷水。

【方论】《医方集解》：此手足阳明、手少阳药也。三焦积热，邪火妄行，故用黄芩泻肺火于上焦，黄连泻脾火于中焦，黄柏泻肾火于下焦，栀子泻三焦之火从膀胱出。盖阳盛则阴衰，火盛则水衰，故用大苦大寒之药，抑阳而扶阴，泻其亢甚之火，而救其欲绝之水也，然非实热不可轻投。

【临证举例】①胆道感染：郑某某，男，35岁，农民，1974年5月3日初诊。诉右上腹持续疼痛，痛连右肩，发热，干呕，目微黄腻，脉象弦数。既往曾患胆囊炎，症属肝胆湿热。治以清热利胆，方用黄连解毒汤加枳壳、广木香、大黄（后下）、茵陈。3剂后腹痛减轻，大便日解2次，原方去大黄，继服3剂，诸症缓解。（《浙江中医药》1977，2：33.）②小儿流涎：徐某某，男，4岁，1974年5月16日初诊。据其母诉，口角流涎，经久不止，下颏糜烂，环唇红肿，涎水渍襟，污染衣被，舌红，尿赤。治用黄连、黄芩、甘草各一钱，栀子、茵陈各二钱。五剂即见流涎减少，唇红消退，继服5剂而愈。（《浙江中医药》1977，2：33.）③幼儿湿疹：某某，男，产下月余。额头湿水浸淫，面部脓痂成片，耳颈皮肤红赤，烦躁多啼，尿赤。内服黄连解毒汤，每日1剂；外用黄柏、滑石、煅石膏、青黛，研细末敷患处，服药4剂而愈。（《浙江中医药》1977，2：34.）④脓疱疮：徐某某，男，6岁，1974年4月26日初诊。皮肤丘疹抓痒，感染成疮，脓疱疮臀部较多，四肢也发，脉数。治拟清热解毒，黄连解毒汤加银花、连翘，5剂愈。（《浙江中医药》1977，2：34.）

【现代研究】①抗病原微生物作用：黄连解毒汤具显著的抗菌作用，且难于形成耐药性。对单味黄连产生耐药性的细菌，可在原抑菌浓度的32倍环境中生长，但对黄连解毒汤耐药者，仅能于4倍抑菌浓度生长。（《中医杂志》1958，10：704.）黄连解毒汤对金黄色葡萄球菌所致小鼠腹腔感染也有保护作用，能降低死亡率。试验表明：以本方煎剂25g/kg灌服，对照组死亡率为90%，本方死亡率仅30%（《中成药研究》1986，12：39.）。②对抗内毒素作用：黄连解毒汤对内毒素发热有对抗作用，还能对抗内毒素所致低血糖症和体温的严重降低，并可使内毒素血症时肾、脑等重要生命脏器的营养性血流量增加，炎性细胞吞噬异物活性下降的幅度减少，并能降低内毒素所致大、小鼠的休克死亡率。此外，黄芩还能显著对抗内毒素所致实验动物全身性急性DIC，对多种化学毒物也有显著解毒效果。（《全国中医内科急症治疗学术交流会论文集》1979，12：285.）③解热作用：黄连解毒汤具显著的解热效果，对内毒素所致家兔发热，黄连解毒汤的解热作用起效较慢，但持续时间长，给药后6小时发热兔体温仍继续下降。(《中药通报》1986，1：51.)④降压作用及对血液系统和心血管系统的影响：黄连解毒汤的降压作用以黄连、黄柏为最强，去黄连、黄柏后作用消失，但本方去黄芩后作用最强，单去黄连则出现快速耐受性。其降压机制不是通过对末梢的乙酰胆碱及儿茶酚胺的影响，但能增强乙酰胆碱的作用。(《国外医学·中医中药分册》1981，1：56.)对实验性轻至中度高血压大鼠，每日给予本方1g/kg，可见明显的降压效果，作用迅速，给药翌日即可见血压下降，5~7日即能使血压恢复正常。本方的特点是仅使过高的血压降至正常，而不会使其降至正常水平以下，这与许多降压西药不同。此外，本方可使脑卒中易发性大鼠的脑卒中发作减少。(《汉方医学》1986，8：17.)⑤止血作用：本方对热盛之出血有良效，对Ⅷ因子、Ⅸ因子等内凝因子有活性，家兔凝血酶原时间测定表明对外凝系统无影响。对于双香豆素（华法令）所致小鼠出血死亡，黄连解毒汤可明显延缓死亡时间。本方有一定促凝止血效果。(《汉方医学》1982，3：13.)

0292　普济消毒饮子

【方源】《东垣试效方》卷九。

【组成】黄芩、黄连各半两，人参三钱，橘红（去白）、玄参、生甘草各二钱，连翘、鼠黏子、板蓝根、马勃各一钱，白僵蚕（炒）七分，升麻七分，柴胡二钱，桔梗二钱。

【用法】上为细末。半用汤调，时时服之；半蜜为丸，嚼化之。或加防风、薄荷、川芎、当归身，咬咀，如麻豆大。每服五钱，水二盏，煎至一盏，去滓，食后稍热时时服之。

【功用】《医方论》：清热解毒，祛疠疫之气。

【主治】时毒，大头天行，初觉憎寒体重，次传头面肿盛，目不能开，上喘，咽喉不利，舌干口燥。

【加减】如大便硬，加酒煨大黄一钱或二钱以利之。肿势甚者宜砭刺之。

【方论】①《东垣试效方》：用黄芩、黄连味苦寒，泻心肺间热以为君；橘红苦辛，玄参苦寒，生甘草甘寒，泻火补气以为臣；连翘、黍黏子、薄荷叶苦辛平，板蓝根味苦寒，马勃、白僵蚕味苦平，散肿消毒定喘以为佐；新升麻、柴胡苦平，行少阳、阳明二经不得伸，桔梗辛温为舟楫，不令下行。②《成方便读》：大头瘟，其邪客于上焦。故以酒炒芩、连之苦寒，降其上部之热邪；又恐芩、连性降，病有所遗，再以升、柴举之，不使其速下；僵蚕、马勃解毒而消肿；鼠、玄、甘、桔利膈以清咽；板蓝根解疫毒以清热；橘红宣肺滞而行痰；连翘、薄荷皆能轻解上焦，消风散热。合之为方，岂不名称其实哉！

【临证举例】时毒：泰和二年四月，民多疫疠，初觉憎寒体重，次传头面肿盛，目不能开，上喘，咽喉不利，舌干口燥，俗云大头天行，亲戚不相访问，如染之多不救。张县丞侄亦得此病，至五六日医以承气加蓝根下之稍缓，翌日其病如故，下之又缓，终莫能愈，渐至危笃。或曰李明之存心于医，可清治之。遂命诊视。此邪热客于心肺之间，上攻头目，而为肿盛。以承气下之，泻胃中之实热，是诛罚无过，殊不知适其所至为故。遂处此方，服尽愈。

【备注】本方方名，《医方集解》引作"普济消毒饮"。

0293　增损普济消毒饮

【方源】《温病刍言》。

【组成】黄芩10g，黄连5g，玄参10g，连翘12g，马勃5g，牛蒡子10g，薄荷5g，僵蚕10g，金银花15g，芦根30g，荆芥5g，板蓝根15g，苦梗3g。

【功用】清热解毒，疏风消肿。

【主治】①《温病刍言》：流行性腮腺炎。

②《古今名方》：头面部及咽喉肿痛，如无名肿毒、牙龈肿痛、急性扁桃体炎等。

【加减】大便燥，加酒军。

【方论】方中芩、连、银、翘、板蓝根、马勃清热解毒以消肿，且马勃清轻专上焦，故能治头面咽喉肿痛；牛蒡子、僵蚕、薄荷、荆芥疏风散邪，俾毒热由表而散；苦梗载药上行开泄上焦；元参治浮游之火以利咽喉。

六、清热祛暑

0294 天水丸

【方源】《鲁府禁方》卷一。

【组成】白滑石（水飞）六两，大粉草（微炒）一两。

【用法】上为细末，生蜜为丸，如弹子大。每次一丸，井水化服。

【主治】中暑身热，小便不利，胃脘积热，及一切热病。

0295 中国人丹

【方源】《北京市中药成方选集》。

【组成】甘草八两，草豆蔻一两，木香一两五钱，槟榔一两，茯苓一两，砂仁一两，橘皮一两，肉桂一两，小茴香一两，公丁香五钱，青果一两，薄荷冰九钱，冰片三钱，红花五钱，麝香一分。

【用法】上为末，糯米粉四两为糊，制为小丸，朱砂为衣，闯亮。每服二十丸，小儿酌减，温开水送下。

【功用】清热祛暑，镇静止呕。

【主治】夏令受暑，晕车晕船，恶心呕吐。

0296 杏仁滑石汤

【方源】《温病条辨》卷二。

【组成】杏仁三钱，滑石三钱，黄芩二钱，橘红一钱五分，黄连一钱，郁金二钱，通草一钱，厚朴二钱，半夏三钱。

【用法】水八杯，煮取三杯，分三次服。

【主治】暑湿伏暑，三焦均受，舌灰白，胸痞闷，潮热呕恶，烦渴自利，汗出溺短者。

【方论】热处湿中，湿蕴生热，湿热交混，非偏寒偏热可治，故以杏仁、滑石、通草先宣肺气，由肺而达膀胱以利湿；厚朴苦温而泻湿满；芩、连清里而止湿热之利；郁金芳香走窍而开闭结；橘、半强胃而宣湿化痰，以止呕恶，俾三焦湿处之邪，各得分解矣。

0297 黄连香薷汤

【方源】《奇效良方》卷五。

【异名】黄连香薷散（原书卷十三）。

【组成】香薷三钱，厚朴（姜制）、黄连各二钱。

【用法】上先将厚朴、黄连二味，同生姜四钱，一处捣细，于银石器内慢火同炒令紫色，取起，入香薷，入水一盏，酒一盏，煎八分，去滓，用瓷器盛，于新汲水中沉令极冷服。

【主治】①《奇效良方》：伏暑伤冷，霍乱转筋，心腹撮痛，四肢厥冷。②《幼科释谜》：中暑热盛，口渴心烦，或下鲜血。

【加减】如中暑搐搦，加羌活二钱；寻常感冒燥渴，吐泻不甚重者，去黄连，只加白扁豆二钱（微炒，锉），煎如前法服之。

【宜忌】如炒、煮药，莫犯铜铁器。

0298 黄连香薷散

【方源】《杏苑生春》卷三。

【异名】黄连香薷饮（《症因脉治》卷四）。

【组成】香薷三钱，厚朴七分，甘草（生用）五分，白扁豆六分，黄连（姜汁拌炒）五分。

【用法】上锉。水煎，露一宿。不拘时候服。

【主治】伏暑，内外俱热，烦躁口渴，暴泻腹痛，小便短赤，体壮脉洪者。①《杏苑生春》：中暑久而不解，遂成伏暑，内外俱热，烦躁大渴喜冷。②《症因脉治》：外感中暑暴泻之症，时值夏秋之令，忽然腹痛，烦闷口渴，板齿干焦，暴泻粪水，肠鸣飧泄，痛泻交作，此暑热之症，脉洪滑，热重者。③《会约医镜》：阳暑中热，口干舌燥，小便赤短，身热目赤，脉洪体壮，一切实证。

【加减】《会约医镜》：如大便泻而小便短，加苍术、泽泻、草薢，或加木瓜；腹痛，加白芍。

【备注】本方《会约医镜》有茯苓。

0299　清络饮

【方源】《温病条辨》卷一。

【组成】鲜荷叶边二钱，鲜银花二钱，西瓜翠衣二钱，鲜扁豆花一枝，丝瓜皮二钱，鲜竹叶心二钱。

【用法】上以水二杯，煮取一杯，每日二次。

【主治】手太阴暑温，发汗后，暑证悉减，但头微胀，目不了了，余邪不解者。

0300　清暑益气汤

【方源】《脾胃论》卷中。

【组成】黄芪（汗少减五分）、苍术（泔浸，去皮）、升麻各一钱，人参（去芦）、泽泻、炒曲、橘皮、白术各五分，麦冬（去心）、当归身、炙甘草各三分，青皮（去白）二分半，黄柏（酒洗，去皮）二分或三分，葛根二分，五味子九枚。

【用法】上㕮咀，都作一服。以水二大盏，煎至一盏，去滓，食远温服。剂之多少，临病斟酌。

【功用】《中医方剂学》：清热益气，化湿生津。

【主治】平素气阴俱虚，感受暑湿，身热头痛，口渴自汗，四肢困倦，不思饮食，胸闷身重，便溏尿赤，舌淡苔腻，脉虚弱。①《脾胃论》：时当长夏，湿热大胜，蒸蒸而炽，人感之多四肢困倦，精神短少，懒于动作，胸满气促，肢节沉疼，或气高而喘，身热而烦，心下鼓痞，小便黄而数，大便溏而频，或痢出黄如糜，或如泔色，或渴或不渴，不思饮食，自汗体重。或汗少者，血先病而气不病也，其脉中得洪缓。若血气相搏，必加之以迟。②《内科摘要》：暑热泻痢。③《准绳·幼科》：暑邪干卫，身热自汗。④《诚书》：痢疾已愈，中气虚弱者，暑令尚在。⑤《幼科铁镜》：伤暑烦热。⑥《医宗金鉴》：暑厥昏眩，不知人，气虚挟痰上冲心虚者。

【加减】若中满者，去甘草；咳甚者，去人参；如口干、咽干者，加干葛；如烦乱犹不能止，少加黄连以去之；如气浮心乱，则以朱砂安神丸镇固之，得烦减，勿再服；如心下痞，亦少加黄连；长夏湿土客邪火旺，可以权加苍术、白术、泽泻，上下分消其湿热之气也；湿气大胜，主食不消化，故食减，不知谷味，加炒曲以消之。复加五味子、麦门冬、人参泻火，益肺气，助秋损也；浊气在阳，乱于胸中，则胀满闭塞，大便不通，夏月宜少加酒洗黄柏大苦寒之味，冬月宜加吴茱萸大辛苦热之药以从权，乃随时用药，以泄浊气之下降也；清气在阴者，乃人之脾胃气衰，不能升发阳气，故用升麻、柴胡辛甘之味，以引元气之升，不令飧泄也。暑月阳盛，则于正药中加青皮、陈皮、益智、黄柏，散寒气、泄阴火之上逆；或以消痞丸合滋肾丸。滋肾丸，黄柏、知母，微加肉桂，三味是也。或更以黄连别作丸。二药七八十丸，空心约宿食消尽服之。待少时，以美食压之，不令胃中停留也。如食已心下痞，别服橘皮枳术丸；如脉弦、四肢满闭，便难而心下痞，加甘草、黄连、柴胡；如大便秘燥，心下痞，加黄连、桃仁，少加大黄、当归身；如心下痞夯闷者，加白芍药、黄连；如心下痞、腹胀，加五味子、白芍药、缩砂仁；如天寒，少加干姜或中桂；如心下痞，中寒者，加附子、黄连；如心下痞，呕逆者，加黄连、生姜、橘皮；如冬月，不加黄连，少入丁香、藿香叶；如口干嗌干，加五味子、干葛；如胸中满闷郁郁然，加橘红、青皮、木香少许；如食少不饥，加炒曲；如食不下，乃胸中、胃上有寒，或气涩滞，加青皮、陈皮、木香，此三味为定法；如冬天，加益智仁、草豆蔻仁；如夏月少用，更加黄连；如秋月气涩滞，食不下，更加槟榔、草豆蔻仁、缩砂仁，或少加白豆蔻仁；如三春之月，食不下，亦用青皮少、陈皮多，更加风药以退其寒复其上；如初春犹寒，更少加辛热以补春气之不足，以为风药之佐，益智、草豆蔻皆可也；如胸中窒塞，或气闭闷乱者，肺气涩滞而不行，宜破滞气，青皮、陈皮，少加木香、槟榔；如冬月，加吴茱萸、人参；丹田有热者，必尻臀冷、前阴间冷汗、两丸冷，是邪气乘其本而正气走于经脉中也，遇寒则必作阴阴而痛，以此辨丹田中伏火也，加黄柏、生地黄，勿误作寒证治之；如多唾，或唾白沫者，胃口上停寒也，加益智仁；如腹中气上逆者，是冲脉逆也，加黄柏三分，黄连一分半以泄之；如腹中或周身间有刺痛，皆血涩不足，加当归身；如哕，加五味子多、益智少；如脉涩，觉气涩滞者，加当归身、天门冬、木香、青皮、陈皮，有寒者加桂枝、黄芪；如秋冬天气寒凉而腹痛者，加半夏或益智或草豆蔻之类；如胁下急或痛甚，俱加柴胡、甘草；如头痛有痰、沉重懒倦者，乃太阴痰厥头痛，加半夏五分，生姜二分或三分；气犹短促者，为膈上及表间有寒所遏，当引阳气上伸，加羌活、独活、藁本最少，升麻多，柴胡次之，黄芪加倍；如脚膝痿软，行步乏力或疼痛，乃肾肝中伏湿热，少加黄柏，空心服之；不愈，更增黄柏，加汉防己五分，则脚膝中气力如故也。

【方论】①《脾胃论》:《内经》曰：阳气者，卫外而为固也。炅则气泄。今暑邪干卫，故身热自汗，以黄芪甘温补之为君。人参、橘皮、当归、甘草，甘微温，补中益气为臣。苍术、白术、泽泻，渗利而除湿；升麻、葛根，甘苦平，善解肌热，又以风胜湿也；湿胜则食不消而作痞满，故炒曲甘辛、青皮辛温，消食

快气；肾恶燥，急食辛以润之，故以黄柏苦辛寒，借甘味泻热补水；虚者滋其化源，以人参、五味子、麦门冬，酸甘微寒，救天暑之伤于庚金为佐。②《医方集解》：此手足太阴、足阳明药也。热伤气，参、芪益气而固表；湿伤脾，二术燥湿而强脾；火盛则金病而水衰，故用麦冬、五味以保肺而生津，用黄柏以泻热而滋水；青皮平肝而破滞；当归养血而和阴；神曲化食而消积；升、葛解肌热而升清；泽泻泻湿热而降浊；陈皮理气；甘草和中。合之以益气强脾，除湿清热也。

七、清脏腑热

（一）清心火

0301 二阴煎

【方源】《景岳全书》卷五十一。

【组成】生地二三钱，麦冬二三钱，枣仁二钱，生甘草一钱，玄参一钱半，黄连一二钱，茯苓一钱半，木通一钱半。

【用法】水二盅，加灯草二十根，或竹叶亦可，煎七分，食远服。

【主治】①《景岳全书》：水亏火盛，烦躁热渴而怔忡惊悸不宁者；心经有热，水不制火，惊狂失志，多言多笑，或疡疹烦热失血。②《会约医镜》：劳伤，心脾火发上炎，口舌生疮。

【加减】如痰盛热甚者，加九制胆星一钱，或天花粉一钱五分。

0302 十味导赤散

【方源】《杂病源流犀烛》卷六。

【组成】黄连、黄芩、麦冬、半夏、茯苓、赤芍、木通、生地、地骨皮、甘草各五分，姜五片。

【主治】心脏实热，口舌生疮，惊悸烦热诸症。

0303 天竺黄丸

【方源】《圣惠方》卷八十三。

【组成】天竺黄（细研）、黄连（去须）、川大黄（锉碎，微炒）、牡蛎粉、黄芩、栀子仁、远志（去心）各半分。

【用法】上为末，炼蜜为丸，如绿豆大。每服五丸，以新汲水送下。

【主治】小儿壮热惊悸，不得眠睡。

0304 导赤散

【方源】《小儿药证直诀》卷下。

【组成】生地黄、甘草（生）、木通各等份（一本不用甘草，用黄芩）。

【用法】上为末。每服三钱，水一盏，入竹叶同煎至五分，食后温服。

【功用】《中医方剂学》：清热利水。

【主治】心经有热或心移热于小肠，口渴面赤，心胸烦热，渴欲冷饮，口舌生疮；小便赤涩，尿时刺痛。①《小儿药证直诀》：心热目内赤，目直视而搐，目连眨而搐；视其睡，口中气温，或合面睡，及上窜咬牙。②《局方》：大人小儿心经内虚，邪热相乘，烦躁闷乱；传流下经，小便赤涩淋涩，脐下满痛。③《保婴撮要》：心经有热盗汗，小肠实热生疮，作渴发热，小便秘赤。④《幼科发挥》：心热夜啼，急惊。⑤《寿世保元》：麻疹已出，谵语，小便闭塞。⑥《医宗金鉴》：热气熏蒸胃口，以致满口糜烂，甚于口疮，色红作痛，甚则连及咽喉，不能饮食；心火刑金，火热喘急；孕妇因膀胱水病热甚，尿涩而少腹作疼。

【方论】①《医方考》：是方也，生地黄可以凉心，甘草梢可以泻热；佐之以木通，则直走小肠、膀胱矣。名曰导赤者，导其丙丁之赤，由溺而泄也。②《古今名医方论》：钱氏制此方，意在制丙丁之火，必先合乙癸之治。生地黄凉而能补，直入下焦，培肾水之不足，肾水足，则心火自降；佐以甘草梢，下行缓木之急，即以泻心火之实，且治茎中痛；更用木通

导小肠之滞，即以通心火之郁，是一治两得者也。此方凉而能补，较之用苦寒伐胃，伤其生气者远矣。③《医方集解》：此手少阴、太阳药也。生地凉心血，竹叶清心气，木通降心火入小肠，草梢达茎中而止痛。④《古方选注》：生地入胃而能下利小肠；甘草和胃而下疗茎中痛；木通、淡竹叶皆轻清入腑之品，同生地、甘草，则能从黄肠导有形之热邪入于赤肠，其浊中清者，复导引渗入黑肠而令气化，故曰导赤。

【临证举例】①淋证：本方治疗小便淋证15例，其中砂淋5例，气淋7例，血淋3例，均见小便短涩，痛引脐中，甚则腰痛、腰胀，脉弦数或细数，苔白腻或薄黄等。以本方为基础，砂淋加海金沙、萹蓄、金钱草；血淋加白茅根、生侧柏、小蓟；气淋加川朴、香附。治疗结果：痊愈9例，好转6例。（《广西中医杂志》1965，2：17.）②血淋：小溲血淋，茎中作痛，系热入膀胱，止血非其所宜，拟用钱氏导赤散加味治之：生地黄三钱，木通二钱，肥知母一钱五分，川黄柏一钱五分（炒），淡竹叶三钱，甘草梢八分，水同煎服。（《南雅堂医案》）③梦遗：一壮年梦遗白浊，与涩精药益甚，改用导赤散大剂服之，遗浊皆止。（《金匮翼》娄全善云）④结膜充血：张某某，男，25岁。主诉：两眼发红生眵将近1月，用过多种眼药水无效。检查：两眼睑结膜弥漫性充血，球结膜接近二眦部充血明显，舌赤，脉数。症由心火，治当清降。处方：导赤散加黄芩。5剂后复诊，充血减退，眼眵已无。再予原方5剂而愈。（《上海中医药杂志》1982，11：10.）

0305 泻心汤

【方源】《金匮》卷中。

【组成】大黄二两，黄连、黄芩各一两。

【用法】上以水三升，煮取一升，顿服之。

【功用】泻火燥湿。①《医宗金鉴》：泻三焦热。②《金匮要略讲义》：苦寒清泄，降火止

血。③《中医方剂学》：泻火解毒，燥湿泄痞。

【主治】邪火内炽，迫血妄行，吐血、衄血；或湿热内蕴而成黄疸，胸痞烦热；或积热上冲而致目赤肿痛，口舌生疮；或外科疮疡，见有心胸烦热，大便干结者。①《金匮》：心气不足，吐血衄血。②《得效方》：心受积热，谵言发狂，逾墙上屋。③《千金方衍义》：下痢不止，腹中愊坚而呕哕肠鸣者。④《类聚方广义》：中风卒倒，不省人事，身热，牙关紧急，脉洪大，或鼾睡大息，频频欠伸者，及醒后偏枯，瘫痪不遂，缄默不语，或口眼㖞斜，言语謇涩，流涎泣笑，或神思恍惚，机转如木偶人者；酒客郁热下血，肠痔肿痛下血；产前后，血晕郁冒，或如狂言；眼目焮痛，赤脉怒张，面热如醉者；龋齿疼痛，齿缝出血，口舌腐烂；唇风，走马疳，喉痹焮热肿痛；痈疗内攻，胸膈冤热，心气恍惚者；发狂，眼光莹莹，倨傲妄语，昼夜不就床者。

【方论】①《医宗金鉴》：心气"不足"二字，当是"有余"二字。若是不足，如何用此方治之，必是传写之讹。心气有余，热盛也，热盛而伤阳络，迫血妄行，为吐、为衄。故以大黄、黄连、黄芩大苦大寒直泻三焦之热，热去而吐衄自止矣。②《金匮要略浅注》：此为吐衄之神方也。妙在以芩、连之苦寒泄心之邪热，即所以补心之不足；尤妙在大黄之通，止其血，而不使其稍停余瘀，致血瘀后酿成咳嗽虚劳之根。③《金匮要略今释》：黄连、黄芩治心气不安，即抑制心脏之过度张缩，且平上半身之充血也。大黄亢进肠蠕动，引起下腹部之充血，以诱导方法，协芩、连平上部充血也。

【临证举例】①吐血：史，五十岁，酒客。大吐狂血成盆，六脉洪数，面赤，三阳实火为病。与大黄六钱，黄连五钱，黄芩五钱。泻心汤一帖而止，二帖脉平，后七日又发，脉如故，又二帖。（《吴鞠通医案》）②上消化道出血：上消化道出血，属中医呕血、便血范畴，是临床常见而多发的血证之一。我们以泻心汤为主，治疗该病60例，取得满意效果。60例中，男50例，女10例。平素有烟、酒嗜好，嗜食辛辣者9例，占60%左右。经胃和十二指肠检查而确诊者37例，经胃肠钡餐X线检查而确诊者17例，未确诊者6例。大便潜血试验（+++）43例，（++）17例；有呕血症状者29例。呕血量在100ml以下者2例，200~300ml者13例，400~500ml者8例，600ml以上者6例。经本方治疗后，痊愈50例，好转9例，自动出院而中止治疗1例。（《广西中医药》1985，3：18.）③天行赤眼：张某，男，32岁。3天来两眼睑红肿，球结膜充血严重，且见水肿，眼眵多，口干，大便干结，舌赤苔黄燥，脉数。诊断为急性结膜炎，证属邪火上扰，治以清心降火。用泻心汤加玄明粉，服六剂，眼睑红肿消退，大便通畅而愈。（《浙江中医杂志》1983，4：175.）

【现代研究】①抗缺氧作用：实验表明，本方水醇法提取液对常压下异丙肾上腺素、亚硝酸钠和氰化钾等引起的急性缺氧现象，有明显对抗作用。该作用可能与增强心肌耐缺氧能力、降低脑耗氧量、提高脑对缺氧的耐受力以及减小整体细胞耗氧量有关。（《四川中医》1988，8：5.）②抗凝血作用：本方具有抑制血小板凝集、抗凝血作用，可用于某些血管梗死性疾病。（《中成药研究》1988，6：24.）

0306 除烦清心丸

【方源】《丹台玉案》卷五。

【组成】知母、黄连、天冬各一两，麦冬一两五钱，朱砂三钱。

【用法】上为末，荷叶汤为丸，朱砂为衣。每服二钱，空心以白滚汤送下。

【主治】胆怯心惊，烦躁口苦。

0307 黄连阿胶汤

【方源】《伤寒论》。

【异名】黄连鸡子汤（《伤寒指掌图》卷四）。

【组成】黄连四两，黄芩二两，芍药二两，鸡子黄二枚，阿胶三两（一云三挺）。

【用法】上五味，以水六升，先煮三物，取二升，去滓，纳胶烊尽，小冷，纳鸡子黄，搅令相得。温服七合，每日三次。

【功用】①《注解伤寒论》：扶阴散热。②《伤寒附翼》：降火引元。

【主治】少阴病，心中烦，不得卧；邪火内攻，热伤阴血，下利脓血。①《伤寒论》：少阴病，得之二三日以上，心中烦，不得卧。②《伤寒指掌图》：少阴下利脓血。③《张氏医通》：热伤阴血便红。④《医学金针》：少阴中风。

【方论】①《注解伤寒论》：阳有余，以苦除之，黄连、黄芩之苦以除热；阴不足，以甘补之，鸡子黄、阿胶之甘以补血；酸，收也，泄也，芍药之酸，收阴气而泄邪热也。②《伤寒溯源集》：黄连苦寒，泻心家之烦热，而又以黄芩佐之。芍药收阴敛气。鸡子苦，气味俱厚，阴中之阴，故能补阴除热。阿井为济水之伏流，乃天下十二经水之阴水也；乌驴皮黑而属水，能制热而走阴血，合而成胶，为滋养阴气之上品。协四味而成剂，半以杀风邪之热，半以滋阴水之源，而为补救少阴之法也。③《古方选注》：芩、连，泻心也；阿胶、鸡子黄，养阴也。各举一味以名其汤者，当相须为用也。少阴病烦，是君火热化为阴烦，非阳烦也，芩、连之所不能治，当与阿胶、鸡子黄交合心肾，以除少阴之热。鸡子黄色赤，入通于心，补离中之气；阿胶色黑，入通于肾，补坎中之精。第四者沉阴滑利，恐不能留恋中焦，故再佐芍药之酸涩，从中收阴，而后清热止烦之功得建。④《衷中参西》：黄连味苦入心，性凉解热，故重用之以解心中发烦，辅以黄芩，恐心中之热扰及肺也。又肺为肾之上源，清肺亦所以清肾也。芍药味兼苦酸，其苦也善降，其酸也善收，能收降浮越之阳，使之下归其宅，而性凉又能滋阴，兼能利便，故善滋补肾

阴，更能引肾中外感之热自小便出也。阿胶其性善滋阴，又善潜伏，能直入肾中以生肾水。鸡子黄中含有副肾髓质之分泌素，推以同气相求之理，更能直入肾中以益肾水，肾水充足，自能胜热逐邪以上镇心火之妄动，而心中发烦自愈矣。

【临证举例】①顽固性失眠：用黄连阿胶汤加生地治疗顽固性失眠18例，均获得近期治愈。表现在口渴、烦躁感迅速消失，在停用一切西药情况下，每晚能安睡6小时以上，服药最少3剂，最多12剂，一般在3~6剂之间。（《江西中医药》1984，6：17.）②脑神经衰弱失眠症：吕某，由于工作烦劳和因事忧虑而致神经衰弱。主要是胸闷，头晕，梦遗精滑较频，虚烦不眠，心神虚怯，两腿酸软，面容青暗苦闷，舌苔薄黄少津，脉沉而虚数。诊为水火不济，心肾不交。治以清热养阴，养心安肾。处以黄连阿胶汤加肉桂。2剂服后，睡眠良好，遗精好转，精神愉快，面色红润，舌苔正常，脉转虚缓。因其食欲不振，投以开胃进食汤2剂，病告痊愈。（《辽宁中医杂志》1980，10：47.）③焦虑症：用黄连阿胶汤略作加减治疗焦虑症42例。痊愈10例，显效23例，好转8例，无效1例；服药一周内见效21例（50%），两周内见效16例（38%），三周内见效5例（12%）。（《黑龙江中医药》1984，4：41.）④冬温：郑墨林室素有便红，怀妊七月，正肺气养胎时，而患冬温。咳嗽，咽痛如刺，下血如崩，脉较平时反觉小弱而数，此热伤手太阴血分也。与黄连阿胶汤二剂，血止后，去黄连，加葳蕤、桔梗、人中黄，四剂而安。[《中国医药汇海·医案部》（张石顽案）]⑤舌苔剥落不生：舌乃心之苗，舌上之苔剥落不生者久矣，是心阴不足，心阳有余也。黄连阿胶汤去芩，加大生地。（《继志堂医案》）⑥产后发热：应某某，女，28岁，会计。素有贫血史，半月前分娩时大量流血，产后发热不退（37.9~38.8℃），曾用西药，热仍不退。

证属阴虚火旺，治宜滋阴降火，予黄连阿胶汤加肉桂。3剂后热渐退尽。(《上海中医药杂志》1986，7：29.) ⑦产后失眠：陈某某，女，39岁，工人。大龄初产，出血甚多。产后20天，失眠渐重，甚则彻夜不寐。证属阴血不足，心火上亢。治当滋阴养血，清心降火。拟与黄连阿胶汤。7剂而寐安。(《上海中医药杂志》1986，7：29.)

【现代研究】镇静作用：给小白鼠腹腔注射100%的黄连阿胶汤煎剂0.5ml，30分钟后发现其自由活动明显减少，出现安静、嗜睡现象。表明本方有较明显的镇静作用。(《经方研究》)

0308 清心饮

【方源】《血证论》卷八。

【组成】当归三钱，生地三钱，白芍二钱，莲心三钱，连翘心一钱，茯神二钱，枣仁三钱，草节一钱，麦冬三钱，川贝母一钱，竹叶心一钱，龙骨三钱。

【功用】清补。

【主治】心血虚，有痰火，不卧寐。

0309 清心莲子饮

【方源】《局方》卷五。

【组成】黄芩、麦冬（去心）、地骨皮、车前子、甘草（炙）各半两，石莲肉（去心）、白茯苓、黄芪（蜜炙）、人参各七两半。

【用法】上锉散。每服三钱，加麦门冬十粒，水一盏半，煎取八分，去滓，水中沉冷，空心食前服。

【功用】①《局方》：清心养神，秘精补虚，滋润肠胃，调顺血气。②《中医方剂学》：益气阴，清心火，止淋浊。

【主治】心火偏旺，气阴两虚，湿热下注，遗精淋浊，血崩带下，遇劳则发；或肾阴不足，口舌干燥，烦躁发热。①《局方》：心中蓄积，时常烦躁，因而思虑劳力，忧愁抑郁，是致小便白浊，或有沙膜，夜梦走泄，遗沥涩

痛，便赤如血；或因酒色过度，上盛下虚，心火炎上，肺金受克，口舌干燥，渐成消渴，睡卧不安，四肢倦怠，男子五淋，妇人带下赤白；及病后气不收敛，阳浮于外，五心烦热。②《校注妇人良方》：热在气分，口干，小便白浊，夜间安静，昼则发热，口舌生疮，口苦咽干，烦躁作渴，小便赤涩，下淋不止，或茎中作痛。③《保婴撮要》：心肾虚热，便痛，发热口干，小便白浊，夜则安，昼则发。④《外科正宗》：心经蕴热，小便赤涩，玉茎肿痛，或茎窍作痛；及上盛下虚，心火炎上，口苦咽干，烦躁作渴。⑤《丹台玉案》：上盛下虚，心肾不交，血虚内热，淋涩作痛。

【加减】发热加柴胡、薄荷煎。

【方论】①《万病回春》：此药温平，清火养神秘精。②《医方集解》：此手足少阴、足少阳太阴药也。参、芪、甘草，所以补阳虚而泻火，助气化而达州都；地骨退肝肾之虚热，柴胡散肝胆之火邪。黄芩、麦冬清热于心肺上焦，茯苓、车前利湿于膀胱下部，中以石莲清心火而交心肾，则诸症悉退也。

【备注】本方方名，《医方集解》引作"莲子清心饮"。

（二）清肺热

0310 人参平肺散

【方源】《医学发明》卷六。

【组成】桑白皮一两，知母七钱，炙甘草、地骨皮各半两，五味子三百个，茯苓、青皮、人参各四钱，陈皮半两（去白），天门冬（去心）四钱。

【用法】上㕮咀。水二盏，煎至一盏，食后去滓温服。

【主治】①《医学发明》：心火刑肺，传为肺痿，咳嗽喘呕，痰涎壅盛，胸膈痞满，咽嗌不利。②《准绳·类方》：肺受热而喘。

【加减】热甚，加黄芩四钱，紫苏叶、半

夏（洗）各半两。

0311　人参石膏汤

【方源】《宣明论》卷六。

【组成】人参一钱，石膏三两，川芎半两，半夏二钱（去滑），白术半两，茯苓半两，甘草一两（炙），大栀子三钱，知母一两半，黄芩三钱。

【用法】上为末。每服一钱，水十盏，加生姜三片，煎至六分，去滓温服。

【主治】伤寒咳嗽不已，心烦；及风热头痛，精神不利，昏愦。

0312　加味款冬散

【方源】《杏苑生春》卷五。

【组成】杏仁、桑白皮各七分，款冬花一钱，阿胶二钱，半夏七分，贝母、知母各一钱，甘草五分。

【用法】上㕮咀。加生姜三片，水煎，温服。

【功用】泻肺火，豁痰结。

【主治】肺受火邪，咳嗽发热。

【方论】杏仁、桑皮泄肺火；款冬、阿胶润肺止嗽；半夏、贝母豁痰；知母清热；生草泻火和药。

0313　加减凉膈散

【方源】《镐京直指》。

【组成】鲜生地六钱，黄芩一钱五分，淡竹叶一钱五分，瓜蒌皮二钱，鲜石斛三钱，炒栀子三钱，金银花三钱，生甘草五分，玄参心四钱，杏仁三钱，象贝二钱。

【主治】肺胃火盛，咳嗽痰黏，舌黄黑燥，脉数，口燥咽干。

【加减】便秘，可加硝、黄。

0314　杏仁紫菀丸

【方源】方出《外台》卷十引《崔氏方》，名见《鸡峰普济方》卷十一。

【组成】葶苈子二十分（熬），贝母六分，

杏仁十二分（炮），紫菀六分，茯苓、五味子各六分，人参、桑白皮各八两。

【用法】上药治下筛，炼蜜为丸，如梧桐子大。每服十丸，渐渐加至二三十丸，煮枣汁送下，一日二次，甚者夜一次。

【主治】肺热而咳，上气喘急，不得坐卧，身面肿，不下食，腥气盛者。

【宜忌】忌酢物。

0315　泻白散

【方源】《小儿药证直诀》卷下。

【异名】泻肺散（原书同卷）。

【组成】地骨皮、桑白皮（炒）各一两，甘草（炙）一钱。

【用法】上锉散。入粳米一撮，水二小盏，煎七分，食前服。

【功用】①《保婴撮要》：化痰止咳，宽气进食。②《中医方剂学》：泻肺清热，止咳平喘。

【主治】肺热咳嗽，甚则气喘，皮肤蒸热，日晡尤甚，舌红苔黄，脉细数。①《小儿药证直诀》：小儿肺盛，气急喘嗽。②《斑论萃英》：肺热目黄，口不吮乳，喘嗽。③《医方集解》：肺火皮肤蒸热，洒淅寒热，日晡尤甚，喘嗽气急。

【方论】①《医方考》：肺火为患，喘满气急者，此方主之。肺苦气上逆，故喘满；上焦有火，故气急，此丹溪所谓气有余便是火也。桑白皮味甘而辛，甘能固元气之不足，辛能泻肺气之有余；佐以地骨之泻肾者，实则泻其子也；佐以甘草之健脾者，虚则补其母也。此云虚实者，正气虚而邪气实也。又曰：地骨皮之轻，可使入肺；生甘草之平，可使泻气，故名以泻白。②《医方集解》：此手太阴药也。桑白皮甘益元气之不足，辛泻肺气之有余，除痰止嗽；地骨皮寒泻肺中之伏火，淡泄肝肾之虚热，凉血退蒸；甘草泻火而益脾；粳米清肺而补胃，并能泻热从小便出。肺主西方，故曰泻白。③《成方便读》：夫肺为娇脏而属金，主皮毛，其性以下行为顺，上行为逆。一受火逼，则皮肤蒸热，喘嗽气急之证见矣，治此者，皆宜清之降之，使复其清肃之令。桑白皮，皮可行皮，白能归肺，其甘寒之性，能入肺而清热，固不待言，而根者入土最深，能清而复降。地骨皮深入黄泉，无所底止，其甘淡而寒之性，能泻肺中之伏火，又能入肝肾，凉血退蒸。可知二皮之用，皆在降肺气，降则火自除也。甘草泻火而益脾，粳米清肺而养胃。泻中兼补，寓补于宣，虽清肺而仍固本耳。④《中医方剂学》：本方治肺有伏火郁热之证。肺主气，宜清肃下降，肺有郁热，则气逆不降而为咳喘；肺合皮毛，外主肌表，肺热则皮肤蒸热，此热不属外感，乃伏热渐伤阴分所致，故热以午后为甚。方用桑白皮泻肺以清郁热为主，辅以地骨皮泻肺中伏火，兼退虚热。炙甘草、粳米养胃和中以扶肺气，共为佐使。四药合用，共奏泻肺清热、止咳平喘之功。本方之特点，既不是清透肺中实热以治其标，也不是滋阴润肺以治其本，而是清泻肺中伏火以消郁热，对小儿"稚阴"素质具有标本兼顾之功。

【临证举例】①咳嗽：杨协胜之女，寒热咳嗽，腹痛泄泻。医者未知痛一阵泻一阵属火之例，木强反克之理，妄用消耗之剂，渐至面浮气促，食减羸瘦，又误用芪、术之药，潮热愈重，痛泻愈多，延绵两月，众谓童痨难治。乞诊于余，先与戊己丸作汤，二剂痛泻顿止；继以泻白散合生脉汤，二剂潮嗽皆安。（《谢映庐医案》）②肺结核盗汗：杨某某，男，26岁，工人。1979年3月11日就诊。患浸润性肺结核，盗汗长期不愈，虽用抗结核药物，但每夜汗出均浸湿枕褥。由于长期汗出过多，耗伤津液，故口燥咽干，五心烦热，身体消瘦，颧红，舌质红绛，脉细数。即用桑白皮、地骨皮各30g，生甘草10g，浮小麦50g，水煎服。共服8剂，盗汗即止。（《安徽中医学院学报》1986，1∶33.）

0316　清肺饮

【方源】《仁斋直指》卷八。

【组成】前胡、荆芥、桑白皮（炒）、甘草（炙）、枳壳（制）各三分，知母、贝母（去心，炒）、薄荷、赤茯苓、北梗、紫苏、阿胶（炒）、杏仁（去皮）、天门冬（去心）各半两。

【用法】上锉散。每服三钱，加生姜三片，乌梅一枚，食后水煎服。

【主治】肺气上热咳嗽。

（三）清肝火

0317　左金丸

【方源】《丹溪心法》卷一。

【异名】回令丸（原书同卷）、萸连丸（《医方集解》）。

【组成】黄连（一本作芩）六两，吴茱萸一两或半两。

【用法】上为末，水为丸，或蒸饼为丸。每服五十丸，白汤送下。

【功用】①《丹溪心法附余》：泻肝火，行湿，开痞结。②《中医方剂学》：清泻肝火，降逆止呕。

【主治】肝火犯胃，嘈杂吞酸，呕吐胁痛，筋疝痞结，霍乱转筋。①《丹溪心法》：肝火胁痛。②《医方集解》：肝火燥盛，左胁作痛，吞酸吐酸，筋疝痞结。③《霍乱论》：霍乱转筋。

【方论】①《医方考》：左金者，黄连泻去心火，则肺金无畏，得以行令于左以平肝，故曰左金。吴茱萸气臊味辛性热，故用之以为反佐。以方君一臣一，制小其服者，肝邪未盛也。②《医方集解》：此足厥阴药也。肝实则作痛，心者肝之子，实则泻其子，故用黄连泻心清火为君，使火不克金，金能制木，则肝平矣；吴茱萸辛热，能入厥阴肝，行气解郁，又能引热下行，故以为反佐。一寒一热，寒者正治，热者从治。③《医宗金鉴》胡天锡曰：此泻肝火之正剂。独用黄连为君，以实则泻子之法，以直折其上炎之势；吴茱萸以类相求，引热下行，并以辛温开其郁结，惩其扞格，故以为佐。然必木气实而土不虚者，庶可相宜。左金者，木从左，而制从金也。④《谦斋医学讲稿》：方中黄连入心，吴茱萸入肝，黄连的用量六倍于吴萸，故方解多作实则泻其子，并以吴茱萸为反佐药。我认为肝火证很少用温药反佐，黄连和吴茱萸归经不同，也很难这样解释。从效果研究，以吞酸嘈杂最为明显，其主要作用应在于胃。黄连本能苦降和胃，吴茱萸亦散胃气郁结，类似泻心汤的辛苦合用。故吞酸而兼有痰湿黏涎的，酌加吴茱萸用量，效果更捷。

【临证举例】锑剂反应性呕吐：一卫姓男青年，工人，患慢性血吸虫病，在血吸虫病房住院治疗，采用酒石酸锑钾（简称锑剂）20天疗法。至疗程第7天（注射第7针）时，泛恶呕吐，难以忍受，遂要求中止治疗。当时我建议用中成药左金丸治之，每次3g，一日3次。药后1天，泛恶呕吐缓解。继续注射锑剂，配合服用左金丸，不再发生呕吐，疗程顺利结束。与此同时，该病房另有恶心呕吐反应者8人，经服用左金丸，均获得了止呕的效果。（《上海中医药杂志》1983，3：33.）

0318 龙胆泻肝汤

【方源】《医方集解》引《局方》。

【组成】龙胆草（酒炒）、黄芩（炒）、栀子（酒炒）、泽泻、木通、车前子、当归（酒洗）、生地黄（酒炒）、柴胡、甘草（生用）。

【功用】《中医方剂学》：泻肝胆实火，清下焦湿热。

【主治】肝胆火盛之胁痛，口苦目赤，耳肿耳聋；肝胆湿热下注之阴肿阴痒、小便淋浊、尿血、带下等。①《医方集解》引《局方》：肝胆经实火、湿热，胁痛耳聋，胆溢口苦，筋痿阴汗，阴肿阴痛，白浊溲血。②《疡科心得集》：鱼口下疳，囊痈。③《中风斠诠》：

阴湿热痒，疮疡溲血，脉弦劲者。

【方论】①《医方集解》：此足厥阴、少阳药也。龙胆泻厥阴之热，柴胡平少阳之热，黄芩、栀子清肺与三焦之热以佐之，泽泻泻肾经之湿，木通、车前泻小肠、膀胱之湿以佐之，然皆苦寒下泻之药，故用归、地以养血而补肝，用甘草以缓中而不伤肠胃，为臣使也。②《重订通俗伤寒论》：肝为风木之脏，内寄胆府相火，凡肝气有余，发生胆火者，症多口苦胁痛，耳聋耳肿，阴湿阴痒，尿血赤淋，甚则筋痿阴痛，故以胆、通、栀、芩纯苦泻肝为君；然火旺者阴必虚，故又臣以鲜地、生甘，甘凉润燥，救肝阴以缓肝急；妙在佐以柴胡轻清疏气，归须辛润舒络；使以泽泻、车前咸润达下，引肝胆实火从小便而去。此为凉肝泻火，导赤救阴之良方。然唯肝胆实火炽盛，阴液未涸，脉弦数，舌紫赤，苔黄腻者，始为恰合。③《医宗金鉴》：胁痛口苦，耳聋耳肿，乃胆经之为病也；筋痿阴湿，热痒阴肿，白浊溲血，乃肝经之为病也。故用龙胆草泻肝胆之火，以柴胡为肝使，以甘草缓肝急，佐以芩、栀、通、泽、车前辈大利前阴，使诸湿热有所从出也。然皆泻肝之品，若使病尽去，恐肝亦伤矣，故又加当归、生地补血以养肝。盖肝为藏血之脏，补血即所以补肝也。而妙在泻肝之剂，反作补肝之药，寓有战胜抚绥之义矣。④《谦斋医学讲稿》：本方以龙胆为君，配合黄芩、山栀泻肝胆实火。木通、车前、泽泻清热利湿，用生地、当归防其火盛伤阴，再用甘草和中解毒，柴胡引经疏气。总的功能是苦寒直折，泻肝火而清利下焦湿热。故治胁痛、口苦、目赤、耳聋等肝火上逆，亦治小便淋沥、阴肿阴痒等湿热下注之证。

【临证举例】①腿缝肿痛：胡塘生，初起寒热交作，次日右胯腿缝肿胀，状如腰子，痛闷难忍，自疑痈毒，延外科治。疡医云外须用药烂开，内服解毒之剂。塘生母子惶惑，不敢用伊敷药，唯服其败毒之方，是夜彻痛非常。

次早邀视，余晓以横痃之疾，乃酒醉入房，忍精不泄之因，以致精血凝结，挟有肝经郁火而成，决非毒也。授以龙胆泻肝汤，加山甲、桃仁、肉桂，连服数剂乃消。此症若淹缠日久，用药外敷，不为解散，内结必成鱼口便毒矣。（《得心集医案》）②肝炎：用本方去当归、生地，加田基黄为基本方加减，治疗 32 例肝炎，临床治愈 27 例，显效 4 例，无效 1 例。其中 31 例有效病例经 3 个月至 6 年的随访，27 例已正常工作，4 例因过劳或感冒复发。加减法：胁痛甚加川楝子、延胡索，腹胀加枳壳、陈皮、川朴、佛手，呕逆加法夏、陈皮、竹茹、藿香，腹泻加白术、茯苓，湿重于热者加蔻仁、草果、藿香、茵陈、滑石、苡仁，有血瘀证者加丹参、红花、桃仁等。每日 1 剂，水煎分二次服，1 个月为一疗程。（《新医药学杂志》1978，10：529.）③多囊卵巢综合征：以本方治疗 20 例，8 例基本痊愈，12 例好转。处方：龙胆草 6~9g，炒黄芩 9g，焦山栀 9g，泽泻 9g，木通 3g，车前子 9g，当归 9g，柴胡 6g，生甘草 1.5~3g，生地黄 6~12g，每日 1 帖。或用龙胆泻肝丸，每日 9g，分二次吞服。大便秘结加大黄、芒硝，或改用当归龙荟丸，经期停服，连续治疗 3 个月以上。（《上海中医药杂志》1982，12：16.）④脂溢性皮炎：以本方治疗 50 例，治愈 10 例，显效 21 例，有效 10 例，无效 9 例，总有效率 82%。加减法：红斑较盛者加防风、荆芥，继发感染加银花、菊花，痒剧加苦参、白鲜皮，皮损局限于下半身加牛膝、黄柏。每日 1 剂，3 剂为一疗程，有效病例共服药 1~4 个疗程。有效患者经 1 年余随访，治愈者无一例复发，显效者未见皮损加重情况。（《中医杂志》1985，4：266.）

【现代研究】加强巨噬细胞吞噬功能：龙胆泻肝汤能增加幼鼠胸腺重量，产生不同类型的 T 细胞，从而释放巨噬细胞活化因子，并使巨噬细胞吞噬功能显著加强，致使激活的巨噬细胞又可释放淋巴激活因子，刺激淋巴细胞转

化后调节抗体产生，这样有利于疾病的治愈。（《中成药研究》1984，2：21.）

【备注】本方改为丸剂，《北京市中药成方选集》名"龙胆泻肝丸"。

0319 加味泻肝汤

【方源】《外科经验方》。

【组成】龙胆草（酒拌炒）、当归梢、车前子（炒）、泽泻、生地黄、芍药（炒）、黄连（炒）、黄柏（酒拌炒）、知母（酒拌炒）、防风各一钱，甘草梢五分。

【用法】上作一剂。水二盅，煎八分，食前服。

【主治】肝经湿热不利，阴囊肿痛，或溃烂皮脱，睾丸悬挂，或便毒及下疳肿痛，或溃烂者。

0320 当归龙胆丸

【方源】《宣明论》卷四。

【异名】当归龙荟丸（《丹溪心法》卷四）。

【组成】当归（焙）、龙胆草、大栀子、黄连、黄柏、黄芩各一两，大黄、芦荟、青黛各半两，木香一分，麝香半钱（别研）。

【用法】上为末，炼蜜和丸，如大豆大，小儿如麻子大。每服二十丸，生姜汤送下，兼服防风通圣散。

【功用】①《宣明论》：常服宣通血气，调顺阴阳。②《中国药典》：泻火通便。

【主治】肝胆实火，头痛面赤，目赤晕眩，胸胁疼痛，惊悸抽搐，甚则躁扰狂越，便秘尿赤，或肝火犯肺之咳嗽。现用于慢性粒细胞性白血病及癫狂等。①《宣明论》：肾水阴虚，风热蕴积，时发惊悸，筋惕搐弱，神志不宁，荣卫壅滞，头目昏眩，肌肉瞤瘛，胸膈痞塞，咽嗌不利，肠胃燥涩，小便溺秘，筋脉拘急，肢体痿弱，暗风痫病；小儿急、慢惊风。②《医方考》：肝移热于肺，咳嗽而两胁痛，多怒脉弦者。③《景岳全书》：肝经实火，大便秘结，小便涩滞，或胸膈作痛，阴囊肿胀。及一切躁

扰狂越，惊悸不宁等证。④《医略六书》：肝火内壅，胃气不化，胁腹疼胀，大便闭结，脉数大者。

【宜忌】①《宣明论》：忌发热诸物。②《医方集解》：非实火者不可轻投。

【方论】①《医方考》：经曰：狂言为失志；又曰：肾藏志。如斯言之，则肾亦火矣。此一水不胜五火之谓也。故用黄连以泻心，用黄芩以泻肺，青黛、龙胆、芦荟以泻肝，大黄以泻脾，黄柏以泻肾。所以亟亟以泻五脏之火者，几于无水，故泻火以存水耳！用当归者，养五脏之阴于亢火之时；用木香、麝香者，利五脏之气于克伐之际也。咳嗽而两胁痛，多怒，脉弦者，病原于肝也。肝者将军之官，气常有余，气有余便是火，故宜泻之。是方也，芩、连、栀、柏、草龙、青黛、大黄皆能泻火，而未必入肝；肝气燥，诸药得芦荟、麝香之燥，同气相求，可以入肝而平肝矣。然肝木为生火之本，而诸脏之火不无相扇，诸药虽因芦荟、麝香之引而入肝，然其性各有所属，则能兼五火而治之矣。用当归为君者，以其能和五脏之阴；以木香为佐者，以其能行诸药之滞也。②《医方集解》：此足厥阴、手足少阳药也。肝木为生火之本，肝火盛则诸经之火相因而起，为病不止一端矣。故以龙胆、青黛直入本经而折之；而以大黄、芩、连、栀、柏通平上下三焦之火也。芦荟大苦大寒，气燥入肝，能引诸药同入厥阴，先平其甚者，而诸经之火无不渐平矣。诸药苦寒已甚，当归辛温，能入厥阴，和血而补阴，故以为君。少加木香、麝香者，取其行气通窍也。

【临证举例】①慢性粒细胞性白血病：以本方治疗慢性粒细胞性白血病31例，其中20例既往未曾做过化疗，其余11例为化疗后复发病例。治疗结果：缓解17例，进步8例，无效6例。多数患者服药后至开始发挥疗效的时间约需1个月。17例缓解病例缓解期为1个月~1年以上，平均5.6个月。笔者认为本病当属实证，实则泻之，故用泻肝法。本方常见不良反应为腹痛、腹泻、恶心，但无一例发生血小板下降及骨髓抑制。(《四川中草药通讯》1972，3：25.) ②癫狂：以本方改为汤剂，并用石菖蒲代替方中麝香，治疗狂证4例。其中男性2例，女性2例。结果均获治愈。笔者指出：本方治实证之狂病有釜底抽薪之妙，见效甚捷，但方中均为峻猛寒药，非实热者不可妄用。临床当以脉象洪实、舌红、苔黄、大便秘结为应用指征。(《中医教育》1977，4：51.)

【备注】本方《医略六书》无麝香。

0321　泻肝散

【方源】《医方类聚》卷十引《神巧万全方》。

【组成】决明子三分，石膏二两，川大黄一两（锉，微炒），甘菊花、黑参、地骨皮、黄芪、升麻、黄芩、羚羊角屑、青葙子、甘草各半两。

【用法】上为散。每服三钱，以水一中盏，煎至六分，去滓，食前温服。

【主治】肝实热，头痛目眩，心膈大烦，大肠不利。

0322　泻青丸

【方源】《小儿药证直诀》卷下。

【异名】凉肝丸（《得效方》卷十一）。

【组成】当归（去芦头，切，焙，秤）、龙脑（焙，秤）、川芎、山栀子仁、川大黄（湿纸裹煨）、羌活、防风（去芦头，切，焙，秤）各等份。

【用法】上为末。炼蜜为丸，如鸡头大。每服半丸至一丸，煎竹叶汤同沙糖温水送下。

【功用】清肝泻火。①《得效方》：解热疏风。②《春脚集》：清心平肝，疏风凉血，截风定搐。③《谦斋医学讲稿》：搜风散火。

【主治】肝经郁火，目赤肿痛，烦躁易怒，不能安卧，尿赤便秘，脉洪实，以及小儿急惊，热盛抽搐等症。①《小儿药证直诀》：肝热搐搦，脉洪实。②《保命集》：中风自汗，昏冒发热，不恶寒，不能安卧，此是风热烦躁。③《云岐子保命集》：小儿热结于内，腹胀壮热，大便赤黄，烦躁闷乱者。④《婴童百问》：小儿赤眼多泪，睛疼心躁，并热翳、急惊发搐。⑤《外科枢要》：肝经实热，瘰疬肿痛，寒热，或胁乳作痛，大便秘结。⑥《张氏医通》：肝经实热，大便不通，肠风便血，阴汗臊臭。⑦《医方集解》：肝火郁热，不能安卧，多惊多怒，筋痿不起，目赤肿痛。⑧《外科真诠》：小儿囟肿属热者。

【宜忌】《医方集解》：必壮实之人，方可施用。

【方论】①《医方考》：中风发热，不能安卧者，此方主之。肝主风，少阳胆则其府也。少阳之经行乎两胁，风热相干，故不能安卧。此方名曰泻青，泻肝胆也。龙胆草味苦而厚，故入厥阴而泻肝；少阳火实者，头角必痛，故佐以川芎；少阳火郁者，必生烦躁，故佐以栀子；肝者将军之官，风淫火炽，势不容易治，故又夺以大黄；用当归者，培养乎血，而不使其为风热所燥也；复用乎羌活、防风者，二物皆升散之品，此火郁发之、木郁达之之意。乃上下分消其风热，皆所以泻之也。②《医方集解》：此足厥阴、少阳药也。肝者将军之官，风淫火炽，不易平也。龙胆、大黄苦寒味厚，沉阴下行，直入厥阴而散泻之，所以抑其怒而折之使下也。羌活气雄，防风善散，故能搜肝风而散肝火，所以从其性而升之于上也。少阳火郁多烦躁，栀子能散三焦郁火，而使邪热从小便下行。少阳火实多头痛目赤，川芎能上行头目而逐风邪。且川芎、当归乃血分之药，能养肝血而润肝燥，又皆血中气药，辛能散而温能和，兼以培之也。一泻、一散、一补，同为平肝之剂，故曰泻青。唯肝常有余，散之即所以补之，以木喜条达故也。③《删补名医方论》：龙胆草直入肝经，以泻其火，佐栀子、大黄，使其所泻之火，从大小便而出，

是治火之标也。肝主风，风能生火，治肝不治风，非其治也。故用羌活、防风散肝之风，即所以散肝之火，是治火之本也。肝之情欲散，故用川芎之辛以散之。肝之质喜滋，故用当归之濡以润之。是于泻肝之中，寓有养肝之意。泻肝者，泻肝之病也；养肝者，悦肝之神也。④《谦斋医学讲稿》：本方主治肝火烦躁不寐，易惊多怒，目赤肿痛等症。方内用龙胆、山栀、大黄苦寒泻热；当归、川芎、羌活、防风养血祛风，兼能发越郁火。泻青丸和龙胆泻肝汤、当归龙荟丸三方同用于肝火实证，同为苦寒直折法，而泻火之力以当归龙荟丸为最强，龙胆泻肝次之，泻青较弱。三方的特点是，龙胆泻肝兼利小便，当归龙荟能通大便，泻青具有搜风散火而无通利二便的作用。

【临证举例】①惊风：罗田令治朱女，未周岁，病惊风。方用泻青丸，服之而搐转甚。盖喉间有痰，药末颇粗，为顽痰裹住，黏滞不行之故。乃煎作汤，用薄棉纸滤去滓，一服而愈。(《续名医类案》)②发热：万密斋治黄学仪子，病热不退，其父治之已八日不效。全叩之，曰：日夜发热，小便赤，大便难；再叩药，曰：先与胃苓丸，今与镇惊丸。全曰：不效宜矣。其父曰：汝能已此病乎？全对曰：此名风热，乃肝病，宜用泻青丸，热即退矣。黄氏相招，即令全往，如法治之，五日而愈。(《续名医类案》)

0323 降压膏

【方源】《新医学》(1972，3：7.)。

【组成】夏枯草、草决明、石膏各30g，槐角、钩藤、茺蔚子、黄芩各15g。

【用法】加水煎煮三次，过滤去滓，取滤液加蜜30g，浓缩成膏约120g，瓶装。以上为一日量，三次分服。亦可制成丸剂，或用作汤剂均可。

【功用】平肝潜阳，降压清热。

【主治】原发性高血压。症见头晕头痛，

心悸失眠，舌红脉弦。

0324 柴胡泻肝汤

【方源】《仁术便览》卷一。

【组成】柴胡一钱二分，甘草五分，青皮（炒）一钱，黄连（炒）八分，山栀（炒）八分，当归（酒制）一钱二分，芍药一钱，龙胆草一钱。

【用法】水煎服。

【主治】郁怒伤肝，胁肋痛在左者。

0325 柴胡解毒汤

【方源】《古今名方》。

【组成】柴胡 5~20g，黄芩、白芍、芒硝各 5~10g，黄连、郁金、广木香、姜半夏、大黄、栀子、甘草各 3~5g，夏枯草、茵陈（后下）各 10g。

【功用】疏肝清热，通里攻下。

【主治】胆道感染湿热型或实火型。症见身热，口干，舌苔黄腻，脉洪大。

【加减】热重，重用柴胡、黄芩，选加紫花地丁、野菊花、黄连；大热、大渴、脉洪大者，加石膏、知母、天花粉、鲜芦根；湿重，重用茵陈、郁金、金钱草、栀子、大黄；痛重，加延胡索、川楝子；呕吐，加半夏、竹茹、生姜；驱蛔，加苦楝根皮、槟榔、使君子；瘀血，加丹参、川芎、红花；气阴欲脱，加独参汤、生脉散。

0326 黄连散

【方源】《圣惠方》卷十八。

【组成】黄连一两（去须），大青一两，栀子仁一两，茵陈一两，柴胡一两（去苗），地骨皮一两，黄芩一两，川芒硝一两，川大黄二两（锉碎，微炒），甘草一两（炙微赤，锉）。

【用法】上为散。每服四钱，以水一中盏，煎至六分，去滓温服，不拘时候。

【主治】黄疸，遍身面目悉黄。

0327 清肝饮

【方源】《常见病的中医治疗研究》。

【组成】茵陈、败酱草、金银花各一两，丹皮、栀子、大黄、枳实、郁金、龙胆草各三钱，甘草一钱。

【用法】水煎服。

【主治】急性黄疸型肝炎。

0328 清肝煎

【方源】《医方简义》卷四。

【组成】生牡蛎五钱，琥珀八分，焦栀子三钱，丹皮二钱，黄芩（炒）一钱，桑叶一钱五分，鲜生地八钱，煨天麻八分，羚羊角（先煎）一钱五分。

【用法】上加竹叶二十片，灯心一团，水煎服。

【主治】肝火内炽，晕眩欲厥。

0329 清热解郁汤

【方源】《临证医案医方》。

【组成】龙胆草 6g，丹皮 9g，生地 9g，白茅根 15g，赤芍、白芍各 9g，银柴胡 9g，金银花 9g，连翘 9g，山栀 9g，竹叶 6g，枳壳 6g，郁金 9g。

【功用】清热凉血，疏肝解郁。

【主治】慢性肝炎郁热型。症见肝区痛，有热感，五心烦热，舌尖红，脉弦微数。

【方论】方中用生地、丹皮、茅根、赤芍凉血清热；山栀、竹叶引热下行；金银花、连翘清热，散热结；郁金、枳壳疏肝理气解郁，郁解则热除；银柴胡可清虚热，有调节少阳的作用，可使血分之热邪转到气分而解。诸药配伍，共奏清热凉血、疏肝解郁之功。

0330 疏肝清耳汤

【方源】《简明医彀》卷五。

【组成】黄连、黄芩、栀子、当归、青皮、胆星各一钱，香附、龙胆草、玄参各七分，青黛、木香各五分，焦姜三分。

【用法】上锉。加生姜三片，水煎服。

【主治】左耳鸣聋，恚怒气郁，肝火炎灼。

（四）清胃火

0331 人参竹叶石膏汤

【方源】《辨证录》卷六。

【组成】人参五钱，石膏一两，麦冬一两，竹叶三百片，知母三钱，甘草一钱，糯米一撮。

【用法】水煎服。

【功用】泻胃火。

【主治】①《辨证录》：阳明火起发狂，腹满不得卧，面赤而热，妄见妄言。②《石室秘录》：胃中有火，大渴饮水，有汗如雨。

0332 上清丸

【方源】《北京市中药成方选集》。

【组成】川芎十六两，连翘九十六两，白芷九十六两，防风三十二两，大黄一百九十二两，菊花九十六两，薄荷十六两，桔梗三十二两，黄柏六十四两，黄芩一百六十两，栀子（炒）三十二两，荆芥十六两。

【用法】上为细末，过箩，用冷开水泛为小丸。每服二钱，温开水送下。

【功用】清热散风，消肿止痛。

【主治】肺胃积热，风火牙痛，头目眩晕，大便秘结，小便赤黄。

【宜忌】孕妇忌服。

0333 牛黄清胃丸

【方源】《北京市中药成方选集》。

【组成】大黄二十两，菊花三十两，麦冬十两，薄荷十两，生石膏三十两，生栀子二十两，玄参（去芦）二十两，番泻叶四十两，黄芩二十两，甘草二十两，桔梗二十两，黄柏二十两，小枳实（炒）二十两，连翘二十两，黑白牵牛（炒）十两。

【用法】上为细末，过箩，每六十二两细末兑牛黄八分，冰片一两。再将药研细，混合均匀，炼蜜为丸，重一钱五分，蜡皮封固。每服二丸，温开水送下。

【功用】清肠胃热，导滞通便。

【主治】肺胃实热，口舌生疮，牙龈肿痛，咽膈不利，大便秘结，小便短赤。

【宜忌】孕妇忌服。

0334 玉女煎

【方源】《景岳全书》卷五十一。

【组成】生石膏三五钱，熟地三五钱或一两，麦冬二钱，知母、牛膝各一钱半。

【用法】水一盅半，煎七分，温服或冷服。

【主治】水亏火盛，六脉浮洪滑大，少阴不足，阳明有余，烦热干渴，头痛牙疼，失血。

【宜忌】大便溏泄者，乃非所宜。

【加减】如火之盛极者，加栀子、地骨皮之属；如多汗、多渴者，加北五味十四粒；如小水不利，或火不能降者，加泽泻一钱五分，或茯苓亦可；如金水俱亏，因精损气者，加人参二三钱尤妙。

【方论】①《寒温条辨》：熟地、牛膝补肾水之不足；石膏、知母泻脾土之有余，而金则土之子，水之母也，麦冬甘以补肺，寒以清肺，所谓虚则补其母，实则泻其子也。②《医学举要》：阳明、少阴二经，皆是津液所关；阳明实则火炽而津液涸，少阴虚则水亏而津液亦涸。考两经合治之方，仲景猪苓汤养阴而兼利水；景岳玉女煎养阴而兼清火。盖白虎汤治阳明而不及少阴，六味地黄汤治少阴而不及阳明。是方石膏清胃，佐知母以泻肺气，实则泻其子也；熟地滋肾，佐麦冬以清治节，虚则补其母也；牛膝入络通经，能交和中下，尤为八阵中最上之方。③《成方便读》：人之真阴充足，水火均平，决不致有火盛之病。若肺肾真阴不足，不能濡润于胃，胃汁干枯，一受火邪，则燎原之势而为似白虎之证矣。方中熟地、牛膝以滋肾水；麦冬以保肺金；知母上益肺阴，下滋肾水，能治阳明独胜之火；石膏甘寒质重，独入阳明，清胃中有余之热。虽然，理虽如此，而其中熟地一味，若胃火炽盛者，尤宜斟酌用之，即虚火之证，亦宜改用生地为是，在用方者神而明之，变而通之可也。

【临证举例】①牙痛：本方加味治疗胃火牙痛。处方：生石膏五钱（打碎），生地五钱，麦冬三钱，知母三钱，防风二钱，牛膝三钱，竹叶二钱，怀山药五钱。红肿甚者，加重石膏用量；蛀牙，加细辛一钱，乌梅一钱。作者认为，玉女煎原为张景岳治疗吐血冲气上逆之方，清代王士雄用以治疗阴虚胃火炽盛之齿痛，颇具疗效。故守其意，原方加竹叶、防风清散风热之品，则消肿之力更强，加怀山药养阴清火；蛀牙加细辛、乌梅，取其辛通酸敛而止痛。[《广东医学》（祖国医学版）1966，1：19.]②三叉神经痛：据本方随证化裁治疗6例三叉神经痛。处方：生石膏、熟地、玄参各15g，麦冬、知母、牛膝各9g，白芷、防风各4.5g，细辛1.5g。治疗效果满意。(《新医药学杂志》1978，6：31.)

0335　玉液煎

【方源】《医醇賸义》卷二。

【组成】石膏五钱，生地五钱，石斛三钱，麦冬二钱，玉竹四钱，葛根二钱，桔梗一钱，薄荷一钱，白茅根八钱，甘蔗汁半杯（冲服）。

【主治】胃火炽盛，烦渴引饮，牙龈腐烂，或牙宣出血，面赤发热。

0336　玉石清胃汤

【方源】《医醇賸义》卷二。

【组成】玉竹三钱，石膏四钱，天花粉二钱，石斛三钱，生地五钱，人参一钱，麦冬二钱，蛤粉四钱，山药三钱，茯苓二钱。

【用法】甘蔗汁半杯，冲服。

【主治】胃受燥热，津液干枯，渴饮无度。

0337　甘露饮子

【方源】《阎氏小儿方论》。

【异名】甘露饮（《局方》卷六）。

【组成】生干地黄（焙）、熟干地黄（焙）、天门冬、麦冬（各去心，焙）、枇杷叶（去毛）、黄芩（去心）、石斛（去苗）、枳壳（麸炒，去瓤）、甘草（锉，炒）、山茵陈叶各等份。

【用法】上为粗末。每服二钱，水一盏，煎八分，食后温服；牙齿动摇，牙龈腥热，含漱渫并服。

【主治】心胃之热上冲，牙龈、咽喉肿痛，口舌生疮，目赤肿痛；湿热黄疸，阴虚盗汗，胃脘疼痛。①《阎氏小儿方论》：心胃热，咽痛，口舌生疮；又治热气上攻，牙龈肿，牙齿动摇。②《局方》：丈夫、妇人、小儿胃中客热，牙宣口气，牙龈肿烂，时出脓血；目睑垂重，常欲合闭，或即饥烦，不欲饮食，及赤目肿痛，不任凉药，疮肿已发未发；又疗脾胃受湿，瘀热在里；或醉饱房劳，湿热相搏，致生疸病，肢体微肿，胸满气短，小便黄涩；或时身热。③《上海中医药杂志》(1985，11：27.)：胃脘痛，阴虚盗汗，温热病，咳嗽，消渴，肝郁头痛，衄血，痛经。

【宜忌】《广西中医药》(1985，3：20.)：素体阳虚，溃疡日久难愈，肢冷，腰膝酸楚，溲清，舌嫩有齿痕，脉沉细等肾阳不足，阴损反阳，水不济火，虚火上炎之证，不宜用此方。

【方论】①《医方集解》：此足阳明、少阴药也。烦热多属于虚，二地、二冬、甘草、石斛之甘，治肾胃之虚热，泻而兼补也；茵陈、黄芩之苦寒，折热而祛湿；火热上行为患，故又以枳壳、枇杷叶抑而降之也。②《医林纂要》：熟地黄以滋养肾水；生地黄能升肾水以上交于心；麦冬以清肺宁心；天冬能滋肺金以下生肾水；石斛甘微咸，得水石清虚之气，故能补心安神，清金保肺，祛胃中之湿热而布膻中之清化；茵陈祛胃中沉郁之湿热；黄芩降肺逆；枳壳破郁积，且能敛阴，枇杷叶酸能补肺敛阴，宁心收散，苦能泄逆气，泻火清金；甘草补中而亦能祛热。热盛则水涸，二地以滋之；热盛则金流，二冬以保之；清用黄芩、枇杷叶；祛湿用茵陈、枳壳，而皆有悠扬清淑之致。不必大为攻下，此所以为甘露。热莫盛于胃，而诸热皆统于心，心气不足，则热妄行，石斛补心以除妄热，所谓热淫于内，治以咸寒，佐以苦甘，以酸收之，以苦发之也。

【临证举例】①口疮：本方加减治疗口疮31例，方药：干地黄15g，熟地黄12g，天门冬12g，麦门冬15g，黄芩10g，茵陈9g，枇杷叶9g，枳壳6g，石斛10g，黄连6g，桔梗6g，甘草9g。每日1剂，煎水，分三次服完，小儿量酌减。除婴儿外，重症者可用柳花散加减煎汤含漱（青黛10g，冰片9g，黄柏15g，甘草15g。每日1剂）。（《广西中医药》1985，3：20.）②胃脘痛：李某某，男，31岁。上腹部于饭后隐隐灼痛反复发作3年余。症见纳差，口干多饮，大便干结。舌质红，少苔，脉弦细。诊断为慢性胃炎。证属胃阴不足，虚热内扰。用甘露饮去茵陈、枇杷叶，加入金铃子9g，延胡索9g，青木香9g，乌梅6g。连服七剂腹痛消失，食饮好转。后又减理气止痛之品，加入太子参18g，怀山药12g，鸡内金9g，连服30余剂，症状消失。（《上海中医药杂志》1985，11：27.）③阴虚盗汗：魏某某，女，4岁，患儿睡后汗出不止二年，尤以夏天为甚。平素体弱，口干喜饮，纳差，大便干结，小便短急，五心烦热。经用多法治疗无效。唇赤舌红，无苔，脉细数。X线胸透：肺部正常。辨证为阴虚内扰，心液不敛。用甘露饮去茵陈、枇杷叶，余各味减量三分之一，再加太子参12g，五味子6g，浮小麦6g。服3剂后好转。后又在此基础上减味，并先后用白芍6g，怀山药9g，生牡蛎12g，连服10余剂，盗汗消失，

手足烦热好转，5年未复发。（《上海中医药杂志》1985，11：27.）

0338 石菖蒲散

【方源】《圣济总录》卷五十九。

【组成】石菖蒲一两，天花粉二两，黄连（去须）半两。

【用法】上为散。每服二钱匕，食后、临卧新汲水调下。

【主治】消渴，日夜饮水，随饮即利。

0339 生地八物汤

【方源】《医学心悟》卷三。

【组成】生地三钱，山药一钱五分，知母一钱五分，麦冬三钱，黄芩一钱，黄连一钱，黄柏一钱，丹皮一钱五分，荷叶二钱。

【用法】水煎服。

【主治】中消。

【方论】《证因方论集要》：生地、丹皮以凉心火，麦冬、知母以清肺热，山药以养肺阴，三黄大苦大寒，所谓以苦泄之，以甘缓之也。

0340 加味清胃散

【方源】《寿世保元》卷六。

【组成】当归尾二钱，生地黄三钱，牡丹皮三钱，升麻四分，黄连六分，防风一钱五分，荆芥一钱，软石膏三钱。

【用法】上锉一剂。水煎服。

【主治】①《寿世保元》：胃经火盛，致牙齿肿痛，上下牙痛，牵引头脑而热，其齿喜冷恶热者。②《麻科活人》：胃中蕴热，中脘作痛，痛后火气发泄，必作寒热乃止；及齿龈肿痛出血。

【加减】若牙颧额半边痛者，加防风、羌活、白芷、细辛；若牙龈脱出而出血者，加扁柏叶、黄芩、荆芥、栀子；若虚损人牙痛者，加黄柏、知母、人参、甘草；若满口浮而痛，不能力嚼者，加连翘、玄参、芍药；小儿牙疳者，乳母服，加天花粉、玄参、白芷；醇酒厚

味，唇齿作痛，或牙龈溃烂，连头面颈项作痛者，并加连翘、甘草；胃气齿痛，加草豆蔻、细辛、防风，去牡丹皮。

0341 芩连上清丸

【方源】《北京市中药成方选集》。

【组成】大黄一九二两，黄芩一六〇两，白芷九十六两，连翘九十六两，菊花九十六两，桔梗三十二两，栀子（炒）三十二两，防风三十二两，川芎十六两，薄荷十六两，荆芥十六两，黄柏六十四两。

【用法】上为细末，过箩，用冷开水泛为小丸，每十六两用青黛二两为衣，闯亮，袋装重六钱。每服二钱，温开水送下，一日二次。

【功用】清热，散风，通便。

【主治】肺胃火盛，口舌生疮，眼目赤肿，牙齿疼痛，耳鸣作痒，大便秘结，小便赤涩。

0342 抽薪饮

【方源】《景岳全书》卷五十一。

【组成】黄芩、石斛、木通、栀子（炒）、黄柏各一二钱，枳壳一钱半，泽泻一钱半，细甘草三分。

【用法】水一盅半，煎七分，食远温服。内热甚者，冷服更佳。

【主治】胃火炽盛，瘟疫发狂，及孕妇外感发热。①《景岳全书》：火炽盛而不宜补者。②《松峰说疫》：瘟疫发狂。③《医钞类编》：胃火发狂。

【加减】如热在经络、肌肤者，加连翘、天花粉以解之；热在血分、大小肠者，加槐蕊、黄连以清之；热在阳明头面，或躁烦便实者，加生石膏以降之；热在下焦，小水痛涩者，加草龙胆、车前以利之；热在阴分，津液不足者，加门冬、生地、芍药之类以滋之；热在肠胃，实结者，加大黄、芒硝以通之。

0343 泻黄散

【方源】《小儿药证直诀》卷下。

【异名】泻脾散（原书同卷）。

【组成】藿香叶七钱，山栀子仁一钱，石膏五钱，甘草三两，防风四两（去芦，切，焙）。

【用法】上锉，同蜜、酒微炒香，为细末。每服一钱至二钱，水一盏，煎至五分，清汁温服，不拘时候。

【功用】《中医方剂学》：泻脾胃伏火。

【主治】脾胃伏火，口疮口臭，烦渴易饥，口燥唇干，舌红脉数，以及脾热弄舌等。①《小儿药证直诀》：脾热弄舌。②《得效方》：脾胃壅实，口内生疮，烦闷多渴，颊痛心烦，唇口干燥，壅滞不食等。③《普济方》：小儿身黄睛黄，疳热口臭，唇焦泻黄沫，脾热口甜，胃热口苦，不吮乳。④《片玉心书》：脾热，目内黄，目胞肿。

【方论】①《医方考》：脾家伏火，唇口干燥者，此方主之。唇者，脾之外候；口者，脾之窍，故唇口干燥，知脾火也。苦能泻火，故用山栀；寒能胜热，故用石膏；香能醒脾，故用藿香；甘能缓脾，故用甘草；用防风者，取其发越脾气而升散其伏火也。或问：何以不用黄连？余曰：黄连苦而燥，此有唇口干燥，则非黄连所宜，故唯栀子之苦而润者为当耳。又问曰：既恶燥，何以不去防风？余曰：东垣已言之矣，防风乃风药中之润剂也，故昔人审择而用之。②《医方集解》：此足太阴、阳明药也。山栀清心肺之火，使屈曲下行，从小便出。藿香理脾肺之气，去上焦壅热，辟恶调中。石膏大寒泻热，兼能解肌。甘草甘平和中，又能泻火。重用防风者，取其升阳，能发脾中伏火，又能于土中泻木也。③《中医方剂学》：本方证是由脾胃伏火熏蒸于上所致。脾开窍于口，故见口疮口臭、口燥唇干等症。脾胃内有伏热，故有烦渴易饥、不时弄舌等表现。方中石膏辛寒以治其热，山栀苦寒以泻其火，共成清上彻下之功。脾胃伏火与胃中实火不同，仅用清降，难彻此中伏火积热，故方中重用防风，取其升散脾中伏火，也属"火郁发之"的治则；更与石膏、山栀同用，是清降与升散并进，使能清降不伤脾胃之阳，升散能解伏积之火。藿香芳香醒脾，一以振复脾胃气机，一以助防风升散脾胃伏火；以甘草泻火和中，用蜜、酒调服，皆有缓调中上，泻脾而不伤脾之意。正如王旭高所谓"盖脾胃伏火，宜徐而泻却，非比实火当急泻也"。

【临证举例】① 重舌：甘某，女，65岁，1981年8月14日就诊。因食煎饼，当晚感受风邪，出现舌中央有数个溃疡面，约花生米样大，舌下血脉胀起，状似小舌（约1cm×3cm），色红有触痛，善食易饥，口干烦渴，疲倦烦热，小溲色黄，舌红苔黄中剥，脉细数。证属脾胃伏火，阴虚血结，风热内蕴。治宜清泻脾火，养阴行血，佐以疏风。处方：藿香10g，栀子10g，生石膏30g，金银花15g，麦冬10g，穿山甲6g，防风12g，竹叶6g，甘草6g，每日1剂，水煎服。至8月20日，舌中溃疡基本消失，舌下血脉隐退，触之无疼痛，病已愈。(《广西中医药》1984，5：27.) ② 唇疮：陈某，男，30岁，1981年12月24日就诊。患者在冬至前后，连续食火锅，下唇起疮，肿痛不止，口燥便结，食后腹胀，尿黄如茶色。服炎见宁、核黄素等未效。诊见舌质红，苔薄黄，脉弦数。辨为燥邪引动脾火上冲，治以泻黄润燥。拟泻黄散加麦冬6g，每日1剂。药后大便通畅，唇肿痛减，疮溢黄水，逐渐结痂，1周后痊愈。(《广西中医药》1984，5：27.) ③ 小儿黄疸：薛立斋治一小儿，旬日内先两目发黄，渐及遍身，用泻黄散服之愈。(《续名医类案》) ④ 小儿牙关紧闭：傅毓尚之子，潮热恶寒，医以羌、防、柴、葛之属，热愈甚，大汗淋漓，四肢急惰，食已即饥。医者犹谓能食为美，见其潮热不退，更认为疟疾，复用柴胡、槟榔之属；其热如故，问其大便甚难，又加大黄、枳壳，便仍未通，乃至牙关紧闭，口中流涎，面唇俱白，大汗嗜卧，腹中欲食，口不能入。前医束手而去，始延余诊。问其初有潮热畏寒，继则大汗易饥便坚，四体倦怠，后乃牙紧、床肿、涎流，诊得诸脉弦小，唯两关洪大之至。细察此症，虽属三阳经病，但与太阳、少阳全无相涉，悉是阳明胃病。盖胃中伏火，为中消候也。以泻黄散加蒺藜、升麻、大黄与之。方中最妙防风、升麻有升阳泻木之用，所以能启发胃中伏火，不致清阳、邪火两遏其中，使之尽行舒畅；又有蒺藜诱之，石膏凉之，大黄泄之，栀子引之，甘草调之，蜂蜜润之，井井有法，诚为胃中伏热之妙剂也。下咽熟睡一顷，牙关即开，流涎亦止，潮热亦退，更以搜风润肠之药频服而健。(《谢映庐医案》)

0344　栀子竹茹汤

【方源】《杂病源流犀烛》卷四。

【组成】山栀三钱，陈皮二钱，竹茹一钱半。

【用法】加姜汁，水煎服。

【主治】胃热干呕。

0345　茱萸丸

【方源】方出《丹溪心法》卷三，名见《医方类聚》卷一九七引《新效方》。

【异名】连芩茱萸丸(《古今医统》卷二十四)。

【组成】吴茱萸（去枝梗，汤煮少时，浸半日，晒干）、陈皮、黄芩各半两（陈壁土炒，去土用）、黄连一两（陈壁土炒），苍术七钱半（米泔浸）。

【用法】上为末，神曲糊丸，如绿豆大。每服三五十丸，白术汤送下。

【主治】胃有郁热，吞酸吐酸。①《医方类聚》引《新效方》：吞酸。②《东医宝鉴·杂病篇》：郁积，吞酸吐酸。③《古今医统》：胃热吐酸。

【方论】《医方考》：胃中湿热，抑遏肝火，令人吞酸者，此方主之。湿郁则热，热郁则酸，故夏月饮食之类，以物覆盖之，其味必酸。曰肝火者，《洪范》曰：木曰曲直，曲直作酸，故责之肝也。是方也，连、芩治热，热去则不吐酸；苍术燥湿，湿除则不生热；陈皮理气，气行则热不郁；吴茱萸辛热而气燥，辛热可使就燥，气燥可使就肝，故能引连、芩入肝而泻肝火，此从治之义也。他如火门左金丸亦良。

0346 黄连散

【方源】《圣惠方》卷五十三。

【组成】黄连一两（去须），天花粉一两半，麦冬一两（去心），知母三分，人参半两（去芦头），地骨皮三分，黄芩三分，川升麻三分。

【用法】上为散。每服四钱，以水一中盏，加生姜半分，淡竹叶二七片，煎至六分，去滓温服，不拘时候。

【主治】消渴烦躁，饮水不止。

0347 黄连竹茹汤

【方源】《万病回春》卷三。

【组成】黄连（姜汁炒）、山栀（炒黑）、竹茹各一钱，人参五分，白术（去芦）、茯苓（去皮）、陈皮、白芍（炒）、麦冬（去心）、甘草三分，炒米一撮。

【用法】上锉一剂。加乌梅一个，枣一枚，水煎，徐徐温服。

【主治】胃热，烦渴呕吐。

【加减】发热，加柴胡。

0348 清火健脾丸

【方源】《医学六要·治法汇》卷一。

【组成】白术三两，枳实一两，半夏、陈皮各一两五钱，炒栀子一两，炒黄连五钱。

【用法】水泛为丸。

【主治】脾胃弱、有火证，食少、嘈杂恶心。

0349 清胃保中汤

【方源】《寿世保元》卷三。

【组成】藿香一钱，白术（土炒）一钱，陈皮八分，半夏（姜炒）八分，砂仁五分，黄连（土炒）一钱，白茯苓三钱，黄芩（土炒）一钱，栀子（姜炒）二钱，甘草四分。

【用法】上锉。加生姜三片，枇杷叶（去毛）一钱，长流水和黄泥搅，澄清二盅，入药煮至一盅，稍冷服。

【主治】胃虚有热呕吐。

【加减】气逆吐甚，加伏龙肝一块；因气，加香附（炒）一钱，枳实（麸炒）八分，白术一钱；心烦不寐，加竹茹二钱；酒伤脾胃，加干姜八分，天花粉三钱，白豆蔻八分。

0350 清热祛风汤

【方源】《常见病辨证治疗》。

【组成】知母 12g，生石膏 60g，葛根 15g，白芷 9g，细辛 5g，菊花 12g，川芎 12g，枳实 12g，全蝎 9g，地龙 15g，甘草 6g。

【功用】清胃泄热，祛风通络。

【主治】三叉神经痛。阳明胃热，风邪侵络，面颊上下颌部阵发性剧痛，口渴口臭，干呕食差，或大便秘结，眼结膜充血，舌苔黄缺津，质红，脉象数。

【加减】如大便秘结者，加大黄 15g，以荡涤热结，导热下行。

【方论】本证系阳明经实热复感风邪，经络痹阻，气血不畅所致。方中知母并重用生石膏以清胃之实热；葛根既清阳经热，又可透表祛风；枳实理气降逆，可导热下行；白芷、细辛、菊花、川芎祛风止痛；全蝎、地龙通经活络；甘草益气调中，可防止过用生石膏损伤胃气。故本方依据中医学"通则不痛"的原理，共奏清胃泄热、祛风通络的作用。

（五）清肠止痢

0351 大香连丸

【方源】《局方》卷六。

【异名】香连丸（《仁斋直指》卷十四）。

【组成】黄连（去芦须）二十两（用茱萸十两同炒令赤，去茱萸不用），木香（不见火）四两八钱八分。

【用法】上为细末，醋糊为丸，如梧桐子大。每服二十丸，饭饮吞下。

【主治】丈夫、妇人肠胃虚弱，冷热不调，泄泻烦渴，米谷不化，腹胀肠鸣，胸膈痞闷，胁肋胀满；或下痢脓血，里急后重，夜起频并，不思饮食；或小便不利，肢体怠惰，渐即瘦弱。

0352 归芍香连丸

【方源】《慈幼心传》。

【组成】当归二两五钱，芍药二两，苍术一两，地榆一两，神曲、厚朴各七钱，槟榔、黄连各六钱，黄芩八钱，甘草四钱，木香三钱，山楂一两。

【用法】上为末，炼蜜为丸，如弹子大。每服一丸，炒米汤化下。

【主治】赤痢。

0353 白头翁汤

【方源】《伤寒论》。

【组成】白头翁二两，黄柏三两，黄连三两，秦皮三两。

【用法】以水七升，煮取二升，去滓，温服一升，不愈更服一升。

【功用】①《注解伤寒论》：散热厚肠。②《中医方剂学》：清热解毒，凉血止痢。

【主治】热痢。痢疾腹痛，里急后重，肛门灼热，便下脓血，赤多白少，渴欲饮水，及噤口痢。现用于细菌性痢疾、阿米巴痢疾、阿米巴性肝脓肿。①《伤寒论》：热利下重，欲饮水者。②《医宗金鉴》：厥阴下利，属于热者，下重，便脓血。③《伤寒今释》引《类聚方广义》：眼目郁热，赤肿阵痛，风泪不止。④《温病条辨》：噤口痢，热气上冲，肠中逆阻似闭，腹痛在下尤甚。⑤《中西医结合治疗急腹症》：阿米巴性肝脓肿。

【宜忌】《千金翼》：忌猪肉、冷水。

【方论】①《医方集解》：此足阳明、少阴、厥阴药也。白头翁苦寒，能入阳明血分而凉血止澼；秦皮苦寒性涩，能凉肝益肾而固下焦；黄连凉心清肝；黄柏泻火补水，并能燥湿止利而厚肠，取其寒能胜热，苦能坚肾，涩能断下也。②《医宗金鉴》：厥阴下利，属于寒者，厥而不渴，下利清谷；属于热者，消渴下利，下利便脓血也。此热利下重，乃火郁湿蒸，秽气奔逼广肠，魄门重滞而难出，即《内经》所云暴注下迫者是也。君白头翁，寒而苦辛；臣秦皮，寒而苦涩，寒能胜热，苦能燥湿，辛以散火之郁，涩以收下重之利也；佐黄连清上焦之火，则渴可止；使黄柏泻下焦之热，则利自除也。

【临证举例】①急性菌痢：用白头翁汤治疗急性菌痢40例，痊愈37例，占92.5%，平均退热天数为1.5天，大便次数恢复正常为5.5天，大便性状恢复正常为5.8天，大便细菌培养转阴为4.3天。治疗过程中未发现任何不良反应。（《新中医药》1957，9：7.）②阿米巴痢疾：用本方煎服，每日1剂，治疗14例阿米巴痢疾，10例完全治愈（症状完全消失，连查大便2~3次，未再发现阿米巴滋养体或包囊）；4例好转（症状减轻，查大便阿米巴滋养体或包囊仍为阳性）。（《千家妙方》）③急性结膜炎：陈某，男，11岁。眼睑肿胀，目睛赤痛，眵泪多。西医诊为急性结膜炎。曾用中西药治疗未效，病已10多天，眼睑高度红肿，形如荔枝，球结膜极度充血，视物模糊，大便不畅，小便短赤，舌赤红，苔黄，脉弦数。证属肝肺之火俱盛，予白头翁30g，黄连5g，黄柏 6g，秦皮 10g 以泻火解毒，服 3 剂，肿痛随即消除而愈。(《新中医》1973，4：23.)

【现代研究】抗菌作用：用打孔法进行抗菌试验，本方中的白头翁、黄连、黄柏、秦皮均有抗菌作用。其中以黄连、秦皮抗菌作用最强，黄柏次之，白头翁最弱。方中如增大黄连用量，抑菌效力明显增大。白头翁对溶组织阿米巴原虫有抑制作用，因而认为治疗阿米巴痢疾应加大白头翁的用量，才能收到较好的疗效。(《四川中医》1986，8：4.)

0354 豆蔻香连丸

【方源】《小儿药证直诀》卷下。

【组成】黄连（炒）三分，肉豆蔻、南木香各一分。

【用法】上为细末，粟米饭为丸，如米粒大。每服十至二三十丸，食前米饮汤送下，日夜各四五服。

【主治】泄泻，不拘寒热赤白，阴阳不调，腹痛，肠鸣切痛。

【方论】《小儿直诀类证释义》：此方用黄连苦降以清热，木香芳烈以行滞，肉豆蔻温涩以止泻，寒热并投，通涩兼施，故能统治一切泄利，尤适宜于里热气滞而兼久利滑脱之证。若湿热瘀积而见里急后重之滞下，应通而不应涩，此方肉蔻温涩，不宜早投。

0355 芩连芍药汤

【方源】方出《明医杂著》卷二，名见《古今医统》卷三十六。

【组成】黄芩（炒）、黄连（炒）各五分，白芍药（炒）二钱，枳壳（炒）、木香各五分，槟榔一钱，甘草（炙）三分。

【用法】加生姜，水煎服。

【功用】泻肠胃之湿热，开郁结之气，消化积滞，通因通用。

【主治】痢疾。

【加减】腹痛，加当归一钱五分，砂仁各一钱，再加木香、芍药各五分；后重，加滑石（炒）五分，枳壳、槟榔、芍药、条芩各五分；白痢，加白术、白茯苓、滑石（炒）、陈皮各一钱，初欲下之，再加大黄五钱；红痢，加川芎、当归、桃仁各一钱五分，初欲下之，再加大黄五钱；红白相杂，加川芎、当归、桃仁各一钱五分以理血，滑石、苍术、陈皮各一钱五分以理气；食积，加山楂、枳实以消导；白痢久，胃弱气虚，或下后未愈，去槟榔、枳壳，减芩、连、芍药各七分，加白术一钱五分，黄芪、陈皮、茯苓各一钱，缩砂、干姜（炙）各五分；红痢久，胃弱血虚，或下后未愈，减黄芩、黄连各五分，加当归、川芎、熟地、阿胶、木香、陈皮各一钱，白术一钱五分；赤黑相杂，此湿胜也，及小便赤涩短少，加木通、泽泻、茯苓各一钱，山栀仁（炒）五分，以分利之；血痢，加当归、川芎、生地黄、桃仁、槐花（炒）各一钱，久不愈，减芩、连各七分，去槟榔、枳壳，再加阿胶珠、侧柏叶、白术各一钱五分，干姜（炒黑）、陈皮各一钱；痢已久，而后重不去，此大肠坠下，去槟榔、枳壳，用条芩，加升麻一钱以升提之；呕吐，食不得下，加软石膏一钱五分，陈皮一钱，山栀仁（炒）五分，生姜六分，缓呷之，以泻胃口之热；得痢而误服温热止涩之药，则虽稍久，亦宜用前法以下之，下后方调之。

0356 黄芩汤

【方源】《伤寒论》。

【组成】黄芩三两，芍药二两，甘草（炙）二两，大枣（擘）十二枚。

【用法】上四味，以水一斗，煮取三升，去滓，温服一升，日二服，夜一服。

【功用】《伤寒论讲义》：清热止痢。

【主治】泄泻或痢疾。身热不恶寒，腹痛，口苦咽干，舌苔黄，脉弦数。①《伤寒论》：太阳与少阳合病，自下利者。②《卫生总微》：伤寒口舌诸病，舌黄、舌黑、舌肿、舌裂、舌上生芒刺、舌上出血。③《卫生宝鉴》：协热下利，脐下热，大便赤黄，或有肠垢者。④《准绳·幼科》：下利而头痛胸满，口苦咽干，或往来寒热而呕，其脉浮大弦者。⑤《幼幼集成》：小儿麻疹发热自利。⑥《杂病源流犀烛》：正气虚，伏邪更重，往来寒热，头痛呕吐稍愈后，浑身壮热。

【方论】①《注解伤寒论》：虚而不实者，苦以坚之，酸以收之，黄芩、芍药之苦酸以坚敛肠胃之气；弱而不足者，甘以补之，甘草、大枣之甘以补固肠胃之弱。②《内台方议》：黄芩为君，以解少阳之里热，苦以坚之也；芍药为臣，以解太阳之表热而行营气，酸以收之也；甘草为佐，大枣为使，以辅肠胃之弱而缓中也。

【临证举例】痢疾：盛某某，男，26岁。夏季间患痢疾，痢下脓血便，红多白少，腹部挛急而痛，肛门作坠，身热，脉弦数，舌苔黄。治以调气和血，清热燥湿。白芍9g，甘草3g，黄芩9g，广木香6g（后下）。连服3剂，下痢止，腹痛除。(《陕西新医药》1979，9：31.)

0357　黄柏散

【方源】《圣惠方》卷五十九。

【组成】黄柏一两（炙微赤，锉），当归一两（锉，微炒），黄连一两（去须，微炒），地榆三分（锉）。

【用法】上为细散。每服二钱，以粥饮调下，不拘时候。

【主治】血痢日夜不止，腹中绞痛，心神烦闷。

0358　滞下丸

【方源】《医学广笔记》卷一。

【组成】川黄连（制）一斤，滑石末八两，槟榔四两，炙甘草三两，木香（为末，和水，隔汤煨）二两五钱，枳壳（炒）五两，白芍药（酒炒）五两。

【用法】上为细末，荷叶汤稍加姜汁糊丸，如绿豆大。每服三四钱，乌梅汤吞下。

【主治】痢疾。

【加减】若治白痢，加吴茱萸、白扁豆、陈皮各三两；燥热烦渴恶心者，勿用木香；元气虚弱者，勿用槟榔，枳壳；积滞多而后重者，用槟榔、枳壳；里急色赤者，用当归；久痢，加肉豆蔻。

八、清退虚热

0359　五蒸丸

【方源】《活人心统》卷下。

【组成】胡黄连五钱，地骨皮一两，生地黄一两，川归七钱，石膏一两，青蒿（童便浸）一两，鳖甲一片（酒炙）。

【用法】上为末，炼蜜为丸，如梧桐子大。每服七十丸，食前小麦汤送下。

【主治】男子妇人烦蒸潮热，脉数口干。

0360　六神饮

【方源】《医方类聚》卷二六六引《吴氏集验方》。

【组成】黄芪（蜜炙）、地骨皮、乌梅肉、龙胆草、秦艽、银州柴胡各等份。

【用法】上㕮咀。每服二钱，水一盏，淡竹叶一枝，煎五分，去滓，食后、临卧温服。

【主治】小儿盗汗骨蒸。

0361　生肌散

【方源】《普济方》卷二三六引《卫生家宝》。

【组成】黄芪一两，当归三分，荆芥穗半两，白芍药一两，甘草半两，地骨皮一两，川芎半两，人参半两。

【用法】上为粗末。每服三钱，水一盏半，乌梅一个，煎至一盏，去滓服。

【功用】退里外潮热。

【主治】骨蒸。

0362 生犀散

【方源】《袖珍小儿》卷四。

【组成】地骨皮、秦艽、人参、羚羊角、大黄、麦冬（去心）、枳壳、柴胡、茯苓、赤芍药、桑白皮、鳖甲（炙）各等份。

【用法】上锉散。每服二钱，入青蒿少许，水煎服。

【主治】小儿骨蒸肌瘦，颊赤口渴，日夜潮热，夜有盗汗，五心烦热，四肢困倦，饮食虽多不生肌肉；及大病后余热不解，或伤寒病瘥后因食羊肉，体热不除；亦治疳劳。

0363 地骨皮散

【方源】《博济方》卷一。

【异名】地骨皮汤（《圣济总录》卷九十三）、地黄散（《幼幼新书》卷二十引《张氏家传》）。

【组成】地骨皮（水洗）、秦艽（水洗净）、柴胡（去芦）、枳壳（去白，麸炒香熟用）、知母（生用）、当归（去芦）、鳖甲（去裙襕，醋炙令黄色）各等份。

【用法】上为末。每服二大钱，水一大盏，加桃、柳枝头各七个，生姜三片，乌梅一个，同煎至七分，去滓温服，每日空心、临卧各一服。

【主治】虚劳骨蒸，烦热发渴，消瘦少力，夜多盗汗。①《博济方》：骨蒸壮热，肌肉减瘦，多困少力，夜多盗汗。②《圣济总录》：虚劳骨蒸，烦热发渴。③《幼幼新书》引《张氏家传》：小儿骨蒸体热，成劳倦。

【备注】本方《圣济总录》有甘草，《幼幼新书》引《张氏家传》有熟地。

0364 青蒿散

【方源】《得效方》卷九。

【组成】青蒿（春、夏用叶，秋、冬用子。用子不用叶，用根不用茎，四者相用而反以为痼疾，必用童便浸过，使有功无毒）一握，大

鳖甲（炙黄，醋淬五七次，去腥）、白术（湿纸裹，煨熟）、地骨皮、白茯苓、粉草（炙）、拣参（去头）、天花粉、北柴胡（去芦）、桑白皮（蜜炙）各半两。

【用法】上为散。每服三钱，水一盏半煎，温服，不拘时候。

【主治】男子、妇人骨蒸劳，憎寒壮热。

0365 青蒿煎丸

【方源】《博济方》卷一。

【组成】青蒿一斤（切，净洗，去土），甘草一两（炙黄色，为末），杏仁一两（汤浸，去皮尖，另研），柴胡一两（去芦，为末，银州者），鳖甲一两（去裙，醋浸，炙令黄赤色，为末），蜜二合。

【用法】先用童便五升煎青蒿，取一升，去蒿滓，入小净锅子内，再煎如饧，入酥少许，及蜜、药末等，熬成膏，可丸如梧桐子大。每服二十丸，渐加至三十丸，空心温酒送下。

【主治】骨蒸劳。

【宜忌】忌猪肉、面、毒物。

0366 青蒿鳖甲汤

【方源】《温病条辨》卷三。

【组成】青蒿二钱，鳖甲五钱，细生地四钱，知母二钱，丹皮三钱。

【用法】水五杯，煮取二杯，每日服二次。

【主治】夜热早凉，热退无汗，热自阴来者。

【方论】夜行阴分而热，日行阳分而凉，邪气深伏阴分可知；热退无汗，邪不出表，而仍归阴分，更可知矣。故曰热自阴分而来，非上、中焦之阳热也。邪气深伏阴分，混处气血之中，不能纯用养阴，又非壮火，更不得任用苦燥。故以鳖甲蠕动之物，入肝经至阴之分，既能养阴，又能入络搜邪；以青蒿芳香透络，从少阳领邪外出；细生地清阴络之热；丹皮泻血中之伏火；知母者，知病之母也，佐鳖甲、

青蒿而成搜剔之功焉。再此方有先入后出之妙，青蒿不能直入阴分，有鳖甲领之入也，鳖甲不能独出阳分，有青蒿领之出也。

0367 青蒿鳖甲散

【方源】《活人方》卷七。

【组成】人参一两五钱，黄芪一两五钱，白术一两，生地黄四两，鳖甲二两，龟甲胶二两，青蒿穗二两，地骨皮二两，秦艽一两五钱，知母一两五钱，川芎一两，牡丹皮一两，黄柏一两。

【用法】炼蜜为丸。每服三五钱，早、晚空心以百沸汤送下。是药宜早服、常服。

【功用】清补相兼。

【主治】五阴虚耗，则六阳偏盛，血热精枯，则骨蒸内热，或寒热似疟，或朝凉暮热，渐至痰红烦嗽，肌消骨痿，郁热生虫，夜多异梦，而成痨瘵。

【备注】本方方名，据剂型，当作"青蒿鳖甲丸"。

0368 参归散

【方源】《脉因证治》卷上。

【组成】知母（炒）、人参（炒）、秦艽（去尖芦）、北柴胡（同术炒）、鳖甲（麦汤浸七次）、前胡各半两，乌梅三个，地骨皮、川常山（酒浸三日）、川归（同柴胡炒）、甘草、白茯苓各七钱半。

【用法】水煎服。

【主治】骨蒸劳。

0369 轻骨散

【方源】《医学正传》卷三。

【组成】乌梅、龙胆草、胡黄连、贝母、知母、鳖甲（酥炙）、桔梗、秦艽、柴胡、甘草（炙）、栀子、人参、青蒿（酒煮）、阿胶（炒成珠子）、杏仁（去皮尖，炒）各等份。

【用法】上晒干为末，用好京墨一块，以井花水磨，调前药末作饼子，如大指头大，透风处阴干二七日。每用一饼，以井花水磨化，又用没药五分，磨成一盏，更加黄柏末二钱，同煎数沸，倾入盏内，频频打转，于五更时轻轻起服，服后就睡仰卧，甚者不过三服。

【主治】①《医学正传》：劳嗽。②《古今医统》：骨蒸劳热。

0370 保真汤

【方源】《准绳·类方》卷一。

【组成】当归、生地黄、熟地黄、黄芪（蜜水炙）、人参、白术、甘草、白茯苓各五分，天门冬（去心）、麦冬（去心）、白芍药、黄柏（盐水炒）、知母、五味子、软柴胡、地骨皮、陈皮各一钱，莲心五分。

【用法】上以水二盏，加生姜三片，大枣一枚，煎八分，食远服。

【主治】①《准绳·类方》：劳证，体虚骨蒸。②《红炉点雪》：诸虚百损，五劳七伤，骨蒸潮热，咳嗽，诸汗，诸血。

【方论】《医门法律》：此方一十八味，十全大补方中已用其九，独不用肉桂耳。然增益地黄，代川芎之上窜，尤为合宜。余用黄柏、知母、五味子滋益肾水，二冬、地骨皮清补其肺，柴胡入肝清热，陈皮助脾行滞，其意中实不欲大补也。

0371 秦艽鳖甲散

【方源】《卫生宝鉴》卷五。

【异名】秦艽鳖甲饮（《医略六书》卷十九）。

【组成】柴胡、鳖甲（去裙，酥炙，用九肋者）、地骨皮各一两，秦艽、当归、知母各半两。

【用法】上为粗末。每服五钱，水一盏，加青蒿五叶，乌梅一个，煎至七分，去滓，空心、临卧温服。

【功用】《中医大辞典》：滋阴养血，清热除蒸。

【主治】①《卫生宝鉴》：骨蒸壮热，肌肉

消瘦，唇红颊赤，气粗，四肢困倦，夜有盗汗。②《金匮翼》：风劳之证，肌骨蒸热，寒热往来，痰嗽，盗汗，黄瘦，毛焦口臭，或成痔利，由风邪淹滞经络，瘀郁而然。

【方论】①《医方考》：风，阳气也，故在表则表热，在里则里热，附骨则骨蒸壮热，久蒸则肌肉消瘦。无风不作骨蒸，此崑之立言也。罗谦甫氏之主此方，盖有神契者矣。柴胡、秦艽，风药也，能驱肌骨之风；骨皮、知母，寒品也，能疗肌骨之热；鳖，阴类也，甲，骨属也，骨以及骨，则能为诸药之向导，阴以养阴，则能退阴分之骨蒸；乌梅味酸，能引诸药入骨而收其热；青蒿苦辛，能从诸药入肌而解其蒸；复有当归，一以养血，一以导诸药入血而除热于阴尔。②《医略六书》：营气受风，遏热伤乎阴血，故肌肉消瘦，骨蒸潮热不已，名曰风痨。生鳖甲专入厥阴，力能滋阴而散结；秦艽兼走阳明，性善活血以祛风；青蒿解少阳之热；柴胡疏肝胆之邪；当归益荣养血；知母润燥益阴；地骨皮退肌表之热；乌梅肉敛肝肾之阴。使热退阴充，则风自外解，而骨蒸无不退，肌肉无不生矣。此滋阴解热之剂，为风痨骨蒸消瘦之专方。

0372 柴胡散

【方源】《卫生宝鉴》卷五。

【组成】地骨皮一两半，柴胡、鳖甲（去裙，醋炙）、知母各一两，五味子半两。

【用法】上为末。每服二钱，水一盏半，加乌梅四个，青蒿五叶，煎至一盏，去滓，食后温服。

【主治】虚劳羸瘦，面色萎黄，四肢无力，不思饮食，夜多盗汗，咳嗽不止。

0373 柴胡清骨散

【方源】《血证论》卷七。

【组成】柴胡三钱，青蒿三钱，秦艽三钱，白芍三钱，丹皮三钱，地骨皮三钱，鳖甲三钱，知母三钱，黄芩二钱，甘草一钱，童便少许，胡黄连一钱。

【主治】血虚火旺，烦渴淋闭，骨蒸汗出。

【方论】方用丹皮、知母、枯芩、黄连、童便大清相火；而又恐外有所郁，则火不能清也，故用柴胡、青蒿、秦艽以达其郁；又恐内有所结，则火不能清也，故用白芍、丹皮、鳖甲以破其结；佐甘草一味以和诸药。务使肝经之郁结解，而相火清。

0374 柴胡鳖甲丸

【方源】《杨氏家藏方》卷十。

【组成】柴胡（去苗）、鳖甲（醋浸一宿，炙黄）、地骨皮、人参（去芦头）、枸杞子、白茯苓（去皮）、白芍药、知母、贝母（去心）、麦冬（去心）、黄芪（蜜炙）、山栀子仁（炒）各等份。

【用法】上为细末，炼蜜为丸，如梧桐子大。每服三十丸，煎乌梅、青蒿，小麦汤送下，不拘时候。

【主治】虚劳客热，荣卫不和，全不思食，寒热相间，咳嗽痰涎，肢体倦怠，及伤寒汗后，余热不解，潮作寒热，日渐消瘦。

0375 柴胡鳖甲饮

【方源】《医略六书》卷十九。

【组成】鳖甲三钱（醋炙），柴胡三分（盐水炒），青蒿一钱半，地骨皮一钱半，丹皮一钱半，生地五钱，知母一钱半（盐水炒），麦冬三钱（去心），茯神二钱（去木），乌梅三枚。

【用法】水煎，去滓温服。

【功用】滋阴疏热。

【主治】虚劳，骨蒸烦渴，脉弦数。

【方论】生鳖甲滋阴散结，软柴胡疏热解蒸，青蒿叶解蒸热之余，地骨皮退肌表之热，丹皮凉血退蒸，茯神安神定志，麦冬清心热润肺，生地壮肾水滋阴，知母滋肾涤热以存阴，乌梅敛液生津以止渴。水煎温服，使热退阴生，则津液得全而骨蒸自退，虚劳无不愈矣。

0376 调荣清热饮

【方源】《丹台玉案》卷四。

【组成】丹皮（炒）、地骨皮、当归、鳖甲（酥炙）、白术各一钱五分，黄芪（蜜炒）、青蒿、知母（盐水炒）、人参、柴胡各一钱。

【用法】上加枣二个，煎八分，不拘时服。

【主治】骨蒸。

0377 通关丸

【方源】《兰室秘藏》卷下。

【异名】滋肾丸（原书同卷）。

【组成】黄柏（去皮，锉，酒洗，焙）、知母（锉，酒洗，焙）各一两，肉桂五分。

【用法】上为细末，热水为丸，如梧桐子大。每服一百丸，空心白汤送下。药后顿两足，令药易下行，如小便利，前阴中如刀刺痛，当有恶物下为验。

【主治】①《兰室秘藏》：热在下焦血分，口不渴而小便闭。②《医方集解》：肾虚蒸热，脚膝无力，阴痿阴汗，冲脉上冲而喘，及下焦邪热，口不渴而小便秘。

【方论】①《医方集解》：肾中有水有火，水不足则火独治，故虚热；肝肾虚而湿热壅于下焦，故脚膝无力，阴痿阴汗；冲脉起于三阴之交，直冲而上至胸，水不制火，故气逆上而喘，便秘不渴。治当壮水以制阳光。黄柏苦寒微辛，泻膀胱相火，补肾水不足，入肾经血分；知母辛苦寒滑，上清肺金而降火，下润肾燥而滋阴，入肾经气分，故二药每相须而行，为补水之良剂。肉桂辛热，假之反佐，为少阴引经，寒因热用也。②《古方选注》：《难经》关格论云关则不得小便。口不渴而小便不通，乃下焦肾与膀胱阴分受热，闭塞其流，即《内经》云无阴则阳无以化也。何则？膀胱禀大寒之气，肾感寒水之运，气运窒塞，故受热而闭。治法仍须用气味俱阴之药，除其热，泄其闭。治以黄柏泻膀胱之热，知母清金水之源，一燥一润，相须为用；佐以肉桂，寒因热用，

伏其所主而先其所因，则郁热从小便而出，而关开矣。

【临证举例】肾绞痛：将通关丸改成散剂，治疗26例肾绞痛，疗效显著。所治患者均有腰腹绞痛、尿频、排尿困难等症状，于就诊时立即用温开水送服上药1g，多数患者在3~5分钟内疼痛减轻，10分钟内疼痛大减，20分钟绞痛基本缓解。若数分钟内绞痛不减者，可继服药末1g，一般患者，首次服药后半小时再服药1g，此后可3小时服药1g，每日4次。经上述治疗后，一般于3天内绞痛可完全控制。（《湖北中医杂志》1983，4：封三．）

【备注】本方改为汤剂，《丁甘仁医案》名"滋肾通关饮"。

0378 黄芪散

【方源】《小儿药证直诀》卷下。

【异名】牡蛎散（《普济方》卷三八五）。

【组成】牡蛎（煅）、黄芪、生地黄各等份。

【用法】上为末。煎服，不拘时候。

【主治】①《小儿药证直诀》：小儿虚热盗汗。②《普济方》：小儿血虚，自汗潮热。

0379 黄芪鳖甲散

【方源】《局方》卷五。

【组成】人参、肉桂（去粗皮）、苦梗各一两六钱半，生干地黄（洗，焙干）三两三钱，半夏（煮）、紫菀（去芦）、知母、赤芍药、黄芪、甘草（煨）、桑白皮各二两半，天门冬（去心，焙）、鳖甲（去裙，醋炙）各五两，秦艽（去芦）、白茯苓（焙）、地骨皮（去土）、柴胡（去芦）各三两三钱。

【用法】上为粗末。每服二大钱，水一盏，煎至七分，去滓，食后温服。

【主治】①《局方》：虚劳客热，肌肉消瘦，四肢倦怠，五心烦热，口燥咽干，颊赤心忡，日晚潮热，夜有盗汗，胸胁不利，减食多渴，咳唾稠黏，时有脓血。②《仁斋直指》：男女虚

热，身瘦，五心烦热，四肢怠惰，咳嗽咽干，自汗食少。

【方论】①《痰火点雪》：方意以黄芪治五劳羸瘦，寒热自汗，补气实表；以鳖甲治劳瘦，除骨节间劳热结实，补阴补气；以地骨皮治骨蒸烦热；以秦艽、桔梗、人参，并主传尸骨蒸，劳热自汗；以桑白皮祛肺中水气，及火热嗽血；以天冬除肺气，清肺热，除咳痰；以紫菀止咳脓血，消痰益肺；以生地黄治咳嗽吐血；以知母泻肺火，滋肾水，除命门相火；以柴胡治劳热，消痰止咳；以甘草泻火养阴补脾；以茯苓补五劳七伤，肺痿痰壅等症；以白芍利肺益脾。是方也，备一十五味药品固繁，而用之亦精，犹韩信将兵，多多益善，战有不胜者乎！②《医方集解》：此手足太阴、足少阳药也。鳖甲、天冬、芍、地、知母滋肾水而泻肺肝之火，以养阴也；黄芪、人参、桂、苓、甘草固卫气而补脾肺之虚，以助阳也；桑皮、桔梗以泻肺热；半夏、紫菀以理痰嗽；秦艽、地骨以散内热而除蒸；柴胡以解肌热而升阳，此表里气血交治之剂也。

0380 银甲散

【方源】《温证指归》卷三。

【组成】银柴胡二钱，鳖甲三钱。

【主治】温证潮热，身体枯瘦，皮肤甲错，消索而不润泽者。

0381 清骨散

【方源】《准绳·类方》卷一。

【组成】银柴胡一钱五分，胡黄连、秦艽、鳖甲（醋炙）、地骨皮、青蒿、知母各一钱，甘草五分。

【用法】上以水二盅，煎至八分，食远服。

【主治】骨蒸劳热。

【加减】血虚甚，加当归、芍药、生地；嗽多，加阿胶、麦门冬、五味子。

【方论】①《医方集解》：此足少阳、厥阴药也。地骨皮、黄连、知母之苦寒，能除阴分之热而平之于内；柴胡、青蒿、秦艽之辛寒，能除肝胆之热而散之于表；鳖，阴类，而甲属骨，能引诸药入骨而补阴；甘草甘平，能和诸药而退虚热也。②《成方便读》：以银柴、青蒿、秦艽之苦寒直入阴分者，宣热邪而出之于表；胡黄连、鳖甲、地骨、知母苦寒、甘寒之性，从阴分以清伏热于里；用炙甘草者，缓其中而和其内外，使邪去正安之意耳。

0382 清火神秘汤

【方源】《丹台玉案》卷三。

【组成】丹皮、地骨皮、柴胡、沙参各一钱二分，人参一钱，玄参、天花粉、生地、当归各二钱，白芍、甘草、知母各八分。

【用法】上加灯心三十茎，水煎，食前服。

【主治】四肢发热，火郁不散，心烦内热，口苦咽干。

0383 蛤粉丸

【方源】《医学六要》卷六。

【组成】黄柏（炒）、知母、蛤粉各一斤。

【用法】上为末，粥为丸，青黛为衣。

【主治】虚热遗滑。

0384 湛露饮

【方源】《辨证录》卷七。

【组成】熟地二两，地骨皮、沙参、丹皮各五钱，北五味一钱。

【用法】水煎服。

【主治】夜间发热，初时出汗星星，后则渐多，日久每夜竟出大汗，至五更而止。

0385 鳖甲散

【方源】《嵩厓尊生》卷十一。

【组成】银柴胡一钱半，胡连、秦艽、鳖甲（醋炙）、地骨皮、青蒿、知母各一钱，甘草五分，当归、白芍、生地各八两。

【主治】骨蒸热。

【加减】嗽，加阿胶、麦冬、五味。

0386 鳖甲地黄汤

【方源】《医略六书》卷十九。

【组成】鳖甲三钱（生，醋炙），生地五钱，当归二钱，柴胡三分（盐水炒），麦冬三钱（去心），白术一钱半《制》，人参六分，茯苓一钱半，石斛三钱，甘草六分，乌梅一钱半。

【用法】水煎，去滓温服。

【主治】虚劳。烦热羸瘦，脉弦濡数者。

【方论】血气两虚，虚阳内郁而烦躁，潮热不解，故渐至羸瘦成痨焉。生鳖甲滋阴散结，生地黄壮水滋阴；当归身养营血以活血，麦门冬润肺气以清心；茯苓化气和脾，白术健脾生血；人参扶元补气，甘草和胃缓中；石斛平虚热兼益肾阴，柴胡疏肝胆能除蒸热；乌梅肉除烦热以收津液也。水煎温服，使血气内充，则虚阳得伸，而烦热自解，肌肉渐生，何虚痨之足虑哉！此滋阴疏补之剂，为虚劳烦躁潮热之专方。

第七章　祛风方

一、疏散外风

0387 大芎丸

【方源】《圣济总录》卷十五。

【异名】芎藭天麻丸（《御药院方》卷一）。

【组成】川芎一斤（大者），天麻四两。

【用法】上为末，炼蜜为丸，如樱桃大。每服一丸，茶、酒嚼下；荆芥汤嚼下亦得。不拘时候。

【功用】①《圣济总录》：宣行阳经风寒，化导胸膈痰饮，清爽神志，通利关窍。②《御药院方》：清利头目，消风化痰，宽胃利膈。

【主治】①《圣济总录》：偏正头痛，头风眩晕，目系眩急，身体拘倦。②《御药院方》：心松烦闷，旋运欲倒，颈项紧急，肩背拘倦，神昏多睡，肢体烦痛，皮肤瘙痒，偏正头痛，鼻塞声重，面目浮肿。

0388 大青膏

【方源】《小儿药证直诀》卷下。

【组成】天麻（末）一钱，白附子（末，生）一钱五分，青黛（研）一钱，蝎尾（去毒，生，末）、乌梢蛇肉（酒浸，焙干取末）各一钱，朱砂（研）、天竺黄（研）。

【用法】上同再研细，生蜜和成膏。每服半皂子大至一皂子大。月中儿粳米大，同牛黄膏、温薄荷水一处化服。五岁以上，同甘露散服之。

【功用】《小儿药证直诀》：发散。

【主治】小儿血气未实，外受风热，身热恶风，呵欠顿闷，口中气热，热盛动风，手足动摇；或心肝热盛，又触惊邪，而成痫证，惊搐神昏者。①《小儿药证直诀》：小儿热盛生风，欲为惊搐，血气未实、不能胜邪，故发搐也。大小便依度，口中气热。②《医林纂要》：小儿因伤气伤风而发搐者。口中气热，呵欠顿闷，手足动摇，当发散之。③《御药院方》：小儿外伤寒，其候伸欠顿闷，口中气热，或怕畏人，恶风脉浮者。④《医宗金鉴》：小儿心肝热盛，偶被惊邪所触，因而神气溃乱，遂成痫证，发时吐舌急叫，面色乍红乍白，惊惕不安，如人将捕之状。

【临证举例】伤风发搐：李司户孙病，生百日，发搐三五次。请众医治，作天钓或作胎惊痫，皆无应者。后钱用大青膏如小豆许，作一服发之，复与涂囟法封之，及浴法，三日而愈。何以然？婴儿初生，肌骨嫩怯，被风伤之，子不能任，故发搐。频发者，轻也。何者？客风在内，每遇不任即搐。搐稀者是内脏发病，不可救也。搐频者，宜散风冷，故用大青膏。不可多服，盖儿至小，易虚易实，多即生热，止一服而已，更当封浴，无不效者。《小儿药证直诀》

【备注】《小儿药证直诀》周学海按："聚珍本"蝎尾、蛇梢肉各五分，有麝香（研），同朱砂、竺黄各一字匕。方末附录云：阎氏集《宝生信效方》内小儿诸方，言皆得于汝人钱氏，其间大青膏无天麻，有大青生研一分，其余药味，分料和制，与此皆同。其方下证治云：治小儿伤风，其候伸欠顿闷，口中气热，恶风脉浮，比此为详，只用薄荷汤下。

0389 大秦艽汤

【方源】《保命集》卷中。

【组成】秦艽三两，甘草二两，川芎二两，

当归二两，白芍药二两，细辛半两，川羌活、防风、黄芩各一两，石膏二两，吴白芷一两，白术一两，生地黄一两，熟地黄一两，白茯苓一两，川独活二两。

【用法】上锉。每服一两，水煎，去滓温服。

【功用】《张氏医通》：养血荣筋。

【主治】血弱不能养筋，风邪初中经络，手足不能运动，舌强不能言语；或半身不遂，口眼㖞斜。①《保命集》：中风，外无六经之形证，内无便溺之阻格，知血弱不能养筋，故手足不能运动，舌强不能言语。②《医门法律》：阴虚不能养筋，筋燥而手足不能运动，指爪干燥，属风热甚者。③《医宗金鉴》：㖞斜偏废。

【加减】如遇天阴，加生姜七八片煎；如心下痞，每两加枳实一钱同煎。

【方论】①《医学正传》：此方用归、芎、芍药、生熟地黄，以补血养筋，甚得体。既曰外无六经之形证，但当少用羌活、秦艽，引用以利关节。其防风、独活、细辛、白芷、石膏等药，恐太燥而耗血。虽用此，川芎只可六分之一，尤宜加竹沥、姜汁同剂最好。达者详之。②《明医指掌》：中风，虚邪也。许学士云：留而不去，其病则实。故用祛风养血之剂。以秦艽为君者，攻一身之风也；以石膏为臣者，祛胸中之火也；羌活散太阳百节之风疼；防风为诸风药中之军卒；三阳数变之风邪，责之细辛；三阴内淫之风湿，责之苓、术；去厥阴经之风，则有川芎；祛阳明经之风，则有白芷；风热干乎气，清以黄芩；风热干乎血，凉以生地；独活疗风湿在足少阴；甘草缓风邪上逆于肺；用归、芍、熟地者，所以养血于疏风之后，一以济风药之燥，一使手得血而能握，足得血而能步也。③《医方论》：此方刘宗厚与喻嘉言俱谓其风药太多，不能养血益筋骨；汪讱庵又谓用此方者，取效甚多。各执一见。予谓方中四物咸备，不可谓无血药也。若中风初起，表邪重者，用之尚可取效，

然石膏、细辛二味必须减去。

【临证举例】风湿热痹：杜某，右肩关节反复疼痛，活动不便，每逢阴雨天气症状加剧已8年。入院时体温36.5℃，右肩关节红、肿、痛、热，主、被动运动均障碍，舌质红，脉滑数，诊为风湿热痹痛，用大秦艽汤治疗。服药一剂，疼痛明显减轻；服药2剂，肿痛全消。随访1年，未见复发。(《广西中医药》1983，5：49.)

0390　大醒风汤

【方源】《局方》卷一。

【组成】南星（生）八两，防风（生）四两，独活（生）、附子（生，去皮脐）、全蝎（微炒）、甘草（生）各二两。

【用法】上㕮咀。每服四钱，水二大盏，加生姜二十片，煎至八分，去滓温服，不拘时候，一日二次。

【主治】中风痰厥，涎潮昏运，手足搐搦，半身不遂，及历节痛风，筋脉挛急。

【备注】本方方名，《张氏医通》引作“大省风汤”。

0391　川芎丸

【方源】《普济方》卷四十六引《本事方》。

【组成】川芎、甘菊花、细辛、白术、白芷各一分。

【用法】上为细末，蜡为丸，如黍米大。夜纳一丸，日中一丸，早一丸。

【主治】头风冷泪。

0392　川芎散

【方源】《本事方》卷二引庞先生方。

【组成】山茱萸一两，山药、甘菊花（去萼梗）、人参（去芦）、茯神（去木）、小川芎各半两。

【用法】上为细末。每服二钱，温酒调下，不拘时候，一日三次。

【主治】风眩头晕。

【方论】《本事方释义》：川芎气味辛温，入肝胆；山茱萸气味酸甘平微温，入肝；山药气味甘平，入脾；人参气味甘温，入脾胃；甘菊花气味辛凉，入肝胆；茯神气味甘平，入心；以酒送药，亦取其升也。风眩头晕，以辛温辛凉之药升散其风；以酸甘甘温之药调和中宫正气，则厥功奏捷矣。

0393　川芎羌活散

【方源】《医学启蒙》卷四。

【组成】川芎、羌活、蔓荆子、防风、白芷、细辛、藁本、石膏各等份。

【用法】水煎服。

【主治】头风眩晕，闷起欲倒。

0394　川芎茶调散

【方源】《局方》卷二。

【组成】薄荷叶（不见火）八两，川芎、荆芥（去梗）各四两，香附子（炒）八两，防风（去芦）一两半，白芷、羌活、甘草（熸）各二两。

【用法】上为细末。每服二钱，食后茶清调下。

【功用】清头目。

【主治】偏正头痛，伤风壮热，肢体烦疼，目昏鼻渊，风热隐疹。①《局方》：丈夫、妇人诸风上攻，头目昏重，偏正头疼，鼻塞声重；伤风壮热，肢体烦疼，肌肉蠕动，膈热痰盛；妇人血风攻注，太阳穴疼。②《普济方》引《如宜方》：肾气虚，脑髓不固，鼻渊。③《医方类聚》引《仁斋直指》：风热隐疹。

【方论】《医林纂要》：薄荷辛寒，轻虚上浮，上清头目之风热，旁搜皮肤之湿热，中祛肝胆之虚热，下除肠胞之血热，此用以为君药，所谓"风淫于内，治以辛凉也"。荆芥辛苦温，上行祛头目之风，除经隧之湿，祛血中之风湿郁热，此以佐薄荷而为臣。川芎甘辛，行血中之气，排筋骨之湿，上通巅顶，下彻血海，为厥阴肝经表药；羌活苦辛，此以祛太阳之热；

白芷辛温，此以祛阳明之风热；防风辛甘，缓肝补肝，以防风淫之内侵，故曰防风，其祛风不拘经络，无所不到；细辛辛温，达肾气，使上行以清耳目，主治少阴头痛。甘草以补土和中；茶叶甘苦寒，轻清上浮，能升清阳于上，而降浊阴于下，聪明耳目，开爽精神，虽非风药，而能助诸药，以散风除热，清头目。

【临证举例】偏头痛：作者用《局方》川芎茶调散原方治疗 126 例偏头痛患者，取得满意效果，有效率达 83.3%。患者偏头痛为阵发性，可以固定或交替发作，右侧多于左侧，且都伴有神经忧郁状态。（《哈尔滨中医》1961，7：16.）

【备注】本方原注云：香附子（炒）八两，别本作细辛（去芦）一两。

0395　小灵宝丹

【方源】《医垒元戎》。

【组成】附子（炮）二两，天麻、全蝎、白僵蚕（炒）、藿香叶、南星（炮）、白附子（炮）各半两。

【用法】上为细末，酒糊为丸，如梧桐子大。每服十五丸，温酒送下。

【功用】疏散风寒。

【主治】风痫。

0396　小续命汤

【方源】《千金方》卷八（注文）引《小品方》。

【组成】麻黄、防己、人参、黄芩、桂心、甘草、芍药、川芎、杏仁各一两，附子一枚，防风一两半，生姜五两。

【用法】上㕮咀。以水一斗二升，先煮麻黄三沸，去沫，纳诸药，煮取三升，分三服，甚良；不愈，更合三四剂，必佳。取汗随人风轻重虚实也。

【功用】《中医方剂学讲义》：扶正祛风。

【主治】正气内虚，风邪外袭。中风卒起，不省人事，神气溃乱，半身不遂，筋急拘挛，口眼㖞斜，语言謇涩，牙关紧闭，厥冷；或顽痹不仁，风湿腰痛。①《千金方》（注文）引《小品方》：卒中风欲死，身体缓急，口目不正，舌强不能语，奄奄忽忽，神情闷乱。②《仁斋直指小儿》：中风不省人事，涎鸣，反张，失音，厥冷。③《准绳·类方》：八风五痹，痿厥。④《济阴纲目》：产后中风。⑤《医方集解》：风湿腰痛；痰火并多，六经中风，及刚柔二痉。

【加减】恍惚者，加茯神、远志；如骨节烦疼，本有热者，去附子，倍芍药。

【方论】①《千金方衍义》：小续命汤虽本古方，而麻黄、桂枝两方皆在其中。以其本虚，必加人参驾驭麻、桂，发越在表之邪，又需附子直入少阴，搜逐在里之邪，不使外内交攻，正气立断，续命之名，信乎不虚。其余川芎、黄芩、防风、防己，不过为麻黄之使，以祛标热耳。方治卒中风欲死，病死于暴，故用麻黄必兼杏仁开发肺气之逆满，殊不可缺。②《医方考》：麻黄、杏仁，麻黄汤也，仲景以之治太阳证之伤寒；桂枝、芍药，桂枝汤也，仲景以之治太阳证之中风。中风而有头疼、身热、脊强者，皆在所用也。人参、甘草，四君子之二也，《局方》用之以补气；芍药、川芎，四物汤之二也，《局方》用之以养血。中风而有气虚、血虚者，皆在所用也。风淫末疾，故佐以防风；湿淫腹疾，故佐以防己；阴淫寒疾，故佐以附子；阳淫热疾，故佐以黄芩。盖病不单来，杂揉而至，故其用药，亦兼该也。③《成方便读》：方中用麻黄、桂枝、防风、防己大队入太阳之经祛风逐湿者，以开其表；邪壅于外，则里气不宣，里既不宣，则郁而为热，故以杏仁利之，黄芩清之；而邪之所凑，其气必虚，故以人参、甘草，益气而调中；白芍、川芎，护营而和血；用附子者，既可助补药之力，又能济麻黄以行表也；姜、枣为引者，亦假之以和营卫耳。

【临证举例】①历节风：一妇人自汗盗汗，

发热晡热，体倦少食，月经不调，吐痰甚多，二年矣。遍身作痛，天阴风雨益甚。用小续命汤而痛止，用补中益气、加味归脾二汤三十余剂而愈。（《女科撮要》）②中风：罗氏，男，年甫半百，贼风入中经腧，营卫痹塞不行，陡然跌仆成中风，舌强不语，神识似明似昧，嗜卧不醒，右手足不用，脉象尺部沉细、寸关弦紧而滑，苔白腻。急拟小续命汤加减：净麻黄四分，熟附片一钱，川桂枝八分，生甘草六分，全当归三钱，川芎八分，姜半夏三钱，光杏仁三钱，生姜汁（冲服）一钱，淡竹沥（冲服）一两。两剂后神识稍清，嗜睡渐减，舌强不能语，右手足不用，脉息尺部沉细、寸关弦紧稍和，苔薄腻。再拟维阳气以祛风邪，涤痰浊而通络道。（《丁甘仁医案》）

0397 天竺黄散

【方源】《圣济总录》卷一六八。

【组成】天竺黄、蝉蜕、白僵蚕（炒）、山栀子仁、甘草（炙）、郁金各等份。

【用法】上为散。每服一钱匕，热水调下；三岁儿可半钱，未晬儿一字。

【功用】《普济方》：退惊涎。

【主治】①《圣济总录》：小儿风热惊风。②《普济方》：小儿惊热焦啼。

0398 不换金丹

【方源】《医学启源》卷中。

【组成】荆芥穗、白僵蚕（炒）、天麻、甘草各一两，羌活（去芦）、川芎、白附子（生）、川乌头（生）、蝎梢（去毒，炒）、藿香叶各半两，薄荷三两，防风一两。

【用法】上为细末，炼蜜为丸，如弹子大。每服细嚼，茶清送下。如口㖞向左，即右腮上涂之。

【功用】退风散热，行经和血，开发腠理。

【主治】中风口㖞。

0399 乌头丸

【方源】《圣惠方》卷二十一。

【组成】川乌头半斤（用黑豆三升，水二斗煮，以黑豆烂熟为度，切作片子，曝干），天麻二两，黄芪二两（锉），当归二两（锉，微炒），羌活二两，肉桂二两（去皱皮），防风二两（去芦头）。

【用法】上为末，用生姜自然汁六两，蜜十二两，和药为丸，如绿豆大。每日空心服十丸，温酒送下，晚食前再服。

【主治】顽麻风。

0400 乌蛇丸

【方源】《圣惠方》卷十九。

【组成】乌蛇三两（酒浸，炙微黄，去皮骨），天南星一两（炮裂），干蝎一两（微炒），白附子一两（炮裂），羌活一两，白僵蚕一两（微炒），麻黄二两（去根节），防风三分（去芦头），桂心一两。

【用法】上为细末，炼蜜为丸，如梧桐子大。每服十丸，以热豆淋酒送下，不拘时候。

【主治】风痹，手足缓弱，不能伸举。

0401 乌蝎丸

【方源】《得效方》卷十三。

【组成】乳香、没药（另研）、地龙（去土）、全蝎（去足翅）、草乌各五钱，乌药（炒）、麝香各一两，蜈蚣一条（去足，炒），川乌二只（生用，去皮尖）。

【用法】上为末，面糊为丸，如梧桐子大。每服七丸至十丸、十五丸，用麝香少许，空心好酒送下。服至七日略利，至半月或满身发风丹，经月方没，多服其病全安。后常用生川乌、没药浸酒，一日二次，通气驱风汤加乳香、没药、生川乌、麝香少许，酒调服；不饮，木瓜汤送下。

【主治】手足拳挛，痛不可忍者。

【宜忌】忌热食一时。

【临证举例】痹证:《良方》云，吉安城内李秀才妻，年六十五岁，于辛亥年忽患手足不能屈伸，人以为历节风。壬子年二月，得永新州龙起宗出此方，合一料，服至七日，略溏利；至半月，风丹先从臀片上起，至遍身，七日方没；又服药至四分之一，其病全安，手足可行，至今无恙。（《医方类聚》）

0402 玉真散

【方源】《外科正宗》卷四。

【组成】南星、防风、白芷、天麻、羌活、白附子各等份。

【用法】上为末。每服二钱，热酒一盅调服，更敷伤处。若牙关紧急，腰背反张者，每服三钱，用热童便调服，虽内有瘀血亦愈。至于昏死，心腹尚温者，连进二服，亦可保全。若治疯犬咬伤，更用漱口水洗净，搽伤处。

【功用】散风解痉，镇痛止血。①《北京市中药成方选集》：散风止血。②《全国中药成药处方集·兰州方》：镇痛。生肌。③《中国药典》：解痉。

【主治】①《外科正宗》：破伤风牙关紧急，角弓反张，甚则咬牙缩舌。疯犬咬伤。②《验方新编》：跌打损伤，已破口者。

【宜忌】《全国中药成药处方集·兰州方》：孕妇忌服。禁忌鱼腥、辛辣、葱蒜诸品：禁忌生冷、油腻等食物。

【方论】《中医方剂学讲义》：方中防风、南星二味，有祛风化痰之功；益以白附子祛头面之风、定搐解痉，羌活散太阳之风，白芷散阳明之风，天麻治厥阴之风。如此则祛风之力大为增强，风散搐定，病亦自愈。

【临证举例】①破伤风：本方治外伤200例，其中约有50例破伤风，除7例因治疗过晚而死亡外，余均治愈，未见后遗症。处方：白附子十二两，生南星（姜汁炒）、明天麻、羌活、防风、白芷各一两，蝉蜕三两。（《中医杂志》1956，8：421.）②外伤性腱鞘炎：用本方外敷治疗扭挫外伤所致的腱鞘炎，患者一般在3~5天内肿痛消失，功能恢复。方剂组成：白芷、南星、天麻、羌活、防风各一两，生白附子二两。(《江苏中医》1960，12：封三.)

【备注】①《寿世新编》云：附子、南星须制过，否则恐致麻倒。②《浙江中医杂志》(1964，4：25.)：内服玉真散过量中毒死亡一例。患者右脚跌伤，自服黄酒调玉真散约三钱，药为本县药店所制，10分钟后出现乌头碱中毒样症状，抢救无效死亡。作者认为，本例患者生白附用量较其他诸药总量大3倍。民间治跌打损伤每服0.9~1.5g，本例一次服用9g，内含约生白附3g，且系空腹黄酒冲服，故中毒而死。

0403 世传白花蛇酒

【方源】《本草纲目》卷四十三引《濒湖集简方》。

【组成】白花蛇一条（温水洗净，头尾各去三寸，酒浸去骨刺，取净肉一两）、全蝎（炒）、当归、防风、羌活各一钱，独活、白芷、天麻、赤芍药、甘草、升麻各五钱。

【用法】上锉碎，以绢袋盛贮，用糯米二斗蒸熟，如常造酒，以袋置缸中，待成，取酒同袋密封，煮熟，置阴地七日出毒。每温饮数杯，常令相续。

【主治】诸风不论新久，手足缓弱，口眼㖞斜，语言謇涩，或筋脉挛急，肌肉顽痹，皮肤燥痒，骨节疼痛；或生恶疮、疥癞等疾。

0404 石膏菊花散

【方源】《圣济总录》卷十五。

【组成】石膏（研，飞过）一两，天南星（炮）一两半，白僵蚕一两（炒），甘菊花一两，甘草（炙，锉）三分。

【用法】上为散。每服二钱匕，食后腊茶调下。

【主治】脑风头痛难任，时愈时发。

0405 芎辛丸

【方源】《本事方》卷四。

【组成】川芎（洗）、防风（去叉股）、僵蚕（去丝嘴，炒）、独活（黄色如鬼眼者，去芦，洗，焙）各一两，天麻四两，桔梗（炒）三两，细辛（去叶）、白附子（炒）、羌活（洗，去芦）、甘草（炙）各半两，薄荷、荆芥穗各一两半。

【用法】上为细末，炼蜜为丸，如弹子大。每服一丸，食后茶、酒嚼下。

【主治】头痛面赤，烦闷咽干，上膈风痰，头目晕昏，百节疼痛，背项拘急。

【方论】《本事方释义》：川芎气味辛温，入足少阳、厥阴；防风气味辛甘微温，入足太阳；僵蚕气味辛咸，入手阳明，能引药入络；独活气味苦辛甘平，入足少阴、厥阴；桔梗气味苦辛平，入手太阴，为诸药之舟楫；天麻气味辛平，入足阳明、厥阴，能泄肝风，止头晕；细辛气味辛温，入足少阴；白附子气味辛甘大温，入足阳明；羌活气味苦辛甘平，入足太阳；甘草气味甘平，入手太阴；薄荷气味辛凉，入手太阴、足厥阴；荆芥气味辛温，入足太阳、少阴。茶清送，取其降也；温酒送，取其散也。此症非群剂风药不能散，兼以甘、桔清咽利膈，则病自然少减矣。

0406 芎菊散

【方源】《圣济总录》卷一○八。

【组成】川芎二两，菊花一两，白芷二两，细辛（去苗叶）半两，石膏（水飞）半两，防风（去叉）二两，甘草（炙）半两。

【用法】上为细散。每服一钱匕，食后茶调下。

【主治】眉骨、太阳穴、头面俱痛，眼见黑花，目渐昏暗。

0407 防风丸

【方源】《普济方》卷三七三引鲍氏方。

【组成】全蝎半两（略炒）、白附子（炮）、天麻、白茯苓、僵蚕、甘草、防风各一两。

【用法】上为末，蜜为丸，如鸡头子大，朱砂为衣。每服半丸至一丸。

【主治】小儿风痰壅盛，惊风已成或未成者。

【加减】热加知母，寒加附子。

0408　羌活白芷汤

【方源】《仁术便览》卷一。

【组成】菊花（去萼）一两，细辛五钱，甘草七钱半，白芷、羌活、香附、薄荷各三两，荆芥穗五钱，茵陈五钱，苍术、川芎各一两。

【用法】上为细末。每服二钱，茶清调服。

【主治】头风、伤风、感风，一切头痛。

【加减】妇人产后，加当归、石膏。

0409　鸡苏丸

【方源】《杨氏家藏方》卷三。

【组成】鸡苏叶半斤，荆芥穗一两，防风（去芦头）一两，黄芪（生用）、生干地黄、桔梗（去芦头，炒）各半两，甘草（炙）、川芎、甘菊花各一分，脑子半钱（别研）。

【用法】上为细末，炼蜜为丸，每一两作十丸。每服一丸，麦门冬（去心）煎汤嚼下。

【主治】虚热上壅，头目不清，面赤咽干，痰嗽烦渴。

0410　驱风四物汤

【方源】《鲁府禁方》卷三。

【组成】生地黄（酒洗）一钱，川芎一钱，赤芍八分，当归（酒洗）一钱，荆芥八分，防风（去芦）七分，羌活八分，独活八分，白芷七分，藁本八分。

【用法】上锉。水煎，量疾轻重，食前后温服。

【主治】血虚，头目眩晕，头风头痛，或时头面作痒，或肌肤痒。

0411　乳香消风散

【方源】《御药院方》卷一。

【组成】乳香（研）、细辛（去叶）各一分，川芎半两，吴白芷（好者）二两，熟白天南星一两（捣为细末，以生姜一两，去皮细切，与天南星一处捣为泥，焙干，如此制三次，讫，焙干，杵碎，炒令微黄为度）。

【用法】上为细末。每服一钱，或加二钱，擦生姜热茶点下。消风并服出汗。

【主治】诸风眩，偏正头疼，项背拘急，肢体烦疼，肌肉蠕瘛，巨阳风虚，耳作蝉鸣，目涩多睡，鼻塞声重，清涕不止。

0412　南星丸

【方源】《普济方》卷四十六引《海上方》。

【组成】天南星大者一个，全蝎一对，川芎二两，人参、藁本各半两，龙脑二钱，防风一两。

【用法】上为末，以蒸饼一个，水浸一宿，去皮搜和药末为丸，如鹅眼大。每服三丸，食前茶清送下。入薄荷尤佳。

【主治】头风。

0413　牵正散

【方源】《杨氏家藏方》卷一。

【组成】白附子、白僵蚕、全蝎（去毒，并生用）各等份。

【用法】上为细末。每服一钱，热酒调下，不拘时候。

【功用】《全国中药成药处方集·吉林方》：疏风镇惊。

【主治】中风，口眼㖞斜，半身不遂。

【方论】①《医方考》：芫、防之属，可以驱外来之风，而内生之风，非其治也。星、夏之辈，足以治湿土之痰，而虚风之痰，非其治也。斯三物者，疗内生之风，治虚热之痰，得酒引之，能入经而正口眼。白附之辛，可使驱风；蚕、蝎之咸，可使软痰；辛中有热，可使从风；蚕、蝎有毒，可使破结。医之用药，有用其热以攻热，用其毒以攻毒者，《大易》所谓同气相求，《内经》所谓衰之以属也。②《成方便读》：全蝎色青善走者，独入肝经，风气通于肝，为搜风之主药；白附之辛散，能治头面之风；僵蚕之清虚，能解络中之风。三者皆治风之专药，用酒调服，以行其经。

0414 省风汤

【方源】《医方类聚》卷二十一引《济生续方》。

【组成】半夏（生用）、防风（去芦）、甘草半两（炙）、全蝎（去毒）三个、白附子（生用）、川乌（生用）、木香、天南星（生用）各半两。

【用法】上㕮咀。每服半两，水二盏，加生姜十片，煎至八分，去滓温服，不拘时候。

【主治】中风痰涎壅塞，口眼㖞斜，半身不遂，不省人事。

【方论】《医方考》：风涌其痰，干于面部，则口眼㖞僻；塞于胸中，则痰涎壅盛。是方也，防风、白附、全蝎、川乌，可以活经络之风痰而正口眼；南星、半夏、甘草、木香，可以疗胸次之风痰而开壅塞。方名曰省风者，省减其风之谓也。

0415 侯氏黑散

【方源】《金匮》卷上。

【组成】菊花四十分，白术十分，细辛三分，茯苓三分，牡蛎三分，桔梗八分，防风十分，人参三分，矾石三分，黄芩五分，当归三分，干姜三分，川芎三分，桂枝三分。

【用法】上为散。每服方寸匕，酒送下，每日一次，初服二十日，温酒调服。常宜冷食六十日止。药积在腹中不下也，热食即下矣，冷食自能助药力。

【功用】《全国中药成药处方集·沈阳方》：驱风除热，通经活络。

【主治】大风四肢烦重，风癫，中风瘫痪。

①《金匮》：大风四肢烦重，心中恶寒不足者。②《外台》引《古今录验》：风癫。③《全国中药成药处方集·沈阳方》：左瘫右痪，半身不遂，中风不语，手足拘挛，口眼歪斜，麻木不仁。

【宜忌】①《金匮》：忌一切鱼、肉、大蒜。②《外台》：忌桃、李、雀肉、胡荽、青鱼、鲊酢物。③《全国中药成药处方集》：孕妇忌服。

【方论】①《医方集解》：此手太阴、少阴，足厥阴药也。菊花秋生，得金水之精，能制火而平木，木平则风息，火降则热除，故以为君；防风、细辛以祛风；当归、川芎以养血；人参、白术以补气；黄芩以清肺热；桔梗以和膈气；茯苓通心气而行脾湿；姜、桂助阳分而达四肢；牡蛎、白矾酸敛涩收，又能化顽痰；加酒服者，以行药势也。②《张氏医通》：方中用菊花四十分为君，以解心下之蕴热。防、桂、辛、桔以升发腠理，参、苓、白术以实脾杜风，芎、归以润燥息火，牡蛎、矾石以固涩肠胃，使参、术之性留积不散，助其久功。干姜、黄芩，一寒一热，寒为风之向导，热为火之反间。用温酒服者，令药性走表以开其痹也。郭雍曰：黑散本为涤除风热，方中反用牡蛎、矾石止涩之味，且令冷食，使药积腹中，然后热食，则风热痰垢与药渐而下之也。

0416 祛风牵正汤

【方源】《常见病辨证治疗》。

【组成】当归、川芎各9g，赤芍15g，羌活9g，荆芥9g，白附子12g，全蝎、僵蚕、白芷、薄荷、菊花各9g，甘草6g。

【功用】祛风通络，益气活血。

【主治】面神经麻痹发病初起。

【加减】若发病日久，或气血较虚而身体弱者，加黄芪30g。

【方论】方中当归、川芎、赤芍活血；白附子、荆芥性味辛散，善治头面之风；薄荷、菊花轻而走上，疏风清热；全蝎、僵蚕、羌活、白芷通经活络，祛风消肿；甘草益气清热，调和诸药。共奏祛风通络、益气活血之功效。

0417 祛风清热散

【方源】《仁术便览》卷一。

【组成】细辛一分半，酒芩二钱，白芷一钱二分，防风八分，柴胡梢八分，川芎一钱，荆芥七分，羌活七分，甘草五分，蔓荆子三分，天麻七分，石膏一钱半，菊花七分。

【用法】水煎，食远热服。

【主治】风热头目昏痛，偏正头风，头痛鼻塞。

0418 祛风活络贴药

【方源】《慈禧光绪医方选议》。

【组成】防风三钱，白芷三钱，白附子二钱，僵蚕三钱，天麻二钱，薄荷一钱五分。

【用法】上为末，兑大肥皂六两，蒸透合匀，随意敷用。

【功用】祛风活络。

【主治】面风。

0419 祛风活络洗药

【方源】《慈禧光绪医方选议》。

【组成】防风二钱，白芷二钱，白附子二钱，僵蚕三钱，细辛六分，天麻一钱五分，白菊花二钱，南星二钱，橘络二钱，薄荷一钱。

【用法】水煎，热熏，温洗。

【主治】面风。

【方论】本方为牵正散与奇风散合方加减而得，祛风活络之力较专。方中僵蚕用量最大，取其息风化痰解痉之作用，现代研究证明僵蚕所含蛋白质有刺激肾上腺皮质的功效。

0420 祛风清上洗药

【方源】《慈禧光绪医方选议》。

【组成】防风三钱，川芎二钱，白芷二钱，薄荷一钱，桑叶二钱，甘菊一钱五分，天麻一钱。

【用法】用水熬透，洗之。

【主治】偏正头痛，头目昏重。

【方论】本方与《局方》川芎茶调散、《本事方》川芎丸相类。川芎为血中之气药，能上行头目，下行血海，功能活血祛瘀、祛风止痛。药理研究提示 10% 川芎浸膏能抑制大脑活动和麻痹神经中枢，故有镇静、镇痛、止痉作用。

0421 神白散

【方源】《医方类聚》卷二十引《神巧万全方》。

【组成】石膏、白附子（炮）、天南星（炮）、白芷、甘菊花、京芎、天麻各等份。

【用法】上为末。每服一钱，先嚼薄荷三五叶，再以温酒调下。

【主治】头风。

0422 神仙解语丹

【方源】《妇人良方》卷三。

【组成】白附子（炮）、石菖蒲（去毛）、远志（去心，甘草水煮十沸）、天麻、全蝎（酒炒）、羌活、白僵蚕（炒）、南星（牛胆酿，如无，只炮）各一两，木香半两。

【用法】上为细末，面糊为丸，如梧桐子大，量入辰砂为衣。每服二十至三十丸，生姜、薄荷汤吞下，不拘时候。

【主治】心脾经受风，言语謇涩，舌强不转，涎唾溢盛；及淫邪搏阴，神内郁塞，心脉闭滞，暴不能言。

0423 逐风通痹汤

【方源】《衷中参西》下册。

【组成】生箭芪六钱，麻黄三钱，全当归五钱，丹参三钱，乳香三钱，没药三钱，全蝎二钱。

【主治】风袭肌肉经络，初则麻木不仁，侵至肢体关节不利。

【加减】脉象迟弱无力，恶寒者，将黄芪

重用一两，再照加乌头二三钱；脉象有力，恶热者，以薄荷易麻黄，再加天花粉一两。初服以遍体皆得微汗为佳；至汗后再服，宜将麻黄减半，或只用一钱；筋骨软弱者，加明天麻三钱；口眼歪斜者，加蜈蚣二条，其病剧者，可加三条。

【方论】方中以黄芪为主药，取其能升补胸中大气以通于卫气，自能逐风外出。故《本经》谓：黄芪能主大风，而又以最善发表之麻黄辅之，一则扶正以祛邪，一则发汗以透邪，二药相济为用，其逐风之力虽猛，而实不至伤正气也；至于当归、丹参、乳没、全蝎诸药，或活血以祛风，或通络以祛风，皆所以赞助黄芪、麻黄以成功也。至于病偏凉者加乌头，更将黄芪增重；病偏热者加天花粉，更以薄荷易麻黄，此随病机之所宜，以细为调剂，不使服药后有觉凉觉热之龃龉也。筋骨软弱者加明天麻，取其能壮筋骨兼能祛风也。口眼歪邪者加蜈蚣，取其善理脑髓神经，而有牵正口眼之力也。

【临证举例】半身不遂：曾治一人，夏月开轩当窗而寝，为风所袭，其左半身即觉麻木，肌肉渐形消瘦，左手足渐觉不遂，为拟此方。其病偏于左，又加鹿角胶二钱作引，一剂周身得汗，病愈强半，即方略为加减，又服二剂全愈。

0424 菊花茶调散

【方源】《丹溪心法附余》卷十二。

【组成】菊花、川芎、荆芥穗、羌活、甘草、白芷各二两，细辛一两（洗净），防风（去芦）一两半，蝉蜕、僵蚕、薄荷各五钱。

【用法】上为末。每服二钱，食后茶清调下。

【主治】诸风，头目昏重，偏正头痛，鼻塞。

0425 救脑汤

【方源】《辨证录》卷二。

【组成】辛夷三钱，川芎一两，细辛一钱，当归一两，蔓荆子二钱。

【用法】水煎服。

【主治】头痛连脑，双目赤红，如破如裂者。

【方论】细辛、蔓荆治头痛之药也，然不能直入于脑，得辛夷之导引则入之矣。但三味皆耗气之味，同川芎用之，虽亦得愈头痛，然而过于辛散，邪气散而真气亦散矣，故又加入当归之补气补血，则气血周通于一身，邪自不能独留于头上矣，有不顿愈者乎？

0426 清眩丸

【方源】《北京市中药成方选集》。

【组成】川芎二百两，薄荷九十二两，白芷二百两，荆芥穗九十二两，石膏（生）一百两。

【用法】上为细末，炼蜜为丸，每丸重二钱。每服二丸，温开水送下。

【功用】解热散风。

【主治】风热上攻，头晕目眩，偏正头痛，鼻塞不通。

【备注】本方改为片剂，《北京市中成药规范》名"清眩片"。

0427 清震汤

【方源】《嵩厓尊生》卷六。

【组成】黄芩八分，防风六分，羌活四分，甘草二分，川芎六分，蔓荆子六分，当归、荆芥各八分，半夏、柴胡、天麻各七分，细辛、独活、白芷、藁本各三分，石膏一钱。

【主治】正头痛。

0428 清巅丸

【方源】《北京市中药成方选集》。

【组成】川芎三钱，柴胡三钱，白芍三钱，菊花四钱，白芷三钱，生石决明三钱，当归三钱，天麻三钱，黄芩二钱，法半夏二钱，白茅根三钱，磁石（煅）三钱，甘草二钱。

【制法】上为细粉，炼蜜为丸，每丸重二钱。每服二丸，一日二次，温开水送下。

【功用】清热散风。

【主治】风热郁结，头目眩晕。

0429　清上蠲痛汤

【方源】《寿世保元》卷六。

【组成】当归（酒洗）一钱，小川芎一钱，白芷一钱，细辛三分，羌活一钱，独活一钱，防风一钱，菊花五分，蔓荆子五分，苍术（米泔浸）一钱，麦冬一钱，生甘草三分，片芩（酒炒）一钱五分。

【用法】上锉一剂。加生姜，水煎服。

【主治】一切头痛，不问左右、偏正、新久。

0430　疏风定痛丸

【方源】《北京市中药成方选集》。

【组成】马钱子（炒去毛）三两，麻黄四两，乳香（炙）三钱，没药（炙）三钱，千年健二钱，地风三钱，桂枝三钱，牛膝三钱，木瓜三钱，自然铜（煅）三钱，甘草三钱，杜仲（生）三钱，防风三钱，羌活三钱，独活三钱。

【用法】上为细末，炼蜜为丸，每丸重二钱。每服一丸，温开水送下，一日二次。

【功用】散寒、祛风、止痛。

【主治】腰腿寒疼，四肢作痛，风寒麻木，腰脚无力。

【宜忌】孕妇忌服。

0431　蜈蚣矫正饮

【方源】《千家妙方》上册。

【组成】蜈蚣1条（去头足），地龙12g，当归12g，赤芍10g，鸡血藤15g，羌活10g，防风10g，白芷10g，川芎9g。

【用法】水煎服，每日一剂。

【功用】祛风散寒，祛瘀化痰，通经活络。

【主治】面神经炎属风湿痰阻，瘀停经脉者。

0432　愈风饼子

【方源】《儒门事亲》卷十二。

【组成】川乌半两（炮制），川芎、甘菊、白芷、防风、细辛、天麻、羌活、荆芥、薄荷、甘草（炙）各一两。

【用法】上为细末，水浸，蒸饼为剂，捏作饼子。每服三五饼子，细嚼，茶酒送下，不拘时候。

【主治】雷头风，胸中有寒痰，多沫，使头上赤肿核，或如生姜片、酸枣之状；妇人头风眩晕，登车乘船亦眩晕眼涩，手麻发脱，健忘喜怒者。

0433　蔓荆子散

【方源】《圣惠方》卷二十二。

【组成】蔓荆子三分，赤箭半两，细辛半两，麦冬一两（去心，焙），地骨皮半两，石膏一两，黄芩三分，防风三分（去芦头），羚羊角屑三分，枳壳三分（麸炒微黄，去瓤），川芎三分，茯神三分，甘菊花三分，甘草半两（炙微赤，锉），半夏三分（汤洗七遍去滑）。

【用法】上为粗散。每服三钱，以水一中盏，入生姜半分，煎至六分，去滓温服，不拘时候。

【主治】风头旋，晕闷，起则欲倒。

【宜忌】忌热面、饴糖、羊肉。

二、清热息风

0434　通化汤

【方源】《千家妙方》引高乐众方。

【组成】石菖蒲10g，连翘10g，竹茹10g，薄荷10g，橘红10g，黄连8g，桔梗8g，僵蚕10g，甘草10g，蜈蚣3条（研碎冲服），全蝎3g（研碎冲服）。

【用法】水煎服，每日一剂。

【功用】凉肝清心，祛风消痰。

【主治】脑外伤后综合征。辨证属肝郁风

动，心火炽盛，风火痰扰者。

【临证举例】脑外伤后综合征：刘某某，女，22岁，于1976年5月4日来诊。患者语謇，其父代述病情，称其女于春季大队建房当小工，坠砖击头而晕倒，经抢救回苏后即言语不清，头晕目眩，时如昏迷，四肢痿软，握物无力，行路蹒跚，三五步即摇摇欲跌，曾转治几个医院，皆诊为脑外伤后综合征，治疗四个月，未见好转。检查：体弱神疲，坐须人扶，面红目赤，问而不答，痴呆之象。脉细弦数，治用通化汤加川芎10g，水煎服。共服20剂，症除病愈。随访一年，疗效稳固。(《千家妙方》)

0435　羚角钩藤汤

【方源】《重订通俗伤寒论》。

【组成】羚角片一钱半（先煎），霜桑叶二钱，京川贝四钱（去心），鲜生地五钱，双钩藤三钱（后入），滁菊花三钱，茯神木三钱，生白芍三钱，生甘草八分，淡竹茹五钱（鲜刮，与羚羊角先煎代水）。

【用法】水煎服。

【功用】凉肝息风。

【主治】①《重订通俗伤寒论》：肝风上翔，头晕胀痛，耳鸣心悸，手足躁扰，甚则瘛疭，狂乱痉厥；及孕妇子痫、产后惊风。②《浙江中医杂志》（1982，9：413.）：癫病属阴虚火旺、肝阳浮越者。

【方论】①《重订通俗伤寒论》何秀山按：以羚、藤、桑、菊息风定惊为君；臣以川贝善治风痉，茯神木专平肝风；但火旺生风，风助火势，最易劫伤血液，尤必佐以芍药、甘草、鲜生地酸甘化阴，滋血液以缓肝急；使以竹茹，不过以竹之脉络通人之脉络耳。②《谦斋医学讲稿》：本方原为邪热传入厥阴、神昏抽搐而设，因热极伤阴，风动痰生，心神不安，筋脉拘急。故用羚羊、钩藤、桑叶、菊花凉肝息风为主；佐以生地、白芍、甘草甘酸化阴，

滋液缓急，川贝、竹茹、茯神化痰通络、清心安神。由于肝病中肝热风阳上逆，与此病机一致，故亦常用于肝阳重证，并可酌加石决明等潜镇。

【临证举例】癫病：梁某某，男，24岁。1980年8月15日入院。患者双夏期间劳累过度，加上情志不畅，导致旧病复发。症见彻夜不眠，惊惕不安，抽搐频频，不能自主，口角流涎，沉默不语，偶有大小便失禁，进食被动，病已1周。舌质红，苔薄黄，脉弦滑。体温37.8℃，扁桃体左Ⅲ、右Ⅱ，白细胞13200。诊断为癫病性精神病。证属肝阳浮越，内风扰动。治宜息风止痉、清热化痰，羚羊钩藤汤加减：羚羊角2g，钩藤、茯苓、僵蚕、天竺黄各12g，生地30g，石决明20g，生白芍15g，象贝、竹茹、地龙各10g，冬桑叶6g，蜈蚣2条。并结合针刺。前后用药20余剂，痊愈出院。(《浙江中医杂志》1982，9：413.)

【备注】本方方名，《谦斋医学讲稿》引作"羚羊钩藤汤"。

0436　羚羊镇痉汤

【方源】《温病刍言》。

【组成】羚羊角粉1g（冲），生石决明、生石膏各30g，龙胆草、僵蚕各10g，全蝎3g，钩藤12g。

【主治】高热不退，热极风动，而致颈项强直，四肢痉挛抽搐。

【加减】若出现神志昏迷，可加安宫牛黄丸一粒。

【方论】方中羚羊、石决明、胆草凉肝息风；僵蚕、全蝎、钩藤息风定痉；生石膏体重气轻而镇静神经，且专清气分之热，热退则风自息。

0437　清风镇逆养阴丸

【方源】《慈禧光绪医方选议》。

【组成】生地黄二两，归身一两五钱（酒洗），抚芎一两，生白芍一两五钱，醋柴胡八

钱，黄芩一两（酒炒），石菖蒲五钱，制半夏一两五钱，煅磁石二两（另研极细，水飞），云神二两，建曲一两五钱（炒），甘杞子一两，黑栀八钱。

【用法】上研极细面，炼蜜为丸，朱砂为衣，如绿豆大。每服三钱，临卧淡盐汤送下。

【功用】养阴平肝潜阳。

【主治】头晕目眩，眼目昏糊，耳鸣耳聋，及神志不安，失眠心悸。

0438　摧肝丸

【方源】《赤水玄珠》卷十四。

【组成】胆星、钩藤、黄连（酒炒）、滑石（飞）、铁华粉各一两，青黛三钱，僵蚕（炒）五钱，天麻（酒洗）二两，辰砂（飞）五钱，大甘草二钱。

【用法】上为末，以竹沥一碗，加姜汁少许打糊为丸，如绿豆大。每服一钱五分，食后及夜茶送下。

【功用】镇火平肝，消痰定颤。

【主治】颤振。

【宜忌】忌鸡、羊。

0439　镇风汤

【方源】《衷中参西录》上册。

【组成】钩藤钩三钱，羚羊角一钱（另炖，兑服），龙胆草二钱，青黛二钱，清半夏二钱，生赭石二钱（轧细），茯神二钱，僵蚕二钱，薄荷叶一钱，朱砂二分（研细，送服）。

【用法】以磨浓生铁锈水煎服。

【主治】小儿急惊风。其风猝然而得，四肢搐搦，身挺颈疼，神昏面热，或目睛上窜，或痰涎上壅，或牙关紧闭，或热汗淋漓。

0440　镇惊片

【方源】《山东省药品标准》。

【组成】大黄200g，天竺黄100g，钩藤40g，甘草100g，薄荷40g，胆南星40g，全蝎60g，橘红40g，朱砂34.9g。

【用法】①将朱砂研极细粉，取大黄量的20%、竺黄量的50%及全蝎尾，粉碎过筛，混匀。②将钩藤、甘草、橘红、胆星、全蝎身及大黄、竺黄的剩余部分，照煎煮法提取两次，首次2小时，第二次1小时30分，合并提取液澄清过滤，蒸发至比重1（900测）。③将①项细粉与②项稠膏相合，制成颗粒，加入薄荷油0.2ml，薄荷脑0.2g，混匀，压片即得，每片重0.3g。未满1岁服1片；二岁以上服2片。

【主治】小儿惊风，高热抽搐，咳嗽呕吐，烦躁不安。

0441　镇心当归汤

【方源】《圣济总录》卷十四。

【组成】当归（切，焙）、羚羊角（镑）各二两，龙齿（碎）三两，茯神（去木）四两，人参一两，防风（去叉）、川芎、杏仁（汤退去皮尖双仁，炒）各二两，半夏（汤洗去滑七遍）、生姜（与半夏同捣，炒干）各四两，桔梗（炒）二两，石膏（碎）三两，防己（锉）二两，桂（去粗皮）一两半。

【用法】上为粗末。每服十钱匕，以水三盏煎至二盏，去滓，入竹沥一合，更煎两沸，分三服，每日空心、午时、夜卧各一服。

【主治】中风邪，虚悸恍惚，悲伤，或梦寐不安。

三、平肝息风

0442　三公散

【方源】《医方类聚》卷二十三引《澹寮方》。

【异名】三蚣散（《普济方》卷九十二）。

【组成】蜈蚣三条（一蜜炙，一酒浸，一纸裹煨熟，各去屎），南星三个（每个切作四段，逐个如蜈蚣法制），白芷半两。

【用法】上为细末。入真麝香少许，热酒调一钱，食后服。

【主治】诸口眼㖞斜。

0443 干蝎散

【方源】《圣济总录》卷一七〇。

【组成】干蝎五枚（全者，炒），细辛（去苗叶）、乳香（研）各一分，青黛（研）、白附子（炮）各半两。

【用法】上为细散。每服半钱匕，煎冬瓜子汤调下，不拘时候。

【主治】小儿慢惊风。

0444 天竺丸

【方源】《医部全录》卷四三二。

【组成】天竺黄、明天麻、钩藤钩各五钱，枣仁、麦冬各二两，人参、远志、白芍药（酒洗）、天冬（去心）各一两，茯神一两半，橘红七钱。

【用法】上为末，炼蜜为丸，如弹子大，水飞朱砂为衣。每服一丸，灯心汤送下。

【主治】小儿痫证，或惊风不止。

0445 天麻丸

【方源】《幼幼新书》卷十引《朱氏家传》。

【组成】天麻、全蝎（炒）、天南星（炮，去皮）、白僵蚕（直者，炒）各等份。

【用法】上为细末，酒糊为丸，如大麻子大。每服一岁十丸，加至十五丸，荆芥汤送下。

【主治】小儿诸惊。

0446 天麻散

【方源】《圣济总录》卷六。

【组成】天麻、天竺黄、天南星、干蝎（并生用）各等份。

【用法】上为散。每服半钱匕，温酒调下；小儿半字。

【主治】中急风。

0447 天麻钩藤饮

【方源】《杂病证治新义》。

【组成】天麻、钩藤、生决明、山栀、黄芩、川牛膝、杜仲、益母草、桑寄生、夜交藤、朱茯神。

【用法】水煎服。

【功用】①《杂病证治新义》：平肝降逆，镇静精神，降压缓痛。②《中医伤科学》：清热化痰，平肝潜阳。

【主治】肝阳偏亢，肝风上扰，头痛眩晕，失眠抽搐，半身不遂。现用于高血压、高血压脑病、脑溢血、高热惊厥、癫痫、梅尼埃病、神经官能症等。①《杂病证治新义》：高血压、头痛、晕眩、失眠。②《古今名方》：耳鸣眼花、震颤或半身不遂，舌红，脉弦数。③《中医伤科学》：脑震荡引起的眩晕、抽搐。

【加减】重症者，可易决明为羚羊角，则药力益著；若进入后期血管硬化之症，可酌入槐花、海藻。

【方论】本方以天麻、钩藤、生决明之平肝祛风降逆为主，辅以清降之山栀、黄芩，活血之牛膝，滋肝肾之桑寄生、杜仲等滋肾以平肝之逆，并辅夜交藤、朱茯苓，以安神安眠，缓解其失眠，故为用于肝厥头痛、晕眩之良剂。若以现代之高血压头痛而论，本方所用黄芩、杜仲、益母草、桑寄生等，经研究均有降低血压之作用，故有镇静精神、降压缓痛之功。

【临证举例】①高血压：袁某某，男性，43岁。主诉：经常头昏1年。体检：心尖搏动在左第五肋间锁骨中线上，A_2亢进，无异常杂音，下肢浮肿。眼底检查无异常发现，X线见左心室轻度扩大，心电图检查提示心肌损害。治疗前每日上午八九时测量血压，共测8次，其平均血压为154/105mmHg，脉浮滑。给予本方1剂后，血压下降至130/80mmHg。以后再服3周，其间平均血压为131/85mmHg，自觉症状消失。（《江西中医药》1959，10：19.）②梅尼埃病：徐某，女，39岁。初患眩晕证，经确诊为梅尼埃病，经治疗稍有好转。本年

6月12日，病情突然加重。其症头晕目眩，耳鸣，两太阳穴部位疼痛，两眼视物昏花，斜视建筑物时有旋转感，行路不稳，转弯时需十分谨慎，心悸，少寐，多梦，时口渴，尿黄，月经正常，血压150/100mmHg。体型丰腴，舌质红，舌苔薄黄，脉象弦数。中医辨证属肾阴不足，水不涵木，肝阳偏亢。治宜滋水涵木、平肝息风，予天麻钩藤饮加熟地20g，枸杞20g。先后共服药15剂，眩晕心悸、少寐多梦诸症悉除，病愈而恢复工作。(《乡村医学》1985，12：8.)

【现代研究】降压与调节高级神经活动：本方200%水煎剂能降低高血压狗和大白鼠的血压；对血压正常的动物则无明显变化。当高血压动物的高级神经活动发生障碍时，本方可改善大脑皮层的功能状态，出现阳性条件反射量增加，分化抑制加强力的关系改变；当动物的大脑皮层功能状态正常时，本方对高级神经活动没有明显影响。实验结果表明：本方既有降压作用，又有调节高级神经活动的作用。这为本方用于某些类型高血压的治疗提供了一些药理理论基础。(《中医药研究参考》1975，9：25.)

0448　五痫再生丸

【方源】《全国中药成药处方集·呼和浩特方》。

【组成】白附子一斤，法夏四斤，南星二斤六两，皂角四两，蜈蚣十六条，天虫二斤二两，乌蛇二斤半。

【用法】上为细末，水泛小丸，朱砂为衣。

【主治】痫证。

0449　太乙金丹

【方源】《奇效良方》卷六十四。

【组成】全蝎四十九个，防风、白附子（炮）、僵蚕（炒）、天麻、朱砂、牛胆南星、天竺黄各一两，蝉蜕五钱，麝香二钱，牛黄一钱五分，天浆子（炒）二十一个，干蟾一枚

（炙，去足），赤脚蜈蚣一条（当脊上开一路，入麝香于内令满，用纸裹，阴干用）。

【用法】上为细末，炼蜜为丸，如芡实大，用金箔为衣。每服半丸，用金银薄荷汤化服，不拘时候。

【主治】小儿急、慢惊风，胎惊，天吊。

0450　止痉愈风散

【方源】《中医妇科治疗学》。

【组成】全蝎、蜈蚣各三钱，炒芥穗五钱，独活一钱。

【用法】上为末。用黄酒兑开水冲一钱，如无效，二小时后再服。若无黄酒，可用醪糟汁冲开水服。

【功用】祛风止痉。

【主治】产后突然发痉，昏昧不识人，颈项强直，牙关紧闭，手握不开，身体发热，面色时红时青，呈苦笑状，脉浮弦而劲。

0451　牛黄镇惊丸

【方源】《北京市中药成方选集》。

【组成】胆南星五钱，天麻一两，白附子（炙）五钱，僵蚕五钱，薄荷叶五钱，防风一两，钩藤五钱，天竺黄五钱，法半夏五钱，甘草二两，全蝎一两五钱（上十一味共研为细粉，过箩），牛黄四钱，珍珠（豆腐制）五钱，琥珀三钱，明雄黄五钱，朱砂五钱，麝香二钱，冰片二钱。

【用法】将牛黄、珍珠等后七味研细，加入上列胆星等细末，混合均匀，炼蜜为丸，重五分，以三十六开金箔为衣，蜡皮封固。每服一丸，每日一至三次，温开水送下。三岁以下小儿酌减。

【功用】镇惊安神，豁痰祛风。

【主治】小儿惊风，高热抽搐，牙关紧闭，烦躁不安。

0452　乌蛇散

【方源】《幼幼新书》卷十二引张涣方。

【组成】乌梢蛇（生）一两，白附子、半夏各一分，天麻、僵蚕、人参、全蝎、羌活、石菖蒲各半两，川附子一枚重半两（炮，去皮脐）。

【用法】上为粗末。每服二钱，水二盏，加生姜十片，薄荷五叶，煎一盏，滤去滓，放温，时时滴口中。

【主治】风痫，角弓反张，潮搐，及心肺中风。

0453 观音全蝎散

【方源】《活幼口议》卷十四引东汉王氏方。

【异名】观音散（《活幼口议》卷十四）。

【组成】黄芪一两，人参一分，木香一两，炙草、石莲肉（炒）、扁豆（炒）、白茯苓各一两，白芷、全蝎、防风、羌活各一两，天麻二两。

【用法】上为末。每服半钱或一钱，用大枣半个，水一小盏，煎至半盏，不拘时候服。

【功用】清神固气，补虚益脉，开胃止吐，生胃气，截风定痫。

【主治】①《活幼口议》：小儿因吐而传为慢惊风者。②《医宗金鉴》：频吐清涎，身体发热，心神烦躁，睡卧不宁。

0454 青龙妙应丸

【方源】《医方类聚》卷二十一引《济生方》。

【组成】穿山甲十五片（石灰炒），全蝎（去毒）三七个，地龙（去土）一两，蜈蚣七条（生用），麝香一字（别研），草乌（生，去皮）一两，没药三钱（别研），乳香三钱（别研），松香半两，斑蝥七个（糯米炒，去头足），白僵蚕（姜汁炒）半两，五灵脂三钱（去砂石）。

【用法】上为细末，酒糊为丸，如绿豆大，以青黛为衣。每服二十丸，温酒送下，不拘时候。

【主治】诸风挛急，遍体疼痛，游走无定，

百药之所不效者。

0455 建瓴汤

【方源】《衷中参西》中册。

【组成】生怀山药一两，怀牛膝一两，生赭石八钱（轧细），生龙骨六钱（捣细），生牡蛎六钱（捣细），生怀地黄六钱，生杭芍四钱，柏子仁四钱。

【用法】磨取铁锈浓水以之煎药。

【主治】（脑充血）头目时常眩晕，或觉脑中昏愦，多健忘，或常觉疼，或耳聋目胀；胃中时觉有气上冲，阻塞饮食不能下行，或有气起自下焦，上行作呃逆；心中常觉烦躁不宁，或心中时发热，或睡梦中神魂飘荡；或舌胀、言语不利，或口眼歪斜；或半身似有麻木不遂，或行动脚踏不稳，时欲眩仆，或自觉头重脚轻，脚底如踏棉絮；脉弦硬而长，或寸盛尺虚，或大于常脉数倍，而毫无缓和之意。

【加减】若大便不实去赭石，加建莲子（去心）三钱；若畏凉者，以熟地易生地。

0456 降压汤1号

【方源】《临证医案医方》。

【组成】紫贝齿15g（先煎），紫石英9g（先煎），磁石30g（先煎），生石决明30g（先煎），夏枯草15g，菊花9g，钩藤12g，白芍12g，生地9g，玄参18g，山栀9g，牛膝12g。

【功用】平肝降压，滋阴。

【主治】高血压。头疼头晕，面红目赤，烦躁，舌苔黄，脉弦大，证属肝阳上越者。

0457 镇肝熄风汤

【方源】《衷中参西录》上册。

【组成】怀牛膝一两，生赭石一两（轧细），生龙骨五钱（捣碎），生牡蛎五钱（捣碎），生龟甲五钱（捣碎），生杭芍五钱，玄参五钱，天冬五钱，川楝子二钱（捣碎），生麦芽二钱，茵陈二钱，甘草一钱半。

【主治】内中风证。其脉弦长有力，或上

盛下虚，头目眩晕，或脑中作疼发热，或目胀耳鸣，或心中烦热，或时常噫气，或肢体渐觉不利，或口眼渐歪斜，或面色如醉，甚或颠仆，昏不知人，移时始醒，或醒后不能复元，精神短少，或肢体痿废，或成偏枯。

【加减】心中热甚者，加生石膏一两；痰多者，加胆星二钱；尺脉重按虚者，加熟地黄八钱，净萸肉五钱；大便不实者，去龟甲、赭石，加赤石脂一两。

四、育阴息风

0458　三甲复脉汤

【方源】《温病条辨》卷三。

【组成】炙甘草六钱，干生地六钱，生白芍六钱，麦冬五钱（不去心），阿胶三钱，麻仁三钱，生牡蛎五钱，生鳖甲八钱，生龟甲一两。

【用法】水八杯，煮取三杯，分三次服。

【功用】滋阴清热，潜阳息风。

【主治】①《温病条辨》：下焦温病，热深厥甚，脉细促，心中憺憺大动，甚则心中痛者。②《医方发挥》：温病后期，热烁肝肾之阴，虚风内动之手指蠕动，心中憺憺大动，舌干齿黑，唇裂，脉沉细数。

【加减】剧者，加甘草一两，地黄、白芍各八钱，麦冬七钱，日三夜一服。

【方论】二甲复脉，防痉厥之渐，即痉厥已作，亦可以二甲复脉止厥。兹又加龟甲名之三甲者，以心中大动，甚则痛而然也。心中动者，火以水为体，肝风鸱张，立刻有吸尽西江之势，肾水本虚，不能济肝而后发痉，既痉而水难猝补，心之本体欲失，故憺憺然大动。甚则痛者，阴维为病主心痛，此证热久伤阴，八脉丽于肝肾，肝肾虚而累及阴维，故心痛，非如寒气客于心胸之痛可用温通，故以镇肾气、补任脉、通阴维之龟甲止心痛，合入肝搜邪之二甲，相济成功也。

0459　大定风珠

【方源】《温病条辨》卷三。

【组成】生白芍六钱，阿胶三钱，生龟甲四钱，干地黄六钱，麻仁二钱，五味子二钱，生牡蛎四钱，麦冬（连心）六钱，炙甘草四钱，鸡子黄（生）二枚，鳖甲（生）四钱。

【用法】水八杯，煮取三杯，去滓，再入鸡子黄，搅令相得，分三次服。

【功用】①《中医方剂学讲义》：滋液息风。②《温病条辨白话解》：滋阴潜阳。

【主治】①《温病条辨》：热邪久羁，吸烁真阴，或因误表，或因妄攻，神倦瘈疭，脉气虚弱，舌绛苔少，时时欲脱者。②《谦斋医学讲稿》：肝肾阴血极虚，内风扇动不息，眩晕不能张目，耳鸣，筋惕肉瞤，心慌泛漾。

【宜忌】《中医方剂学讲义》：如阴液虽虚，而邪气犹盛者，非本方所宜。

【加减】喘，加人参；自汗者，加龙骨、人参、小麦；悸者，加茯神、人参、小麦。

【方论】①《温病条辨》：此邪气已去八九，真阴仅存一二之治也。观脉虚苔少可知。故以大队浓浊填阴塞隙，介属潜阳镇定。以鸡子黄一味，从足太阴，下安足三阴，上济手三阴，使上下交合，阴得安其位，斯阳可立根基，俾阴阳有眷属一家之义，庶可不致绝脱欤！②《中医方剂学讲义》：本方从加减复脉汤（炙甘草、干地黄、生白芍、麦冬、阿胶、麻仁）加减而成。方用加减复脉汤甘润存阴，加龟甲、鳖甲、牡蛎育阴潜阳；五味子与甘草合用，取其酸甘化阴；鸡子黄为血肉有情之品，可以滋阴液、息风阳。合用以奏酸甘化阴、滋液息风之效。

【临证举例】①流行性乙型脑炎后遗症——失语：患者赵某，四周岁，患流行性乙型脑炎，后遗失语，意识不清，痴呆，乱跑不安静，吃石头、瓦块、纸屑，咬人，晚上睡眠惊悸，有时发热、颜面潮红等症。笔者认为，久患热性病，势必热邪伤阴，血络燥结，神经失其滋润，以致神经干燥而蠕动，筋脉拘挛，故有乱跑不安静、夜眠惊悸、发热等症状。拟用育阴镇静剂，遂仿定风珠方加减：生杭芍二钱，阿胶一钱，生龟甲二钱，生地八分，生牡蛎一钱，麦冬一钱，条沙参一钱，生石决明二钱，菖蒲五分，鸡子黄一枚。将药煎成过滤，待温，和鸡子黄顿服。服后睡眠安静，乱跑减少，白天能午睡约一个多小时，再不发热，后每十天服一剂，服至三剂，除失语外，其他症状逐渐消失，意识较前清醒。服至第六剂，语言完全恢复。(《中医杂志》1956，5：239.)②肝厥：额氏，二十二岁，除夕日亥时，先是产后受寒痹痛，医用桂、附等极燥之品，服之大效；医见其效也，以为此人非此不可，用之一年有余。不知温燥与温养不同，可以治病，不可以养身，以致少阴津液被劫无余，厥阴头痛，单巅顶一点痛不可忍，至于窗间有豆大微光即大叫，必室漆黑而后稍安，一日厥去四五次。脉弦细数，按之无力，危急已极。勉与定风珠潜阳育阴，以息肝风：大生地八钱，麻仁四钱，生白芍四钱，生龟甲六钱，麦冬（不去心）四钱，生阿胶四钱，生鳖甲六钱，海参二条，生牡蛎六钱，鸡子黄（去渣后，化入搅匀）二枚，甘草（炙）五钱。煮成八杯，去渣，上火煎成四杯，不时频服。服后见小效，加鲍鱼片一两，煮成十杯，去渣，煎至五杯，服如前。上方服二日，厥止，头痛大减，犹畏明，方法如前。服至第四日，腰以上发热，腰以下冰凉，上下浑如两截；身左半有汗，身右半无汗，左右浑如两畔。此症当令其复厥后再安则愈。照前方定风珠减半，加青蒿八分，当夜即厥二三次。至第五日，仍照定风珠原方分量，服至第八日而愈。(《吴鞠通医案》)③高血压：谭某，男，65岁，素嗜饮酒，且禀性刚强，因劳累过度，五天前突然眩仆，前医从虚论治，屡进温补，病情加重。症见面赤颧红，唇干口燥，舌质红，苔薄黄，脉象细数。血

压180/90mmHg。此乃肝肾阴亏，五志之火无制。治用滋阴涵阳法，拟大定风珠加味：阿胶10g（烊冲），鸡子黄2枚（冲），白芍15g，干地黄15g，麻仁10g，五味子5g，生牡蛎30g，麦冬10g，炙草5g，鳖甲10g，龟甲10g，乌梅10g，蔗汁100ml（兑服）。上方连服4剂，头目眩晕减半，血压160/80mmHg。再服12剂，诸症悉除，随访1年未见复发。(《中医杂志》1983，6：33.)④放疗后舌萎缩：施某，女，50岁，1982年8月18日诊。因患鼻咽癌，曾在医院做放射治疗，治后病情稳定，但出现舌僵硬、左歪、痿缩，感觉基本消失，言语不清，吞咽障碍，不能饮食。脉象弦细，按之无力，舌薄红少苔。此属热伤阴分，津液被劫，舌体失荣，予大定风珠。5剂后舌较柔和，言语略清，能进稀粥。连服17剂，言语基本清楚，能进粥及软饭。(《浙江中医杂志》1985，6：275.)⑤产后郁冒自汗：王氏，郁冒，自汗出，大便难，产后三大症俱备。因血虚极而身热发厥，六脉散大。俗云产后惊风，不知皆内证也。断断不可误认外感证，议翕摄真阴法。大生地六钱，麦冬（不去心）三钱，白芍二钱（炒），生龟甲五钱，阿胶三钱，五味子（制）一钱，生牡蛎三钱，鲍鱼三钱，炙甘草一钱，鸡子黄二枚（去滓后搅入，上火二三沸），海参二条，煮三杯，分三次服。(《吴鞠通医案》)

0460 阿胶鸡子黄汤

【方源】《重订通俗伤寒论》。

【组成】陈阿胶二钱（烊冲），生白芍三钱，石决明五钱（杵），双钩藤二钱，大生地四钱，炙草六分，生牡蛎四钱（杵），络石藤三钱，茯神木四钱，鸡子黄二枚（先煎代水煎服）。

【功用】①《重订通俗伤寒论》：滋阴息风。②《中医方剂学》：滋阴养血，柔肝息风。

【主治】①《重订通俗伤寒论》：血虚生风，

筋脉拘挛，伸缩不能自如，手足瘛疭。②《中医方剂学》：热邪久羁，灼烁阴血。筋脉拘急，手足瘛疭，类似风动，或头目眩晕，舌绛苔少，脉细数者。

【方论】本方以阿胶、鸡子黄为君，取其血肉有情，液多质重，以滋血液而息肝风；臣以芍、草、茯神木，一则酸甘化阴以柔肝，一则以木制木而息风；然心血虚者，肝阳必亢，故佐以决明、牡蛎，介类潜阳；筋挛者，络亦不舒，故使以钩藤、络石，通络舒筋也。此为养血滋阴、柔肝息风之良方。

0461　降压汤 2 号

【方源】《临证医案医方》。

【组成】白芍 20g，生地 12g，玄参 15g，首乌 9g，杜仲 12g，牛膝 12g，桑寄生 30g，灵磁石 30g（先煎），牡蛎 30g，天麻 9g，紫贝齿 12g（先煎），生石决明 30g（先煎）。

【功用】滋阴潜阳。

【主治】高血压。症见头晕、目眩、耳鸣，腰膝酸软，舌质红少津，脉弦细。证属阴虚阳亢者。

0462　滋生青阳汤

【方源】《医醇賸义》卷一。

【组成】生地四钱，白芍一钱，丹皮一钱五分，麦冬（青黛拌）一钱五分，石斛二钱，天麻八分，甘菊二钱，石决明八钱，柴胡八分（醋炒），桑叶一钱，薄荷一钱，灵磁石五钱（整块同煎）。

【主治】肝风。头目昏晕，肢节摇颤，如登云雾，如坐舟中。

第八章　安神方

一、重镇安神

0463　小儿安神丸

【方源】《万氏家抄方》卷五。

【组成】茯神（去皮木），山药各一两，胆星一两二钱，天竺黄、酸枣仁（炒）、陈皮各五钱，山栀仁（姜汁炒）三钱，黄连（姜汁炒）二钱，桔梗三钱，甘草（炙）一钱，辰砂四钱（水飞）。

【用法】上为末，炼蜜为丸，如芡实大。每服一丸，灯心、薄荷汤送下。

【功用】消痰定惊。

【主治】小儿夜啼，惊怖。

0464　朱砂安神丸

【方源】《内外伤辨》卷中。

【异名】安神丸（《兰室秘藏》卷下）。

【组成】朱砂五钱（另研，水飞为衣），甘草五钱五分，黄连（去须净，酒洗）六钱，当归（去芦）二钱五分，生地黄一钱五分。

【用法】上药除朱砂外，四味共为细末，汤浸蒸饼为丸，如黍米大，以朱砂为衣。每服十五丸或二十丸，食后津唾咽下；或温水、凉水少许送下亦得。

【功用】镇心安神，清热养血。①《兰室秘藏》：镇阴火之浮行，以养上焦之原气。②《玉机微义》：宁心清神，凉血。③《景岳全书》：清心火，养血安神。④《全国中药成药处方集·南京方》：镇静安眠。

【主治】心火上炎，灼伤阴血，心神烦乱，怔忡，失眠多梦。①《内外伤辨》：气浮心乱。②《兰室秘藏》：心神烦乱，怔忡，兀兀欲吐，

胸中气乱而有热，有似懊侬之状，皆膈上血中伏火，蒸蒸然不安。③《丹溪心法》：血虚惊悸。④《古今医统》：夜卧不安。⑤《准绳·女科》：心经血虚头晕，惊悸。⑥《医学心悟》：惊、悸、恐。⑦《叶氏女科》：妊娠五六月，平素火盛，或值天时炎热，内外之火相亢而心惊胆怯，烦躁不安，左寸微弱者。⑧《全国中药成药处方集·杭州方》：血虚肝旺，心神烦乱，惊悸健忘，夜不安床，懊侬时作，怪梦频多。

【宜忌】①《全国中药成药处方集·南昌方》：忌食辛辣、烟、酒。②《全国中药成药处方集·沈阳方》：忌油腻。③《医方发挥》：不宜多服或久服，以防造成汞中毒。

【方论】①《内外伤辨》：《内经》曰：热淫所胜，治以甘寒，以苦泻之。以黄连之苦寒去心烦，除湿热为君；以甘草、生地黄之甘寒泻火补气，滋生阴血为臣；以当归补其血不足；朱砂纳浮溜之火，而安神明也。②《医方考》：梦中惊悸，心神不安者，此方主之。梦中惊悸者，心血虚而火袭之也。是方也，朱砂之重，可使安神；黄连之苦，可使泻火；生地之凉，可使清热；当归之辛，可使养血；乃甘草者，一可缓其炎炎之焰，一可以养气而生神也。③《张氏医通》：凡言心经药，都属心包，唯朱砂外禀离明，内含真汞，故能交合水火，直入心脏。但其性徐缓，无迅扫阳焰之速效，是以更需黄连之苦寒以直折其势，甘草之甘缓以款启其微，俾膈上实火虚火，悉从小肠而降泄之。允为劳心伤神，动作伤气，扰乱虚阳之的方。岂特治热伤心包而已哉！然其奥又在当归之辛温走血，地黄之濡润滋阴，以杜火气复炽之路。其动静之机，多寡之制，各有至理，

良工调剂之苦心，其可忽诸？④《古今名医方论》叶仲坚：经云：神气舍心，精神毕具。又曰：心者，生之本，神之舍也。且心为君主之官，主不明则精气乱，神太劳则魂魄散，所以瘂寐不安，淫邪发梦，轻则惊悸怔忡，重则痴妄癫狂也。朱砂具光明之体，色赤通心，重能镇怯，寒能胜热，甘以生津，抑阴火之浮游，以养上焦之元气，为安神之第一品；心若热，配黄连之苦寒，泻心热也；更佐甘草之甘以泻之；心主血，用当归之甘温，归心血也；更佐地黄之寒以补之。心血足则肝得所藏，而魂自安，心热解则肺得其职，而魄自宁也。

【临证举例】夜游症：龙某某，男，14岁，学生。每于睡梦中惊起，启门而出，跌仆于田野荒丘，仍然沉睡。诊时见患儿神态如常，自觉心烦耳鸣，夜卧而出并不知觉，唯多梦易惊而已。舌红苔黄，脉弦数。今火扰心而心烦；火升木亢而耳鸣；火热扰于心肝，则神失守而魂飘荡，于是梦寐恍惚，变幻游行。治当清心泻火安神，镇肝定魂。予朱砂安神丸合磁朱丸。处方：生地60g，黄连18g，当归30g，甘草15g，煅磁石30g，建曲18g。研末和蜜为丸，如黄豆大，外以朱砂9g为衣。早晚各服1次，每服30丸。服完二料丸剂，其病竟瘳。（《中医杂志》1981，11：62.）

0465　全蝎饼

【方源】《普济方》卷三七三。

【组成】全蝎十四个（去毒，薄荷叶浸，炙），白僵蚕五钱、酸枣仁（炒）、茯神、天花粉、苦梗（去芦）、天麻（炮）、远志肉、羌活、甘草各三钱。

【用法】上为末，糊丸作饼子，朱砂为衣。金钱薄荷汤送下。

【功用】镇心祛惊，安神定志。

【主治】惊之轻者。

0466　安神丸

【方源】《万病回春》卷四。

【组成】当归（酒洗）、人参（去芦）、茯苓（去皮）、酸枣仁（炒）、生地黄（酒洗）、黄连（酒炒）、陈皮（去白）、南星（姜制）各一两，天竺黄五钱，牛黄二钱，珍珠二钱，琥珀二钱。

【用法】上为极细末，炼蜜为丸，如梧桐子大，朱砂五钱为衣。每服五十丸，清米汤送下。

【功用】《金匮翼》：镇心安神。

【主治】①《万病回春》：痫病，卒时晕倒，身软咬牙，吐涎沫，不省人事，随后醒者。②《金匮翼》：癫痫惊狂属痰火者。

【宜忌】忌母猪肉，牛、羊、犬、马等肉，胡椒、葱、蒜。

0467　夜啼丹

【方源】《幼科指南》卷下。

【组成】朱砂、蝉蜕、全蝎各等份。

【用法】上为末，以蜜调涂。搽上唇，止上半夜；搽下唇，止下半夜。

【主治】小儿夜啼。

0468　育赤散

【方源】《全国中药成药处方集·抚顺方》。

【组成】朱宝砂一两，天竺黄二两，磁石一两（醋煅），冰片一钱，龙骨、牡蛎各五钱。

【用法】上为细末。每服四分，早、晚二次，食前服之，白水调下。

【功用】镇静，镇痉。

【主治】羊痫疯经年或数月发病一次，卒然昏倒，全身抽搐，牙关紧闭，口角流涎，角弓反张，痰声辘辘。

【宜忌】忌食鱼腥发物。

0469　育神镇心丸

【方源】《丹台玉案》卷二。

【组成】羚羊角、犀角各四钱，胆星（制过九次者）、远志（去心）、茯神（去木）、柏子仁（去油）、石菖蒲、橘红各八钱，礞石

（煅过）六钱，大黄五钱，天麻（煨过）七钱，牛黄二钱，瓜蒌曲五钱，麝香一钱二分，朱砂二钱，真金箔三十张。

【用法】上为细末，竹沥同胆星打糊为丸，朱砂、金箔为衣。每服一丸，空心姜汤送下。

【主治】五种痫证，并癫狂惊恐，痰迷心窍。

0470 定志丸

【方源】《幼科发挥》卷二。

【组成】人参、白茯神、远志、石菖蒲（炒）、酸枣仁（炒）、柏子仁各一钱半，琥珀、珍珠、胆星、铁花粉各一钱，朱砂（飞）、麝香各一字。

【用法】上为末，水煮山药粉为丸，如黍米大。每服十五丸，灯心煎汤送下；更煮猪心与儿食之，以助药力。

【主治】小儿惊久成痫。

0471 柴胡加龙骨牡蛎汤

【方源】《伤寒论》。

【组成】柴胡四两，龙骨、黄芩、生姜（切）、铅丹、人参、桂枝（去皮）、茯苓各一两半，半夏二合半（洗），大黄二两，牡蛎一两半（熬），大枣六枚（擘）。

【用法】以水八升，煮取四升，纳大黄，切如棋子，更煮一两沸，去滓，温服一升。

【功用】①《杂病广要》：下肝胆之惊痰。②《经方研究》：疏解泄热，重镇安神。

【主治】①《伤寒论》：伤寒八九日，下之，胸满，烦惊，小便不利，谵语，一身尽重，不可转侧者。②《杂病广要》：癫痫。

【方论】①《内台方议》：用柴胡为君，以通表里之邪而除胸满，以人参、半夏为臣辅之。加生姜、大枣而通其津液，加龙骨、牡蛎、铅丹收敛神气而镇惊为佐，加茯苓以利小便而行津液，加大黄以逐胃热、止谵语，加桂枝以行阳气而解身重错杂之邪，共为使。以此十一味之剂，共救伤寒坏逆之法也。②《伤寒

来苏集》：取柴胡之半，以除胸满心烦之半里；加铅丹、龙、牡以镇心惊，茯苓以利小便，大黄以止谵语；桂枝者，甘草之误也，身无热无表证，不得用桂枝，去甘草则不成和剂矣；心烦谵语而不去人参者，以惊故也。③《医方集解》：柴胡汤以除烦满；加茯苓、龙骨、牡蛎、铅丹，收敛神气而镇惊，而茯苓、牡蛎又能行津液、利小便；加大黄以逐胃热、止谵语；加桂枝以行阳气；合柴胡以散表邪而解身重；因满故去甘草。

【临证举例】①癫痫：尹某某，男，34岁。胸胁发满，夜睡呓语不休，且乱梦纷纭，时发惊怖，精神不安，自汗出，大便不爽。既往有癫痫史，此病得之于惊吓之余。视其人神情呆滞，面色发青，舌红而苔白黄相兼，脉来沉弦。辨为肝胆气郁，兼阳明腑热，而心神被扰，不得潜敛之证。治宜疏肝泻胃，镇惊安神。予本方一剂，大便通畅，胸胁满与呓语皆除，精神安定，不复梦扰，唯欲吐不吐，胃中似嘈不适，上方加竹茹、陈皮，服之而愈。（《刘渡舟医案》）②恚怒卒倒：一妇岁五十余，恚怒即少腹有物上冲心，绝倒，牙关噤闭，半许时自省，月一发或二发，先生诊之，胸腹动悸，与柴胡加龙骨牡蛎汤，数旬愈。（《生生堂治验》）③神经官能症：梁某，女，32岁。2年多来，自觉头晕乏力，夜寐不安，心悸怔忡，胸脘痞闷，胃纳不佳，有时脘痛，大便不实，月经不调，白带多。上述症状每因情志不畅而加重，自疑癌症，查无阳性体征，服中西药不效，苔薄，诊断为肝郁型神经官能症。予本方6剂后，症状明显好转；继服10余剂，除脘部略有不适，余症消失。（《陕西中医》1984，12：41.）④帕金森病：潘某，女，59岁。高血压、动脉硬化史10年。2年前两手颤抖，走路不稳，西医诊断为帕金森病。给予安坦、莨菪浸膏片、安定等治疗，病情好转。4个月前因精神刺激颤抖加重，继用上药无效。现患者两手呈有节律之细震颤，走路呈慌张病

态，头部前倾，摇摆不止。胸部闷胀，烦躁口苦，小便黄赤。舌微红，苔边白中黄，脉弦劲。证属阴虚阳亢，郁怒化火，火盛生风，风火相扇，元神失主，筋脉失约所致。治宜调肝清热，潜阳息风，镇惊安神。予本方加蜈蚣2条，水煎服。上方服12剂后颤抖明显减轻，继服24剂后颤抖消失，追访2年未复发。(《上海中医药杂志》1986，4：25。)⑤舞蹈病：张某，女，12岁。手足乱动、行走不稳、挤眉弄眼等5个多月，伴烦躁易怒、时时叹气，脉弦而细。某医院诊断为舞蹈病。证属邪入少阳，痰湿内郁，风邪外客。拟本方去铅丹、大黄，加白芍6g，生甘草6g。煎服3剂后诸症好转，继服30剂而愈。(《北京中医学院学报》1983；4：30。)

【现代研究】①对小鼠自发运动量（SMA）的影响：通过对 SMA 的观察，能了解对中枢神经系统有作用的药物对行为方面的影响。实验表明，本方对正常状态小鼠的 SMA 没有影响，但呈现在兴奋时起抑制作用，在抑制时则起促进作用，这一效果具有重要意义，它为本方在临床的辨证应用提供了一个有力的依据。(《湖北中医杂志》1986，6：48。)②对儿茶酚胺心血管损伤的保护作用：实验表明，本方可有效地保护机体，抵抗儿茶酚胺（CA）的心血管损伤作用。(《广东中医》1959，12：510。)③对血小板凝集功能的影响：实验表明，本方对血小板没有直接的凝集作用，但能增强肾上腺素对血小板的凝集作用。这种增强凝集作用，可被育享宾（α2 受体拮抗剂）阻断，而不被哌唑嗪（α1 受体拮抗剂）和乙基马来酰胺阻断。因此，其作用机理之一，可能是对 α1-肾上腺素能受体具有激发作用。(《黑龙江中医药》1984，6：30。)

0472 琥珀丹

【方源】《幼幼新书》卷十引张涣方。

【组成】琥珀、南星（腊月牛胆酿者）、天麻、朱砂（细研，水飞）各一两，白僵蚕、白附子、香白芷各半两（为细末），龙脑（研）一钱。

【用法】上为细末，炼蜜为丸，如芡实大。每服一丸，人参薄荷汤化下。

【功用】安心神，镇惊邪。

【主治】小儿一切惊风。

0473 琥珀抱龙丸

【方源】《中药成方配本》。

【组成】琥珀五钱，全蝎三钱，僵蚕四钱，胆星二两一钱，天竺黄七钱，飞腰黄七钱，飞朱砂三钱，麝香五分，茯苓一两，川贝五钱。

【用法】上各取净末和匀，用胆星化糊为丸，分做一百六十粒，每粒约干重四分，蜡壳封固。每用一丸，开水化服，重症加倍。

【功用】化痰定惊。

【主治】小儿发热惊惕，痰壅痉厥。

二、滋养安神

0474 一志汤

【方源】《医醇賸义》卷二。

【组成】人参二钱，茯神二钱，白术一钱五分，甘草五分，黄芪二钱，益智仁一钱五分，远志五分，柏仁二钱，广皮一钱，木香五分，大枣二枚，姜三片。

【主治】思虑太过，心烦意乱，食少神疲，四肢倦怠。

0475 人参琥珀丸

【方源】《准绳·类方》卷五。

【组成】人参（去芦）、琥珀（另研）、茯神（去木）、白茯苓（去皮）、石菖蒲（节密小者）、远志各半两（酒浸半日，去心），乳香（另研）、酸枣仁（温酒浸半日，去壳，纸上炒令香熟）、朱砂（另研，水飞）各二钱半。

【用法】上为细末，炼蜜为丸，如梧桐子大。每服二十丸，食后温酒送下，一日二次；

如不能饮，大枣汤送下。可常服。

【主治】癫、痫、狂，惊悸失眠，恍惚不宁。①《准绳·类方》：癫病。②《景岳全书》：癫痫。③《医灯续焰》：失神狂乱，哀乐无由，惊悸不时，夜不能寐，一切恍惚不宁。

0476　大酸枣汤

【方源】《千金翼方》卷十八。

【组成】酸枣仁五升，人参、茯苓、生姜（切）、川芎、桂心各二两，甘草（炙）一两半。

【用法】上㕮咀。以水一斗二升，煮枣仁取七升，去滓；纳诸药，煮取三升，分三服。

【主治】虚劳烦悸，奔气在胸中，不得眠。

0477　天王补心丹

【方源】《校注妇人良方》卷六。

【组成】人参（去芦）、茯苓、玄参、丹参、桔梗、远志各五钱，当归（酒浸）、五味、麦冬（去心）、天门冬、柏子仁、酸枣仁（炒）各一两，生地黄四两。

【用法】上为末，炼蜜为丸，如梧桐子大，用朱砂为衣。每服二三十丸，临卧竹叶煎汤送下。

【功用】宁心保神，益血固精，壮力强志，令人不忘；清三焦，化痰涎，祛烦热，除惊悸，疗咽干，育养心神。

【主治】阴血亏少，虚烦少寐，心悸神疲，梦遗健忘，大便干结，口舌生疮，舌红少苔，脉细数。①《校注妇人良方》：妇人热劳，心经血虚，心神烦躁，颊赤头痛，眼涩唇干，口舌生疮，神思昏倦，四肢壮热，食饮无味，肢体酸疼，心忪盗汗，肌肤日瘦，或寒热往来。②《医方考》：过劳伤心，忽忽喜忘，大便难，或时溏利，口内生疮者。③《证治宝鉴》：颤振，脉数而无力。

【宜忌】①《校注妇人良方》：方内天麦门冬、玄参、生地虽能降火，生血化痰，然其性沉寒，损伤脾胃，克伐生气。若人饮食少思，大便不实者，不宜用。②《摄生秘剖》：忌胡荽、大蒜、萝卜、鱼腥、烧酒。

【方论】①《医方考》：人参养心气，当归养心血，天、麦门冬所以益心津，生地、丹、玄所以解心热，柏子仁、远志所以养心神，五味、枣仁所以收心液，茯苓能补虚，桔梗能利膈，诸药专于补心，劳心之人宜常服也。②《古今名医方论》引柯琴：心者主火，而所以主者神也。神衰则火为患，故补心者必清其火而神始安。补心丹用生地黄为君者，取其下足少阴以滋水主，水盛可以伏火，此非补心之阳，补心之神耳；凡果核之有仁，犹心之有神也，清气分无如柏子仁，补血无如酸枣仁，其神存耳；参、苓之甘以补心气，五味之酸以收心气，二冬之寒以清气分之火，心气和而神自归矣；当归之甘以生心血，玄参之咸以补心血，丹参之寒以清血中之火，心血足而神自藏矣；更假桔梗为舟楫，远志为向导，和诸药入心而安神明。以此养心则寿，何有健忘、怔忡，津液干涸，舌上生疮，大便不利之虞哉！③《医方集解》：此手少阴药也。生地、玄参北方之药，补水所以制火，取其既济之义也；丹参、当归所以生心血，血生于气；人参、茯苓所以益心气，人参合麦冬、五味又为生脉散，盖心主脉，肺为心之华盖而朝百脉，百脉皆朝于肺，补肺生脉，脉即血也，所以使天气下降也，天气下降，地气上腾，万物乃生；天冬苦入心而寒泻火，与麦冬同为滋水润燥之剂；远志、枣仁、柏仁所以养心神，而枣仁、五味酸以收之，又以敛心气之耗散也；桔梗清肺利膈，取其载药上浮而归于心，故以为使；朱砂色赤入心，寒泻热而重宁神。④《古方选注》：补心者，补心之用也。心藏神，而神之所用者，魂、魄、意、智、精与志也。补其用而心能任物矣。《本神篇》曰：随神往来者谓之魂，当归、柏子仁、丹参流动之药，以悦其魂；心之所忆谓之意，人参、茯神调中之药，以存其意；因思虑而处物谓之智，以枣仁静招乎动而益其智；并精出入者谓之魄，以天冬、麦冬、五味子宁静之药而安其魄；生之来谓之精，以生地、元参填下之药定其精；意之所存谓之志，以远志、桔梗动生于静而通其志。若是，则神之阳动而生魂，魂之生而为意，意交于外而智生焉；神之阴静而生魄，魄之生而为精，精定于中而志生焉，神之为用不穷矣，故曰补心。

【临证举例】①狂证（精神病）恢复期：本方加味用于狂证（精神病）恢复期善后调理；如虚弱患者，亦可先用本方，再用吐、下诸法，后再以本方善后。共治62例，均愈。复发者，再用此法亦获效。（《中华神经精神科杂志》1958，6：434.）②失眠：用本方加味改制成合剂，组成为酸枣仁三两，柏子仁一两，朱茯苓一两，远志肉五钱，桂圆肉一两，大生地三两，麦冬二两，五味子一两五钱，当归一两，阿胶一两，磁石十两，潼刺蒺藜各二两，党参一两。治疗失眠患者76例，有效74例，无效2例。（《江苏中医》1959，1：11.）③期前收缩：邹某某，女，20岁。4个月前因风湿性心肌炎、心律紊乱治疗2个多月，症状缓解出院。近来病情加重，心悸心慌，胸背闷胀，针刺样痛；精神疲乏，失眠多梦，烦躁少气，自汗盗汗，劳累尤甚，渴不欲饮，食后腹胀，大便干结。投复脉汤半月未效。诊见：舌尖紫黑瘀点，舌苔少，脉弦细而结。心电图提示：多发性室性期前收缩。血沉39mm/60min，抗O＞800U。诊断：风湿性心脏病，心律不齐。证属心脏气阴两虚、脉络瘀阻之心悸，拟天王补心丹加减：黄芪5g，党参2g，丹参12g，酸枣仁10g，玄参12g，麦冬12g，远志6g，五味子6g，当归10g，生地黄16g，茯苓12g，乳没各6g（包煎），桔梗5g，朱砂2g（冲服）。前后六诊，共服药32剂。药后病除，血沉正常，抗O＜600U，余无不适，以前方调理半月，日益康复，坚持工作。（《疑难病证中医治验》）④慢性荨麻疹：杨某某，女，36岁。10年前出现胸痛、咳嗽、痰中带血，经X线检查为肺结核。随即全身发风疹疙瘩，时隐时现，时轻时重，瘙痒甚剧。自发皮疹后即患失眠症，有时初睡即不能安睡，有时睡而易醒，甚则整夜梦幻连绵。后肺结核经治疗而愈，冬季遇风仍发风疹疙瘩，且以夜间为甚，天气转暖即愈。1962年11月底，前述皮疹又发，瘙痒甚，有灼热感，影响睡眠，头额昏晕，眼花，耳鸣。检查：面色无华，双颊稍泛红晕，体倦神疲，内眦暗陷，全身散发黄豆大小之风疹，或红或白；皮肤划痕症强阳性；X线透视：右上肺有钙化点；舌尖红苔薄白，脉细带数，尺脉无力。此由肾水不足，真阴不升，致心火亢盛，消耗营阴，阴亏血少则生风，故发瘾疹。按养心法治之：太子参三钱，天门冬三钱，麦门冬三钱，茯苓三钱，朱茯神三钱，当归三钱，丹参三钱，酸枣仁五钱，五味子一钱半，远志肉三钱，大生地四钱，桔梗二钱，炙甘草一钱。服四剂后，皮疹即少发，睡眠时间亦延长，皮疹划痕症明显减轻。原方加熟地三钱，杞子三钱，又服五剂，皮疹未见再发。此后日服天王补心丹四钱，连服两周，药后除夜间时有梦扰外，头额昏晕、耳鸣等症消失，一冬未见瘾疹再发。（《上海中医药杂志》1965，8：26.）⑤过敏反应：一青年学生患失眠症，用本方加炒枣仁、龙眼肉、莲子肉，水煎服。8日后出现全身红疹，如针尖，其痒难忍，微热口渴。停药1周后消退。数月后又服上方，2天后复出红疹，经用桑叶、蝉蜕、地肤子、茯苓、甘草、枇杷叶煎服后消失。推测可能是方中朱砂所致。（《中华皮肤科杂志》1959，1：60.）

【现代研究】对心肌梗死的拮抗作用：补心丹加味（人参15g，麦冬、五味子各30g，玄参、炮附子、远志、公丁香、甘草各15g，丹参、茯神、酸枣仁、天冬、柏子仁、红花、当归各30g，生地120g，蒲黄18g）对健康雄性小鼠实验性心肌梗死确有拮抗作用。实验结果表明：本方对由异丙肾上腺素所致的实验性心肌梗死有满意的拮抗作用，不仅能防止缺血性心电图改变和心肌病理学损害，而且对缺血心肌的生化代谢有良好影响，如通过对心肌琥珀酸脱氢酶、三磷酸腺苷酶活化作用来改善细胞线粒体呼吸和电子传递系统，促使线粒体能量转换，并使心肌兴奋－收缩耦联机制正常化。实验显著降低心肌梗死的发生率，提高了动物的存活率。此外，本方还能改善动物的非特异性防御功能和应激状态。实验提示，本方加味适宜治疗心绞痛、心肌梗死伴有心脏泵和电衰竭者，尤其适宜治疗"梗死前综合征"。[《中西医结合研究资料（山西省中医研究所）》1975，5：8.]

0478 平补镇心丹

【方源】《局方》卷五。

【组成】酸枣仁（去皮，隔纸炒）二钱半，车前子（去土，碾破）、白茯苓（去皮）、五味子（去枝梗）、肉桂（去粗皮，不见火）、麦冬（去心）、茯神（去皮）各一两二钱半，天门冬（去心）、龙齿、熟地黄（洗，酒蒸）、山药（姜汁制）各一两半，人参（去芦）半两，朱砂（细研为衣）半两，远志（去心）、甘草（炙）一两半。

【用法】上为末，炼蜜为丸，如梧桐予大。每服三十丸，空心饭饮送下；温酒亦得，加至五十丸。

【功用】常服益精髓，养气血，悦色驻颜。

【主治】①《局方》：丈夫、妇人心气不足，志意不定，神情恍惚，夜多异梦，松悸烦郁；及肾气伤败，血少气多，四肢倦怠，足胫酸疼，睡卧不稳，梦寐遗精，时有白浊，渐至羸瘦。②《张氏医通》：心血虚少，惊悸颤振，夜卧不宁。

0479 甘草小麦大枣汤

【方源】《金匮》卷下。

【异名】甘麦大枣汤（原书同卷）。

【组成】甘草三两，小麦一升，大枣十枚。

【用法】以水六升，煮取三升，分三服温服。

【功用】①《血证论》：养胃生津，化血润燥。②《金匮要略讲义》：补益心脾，安神宁心。

【主治】脏躁。精神恍惚，常悲伤欲哭，不能自主，睡眠不安，甚则言行失常，呵欠频作，舌红少苔。现用于癔病及神经衰弱属心脾两虚肝郁者。①《金匮》：妇人脏躁，喜悲伤欲哭，象如神灵所作，数欠伸。②《类聚方广义》：痫证、狂证，因平素忧郁无聊，夜夜不眠，发则恶寒发热，战栗错语，心神恍惚，居不安席，酸泣不已者。③《方函口诀》：小儿啼泣不止者。

【方论】①《金匮要略论注》：小麦能和肝阴之客热而养心液，具有消烦、利溲、止汗之功，故以为君；甘草泻心火而和胃，故以为臣；大枣调胃，而利其上壅之燥，故以为佐。盖病本于血，心为血主，肝之子也，心火泻而土气和，则胃气下达，肺脏润，肝气调，燥止而病自除也；补脾气者，火为土之母，心得所养，则火能生土也。②《金匮要略心典》：五志生火，动必关心，脏阴既伤，穷必及肾也。小麦为肝之谷，而善养心气；甘草、大枣甘润生阴，所以滋脏器而止其躁也。

【临证举例】①脏躁：表嫂孀居二十年矣。右瘫不能举动，不出门者三年。今则神情恍惚，口乱语，常悲泣。诘其故，答曰：自亦不知为何故也。诊之，两寸脉短涩，以石菖蒲、远志、当归、茯苓、人参、黄芪、白术、大附子、晚蚕沙、陈皮、粉草，服四帖，精神较好于前，但悲泣如旧，夜更泣。予思仲景大枣小麦汤，正与此对。即与服之，两帖而瘳。方用大枣十二枚，小麦一合，大甘草（炙过）三寸，水煎饮之。（《孙氏医案》）②妇女更年期综合征：用本方治疗30例，显效者22例，进步4例，有效4例。方药：甘草3~6g，小麦30g，大枣10枚。有严重失眠及烦躁不安者，则加酸枣仁或茯神。典型病例：杨某某，48 岁，家庭妇女。心慌，呼吸迫促、发喘，发作性颜面发红、发热，有胸部阻塞感，严重时有被窒息样，伴有严重失眠，已断续发作约 1 年。1 年前月经不规则，量时多时少。自此后上述症状依次发生，尤以经期前后更为明显，经医治无效。体型消瘦，颜面潮红，精神高度紧张，呼吸及说话均表现极度不安，迫促非常。心律、心率均正常，肺部（-），腹部正常。血压 145/95mmHg。入院诊断：更年期综合征。用苯巴比妥、三溴、卵巢素等无效。后改用中药甘麦大枣汤，每日 1 剂，服至 3 剂后，症状基本消失，能熟睡 6~7 小时，并可自理生活，服至 12 剂后，症状全消出院。（《福建中医药》1960，10：17.）③歇斯底里精神性发作：本方治疗歇斯底里精神发作 25 例，主要症状：神态恍惚，无故悲伤，哭泣叫嚷吵闹，躁扰不宁，夜卧不安等。治疗后均获痊愈。（《中医杂志》1960，2：32.）④癫痫小发作：赵某某，男，4 岁。半年来几乎每日频繁发作眨眼、咀嚼，双手肌肉小抽搐等动作，每次历时几十秒钟，止后如常。诊断为癫痫小发作。用苯妥英钠后无明显好转。症见颈软，精神不振，问答稍迟缓。舌质淡红，苔薄白，脉弦细。经用甘麦大枣汤加味，5 剂后，病情基本停止，再以本方合六君子汤调理获愈。（《浙江中医杂志》1984，3：106.）

【现代研究】①镇静作用：保田和美报道，本方水提取物对环己烯巴比妥的睡眠时间稍有延长作用。在对大鼠自发运动量的实验中，口饲至第三四天后，可观察到运动量减少。（《国外医学·中医中药分册》1983，3：53.）②抑制平滑肌运动：本方水提取物在 $5×10^3$g/ml 时能够抑制组织胺、乙酰胆碱所致的豚鼠回肠收缩；$2×10^3$g/ml 时即可抑制大鼠子宫收缩；$5×10^3$g/ml 浓度时则能完全抑制。（《国外医学·中医中药分册》1983，3：53.）

0480　龙齿汤

【方源】《医方大成》卷五引《简易方》。

【组成】官桂二两半，半夏二两（汤泡），人参（去芦）、白茯苓（去皮）、甘草（炙）、当归、龙齿（研）、桔梗（炒）、茯神（去皮）各一两，远志（去心）、枳壳（去瓤，麸炒）各一两半，黄芪（蜜炙）一两。

【用法】上为末，每服三钱，水一盏，加生姜三片，大枣一枚，粳米百粒，煎服。

【主治】心下怔忡，常怀忧虑，神思多惊，如堕险地，小便或赤或浊。

0481　龙齿安神丹

【方源】《辨证录》卷八。

【组成】人参、麦冬各一两，黄连二钱，柏子仁三钱，龙齿（火煅，醋淬，为末）一钱，炒枣仁三钱，甘草五分，北五味子一钱。

【用法】水煎服。

【主治】用心太过，思虑终宵，以至精神恍惚，语言倦怠，忽忽若有所失，腰脚沉重，肢体困惫。

0482　龙齿补心汤

【方源】《济阳纲目》卷五十七。

【组成】龙齿（煅）、人参、熟地（砂仁炒）、当归（酒洗）、茯神、白茯苓、麦冬（去心）、黄芪、酸枣仁（炒去油）、远志（甘草水煮，去骨）、白术各一钱，甘草五分。

【用法】上作一服。水煎，空腹服。

【主治】诸虚潮热，心惊不寐，小便白浊。

0483　龙齿镇心丹

【方源】《局方》卷五。

【组成】龙齿（水飞）、远志（去心，炒）、天门冬（去心）、熟地黄、山药各六两（炒），茯神、麦冬（去心）、车前子（炒）、白茯苓、桂心、地骨皮、五味子各五两。

【用法】上为末，蜜为丸，如梧桐子大。每服三十丸至五十丸，空心温酒、米汤任下。

【功用】《普济方》：益精髓，养血气，明视听，悦色驻颜。

【主治】心肾气不足，惊悸健忘，梦寐不安，遗精，面少色，足胫酸疼。

0484 宁志丸

【方源】《仁斋直指》卷十一。

【异名】安志丸（《济阳纲目》卷五十四）、宁神定志丸（《北京市中药成方选集》）。

【组成】人参、白茯苓、茯神、柏子仁、琥珀、当归、酸枣仁（温酒浸半日，去壳，隔纸炒香）、远志（酒浸半日，新布裹，捶取肉，焙）各半两，乳香、朱砂（别研）、石菖蒲各一分。

【用法】上为末，炼蜜为丸，如梧桐子大。每服三十丸，食后枣汤送下。

【功用】《北京市中药成方选集》：滋阴补气，益智宁神。

【主治】心虚血少，惊悸怔忡，癫痫。①《仁斋直指》：心虚血虚，多惊。②《景岳全书》：心虚血少，神志不宁而惊悸者；怔忡，癫痫。③《济阳纲目》：气血虚，梦中多惊。④《北京市中药成方选集》：气血虚弱，神志不宁，心虚多梦，烦躁盗汗。

【备注】本方《北京市中药成方选集》无茯神。

0485 宁志膏

【方源】《本事方》卷二。

【组成】人参（去芦）一两，酸枣仁（微炒，去皮，研）一两，辰砂（水飞）半两，乳香一分（以乳钵坐水盆中研）。

【用法】上为细末，炼蜜为丸，如弹子大。每服一丸，薄荷汤化下。

【功用】《普济方》：宁神定志，安眠止痛。

【主治】惊恐失志，心气虚耗，健忘，失眠，癫狂，赤白浊。①《本事方》：失心。②《局方》：心脏亏虚，神志不守，恐怖惊惕，常多恍惚，易于健忘，睡卧不宁，梦涉危险，

一切心疾。③《普济方》：心气虚耗，赤白浊甚。④《寿世保元》：癫狂失心不寐。

【方论】①《寿世保元》：此方朱砂能镇心安神；酸可使收引，故枣仁能敛神归心；香可使利窍，故乳香能豁痰达心志；许学士加人参，亦谓人参能宁心耳。②《本事方释义》：人参气味甘温，入脾胃；枣仁气味苦平，入心；辰砂气味苦温，入心；乳香气味辛微温，入手足少阴。以薄荷汤送药，乃手太阴之引经药也；甘温护持中土，佐以苦味入心，辛香开窍，使以轻扬为引，表里皆得安妥矣。

【临证举例】失心：予族弟妇缘兵火失心，制此方与之，服二十粒愈。

【备注】本方方名，据剂型当作"宁志丸"。

0486 宁心益志丸

【方源】方出《丹溪心法》，名见《丹溪治法心要》卷四。

【组成】人参、茯苓、茯神、牡蛎、酸枣仁、远志、益智各半两，辰砂二钱半。

【用法】上为末，枣肉为丸服。

【功用】宁心益智。

【备注】本方《丹溪治法心要》无茯苓。

0487 朱砂安神丸

【方源】《北京市中药成方选集》。

【组成】黄连一钱，甘草二钱五分，熟地三钱，生地二钱，当归五钱，生黄芪一两，枣仁（炒）一两，龙齿（生）六钱，茯苓五钱，柏子仁一两，远志（炙）五钱。

【用法】上为细末，炼蜜为丸，朱砂为衣，重三钱。每服一丸，一日二次，温开水送下。

【功用】补气益血，宁心安神。

【主治】气血衰弱，心跳不安，精神恍惚，夜寐难眠。

0488 交泰丸

【方源】方出《韩氏医通》卷下，名见《四科简效方》甲集。

【组成】川黄连五钱，肉桂心五分。

【用法】上为末，炼蜜为丸，空心淡盐汤送下。

【主治】心肾不交，怔忡无寐。

【临证举例】失眠：应用本方治疗神经官能症失眠 50 例。显效 17 例，有效 21 例，总有效率为 76%，无一例恶化。其方法是将黄连、肉桂各等份，或黄连三份、肉桂二份研末和匀装胶囊，每囊重 0.3g，每服 4 粒，睡前半小时服用。一般热象不著者用黄连、肉桂各等量做成的胶囊；热象较著，心火亢盛者，用 3：2 比例做成的胶囊。典型病例：陈某某，男，35 岁，技术员。五六年来早醒不眠，夜寐不实，一夜之间醒达十余次，仅能睡眠 4 小时左右，脉弦细尺弱，苔根黄。服本丸后当晚夜眠即较酣，一夜仅醒 3~4 次。继续服药，睡眠时数延长至 7~9 小时。（《北京医学院学报》1975，3：162.）

0489 安定汤

【方源】《辨证录》卷四。

【组成】黄芪一两，白术五钱，当归五钱，生枣仁五钱，远志三钱，茯神五钱，甘草一钱，熟地一两，半夏二钱，麦冬五钱，柏子仁三钱，玄参三钱。

【用法】水煎服。

【功用】生血，大补心肝。

【主治】心虚惊悸。闻声而惊动，心中怦怦，半日而后止，久则不必闻声而亦惊，且添悸病，心中常若有来捕者。

0490 安神丸

【方源】《保婴金镜》引《秘旨》。

【组成】人参、半夏（汤泡）、酸枣仁（炒）、茯神各一钱，当归（酒洗）、橘红、赤芍（炒）各七分，五味子五粒（杵），甘草（炙）三分。

【用法】上为末，姜汁糊为丸，如芡实大。每服一丸，生姜汤送下。

【主治】心血虚而睡中惊悸，或受惊吓而作。

0491 安眠汤

【方源】《临证医案医方》。

【组成】夜交藤 15g，合欢花 9g，炒枣仁 12g，龙齿 9g，茯神 9g，麦冬 9g，石斛 12g，珍珠母 30g（先煎），白芍 9g，夏枯草 9g，朱砂 1g（冲），琥珀 1.5g（冲）。

【功用】镇静，安神。

【主治】失眠梦多，头昏头胀，舌质红，脉细数。

0492 安寐丹

【方源】《石室秘录》卷一。

【组成】人参三钱，丹参二钱，麦冬三钱，甘草一钱，茯神三钱，生枣仁五钱，熟枣仁五钱，菖蒲一钱，当归三钱，五味子一钱。

【用法】水煎服。

【主治】心血少所致心经之病，怔忡不寐。

0493 安魂汤

【方源】《衷中参西》上册。

【组成】龙眼肉六钱，酸枣仁（炒，捣）四钱，生龙骨（捣末）五钱，生牡蛎（捣末）五钱，清半夏三钱，茯苓片三钱，生赭石（轧细）四钱。

【用法】水煎服。

【主治】心中气血虚损，兼心下停有痰饮，致惊悸不眠。

【方论】方中用龙眼肉以补心血，酸枣仁以敛心气，龙骨、牡蛎以安魂魄，半夏、茯苓以清痰饮，赭石以导引心阳下潜，使之归藏于阴，以成瞌睡之功也。

【临证举例】失眠：一媪，年五十余，累月不能眠，屡次服药无效。诊其脉有滑象，且其身形甚丰腴，知其心下停痰也。为制此汤，服两剂而愈。

0494 安神镇惊丸

【方源】《万病回春》卷四。

【组成】当归（酒洗）一两，白芍（煨）一两，川芎七钱，生地（酒洗）一两半，白茯苓（去皮木）七钱，贝母（去心）二两，远志（去心）七钱，酸枣仁（炒）五钱，麦冬（去心）二两，黄连（姜汁炒）五钱，陈皮（去白）一两，甘草二钱，朱砂一两（研末，飞过）。

【用法】上为细末，炼蜜为丸，如绿豆大。每服五十丸，食远枣汤送下。

【主治】血虚心神不安，惊悸怔忡不寐。

0495 还神至圣汤

【方源】《辨证录》卷四。

【组成】人参一两，白术二两，茯神、生枣仁各五钱，广木香、天南星、荆芥各三钱，甘草、高良姜、附子、枳壳各一钱，菖蒲五分。

【用法】水煎灌之，听其自卧，醒来前症如失。

【主治】呆病。终日不言不语，不饮不食，忽笑忽歌，忽愁忽哭，与之美馔则不受，与之粪秽则无辞，与之衣不服，与之草木之叶则反喜，其起于肝气之郁，终于胃气之衰。

0496 定神汤

【方源】《辨证录》卷八。

【组成】人参一两，茯神五钱，白术五钱，丹参五钱，远志一钱，生枣仁五钱，丹砂末一钱，柏子仁一钱，巴戟天三钱，黄芪一两，当归五钱，山药三钱，甘草一钱，白芥子二钱。

【用法】水煎服。

【主治】用心太过，思虑终宵，以至精神恍惚，语言倦怠，忽忽若有所失，腰脚沉重，肢体困惫。

0497 茸朱丹

【方源】《医方类聚》卷一五〇引《济生续方》。

【组成】鹿茸（去毛，酒蒸）一两，朱砂半两（细研，水飞，蜜炒尤佳）。

【用法】上为细末，煮枣肉为丸，如梧桐子大。每服四十丸，午前、临卧炒酸枣仁煎汤送下。

【主治】心虚血少，神志不宁，惊悸恍惚，夜多异梦，睡卧不安。

0498 养血安神汤

【方源】《万病回春》卷四。

【组成】当归身五分（酒洗），川芎五分，白芍（炒）五分，生地黄（酒洗）一钱，陈皮五分，白术七分，茯神一钱，酸枣仁七分（炒），柏子仁五分（炒），黄连五分（酒炒），甘草（炙）三分。

【用法】上锉一剂。水煎服。

【主治】惊悸。

0499 养血清心汤

【方源】《寿世保元》卷五。

【组成】当归（酒洗）一钱，川芎七分，白芍（酒炒）一钱，生地黄（酒洗）一钱，黄连（姜汁炒）一钱，甘草二钱五分，片芩（去朽）八分，栀子（炒）八分，酸枣仁（炒）、远志（去心）、麦冬（去心）各一钱。

【用法】上锉一剂。加生姜，水煎服。

【主治】血虚火盛，怔忡心慌恍惚，烦躁不宁。

0500 除烦宁燥汤

【方源】《不居集·上集》卷十六。

【组成】生地二钱，麦冬三钱，枣仁二钱，人参一钱，茯神一钱，知母一钱五分，五味子三分。

【主治】劳烦过度，忧虑伤神，血少液枯，肾衰水涸，而致虚劳烦热，内热口渴，神昏躁妄，脉虚数无力。

【方论】麦冬、五味、人参，生脉散也，生津液而补接元气，同知母以清金水之化源；

烦热者则神不宁，心血必亏，以生地、麦冬、枣仁、茯神补血安神。

0501 桂枝甘草龙骨牡蛎汤

【方源】《伤寒论》。

【组成】桂枝一两（去皮），甘草二两（炙），牡蛎二两（熬），龙骨二两。

【用法】以水五升，煮取二升半，去滓，温服八合，一日三次。

【功用】①《伤寒来苏集》：安神救逆。②《经方发挥》：潜阳镇惊，补心摄精。

【主治】①《伤寒论》：火逆下之，因烧针烦躁者。②《经方发挥》：心悸虚烦，脏躁失眠，遗精阳痿。

【方论】①《注解伤寒论》：辛甘发散，桂枝、甘草之辛甘也，以发散经中火邪；涩可去脱，龙骨、牡蛎之涩，以收敛浮越之正气。②《伤寒贯珠集》：桂枝、甘草，以复心阳之气；牡蛎、龙骨，以安烦乱之神。③《古方选注》：桂枝、甘草、龙骨、牡蛎，其义取重于龙、牡之固涩。仍标之曰桂、甘者，盖阴钝之药，不佐阳药不灵。故龙骨、牡蛎之钝阴，必须借桂枝、甘草之清阳，然后能飞引入经，收敛浮越之火，镇固亡阳之机。

【临证举例】①惊悸：殷某某，女，28岁。患者心悸善惊，稍劳则惕惕而动，并喜手按其胸，时有虚烦，已二年之久。近一年来上症增重，日轻夜重，睡眠后惊悸而醒。神志迟呆，记忆力锐减，失眠，自汗，胃纳不佳，手足易冷。曾多次用西药调治及服用中药安神养血之品不效。就诊时病情日渐加重，且常恐惧不安，天黑后一人不敢外出，在室中常幻听到有人呼唤她的名字，如无人伴随时，呼唤之声越来越大，惊惕更甚，以致每晚不敢独自在家。诊脉细而弱。考虑为心阳虚衰所致，给予桂枝甘草龙骨牡蛎汤二剂。服后自觉心悸善惊大有好转。又连服五剂，诸症悉愈。后宗此方配制丸药服一月之久，以后概未复发。（《经方发挥》）②遗精：曹某某，男，20岁，未婚学生。由手淫引起梦遗一年多，起初三至五日遗精一次，以后发展到每日遗精，虽服过不少的滋补固涩药品，效果不佳。伴有头晕眼花，心悸失眠，精神不振，潮热，自汗盗汗，面色㿠白，肌肉削瘦，腰腿疼困，乏力等症。脉细缓无力，舌光无苔。予以桂枝甘草龙骨牡蛎汤为主，加减出入，日服一剂，共治疗不到两月，诸症悉愈。观察两年，并未复发。（《经方发挥》）③失眠：石某某，男，45岁，干部。患失眠十余年，逐渐加重。近一年来，有时几乎通宵不寐，时觉虚烦不安。虽累用安眠、镇惊之中西药，疗效不显，时好时坏，伴有头晕、心悸、耳鸣、易汗、手足不温等症。胃纳尚可，不欲饮水，小便清长，大便稀薄。脉沉迟无力，舌淡，舌胖有齿痕。以桂枝甘草龙骨牡蛎汤加茯苓等，服十三四剂后，睡眠基本正常，以后虽有反复，但症状轻微不足为害。又以此方剂制成丸药常服，以巩固疗效。（《经方发挥》）

0502 琥珀定志丸

【方源】《饲鹤亭集方》。

【组成】人参二两，琥珀五钱，麦冬（辰砂三钱拌）一两，冬术一两五钱，茯苓二两，远志八钱，菖蒲五钱，甘草八钱。

【用法】上炼蜜为丸。每服三钱，桂圆汤送下。

【功用】补益虚损。

【主治】思虑恐惧，神志不宁，疲倦善忘，寐中多梦，盗汗遗精。

0503 琥珀养心丹

【方源】《准绳·类方》卷五。

【组成】琥珀（另研）二钱，龙齿（煅，另研）一两，远志（黑豆、甘草同煮，去骨）、石菖蒲、茯神、人参、酸枣仁（炒）各五钱，当归、生地黄各七钱，黄连三钱，柏子仁五钱，朱砂（另研）三钱，牛黄（另研）一钱。

【用法】上为细末，将牛黄、朱砂、琥珀、龙齿研极细，以猪心血为丸，如黍米大，金箔为衣。每服五十丸，灯心汤送下。

【主治】气血虚弱，心神失养，惊悸怔忡，失眠健忘，气短体倦，自汗口干，头昏心烦，面色少华。①《准绳·类方》：心血虚，惊悸，夜卧不宁，或怔忡心跳。②《十二经穴病候撮要》：心虚甚者，多短气自汗，坐卧不安，寐则易觉，多魇。③《全国中药成药处方集·沈阳方》：气血两亏，失眠健忘，四肢倦怠，精神不爽，头晕心烦，口干液短，面黄肌瘦。

【方论】《医略六书》：心虚热炽，心神失养，则心气不宁，故心跳不已，触事易惊焉。生地养心阴以制火，人参补心气以宁心，黄连清心火之妄动，龙齿定魂魄之飞扬，枣仁滋养心神，远志交通心肾，归身养血荣心，茯神安神定志，柏仁养心气，琥珀利心营，菖蒲开心气以通窍，牛黄凉心热以定惊，朱砂镇坠心气、安心神，更以猪心血引之入心，金箔制肝坠热，灯心泄热从小便去也。盖热从下泄，则心火自降而心气和平，安有心跳善惊之患乎？

0504 酸枣仁丸

【方源】《济生方》卷一。

【组成】茯神（去木）、酸枣仁（炒，去壳）、远志仁（去心，炒）、柏子仁（炒，别研）、防风（去芦）各一两，生地黄（洗）、枳壳（去瓤）各半两，青竹茹二钱五分。

【用法】上为细末，炼蜜为丸，如梧桐子大。每服七十丸，热水送下，不拘时候。

【主治】胆气实热，不得睡，神思不安。

0505 酸枣茯神汤

【方源】《杏苑生春》卷七。

【组成】茯神、柏子仁、酸枣仁、熟地黄各一钱五分，桂心三分，人参一钱五分，五味子八分，白芍药六分，甘草（炙）四分，生姜三片。

【用法】上咬咀。用水煎取八分，临卧热服。

【主治】胆气虚怯，头痛目眩，心神恐畏，遇事多惊。

第九章　开窍方

一、凉开

0506　加味清肝开窍汤

【方源】《千家妙方·关幼波方》卷上。

【组成】生黄芪15g，当归10g，赤芍15g，白芍15g，何首乌藤30g，茵陈15g，藿香10g，佩兰10g，杏仁10g，橘红10g，郁金10g，远志10g，菖蒲10g，川连4.5g，琥珀粉1.2g（冲服），羚羊粉0.6g（冲服）。

【用法】水煎服，每日一剂。

【功用】调补气血，芳化痰湿，清肝开窍。

【主治】气血两虚，肝胆余热未清，湿痰蒙窍引起的慢性肝昏迷。

【临证举例】慢性肝昏迷：刘某，男，37岁，于1975年5月30日初诊。患者因肝硬化于1972年行脾切除术，术后逐渐失眠，甚至通宵不寐，渐至夜间发作性舌塞，上唇麻木，两臂不能抬高，有时出现无意识动作，说胡话，白天头晕头痛，记忆力极差，缺乏思考能力，急躁易怒，鼻衄，视物不清，大便干硬难解，曾经中西医多方治疗未效。来诊时，血液检查：谷丙转氨酶180U/L，血氨0.18mg%。舌苔黄，脉沉弦。投以加味清肝开窍汤，加枣仁15g，百合12g，合欢皮12g，服药百剂左右，睡眠日渐好转，头痛头晕、急躁易怒等症状基本消失，视物清楚，记忆力和思考力有所恢复，舌苔薄白，脉转沉滑，谷丙转氨酶正常，血氨降至0.1mg%，追访半年未再发作。（《千家妙方·关幼婆方》卷上）

0507　至宝丹

【方源】《苏沈良方》卷五引《灵苑方》郑感方。

【组成】生乌犀、生玳瑁、琥珀、朱砂、雄黄各一两，牛黄一分，龙脑一分，麝香一分，安息香一两半（酒浸，重汤煮令化，滤去滓，约取一两净），金银箔各五十片。

【用法】上为丸，如皂角子大。每服一丸，人参汤送下，小儿量减；血病，加生姜，小便化下。

【功用】《中医方剂学》：清热开窍，化浊解毒。

【主治】①《灵苑方》郑感方：心热血凝，心胆虚弱，喜惊多涎，眠中惊魇，小儿惊热，女子忧劳，血滞血厥，产后心虚怔忪。②《局方》：卒中急风不语，中恶气绝，中诸物毒暗风，中热疫毒，阴阳二毒，山岚瘴气毒，蛊毒水毒，产后血晕，口鼻血出，恶血攻心，烦躁气喘，吐逆，难产闷乱，死胎不下。又疗心肺积热，伏热呕吐，邪气攻心，大肠风秘，神魂恍惚，头目昏眩，睡眠不安，唇口干燥，伤寒狂语。又疗小儿诸痫，急惊心热，卒中客忤，不得眠睡，烦躁，风涎搐搦。

【方论】①《古方选注》：至宝丹，治心脏神昏，从表透里之方也。犀角、牛黄、玳瑁、琥珀以有灵之品，内通心窍；朱砂、雄黄、金银箔以重坠之药，安镇心神；佐以龙脑、麝香、安息香搜剔幽隐诸窍。李杲曰：牛黄、脑、麝入骨髓，透肌肤。故热入心包络，舌绛神昏者，以此丹入寒凉汤药中用之，能祛阴起阳，立展神明，有非他药之可及。若病起头痛，而后神昏不语者，此肝虚魂升于顶，当用牡蛎救逆以降之，又非至宝丹所能苏也。②《阎氏小儿方论笺正》：此方清热镇怯，定魄安神，凡肝胆火炎，冲击犯脑，非此不可，洄溪所云必备之药。方下所谓诸痛急惊，卒中客忤，烦躁不眠，及伤寒狂语等症，方后所谓卒中不语云云，无一非脑神经之病，投以是丸，皆有捷效，名以至宝，允无惭色。

【临证举例】高热神昏：一患者，高热40℃，突陷昏迷，头汗如淋，四肢瘛疭，呼吸喘促，两目对光反射迟钝，瞳孔散大，角膜浑浊，舌苔黄燥，质淡红，脉细数。辨证为暑热挟秽浊之邪蒙蔽心包，肺失清肃，肝风扇动。拟清暑宣肺之剂：用至宝丹一粒合鲜竹沥60g，石菖蒲、六一散各9g，郁金、川贝、麦门冬各6g，扁豆花12g，远志4.5g，鲜芦根30g，金银花18g，浓煎鼻饲。三天后改为至宝丹2粒，同时应用抗生素、脱水剂等西药治疗，至第六天后神识转清，身热减轻。(《浙江中医药》1979，7：259.)

0508 安宫牛黄丸

【方源】《温病条辨》卷一。

【组成】牛黄一两，郁金一两，犀角一两，黄连一两，朱砂一两，梅片二钱五分，麝香二钱五分，真珠五钱，山栀一两，雄黄一两，金箔衣、黄芩一两。

【用法】上为极细末，炼老蜜为丸，每丸一钱，金箔为衣，蜡护。脉虚者，人参汤送下；脉实者，金银花、薄荷汤送下。每服一丸，大人病重体实者，每日二次，甚至每日三次；小儿服半丸，不知，再服半丸。

【功用】①《温病条辨》：芳香化浊而利诸窍，咸寒保肾水而安心体，苦寒通火腑而泻心。②《全国中药成药处方集·北京方》：解热祛毒，通窍镇静。

【主治】①《温病条辨》：太阴温病。发汗而汗出过多，神昏谵语；飞尸卒厥，五痫中恶，大人小儿痉厥因于热者；手厥阴暑温，身热不恶寒，精神不了了，时时谵语；邪入心包，舌謇肢厥；阳明温病，斑疹、温疮、温毒、发黄，神昏谵语，脉不实。②《全国中药

成药处方集·北京方》：温毒热盛，神昏谵语，狂躁不安，浊痰内闭，痉厥抽动，不省人事，温毒斑疹，口渴目赤，言语不清。

【宜忌】《全国中药成药处方集·北京方》：孕妇忌服。

【方论】①《温病条辨》：牛黄得日月之精，通心主之神；犀角主治百毒、邪鬼、瘴气；真珠得太阴之精，而通神明，合犀角补水救火；郁金草之香，梅片木之香，雄黄石之香，麝香乃精血之香，合四香以为用，使闭固之邪热温毒深在厥阴之分者，一齐从内透出，而邪秽自消，神明可复也；黄连泻心火，栀子泻心与三焦之火，黄芩泻胆、肺之火，使邪火随诸香一齐俱散也；朱砂补心体，泻心用，合金箔坠痰而镇固，再合真珠、犀角为督战之主帅也。②《成方便读》：热邪内陷，不传阳明胃腑，则传入心包。若邪入心包，则见神昏谵语诸症，其势最虑内闭。牛黄芳香气清之品，轻灵之物，直入心包，僻邪而解秽；然温邪内陷之证，必有黏腻秽浊之气留恋于膈间，故以郁金芳香辛苦，散气行血，直达病所，为之先声，而后芩、连苦寒性燥者，祛逐上焦之湿热；黑栀清上而导下，以除不尽之邪；辰砂色赤气寒，内含真汞，清心热，护心阴，安神明，镇君主，僻邪解毒。

【临证举例】①急性肝昏迷：钟某某，男，5岁。前两天脸上略现黄色，四肢软弱，精神困倦，略有冷热，当时检查指纹色紫，舌苔黄腻，全身黄色，面无表情，体温38.5℃，小便红赤。曾用茵陈等清热利湿退黄中药及青霉素、肝精注射2天无效，反而进入昏迷状态。患者欲转县人民医院治疗，行至中途，牙关紧闭，手足抽搐，认为绝望，转来治疗。经会诊采用安宫牛黄丸1颗，分2次化服。次日复诊，诸症大减，续用此丸半颗，另用中药清热利湿退黄，并注射肝精、葡萄糖，每日1次，连治3天痊愈。(《江西中医药》1960，12：31.)②流行性乙型脑炎：治疗乙脑83例。

死亡 13 例，死亡率为 15.66%；有后遗症者 2 例。作者认为，对于完全昏迷的患者，需持续应用足量的安宫牛黄丸至 3~4 日之久。再加针刺十宣、曲池、合谷、涌泉等才能收效。(《福建中医药》1957，2：5。)

【现代研究】剂型改革：作者通过对原方分析，将其药物分为清热解毒、镇静安神和芳香化浊、辟秽开窍两类。在清热镇静类药物中，去药源稀少的牛黄，代之以牛黄有效成分牛胆酸和猪胆酸；去价格昂贵的犀角、珍珠，代之以有效成分基本相同的水牛角、珍珠母；去抑菌作用因受氨基酸拮抗而削弱的黄连，另加板蓝根以增强清热解毒功用，并去汞化合物朱砂和基本无药效的金箔，依法配制成复方针剂，定名为清开灵（Ⅰ）注射液。在芳香开窍类药物中，以价廉的麝香皮代替麝香；去辛温有毒的雄黄，加行气化湿、芳香开郁的藿香，配制成复方醋剂，定名为清开灵（Ⅱ）滴鼻液。分别供肌内注射和滴鼻用。经临床验证，效果良好。(《新医药学杂志》1975，8：12。)

0509 犀地清络饮

【方源】《重订通俗伤寒论》。

【组成】犀角汁四匙（冲），粉丹皮二钱，青连翘二钱半（带心），淡竹沥二瓢（和匀），鲜生地八钱，生赤芍一钱半，原桃仁九粒（去皮），生姜汁二滴（同冲）。

【用法】用鲜茅根一两，灯心五分，煎汤代水；鲜石菖蒲汁二匙，冲。

【功用】轻清透络，通瘀泄热。

【主治】热陷包络神昏。

【方论】热陷包络神昏，非痰迷心窍，即瘀塞心孔，必用轻清灵通之品，始能开窍而透络。故以千金犀角地黄汤，凉通络瘀为君；臣以带心连翘透包络以清心，桃仁行心经以活血；但络瘀者必有黏涎，故又佐姜、沥、菖蒲三汁，辛润以涤痰涎，而石菖蒲更有开心孔之功；妙在使茅根交春透发，善能凉血以清热；

灯心质轻味淡，更能清心以降火。此为轻清透络，通瘀泄热之良方。

二、温开

0510 吃力迦丸

【方源】《外台》卷十三引《广济方》。

【异名】苏合香丸（《苏沈良方》卷五）、乞力迦丸（《普济方》卷二三七）。

【组成】吃力迦（即白术）、光明砂（研）、麝香（当门子）、诃梨勒皮、香附子（中白）、沉香（重者）、青木香、丁子香、安息香、白檀香、荜茇（上者）、犀角各一两，薰陆香、苏合香、龙脑香各半两。

【用法】上为极细末，炼蜜为丸，如梧桐子大。腊胎之，藏于密器中，勿令泄气。每朝用四丸，取井花水于净器中研破服。老小每碎一丸服之，另取一丸如弹丸，蜡纸裹，绯袋盛，当心带之，冷水暖水，临时斟量。

【功用】芳香开窍，行气止痛。①《得效方》：散疫气。②《奇效良方》：顺气化痰。③《中医方剂学》：解郁开窍。

【主治】中风、中气，猝然昏倒，不省人事，牙关紧急，或中寒气闭，心腹猝痛，甚则昏厥；或痰壅气闭，突然昏迷，以及时疫霍乱，腹痛胸痞，欲吐泻不得，甚则昏闭者。①《外台》卷十三引《广济方》：传尸骨蒸，殗殜肺痿，痎疟鬼气，卒心痛，霍乱吐痢，时气鬼魅，赤白暴痢，瘀血月闭，痃癖疔肿，惊痫，鬼忤中人，吐乳狐魅。②《普济方》：从高坠下，挟惊悸，血气错乱，昏迷不醒。③《丹台玉案》：厥证。

【宜忌】忌生血肉、桃、李、雀肉、青鱼、酢等。

【方论】①《医方考》：病人初中风，喉中痰塞，水饮难通，非香窜不能开窍，故集诸香以利窍；非辛热不能通塞，故用诸辛为佐使。犀角虽凉，凉而不滞；诃黎虽涩，涩而生津。

世人用此方于初中之时，每每取效。丹溪谓辛香走散真气，又谓脑、麝能引风入骨，如油入面，不可解也。医者但可用之以救急，慎毋令人多服也。②《成方便读》：此为本实先发，故景岳有非风之名。若一辨其脱证，无论其为有邪无邪，急以人参、桂、附之品，回阳固本，治之尚且不暇，何可再以开泄之药，耗散真气乎？须待其根本渐固，正气渐回，然后再察其六淫七情，或内或外，而缓调之，则庶乎可也。此方汇集诸香以开其闭，而以犀角解其毒，白术、白蜜匡其正，朱砂辟其邪，性偏于香，似乎治邪中气闭者为宜耳。

【临证举例】 ①中风：邱信，年四十三岁，患中风，肚甚疼，口眼㖞斜，苏合香丸服之就愈。后加姜汁、竹沥全愈。（《名医类案》）②血卟啉病（腹痛、胁痛）：冯某，女，48岁。右胁痛如锥刺，痛处固定不移，拒按，伴全腹剧烈胀痛，昼轻夜重，间歇发作，达13年之久。兼见面色黧黑，夜寐不安，噩梦纷纭，口苦口涩，口渴但不欲多饮，纳差，舌紫暗胖嫩边有齿印，苔白而厚，脉沉涩。每次发作，剧痛难忍，疼痛持续2~3小时不等，之后即缓解，但余痛不息（其母亦患此证早亡）。近来病情加重，肝大肋下3~4cm，质硬中等；腹部膨隆，鼓之如鼓，但无青筋暴起。实验室检查：尿卟胆原试验阳性；尿液新鲜时呈深黄色，经日晒或加酸后转为红色。开始用酚噻嗪类、氯丙嗪、麦啶等药治疗，剧痛未减。急投苏合香丸1粒，令病者嚼碎，以温开水吞服。服后2分钟，疼痛大减，3分钟后，疼痛立止。其后每3天服1粒，共服用4粒，另外加服疏肝理气止痛的中药50余剂，病愈出院。追访2年未见复发。（《辽宁中医杂志》1988，1：31.）③阴缩：马某，男，46岁。小便频数，日10余次，色白而短，淋沥不尽年余，伴见精神萎靡，面色黧黑，少腹冷痛。舌淡苔白，脉沉细。前医用补肾法治疗，月余未见好转。3月25日下午3时许，突感阴部抽吸样疼痛，逐渐加重，呼痛声不绝，精神恐慌，面色苍白，额头冷汗渗出，手足冰凉。其妻一手握住患者阴茎，一手握住阴囊，用力往外拉扯。舌淡苔白，脉沉伏不现。笔者令其妻松开手，见患者阴茎短小，仅寸许，阴囊团缩，小如鸡卵，阴茎和阴囊呈阵发性向腹中收缩，每收缩1次，病人即呼痛1次。证为阴缩。嘱服苏合香丸2粒，先以1粒，令病人嚼碎吞服，5分钟后，少腹转温，阴部抽搐停止，疼痛亦止，随即阴囊皮肤松弛，阴茎外挺，恢复原状。次日上午复诊，病人阴部无不适感。嘱其将剩余1粒照服，以巩固疗效。（《辽宁中医杂志》1988，1：31.）④吐血：一病人，素有咳嗽宿疾，性情忧郁寡欢，一日暴怒后咳呛吐红，胸闷胁痛，治以清肺宁嗽、凉血止红，但咳不止，血不宁。因思吐红乃木郁化火、气逆动血而致。木郁不达，气火不平，血何以归经？郁甚者，仅以疏肝力怯难畅，必投香窜气雄易通，故投以苏合香丸一粒，辛香宣达，解郁疏气，再配以肃肺降气之品，药后竟获良效。此法古有记载或可佐证，如《世医得效方》失血门即有以"苏合香丸治因气作衄，或吐呕血"的载述；《苏沈良方》有谢执方一案，"呕血甚久，遂奄奄而绝，羸败已久，手足都冷，鼻息皆绝"，"研苏合香丸灌之，尽半两遂安"。（《上海中医药杂志》1986，7：26.）⑤过敏性鼻炎：王某某，男，45岁，工人，1985年11月26日就诊。2年前曾在某医院五官科确诊为过敏性鼻炎。每遇寒冷气候时则出现鼻塞流涕、喷嚏、头痛流泪、反复发作，近日因气候变化症状加重，经西药对症治疗，效果不显而转中医诊治。症见鼻塞声重，喷嚏流涕，头痛，舌苔薄白，脉浮紧。诊为鼻渊（寒闭型），治宜辛温芳香开窍，药用苏合香丸。嘱其早、午、晚各服1丸，经服40丸病愈。1年后追访未见复发。（《吉林中医药》1986，6：17.）

0511　冠心苏合丸

【方源】《中药制剂手册》引上海中药制药一厂方。

【组成】檀香二十一两，青木香二十一两，乳香（炙）十两五钱，朱砂十两五钱，冰片十两五钱，苏合香十两五钱。

【用法】上除苏合香外，共为极细末，炼蜜为丸，每丸重五分，蜡皮封固。每次1丸，一日三次，口含服或咀嚼后咽服；也可于临睡前或发病时服用。

【功效】芳香开窍，理气止痛。

【主治】冠状动脉病变引起的心绞痛、心肌梗死、胸闷等症。

【宜忌】《中国药典》：孕妇禁用。

【临证举例】①心绞痛：应用本方治疗心绞痛118例，其中轻度75例，中度33例，重度10例。经治疗后，显效40例，好转70例，无效8例，总有效率为93.2%。其中对重度心绞痛亦有不同程度的疗效。本组心电图资料完整者86例，其中疗前心电图不正常者74例，疗后显效2例，好转8例，显效率为13.5%。（《新医药学杂志》1975，2：28.）②银屑病：应用本方治疗78例寻常型银屑病，其中45例单独采用本方治疗，33例采用冠心苏合丸加活血方进行治疗。结果：单用冠心苏合丸其有效率为75%，显效率为37.8%；冠心苏合丸加活血方则疗效有所提高，其有效率为87.9%，显效率为45.5%。随访16例，复发3例。（《中成药研究》1982，2：26.）③胃痛：用本方治疗185例胃痛，其中男72例，女113例。一般每次1粒，于饭前服用，一日三次，药后十分钟后疼痛缓解。结果：显效（服药一次疼痛缓解，一天后疼痛消失者）147例，有效（服药一天后疼痛减轻，三天后痛止者）27例，无效（服一次后只能缓解一时，一天反复多次者）11例。此11例中7例为胆结石，1例为嵌顿性疝，3例为胃癌。（《浙江中医杂志》1983，9：396.）

0512　菖蒲导痰汤

【方源】《中医内科临床治疗学》。

【组成】半夏9g，茯苓12g，橘红9g，甘草6g，菖蒲12g，南星6g，枳实6g。

【用法】水煎服。先以通关散嗜鼻开窍，继以菖蒲导痰汤治疗。

【功用】豁痰开窍。

【主治】痰气生厥，忽然眩仆，喉有痰声，或呕吐涎沫，平素可见痰多、胸闷、乏力等，脉多沉滑。

【方论】菖蒲导痰汤，即二陈汤去乌梅，加菖蒲、南星、枳实而来。二陈汤燥湿化痰，理气和中；南星燥湿，祛风止痉，配半夏、陈皮可豁痰顺气；枳实行气化痰，散结消痞；菖蒲芳香化湿，开窍宁神。合之则本方有豁痰理气开窍的功效，用于发作将息甚为适宜。

第十章 补益方

一、补气

0513 人参饮

【方源】《医便》卷一。

【组成】黄芪（蜜炙）一钱半，人参一钱半，甘草（炙）七分，陈皮（去白）一钱，白术一钱二分，五味子二十粒（打碎），麦冬（去心）一钱。

【用法】加生姜二片，大枣二枚，水一盏半，煎八分，食前服。

【功用】补气。人遇劳倦，辛苦过多，即服此方，免生内伤发热之病。

【加减】劳倦甚，加熟附子四分。

0514 升阳汤

【方源】《辨证录》卷二。

【组成】人参、蔓荆子各一钱，半夏一钱，黄芪二钱，白术五钱，甘草五分，白芍、川芎各三钱，升麻六分，白芷三分。

【用法】水煎服。

【主治】气弱之人，阳气不能随春气上升于头，遇春而头痛，昼夜不得休息，昏闷之极，恶风恶寒，不喜饮食。

0515 升陷汤

【方源】《衷中参西》上册。

【组成】生箭芪六钱，知母三钱，柴胡一钱五分，桔梗一钱五分，升麻一钱。

【主治】胸中大气下陷，气短不足以息，或努力呼吸，有似乎喘；或气息将停，危在顷刻。其兼证，或寒热往来，或咽干作渴，或满闷怔忡，或神昏健忘。其脉象沉迟微弱，关前尤甚。其剧者，或六脉不全，或参伍不调。

【加减】气分虚极下陷者，酌加人参数钱，或再加山萸肉（去净核）数钱，以收敛气分之耗散，使升者不至复陷更佳；若大气下陷过甚，至少腹下坠，或更作疼者，宜将升麻改用钱半，或倍作二钱。

【方论】升陷汤，以黄芪为主者，因黄芪既善补气，又善升气，且其质轻松，中含氧气，与胸中大气有同气相求之妙用，唯其性稍热，故以知母之凉润者济之；柴胡为少阳之药，能引大气之陷者自左上升；升麻为阳明之药，能引大气之陷者自右上升；桔梗为药中之舟楫，能载诸药之力上达胸中，故用之为向导也。至其气分虚极者，酌加人参，所以培气之本也；或更加萸肉，所以防气之涣也。至若少腹下坠或更作疼，其人之大气直陷至九渊，必需升麻之大力者，以升提之，故又加升麻五分或倍作二钱也。方中之用意如此，至随时活泼加减，尤在临证者之善变通耳。

【临证举例】①一氧化碳中毒：有兄弟二人，其兄年近六旬，弟五十余。冬日畏寒，共处一小室中，炽其煤火，复严其户牖。至春初，二人皆觉胸中满闷，呼吸短气。盖因户牖不通外气，屋中氧气全被煤火着尽，胸中大气既乏氧气之助，又兼受碳气之伤，日久必然虚陷，所以呼吸短气也。因自觉满闷，医者不知病因，竟投以开破之药。迨开破益觉满闷，转以为药力未到，而益开破之。数剂之后，其兄因误治，竟至不起。其弟服药亦增剧，而犹可支持，遂延愚诊治。其脉微弱而迟，右部尤甚，自言心中发凉，小腹下坠作疼，呼吸甚觉努力。知其胸中大气下陷已剧，遂投以升陷汤，升麻改用二钱，去知母，加干姜三钱。两剂后，少腹即不下坠，呼吸亦顺。将方中升麻、柴胡、桔梗皆改用一钱，连服数剂而愈。②大气下陷：一人，年二十余。动则作喘，时或咳嗽。医治数年，病转增剧。皆以为劳疾不可治。其脉非微细，而指下若不觉其动。知其大气下陷，不能鼓脉外出，以成起伏之势也。投以升陷汤，加人参、天冬各三钱，连服数剂而愈。③失音：一人，年四十许。失音半载，渐觉咽喉发紧，且常溃烂，畏风恶寒，冬日所着衣服，至孟夏犹未换。饮食减少，寝成虚劳，多方治疗，病转增剧。诊其脉，两寸微弱，毫无轩起之象，知其胸中大气下陷也。投以升陷汤，加玄参四钱。两剂，咽喉即不发紧。遂减去升麻，又连服十余剂，诸病皆愈。

0516　六神散

【方源】《三因方》卷十八。

【组成】人参、白茯苓、干山药、白术、白扁豆、甘草（炙）各等份。

【用法】上为末。每服一大钱，水一小盏，加大枣一个，生姜二片，同煎至五分，通口服。

【主治】小儿气虚发热，不欲乳食，腹痛泄泻。①《三因方》：小儿表里俱虚，气不归元，阳浮于外而发热。②《传信适用方》：小儿胃气不和，脏腑冷泻，不欲饮食。③《得效方》：腹痛啼哭，面青，口中冷气，四肢亦冷，曲腰而啼，或大便泄泻青白粪，不吮乳。

【加减】胃冷，加附子；风证，加天麻；治利加罂粟壳。

0517　六君子汤

【方源】《医学正传》卷三引《局方》。

【组成】陈皮一钱，半夏一钱五分，茯苓一钱，甘草一钱，人参一钱，白术一钱五分。

【用法】上切细，作一服。加大枣二个，生姜三片，新汲水煎服。

【功用】①《医方发挥》：益气补中，健脾养胃，行气化滞，燥湿除痰。②《古今名方发微》：益气健脾，理气降逆。

【主治】脾胃虚弱，气逆痰滞。食少便溏，咳嗽有痰，痰白清稀，短气痞满，呕恶呃逆，吞酸，面色萎黄，四肢倦怠；以及脾虚鼓胀，外疡久溃，食少胃弱者。①《医学正传》引《局方》：痰挟气虚发呃。②《会约医镜》：痔漏日久，脉数而涩，饮食日减，肢体愈倦，一切不足之证。③《外科发挥》：一切脾胃不健，或胸膈不利，饮食少思，或作呕，或食不化，或膨胀，大便不实，面色萎黄，四肢倦怠。④《口齿类要》：胃气虚热，口舌生疮；或寒凉克伐，食少吐泻。⑤《医方考》：气虚痰喘；气虚，痰气不利；久病胃虚，闻谷气而呕者。⑥《准绳·疡医》：脾胃虚弱，或寒凉克伐，肿痛不消，或不溃敛。⑦《济阴纲目》：胃虚有痰，饮食减少，中气不和，时时带下。

【宜忌】《成方切用》：真阴亏损者忌用。

【方论】《医方考》：壮者气行则愈，怯者着而成病。东南之土卑湿，人人有痰，然而不病者，气壮足以行其痰也。若中气一虚，则不足以运痰而痰证见矣。是方也，人参、白术、茯苓、甘草，前之四君子也，所以补气；乃半夏则燥湿以制痰，陈皮则利气以行痰耳。名之曰六君子者，表半夏之无毒，陈皮之弗悍，可以与参、苓、术、草比德云尔！

【临证举例】①泻痢：一人患痢，后重。自知医，用芍药汤，后重益急，饮食少思，腹寒肢冷。予以为脾胃亏损，用六君子汤加木香、炮姜，三剂而愈。（《寿世保元》）②吞酸：一妇人吞酸嗳腐，呕吐痰涎，面色纯白。用二陈、黄连、枳实之类，加发热作渴，肚腹胀满。予曰：此脾胃亏损，末传寒中。不信，仍作火治，肢体肿胀如蛊。余以六君加附子、木香治之，胃气渐醒，饮食渐进，虚火归原。又以补中益气加炮姜、木香、茯苓、半夏兼服，全愈。（《寿世保元》）③眩晕痞闷：缪某，偶因小愤，遂致眩晕痞闷，三月来服豁痰利气药不应，反觉疲倦，饮食日减，下元乏力。至七月下浣，邀石顽诊之。六脉似觉有余，指下略无冲和之气，气口独滞不调，时大时小，两尺俱濡大少力。此素多痰湿，渐渍于水土二经，复加剥削之剂屡犯中气，疲倦少食，迨所必致。法当先调中气，输运水谷之精微，然后徐图温补下元。为疏六君子汤加当归兼调营血，庶无阳无以化之虞。（《张氏医通》）

【备注】方中人参改为党参，制成丸剂，《中药成方配本》名"六君子丸"。

0518 四君子汤

【方源】《局方》卷三。

【异名】人参散（《普济方》卷三九四）。

【组成】人参（去芦）、甘草（炙）、茯苓（去皮）、白术各等份。

【用法】上为细末。每服二钱，水一盏，煎至七分，通口服，不拘时候，入盐少许，白汤点亦得。

【功用】益气补中，健脾和胃。①《局方》：温和脾胃，进益饮食，辟寒邪瘴雾气。②《医方类聚》引《澹寮》：平调脏腑，通顺三焦，育神养气，暖胃消谷。③《普济方》：补五脏，生津液，调气血，解虚烦，益肌体。④《古今医统》：调理脾胃，进乳食，止泄泻。⑤《医学入门》：扶胃降火，补虚固本。⑥《古今医鉴》：大补阳气。⑦《简明医彀》：补元气，养脾胃。

【主治】脾胃虚弱，元气不足，面色萎黄，身体瘦弱，倦怠嗜卧，气短懒言，四肢无力，心腹胀满，不思饮食，呕哕吐逆，肠鸣泄泻，脉虚弱。①《局方》：荣卫气虚，脏腑怯弱，心腹胀满，全不思食，肠鸣泄泻，呕哕吐逆。②《医方类聚》引《澹寮》：脾胃不和，形气怯弱，肢体倦怠，腹胁膨胀，饮食减少，嗜卧乏力，及病后羸弱，食不复常。③《普济方》：小儿脾胃虚弱，哕逆不止，心神烦闷，吐泻，气虚烦渴。④《内科摘要》：脾胃虚弱，饮食少进；或肢体肿胀，肚腹作痛；或大便不实，体瘦而黄；或胸膈虚痞，痰嗽吞酸。⑤《医方

考》：面色萎白，言语轻微，四肢无力，脉来虚弱。年高气弱，痔血不止。⑥《赤水玄珠》：真气虚弱，及短气脉弱。⑦《万病回春》：气虚痰湿头眩。⑧《会约医镜》：胃中有痰，心中欲吐不吐，欲呕不呕。

【方论】①《丹溪心法附余》：四君子汤用白术、人参、茯苓、甘草者，白术则健脾燥湿，人参则补肺扶脾，茯苓则降气渗湿，甘草则补胃和中，譬如宽厚和平之君子，而不为奸险卒暴之行也。《和剂》之等份，愚以为药为君臣，剂之大小，又人之所处何如也。②《医方考》：人参甘温质润，能补五脏之元气；白术甘温健脾，能补五脏之母气；茯苓甘温而洁，能致五脏之清气；甘草甘温而平，能调五脏愆和之气。四药皆甘温，甘得中之味，温得中之气，犹之不偏不倚之君子也，故曰"四君子"。③《医方集解》：此手足太阴、足阳明药也。人参甘温，大补元气为君；白术苦温，燥脾补气为臣；茯苓甘淡，渗湿泄热为佐；甘草甘平，和中益土为使也。气足脾运，饮食倍进，则余脏受荫，而色泽身强矣。④《伤寒绪论》：气虚者，补之以甘，参、术、苓、草，甘温益胃，有健运之功，具冲和之德，故为"君子"。盖人之一身，以胃气为本，胃气旺则五脏受荫，胃气伤则百病丛生。故凡病久不愈，诸药不效者，唯有益胃、补肾两途。故用四君子随证加减，无论寒热补泻，先培中土，使药引津气四迄，则周身之机运流通，水谷之精微敷布，何患其药之不效哉！是知四君子为司命之本也。

【临证举例】①虚寒泄泻：中气虚寒，得冷则泻，而又火生齿龈。古人所谓胸中聚集之残火，腹内久积之沉寒也。此当温补中气，脾土厚则火自敛，四君子汤加益智仁、干姜。（《静香楼医案》）②溃疡病：溃疡病合并出血分虚寒与实热两型，前者共153例，用本方辨证加灶心土、白及、山药等治疗，有效率为92.8%。（《中医杂志》1980，12：947.）③胃

脘痛：用四君子汤加味治疗以脾胃虚寒为主证的胃脘痛38例。临床表现：食欲不振，胃脘胀痛，饥饿时或夜间疼痛加重，常因饮食生冷而发病，疼痛时进食可缓解，经常泛吐清水，反酸，呃逆或欲呕，形困倦，喜按，喜热饮，或大便稀烂，胃脘部有压痛。舌质淡，舌苔薄白或白腻，脉沉细而弱。38例中，急性胃炎2例；胃、十二指肠球部溃疡17例；慢性胃炎12例；胃、十二指肠球部溃疡合并慢性胃炎6例；胃下垂1例。病程最短半天，最长达30年。皆以四君子汤为主方，气虚甚者加黄芪；血虚甚者加当归；偏寒者加干姜、高良姜或吴茱萸；湿重者加半夏；泛酸者加海螵蛸、煅瓦楞子；气滞者加陈皮、木香；腹痛甚者加延胡索。每日1剂，水煎服。共治愈26例，有效12例。平均住院58天。(《广西中医药》1983，6：49.)④慢性肝炎：慢性活动性肝炎40例，其中肝郁脾虚型15例，肝肾阴虚型12例，脾肾阳虚型6例，气阴两虚型7例，均以本方加黄芪为基本方，治疗4~5个月，均获痊愈；HBsAg转阴28例（70%），HBsAg滴度下降6例；免疫学指标、肝功能及生化指标均恢复正常。(《中医杂志》1983，8：592.)⑤妊娠恶阻：马某某，女，25岁。妊娠2个月，食欲不振，恶心欲吐，因症状加重而入院。西药治疗四天未见疗效。频频呕吐，不能进食，食入加剧，吐黄绿苦水，脘闷，倦怠乏力，思睡。舌淡苔薄，脉滑无力。以四君子汤加陈皮20g，竹茹15g，厚朴10g。一剂即觉脘内舒适，恶心减轻，呕吐未作，能进食。服第4剂药的午后，恶心微作，持续约1小时，但终未吐出，而后恶心消失，食欲增进。(《黑龙江中医药》1989，1：4.)⑥小儿低热：华某某，男，6岁。平素脾胃虚弱，经常大便溏薄，纳食不香。1个月前因中毒性消化不良住院治疗，吐泻止后，低热长期不退，经多种化验检查，诊断为功能性低热。就诊时所见：面色㿠白，肢倦乏力，语声低微，不思饮食，时觉口干喜热饮，额角及两手心发热，舌质胖润，苔薄白，脉细缓无力，体温在37.5~38.5℃之间。病属吐后脾胃虚弱，元气受损，虚阳外浮之发热。治宜用四君子汤补气健脾，加山药、天花粉滋养脾胃之阴，以期阴平阳秘。5剂后热退病愈。(《四川中医》1984，1：44.)

【现代研究】①对消化道运动的影响：本方可消除胃纳不佳，脘腹满闷及完谷不化，腹泻和肠道充气症状；对肠道运动的影响与抗副交感药物阿托品相似；对家兔离体十二指肠及回肠的自发活动呈抑制性影响，使紧张性下降，收缩幅度减小，有显著的解痉作用；对乙酰胆碱及氯化钡所致兔回肠强直性收缩的抑制率分别为83%及26%，对组织胺、氯化钡所致豚鼠回肠痉挛的抑制率分别为65%和27%；其对乙酰胆碱痉挛的解除主要表现为紧张的明显下降，而收缩幅度仍保持原有水平乃至增加，对于肾上腺素所致十二指肠或回肠的抑制，则可使收缩幅度加大。上述结果表明，本方对肠道运动的影响主要是与其抗乙酰胆碱及组织胺有关，而直接作用则较弱。(《新中医》1978，5：53.)②对胰腺功能的影响：观察四君子汤对金地鼠脾虚模型的作用，可见到胰腺合成消化酶能力加强，恢复分泌消化酶的能力。不论是生化检测结果，还是对胰腺细胞超微结构的观察，均可证实这些结论。(《中国中西医结合研究会第二届学术讨论会论文摘要汇编》1985年)③对糖代谢的影响：四君子汤具有增加肝糖原作用。将本方制剂连续口饲小鼠，一周后给药小鼠肝细胞中糖原颗粒聚集成较大团块，含量比对照组显著增多。推测本方益气补脾的作用可能包括糖代谢的改善，以及相应的能量供应增加。(《广东中医》1962，3：4.)④对免疫功能的影响：四君子汤能明显提高小白鼠腹腔巨噬细胞吞噬功能。单味药实验显示：党参、白术、茯苓都能明显提高小白鼠腹腔巨噬细胞的吞噬功能，其中尤以党参显著，白术次之，茯苓稍差，炙甘草未见有提高作用。在四君子汤配伍中，炙甘草浓度含1/3时，可明显拮抗党参、白术、茯苓提高巨噬细胞吞噬功能的作用；炙甘草浓度含1/5、1/7时，拮抗作用不明显。(《中西医结合杂志》1984，6：363.)四君子汤能够促进萎缩的胸腺恢复，其作用不是通过促进食欲、增加进食量实现，而是相对特异地作用于胸腺，促进皮质细胞的增殖和分化。对正常小鼠胸腺结构则无明显影响。(《辽宁中医杂志》1989，3：43.)四君子汤对60Co放射性损伤大鼠的细胞免疫和非特异性免疫功能具有明显的保护作用，给药组的迟发超敏反应程度（足垫肿胀）较对照组明显为高；血清总补体活性和血清溶菌酶含量，给药组也均较对照组有显著的提高。(《中华微生物学和免疫学杂志》1987，3：189.)

【备注】本方改为丸剂，《丸散膏丹集成》名"四君子丸"。

0519 加味益气汤

【方源】《济阳纲目》卷八十二。

【组成】黄芪、人参、白术、甘草（炙）、当归、陈皮各一钱，升麻、柴胡、麦冬（去心）、香附、羌活、防风各五分，木香、乌药（炮）各三分。

【用法】上锉。加生姜、大枣，水煎服。

【主治】气虚，十指尽麻，并面目皆麻。

0520 异功散

【方源】《小儿药证直诀》卷下。

【异名】五味异功散（《疡疮机要》卷下）。

【组成】人参（切去顶）、茯苓（去皮）、白术、陈皮（锉）、甘草各等份。

【用法】上为细末。每服二钱，水一盏，加生姜五片，大枣两个，同煎至七分，食前温服，量多少与之。

【功用】益气补中，理气健脾。①《小儿药证直诀》：温中和气。②《保婴撮要》：温补脾胃，调补元气。③《杂病源流犀烛》：调气益气。

【主治】脾虚气滞。饮食减少，胸脘痞闷，食入作胀，大便溏薄，神疲气短，身体羸瘦，或面部浮肿者。①《小儿药证直诀》：小儿虚冷吐泻，不思乳食。②《女科撮要》：脾胃虚寒，饮食少思；或久患咳嗽；或腹满不食，面浮气逆。③《疡疮机要》：食而难化，大便不实。④《保婴撮要》：脾胃虚弱，惊搐痰盛，睡而露睛，手足指冷，肺痿喘咳短气；或胃气虚寒，面色㿠白，目无睛光，口中气冷，不食吐水，肌瘦腹痛；或禀赋虚弱，肌肉削薄，荣卫不足而患疮疡，不能收口；或虚热上攻，口舌生疮。

【方论】《医略六书》：人参扶元气以补肺，白术燥湿气以健脾，茯苓渗湿清治节，橘红利气化痰涎，炙甘草以益胃气，姜汤煎服，使脾气鼓运，则痰涎自化而肺络清和。

【临证举例】①咳嗽：一产妇咳而胸满不食，涕唾，面肿气逆，此病在胃而关于肺，用异功散而愈。(《校注妇人良方》)②泄泻：一小儿患泻，乳食不化，手足指冷，服消乳丸，食乳即泻，余用五味异功散加木香，母子服之而愈。(《保婴撮要》)③发热：一小儿发热，饮食少思，大便不实，常服芦荟等丸，视其鼻赤，此寒冷之剂复伤脾土而虚热也，用五味异功散，数剂而愈。(《保婴撮要》)

0521 补中益气汤

【方源】《内外伤辨》卷中。

【组成】黄芪一钱，甘草（炙）五分，人参（去芦）、升麻、柴胡、橘皮、当归身（酒洗）、白术各三分。

【用法】上㕮咀，都作一服。水二盏，煎至一盏，去滓，早饭后温服。如伤之重者，二服而愈。量轻重治之。

【功用】《中医方剂学》：补中益气，升阳举陷。

【主治】脾胃气虚，发热，自汗出，渴喜温饮，少气懒言，体倦肢软，面色㿠白，大便稀溏，脉洪而虚，舌质淡，苔薄白。或气虚下陷，脱肛，子宫下垂，久泻，久痢等，以及清阳下陷诸证。①《内外伤辨》：饮食失节，寒温不适，脾胃受伤；喜怒忧恐，劳役过度，损耗元气，脾胃虚衰，元气不足，而心火独盛，心火者，阴火也，起于下焦，其系系于心，心不主令，相火代之，相火，下焦胞络之火，元气之贼也，火与元气不能两立，一胜则一负，脾胃气虚，则下流于肾，阴火得以乘其土位。始得之则气高而喘，身热而烦，其脉洪大而头痛，或渴不止。皮肤不任风寒而生寒热。②《卫生宝鉴补遗》：始为热中病，似外感阳证，头痛大作，四肢痓闷，气高而喘，身热而烦，上气鼻息不调，四肢困倦不收，无气以动，无气以言，或烦躁闷乱，心烦不安，或渴不止。病久者，邪气在血脉中，有湿则不渴，或表虚不任风寒，目不欲开，恶食，口不味。右手气口脉大，大于左手人迎三倍，其气口脉急大而数、时一代而涩，其右关脾脉比五脉独大而数、数中时显一代，右关胃脉损弱，隐而不见，唯内显脾脉如此。③《玉机微义》：妇人室女，经候不调，脉微食少，体倦或热。④《袖珍方》：五劳七伤，喘气不接，涎痰稠黏，骨蒸潮热。⑤《明医杂著》：中气不足，或误服克伐，四肢倦怠，口干发热，饮食无味，或饮食失节，劳倦身热，脉洪大而无力，或头痛恶寒，自汗，或气高而喘，身热而烦，脉微细软弱，或中气虚弱而不能摄血，或饮食劳倦而患疟痢，或元气虚弱，感冒风寒不胜发表，或入房而后劳役感冒，或劳役感冒而后入房者。⑥《口齿类要》：中气伤损，唇口生疮，或齿牙作痛，恶寒发热，肢体倦怠，食少自汗，或头痛身热，烦躁作渴，气喘，脉大而虚，或微细软弱。⑦《外科理例》：疮疡元气不足，四肢倦怠，口干发热，饮食无味，或头痛恶寒自汗，脉洪大无力。⑧《校注妇人良方》：妇人脾虚，湿热下注，两臁生疮，漫肿作痛，或不肿不痛。⑨《济阴纲目》：脾胃受伤，阳气下陷，白带久不止。⑩《医灯续焰》：劳淋，尿

留茎内，数起不出，引小腹痛，小便不利，劳倦即发。或因清阳之气不足则不能上达，头目空虚，眩晕时作，其脉右手大而无力，或胃气下陷不能统血，血露不绝。或小儿五软。

【宜忌】《张氏医通》：下元虚者禁用。

【加减】手扪之肌表热，服补中益气汤一二服后，若更烦乱，腹中或周身有刺痛，皆血涩不足，加当归身五分或一钱。如精神短少，加人参五分，五味子二十个。头痛，加蔓荆子三分；痛甚，加川芎五分；顶痛脑痛，加藁本五分，细辛三分；如头痛有痰，沉重懒倦者，乃太阴痰厥头痛，加半夏五分，生姜三分。耳鸣目黄，颊颔肿，颈肩臑肘臂外后廉痛，面赤，脉洪大者，以羌活一钱，防风、藁本各七分，甘草五分，通其经血；加黄芩、黄连各三分，消其肿；人参五分，黄芪七分，益元气而泻火邪。另作一服与之。嗌痛颔肿，脉洪大，面赤者，加黄芩、甘草各三分，桔梗七分。口干咽干者，加葛根五分，升引胃气上行以润之。如夏月咳嗽者，加五味子二十五个，麦门冬（去心）五分；如冬月咳嗽，加不去根节麻黄五分，秋凉亦加；如春月天温，只加佛耳草、款冬花各五分；若久病痰嗽，肺中伏火，去人参，以防痰嗽增益。食不下，乃胸中胃上有寒，或气涩滞，加青皮、木香各三分，陈皮五分；如冬月，加益智仁、草豆蔻仁各五分；如夏月，少加黄芩、黄连各五分；如秋月，加槟榔、草豆蔻、白豆蔻、缩砂各五分；如春初犹寒，少加辛热之剂，以补春气不足，为风药之佐，益智、草豆蔻可也。心下痞，夯闷者，加芍药、黄连各一钱；如痞满腹胀，加枳实、木香、缩砂仁各三分，厚朴七分；如天寒，少加干姜或中桂；心下痞，觉中寒，加附子、黄连各一钱；不能食而心下痞，加生姜、陈皮各一钱；能食而心下痞，加黄连五分，枳实三分；脉缓有痰而痞，加半夏、黄连各一钱；脉弦，四肢满，便难而心下痞，加黄连五分，柴胡七分，甘草三分。腹中痛者，加白芍

药五分，甘草三分；如恶寒觉冷痛，加中桂五分；如夏月腹中痛，不恶寒、不恶热者，加黄芩、甘草各五分，芍药一钱，以治时热；腹痛在寒凉时，加半夏、益智、草豆蔻之类；胁下痛，或缩急，俱加柴胡三分，甚则五分，甘草三分；脐下痛者，加真熟地黄五分，如不已，乃大寒，加肉桂五分。如卧而多惊，小便淋溲者，邪在少阳、厥阴，宜太阳经所加之药，更添柴胡五分；如淋，加泽泻五分。大便秘涩，加当归一钱，大黄（酒洗，煨）五分或一钱；如有不大便者，煎成正药，先用清者一口，调玄明粉五分或一钱，大便行则止。脚膝酸软，行步乏力，或痛，乃肾肝伏热，少加黄柏五分，空心服；不已，更加汉防己五分。脉缓，沉困怠惰无力者，加苍术、人参、泽泻、白术、茯苓、五味子各五分。

【方论】①《内外伤辨》：夫脾胃虚者，因饮食劳倦，心火亢甚，而乘其土位，其次肺气受邪，须用黄芪最多，人参、甘草次之。脾胃一虚，肺气先绝，故用黄芪以益皮毛而闭腠理，不令自汗，损伤元气；上喘气短，人参以补之；心火乘脾，须炙甘草之甘以泻火热，而补脾胃中元气；白术苦甘温，除胃中热，利腰脐间血；胃中清气在下，必加升麻、柴胡以引之，引黄芪、人参、甘草甘温之气味上升，能补卫气之散解，而实其表也，又缓带脉之缩急，二味苦平，味之薄者，阴中之阳，引清气上升；气乱于胸中，为清浊相干，用去白陈皮理之，又能助阳气上升，以散滞气，助诸辛甘为用。②《医方集解》：此足太阴、阳明药也。肺者气之本，黄芪补肺固表为君；脾者肺之本，人参、甘草补脾益气和中，泻火为臣；白术燥湿强脾，当归和血养阴为佐；升麻以升阳明清气，柴胡以升少阳清气。阳升则万物生，清升则浊阴降。加陈皮者，以通利其气；生姜辛温，大枣甘温，用以和营卫，开腠理，致津液诸虚不足，先建其中。③《医门法律》：东垣所论饮食劳倦，内伤元气，则胃脘之阳不

能升举，并心肺之气，陷入于中焦，而用补中益气治之。方中佐以柴胡、升麻二味，一从左旋，一从右旋，旋转于胃之左右，升举其上焦所陷之气，非自腹中而升举之也。其清气下入腹中，久为飧泄，并可多用升、柴，从腹中而升举之矣。若阳气未必陷下，反升举其阴气，干犯阳位，为变岂小哉！更有阴气素惯上干清阳，而胸中之肉隆耸为膜，胸间之气漫散为胀者，而误施此法，天翻地覆，九道皆塞，有濒于死而坐困耳。

【临证举例】①风证：一儒者，素勤苦，恶风寒，鼻流清涕，寒噤，喷嚏，属脾肺气虚，反服祛风之药，肢体麻倦，痰涎自出，殊类风证。余以为风剂耗散元气，阴火乘其土位。以补中益气汤加麦冬、五味子治之而愈。（《明医杂著》）②头痛：某患头痛累月，苦不可忍，咸用散风清火之剂。诊其脉浮虚不鼓，语言懒怯，肢体恶寒。此劳倦伤中，清阳之气不升，浊阴之气不降，故汗之反虚其表，清之益伤其中。其恶寒乃气虚，不能上荣而外固也。况脉象浮虚，体倦语怯，尤为中气弱之验。与补中益气汤，一剂和，二剂已。（《续名医类案》）③内伤发热：庚子六月，吕用晦病热证。察其神气，内伤证也。询其致病之由，曰：偶半夜，出庭外与人语，移时就寝，次日便不爽快，渐次发热，饮食俱废，不更衣者数日矣，服药以来，百无一效。予曰：粗工皆以为风露所逼，故重用辛散，不进饮食，便曰停食，妄用消导，敦知"邪之所凑，其气必虚"，若投补中益气汤，则汗至而便通，热自退矣。遂取药立煎饮之，顷之索器，下燥矢数十枚，觉胸膈通泰，是晚热退进粥，连服数剂而愈。（《四明医案》）④崩漏：归大化之内，患崩漏，昏愦，发热不寐，或谓血热妄行，投以寒剂，益甚，或谓胎成受伤，投以止血，亦不效。立斋诊之曰：此脾虚气弱，无以统摄血，法当补脾而血自止。用补中益气汤加炮姜，不数剂而效。（《薛立斋医案》）⑤癃闭：某女，28岁，

产后尿闭 5 天，面色苍白，少气懒言，汗出多，倦怠乏力，嗜睡，尿意急迫而不得出，少腹坠胀，恶露淡红。脉沉弱缓，舌质淡红，有齿印。此为气血虚弱、中气下陷，膀胱气化不利。以补中益气汤加桃仁、红花、木通，5 剂愈。(《福建中医药》1986，4：53。) ⑥髂窝脓肿：某男，21 岁，右髂窝脓肿切除后半月，疮口不敛，面色苍白，精神疲乏，少寐纳差，舌淡脉细。疮口肉色灰暗，脓液清稀，为气血亏虚，中气不足。投补中益气汤，去柴胡加赤芍、川芎，10 剂愈。(《浙江中医杂志》1980，3：137。)

【现代研究】 治疗子宫脱垂的药理学研究：本方对在体或离体子宫及其周围组织有选择性兴奋作用。小量补中益气汤可以兴奋心肌，使其收缩加强，过量则呈抑制作用。对小肠的作用较复杂，当蠕动亢进时呈抑制作用，当肠管处于抑制状态时，则使之蠕动增强。实验中还可以看出，在有升麻、柴胡的制剂中，对动物的作用明显；去掉升麻、柴胡，其作用减小，且不持久。(《天津医药》1960，1：4。)

【备注】 本方改为丸剂，《中药成方配本》名"补中益气丸"。

0522　参芪汤

【方源】《万病回春》卷四。

【组成】 人参（去芦）、黄芪（蜜水炒）、茯苓（去皮）、当归、熟地黄、白术（去芦）、陈皮各一钱，升麻、肉桂各五分，益智仁八分，甘草三分。

【用法】 上锉一剂。加生姜三片，大枣一个，水煎，空心服。

【主治】 气虚遗溺失禁。

0523　参苓白术散

【方源】《局方》卷三。

【异名】 参术饮（《张氏医通》卷十六）。

【组成】 莲子肉（去皮）、薏苡仁、缩砂仁、桔梗（炒令深黄色）各一斤，白扁豆（姜汁浸，去皮，微炒）一斤半，白茯苓、人参（去芦）、甘草（炒）、白术、山药各二斤。

【用法】 上为细末。每服二钱，枣汤调下。

【功用】 健脾益气，和胃渗湿。①《局方》：久服养气育神，醒脾悦色，顺正辟邪。②《景岳全书》：调助脾胃。③《中国药典》：补脾胃，益肺气。

【主治】 脾胃虚弱，食少便溏，或吐或泻，胸脘闷胀，四肢乏力，形体消瘦，面色萎黄，舌苔白、质淡红，脉细缓或虚缓。①《局方》：脾胃虚弱，饮食不进，多困少力，中满痞噫，心忪气喘，呕吐泄泻，及伤寒咳噫。②《普济方》：胃虚口噤，及小儿疳渴，由脏腑宿有疳气，加之乳母恣食甘肥、酒面、炙煿，心肺壅热，日则烦渴饮水，乳食不进，夜则渴止。③《准绳·幼科》：久泻，及大病后、痢后消渴。④《张氏医通》：胃虚喘嗽，大便不实。⑤《医宗金鉴》：脾虚食后即作泻，腹满不渴，少精神，面黄懒食，肌消瘦。及经来泄泻。⑥《中国药典》：脾胃虚弱，食少便溏，气短咳嗽，肢倦乏力。

【方论】 ①《医方考》：脾胃喜甘而恶秽，喜燥而恶湿，喜利而恶滞。是方也，人参、扁豆、甘草，味之甘者也；白术、茯苓、山药、莲肉、薏苡仁，甘而微燥者也；砂仁辛香而燥，可以开胃醒脾；桔梗甘而微苦，甘则性缓，故为诸药之舟楫，苦则喜降，则能通天气于地道矣。②《冯氏锦囊·杂症》：脾胃属土，土为万物之母。东垣曰：脾胃虚则百病生，调理中州，其首务也。脾悦甘，故用人参、甘草、苡仁；土喜燥，故用白术、茯苓；脾喜香，故用砂仁；心生脾，故用莲肉益心；土恶水，故用山药治肾；桔梗入肺，能升能降。所以通天气于地道，而无痞塞之忧也。

【临证举例】 ①脾虚泄泻：某女，48 岁，有腹泻史，经常腹痛肠鸣。近数月来每日均拉稀便二三次，胃纳不佳，饮食乏味，形瘦神疲，舌质淡苔白，脉虚弱无力。此脾虚湿注治宜健脾渗湿，拟参苓白术散主之。处方：西党参三钱，焦白术三钱，白茯苓三钱，怀山药四钱，炒扁豆三钱，薏苡仁四钱，苦桔梗一钱，缩砂仁（杵，冲）八分，炒莲肉三钱，炙甘草一钱。3 剂后，腹泻停止，再服 7 剂，胃纳增加，大便正常。（《福建中医药》1965，5：39.）②胃虚嘈杂：某女，28 岁，近来脘中嘈杂，得食稍舒，口淡乏味，食后即觉胀闷，大便不实。舌淡苔白，脉象虚细。此属胃虚腐熟转输功能减弱，治宜健脾养胃，宗参苓白术散意。处方：西党参三钱，白茯苓三钱，焦白术三钱，怀山药四钱，白扁豆三钱，姜半夏一钱半，陈会皮一钱半，炙甘草一钱。服上方 2 剂即愈。（《福建中医药》1965，5：39.）③慢性痢疾：某女，35 岁，患慢性菌痢数年（大便曾培养出 B 组痢疾杆菌），反复发作，解脓血便，每天 4~6 次，伴有腹痛，里急后重，精神疲乏，食欲减少。舌质淡红，苔薄白稍腻，脉沉濡弱。证属脾虚下痢。处方：党参五钱，白术四钱，陈皮二钱，山药五钱，苡米五钱，莲子肉三钱，木香二钱（后下），黄连二钱，桔梗二钱，扁豆三钱，砂仁一钱五分（打，后下），鱼腥草五钱，甘草二钱。服药四剂后，症状消失，大便正常，嘱续服上方，共服 10 剂，疗效巩固。（《新医学》1977，83：140.）④慢性肾炎：用本方去桔梗，加虎杖治疗慢性肾小球肾炎 13 例。尿蛋白在（+++）~（++++）之间，经用本方治疗，最短 1 个月，最长半年均获显效。其中 8 例临床治愈，出院时尿蛋白稳定在（−）~（±）之间；5 例有效，尿蛋白控制在（+）~（++）之间，其他临床症状消失。笔者运用参苓白术散，减去苦辛载药上浮之桔梗，加入清热利水之虎杖，以达到治本为主、标本兼顾之目的。如阳虚寒重，水湿不化，浮肿严重者，先用真武汤之类，温阳利水，待水肿消退后，再用本方调治。若属气虚者，重用党参或酌加黄芪、杜仲、菟丝子等益气补肾。（《云南中医杂志》1982，2：37.）⑤行经泄泻：

某女，35 岁，近年来每逢月经来潮，即发泄泻，腹胀微痛，精神困倦，饮食少进，头目眩晕，月经或多或少、色淡。舌质淡红，脉象濡缓无力。症脉合参，良由脾胃虚弱，湿聚中焦所致。治宜运脾渗湿，理气调经。处方：西党参三钱，白茯苓三钱，怀山药四钱，薏苡仁四钱，炒扁豆三钱，炒莲肉三钱，缩砂仁（杵，冲）八分，陈会皮八分，生白芍三钱，制香附一钱半，粉葛根一钱半，炙甘草一钱。上方加减连服 4 剂，诸恙悉除，经随访观察 4 个月未见复发。（《福建中医药》1965，5：39.）

【现代研究】对消化系统功能的影响：参苓白术散水煎液小剂量对肠管蠕动有兴奋作用，大剂量有抑制作用，可解除肠管的痉挛，并能增加肠管对水和氯离子的吸收。解痉作用的机制初步看来一方面可直接作用于平滑肌，另一方面亦有拮抗拟胆碱药的作用。（《中成药研究》1982，8：25.）

【备注】本方改为丸剂，《医林绳墨大全》名"参苓白术丸"。

0524 香砂六君子汤

【方源】《古今名医方论·柯韵伯方》卷一。

【组成】人参一钱，白术二钱，茯苓二钱，甘草七分，陈皮八分，半夏一钱，砂仁八分，木香七分。

【用法】上加生姜二钱，水煎服。

【功用】①《中药成方配本》：疏补化痰。②《中国药典》：益气健脾，和胃。

【主治】①《古今名医方论》：气虚肿满，痰饮结聚，脾胃不和，变生诸证者。②《丸散膏丹集成》：中虚气滞，痰湿内阻，胸中满闷，食难运化，呕恶腹疼，肠鸣泄泻。

【方论】四君子气分之总方也。人参致冲和之气，白术培中宫，茯苓清治节，甘草调五脏，胃气即治，病安从来？然拨乱反正，又不能无为而治，必举夫行气之品以辅之，则补品不至泥而不行，故加陈皮以利肺金之逆气，半夏以疏脾土之湿气，而痰饮可除也。加木香以行三焦之滞气，缩砂以通脾肾之元气，忿郁可开也。四君得四辅，而补力倍宜；四辅有四君，而元气大振，相须而益彰者乎？

【备注】本方改为丸剂，《丸散膏丹集成》名"香砂六君子丸"。

0525　顺气和中汤

【方源】《卫生宝鉴》卷九。

【异名】调中益气汤（《仁术便览》卷一）。

【组成】黄芪一钱半，人参一钱，甘草（炙）七分，白术、陈皮、当归、白芍各五分，升麻、柴胡各三分，细辛、蔓荆子、川芎各二分。

【用法】上㕮咀，作一服。以水二盏，煎至一盏，去渣，食后温服。一服减半，再服全愈。

【主治】气虚头痛。①《卫生宝鉴》：阳虚头痛，恶风寒，气短弱而不喜食。②《玉机微义》：年高气弱，清气不能上升，头面昏闷，脉弱弦细而微。③《仁术便览》：气血双虚头痛。

【方论】以黄芪甘温补卫实表为君。人参甘温、当归辛温补血气，白芍酸寒收卫气而为臣。白术、陈皮、炙甘草苦甘温，养胃气，生发阳气，上实皮毛、肥腠理为佐。柴胡、升麻苦平，引少阳、阳明之气上升，通百脉灌溉周身者也；川芎、蔓荆子、细辛辛温体轻浮，清利空窍为使也。

【临证举例】气虚头痛：杨参谋名德，字仲实，年六十一岁，患头痛不可忍，昼夜不得眠。初医作伤寒解之，汗出痛加；复汗，头愈痛。今痛甚不得安卧，恶风寒而不喜饮食，诊其六脉弦细而微，气短而促，语言而懒。此病年高气弱，清气不能上升头面，故昏闷；本无表邪，因发汗过多，清阳之气愈亏损，不能上荣，亦不得外固，所以头苦痛而恶风寒，气短

弱而不喜食，正宜用顺气和中汤。此药升阳而补气，头痛自愈。（《卫生宝鉴》）

0526　独参汤

【方源】《医方类聚》卷一五〇引《劳证十药神书》。

【组成】大人参二两（去芦）。

【用法】上㕮咀。以水二盏，加大枣五枚，煎至一盏，细呷之。服后熟睡一觉，后服诸药除根。

【功用】劳证止血后，用此药补之。

【主治】大汗、大下之后，及吐血、血崩、血晕诸症。

【宜忌】咳嗽去之。

【方论】陈修园：失血之后，脏阴太虚，阴虚则不能维阳，阳亦随脱，故用人参二两，任专力大，可以顷刻奏功。但人参虽有补虚之功，而咳嗽者忌之。乘此大血甫止之际，咳嗽未作，急急饮之。若得熟睡一夜，则血从心脏而生。

0527　益气汤

【方源】《傅青主男女科·男科》。

【组成】人参、甘草各一钱，黄芪二钱，五味子三十粒，柴胡、白芍各七分，姜三片，枣二枚。

【用法】水煎，热服。

【主治】两手发麻，困倦嗜卧。

0528　黄芪六一汤

【方源】《局方》卷五。

【组成】黄芪（去芦，蜜炙）六两，甘草（炙）一两。

【用法】上㕮咀。每服二钱，水一盏，大枣一枚，煎至七分，去滓温服，不拘时候。

【功用】平补气血，安和脏腑。

【主治】气虚津伤，肢体劳倦，口常干渴，面色萎黄，不思饮食；或先渴而后生疮疖，或患痈疽之后而口渴；或卫虚自汗；或痔漏脓水

不绝。①《局方》：男子、妇人诸虚不足，肢体劳倦，胸中烦悸，时常焦渴，唇口干燥，面色萎黄，不能饮食，或先渴而欲发疮疖，或病痈疽而后渴者。②《丹溪心法》：盗汗虚者。③《疮疡经验全书》：疮疡溃后，虚汗如雨不止。④《医学正传》：三消，痈疽发渴。⑤《外科大成》：痔漏，漏孔穿开，脓水不绝者。⑥《张氏医通》：卫虚自汗，昼日烦热。

0529 新定拯阳理劳汤

【方源】《医宗必读》卷六。

【组成】黄芪二钱（酒炒），人参二钱（去芦），肉桂七分（去皮），当归一钱半（酒炒），白术一钱（土炒），甘草五分（酒炒），陈皮（去白）一钱，北五味四分（打碎）。

【用法】水二盅，加生姜三片，枣肉二枚，煎一盅服。

【主治】劳伤气耗，倦怠懒言，动作喘乏，表热自汗，心烦，遍身作痛。

【加减】如烦热口干，加生地黄；气浮心乱，加丹参、枣仁；咳嗽，加麦门冬；挟湿，加茯苓、苍术；脉沉迟，加熟附子；脉数实，去桂，加生地黄；胸闷，倍陈皮，加桔梗；痰多，加半夏、茯苓；泄泻，加升麻、柴胡；口渴，加干葛；夏月，去肉桂；冬月，加干姜。

二、补血

0530 小营煎

【方源】《景岳全书》卷五十一。

【组成】当归二钱，熟地二三钱，芍药（酒炒）二钱，山药（炒）二钱，枸杞二钱，炙甘草一钱。

【用法】水二盅，煎七分，食远温服。

【功用】①《景岳全书》：专补真阴；培养气血；滑胎。②《妇科玉尺》：临月服之易生。

【主治】血虚经乱，经期或产后腹痛，阴虚发热，精神困倦，或难产，胎衣不下，或失血。①《景岳全书》：三阴亏弱，血虚经乱，无

热无寒，经期腹痛，痛在经后者；妇人体本虚而血少，产后腹痛；产后阴虚发热，必素禀脾肾不足及产后气血俱虚，其证倏忽往来，时作时止，或昼或夜，进退不常，或精神困倦，怔忡恍惚，但察其外无表证，而脉见弦数，或浮弦豁大，或微细无力，其来也渐，非若他证之暴至者。②《妇科玉尺》：血亏则涩而难产；胎衣不下。③《会约医镜》：血少阴虚，咽干舌燥，上下失血，脉细数者。

【加减】①《景岳全书》：如营虚于上而为惊恐、怔忡不眠、多汗者，加枣仁、茯神各二钱；如营虚兼寒者，去芍药，加生姜；如气滞有痛者，加香附一二钱，引而行之。②《会约医镜》：如火盛烦躁，加真龟胶二钱（化服），或加麦冬、生地；骨蒸，加地骨皮一钱半；如身热，加青蒿一钱。

【备注】本方《会约医镜》无炙甘草，有川续断一钱。

0531 归茸丸

【方源】《医学入门》卷七。

【组成】鹿茸（酒蒸）、当归（酒浸）各等份。

【用法】上为细末，用乌梅水煮去核，和前末捣匀为丸，如梧桐子大。每服六七十丸，空心米饮送下。

【主治】精血枯竭，面色黧黑，耳聋目暗，口干多渴，腰痛脚弱，小便白浊，上燥下寒，不受峻补。

0532 四物汤

【方源】《理伤续断方》。

【异名】地髓汤（《圣济总录》卷一六四）、大川芎汤（《鸡峰普济方》卷十六）。

【组成】白芍药、川当归、熟地黄、川芎各等份。

【用法】每服三钱，水一盏半，煎至七分，空心热服。

【功用】①《局方》：调益营卫，滋养气血。

②《普济方》：活血。

【主治】血虚，面色萎黄，眩晕失眠，唇淡，舌淡脉弱；妇女营血虚滞，月经不调，痛经，闭经，崩漏；妊娠胎动不安，产后恶露不下；以及各科疾病属于血虚或血行不畅者。①《理伤续断方》：伤重，肠内有瘀血者。②《局方》：冲任虚损，月水不调，脐腹绞痛，崩中漏下，血瘕块硬，发歇疼痛；妊娠宿冷，将理失宜，胎动不安，血下不止；及产后乘虚，风寒内搏，恶露不下，结生瘕聚，少腹坚痛，时作寒热。③《鸡峰普济方》：妊娠至产前腹痛不可堪忍，及月事或多或少或前或后疼痛。④《明医杂著》：血虚发热，或寒热往来，或日晡发热，头目不清，或烦躁不寐，胸膈作胀，或胁作痛。⑤《医方集解》：一切血虚，及妇人经痛。⑥《医宗金鉴》：一切血虚、血热、血燥诸证。伤损出血。⑦《叶氏女科》：妊娠血少无以养胎，遍身酸懒，面色青黄，不思饮食，精神困倦，形容枯槁。

【宜忌】①《医方考》：若上下失血太多，气息几微之际，则四物禁勿与之。②《张氏医通》：肥盛多湿痰，及呕逆、少食、便溏者，禁用。

【方论】①《医垒元戎》：熟地黄补血，如脐下痛，非此不能除，乃通于肾经之药也；川芎治风，泄肝木也，如血虚头痛，非此不能除，乃通肝经之药也；芍药和血理脾，如腹中虚痛，非此不能除，乃通脾经之药也；当归和血，如血刺痛，非此不能除，乃通肾经之药也。②《医方集解》引《玉机微义》：川芎，血中之气药也，通肝经，性味辛散，能行血滞于气也；地黄，血中血药也，通肾经，性味甘寒，能生真阴之虚也；当归，血中主药也，通肝经，性味辛温，分三治，全用活血，各归其经也；芍药，阴分药也，通脾经，性味酸寒，能和血，治血虚腹痛也。此特病而求血药之属者也。③《医方考》：气、血，人身之二仪也。天地之道，阳常有余，阴常不足。人与天

地相似，故阴血难成而易亏。是方也，当归、芍药、地黄，味厚者也，味厚为阴中之阴，故能生血；川芎味薄而气清，为阴中之阳，故能行血中之气。然草木无情，何以便能生血？所以谓其生血者，以当归、芍药、地黄能养五脏之阴，川芎能调营中之气。五脏和而血自生耳。若曰四物便能生血，则未也。当归辛温能活血，芍药酸寒能敛血，熟地甘濡能补血。又曰：当归入心脾，芍药入肝，熟地入肾，乃川芎者，彻上彻下而行血中之气者也。此四物汤所以为妇人之要药，而调月经者必以之为主也。④《古今名医方论》柯韵伯：是方乃肝经调血之专剂，非心经生血之主方也。当归甘温和血，川芎辛温活血，芍药酸寒敛血，地黄甘平补血。四物具生长收藏之用，故能使营气安行经隧也。若血虚加参、芪；血结加桃仁、红花；血闭加大黄、芒硝；血寒加桂、附；血热加芩、连。欲行血去芍，欲止血去芎，随所利而行之，则又不必拘泥于四矣。若妇人数脱其血，故用以调经种子。如遇血崩、血晕等症，四物不能骤补，而反助其滑脱，则又当补气生血，助阳生阴长之理。盖此方能补有形之血于平时，不能生无形之血于仓卒；能调阴中之血，而不能培真阴之本。为血分立法，不专为女科套剂也。⑤《医方集解》：此手少阴、足太阴、厥阴药也。心生血，脾统血，肝藏血。当归辛苦甘温，入心脾生血为君；生地甘寒，入心肾滋血为臣；芍药酸寒，入肝脾敛阴为佐；川芎辛温，通上下而行血中之气为使也。⑥《成方便读》：补血者，当求之肝肾。地黄入肾，壮水补阴；白芍入肝，敛阴益血，二味为补血之正药。然血虚多滞，经脉隧道，不能滑利通畅，又恐地、芍纯阴之性，无温养流动之机，故必加以当归、川芎辛香温润，能养血而行血中之气者以流动之。总之，此方乃调理一切血证，是其所长。若纯属阴虚血少，宜静不宜动者，则归、芎之走窜行散，又非所宜也。

【临证举例】①痛经：作者用本方治疗痛

经，疗效较佳。寒型痛经：症见月经错后、经行少腹作痛，或呈痉挛性发作，舌苔薄白或质淡无苔，脉细涩或细弱，用本方加川楝子、吴茱萸。热型痛经：症见月经超前，经量较多，色鲜红，有小血块，少腹隐痛，腰腿酸胀，舌净，脉细弱者，用本方加丹皮、地骨皮。(《江苏中医》1956，2：40.) ②血管神经性水肿：数年遇慢性血管神经性水肿 5 例，经其他疗法治疗均未见效，用四物汤治疗后，疗效满意。一例，男，32 岁，反复发作 5 年，时伴发荨麻疹，严重时有偏头痛、上腹痛。双侧扁桃体肿大，皮肤划痕试验阳性，实验室查嗜酸性粒细胞直接检查计数 6611/mm^3。曾试用 10% 葡萄糖酸钙静注，普鲁卡因静脉封闭，自血疗法，口服苯海拉明、氯丙嗪、利血平及组织疗法、针灸疗法，并转五官科做扁桃体切除，均无效。患者已失信心，又经反复发作 1 年后，因一次严重发作伴剧烈头痛就诊，给予四物汤治疗，经服 2 剂后，疼痛显著好转，6 剂后停止再发。随访 4 年，未见复发。(《上海中医药杂志》1964，2：26.) ③荨麻疹：运用四物汤（熟地改为生地），治疗各种荨麻疹 51 例，一般服药 3 剂见效，连服 10 剂无效者改用其他方法治疗。其中慢性荨麻疹 42 例，显效 23 例，进步 5 例，有效 3 例，无效 10 例，加重 1 例；急性荨麻疹 3 例，均服药 2~4 剂后消退；固定性荨麻疹 2 例，服药 3~4 剂后均消退；人工荨麻疹 4 例，进步 2 例，有效 1 例，无效 1 例。(《上海中医药杂志》1965，8：28.)

【现代研究】①抗贫血作用：本方能促进急性贫血时动物血细胞的再生，主要表现为网织红细胞的转变成熟。(《中医研究通讯》1963，8：3.) 对放血所致的小鼠急性失血性贫血，给以本方后，经白细胞、红细胞比例、有核细胞百分率的骨髓象观察及骨髓染色形态和数量的观察，发现本方可使骨髓造血功能改善，从而促进贫血的恢复。(《陕西中医学院学报》1986，2：40.) ②对免疫功能的作用：通过对人外周血淋巴细胞转化及活性花瓣的体外实验，发现本方有显著的促进作用，提示既能增多淋巴细胞的数目，又能促进其功能，对细胞免疫有促进作用。(《江苏中医杂志》1980，2：32.) ③抗放射线损伤作用：对于全身软 X 线 2000 拉德（rad）照射小鼠 30 天生存率的实验表明，以四物汤甲醇提取物 2g/kg 在照射前 5 分钟给药，可以显著延长动物的生存时间，水提物 0.25g/kg 也有显著效果。拆方单味药实验表明，除川芎有以上显著效果外，余药均无此作用。(《国外医学·中医中药分册》1984，5：305.) ④对子宫的作用：四物汤加紫草能使子宫呈高度兴奋状态；加芸薹子可迅速使子宫收缩，以致呈痉挛状态。(日本《东洋医学会志》1972，1：66.)

0533 鸡血藤膏

【方源】《中药成方配本》（苏州）。

【组成】鸡血藤（干者）一百斤。

【用法】将鸡血藤刨片，盛入丝篮中，入盆汤内，加清水一千斤淹没，煎八小时煨过夜，次日取汁去滓，用丝绵筛滤过，定清去脚，入锅内收浓，加阿胶五斤烊入，收成老膏，倒入锡膏盘内，俟冷切成小块，放在透风处吹干。每用三钱至五钱，炖烊，开水冲服。

【功用】养血和血。

【主治】血不养筋，筋骨酸痛，手足麻木，妇女月事衰少。

三、补阴

0534 一阴煎

【方源】《景岳全书》卷五十一。

【组成】生地二钱，熟地三五钱，芍药二钱，麦冬二钱，甘草一钱，牛膝一钱半，丹参二钱。

【用法】水二盅，煎七分，食远温服。

【功用】《中医内科临床治疗学》：滋阴清热，润肺止咳，止血。

【主治】肾水真阴虚损，而脉证多阳，虚火发热，及阴虚动血；或伤寒屡散之后，取汗既多，脉气虚弱而烦渴不止，潮热不退者。

【加减】如火盛躁烦者，加真龟胶二三钱化服；如气虚者，间用人参一二钱；如心虚不眠多汗者，加枣仁、当归各一二钱；如汗多烦躁者，加五味子十粒，或加山药、山茱萸；如见微火者，加女贞子一二钱；如虚火上浮，或吐血，或衄血不止者，加泽泻一二钱，茜根二钱，或加川续断一二钱以涩之，亦妙。

【方论】《中医内科临床治疗学》：二地、芍药、麦冬滋阴清热，合丹参以清血分之热，合牛膝引血下行，甘草调和诸药，故全方有滋阴清热、润肺止咳、兼有止血之功。

【备注】此治水亏火胜之剂，故曰"一阴"。

0535 一甲复脉汤

【方源】《温病条辨》卷三。

【组成】加减复脉汤去麻仁，加牡蛎一两。

【主治】下焦温病，但大便溏者。

【方论】温病深入下焦劫阴，必以救阴为急务。然救阴之药多润滑，但见大便溏，不必待日三四行，即以一甲复脉法，复阴之中，预防泄阴之弊。

0536 二甲复脉汤

【方源】《温病条辨》卷三。

【组成】加减复脉汤加生牡蛎五钱，生鳖甲八钱。

【主治】热邪深入下焦，脉沉数，舌干齿黑，手指但觉蠕动。

【方论】温病七八日以后，热深不解，口中津液干涸，但觉手指掣动，即当防其痉厥，故以复脉育阴，加入介属潜阳，使阴阳交纽，庶厥不可作也。

【临证举例】虚劳：陈某，十九岁，脉虚数，头目眩冒，暮有微热，饮食少减，面似桃花，身如柳叶，与二甲复脉法。熟地六钱，生

鳖甲八钱，白芍（生）六钱，麦冬（不去心）五钱，生牡蛎五钱，麻仁二钱，阿胶三钱，炙甘草六钱。煮三杯，分三次服。服二十帖，红退晕止，食进，后用专翕大生膏四斤收功。（《吴鞠通医案》）

0537 七味地黄丸

【方源】《摄生秘剖》卷一。

【组成】熟地黄八两（忌铁，杵膏），山茱萸（酒润，去核）、干山药（炒）各四两，牡丹皮（酒洗，微炒）、白茯苓（去皮，乳制）、泽泻（去毛，酒浸，焙）各三两，肉桂（去皮，忌火）一两。

【用法】上为末，炼蜜为丸，如梧桐子大。每服三钱，空心淡盐汤送下。

【功用】①《摄生秘剖》：引火归元。②《北京市中药成方选集》：滋阴益气，补肾祛寒。

【主治】肾水不足，虚火上炎，发热作渴，口舌生疮，或牙龈溃烂，咽喉作痛，或形体憔悴，寝汗发热，五脏齐损，火拒上焦。

【宜忌】忌萝卜。

0538 八仙长寿丸

【方源】《寿世保元》卷四。

【组成】大怀生地黄（酒拌，入砂锅内蒸一日黑，捣断，慢火焙干）八两，山茱萸（酒拌蒸，去核）四两，白茯神（去皮木、筋膜）、牡丹皮（去骨）各三两，辽五味子（去梗）二两，麦冬（水润，去心）二两，干山药、益智仁（去壳，盐水炒）各二两。

【用法】上为细末，炼蜜为丸，如梧桐子大。空心温酒调下，或炒盐汤调服，夏秋滚汤调服。

【主治】年高之人阴虚，筋骨柔弱无力，面无光泽或暗淡，食少痰多，或喘或咳，或便溺数涩，阳痿，足膝无力；肾气久虚，形体瘦弱无力，憔悴盗汗，发热作渴；虚火牙齿痛浮、耳聩及肾虚耳鸣。

【宜忌】忌铁器。

【加减】腰痛，加木瓜、续断、鹿茸、当归；消渴，加五味子、麦门冬各二两；老人下元冷，胞转不得小便，膨急切痛，四五日困笃欲死者，用泽泻，去益智；诸淋沥，数起不通，倍茯苓，用泽泻，去益智；夜多小便，加益智一两，减茯苓一半。治耳聩及肾虚耳鸣，另用全蝎四十九枚，炒微黄色为末，每服三钱，酒调送下，早晨空心服。

0539 大补丸

【方源】《丹溪心法》卷三。

【异名】大补阴丸（《医学正传》卷三）。

【组成】黄柏（炒褐色）、知母（酒浸，炒）各四两，熟地黄（酒蒸）、龟甲（酥炙）各六两。

【用法】上为末，猪脊髓、蜜为丸。每服七十丸，空心盐白汤送下。

【功用】降阴火，补肾水。

【主治】肝肾不足，阴虚火旺，骨蒸潮热，盗汗遗精，尿血淋浊，腰膝酸痛；或咳嗽咯血，烦热易饥，眩晕耳鸣，舌红少苔，脉细数等。亦用于甲状腺功能亢进、肾结核、骨结核、糖尿病等属阴虚火旺者。①《摄生众妙方》：遗精，尿血。②《明医指掌》：肾虚腰痛。③《医方集解》：水亏火炎，耳鸣耳聋，咳逆虚热，肾脉洪大，不能受峻补者。④《张氏医通》：阴虚燥热。⑤《会约医镜》：肾水亏败，小便淋浊如膏，阴火上炎，左尺空虚者。⑥《中医方剂学》：肝肾阴虚，虚火上炎。骨蒸潮热，盗汗遗精，咳嗽咯血，心烦易怒，足膝疼热或酸软，舌红少苔，尺脉数而有力。⑦《医方发挥》：甲状腺功能亢进、肾结核、骨结核、糖尿病等属阴虚火旺者。

【宜忌】①《删补名医方论》：虽有是证，若食少便溏，则为胃虚，不可轻用。②《医方论》：此治阴火炽盛以致厥逆者则可，至内伤虚热，断不可用。

【方论】①《医方集解》：此足少阴药也，四者皆滋补肾阴之药，补水即所以降火，所谓壮水之主，以制阳光是也。加脊髓者，取其能通肾命，以骨入骨，以髓补髓是也。②《古方选注》：丹溪补阴立法，义专重于黄柏，主治肾虚劳热，水亏火炎，以之治虚火呃逆，亦为至当。第肝肾之气，在下相凌，左肾属水，不能自逆，而右肾为相火所寓，相火炎上，挟其冲气，乃能逆上为呃。主之以黄柏，从其性以折右肾之相火，知母滋肾水之化源，熟地固肾中之元气，龟甲潜通其脉，伏藏冲任之气，使水不妄动。治虚呃用参术汤下之者，人之阴气，依胃为养，胃土损伤，则相火直冲清道而上，此土败于相火之贼，当崇土以制龙雷之火也。③《删补名医方论》：是方能骤补真阴，承制相火，较之六味功效尤捷。盖因此时以六味补水，水不能遽生，以生脉保肺，金不免犹燥，唯急以黄柏之苦以坚肾，则能制龙家之火，继以知母之清以凉肺，则能全破伤之金；若不顾其本，则病去犹恐复来，故又以熟地、龟甲大补其阴，是谓培其本，清其源矣。④《成方便读》：治肾水亏极，相火独旺，而为梦遗、骨蒸、痨瘵等证。夫相火之有余，皆由肾水之不足，故以熟地大滋肾水为君。然火有余则少火化为壮火，壮火食气，若仅以滋水配阳之法，何足以导其猖厥之势，故必须黄柏、知母之苦寒入肾，能直清下焦之火者，以折服之。龟为北方之神，其性善藏，取其甘寒益肾，介类潜阳之意，则龙雷之火自能潜藏勿用。猪为水畜，用骨髓者，取其能通肾命，以有形之精髓而补之也。和蜜为丸者，欲其入下焦，续以奏功也。

0540 天池膏

【方源】《寿世保元》卷五。

【组成】天花粉、黄连各半斤，人参、知母（去壳）、白术（炒，去芦）各四两，五味子三两，麦冬六两（去心），藕汁二碗，怀生地黄汁二碗，人乳、牛乳各一碗，生姜汁二酒杯。

【用法】上先将天花粉七味切片，用米泔水十六碗，入砂锅内浸半日，用桑柴火慢熬至五六碗，滤清，又将渣捣烂，以水五碗，煎至二碗，同前汁又煎二三碗，入生地等汁，慢熬如饧，加白蜜一斤，煎去沫，又熬如膏，乃收入瓷罐内，用水浸三日，去火毒。每用二三匙安舌咽之，或用白汤送下。

【主治】三消。

0541 天花粉丸

【方源】《仁斋直指》卷十七。

【组成】天花粉、黄连（去须）各一两，茯苓、当归各半两。

【用法】上为末，炼蜜为丸，如梧桐子大。每服三十丸，茅根煎汤送下。

【主治】消渴，饮水多，身体瘦。

0542 天一生水丸

【方源】《穷乡便方》。

【组成】熟地黄八两，山茱萸（去核）、白茯苓（去皮）、天门冬（去心）、麦冬（去心）、黄柏（制）、知母（制）、山药各四两。

【用法】青盐澄水，煮面糊为丸。每服三钱，空心百沸汤下。

【主治】阴虚火动。

0543 月华丸

【方源】《医学心悟》卷三。

【组成】天冬（去心蒸）、麦冬（去心蒸）、生地（酒洗）、熟地（九蒸晒）、山药（乳蒸）、百部（蒸）、沙参（蒸）、川贝（去心，蒸）、真阿胶各一两，茯苓（乳蒸）、獭肝、广三七各五钱。

【用法】用白菊花二两（去蒂），桑叶二两（经霜者）熬膏，将阿胶化入膏内和药，炼蜜为丸。每服一丸，嚼化，一日三次。

【功用】滋阴降火，消痰祛瘀，止咳定喘，保肺平肝。

【主治】阴虚咳嗽。

0544 六物汤

【方源】《仁斋直指·附遗》卷十五。

【异名】四物知柏汤（《症因脉治》卷二）。

【组成】川芎、白芍药（酒炒）、生地黄（酒洗）、当归（酒洗）、黄柏（蜜炒）、知母（酒炒）各等份。

【用法】上㕮咀。用水一盏半，煎至八分，食前温服。

【功用】滋阴血，降肾火。

【主治】阴虚火旺，咳喘气逆，血虚腹痛，面色萎黄，妇人崩漏，妊娠胎动，脉细数。①《仁斋直指·附遗》：火证。②《症因脉治》：阴虚喘逆。血热不得卧。肝经血热筋挛。血虚腹痛，偎偎作痛，如细筋牵引，下引少腹，上引肋梢，肢体瘦弱，面色萎黄，腹虽痛而不饱闷，痛无定处，阴虚阳旺，脉见细数者。③《伤寒大白》：内伤阴火，内冲头痛。④《医略六书》：胎动，脉洪虚数者。⑤《医宗金鉴》：崩血、漏血属热多者。⑥《叶氏女科》：肝肾虚热成淋。

【方论】①《医略六书》：妊娠冲任血亏，热迫于下，故胎动不安，此胎动因于血热而胎失所养焉。生地滋阴凉血以安胎，当归养血荣经以荣胎，川芎引入血海，白芍收敛任阴，黄柏清热存阴，知母润燥益阴，水煎温服。俾热化血充，则冲任清和而得所养，胎无不安，何胎动之有乎？②《成方便读》：以地、芍壮水，知、柏退阳；有血证，故用当归，引诸血各归其所当归之经；川芎能行血中之气，自然气顺血调，不虚不滞矣。

0545 玉液汤

【方源】《衷中参西》上册。

【组成】生山药一两，生黄芪五钱，知母六钱，生鸡内金二钱（捣细），葛根一钱半，五味子三钱，天花粉三钱。

【主治】消渴。

【宜忌】忌食甜物。

【方论】消渴之证，多由于元气不升，此方乃升元气以止渴者也。方中以黄芪为主，使葛根能升元气，而又佐以山药、知母、天花粉以大滋真阴，使之阳升而阴应，自有云行雨施之妙也；用鸡内金者，因此证尿中皆含有糖质，用之以助脾胃强健，化饮食中糖质为津液也；用五味者，取其酸收之性，大能封固肾关，不使水饮急于下趋也。

【临证举例】消渴：邑人某，年二十余，贸易津门，得消渴证。求津门医者，调治三月，更医十余人不效，归家就医于愚。诊其脉甚微细，旋饮水旋即小便，须臾数次。投以玉液汤，加野台参四钱，数剂渴见止，而小便仍数，又加萸肉五钱，连服十剂而愈。(《衷中参西》上册)

0546 左归丸

【方源】《景岳全书》卷五十一。

【组成】大怀熟地八两，山药（炒）四两，枸杞四两，山茱萸肉四两，川牛膝（酒洗，蒸熟）三两（精滑者不用），菟丝子（制）四两，鹿胶（敲碎，炒珠）四两，龟胶（切碎，炒珠）四两（无火者不必用）。

【用法】上先将熟地蒸烂杵膏，炼蜜为丸，如梧桐子大。每服百余丸，食前用滚汤或淡盐汤送下。

【功用】①《景岳全书》：壮水之主，培左肾之元阴。②《中医方剂学》：填补肝肾真阴。

【主治】真阴肾水不足，不能滋养营卫，渐至衰弱，或虚热往来，自汗盗汗，或神不守舍，血不归原，或虚损伤阴，或遗淋不禁，或气虚昏运，或眼花耳聋，或口燥舌干，或腰酸腿软，凡精髓内亏，津液枯涸之证。

【加减】如真阴失守，虚火上炎者，宜用纯阴至静之剂，于本方去枸杞、鹿胶，加女贞子三两、麦冬三两；如火烁肺金，干枯多嗽者，加百合三两；如夜热骨蒸，加地骨皮三两；如小水不利、不清，加茯苓三两；如大便燥结，去菟丝，加肉苁蓉三两；如气虚者，加人参三四两；如血虚微滞，加当归四两；如腰膝酸痛，加杜仲三两（盐水炒用）；如脏平无火而肾气不充者，加补骨脂三两（去心），莲肉、胡桃肉各四两，龟胶不必用。

【方论】①《何氏虚劳心传》：以纯补犹嫌不足，若加苓、泽渗利，未免减去补力，奏功为难，故群队补阴药中更加龟、鹿二胶，取其为血气之属，补之效捷耳。②《中医方剂学》：方中重用熟地滋肾以填真阴；枸杞益精明目；山茱萸涩精敛汗；龟、鹿二胶，为血肉有情之品，鹿胶偏于补阳，龟胶偏于滋肾，两胶合力，沟通任督二脉，益精填髓，有补阴中包含"阳中求阴"之义；菟丝子配牛膝，强腰膝健筋骨；山药滋益脾肾。共收滋肾填阴，育阴潜阳之效。

【临证举例】腰肌劳损：王某某，男，42岁。患腰肌劳损，腰痛已两载，经用封闭、推拿、针灸等治疗效果不显，患者腰脊酸痛，并伴见头晕、失眠、咽干、遗精等症。诊脉弦细，两尺尤弱。苔薄中裂，舌质较红。良由肾水不足、精髓内亏，治宜育阴补肾为主，拟予左归丸加味。鹿角片12g，熟地12g，炙龟甲12g，枸杞子12g，净萸肉12g，菟丝子12g，怀山药12g，怀牛膝9g，川石斛9g，川杜仲9g，桑寄生9g。服药13剂，腰痛大减，睡眠转佳，眩晕、咽干等症相继消失。后以青娥丸调治善后。(《江苏中医杂志》1982，1：35.)

0547 左归饮

【方源】《景岳全书》卷五十一。

【组成】熟地二三钱或加至一二两，山药二钱，枸杞二钱，炙甘草一钱，茯苓一钱半，山茱萸一二钱（畏酸者少用之）。

【用法】水二盅，煎七分，空腹服。

【功用】①《景岳全书》：壮水。②《中医

方剂学》：养阴补肾。

【主治】真阴不足，腰酸且痛，遗精盗汗，咽燥口渴。①《景岳全书》，命门之阴衰阳胜者。②《会约医镜》：阴衰阳胜，身热烦渴，脉虚气弱。③《医方简义》：肾虚腰痛，偏坠遗精。④《中医方剂学》：真阴不足，症见腰酸遗泄，盗汗，口燥咽干，口渴欲饮，舌光红，脉细数。

【加减】如肺热而烦者，加麦冬二钱；血滞者，加丹皮二钱；心热而躁者，加玄参二钱；脾热易饥者，加芍药二钱；肾热骨蒸多汗者，加地骨皮二钱；血热妄动者，加生地二三钱；阴虚不宁者，加女贞子二钱；上实下虚者，加牛膝二钱以导之；血虚而燥者，加当归二钱。

【方论】①《血证论》：《难经》谓左肾属水，右肾属火。景岳此方，取其滋水，故名左归。方取山茱萸酸以入肝，使子不盗母之气；枸杞赤以入心，使火不为水之仇；使熟地一味，滋肾之水阴；使茯苓一味，利肾之水质；有形之水质不去，无形之水阴亦不生也。然肾水实仰给于胃，故用甘草、山药，从中宫以输水于肾。景岳方多驳杂，此亦未可厚非。②《中医方剂学》：方中重用熟地为主，甘温滋肾以填真阴；辅以山茱萸、枸杞子养肝血，合主药以加强滋肾阴而养肝血之效；佐以茯苓、炙甘草益气健脾，山药益阴健脾滋肾。合而有滋肾、养肝、益脾之效。

【临证举例】①虚劳：（某人）稍一感触，即觉伤风，表气不固已甚。肺在上主气之出，肾在下主气之纳，肾虚封藏不固，则肾气不能仰吸肺气下行，气少归纳，所以体稍运动，即觉气急。素有之痰饮，为冲阳挟之而上，咽痒咳嗽，甚至见红。特是肾之阴虚，与肾之阳虚，皆令气不收藏。左脉弦大，且有数意，断无命阳不振，寒饮上泛，而脉不沉郁，转见弦大之理。所以脉大而左部为甚，以肝肾之脉，皆居于左，其为肾阴虚不能收摄无疑。况

所吐之痰，牵丝不断，并非水饮。饮之所以为痰者，热炼之也。仲景小青龙汤、真武汤为痰饮之要方。汤曰青龙，为其行水也；真武，水神名，为其治水也。足见饮即水类，与痰浊绝不相同。下虚如此，断勿存观望之心，而使根蒂日近空乏，用介宾先生左归饮法。紫口蛤壳、生地炭、怀山药、长牛膝、萸肉、白茯苓、车前子。（《张聿青医案》）②眩晕：某女，40岁，家庭妇女。1953年秋末，在月经期间入河水中洗衣被，从而发病。开始时，恶寒发热，月经亦止而停潮。经治疗未效，三日后其寒热自罢，旋即转为头目眩晕，不能起床，目合不语，时而睁眼暂视周围而遂闭合，目光如常，脉细沉涩。乃正虚血瘀，风木上扰。治宜滋水涵木，以祛瘀息风。方用左归饮加味：熟地15g，山药12g，山茱萸12g，茯苓12g，枸杞12g，炙草9g，车前子9g，五味子6g，水煎服。患者服药1剂后即大便下血而诸症遂失，神清人慧，其病告愈。继之服完第2剂，以巩固疗效。（《湖北中医杂志》1980，1：22.）

0548 加减复脉汤

【方源】《温病条辨》卷三。

【组成】炙甘草六钱，干地黄六钱，生白芍六钱，麦冬五钱（不去心），阿胶三钱，麻仁三钱。

【用法】水八杯，煮取三杯，分三次服。剧者，加甘草至一两，地黄、白芍八钱，麦冬七钱。日三夜一服。

【主治】温病邪在阳明久羁，或已下，或未下，身热面赤，口干舌燥，甚则齿黑唇裂，脉虚大，手足心热甚于手足背者；或温病已汗而不得汗，已下而热不退，六七日以外，脉尚躁盛者；或温病误用升散，脉结代，甚者脉两至者；或汗下后，口燥咽干，神倦欲眠，舌赤苔老者。

【方论】在仲景当日，立炙甘草汤（即复脉汤）治伤于寒者之结代，自有取于参、桂、

姜、枣，复脉中之阳。今治伤于温者之阳亢阴竭，不得再补其阳也。乃于该方去参、桂、姜、枣之补阳，加白芍收三阴之阴，故云加减复脉汤。此用古法而不拘于古方，医者之化裁也。

0549 地黄丸

【方源】《小儿药证直诀》卷下。

【异名】六味地黄丸（《正体类要》卷下）、六味丸（《校注妇人良方》卷二十四）。

【组成】熟地黄八钱，山萸肉、干山药各四钱，泽泻、牡丹皮、白茯苓（去皮）各三钱。

【用法】上为末，炼蜜为丸，如梧桐子大。每服三丸，空心温水化下。

【功用】滋补肝肾。①《小儿药证直诀》：补肾，补肝。②《校注妇人良方》：壮水制火。③《保婴撮要》：滋肾水，生肝木。④《东医宝鉴·内景篇》：专补肾水，能生精补精，滋阴。

【主治】肝肾阴虚，头晕目眩，耳聋耳鸣，腰膝酸软，遗精盗汗，骨蒸潮热，五心烦热，失血失音，消渴淋浊；妇女肾虚，血枯闭经；小儿囟开不合，五迟五软。①《小儿药证直诀》：肾怯失音，囟开不合，神不足，目中白睛多，面色㿠白。②《校注妇人良方》：肾虚发热作渴，小便淋秘，痰壅失音，咳嗽吐血，头目眩晕，眼花耳聋，咽喉燥痛，口舌疮裂，齿不坚固，腰腿酸软，五脏亏损，自汗盗汗，便尿诸血。③《万氏女科》：女子冲任损伤，及肾虚血枯，血少血闭之症。④《寿世保元》：小儿肝疳，白膜遮睛，肝经虚热血燥，或风客淫气，而患瘰疬结核，或四肢发搐，眼目忽抽动，痰涎上壅，又治肾疳脑热，消瘦，手足如冰，寒热往来，滑泄肚胀，口臭干渴，齿龈溃烂，爪黑面黧，遍身、两耳生疮，或耳内出水，或发热，自汗盗汗，或小便淋闭，咳嗽吐血，或咽喉燥痛，口舌疮裂，或禀赋不足，肢体瘦弱，解颅鹤节，五迟五软，或畏明下窜，

或早近女色，精血亏耗，五脏齐损等肝肾诸虚不足之症。⑤《医方集解》：肝肾不足，真阴亏损，精血枯竭，憔悴羸弱，腰痛足酸，自汗盗汗，水泛为痰，发热咳嗽，头晕目眩，耳鸣耳聋，遗精便血，消渴淋沥，失血失音，舌燥喉痛，虚火牙痛，足跟作痛，下部疮疡。

【宜忌】①《审视瑶函》：忌萝卜。②《寿世保元》：忌铁器，忌三白。③《医方发挥》：本方熟地滋腻滞脾，有碍消化，故脾虚食少及便溏者慎用。④《中医方剂选讲》：阴盛阳衰，手足厥冷，感冒头痛，高热，寒热往来者不宜用。又南方夏季暑热湿气较盛时，宜少服用。

【方论】①《医方考》：肾非独水也，命门之火并焉。肾不虚，则水足以制火，虚则火无所制，而热证生矣，名之曰阴虚火动。河间氏所谓肾虚则热是也。今人足心热，阴股热，腰脊痛，率是此证。老人得之为顺，少年得之为逆，乃咳血之渐也。熟地黄、山茱萸，味厚者也，经曰：味厚为阴中之阴，故能滋少阴，补肾水；泽泻味甘咸寒，甘从湿化，咸从水化，寒从阴化，故能入水脏而泻水中之火；丹皮气寒味苦辛，寒能胜热，苦能入血，辛能生水，故能益少阴、平虚热；山药、茯苓味甘者也，甘从土化，土能防水，故用之以制水脏之邪，且益脾胃而培万物之母也。②《审视瑶函》：肾者，水脏也。水衰则龙雷之火无畏而亢上，故王启玄曰：壮水之主，以制阳光，即经所谓求其属而衰之。地黄味厚，为阴中之阴，专主补肾填精，故以为君药。山茱萸味酸归肝，乙癸同治之义，且肾主闭藏，而酸敛之性，正与之宜也；山药味甘归脾，安水之雠，故用二味为臣。丹皮亦入肝，其用主宣通，所以佐茱萸之涩也；茯苓亦入脾，其用主通利，所以佐山药之滞也，且色白属金，能培肺部，又有虚则补其母之义。至于泽泻有三功：一曰利小便以泄相火；二曰行地黄之滞，引诸药速达肾经；三曰有补有泻，诸药无畏恶增气之虞，故用之为使。此丸为益肾之圣药，而昧者薄其功缓，乃

用药者有四失也：一则地黄非怀庆则力浅；一则地黄非自制则不工，且有犯铁之弊；一则疑地黄之滞而减之，则君主力弱；一则恶泽泻之渗而减之，则使力微。自蹈四失，而反咎药之无功，毋乃冤乎？③《古今名医方论》柯韵伯曰：肾虚不能藏精，坎宫之火无所附而妄行，下无以奉春生之令，上绝肺金之化源。地黄禀甘寒之性，制熟味更厚，是精不足者补之以味也，用以大滋肾阴，填精补髓，壮水之主。以泽泻为使，世或恶其泻肾而去之，不知一阴一阳者，天地之道，一开一阖者，动静之机。精者，属癸，阴水也，静而不走，为肾之体；溺者，属壬，阳水也，动而不居，为肾之用。是以肾主五液，若阴水不守，则真水不足；阳水不流，则邪水逆行。故君地黄以护封蛰之本，即佐泽泻以疏水道之滞也。然肾虚不补其母，不导其上源，亦无以固封蛰之用。山药凉补，以培癸水之上源；茯苓淡渗，以导壬水之上源。加茱萸之酸温，借以收少阳之火，以滋厥阴之液。丹皮辛寒，以清少阴之火，还以奉少阳之气也。滋化源，奉生气，天癸居其所矣。壮水制火，特其一端耳。④《医方集解》：此足少阴、厥阴药也。熟地滋阴补肾，生血生精；山茱温肝逐风，涩精秘气；牡丹泻君相之伏火，凉血退蒸；山药清虚热于肺脾，补脾固肾；茯苓渗脾中湿热，而通肾交心；泽泻泻膀胱水邪，而聪耳明目。六经备治，而功专肾肝，寒燥不偏，而补兼气血。苟能常服，其功未易殚述也。⑤《医方论》：此方非但治肝肾不足，实三阴并治之剂。有熟地之腻补肾水，即有泽泻之宣泄肾浊以济之；有萸肉之温涩肝经，即有丹皮之清泻肝火以佐之；有山药收摄脾经，即有茯苓之淡渗脾湿以和之。药止六味，而大开大合，三阴并治，洵补方之正鹄也。⑥《实用方剂学》：本方是补阴的代表方剂，其组成特点是补中寓泻，而以补阴为主。方中以熟地滋阴补肾，填精益髓而生血；山茱萸温补肝肾，收敛精气；山药健脾，兼固精缩

尿。是本方的"三补"，用以治本。但以熟地补肾为主，山茱萸的补肝和山药的补脾为辅，故熟地的用量是山茱萸和山药的一倍。由于肝肾阴虚，常可导致虚火上炎，故又以泽泻泻肾火，丹皮泻肝火，茯苓渗脾湿，是本方的"三泻"，用以治标。但本方是以补为主，所以这三种泻药的用量较轻。这样把补虚与祛邪结合起来，就形成甘淡平和、不温不燥、补而不滞的平补之剂。因此，本方滋补而非峻补，故虚不受补者亦可用。

【临证举例】①慢惊后不语：东都王氏子，吐泻，诸医药下之至虚，变慢惊。后又不语，诸医作失音治之。钱曰：既失音，开目不能饮食，又牙不紧，而口不紧也。诸医不能晓，钱以地黄丸补肾。治之半月而能言，一月而痊也。（《小儿药证直诀》）②糖尿病：用六味地黄丸改汤剂治疗糖尿病2例。1例入院时昏迷，经胰岛素治疗后，神志清醒。通过饮食治疗，尿糖始终无法控制。经服六味地黄汤4天后，不仅多饮、多食、多尿及消瘦等临床症状好转，尿糖亦告消失，同时血糖亦逐渐恢复正常，体重日增。例2进院时极度消瘦，合并肺结核，咳嗽严重，影响睡眠，体力十分衰弱，自服六味地黄丸后，咳嗽很快停止，精神好转，多饮、多食、多尿等症状显著改善，夜间仅解小便1次，1周后体重增加4kg，尿糖已逐渐消失，唯血糖未恢复正常。（《中华医学杂志》1956，6：549.）③病理性室性早搏：以六味地黄汤加苦参，每日1剂，早、晚各服1次，治疗病理性室性早搏12例。12例经心脏听诊，其中7例经心电图复查，均无室性早搏发现，且无自觉症状。（《河南中医》1987，3：24.）④防治食管癌：先后在湖北、河北两地食管癌高发人群中用六味地黄汤治疗食管上皮重度增生患者92例。1年后，病理脱落细胞复查：癌变2例，稳定8例，好转和正常者82例。而在湖北当地作对照的未服药患者89例中，8个月后随访，癌变11例，稳定23例，好转55

例。两者相较，差异显著（$P < 0.001$）。对湖北的 57 例患者做了 5 年以上的随访，并和相应的 47 例未服药患者做了对比观察，服药组的癌变率明显低于对照组（$P < 0.05$）。(《中医杂志》1983，6：71.）

【现代研究】①降血脂作用：以本方片剂对实验性高血脂家兔进行研究，给药组的血清胆固醇和甘油三酯分别低于对照组，效果显著（$P < 0.01$），而对正常大鼠无明显影响；给药组肝、脾、肾上腺重量均比对照组明显下降（$P < 0.05$）；解剖时肉眼观察，对照组肝脏等脏器都呈现较明显的脂肪沉积，而给药组色泽均较正常；实验性高血脂大鼠 HDL-C 明显增高（$P < 0.01$）。(《中成药研究》1986，12：41.）②降血糖作用：用本方水提物口饲糖尿病大鼠，3 天后能降低血糖、尿素氮和甘油三酯，5 天后能降低血钾、提高血钠和血蛋白、降低尿中酮体水平。(《国外医学·中医中药分册》1986，4：11.）③防治肿瘤：本方能抑制 N-亚硝基氨酸乙酯和氨基甲酸乙酯的诱瘤作用，有助于荷瘤体的单核吞噬系统的吞噬功能，促进骨髓干细胞和淋巴组织增生，在一定程度上维持荷瘤小鼠甲状腺功能，降低蛋白分解代谢，从而对肿瘤的形成和荷瘤体的生存具有某些作用。(《中医杂志》1983，6：71.）④保护肾功能作用：用本方对大鼠 Masugi 型肾炎的试验治疗，治疗组血清尿素明显低于对照组，而停药后尿素量又明显增高，说明本方能促进肾脏对体内代谢产物——尿素的排泄，从而保护肾功能。(《中成药研究》1982，12：23.）⑤对实验性肾虚动物牙周组织的影响：本方对牙周病阴虚模型动物的牙周组织有保护作用，具有修复牙周组织损害的作用，并且动物体重和活力增加。在一定程度上可以纠正由甲状腺素引起的代谢紊乱，对由甲状腺素所致肾虚模型动物的牙组织有保护作用。(《中西医结合杂志》1990，5：295.）⑥滋补强壮作用：本方与人参有类似的抗低温、抗疲劳、耐缺氧

及促皮质激素样作用，对氢化考的松引起的小鼠肾上腺、胸腺萎缩有一定的对抗作用，并能抑制小鼠棉球肉芽肿增生。(《中成药研究》1986，4：26.）

【备注】本方改为汤剂，《景岳全书》名"六味地黄汤"。

0550 芍药甘草汤

【方源】《伤寒论》。

【组成】芍药、甘草（炙）各四两。

【用法】以水三升，煮取一升五合，去滓，分二次温服。

【功用】①《杂症会心录》：温养脾土而生阴血。②《伤寒论讲义》：酸甘化阴，缓急止痛。

【主治】阴血不足，血行不畅，腿脚挛急或腹中疼痛。①《伤寒论》：伤寒脉浮，自汗出，小便数，心烦微恶寒，脚挛急，足温者。②《古今医统》：四时伤寒腹痛；小儿热腹痛，小便不通。③《类聚方广义》：小儿夜啼不止，腹中挛急甚者。④《寒温条辨》：妇人伤寒，汗解表除，热入血室，经水过多，无实满者；及杂病木克脾土，阴阳血气不和而腹痛。⑤《杂症会心录》：产后腹痛。

【宜忌】《辽宁中医杂志》（1981，4：25.）：使用本方宜辨虚实，虚热者可用，虚寒者不宜用。

【方论】①《注解伤寒论》：芍药白补而赤泻，白收而赤散也。酸以收之，甘以缓之，酸甘相合，用补阴血。②《医方集解》：此足太阴、阳明药也，气血不和，故腹痛。白芍酸收而苦涩，能行营气；炙甘草温散而甘缓，能和逆气；又痛为木盛克土，白芍能泻肝，甘草能缓肝和脾也。

【临证举例】①足肿痛：四嫂，足遇多行走时则肿痛而色紫，始则右足，继乃痛及左足，天寒不可向火，见火则痛剧，故虽甚恶寒，必得耐冷，然天气过冷，则又痛，晨起而肿痛止，至夜则痛如故。按：历节痛足亦肿，

但肿常不退，今时有退者，非历节也，唯痛甚时筋挛。用芍药甘草汤以舒筋，赤、白芍各一两，生甘草八钱。二剂愈。(《经方实验录》)②转筋：贾某某，男，53岁，左腨经常转筋，多在夜晚发作，发时腿肚聚起一包，腿不能伸直，患侧踇趾也向足心抽挛，疼痛难忍，脉弦细直，舌红绛少苔。此为肝血不足，血不养筋，筋脉绌急所致。用白芍24g，炙甘草12g，4剂愈。(《浙江中医杂志》1982，4：181.)③舞蹈症：覃某某，女，11岁，手足不断舞动，行走摇摆不稳，双手持物不牢，面部呈鬼脸样动作，舌不断伸缩，头部摇晃，烦躁不安，舌淡苔白，脉弦细，有膝关节疼痛史。诊为小儿舞蹈症。系肝血不足，筋脉失养所致。治宜滋阴养血，缓急解痉。拟芍药甘草汤，芍药30g，甘草30g，水煎服。7剂愈。(《山东中医杂志》1983，6：4.)④胃扭转：孙某某，女，38岁，胃脘胀痛20多年，后十年伴发频繁呃逆，大声嗳气，每年复发2~3个月。近一年加重，呈持续状态，不能右侧卧。查上消化道未见器质性病变，胃呈扭曲状，诊为胃扭转。用芍药20g，甘草20g，日1剂，浓煎取汁，日服3次。服药后第一天，诸症减，续服20余剂痊愈，查胃形态恢复正常。(《上海中医药杂志》1981，4：29.)⑤过敏性肠炎：范某某，男，成人，腹痛，腹泻绵绵不愈，诊为过敏性肠炎。神疲倦怠，舌质淡，苔薄白，脉小弦，腹痛，按之则舒。此乃肝脾不和，脾气滞结，脉络不行。治宜调肝和脾。方用芍药甘草汤：生白芍30g，生甘草15g。服4剂痊愈。(《辽宁中医杂志》1981，4：25.)

【现代研究】镇痉作用：芍药甘草汤水煎剂对雄鼠回肠进行实验研究，结果表明，本方对外因性乙酰胆碱作用于回肠引起的收缩有抑制作用；对经肠壁的低频电刺激引起的牵拉反应，有轻度持续性抑制作用。(《国外医学·中医中药分册》1981，5：46.)

0551 百合地黄汤

【方源】《金匮》卷上。

【组成】百合七枚(擘)，生地黄汁一升。

【用法】以水洗百合，渍一宿，当白沫出，去其水，更以泉水二升，煎取一升，去滓，纳地黄汁，煎取一升五合，分温再服。中病，勿更服。大便当如漆。

【主治】百合病，不经吐、下、发汗，病形如初者。

【方论】①《千金方衍义》：百合病若不经发汗、吐、下，而血热自汗，用百合为君，安心补神，能祛中热，利大小便，导涤痰积；但佐生地黄汁以凉血，血凉则热毒解而蕴结自行，故大便当去恶沫也。②《金匮要略心典》：百合色白入肺，而清气中之热；地黄色黑入肾，而除血中之热。气血即治，百脉俱清，虽有邪气，亦必自下。服后大便如漆，则热除之验也。

0552 百合知母汤

【方源】《金匮》卷上。

【组成】百合七枚(擘)，知母三两(切)。

【用法】先以水洗百合，渍一宿，当白沫出，去其水，更以泉水二升，煎取一升，去滓；别以泉水二升煎知母，取一升，去滓；后合和，煎取一升五合，分温再服。

【主治】百合病，发汗后者。

【方论】①《古方选注》：君以百合，甘凉清肺；佐以知母，救肺之阴，使膀胱水脏知有母气，救肺即所以救膀胱，是阳病救阴之法也。②《金匮方歌括》元犀按：百脉俱朝于肺。百脉俱病，病形错杂，不能悉治，只于肺治之。肺主气，气之为病，非实而不顺，即虚而不足。百合能治邪气之实，而补正气之虚；知母入肺金，益其水源，下通膀胱，使天水之气合，而所伤之阴转，则其邪从小便出矣。若误汗伤阴者，汗为阴液，阴液伤，故以此汤维其阳，即所以救阴也。

0553 百合滑石散

【方源】《金匮》卷上。

【组成】百合一两（炙），滑石三两。

【用法】上为散。每服方寸匕，饮下，一日三次，当微利者，止服，热自除。

【主治】①《金匮》：百合病变发热者。②《千金方》：百合病，小便赤涩，脐下坚急。

【方论】①《千金方衍义》：百合病若变发热，乃血脉郁而成热，佐滑石以通利之。②《金匮方歌括》元犀按：百合病原无偏热之证，变发热者，内热充满，淫于肌肤，非如热之比。主以百合滑石散者，百合清金泻火，降逆气，从高源以导之；滑石退表里之热，利小便。二味合为散者，取散以散之之义，散调络脉于周身，引内外之热气，悉从小便出矣。

0554 麦门冬汤

【方源】《金匮》卷上。

【组成】麦冬七升，半夏一升，人参二两，甘草二两，粳米三合，大枣十二枚。

【用法】以水一斗二升，煮取六升，温服一升，日三夜一服。

【功用】滋养肺胃，降逆和中。①《金匮》：止逆下气。②《医方集解》：降火利咽。③《古方选注》：生津救燥。④《血证论》：润利肺胃。⑤《成方便读》：养胃除烦，平逆气。

【主治】肺阴不足，咳逆上气，咯痰不爽，或咳吐涎沫，口干咽燥，手足心热，舌红少苔，脉虚数；胃阴不足，气逆呕吐，口渴咽干。①《金匮》：火逆上气，咽喉不利。②《三因方》：呕逆，喘急。③《圣济总录》：肺胃气壅，风热客搏，咽喉烦闷。④《医门法律》：胃中津液干枯，虚火上炎之证。⑤《血证论》：燥痰咳嗽；膈食；及冲气上逆，夹痰血而干肺者。⑥《金匮要略本义》：肺虚而有热之痿。

【宜忌】《医方发挥》：肺痿属于虚寒者不能用本方。

【方论】①《医门法律》：此胃中津液干枯，虚火上炎之证，治本之良法也。夫用降火之药而火反升，用寒凉之药而热转炽者，徒知与火热相争，未思及必不可得之数，不唯无益，而反害之。凡肺病有胃气则生，无胃气则死。胃气者，肺之母气也。孰知仲景有此妙法，于麦冬、人参、甘草、粳米、大枣大补中气，大生津液，此中增入半夏之辛温一味，其利咽下气，非半夏之功，实善用半夏之功，擅古今未有之奇矣。②《金匮要略心典》：火热挟饮致逆，为上气，为咽喉不利，与表寒挟饮上逆者悬殊矣。故以麦冬之寒治火逆，半夏之辛治饮气，人参、甘草之甘以补益中气。盖从外来者，其气多实，故以攻发为急；从内生者，其气多虚，则以补养为主也。③《古方选注》：麦门冬汤，从胃生津救燥，治虚火上气之方。用人参、麦门冬、甘草、粳米、大枣大生胃津，救金之母气，以化两经之燥，独复一味半夏之辛温，利咽止逆，通达三焦，则上气下气皆得宁谧，彻土绸缪，诚为扼要之法。

【临证举例】①咳嗽：右脉虚大，色夺形瘦，肌燥疮痍，咳嗽经年，曾经失血，是津亏气馁，由精劳内损，但理胃阴，不必治咳。《金匮》麦门冬汤去半夏。（《扫叶庄医案》）②咯血：咳甚血来，是属动象，阴阳失司，阳乃腾越，阳明络空，随阳气自为升降，拟以柔剂填养胃阴，师《金匮》法，用麦门冬汤加减治之；麦门冬四钱，黄芪二钱（酒炒），人参一钱，生甘草八分，粳米半盏，大枣三枚，水同煎服。（《南雅堂医案》）

0555 补阴丸

【方源】《丹溪心法》卷三。

【组成】黄柏半斤（盐酒炒），知母（酒浸，炒）、熟地黄各三两，龟甲四两（酒浸，炙），白芍（炒）、陈皮、牛膝各二两，锁阳、当归各一两半，虎骨一两（酒浸，酥炙）。

【用法】上为末，酒煮羊肉为丸。每服五十丸，盐汤送下。

【功用】①《景岳全书》：降阴火，滋肾水。②《简明医彀》：济阴养血，补肾益精，强腰膝，壮筋骨，固精元。

【主治】①《摄生众妙方》：左尺肾脉洪大盛数，精元不固者。②《医钞类编》：精血不足，骨蒸劳热，筋骨痿弱，足不任地。

【加减】冬，加干姜半两。

【方论】《医方集解》：此足少阴药也。黄柏、知母、熟地，所以壮肾水而滋阴；当归、芍药、牛膝，所以补肝虚而养血；牛膝又能引诸药下行，以壮筋骨，盖肝肾同一治也。龟得阴气最厚，故以补阴而为君；虎得阴气最强，故以健骨而为佐，用胫骨者，虎虽死犹立不仆，其气力皆在前胫，故用以入足，从其类也。锁阳益精壮阳，养筋润燥，然数者皆血药，故又加陈皮以利气，加干姜以通阳。羊肉甘热属火而大补，亦以味补精，以形补形之义，使气血交通，阴阳相济也。名虎潜者，虎阴类，潜藏也。一名补阴丸，补阴所以称阳也。

【备注】方中虎骨已为禁品，临证可以猫骨、豹骨代替，后不复注。

0556 补北健行汤

【方源】《杂症会心录》。

【组成】生地三钱，熟地三钱，茯苓四钱，丹皮一钱，龟甲三钱，女贞子二钱，生苡仁四钱，南沙参二钱，阿胶二钱，丹参一钱，山药一钱五分。

【用法】水煎服。

【主治】痿证，足不任地，真水不定，阳明为热灼而小筋弛长。

0557 虎潜丸

【方源】《丹溪心法》卷三。

【组成】黄柏半斤（酒炒），龟甲四两（酒炙），知母二两（酒炒），熟地黄、陈皮、白芍各二两，锁阳一两半，虎骨一两（炙），干姜半两。

【用法】上为末，酒糊为丸或粥为丸。

【功用】①《医学入门》：壮元阳，滋肾水，养气血。②《中国药典》：养阴潜阳，强筋壮骨。

【主治】肝肾不足，筋骨痿软；阴虚劳热。①《丹溪心法》：痿厥之重者。②《医学入门》：诸虚不足，腰腿酸痛，行步无力。③《杏苑生春》：肾虚精髓衰乏，骨痿足软，行步艰辛。④《东医宝鉴·杂病篇》：阴虚劳证。⑤《中国药典》：肾阴不足，筋骨痿软，精血亏损，骨蒸劳热。

【备注】本方《东医宝鉴·杂病篇》有当归。

0558 固阴煎

【方源】《景岳全书》卷五十一。

【组成】人参适量，熟地三五钱，山药（炒）二钱，山茱萸一钱半，远志七分（炒），炙甘草一二钱，五味十四粒，菟丝子（炒香）二三钱。

【用法】水二盅，煎至七分，食远温服。

【主治】肝肾两亏，遗精滑泄，带下崩漏，胎动不安，产后恶露不止，妇人阴挺。①《景岳全书》：阴虚滑泄，带浊淋遗，及经水因虚不固，肝肾并亏等证。②《竹林女科》：肝肾血虚，胎动不安；产后冲任损伤，恶露不止。③《会约医镜》：妇人阴挺，属阴虚滑脱，以致下坠者。

【加减】如虚滑遗甚者，加金樱子肉二三钱，或醋炒文蛤二钱，或乌梅肉二个；阴虚微热，而经血不固者，加川续断二钱；下焦阳气不足，而兼腹痛溏泄者，加补骨脂、吴茱萸适量；肝肾血虚，小腹疼痛而血不归经者，加当归二三钱；脾虚多湿，或兼呕恶者，加白术一二钱；气陷不固者，加炒升麻一钱；兼心虚不眠，或多汗者，加枣仁二钱（炒用）。

【方论】《证因方论集要》：人参、熟地两补气血，山萸涩精固气，山药理脾固肾，远志交通心肾，炙甘草补卫和阴，菟丝强阴益精，五味酸敛肾气，阴虚精脱者，补以固阴也。

0559 固精丸

【方源】《万病回春》卷四。

【组成】当归（酒洗）、熟地黄、山药（炒）、人参（去芦）、白术（去芦）、茯苓（去皮）、锁阳、牡蛎、蛤粉、黄柏（酒炒）、知母（酒炒）、杜仲（酒和姜汁炒）、椿根皮、补骨脂（酒炒）各一两。

【用法】上为细末，炼蜜为丸，辰砂为衣，如梧桐子大。每服五十丸，空心酒吞下。

【功用】《简明医彀》：扶元益肾秘精。

【主治】阴虚火动而遗精。

【备注】本方《简明医彀》有金樱子，无当归。

0560 都气丸

【方源】《症因脉治》卷三。

【组成】六味地黄丸加五味子。

【功用】①《医方集解》：益肺之源，以生肾水。②《中药成方配本》：补肾纳气。

【主治】肺肾两虚，咳嗽气喘，呃逆，滑精，腰痛。①《症因脉治》：肺虚身肿，肺气不能收摄，泻利喘咳，面色惨白，小便清利，大便时溏。②《张氏医通》：肾水不固，咳嗽精滑。③《医钞类编》：伤肾咳嗽，气逆烦冤，牵引腰痛，俯仰不利。④《己任编》：阴火呃逆，脉两尺洪盛或弦细而数，面时赤。

【临证举例】①阴虚咳嗽：脉虚数，颧红声低，咳甚吐食，晡时热升，多烦躁。此肝肾阴亏，阳浮于上，精液变化痰沫。病已三年，是为内损，非消痰治嗽可愈。固摄下焦，必须绝欲。以饮食如故，经年可望其愈。都气丸加女贞子、枸杞子、天冬。（《静香楼医案》）②遗精：遗精伤肾，气不收摄，入夜卧著，气冲上膈，腹胀，呼吸不通，竟夕危坐，足跗浮肿清冷，小便渐少，此木实先拔，枝将败矣，难治之证也。都气丸加牛膝、肉桂。（《静香楼医案》）

医案》）

0561 滋阴八味煎

【方源】《景岳全书》卷五十一。

【异名】知柏地黄汤（《医宗金鉴》卷五十三）、滋阴八味汤（《证因方论集要》卷四）。

【组成】山药四两，丹皮三两，白茯苓三两，山茱萸肉四两，泽泻三两，黄柏（盐水炒）三两，熟地黄八两（蒸捣），知母（盐水炒）三两。

【用法】水煎服。

【主治】肝肾阴虚，虚火上炎，头昏目眩，耳鸣耳聋，喉痹，喘急；或阴虚火旺，下焦湿热而成癃闭，尿频急痛，带下，阴痒，腰酸膝软，舌质红，尺脉旺。①《景岳全书》：阴虚火盛，下焦湿热等证。②《医宗金鉴》：肾虚火来烁金而喘急者。③《证因方论集要》：阴虚火动，骨痿髓枯，喉痹而尺脉旺者。

【临证举例】尿潴留：用本方去山茱萸，加薏苡仁治疗 4 例尿潴留，其中脑血管意外后遗症、截瘫继发泌尿系感染各 1 例，前列腺肥大 2 例。曾用多种方法治疗无效，服本方 5 剂即愈，随访 1~4 年未复发。（《湖北中医杂志》1985，3：27.）

0562 滋阴养血汤

【方源】《临证医案医方》。

【组成】生地、熟地各 9g，当归身 9g，阿胶珠 12g，白芍 9g，首乌 9g，枸杞子 12g，炒枣仁 12g，柏子仁 9g，天冬、麦冬各 9g，鳖甲 9g，龟甲 9g，甘草 3g。

【功用】滋阴养血。

【主治】慢性肝炎（阴虚型）：头晕心悸，五心烦热，或易怒神疲，肝区隐痛，舌质淡，少苔，脉细弦或细数。

【方论】方中用龟甲、鳖甲、生地、天冬、麦冬等滋阴；用熟地、当归身、阿胶珠、白芍、首乌、枸杞子等养血；用柏子仁、炒枣仁以治心悸不安，甘草调和诸药。全方配伍，共起到滋阴养血的作用。

0563 滋补济阴丸

【方源】《活人方》卷一。

【组成】熟地五两，山萸肉三两，山药三两，茯苓二两，泽泻二两，丹皮二两，芍药二两，龟甲二两，地骨皮二两，黄柏一两二钱五分，知母一两二钱五分，五味子一两二钱五分，牛膝一两五钱，杜仲一两五钱，青蒿一两二钱五分。

【用法】上为细末，炼蜜为丸。每服三五钱，早晨空心白滚汤送服。

【主治】心肾不交，水火不济，心液竭而心火独亢，肾水枯而骨蒸劳热，或干嗽痰红，或精滑淋漓者。

0564 摄阴煎

【方源】《外科证治全书》卷二。

【组成】活磁石一两，地黄、首乌、龟甲、鳖甲各五钱，山茱萸肉、白芍、山药各二钱，五味子一钱五分。

【用法】水煎二次，去滓，食前温服。如为丸，则将方内磁石减半，龟、鳖、首乌各减二钱，依方合十剂，水为丸，每服五六钱，清晨淡盐汤送下。

【主治】高年元阴虚损，气机上逆，以致耳鸣。

0565 新定拯阴理劳汤

【方源】《医宗必读》卷六。

【组成】牡丹皮一钱，当归身一钱（酒洗），麦冬一钱（去心），甘草（炙）四分，苡仁三钱，白芍药七分（酒炒），北五味三分，人参六分，莲子三钱（不去皮），橘红一钱，生地黄二钱（忌铜铁器，酒、姜水炒透）。

【用法】水二盏，加大枣一枚，煎一盏，分二次徐徐呷之。

【主治】阴虚火动，皮寒骨热，食少痰多，咳嗽短气，倦怠焦烦。

【加减】肺脉重按有力者，去人参；有血，加阿胶、童便；热盛，加地骨皮；泄泻，减归、地，加山药、茯苓；倦甚，用人参三钱；咳者，痰燥也，加贝母、桑皮；嗽者，湿痰也，加半夏、茯苓；不寐，加枣仁，汗多亦用。

0566 潜龙汤

【方源】《医醇賸义》卷二。

【组成】龙齿二钱，龟甲八钱，生地五钱，龙骨二钱，知母一钱，黄柏一钱，人参一钱，玄参二钱，蛤粉四钱，肉桂四分。

【用法】以鲍鱼一两，切片煎汤，代水煎药服。

【主治】肾火不蛰藏，飞腾于上，口燥咽干，面红目赤，耳流脓血，不闻人声。

0567 潜阳汤

【方源】《医方简义》卷四。

【组成】熟地四钱，茯神、山药、泽泻各三钱，丹皮二钱，萸肉一钱，炙龟甲、炙鳖甲、生牡蛎各五钱，莲须一钱，琥珀八分。

【用法】水煎服。

【主治】阴火内炽，自遗虚证。

四、补阳

0568 二神丸

【方源】《本事方》卷二。

【组成】补骨脂四两（炒香），肉豆蔻二两（生）。

【用法】上为细末，加大肥枣四十九个，生姜四两，切片同煮，枣烂去姜，取枣剥去皮核，用肉研为膏，入药和杵为丸，如梧桐子大。每服三十丸，盐汤送下。

【功用】《饲鹤亭集方》：温脾暖胃，进食固肠。

【主治】脾肾虚寒，五更泄泻，不思饮食，或食而不化，或作呕，或作泻，或久泻不止。

腰痛，水肿。①《本事方》：脾肾虚弱，全不进食。②《仁斋直指》：脾肾俱虚，泄泻不食，或饭食后常泄。③《外科发挥》：一切脾肾俱虚，侵晨作泻，或饮食少思，或食而不化，或作呕，或作泻，或久泻不止，脾经有湿，大便不实者。④《古今医统》：老人胃冷脾泻。⑤《医方集解》：肾泻，脾泻。⑥《饲鹤亭集方》：火衰不能生土，脾胃虚寒，食少泻痢，腰痛脾泻，屡投补剂不应者。

【方论】①《医方考》：脾主水谷，肾主二便，脾弱则不能消磨水谷，肾虚则不能禁固二便，故令泄泻不止。肉豆蔻辛温而涩，温能益脾，涩能止泻；破故纸味辛而温，辛能散邪，温则暖肾，脾肾不虚不寒，则泄泻止矣。②《古今名医方论》柯韵伯曰：夫鸡鸣至平旦，天之阴，阴中之阳也。因阳气当至而不至，虚邪得以留而不去，故作泻于黎明。其由有四：一为脾虚不能制火，一为肾虚不能行水，故二神丸君补骨脂之辛燥者，入肾以制水，佐肉豆蔻之辛温者，入脾以暖土，丸以枣肉，又辛甘发散为阳也。一为命门火衰不能生土，一为少阳气虚无以发陈，故五味子散君五味子之酸温，以收坎宫耗散之火，少火生气以培土也；佐吴茱萸之辛温，又顺肝木欲散之势，为水气开滋生之路，以奉春生也。此四者，病因虽异，而见症则同，皆水亢为害。二神丸是承制之剂，五味散是化生之剂也。二方理不同而用则同，故可互用以助效，亦可合用以建功。③《医方集解》：火乃土之母，破故纸补肾为癸水，肉豆蔻厚肠胃为戊土。戊癸化火，同为补土母之药。

【临证举例】①不食：有人全不进食，服补脾药皆不验，予授此方，服之欣然能食。此病不可全作脾虚，盖因肾气怯弱，真元衰劣，自是不能消化饮食。譬如鼎釜之中，置诸米谷，下无火力，虽终日米不熟，其何能化！（《本事方》）②水肿：李某，年逾四十，遍身发肿，腹胀如鼓，其危，诸药不应。用此丸数服，饮食渐进，其肿渐消，兼以除湿健脾之剂而愈。（《外科发挥》）③五更泻：一妇人年五十，不食夜饭，五更作泻，二十年矣。后患痢，午前用香连丸，午后用二神丸，各二服而痢止。又用二神丸数服，而食夜饭，不月而形体如故。（《校注妇人良方》）④产后泻痢：一产妇泻痢，发热作渴，吐痰，肌体消瘦，饮食少思，或胸膈痞满，或小腹胀坠年余矣。乃脾胃之泻，朝用二神丸，暮用六君子，三月余而痊。（《赤水玄珠》）

0569 大造固真膏

【方源】《冯氏锦囊·杂证》卷十四。

【组成】补骨脂六两（盐、酒浸一宿，炒香），胡桃仁（酒蒸，去皮，另研）三两，山药四两（炒黄），山茱萸（去核，酒蒸，焙）三两，菟丝子（酒洗，晒干，炒燥，另磨细末，不出气）四两，小茴香一两五钱（焙），肉苁蓉（酒洗，去鳞甲，焙）二两，巴戟天（酒洗，去心，焙）二两，鹿茸（去毛骨，酥炙）二两，五味子一两五钱（蜜酒拌蒸，晒干，焙），人参二两（锉片，隔纸焙），地黄十二两（酒煮，去滓，熬膏），枸杞子六两（水煮，去滓，熬膏三两），於白术（米泔水浸一宿，锉片，晒干，人乳拌蒸，炒黄，水煮，去滓，熬成膏）三两，紫河车一具（酒洗，酒煨，去筋膜，熬成膏）。

【用法】前药各制度，共为细末，用后四膏和剂，如干，加炼老蜜少许，杵千下为丸，如梧桐子大。每早、晚食前各服三钱，白汤、温酒任下。

【功用】填补精血，壮固元阳。

【主治】阳痿。

0570 天真丹

【方源】《医学发明》卷七。

【组成】沉香、巴戟（酒浸，去心）、茴香（盐炒香，去盐用）、萆薢（酒浸，炒）、胡芦巴（炒香）、补骨脂（炒香）、杜仲（炒去丝）、牵牛（盐炒香黑，去盐）、琥珀各一两，肉桂半两。

【用法】上为细末，用原浸药酒打面糊为丸，如梧桐子大。每服五十丸至七八十丸，空心温酒送下。

【主治】①《医学发明》：下焦阳虚。②《古方选注》：下焦阳虚，脐腹癗冷，腿肿如斗，囊肿如升，肌肉坚硬，按之不窜。

【方论】《古方选注》：是方用沉香入肾，消风水之肿毒；琥珀达命门，利水道，破坚瘕；巴戟疗脚气寒湿；胡芦巴搜下焦冷气潜伏；舶茴香辟膀胱冷气，除下焦气分之湿；补骨脂暖腰膝，逐囊湿；杜仲健腰脊，除阴下湿；肉桂除下焦沉寒癗冷；萆薢味苦，疗痛痹，去下焦风湿；牵牛子性大热，除气分之湿，三焦壅结，脚浮水肿。以上诸药，辛香者居多，其苦辛无香者，或借酒浸，或令炒香，俾阳通湿去，其肿自消，肌肉自柔，于以迎阳下返，积气全形，命曰天真，形不坏也。

0571　天雄散

【方源】《金匮》卷上。

【组成】天雄三两（炮），白术八两，桂枝六两，龙骨三两。

【用法】上为散。每服半钱匕，酒送下，一日三次。不知，稍增之。

【功用】《金匮要略心典》：补阳摄阴。

【主治】肾阳虚衰，畏寒腰冷，阳痿遗精，小便频数或不利。①《金匮》：虚劳。②《本草纲目》：男子失精。③《金匮要略今释》引《类聚方广义》：老人腰冷，小便频数，或遗溺，小腹有动者。④《方机》：失精，脐下有动而恶寒，或冲逆，或小便不利者。⑤《医醇賸义》：阳虚，亡血失精。

【方论】①《金匮方歌括》元犀按：方中白术入脾以纳谷，以精生于谷也；桂枝入膀胱以化气，以精生于气也；龙骨……深得《难经》所谓损其肾者益其精之旨。然天雄不可得，可

以附子代之，断不可泥于小家天雄主上、附子主下之分。②《金匮要略方义》：药用天雄为君，乃大热纯阳之品，善能助阳事、暖命门，殆为阳虚而阴痿者设；臣以桂枝，配天雄以益火之源，鼓舞肾阳之气；佐龙骨以涩精，是为遗精、早泄而设；加入白术者，以补后天之本，与天雄相伍，以收脾肾并补之功。综合诸药，可以助肾阳、益脾气、固精止遗，适于肾阳虚衰、阳痿早泄、遗精等证。

【临证举例】滑精：一人常苦阴囊冷，精汁时自出，长服此方丸药而愈。（《金匮要略今释》引《方函口诀》）

0572　六合散

【方源】《春脚集》卷二。

【组成】杜仲、肉苁蓉（制）、巴戟（洗）、小茴香、补骨脂、净青盐各一钱。

【用法】上为细末。用羊腰子二个，以竹刀剖开，散药末在内，仍合住，外用熟面包好，微火煨熟，好酒送下，日食一服。

【主治】腰痛因寒因虚，伛偻不能步履。

0573　右归丸

【方源】《景岳全书》卷五十一。

【组成】大怀熟地八两，山药（炒）四两，山茱萸（微炒）三两，枸杞（微炒）四两，鹿角胶（炒珠）四两，菟丝子（制）四两，杜仲（姜汤炒）四两，当归三两（便溏勿用），肉桂二两（渐可加至四两），制附子二两（渐可加至五六两）。

【用法】上先将熟地蒸烂杵膏，加炼蜜为丸，如梧桐子大。每服百余丸，食前用滚汤或淡盐汤送下。或丸如弹子大，每嚼服二三丸，以滚白汤送下。

【功用】①《景岳全书》：益火之源，以培右肾之元阳。②《中医方剂学》：温补肾阳，填精止遗。

【主治】①《景岳全书》：元阳不足，或先天禀衰，或劳伤过度，以致命门火衰不能生

土，而为脾胃虚寒，饮食少进；或呕恶膨胀；或翻胃噎膈；或怯寒畏冷；或脐腹多痛；或大便不实，泻痢频作；或小水自遗，虚淋寒疝；或寒侵溪谷，而肢节痹痛；或寒在下焦而水邪浮肿。总之，真阳不足者，必神疲气怯，或心跳不宁，或四肢不收，或眼见邪祟，或阳衰无子等症。②《会约医镜》：阳亏精滑，阳痿精冷。

【加减】如阳衰气虚，必加人参以为之主，或二三两，或五六两，随人虚实以为增减；如阳虚精滑，或带浊便溏，加补骨脂（酒炒）三两；如飧泄肾泄不止，加北五味子三两，肉豆蔻三两（面炒，去油用）；如饮食减少，或不易化，或呕恶吞酸，皆脾胃虚寒之证，加干姜三四两（炒黄用）；如腹痛不止，加吴茱萸二两（汤泡半日，炒用）；如腰膝酸痛，加胡桃肉（连皮）四两；如阴虚阳痿，加巴戟肉四两，肉苁蓉三两。

【方论】《中医方剂学》：本方立法，"宜益火之源，以培补肾之元阳"。培补肾中元阳，必须"阴中求阳"，即在培补肾阳中配伍滋阴填精之品，方可具有培补元阳之效。方中桂、附加血肉有情的鹿角胶，均属温补肾阳、填精补髓之类；熟地、山茱萸、山药、菟丝子、枸杞、杜仲，俱为滋阴益肾，养肝补脾而设；更加当归补血养肝。诸药配伍，共具温阳益肾、填精补血，以收培补肾中元阳之效。

【临证举例】①白细胞减少症：殷某某，男，50 岁。患者主诉头昏失眠，全身乏力已10 年，多次查白细胞均在 4000/mm³ 以下。现症：形体消瘦，面色萎黄，头昏目涩，口干不喜饮，纳谷不香，食后脘胀，大便时溏，夜寐不实。舌淡，苔薄白，脉沉细。查血白细胞 2500/mm³。始用归脾汤治疗，腹胀便溏好转，但仍诉头昏乏力，转以肾命火衰，精血不足论治，转方拟右归丸改汤剂煎服。处方：熟地黄 20g，菟丝子 10g，怀山药 10g，枸杞子 10g，山萸肉 10g，仙灵脾 10g，全当归 12g，鹿角胶

（烊冲）6g，上肉桂 4g，热附片 3g，杜仲 12g。7 剂药后，全身感到较前有力，头昏耳鸣减轻，夜寐亦安。唯感口干，时值长夏，故去附子，余药续服。15 剂药以后，复查白细胞两次，先后为 3700/mm³、4400/mm³。临床症状逐渐改善而出院。（《河南中医》1984，2：34.）②遗传性小脑型共济失调：续某某，女，20 岁，患小脑共济失调症已四年，近数月来病情加重。步履蹒跚，左右摇晃，头昏耳鸣，记忆减退，形寒肢冷，腰膝无力。苔薄，舌质偏淡、边有齿印，脉细、两尺沉而无力。治以温肾补督，益精养髓。拟景岳右归丸加减淡附片 6g，上肉桂 4g，鹿角霜、杜仲、怀山药、怀牛膝、全当归各 9g，菟丝子、龟甲、杞子、熟地、制首乌各 12g。服药 20 剂后，患者自觉精神好转，足膝步履较前有力，亦较稳健，唯头晕未已，口渴欲饮，苔薄，脉细。前方得手，再加生地12g，服药 50 剂后病情显著好转。在家人扶持下，每日在病区走廊内行走 90 余圈，每圈约50 米。单独行走时，步履较前稳健。现随访治疗 5 月余，病情稳定，续有进步，已能上下楼梯，单独行走，仍按原意，继续将息调治，以资巩固。（《上海中医药杂志》1984，2：35.）③带下：陈某某，女，30 岁。腰酸脊痛，带下绵绵、色如蛋清，少腹重胀，头昏耳鸣，病经两年未愈。经量少，色淡，无痛经。每日晨起面目浮肿，生育四胎，"人流"两次。舌淡苔白，脉濡细。肾阳不足，阳虚内寒，带脉失约，任脉不固。治以调补带任二脉，补摄固带为宜。熟地、怀山、菟丝子、覆盆子各 15g，杞子、萸肉、鹿角霜、炒杜仲各 12g，熟附块、肉桂各 3g，当归、炒白术各 10g，红枣 6 枚。服 7 剂后，带下明显减少，余症减半，苔脉如前，嘱原方续服半月，随访数月未见复发。（《浙江中医学院学报》1982，6：27.）

【现代研究】对甲减大鼠胸腺胞浆雌二醇受体的作用：用他巴唑造成甲减大鼠模型，观察补肾阳方剂右归丸对甲减大鼠胸腺重量、血

清雌二醇（E_2）含量及胸腺胞浆 E_2 受体的影响。结果表明：右归丸明显增高甲减动物胸腺重/体重比值（$P < 0.05$）及血清 E_2 含量（$P < 0.01$），并减少胸腺胞浆 E_2 受体数量。推测其作用机制可能是通过促进下丘脑 – 垂体 – 性腺轴的功能；提高甲状腺功能，改善对 E_2 外周代谢的影响或直接作用于胸腺，增强其功能。（《上海中医学院、上海市中医药研究院学报》1987，1：55.）

0574　右归饮

【方源】《景岳全书》卷五十一。

【组成】熟地二三钱或加至一二两，山药（炒）二钱，山茱萸一钱，枸杞二钱，甘草（炙）一二钱，杜仲（姜制）二钱，肉桂一二钱，制附子一至三钱。

【用法】水二盅，煎七分，空腹温服。

【功用】《中医方剂学》：温肾填精。

【主治】肾阳不足，腰膝酸痛，气怯神疲，大便溏薄，小便频多，手足不温，及阳痿遗精，舌苔淡薄，脉象沉细者。①《景岳全书》：命门之阳衰阴盛者。②《医部全录》：产妇虚火不归元而发热者。③《医方简义》：肾虚火衰，睾坠而痛。④《中医方剂学》：肾阳不足，气怯神疲，腹痛腰酸，肢冷，舌淡苔白，脉沉细；或阴盛格阳、真寒假热之证。

【加减】如气虚血脱，或厥，或昏，或汗，或运，或虚，或短气者，必大加人参、白术，随宜用之；如火衰不能生土，为呕哕吞酸者，加炮干姜二三钱；如阳衰中寒，泄泻腹痛，加人参、肉豆蔻，随宜用之；如小腹多痛者，加吴茱萸五七分；如淋带不止，加补骨脂一钱；如血少血滞，腰膝软痛者，加当归二三钱。

【方论】《中医方剂学》：方用熟地为主，甘温滋肾以填精，此本阴阳互根，于阴中求阳之意。附子、肉桂温补肾阳而祛寒；山萸肉、枸杞养肝血，助主药以滋肾养肝；山药、甘草补中养脾；杜仲补肝肾、壮筋骨，以上诸药共

为辅佐药。各药合用，有温肾填精的作用。

【临证举例】①肾虚眩晕：鄢某某，女，56岁，小学教师。患高血压（180~190/90~100mmHg）已多年，经常头昏目眩，甚则晕倒，梦多眠差，腰膝酸冷，多尿，大便时溏，脸面时红，经用平肝潜阳等法治之无效，来我科就医。诊得其脉沉细、两尺弱，舌淡而润。脉症合参，此为肾阳不足，治用右归饮加减。处方：萸肉10g，杜仲10g，熟地12g，怀山药10g，枸杞子15g，桂皮4g，附片（先煎）6g，磁石12g，钩藤12g。复诊：服5剂后，眩晕、腰酸等均大减，血压降至140/80mmHg，尿正常，便溏、多梦等如前，脉沉细。肾阳渐复，治守前方，除钩藤，加沙苑子15g，菟丝子10g，朱茯苓12g，珍珠母12g。继服6剂，血压稳定正常。（《新医药学杂志》1979，6：24.）②精子缺乏症：运用右归饮加味治疗精子缺乏症6例，获得满意效果。一般资料：患者年龄为30~35岁，婚后3~6年未育，精液常规检查：精子计数均显著低于正常，最低者每毫升500万；精子活动率均低于20%，最低者3%。其中有遗精史1例，早泄2例，举而不坚1例，大便频溏1例。患者面色㿠白或萎黄，或苍黯不华，有不同程度畏寒，舌质淡，苔薄白，脉象沉细而软，呈现一派命门火衰、肾阳不足之象。治疗方法：以补命门之火，兼温肾阳为主，伴大便频溏者，兼顾脾阳。方用右归饮加味：有遗精史及早泄者，加韭菜子、金樱子、龙骨、牡蛎；大便频溏者，加补骨脂、炒白术、党参、干姜；举而不坚者，加怀牛膝、巴戟天、续断。每日1剂，连服3周后，除每晚续服汤剂外，早晨及中午吞服右归丸（鹿角胶改为鹿茸，并加人参），每次9g。治疗效果：除1例服药近3个月，因工作调动结果不详外，其余5例患者的爱人均受孕生育，其中服药2个月及4个月者各1例，3个月者3例。（《浙江中医杂志》1983，11：497.）

0575 仙灵酒

【方源】《医学启蒙》卷三。

【组成】淫羊藿四两，金樱膏四两，川牛膝一两，当归身二两，川芎一两，巴戟天一两（去心），菟丝子二两（制），小茴香一两（炒），补骨脂二两（炒），官桂一两，川杜仲一两（姜炒），沉香五钱。

【用法】用烧酒二十斤一坛，上药为粗末，绢袋盛，悬胎煮三炷香，放土地上三宿，分作十小瓶，以泥封口。

【功用】壮阳固精，健筋骨，补精髓，广嗣延年。

【主治】血气虚惫，下元痼冷，腰膝无力，临事不举，梦泄遗精。

【备注】仙灵（淫羊藿），以其主药而名之也。佐之补益固精以成剂。中年之人宜乎用效，少年而非虚弱者，非所宜也。

0576 加减八味丸

【方源】《会约医镜》卷十一。

【组成】熟地八两，枣皮、怀山药各四两，茯苓三两（或不用），附子四两，肉桂三两，补骨脂（盐炒）三两，杜仲（盐炒）三两，莲心三两（少则用莲须），牡蛎（煅，醋淬，如是者三次，净粉）三两，巴戟（去心，酒浸）四两，金樱子（去刺，半生者佳）三两。

【用法】炼蜜为丸服。

【主治】命门火衰，肾无关键，其淋如膏，不痛不涩，日夜频流，却不自知，两尺脉虚而涩。

【加减】或加菟丝子（酒蒸）四两。

0577 回阳救急丹

【方源】《全国中药成药处方集·沈阳方》。

【组成】鹿茸、人参、小茴香、补骨脂各三钱，附子、肉桂、吴萸、沉香各二钱，麝香一钱，官桂二钱。

【用法】上为极细末，炼蜜为丸，二钱重。

每服一丸，生姜水送下。

【功用】镇痛散寒，强心助气。

【主治】阳气衰弱，肾寒精冷，性交感寒，小腹绞痛，腰膝酸软。

【宜忌】忌食生冷，孕妇忌服。

0578 壮火丹

【方源】《辨证录》卷九。

【组成】人参五两，巴戟天八两，白术（炒）、熟地各一斤，山茱萸八两，肉苁蓉、枸杞各八两，附子一个（用甘草三钱煎汁泡过，切片，炒熟），肉桂三两，补骨脂（炒）、茯苓各四两，北五味一两，炒枣仁三两，柏子仁二两，山药、芡实各五两，龙骨（醋淬，为末）一两。

【用法】上各为末，炼蜜为丸。服二月，坚而且久。

【主治】命门火微，无风而寒，未秋而冷，遇严冬冰雪，虽披重裘，其身不温，一遇交感，数合之后，即望门而流。

0579 肾气丸

【方源】《金匮》卷下。

【异名】八味肾气丸（原书同卷）、地黄丸（《圣惠方》卷九十八）、八仙丸（《养老奉亲》）、金匮肾气丸（《赤水玄珠》卷七）、附桂八味丸（《医方论》）。

【组成】干地黄八两，山药四两，山茱萸四两，泽泻三两，茯苓三两，牡丹皮三两，桂枝、附子（炮）各一两。

【用法】上为末，炼蜜为丸，如梧桐子大。每服十五丸，加至二十五丸，酒送下，每日二次。

【功用】温补肾阳。①《圣惠方》：暖肾脏，补虚损，益颜色，壮筋骨。②《养老奉亲》：补老人元脏虚弱，腑气不顺，壮筋骨，益颜容，固精髓。③《局方》：久服壮元阳，益精髓，活血驻颜，强志轻身。④《摄生众妙方》：阴阳双补。⑤《医宗金鉴》：引火归原。

【主治】肾阳不足，腰痛脚软，下半身常有冷感，少腹拘急，小便不利或小便反多，舌质淡胖，脉虚弱、尺部沉细，以及痰饮咳喘、水肿、消渴、转胞、久泄、阴疽等属肾中阳气虚衰者。①《金匮》：虚劳腰痛，少腹拘急，小便不利，或短气有微饮，或男子消渴，小便反多，以饮一斗，小便一斗，及妇人病饮食如故，烦热不得卧，而反倚息者，此名转胞，以胞系了戾，故致此病。②《肘后方》：虚劳不足，大伤饮水，腰痛，小腹急，小便不利。③《局方》：肾气虚乏，下元冷惫，脐腹疼痛，夜多漩溺，脚膝缓弱，肢体倦怠，面色黧黑，不思饮食。④《明医杂著》：命门火衰，不能生土，以致脾胃虚寒，饮食少思，大便不实。⑤《普济方》引《如宜方》：禀气虚，骨弱，七八岁不能行立。⑥《摄生众妙方》：两尺脉微弱，阴阳俱虚。⑦《赤水玄珠》：肾虚不能摄水，津液不降，致成痰饮咳逆，潮热盗汗。⑧《症因脉治》：真阳不足，脾肾虚寒，土不生金，肺金亏损，肺气虚不能摄血，面色萎黄，时或咳嗽见血，脉多空大无力。⑨《疡科心得集》：命门火衰，不能生土，以致脾胃虚寒而患流注、鹤膝等证，不能消溃收敛。

【宜忌】①《外台》引《崔氏方》：忌猪肉、冷水、生葱、醋物、芜荑。②《中成药研究》（1981，2：46.）：有咽干口燥、舌红少苔等肾阴不足，肾火上炎表现者，不宜使用本方。

【方论】①《医经溯洄集》：八味丸以地黄为君，而以余药佐之，非止为补血之剂，盖兼补气也。气者，血之母，东垣所谓阳旺则能生阴血者此也。夫其用地黄为君者，大补血虚不足与补肾也；用诸药佐之者，山药之强阴益气；山茱萸之强阴益精而壮元气；白茯苓之补阳长阴而益气；牡丹皮之泻阴火，而治神志不足；泽泻之养五脏，益气力，起阴气，而补虚损五劳；桂、附之补下焦火也。由此观之，则余之所谓兼补气者，非臆说也。②《医方考》：渴而未消者，此方主之。此为心肾不交，水

不足以济火，故令亡液口干，乃是阴无阳而不升，阳无阴而不降，水下火上，不相既济耳！故用肉桂、附子之辛热壮其少火，用六味地黄丸益其真阴。真阴益，则阳可降；少火壮，则阴自生。肾间水火俱虚，小便不调者，此方主之。肾间之水竭则火独治，能阖而不能开，令人病小便不出；肾间之火息则水独治，能开而不能阖，令人小便不禁。是方也，以附子、肉桂之温热益其火；以熟地、山萸之濡润壮其水；火欲实，则丹皮、泽泻之酸咸者可以收而泻之；水欲实，则茯苓、山药之甘淡者可以制而渗之。水火既济，则开阖治矣。③《千金方衍义》：本方为治虚劳不足，水火不交，下元亏损之首方。专用附、桂蒸发津气于上，地黄滋培阴血于下，萸肉涩肝肾之精，山药补黄庭之气，丹皮散凉不归经之血，茯苓守五脏之气，泽泻通膀胱之气化。④《医宗金鉴》引柯琴：火少则生气，火壮则食气，故火不可亢，亦不可衰，所云火生土者，即肾家之少火游行其间，以息相吹耳，若命门火衰，少火几于息矣。欲暖脾胃之阳，必先温命门之火，此肾气丸纳桂、附于滋阴剂中十倍之一，意不在补火，而在微微生火，即生肾气也。故不曰温肾，而名肾气，斯知肾以气为主，肾得气而土自生也。且形不足者，温之以气，则脾胃因虚寒而致病者固痊，即虚火不归其原者，亦纳之而归封蛰之本矣。

【临证举例】①痞结泄泻：一人坐立久则手足麻木，虽夏月亦足寒如冰，复因醉睡觉而饮水复睡，遂觉右腹痞结，摩之则腹间沥辘有声，得热摩则气泄而止，饮食稍多则作痛泄，此非脾胃病，乃命门火衰不能生土，虚寒使之然也，服八味丸而愈。（《内科摘要》）②反胃：曾治富商汤名扬，自谓体旺，酒色无度，行年四十，饮食渐减，形神尪羸，或教以每早进牛乳酒，初食似可，久之朝食至暮，酒乳结成羊屎形，一一吐去，其大小便日夜不过数滴，全无渣滓下行，卧床不起，告急请诊。按

之两尺脉微如丝，右关弦紧，乍有乍无，两寸与左关洪大而散。余曰：足下之恙乃本实，先拔先天之阴虚宜补水，先天之阳虚宜补火，水火既济，庶可得生。乃用熟地一两，山茱、山药各四钱，茯苓、泽泻、丹皮、肉桂、附子各三钱，煎服一剂，明早令进牛乳酒，至暮则下行，而不上吐矣。连服十剂，饮食渐进。遂从前方药料为丸，日服二次，嘱戒酒色，半载而康。(《齐氏医案》)③水肿：本方治疗水肿12例，症见眼睑水肿，小便不利或尿闭，面色苍白或萎黄，舌苔白厚或干燥，脉象沉微细弱。以肾气丸每次三钱，每日2次（其中3例因下肢水肿配合五皮饮）。一般服药2周后症状减轻，尿量排泄增加，水肿渐消，12例中除2例伴有钩虫病或血丝虫病者无效外，均获治愈，疗程21~90天。(《中医杂志》1956，12：635.)④慢性肾炎蛋白尿：本方加黄芪、白术、荠菜花、煅龙牡等治疗慢性肾炎蛋白尿属肾阳亏损，脾阳不运，气不化水者3例，分别服药15~20剂，尿蛋白即由（+++）或（++++）至部转阴，随访年余未复发。(《安徽中医学院学报》1982，3：63.)

【现代研究】①抗动脉硬化作用的研究：日本人渡边宣佳等报告，服用八味地黄丸后，可使血中高密度脂蛋白——胆固醇（HDL-C）上升，且尤以女性为显著。由于高密度脂蛋白——胆固醇有抗动脉硬化的作用，因此本实验结果具有重要意义。(《新药临床》1982，8：1366.)②抗糖尿病成分的研究：采用链脲佐菌素（STZ）造成大鼠糖尿病模型，发现八味丸中抗STZ糖尿病的有效成分为山茱萸中的熊果酸与齐墩果酸。由于上述有效成分在八味丸的水提干浸膏中未能检出，故研究者认为应用八味丸治疗糖尿病时，以古方丸剂或散剂为宜。(《中成药研究》1982，1：46.)③对免疫功能的影响：本方对小鼠体内外周血淋巴细胞转化率及抗体产生有一定影响。研究结果提示：金匮肾气丸可显著增强机体非特异性细胞免疫功能和体液免疫功能，并能促进抗体提前产生。(《成都中医学院学报》1985，4：40.)

0580 家韭子丸

【方源】《医略六书》卷二十五。

【组成】韭子三两（炒），鹿茸三两（酥炙），苁蓉三两（酒洗），熟地五两，当归二两，菟丝三两（饼），萸肉三两，巴戟三两（炒），杜仲三两（炒），肉桂一两半（去皮），干姜一两半（炒）。

【用法】上为末，陈酒糊丸。每服三五钱，淡盐汤送下。

【功用】温肾壮阳。

【主治】肾脏虚寒，遗溺，脉缓涩者。

【方论】肾脏虚寒，真阳不秘，故闭藏失职，遗溺不止。韭子壮真阳以温肾，鹿茸补肾脏以壮阳，巴戟温肾脏以祛寒湿，苁蓉润肾脏以温精血，熟地填补真阴，肉桂温暖真阳，萸肉涩精秘气，当归养血营经，杜仲补肾脏以作强，干姜暖胃气以散寒冷，菟丝填补肾脏也。陈酒丸，盐汤下，俾肾脏充足，则真阳秘密，而寒邪自散，水府蓄泄有权，安有溲溺遗失之患乎！

五、气血双补

0581 十全散

【方源】《传信适用方》卷二。

【异名】十全大补汤（《局方》卷五）。

【组成】人参（去芦）、白术、白芍药、白茯苓、黄芪、川芎、干熟地黄、当归（去芦）、桂（去皮）、甘草（炒）各等份。

【用法】上㕮咀。每服三钱，加生姜三片，大枣二个（擘破），水一盏半，煎八分，去滓温服，不拘时候。

【功用】温补气血。①《传信适用方》：补诸虚不足，养荣卫三焦、五脏六腑，冲和清快。②《局方》：养气育神，醒脾止渴，顺正辟邪，温暖脾肾。③《外科理例》：生血气。④《医方集解》：助阳固卫。

【主治】气血两虚，虚劳潮热，面色㿠白，气短心悸，头晕目眩，自汗盗汗，体倦乏力，四肢不温；妇女崩漏，月经不调；疮疡不敛。现用于各种贫血、慢性胃肠病、妇女月经病，以及外科手术后、肿瘤等慢性消耗性疾病见上述证候者。①《局方》：男子、妇人诸虚不足，五劳七伤，不进饮食；久病虚损，时发潮热，气攻骨脊，拘急疼痛，夜梦遗精，面色萎黄，脚膝无力，一切病后气不如旧；忧愁思虑伤动血气，喘嗽中满，脾肾气弱，五心烦闷。②《外科发挥》：溃疡发热，或恶寒，或作痛，或脓多，或清，或自汗盗汗；及流注、瘰疬、便毒久不作脓，或脓成不溃，溃而不敛。③《内科摘要》：遗精白浊，自汗盗汗；或内热、晡热、潮热、发热；或口干作渴、喉痛舌裂；或胸乳膨胀，胁肋作痛；或脐腹阴冷，便溺余滴；或头颈时痛，眩晕目花；或心神不宁，寤而不寐；或形体不充，肢体作痛；或鼻吸气冷，气趋喘促。④《口齿类要》：气血俱虚，牙齿肿痛，或口舌生疮，或恶寒发热，自汗盗汗，食少体倦；或寒热作渴，头痛眩晕，或似中风之状。⑤《万氏女科》：产后玉户不敛。⑥《济阴纲目》：坠胎及多产育伤血，或误服汗下克伐之药，以致血衰气乏而经不行者；又治妇人冷劳。

【方论】①《医垒元戎》：桂、芍药、甘草，小建中汤也；黄芪与此三物，即黄芪建中汤也；人参、茯苓、白术、甘草，四君子汤也；川芎、芍药、当归、熟地黄，四物汤也。以其气血俱衰，阴阳并弱，天得地之成数，故名曰十全散。②《医门法律》：此方合黄芪建中汤、四君子汤、四物汤三方，共得十味，合天地之成数，名曰十全大补，以治气血俱衰，阴阳并弱之候，诚足贵也。但肉桂之辛热，未可为君。审其肾虚腰腹痛，少用肉桂；若营卫之虚，须少用桂枝调之，取为佐使可也。③《古方选注》：四君、四物加黄芪、肉桂，是刚柔复法。盖脾为柔脏，制以四君刚药，恐过刚损

柔，乃复黄芪维持柔气；肝为刚脏，制以四物柔药，恐过柔损刚，乃复肉桂回护刚气。调剂周密，是谓十全。④《成方便读》：八珍并补气血之功，固无论矣。而又加黄芪助正气以益卫，肉桂温血脉而和营。且各药得温养之力，则补性愈足，见效愈多，非唯阳虚可遏，即阴虚者亦可温，以无阳则阴无以生，故一切有形之物，皆属于阴，莫不生于春夏而杀于秋冬也。凡遇人之真阴亏损，欲成痨瘵等证，总宜以甘温之品收效。或虚之盛者，即炮姜、肉桂，亦可加于大队补药之中，自有神效。若仅以苦寒柔静，一切滋润之药，久久服之，不特阴不能生，而阳和生气，日渐衰亡，不至阳气同归于足不止耳。

【临证举例】①卒然晕倒：有一证，卒然晕倒，冷汗自出，气定复醒，不时举作，似乎中风，乃气虚阳衰之故，不可用治风治气之药。以十全大补汤主之。甚则加黑附子。(《杏苑生春》)②痿证：织造刘大监，病痿一年，欲求速效，人亦咸以旦暮效药应之。二月，予诊之，六脉细弱，血气大虚，用十全大补汤，药将百帖而能起矣。(《芷园臆草存案》)③顽固性荨麻疹：顽固性荨麻疹迁延日久，屡治不愈，往往因体质虚弱，气血两亏之故，乃投益气补血之十全大补汤并加活血祛风止痒之药，治愈22例。(《河南中医》1983，6：40.)

【现代研究】①增强机体免疫功能：十全大补汤具有显著的免疫增强效果，能明显促进特异性抗体生成。当用绵羊红细胞于体外一次免疫小鼠脾细胞后，发现脾脏溶血空斑数(PFC)明显增多，且与剂量有关。其热水浸出物按0.5g/kg、1.0g/kg、2.0g/kg剂量连续灌服7天，PFC分别增加20%、40%和80%，2.0g/kg即达最大效果。用绵羊红细胞静脉注射免疫小鼠，如在免疫前或免疫后给予，十全大补汤均可使PFC有所增加，于免疫前后连续给药，可使PFC增多70%，与对照组比较，有显著性差异，表明本方可促进抗体生成。(《炎症》

1986；4：405.）②抗癌活性及对抗癌药作用的影响：十全大补汤具有抗癌活性，采用双重软琼脂培养基，以克隆形成细胞检测法的研究表明，本方热水提取物与人乳癌细胞体外培养于 37℃作用 1 小时，对雌激素受体 ER 及雄激素受体 PgR 均阳性的 MCF-7 株及两种受体均阴性的 ES79-1 株克隆形成率均无明显影响，时间延长 2 周，则可显著抑制两株细胞之克隆形成，于 0.8~500μg/ml 浓度时呈浓度依赖性抑制，且以对 ES79-1 株为敏感，100μg/ml 浓度时癌细胞存活率约为 40%，于 500μg/ml 时为 17%，而对 MCF-7 株于 500μg/ml 时存活率为 40%，本方的作用较补中益气汤为强，较小柴胡汤更强。（《汉方医学》1986，4：13.）

0582 十全大补汤

【方源】《寿世保元》卷四。

【组成】人参二钱，白术一钱五分，白茯苓三钱，当归二钱，川芎一钱五分，白芍二钱，熟地黄三钱，黄芪二钱，肉桂五分，麦冬二钱，五味子三分，甘草（炙）八分。

【用法】上锉一剂。加生姜、枣子，水煎，温服。

【主治】元气素弱，或因起居失宜，或因用心太过，或因饮食劳倦，致遗精白浊，盗汗自汗，或内热晡热，潮热发热，或口干作渴，喉痛舌裂，或胸乳膨胀，或胁肋作痛，或头颈时痛，或眩晕眼花，或心神不宁，寤而不寐，或小便赤淋，茎中作痛，或便溺余沥，脐腹阴冷，或形容不充，肢体畏寒，或鼻气急促，或更有一切热证，皆是无根虚火。

0583 十全补正汤

【方源】《冯氏锦囊》卷二十。

【组成】人参一钱五分，炙黄芪二钱，枣仁二钱（炒，研），当归一钱二分（酒炒），白术（炒黄）二钱，白芍一钱二分（酒炒），白茯苓一钱二分，生杜仲二钱，川续断一钱五分，牛膝二钱，甜薄桂八分。

【用法】加大枣二个，水煎服。

【功用】血气并补。

【主治】心脾阳气不足，五脏气血并伤，自汗恶寒，身热，腰背疼痛；感冒时气，劳伤发热。

【加减】如心有浮热，再加灯心；如阴虚甚者，加熟地；如有外感，去人参，加柴胡、生姜；如气滞，加木香少许；如咳嗽，去参、芪，加炒麦冬；如右尺有力，去薄桂；如肺脉洪大，去黄芪。

【方论】是方五脏均伤，气血并补，倘有外邪乘虚而袭者，正气得此补助之功，自能互相祛逐，而邪无可容之地矣。书曰：补正而邪自除也。故名之。

【临证举例】痿证：都门张姓母患痿证，数载不能起床，气血俱虚，乃付以前方，不及十剂，步履如常。

0584 十四味建中汤

【方源】《局方》卷五。

【异名】大建中汤（《证治要诀类方》卷一）。

【组成】当归（去芦，酒浸，焙干）、白芍药（锉）、白术（锉，洗）、甘草（炙）、人参（去芦）、麦门冬（去心）、川芎（洗净）、肉桂（去粗皮）、附子（炮，去皮脐）、肉苁蓉（酒浸一宿）、半夏（汤洗七次）、黄芪（炙）、茯苓（去皮）、熟地黄（洗去土，酒蒸一宿，焙干）各等份。

【用法】上为粗散。每服三钱，水一盏半，加生姜三片，枣子一个，煎至一盏，去滓，食前温服。

【主治】气血不足，脾肾久虚，虚损羸瘦，面白脱色，短气嗜卧，手足多冷，夜卧汗多，梦寐惊悸，大便频数，小便滑利；肾虚腰痛，不能转侧。①《局方》：荣卫不足，脏腑俱伤，积劳虚损，形体羸瘠，短气嗜卧，寒热头痛，咳嗽喘促，吐呕痰沫，手足多冷，面白脱色，小腹拘急，百节尽疼，夜卧汗多，梦寐惊悸，小便滑利，大便频数，失血虚极，心忪面黑。②《证治要诀类方》：肾虚腰痛，转侧不能，嗜卧疲弱。③《会约医镜》：伤寒中气不足，脉息虚大，一切虚斑。

【方论】《医方集解》：此足三阴、阳明气血药也。黄芪益卫壮气，补中首药；四君补阳，所以补气；四物补阴，所以养血。阴阳调和，则血气各安其位矣。半夏和胃健脾，麦冬清心润肺，苁蓉补命门相火之不足，桂、附引失守之火而归元，于十全大补之中而有加味，要以强中而戢外也。

0585　八珍散

【方源】《瑞竹堂方》卷四。

【异名】八珍汤（《外科发挥》卷二）。

【组成】当归（去芦）、川芎、熟地黄、白芍药、人参、甘草（炙）、茯苓（去皮）、白术各一两。

【用法】上㕮咀。每服三钱，水一盏半，加生姜五片，大枣一枚，煎至七分，去滓，不拘时候，通口服。

【功用】①《瑞竹堂方》：调畅营卫，滋养气血，能补虚损。②《外科发挥》：进美饮食，退虚热。

【主治】气血两虚，面色苍白或萎黄，头昏目眩，四肢倦怠，气短懒言，心悸怔忡，食欲减退；妇人气血不足，月经不调，崩漏不止，胎萎不长，或习惯性流产；外证出血过多，溃疡久不愈合者。①《瑞竹堂方》：脐腹疼痛，全不思食，脏腑怯弱，泄泻，小腹坚痛，时作寒热。②《医方类聚》引《袖珍方》：妇人脏躁，自笑自哭。③《正体类要》：伤损失血过多，或因克伐，血气耗损，恶寒发热，烦躁作渴。④《口齿类要》：气血俱虚，口舌生疮，或齿龈肿溃，恶寒发热，或烦躁作渴，胸胁作胀，或便血吐血，盗汗自汗。⑤《准绳·女科》：肝脾气血俱虚，不能养筋，以致筋挛骨痛，或不能行履，或发热晡热，寒热往来。

⑥《外科正宗》：溃疡。⑦《张氏医通》：妇人胎产崩漏。⑧《医灯续焰》：眩晕昏愦，或大便不实，小便淋赤。

【方论】①《医方考》：血气俱虚者，此方主之。人之身，气血而已。气者百骸之父，血者百骸之母，不可使其失养者也。是方也，人参、白术、茯苓、甘草，甘温之品也，所以补气；当归、川芎、芍药、地黄，质润之品也，所以补血。气旺则百骸资之以生，血旺则百骸资之以养。②《沈氏女科辑要笺正》：四君、四物合为八珍，按之药理功能，可谓四君气药，能助脾阳；四物血药，能养脾阴。一属于气，一属于血。只可专主脾胃讲，决不能泛泛然谓四君补气，四物补血。

【临证举例】① 血枯：一妇人久患血崩，肢体消瘦，饮食到口，但闻腥臊，口出津液，强食少许，腹中作胀，此血枯之症，肺、肝、脾亏损之患，用八珍汤、乌贼骨丸，兼服两月而经行，百余剂而康宁如旧矣。（《内科摘要》）② 习惯性流产：用加味八珍汤防治习惯性流产38例，全部治愈。患者年龄一般多在二十五至三十岁之间，流产次数最少为二胎，最多为五胎。治疗方药：八珍汤加砂仁、紫苏。如气虚，加黄芪；血虚，加阿胶；虚火盛而呕者，加黄芩、竹茹；虚火引起咽干口燥者，去熟地，加生地、玉竹。（《福建中医药》1960，10：封三.）

【现代研究】促进急性贫血的血细胞再生：药理研究发现，八珍汤与四物汤均能促进急性贫血的血细胞再生，其主要表现在网状红细胞的转变成熟过程，尤以八珍汤作用较显著。本方能促使血压很快恢复正常，并维持一定时间，而且对机体整个功能状态也有改善，说明急性大量失血时，气血双补较之单纯养血补血为佳。（《中医药研究参考》1976，5：29.）

0586　人参五味子散

【方源】《仁斋直指》卷八引《圣惠方》。

【组成】人参、五味子、桔梗、白术、白茯苓、甘草（炙）、熟地黄、当归（焙）半两，地骨皮、前胡（去苗）、桑白皮（炒）、枳壳（去瓤，炒）、黄芪（炙）、陈皮（去白）、柴胡各三钱。

【用法】上咬咀。每服八钱，水一盏半，加生姜三片，煎至八分，去滓，食后温服，一日三次。

【主治】虚劳，气血两虚，热邪内伏，咳唾脓血，寒热往来，夜卧盗汗，形体羸瘦。①《仁斋直指》：男女老幼，诸虚百损，气血劳伤，涎喘咳脓，或嗽咯血，寒热往来，夜有盗汗，羸瘦困乏，一切虚损。②《外科理例》：劳复，咳脓或咯血。③《景岳全书》：肺痿。④《不居集》：肺痈。

【加减】烦渴，加乌梅、青蒿；咳脓血，加知母、阿胶。

0587 平补虚弱汤

【方源】《会约医镜》卷二。

【组成】人参（少者以时下生条参三五钱代之）、白术、茯苓、炙草各一钱半，当归二钱，白芍（酒炒）一钱半，杜仲、黄芪（蜜炒）各二钱，甘枸杞、山药各二三钱，五味十五粒，附子一钱或多用。

【用法】生姜、大枣为引。

【主治】气血两虚，脾肾悉亏，身倦神晕者。

0588 加味补益养血汤

【方源】方出《刘惠民医案》，名见《千家妙方》卷上。

【组成】生黄芪15g，党参15g，山药31g，白术15g，茯苓12g，砂仁12g，远志12g，柏子仁15g，炒酸枣仁25g，狗脊（去毛）15g，枸杞子12g，菟丝子25g，当归15g，丹参18g。

【用法】水煎两次，混合，分两次温服。

【功用】健脾益气，养血和血，补肾。

【主治】白细胞减少症。

【临证举例】白细胞减少症：尹某，女，42岁。于1975年1月28日初诊。患者1年前感到头昏，疲惫，两腿沉重，乏力腰酸，食欲不振，半年前发现白细胞减少为3000/mm³，最低时仅为1000/mm³，服用各种升白细胞药无效，伴肢体麻木、失眠多梦。面色暗黄乏泽，舌淡红，苔薄白，脉沉细无力。投以加味补益养血汤。服药10余剂后，症状逐渐减轻，白细胞已升至6500~7500/mm³。稳定在5000/mm³以上，恢复工作。

0589 当归补血汤

【方源】《内外伤辨》卷中。

【组成】黄芪一两，当归（酒洗）二钱。

【用法】上咬咀，作一服。水二盏，煎至一盏，去滓，空心、食前温服。

【功用】《中医方剂学讲义》：补气生血。

【主治】劳倦内伤，气血虚弱，阳浮于外，肌肤燥热，面红目赤，烦渴引饮，脉洪大而虚，以及妇人经行、产后血虚发热头痛；或疮疡溃后久不愈合者。①《内外伤辨》：肌热，燥热，困渴引饮，目赤面红，昼夜不息。其脉洪大而虚，重按全无。此病得之于饥困劳役。②《兰室秘藏》：热上攻头目，沿身胸背发热。③《口齿类要》：口舌生疮，血气俱虚，热渴引饮，目赤面热。脉大而虚，重按全无。④《准绳·疡医》：疮疡溃后，气血俱虚而见上证者。⑤《寿世保元》：妇人素禀怯弱，血气虚耗，产后无乳。⑥《济阴纲目》：产后血脱，烦躁引饮，昼夜不息。脉洪大而虚，重按全无者。⑦《傅青主女科》：产妇气血两脱，子方下地，即昏晕不语。

【宜忌】《医方发挥》：阴虚潮热者慎用。

【方论】①《医方考》：血实则身凉，血虚则身热。或以饥困劳役虚其阴血，则阳独治，故令肌热、目赤、面红、烦渴引饮。此证纯象伤寒家白虎汤之证，但脉大而虚，非大而长，为可辨耳。《内经》所谓脉虚血虚是也。当归味厚，为阴中之阴，故能养血，而黄芪则味甘补气者也。今黄芪多于当归数倍，而曰补血汤者，有形之血不能自生，生于无形之气故也。《内经》曰：阳生阴长，是之谓尔。②《成方便读》：如果大脱血之后，而见此等脉证，不特阴血告匮，而阳气亦欲散亡。斯时也，有形之血不能速生，无形之气所当急固。故以黄芪大补肺脾元气而能固外者为君。盖此时阳气已去里而越表，恐一时固里不及，不得不从卫外以挽留之。当归益血和营，二味合之，便能阳生阴长，使伤残之血，亦各归其经以自固耳。非区区补血滋腻之药，所可同日语也。

【临证举例】①血虚发燥：有一患者，扑伤之后，烦躁面赤，口干作渴，脉洪大，按之如无。余曰：此血虚发燥也。遂以当归补血汤，二剂即止。（《正体类要》）②虚劳发热：一人虚劳发热，自汗。诸药不能退其热者，服当归补血汤一剂如神。（《寿世保元》）

【现代研究】当归补血汤及其单味药对鼠腹腔巨噬细胞吞噬功能的影响：从当归补血汤及单味药黄芪、当归对巨噬细胞吞噬功能的影响的实验中可以看出：黄芪水煎剂组能明显增强巨噬细胞的吞噬功能；当归补血汤水煎剂组稍逊于黄芪水煎剂组，而当归水煎剂组与对照组比较未见到明显差异。当归补血汤水煎剂组的作用稍逊于黄芪水煎剂组，并非由于当归存在拮抗作用，因为当归水煎剂组没有抑制巨噬细胞吞噬功能现象，而可能是由于复方中黄芪浓度较低的关系。当归补血汤水煎剂中黄芪含83%，而单味黄芪水煎剂中含100%。（《新医药学杂志》1979，3：56.）

0590 补天大造丸

【方源】《医学心悟》卷三。

【组成】人参二两，黄芪（蜜炙）、白术（陈土蒸）各三两，当归（酒蒸）、枣仁（去壳，炒）、远志（去心，甘草水泡，炒）、白芍（酒炒）、山药（乳蒸）、茯苓（乳蒸）各一两五钱，枸杞子（酒蒸）、大熟地（九蒸晒）各四两，紫河车一具（甘草水洗），鹿角一斤（熬膏），龟甲八两（与鹿角同熬膏）。

【用法】以龟、鹿胶和药，炼蜜为丸。每服四钱，早晨开水送下。

【功用】补五脏虚损。

【加减】阴虚内热甚者，加丹皮二两；阳虚内寒者，加肉桂五钱。

0591 补气养血汤

【方源】《古今名方》引《中医原著选读·关幼波方》。

【组成】生黄芪、首乌、白芍、川续断各15g，当归、丹参、黄精、生地、五味子各12g，生甘草9g。

【功用】补气养血柔肝。

【主治】慢性迁延性肝炎、早期肝硬化、肝功能长期不正常，证属气血两虚者。症见心悸，气短，全身无力，面色苍白，消瘦，精神不振，右胁隐痛，舌苔薄白或无苔，脉沉细。

【加减】转氨酶长期不降，舌质红者，加土茯苓15g，大枣10枚，或土贝母15g；舌质淡者，加白芷9g；麝香草酚浊度试验和麝香草酚絮状试验长期不正常者，每日加服河车大造丸1丸；血浆白蛋白、球蛋白比例倒置者，加龟甲、鳖甲各12g；肝大，加延胡索、草河车、泽兰各9g；脾大，加生牡蛎15g，地龙9g；食欲不振，加山楂、白术各9g；牙出血，加蓟、血余炭各12g。

0592 参茸片

【方源】《吉林省中成药暂行标准》。

【组成】熟地黄400g，当归320g，山药320g，茯苓200g，炒白术200g，牛膝200g，枸杞子200g，盐补骨脂200g，制远志120g，柏子仁霜120g，炒酸枣仁120g，人参120g，鹿茸120g，甘草120g，肉桂80g，陈皮80g，琥珀80g。

【用法】将人参、鹿茸、琥珀、山药、当

归、白术、陈皮、肉桂、茯苓共研细粉，与酸枣仁、柏子仁霜掺研，研细。将其余熟地黄等六味酌予碎断，煎煮三次，分次滤液，浓缩成膏。将药粉、浓缩膏混合均匀，干燥，粉碎，过100目筛，加适量的黄糊精，混合均匀压片。每次五片，温开水送下。一日二至三次。

【功用】补气养血，壮阳益肾。

【主治】气血两亏，肾虚阳衰，腰酸腿痛，心悸多梦。

【宜忌】孕妇慎用。

0593 参归益元汤

【方源】《万病回春》卷二。

【组成】人参（去芦）五分，当归、白芍、熟地黄、白茯苓（去皮）、麦冬（去心）各一钱，五味子十粒，陈皮、黄柏（酒炒）、知母（酒炒）各七分，甘草一分。

【用法】上锉一剂。加大枣一个，乌梅一个，炒米一撮，水煎服。

【主治】疰夏病。阴血虚，元气不足，夏初春末头眩眼花，腿酸脚软，五心烦热，口苦舌干，精神困倦，无力好睡，饮食减少，胸膈不利，形如虚怯，脉数无力。

【加减】饱闷，加砂仁、白豆蔻；恶心，加乌梅、莲肉、炒米；哕，加竹茹；烦躁，加辰砂、酸枣仁、竹茹；泻，加炒白术、山药、砂仁、乌梅，去熟地、知母、黄柏；小水短赤，加木通、山栀；胃脘不开，不思饮食，加厚朴、白豆蔻、益智、砂仁、莲肉，去熟地、黄柏、知母；腰痛，加杜仲、补骨脂、茴香；腿酸无力，加牛膝、杜仲；皮焦，加地骨皮；头目眩晕，加川芎；虚汗，加黄芪、白术、酸枣仁；梦遗，加牡蛎、辰砂、山药、椿根皮；虚惊烦热，加辰砂、酸枣仁、竹茹；口苦舌干，加山栀、乌梅、干葛。

0594 滋筋养血汤

【方源】《古今医鉴》卷十。

【组成】川归一钱，熟地黄一钱五分，白芍药一钱五分，川芎七分半，人参八分，五味子九粒，麦冬（去心）一钱，黄柏一钱，知母五分，牛膝（酒浸）一钱，杜仲（酒炒）一钱，苍术一钱，薏苡仁一钱，防风六分，羌活三分，甘草三分。

【用法】上锉一剂。加姜、枣，煎服。

【主治】血气两虚，双足痿软，不能行动，久卧床褥。

【加减】筋骨痿软，加桂枝三分，陈皮八分；如觉心烦，加黄连六分，酸枣仁（炒）六分，白茯神（去木）一钱。

0595 慢白汤

【方源】方出《中医临证撮要》，名见《古今名方》。

【组成】西党参9g，全当归9g，生白术9g，生黄芪15g，怀山药15g，云茯苓15g，熟枣仁15g，制首乌15g，银柴胡3g，炒白芍6g，大红枣6枚。

【功用】补气血，益脾肾。

【主治】慢性白血病。头昏耳鸣，心悸气短，纳食不香，面色萎黄，浮肿，腰酸腰痛，疲乏无力，潮热，腹胀，大便时结时溏。舌苔淡薄，或薄白；脉象细濡涩，或沉微迟。

【加减】骨蒸潮热，去生白术、当归、红枣，加生龟甲、生鳖甲各24g，地骨皮、青蒿梗各9g；盗汗，去当归、银柴胡，加粉龙骨15g（先煎），牡蛎24g（先煎），麦冬12g，五味子3g；口干，去当归、白术、大枣，加北沙参9g，冬青子15g，粉丹皮6g；肝脾肿大，去生黄芪，加炙鳖甲24g（先煎），大丹参9g，粉丹皮6g；颈部腋下瘰疬，去党参、黄芪、当归、白术、怀山药、红枣，加夏枯草12g，黑玄参12g，川贝母9g，天花粉12g，生牡蛎24g，粉丹皮6g；鼻衄，去党参、黄芪、当归、白术、山药、银柴胡、大红枣，加焦山栀、肥知母各9g，侧柏叶、大生地、旱莲草、黑玄参各12g，冬青子15g，京赤芍6g。

0596 薯蓣丸

【方源】《金匮》卷上。

【异名】大山蓣丸（《局方》卷五）。

【组成】山药三十分，当归、桂枝、曲、干地黄、豆黄卷各十分，甘草二十八分，人参七分，川芎、芍药、白术、麦冬、杏仁各六分，柴胡、桔梗、茯苓各五分，阿胶七分，干姜三分，白蔹二分，防风六分，大枣一百枚（为膏）。

【用法】上为末，炼蜜为丸，如弹子大。每服一丸，空腹，酒送下，一百丸为剂。

【功用】①《局方》：补诸不足，久服养真气，益精补髓，活血驻颜。②《北京市中药成方选集》：调理脾胃，益气和荣。

【主治】虚劳，气血俱虚，外兼风邪。头晕目眩，倦怠乏力，心悸气短，肌肉消瘦，不思饮食，微有寒热，肢体沉重，骨节酸痛。①《金匮》：虚劳诸不足，风气百疾。②《局方》：诸虚百损，五劳七伤，肢体沉重，骨节酸疼，心中烦悸，唇口干燥，面体少色，情思不乐，咳嗽喘乏，伤血动气，夜多异梦，盗汗失精，腰背强痛，脐腹弦急，嗜卧少起，喜惊多忘，饮食减少，肌肉瘦瘁，风虚头目眩晕，心神不宁，及病后气不常复，渐成劳损。③《北京市中药成方选集》：气血不足，腰膝酸痛，经闭血块，蒸热作烧。

【方论】《金匮要略方论本义》：方中以薯蓣（山药）为主，专理脾胃，上损下损至此可以撑持；再以人参、白术、茯苓、干姜、大豆黄卷、大枣、神曲、甘草以除湿益气；以当归、川芎、芍药、地黄、麦冬、阿胶以养血滋阴；以柴胡、桂枝、防风以升邪散热；以杏仁、桔梗、白蔹以下气开郁；唯恐虚而有热之人，资补之药，上拒不受，故为散其邪热，开其逆郁，而气血平顺，补益得纳，亦至当不易之妙术也。

六、阴阳双补

0597 十精丸

【方源】《元和纪用经》。

【异名】保真丸（原书）。

【组成】菟丝子（人精。酒浸一宿，湿捣）、甘菊花（目精。二味春加一倍）、五加皮（草精。去皮用）、柏子仁（木精。二味夏加）、白术（日精）、人参（药精。二味秋加）、石斛（山精。如金钗者，酥炙）、鹿茸（血精。酥炙）、巴戟（天精。紫色者，去心，酒浸一宿）、肉苁蓉（地精。酒浸一宿，酒蒸用亦得。四味冬加）各等份。

【用法】上药随四季各加分两，为末，炼蜜为丸，如梧桐子大。空心温酒或盐汤下二十五丸至三十丸。

【功用】①《元和纪用经》：温平补益。②《普济方》：大补虚冷，接引真气。

0598 大造丸

【方源】《扶寿精方》。

【异名】河车大造丸（《不居集·上集》卷二）。

【组成】紫河车一具（米泔水洗净，新瓦上焙干。用须首生者佳。或云砂锅随水煮干，捣烂），败龟甲（年久者，童便浸三日，酥炙黄）二两，黄柏（去粗皮，盐酒浸，炒褐色）一两五钱，杜仲（酥炙，去丝）一两五钱，牛膝（去苗，酒浸，晒干）一两二钱，怀生地黄二两五钱（肥大沉水者，纳入砂仁末六钱，白茯苓一块重二两，稀绢包，同入银罐内，好酒煮七次，去茯苓不用），天门冬（去心）一两二钱，麦冬（去心）一两二钱，人参一两。

【用法】上除地黄另用石木春一日，余共为末，和地黄膏，再加酒米糊为丸，如小豆大。每服八九十丸，空心、临卧，盐汤、沸汤、姜汤任下；寒月，好酒下。

【主治】①《扶寿精方》：男子阳痿遗精，

妇人带下，素无孕育；大病后久不能作声，足痿不任地者。②《医方集解》：虚损劳伤，咳嗽潮热。

【加减】夏月，加五味子七钱；妇人，加当归二两，去龟甲；男子遗精，妇人带下，并加牡蛎（煅粉）两半。

【方论】《医方集解》：此手太阴、足少阴药也。河车本血气所生，大补气血为君。败龟甲阴气最全，黄柏禀阴气最厚，滋阴补水为臣。杜仲润肾补腰，腰者肾之府；牛膝强筋壮骨，地黄养阴退热，制以茯苓、砂仁，入少阴而益肾精；二冬降火清金，合之人参、五味，能生脉而补肺气。大要以金水为生化之源，合补之以成大造之功也。

【临证举例】①阳痿、足痿：一人病弱，阳事大痿，服此二料，体貌顿异，连生四子。一人病痿，足不任地者半年，服此后能远行。（《本草纲目》引《诸证辨疑》）②补虚益寿：一妇年六十已衰惫，服此寿至九十，犹强健。（《本草纲目》引《诸证辨疑》）

0599 无比薯蓣丸

【方源】《千金方》卷十九。

【异名】无比山药丸（《局方》卷五）、苁蓉丸（《圣济总录》卷八十九）。

【组成】山药二两，苁蓉四两，五味子六两，菟丝子、杜仲各三两，牛膝、泽泻、干地黄、山茱萸、茯神（一作茯苓）、巴戟天、赤石脂各一两。

【用法】上为末，炼蜜为丸，如梧桐子大。每服二十丸至三十丸，食前以酒送下，一日二次。

【功用】①《千金方》：令人健，四体润泽，唇口赤，手足暖，面有光悦，消食，身体安和，音声清明。②《圣济总录》：补元脏，益阳气，轻身驻颜。壮气血。补益筋脉，安和脏腑，除心中伏热，强筋骨、轻身，明目，去冷除风。

【主治】①《千金方》：诸虚劳百损。②《局方》：丈夫诸虚百损，五劳七伤，头痛目眩，手足逆冷，或烦热有时，或冷痹骨疼，腰髋不随，饮食虽多，不生肌肉；或少食而胀满，体无光泽，阳气衰绝，阴气不行。

【宜忌】禁醋、蒜、陈臭之物。

【加减】若求大肥，加嫩煌石膏二两；失性健忘，加远志一两。

0600 打老儿丸

【方源】《万氏家抄方》卷四。

【异名】还少丹（《一草亭目科》）。

【组成】石菖蒲（去须毛，嫩桑枝条拌蒸，晒干，不犯铁器）、干山药（蒸出晒干）、川牛膝（去头，用黄精自然汁浸，漉出，酒浸一宿；若无黄精，酒浸三日，漉出。细锉，焙干）、远志（去心，甘草汤浸一宿）、巴戟（去心，枸杞子汤浸一宿，漉出，酒浸一伏时，菊花同焙令黄，去菊花）、续断（去筋，酒浸一伏时，焙干）、五味子（蜜浸蒸，从巳至申。又以浆水浸一宿，焙干）、楮实子（水浸三日，去浮者，晒干，酒浸一伏时，漉出，蒸，从巳至亥，焙干）、杜仲（去皮，酥蜜炒去丝）、山茱萸（取肉，暖火焙干）、茯神（去皮心，捣细，于水盆内搅，去浮者）、熟地（瓷锅柳木甑蒸之，摊令气歇，拌酒再蒸，晒干，勿犯铜铁器）、小茴香（酒浸一宿，炒）、肉苁蓉（酒浸一宿，刷去沙土浮甲，劈破中心，去白膜）、枸杞子各等份。

【用法】上为细末，酒糊为丸，如梧桐子大。每服三十丸，空心，温酒送下，或白汤送下亦可。

【功用】①《会约医镜》：补精生血，益气力，健筋骨，延寿。②《一草亭目科》：滋补肾水，温养少火，久服却病延年。

【主治】五劳七伤，体虚羸弱，尿频阳痿，遗精白浊，久无子嗣。①《万氏家抄方》：五劳七伤，阳事不举，真气衰弱，精神短少，小便无度，眼目昏花，腰膝疼痛，两脚麻冷，不能行走。②《医方集解》：脾肾虚寒，血气羸乏，不思饮食，发热盗汗，遗精白浊，肌体瘦弱，牙齿浮痛。③《会约医镜》：诸虚百损。④《北京市中药成方选集》：气血两亏，肾寒精冷，腰疼腿酸，久无子嗣。

【备注】本方《一草亭目科》无五味子，用法以枣肉二百枚捣和，加炼蜜为丸。

0601　加味坎离丸

【方源】《摄生众妙方》卷二。

【组成】人参二两，五味子（去梗）一两，麦冬二两，牛膝（酒浸）二两，黄芪（蜜炙）一两，菟丝子（酒浸，成饼用）二两，小茴香（盐炒）二两，当归（酒浸）二两，白茯苓（去皮）二两，木香一两，川椒（去目合口，微炒）一两，黄柏（酒浸，炒）四两，天门冬（去心）五两，肉苁蓉（酒浸）二两，山茱萸（去核）二两，杜仲（炒断去丝）二两，巴戟（去皮，酒浸）二两。

【用法】上为细末，秋、冬酒糊为丸，春、夏蜜为丸，如梧桐子大。每服五七十丸，空心盐汤或好酒任下。

【功用】下滋肾水，上降心火，中补脾土，除风，添精补髓，强阴壮阳，杀九虫，通九窍，补五脏，益精气，止梦遗，身轻体健，延年增寿。

【主治】酒色过度，劳心费力，精耗神衰，心血少而火不能下降，肾气衰而水不能上升，脾土无所滋养，渐至饮食少进，头目昏花，耳作蝉声，脚力酸软，肌肤黄瘦，遍身疼痛，吐痰咳嗽，胃脘停积，梦遗盗汗，泄泻，手足厥冷。

0602　加味青娥丸

【方源】《济阳纲目》卷七十五。

【组成】补骨脂（酒洗净，炒香）、川萆薢（童便浸一宿）、杜仲（姜汁炒断丝）、牛膝（去芦）、黄柏（盐水炒）、知母（酒炒）各四两，胡桃肉（汤泡，去皮）八两（另研膏）。

【用法】上为细末，春夏用糯米粥、秋冬用炼蜜和匀，石臼内杵千余下为丸，如梧桐子大。每服五十丸至八十丸，空心盐汤、盐酒任下，以干物压之。

【功用】滋肾水，壮阳，益筋骨。

【主治】腰膝足痛。

0603　加味肾气丸

【方源】《济生方》卷四。

【异名】济生肾气丸（《张氏医通》卷十六）。

【组成】附子（炮）二个，白茯苓、泽泻、山茱萸（取肉）、山药（炒）、车前子（酒蒸）、牡丹皮各一两（去木），官桂（不见火）、川牛膝（去芦，酒浸）、熟地黄各半两。

【用法】上为细末，炼蜜为丸，如梧桐子大。每服七十丸，空心米饮送下。

【功用】《中国药典》：温肾化气，利水消肿。

【主治】①《济生方》：肾虚腰重，脚肿，小便不利。②《医方集解》：蛊证，脾肾大虚，肚腹胀大，四肢浮肿，喘急痰盛，小便不利，大便溏黄；亦治消渴，饮一溲一。

【方论】《医方集解》：此足太阴、少阴药也。桂附八味丸滋真阴而能行水，补命火因以强脾，加车前利小便而不走气，加牛膝益肝肾借以下行，故使水道通而肿胀已，又无损于真元也。

【临证举例】慢性肾炎：用本方（熟地四钱，山药、山萸、泽泻、丹皮、肉桂、车前子、怀牛膝各一钱，茯苓三钱，附子五分）治疗慢性肾炎6例。临床观察结果：本方能使浮肿逐渐减退或减轻，尿虽逐渐增多，尿蛋白消失或减少，肾功能改善，患者食欲增加，体力增强，血压降低。治疗过程中未发现不良反应。（《新中医药》1957，9：30.）

0604 加减大补元煎

【方源】《医门八法》卷三。

【组成】党参三钱，黄芪三钱（炙），当归身五钱（炒），熟地五钱，桂心一钱（冲），附片一钱（制），羌活二钱，山萸肉三钱（炒），乌梅肉三个，杜仲二钱（炒），枸杞二钱（炒）。

【用法】水煎服。或以煨姜五钱易桂、附亦可。

【主治】虚寒腰痛，身痛。

【方论】治此证者，唯在补气补血暖寒而已。补气之品，莫良于参、芪；补血之品，莫良于归身、熟地。至于附片、桂心，能除沉寒痼冷，且能流通气血，可以为佐；羌活虽非虚证所宜，然能利周身百节之痛，可以为使；山萸肉、杜仲、枸杞，皆肾经药品，可为向导。此方从大补元煎加减，诚补虚暖寒之主剂也。

0605 芍药甘草附子汤

【方源】《伤寒论》。

【组成】芍药、甘草（炙）各三两，附子一枚（炮，去皮，破八片）。

【用法】以水八升，煮取一升五合，去滓，分三次温服。

【功用】《伤寒论教学参考资料》：扶阳益阴。

【主治】伤寒发汗后阴阳俱虚，反恶寒；疮家发汗成痉。①《伤寒论》：发汗病不解，反恶寒，虚故也。②《云岐子保命集》：发汗病不解，小便清，大便依度，腹痛。③《张氏医通》：疮家发汗成痉。

【方论】①《注解伤寒论》：芍药之酸，收敛津液而益荣；附子之辛温，固阳气而补卫；甘草之甘，调和辛酸而安正气。②《伤寒来苏集》：发汗后反恶寒，里虚也。表虽不解，急当救里，若反与桂枝攻表，此误也。故于桂枝汤去桂、姜、枣，加附子以温经散寒，助芍药、甘草以和中耳。脚挛急与芍药甘草汤，本

治阴虚，此阴阳俱虚，故加附子，皆仲景治里不治表之义。

0606 还少丹

【方源】《济阳纲目》卷六十四。

【组成】何首乌（黑豆蒸）半斤，牛膝、生地黄（酒蒸）、肉苁蓉（酒蒸）各六两，黄柏（酒浸，炒褐色）、补骨脂（酒浸，水蒸）、车前子（微炒）、柏子仁（微炒）、干山药（微炒）各三两五钱，秦当归二两五钱（酒洗），菟丝子（水淘去沙，酒煮，捣饼，晒干）二两，人参、五味子各一两。

【用法】上俱勿犯铁器，为细末，炼蜜为丸，如梧桐子大。每服六十丸，空心盐汤、白汤、酒任下。

【功用】益精补髓，壮元阳，却病延年，发白返黑。

【主治】虚损。

0607 固本十补丸

【方源】《冯氏锦囊·杂症》卷十一。

【组成】熟地八两（锅刀切块，酒水各半煮烂，捣烂，入药），山茱萸肉五两（酒拌蒸，晒干，炒），怀山药六两（炒黄），白茯苓四两（人乳拌，晒干，焙），怀牛膝四两（淡盐酒拌，晒干，炒），厚杜仲三两（淡盐酒拌，晒干，炒），鹿茸茸一具（拣饱满紫润者，去毛骨，锯厚片，切小方块，酥拌，炒松黄），北五味子一两二钱（每个打扁，蜜酒拌，蒸，晒干，炒），制附子一两五钱（切片，微火焙燥），上肉桂一两五钱（临磨刮尽粗皮，不见火，不出气）。

【用法】上为细末，用熟地捣烂入药，加炼蜜杵好为丸。每服五六钱，早空心淡盐汤送下，随进饮食压之。

【主治】肾元不足，脾胃虚弱者。

【方论】熟地重浊味厚，能补阴，且色黄而得土之正气，故走心脾，蒸晒至黑则减寒性，而专温补肝肾；山茱萸益肝，且精欲固而

畏脱，茱萸味酸涩更可固精髓，以助肾家闭藏之职；山药甘咸，补脾而入肾，以补化源也；茯苓淡渗，搬运下趋，精华可入于肾；牛膝、杜仲坚强筋骨，以为熟地之佐使；肉桂甘辛，补命门之真火。附子之健悍以嘘既槁之阳和，使阴从阳长；借鹿茸精血有情之品，助草木而峻补，令无情而变有情；五味子酸以敛之，咸以降之，以防辛温之药乘势僭越于上，且可敛肺金而滋水，生津液而强阴，专纳气藏原。

0608　茸附汤

【方源】《医方类聚》卷一五〇引《济生续方》

【组成】鹿茸（去毛，酒蒸）一两，附子（炮，去皮脐）一两。

【用法】上㕮咀，分作四服。水二盏，生姜十片，煎至八分，去滓，食前温服。

【主治】精血俱虚，荣卫耗损，潮热自汗，怔忡惊悸，肢体倦乏，但是一切虚弱之证。

0609　理阴煎

【方源】《景岳全书》卷五十一。

【组成】熟地三五七钱或一二两，当归二三钱或五七钱，炙甘草一二钱，干姜（炒黄色）一二三钱（或加桂肉一二钱）。

【用法】水二盅，煎七八分热服。

【功用】①《重订通俗伤寒论》：滋补脾阴，温运胃阳。②《不居集》：温补阴分，托散表邪。

【主治】脾肾阴阳两虚，喘满，呕逆，泻痢，腹痛，经迟，产后脾虚、小儿慢脾。①《景岳全书》：脾肾中虚等证宜温润者。真阴虚弱，胀满呕哕，痰饮恶心，吐泻腹痛，妇人经迟血滞之证。②《幼幼集成》：小儿肾肝亏败，不能纳气，浮散作喘。③《妇科玉尺》：妇人脏寒忽呕，胎气不安；产后脾气虚寒，呕吐食少腹痛；产后阳虚中寒，或外感寒邪，以致心腹作痛，呕吐厥逆。④《会约医镜》：妇人血亏阳虚经后期者；脾肾虚寒，血色紫黑，脉或大

而无力，及大吐大下，或外假热等证。小儿脾肾阴阳俱虚，慢脾等证。⑤《成方便读》：营阴虚弱，寒水内乘，或久虚泻痢。

【加减】凡真阴不足或素多劳倦之辈，因而忽感寒邪不能解散，或发热，或头身疼痛，或面赤舌焦，或虽渴而不喜冷饮，或背心肢体畏寒，但脉见无力者，宜用此汤照后加减以温补阴分，托散表邪。加附子即名附子理阴煎，再加人参即名六味回阳饮，治命门火衰，阴中无阳等症。若风寒外感，邪未入深，但见发热身痛，脉数不洪，凡内无火证，素禀不足者，加柴胡一钱半或二钱，连进一二服；若寒凝阴盛而邪有难解者，必加麻黄一二钱。若阴胜之时，外感寒邪，脉细恶寒，或背畏寒者，乃太阳少阴证也，加细辛一二钱，甚者再加附子一二钱，或并加柴胡以助之亦可。若阴虚火盛，其有内热不宜用温，而气血俱虚，邪不能解者，宜去姜、桂，单以三味加减与之，或只用人参亦可。若泄泻不止，及肾泄者，少用当归，或并去之，加山药、扁豆、吴茱萸、补骨脂、豆蔻、附子之属。若腰腹有痛，加杜仲、枸杞。若腹有胀滞疼痛，加陈皮、木香、砂仁之属。

【方论】①《重订通俗伤寒论》：君以归、地甘润和阴，佐以姜、草辛甘和阳。②《成方便读》：此理中汤之变方也。理中者，理中焦之阳，故用参、术，此则理中焦之阴，故用归、地。凡人之脏腑，各有阴阳，倘二气不能两协其平，则有胜负而为病矣。中焦阳气不足而受寒者，固前人论之屡矣；中焦阴血不足而受寒者，其方未多见。故景岳理阴煎一方，实为最切于时用者也。方中用归、地补养阴血，即以炮姜温中逐寒，然恐其刚燥太盛，故以甘草之和中补土，缓以监之；且归、地得炮姜，不特不见其滞，而补阴之力，愈见其功。

0610　斑龙丸

【方源】《医学正传》卷三引《青囊集》方。

【异名】仙传斑龙丸（《古今医统》卷四十八）。

【组成】鹿角胶（炒成珠子）、鹿角霜、菟丝子（酒浸，研细）、柏子仁（取仁，洗净）、熟地黄各半斤，白茯苓、补骨脂各四两。

【用法】上为细末，酒煮米糊为丸，或以鹿角胶入好酒烊化为丸，如梧桐子大。每服五十丸，空心姜、盐汤送下。老人、虚人常服。

【功用】滋肾填精，益气养血，升固奇经，通补督脉，育子添嗣，延年益寿。①《医学正传》引《青囊集》方：延年益寿。②《古今医统》：壮精神，除百病，养气血，补百损。③《东医宝鉴·杂病篇》：补肾脏气血精。④《古方选注》：通督脉之阴阳，补玉堂关下之穴。⑤《丸散膏丹集成》：育子嗣。⑥《北京市中药成方选集》：滋阴益肾，补气养血。

【主治】虚劳肾虚，真阴亏损，精气不足，遗精滑精，阳痿腰痛，盗汗耳鸣，体倦心烦。①《医学正传》：真阴虚损。②《证治宝鉴》：肝肾两虚，任督并伤，精滑日久。③《北京市中药成方选集》：肾虚气亏，阳事痿弱，精神短少，遗精盗汗。④《中药制剂手册》：腰痛耳鸣，体倦心烦。

【方论】《古方选注》:《乾宁记》云：鹿与游龙相戏，必生异角，故得称龙；鹿有文，故称斑。用其角为方，故名斑龙。鹿卧则口朝尾间，故为奇经督脉之方。凡入房竭精，耗散其真，形神俱去，虽温之以气，补之以味，不能复也。故以有情之品，专走督脉，复以少阴、太阳之药治其合，乃能搬运精髓，填于骨空，大会于督脉之囟会而髓海充盈。鹿角霜通督脉之气也，鹿角胶温督脉之血也，菟丝、骨脂温肾中之气也，熟地、柏仁补肾中之精也，柏仁属木性润，骨脂属火性燥，非但有木火相生之妙，而柏仁通心，骨脂通肾，并有水火既济之功。使以茯苓，性上行而功下降，用以接引诸药，归就少阴、太阳，达于督脉，上朝髓海，而成搬运之功。

0611　滋阴百补丸

【方源】《北京市中药成方选集》。

【组成】熟地一百二十八两，山药一百二十八两，泽泻一百二十八两，茯苓三十二两，山萸肉（炙）三十二两，巴戟肉（炙）三十二两，苁蓉（炙）三十二两，补骨脂（炒）三十二两，杜仲炭三十二两，莲须三十二两，丹皮三十二两，枸杞子九十六两，牛膝六十四两。

【用法】上为细粉，炼蜜为丸，每丸重三钱。每服一丸，日服二次，温开水送下。

【功用】滋阴益气，补肾壮阳。

【主治】肾水不足，筋骨痿弱，腰痛耳鸣，气虚自汗。

0612　螽斯丸

【方源】《广嗣纪要》卷四。

【组成】当归、牛膝、续断、巴戟、苁蓉、杜仲（姜汁炒）、菟丝（酒蒸）、枸杞子、山萸肉、芡实、山药、柏子仁各一两，熟地黄二两，益智（去壳）、补骨脂（黑麻油炒）、五味子各半两。

【用法】上各为末，炼蜜为丸，如梧桐子大。每服五十丸，空心、食前酒送下。

【主治】阴痿不起，其精易泄者。

七、气阴双补

0613　生脉散

【方源】《医学启源》卷下。

【异名】生脉汤（《丹溪心法》卷一）。

【组成】麦冬、人参、五味子。

【功用】益气养阴，敛汗生脉。①《医学启源》：补肺中元气不足。②《医便》：止渴生津。③《万病回春》：清心润肺。④《景岳全书》：止渴消烦，定咳嗽喘促。⑤《嵩厓尊生》：清暑益气，生脉补虚。

【主治】气阴两伤，肢体倦怠，气短懒言，口干作渴，汗多脉虚；久咳伤肺，气阴两亏，干咳少痰，食少消瘦，虚热喘促，气短自汗，脉微细弱；或疮疡溃后，脓水出多，气阴俱虚，口干喘促，烦躁不安，睡卧不宁。①《丹溪心法》：痊夏属阴虚，元气不足，夏初春末，头痛脚软，食少体热。②《正体类要》：金疮、杖疮，发热体倦，气短，或汗多作渴，或溃后睡卧不宁，阳气下陷，发热烦躁。③《内科摘要》：热伤元气，肢体倦怠，短气懒言，口干作渴，汗出不止。④《外科枢要》：胃气亏损，阴火上冲，口干喘促，或肢体倦怠，肌肉消瘦，面色萎黄，汲汲短气，汗出不止，食少作渴，或脓水出多，气血俱虚，烦躁不安，睡卧不宁。⑤《赤水玄珠》：肺气大虚，气促上喘，汗出而息不续，命在须臾。⑥《万病回春》：中暑，暑伤于气，脉虚弦细芤迟，属元气虚脱者。

【方论】①《内外伤辨》：圣人立法，夏月宜补者，补天真元气，非补热火也，夏食寒者是也。故以人参之甘补气；麦门冬苦寒泻热，补水之源；五味子之酸，清肃燥金，名曰生脉散。孙真人云：五月常服五味子，以补五脏之气，亦此意也。②《医方考》：肺主气，正气少故少言，邪气多故多喘。此小人道长，君子道消之象。人参补肺气，麦冬清肺气，五味子敛肺气，一补一清一敛，养气之道毕矣。名曰生脉者，以脉得气则充，失气则弱，故名之。东垣云：夏月服生脉散，加黄芪、甘草，令人气力涌出。若东垣者，可以医气极矣。③《古今名医方论》引柯韵伯：麦冬甘寒，清权衡治节之司；人参甘温，补后天营卫之本；五味酸温，收先天天癸之原。三气通而三才立，水升火降，而合既济之理矣。④《医方集解》：人参甘温，大补肺气为君；麦冬止汗，润肺滋水，清心泻热为臣；五味酸温，敛肺生津，收耗散之气为佐。盖心主脉，肺朝百脉，补肺清心，则元气充而脉复，故曰生脉也。夏月炎暑，火旺克金，当以保肺为主，清晨服此，能益气而祛暑也。⑤《血证论》：人参生肺津，麦冬清肺火，五味敛肺气，合之甘酸化阴，以清润肺金，是清燥救肺汤之先声。

【临证举例】①中暑：陆祖愚治陈元甫，七月间因构讼事，忍饥，食冷粥数碗，少顷即吐出。自此茶饮皆吐，头痛身热，咽喉不利，昏冒，口中常流痰液。医知为中暑，用冷香薷饮投之，随吐；又以井水调益元散投之，亦吐，昏沉益甚。脉之，阳部洪数无伦，阴部沉微无力。此邪在上焦，在上者因而越之，此宜涌吐者也。盖饥饿之时，胃中空虚，暑热之气，乘虚而入于胃，胃热极而以寒冷之水饮投之，冷热相反，所以水入即吐；即口中流涎，亦胃热上溢之故也。因用沸汤入盐少许，韭汁数匙，乘热灌之，至二三碗不吐，至一时许方大吐，水饮与痰涎同出，约盆许。即以生脉散投之，人事清爽，诸症顿减。（《续名医类案》）②脱证：周某，女，75岁。患高血压及慢性支气管炎多年。平素血压在 190~170/110~100mmHg 之间，并有头晕失眠、咳嗽胸闷等。诊前约 10 分钟，因过劳突感呼吸困难，心悸，头汗如珠，口噤不语。脉形隐伏，怠缓而结，至数不清，每分钟约 36 次/分。证属脱证。急取红参 2 支（切片），麦冬 15g，五味子 12g，开水浸泡，白糖为引，徐徐灌入口中，药尽服，病人始能呻吟，手足扰动。再服即时苏醒，脉形始现 50 次/分，仍无力而结，3~5 至一止。此元气复而未盛，原方浓煎作饮，2 小时内尽服生脉散二剂，神识清楚，转危为安。次日再诊，觉头昏、疲乏、心跳，六脉弦缓，5~8 至一止，血压 140/100mmHg，已进食。仍按原方再进三剂，素食调养，脉形整齐，恢复常态。（《成都中医学院学报》1979，1：48.）③低血压：口服生脉散加味（粉剂）。党参 6g，黄芪 6g，五味子 2g，麦冬 2g，共研末，每次服 6g，每日 3 次，连服 4 周为一疗程。选择血压低于

90/60mmHg，排除器质性及营养不良者作为观察对象。共观察 10 例（男女各 5 人），经给药一疗程后，收缩压平均升高 14mmHg，舒张压平均升高 6.7mmHg。（《四川医学》1981，2：100.）④心肌炎：治疗心肌炎 20 例（其中 15 例经多种西药多疗程治疗无效而改用本法），显效 6 例，有效 10 例，无效 4 例。（《上海中医药杂志》1979，6：25.）⑤休克：收治急性心肌梗死并发心源性休克 20 例，其中 3 例单用西药治疗，死亡 1 例（33%），而另 17 例用生脉散注射液治疗，死亡 1 例（5.8%），16 例血压全部回升恢复正常。升压作用温和是其特点。（《新医药学杂志》1974，3：21.）以本方治疗休克 114 例，包括感染性休克 98 例，用药 5 分钟至 1 小时后开始升压，显效率为 71.8%，血压稳定时间平均为 17.3 小时。（《江苏中医》1980，3：59.）⑥心衰：生脉液治疗小儿肺炎合并心衰 17 例，其中 1~3 天内症状消失者 10 例（58.8%），3 天以上消失者 7 例（41.1%），平均消失时间 3.81 天 ±0.39 天；而 12 例对照组中，3 天以上消失者 7 例（58.3%），1~3 天以内消失者 5 例（41.7%），平均消失时间 6.08 天 ±1.19 天，$P < 0.05$。（《中医杂志》1980，12：30.）⑦冠心病、心绞痛：观察 54 例冠心病心气虚患者应用生脉散前后的左心功能改变，用药前后比较结果具有显著性差异。（《安徽中医学院学报》1984，3：40.）严氏用生脉液治疗心血管疾病 23 例，其中冠心病 13 例，高血压性心脏病 6 例，肺源性心脏病 3 例，心肌炎 1 例，总有效率为 70.1%。其中对改善心电图异常的总有效率为 69.6%，缓解心功能障碍症状的总有效率为 70.4%。（《中医杂志》1981，12：67.）

【现代研究】①镇静作用：生脉散有镇静作用，能延长小白鼠或巴比妥钠睡眠时间。给药组平均睡眠时间为 136.6 分钟 ±21.6 分钟，对照组平均睡眠时间为 100.34 分钟 ±35.2 分钟（$P < 0.01$）。（《新医药学杂志》1974，3：

21.）②提高耐缺氧能力：生脉散可增加小白鼠对低压缺氧的耐受能力，给药组存活率为 63.3%，对照组存活率为 37.7%，两组差别显著（$P < 0.05$）。说明本方能提高心肌对缺氧的耐受性，节约心肌对氧的消耗。（《新医药学杂志》1974，3：21.）③抗冠心病作用：家兔经结扎冠状动脉前降支，造成实验性心源性休克，生脉散注射液对其具有一定的治疗作用，但升压作用缓慢，给药组与对照组疗效有明显差异。（《北京医学院学报》1975，2：118.）观察 54 例有心气虚表现的冠心病心绞痛患者的心肌收缩时相（STT）及心尖搏动图，表明该病心气虚的实质与不同程度心功能不全有关。应用生脉散注射液后，可以改善左心室功能。其正性肌力作用与西地兰对心脏作用相类似。（《中医杂志》1981，6：24.）④抑制豚鼠心肌细胞膜三磷酸腺苷酶活性：生脉散可抑制豚鼠心肌细胞膜三磷酸腺苷酶的活性，抑制强度与剂量呈正比。其中人参、五味子单味药亦有抑制作用，而麦冬则无抑制作用。认为生脉散由于抑制心肌细胞三磷酸腺苷酶的活性，是改善心脏生理功能的途径之一。（《新医药学杂志》1973，10：27.）⑤对 2,3- 二磷酸甘油酸的双向调节作用：观察静脉注射生脉散前及 24 小时后正常人及冠心病患者细胞 2,3- 二磷酸甘油酸的含量变化，结果表明本方对此可能具有双向调节作用。动物实验结果还表明，本方还可以提高缺氧动物的 PO_2、SO_2，设想可能是生脉散使缺氧机体的摄氧、带氧能力提高，并将此看成是生脉散益气作用机制之一。（《全国中西医结合虚证研究与防治老年病会议资料选编》1982 年）⑥抗微循环障碍作用：生脉散注射液对大分子右旋糖酐所致微循环障碍和弥漫性血管内凝血的病理变化，有一定的对抗和保护作用。不仅可以改善微循环障碍，还可以阻止血管内 DIC 产生。（《辽宁中医杂志》1984，12：36.）⑦强心作用：生脉散是通过多种途径作用而增强心肌收缩、改善心功

能的。其作用途径至少有四个方面：第一，抑制心肌细胞膜 Na^+-K^+-ATP 酶活性；第二，改善心衰心肌的能量代谢；第三，改善心衰心肌蛋白的代谢；第四，兴奋垂体－肾上腺功能。（《安徽中医学院学报》1983，3：56.）⑧抗休克作用：生脉注射液可使在体兔心收缩力加强，对狗急性失血性休克具有升压作用，并使休克动物趋于安静。（《天津医药通讯》1972，11：44.）心源性休克：用耳缘静脉注射橄榄油的方法，造成家兔心源性休克，对照组存活率为 12.5%，预防给生脉散组存活率为 75%，两组差别显著（$P < 0.05$）。本方主要作用可能是加强心肌收缩力，改善冠状动脉循环。中毒性休克：生脉散能延长家兔阻断肠系膜上动脉后所致休克的存活时间，给药组平均存活时间为 488.8 分，对照组为 344.4 分，两组比较，差别非常显著（$P < 0.01$）。（《新医药学杂志》1974，3：21.）⑨毒性研究：生脉散注射液给狗静滴 17~20ml/kg，滴速 60 滴/分，心电图及血压无明显变化，快速注入（180滴/分），心电图出现 ST 段下降；小鼠尾静脉给药，LD 5034.94g/kg ± 3.51g/kg。临床一次静滴 400ml，未发现任何不良反应，仅偶有静脉炎发生。（《中成药研究》1980，2：41.）

【备注】《观聚方要补》引《内外伤辨》：本方用人参、麦冬各三钱，五味子十五粒。水煎服。

0614 两仪膏

【方源】《景岳全书》卷五十一。

【组成】人参半斤或四两，大熟地一斤。

【用法】上药，用好甜水或长流水十五碗，浸一宿，以桑柴文武火煎取浓汁。若味有未尽，再用水数碗，煎滓取汁，并熬稍浓，乃入瓷罐重汤熬成膏，入真白蜜四两或半斤收之。每以白汤点服。

【功用】①《景岳全书》：调元。②《杂病源流犀烛》：扶虚。

【主治】精气大亏，诸药不应，或以克伐太过，耗损真阴，虚在阴分而精不化气者，或未至大病而素觉阴虚者。

【加减】若劳损咳嗽多痰，加贝母四两。

0615 补阴益气煎

【方源】《医略六书》卷十八。

【组成】生地五钱，人参三钱，山药三钱（炒），阿胶三钱（蛤粉炒），白芍一钱半（炒），炙草一钱半，柴胡五分，茯神一钱半（去木），黄芪三钱（蜜炙）。

【用法】水煎，去滓温服。

【主治】气阴两亏，不能摄火而火不归经，或下血，或潮热，脉软数者。

【方论】方中生地滋肾水以济心火，人参扶元气、统血脉，山药补脾益阴，阿胶补阴益血，黄芪补中气以强卫，柴胡疏肝胆以升阳，白芍敛阴和血，茯神渗利宁神，炙草缓中以益胃气也。水煎温服，使气阴内充，则虚阳得归其部而营卫调和。

0616 苦参丸

【方源】《圣济总录》卷五十九。

【组成】苦参二两，黄连（去须）、天花粉、知母（焙）、麦冬（去心，焙）、人参、牡蛎（煅）、黄芪（锉）、生干地黄（焙）各一两。

【用法】上为末，以牛乳汁为丸，如梧桐子大。每服三十丸，浆水送下，不拘时候。

【主治】久消渴，饮水不绝。

0617 黄芪人参汤

【方源】《医略六书》卷二十四。

【组成】人参一钱半，黄芪三钱（蜜炙），生地五钱，熟地五钱，麦冬二钱（去心），五味一钱半，天冬三钱（去心），黄柏一钱半（盐水炒），炙草一钱半。

【用法】水煎，去滓，温服。

【主治】气虚，阴火发厥，昏昧无知，卒

仆，脉软数者。

【方论】元气虚衰，不能收摄阴火，而神明失其主宰，故昏昧无知，卒仆发厥焉。人参扶元气以摄火，黄芪补中气以退热，生地滋阴壮水，熟地滋肾补阴，麦冬清心润肺，天冬润肺益阴，五味子收耗亡之气，炙甘草缓上炎之火，黄柏以清相火之上逆也。使阴火下潜，则元阴完复，而神志清灵，虚热无不退矣。此补气摄火之剂，为气虚火厥之专方。

0618 琼玉膏

【方源】《洪氏集验方》卷一引铁瓮先生方。

【组成】新罗人参二十四两（春一千下，为末），生地黄十六斤（九月采，捣），雪白茯苓四十九两（木春千下，为末），白沙蜜十斤。

【用法】上人参、茯苓为细末，蜜用生绢滤过，地黄取自然汁，捣时不得用铁器，取汁尽，去滓，用药一处拌，和匀，入银石器或好瓷器内，封固。如器物小，分两处盛，用净纸二三十重封闭，入汤内，以桑木柴火煮六日，如连夜火即三日夜，取出，用蜡纸数重包瓶口，入井内，去火毒，一伏时取出，再入旧汤内煮一日出水气，取出开封。每晨服二匙，以温酒化服；不饮者，白汤化之。一料分五处，可救五人痈疾；分十处，可救十人劳瘵。

【功用】滋阴润燥，益气养血。①《洪氏集验方》：填精补髓，发白变黑，返老还童，行如奔马，日进数食或终日不食亦不饥，通关强记，日诵万言，神识高迈，夜无梦想。②《医学纲目》：补血补气。③《医方集解》：润燥。

【主治】阴虚劳瘵，口干咽燥，干咳咯血。①《洪氏集验方》：痈疾，劳瘵。②《东医宝鉴》：痈疾。③《证治宝鉴》：里燥，口燥舌干，小便多而浊；吐利或病后胃中津液不足，大便不秘而消渴者。④《医宗金鉴》：肺痿干嗽咳涎唾。

【方论】①《医方考》:《易》曰：燥万物者，莫熯乎火。相火一熯，则五液皆涸。此干咳之由也。生地黄能滋阴降火；白蜜能润肺生津；损其肺者益其气，故用人参；虚则补其母，故用茯苓。又地黄、白蜜皆润，铢两又多，茯苓甘而属土，用之以佐二物，此水位之下，土气乘之之义，乃立方之道也。②《古今名医方论》：丹溪以地黄为君，令水盛则火自息；又损其肺者益其气，故用人参以鼓生发之元；虚则补其母，故用茯苓以培万物之本；白蜜为百花之精，味甘归脾，性润悦肺，且缓燥急之火。四者皆温良和厚之品，诚堪宝重。郭机曰：起吾沉瘵，珍赛琼瑶，故有琼玉之名。③《医方集解》：此手太阴药也。地黄滋阴生水，水能制火；白蜜甘凉性润，润能祛燥；金为水母，土为金母，故用参、苓补土生金。盖人参益肺气而泻火，茯苓清肺热而生津也。

【临证举例】血证：平望镇张瑞五，素有血证，岁辛丑，余营葬先君，托其买砖灰等物，乡城往返，因劳悴而大病发，握手泣别，谓难再会矣。余是时始合琼玉膏未试也，赠以数两而去，自此不通音问者三四载。一日，镇有延余者，出其前所服方，问：何人所写？则曰：张瑞五。曰：今何在？曰：即在馆桥之右。即往候之，精神强健，与昔迥异。因述服琼玉膏后，血不复吐，嗽亦渐止，因涉猎方书，试之颇有效，以此助馆谷所不足耳。余遂导以行医之要，瑞五深以为然。后其道大行，遂成一镇名家，年至七十余而卒。(《洄溪医案》)

0619 滋膵饮

【方源】《衷中参西》上册。

【组成】生箭芪五钱，大生地一两，生怀山药一两，净萸肉五钱，生猪胰子三钱（切碎）。

【用法】上五味，将前四味煎汤，送服猪胰子一半，至煎滓时，再送服余一半。若遇中上二焦积有实热，脉象洪实者，可先服白虎加人参汤数剂，将实热消去强半，再服此汤。

【主治】消渴。

0620 滋阴补肾丸

【方源】《准绳·伤寒》卷七。

【组成】熟地黄（酒蒸）、生地黄（酒浸），白术各二两，人参、麦冬（去心）、五味子、当归（酒浸）、白芍药（酒炒）、川芎、黄芪（盐水炙）、山药、蛤粉（另研极细）、茯神（去皮木）、砂仁各一两，知母（炒）一两半，黄柏（炒）二两。

【用法】上为细末，炼蜜和成，于石臼内杵千余下，丸如梧桐子大。每服五十丸，空心淡盐汤送下。

【功用】滋肾水，制虚火。

【主治】病后阴虚，精血不足，四肢少力，心神不宁，夜梦遗精，或虚热盗汗，饮食进少，不为肌肉，身体羸弱，面色青黄而无血色。

0621 摄阳汤

【方源】《辨证录》卷七。

【组成】人参一两，黄芪一两，白芍五钱，麦冬五钱，北五味一钱，山茱萸三钱，熟地一两。

【用法】水煎服。二剂汗少止，四剂汗大止，十剂全愈。

【主治】汗证。

【方论】此方用参、芪以大补其气，气足则肺气有养，皮毛自固；益之麦冬、五味则肺金不特自足以卫外，兼可以分润于肾水；犹恐汗出太多，必损耗真阴，更加熟地、山茱以益精，使肺金不必又来下生肾水，则肺气旺而皮毛益固矣；增入白芍一味以收敛肝气，则肝木自平，使肺金无仇家之相逼，则肺气安然，自能行其清肃之气而下输于膀胱，则上下之气舒，而心中生液不来克肺，则肺金有权得以自主，安肯听汗之自出哉！

八、补益脏腑

（一）补肺

0622 二冬汤

【方源】《医学心悟》卷三。

【组成】天冬（去心）二钱，麦冬（去心）三钱，天花粉一钱，黄芩一钱，知母一钱，甘草五分，人参五分，荷叶一钱。

【用法】水煎服。

【功用】润肺清胃。

【主治】上消。

【方论】《证因方论集要》：人参、甘、麦大甘以复胃津；天冬、天花粉苦甘以清肺热；黄芩、知母苦降以泄肺胃之火。

0623 人参养肺汤

【方源】《杂症会心录》卷上。

【组成】人参一钱五分，茯苓一钱，炙甘草一钱，黄芪一钱（蜜炙），阿胶一钱，五味子二十粒。

【用法】水煎，温服。

【主治】肺痿。咳吐痰涎色白，萎顿，脉大无力，肺虚之证。

【方论】《证因方论集要》：肺痿一证，大抵君火灼于上，肾气不相顾，土气不相救而阴液内耗。以参、芪、炙草补脾，大建中气；阿胶清肺；五味敛气归肾；茯苓以通阳明。如是则胃津大生，以救肺燥，金水相生，而清肃令行矣。

0624 三才丸

【方源】《儒门事亲》卷十五。

【异名】三才封髓丹、三才丹（《症因脉治》卷二）。

【组成】人参、天门冬（去心）、熟干地黄各等份。

【用法】上为细末，炼蜜为丸，如樱桃大。

含化服之。

【功用】①《御药院方》：滋阴养血，润补不燥。②《饲鹤亭集方》：生津润燥。

【主治】阴虚咳嗽。①《赤水玄珠》：痨瘵。②《症因脉治》：肾经咳嗽，真阴涸竭。③《医方集解》：脾肺虚劳咳嗽。④《兰台轨范》：上下纯虚而不嗽者。

【方论】《医方集解》：天冬以补肺生水，人参以补脾益气，熟地以补肾滋阴。以药有天、地、人之名，而补亦在上、中、下之分，使天地位育，参赞居中，故曰三才也。

0625　川黄连丸

【方源】《仁斋直指》卷十七。

【组成】川黄连（净）五两，白天花粉、麦冬（去心）各二钱半。

【用法】上为末，以生地黄汁并牛乳汁调和为丸，如梧桐子大。每服三十丸，粳米饮送下。

【主治】诸渴。

0626　天门冬丸

【方源】《圣惠方》卷六。

【组成】天门冬一两（去心，焙），麦冬一两（去心，焙），人参一两（去芦头），赤茯苓一两，百合一两，桑根白皮一两（锉），紫菀一两（洗，去苗土），杏仁一两（汤浸，去皮尖双仁，麸炒微黄），贝母一两（煨令微黄），前胡三分（去芦头），五味子三分，甘草半两（炙微赤，锉）。

【用法】上为末，炼蜜为丸，如弹子大。每服绵裹一丸，食后含化咽津。

【主治】①《圣惠方》：肺脏壅热，喘促咳嗽，心神烦闷。②《普济方》：虚劳，肺热吐血，烦闷，咽喉不利。

0627　五味子汤

【方源】《杏苑生春》卷七。

【组成】五味子、人参、麦冬、陈皮各等份。

【用法】上咬咀。水煎熟，温服。

【主治】喘促脉大而厥。

0628　平肺散

【方源】《御药院方》卷五。

【组成】罂粟壳四两（锉碎，蜜水和，炒黄），乌梅肉一两半，诃子皮一两，人参一两，贝母（去心）、百合各半两。

【用法】上为末。每服三钱，水一盏，煎至七分，食后、临卧热服。

【主治】久咳嗽。

0629　四阴煎

【方源】《景岳全书》卷五十一。

【组成】生地二三钱，麦冬二钱，白芍药二钱，百合二钱，沙参二钱，生甘草一钱，茯苓一钱半。

【用法】水二盅，煎七分，食远服。

【功用】保肺清金。

【主治】阴虚劳损，相火炽盛，津枯烦渴，咳嗽，吐衄，多热。

【加减】如夜热盗汗，加地骨皮一二钱；如痰多气盛，加贝母二三钱，阿胶一二钱，天花粉亦可；如金水不能相滋而干燥喘嗽者，加熟地三五钱；如多汗不眠，神魂不宁，加枣仁二钱；如多汗兼渴，加北五味十四粒；如热甚者，加黄柏一二钱（盐水炒用），或玄参亦可，但分上下用之；如血燥经迟，枯涩不至者，加牛膝二钱；如血热吐衄，加茜草根二钱；如多火便燥，或肺干咳咯者，加天门冬二钱，或加童便亦可；如火载血上者，去甘草，加炒栀子一二钱。

【方论】《成方便读》：生地滋肾水；参、麦养肺阴；白芍之色白微酸，能入肺而助其收敛；百合之甘寒且苦，能益金而兼可清神；茯苓以降其浊痰；甘草以散其虚热。名曰四阴者，取其地四生金也。

0630 百合固金汤

【方源】《慎斋遗书》卷七。

【组成】熟地、生地、归身各三钱，白芍、甘草各一钱，桔梗、玄参各八分，贝母、麦冬、百合各一钱半。

【功用】滋肾保肺，止咳化痰。①《医方集解》：助肾滋水，保肺安神，清热润燥，除痰养血，平肝清金。②《成方切用》：利咽降火，培元清本。③《全国中药成药处方集·沈阳方》：补肺清火，化痰镇咳。

【主治】肾水不足，虚火上炎，肺阴受伤，喘嗽痰血，头眩耳鸣，午后潮热，口干溲赤，舌红少苔，脉细数。现用于肺结核。①《慎斋遗书》：手太阴肺病，因悲哀伤肺，背心、前胸、肺募间热，咳嗽咽痛，咯血恶寒，手大拇指循赤白肉际间上肩臂至胸前如火烙。②《医方集解》：肺伤咽痛，喘嗽痰血。③《全国中药成药处方集·杭州方》：阴虚肺伤，头眩耳鸣，午后潮热，口干溲赤。

【宜忌】《全国中药成药处方集·济南方》：忌食生冷、辛辣、油腻等物。

【加减】如咳嗽，初一二服，加五味子二十粒。

【方论】①《医方考》：此方金水相生，又兼养血，治肺伤咽痛失血者最宜。李士材谓：清金之后宜顾母，识解尤卓。予谓咽痛，一定即当培土生金也。②《医方集解》：此手太阴、足少阴药也。金不生水，火炎水干，故以二地助肾滋水退热为君；百合保肺安神；麦冬清热润燥；玄参助二地以生水；贝母散肺郁而除痰；归、芍养血兼以平肝；甘、桔清金，成功上部。皆以甘寒培元清本，不欲以苦寒伤生发之气也。③《成方便读》：百合色白，其形象肺，故能独入金家，为保肺宁神、清金润燥之品。又肺肾为子母之脏，《医贯》所谓母藏子宫，子隐母胎，故水虚则金受火刑。地黄、玄参，壮水之主；麦冬、贝母，清肺之烦；白芍平肝以保肺；当归引血以归经；甘、桔本为成方，可以利咽喉而宣上部之结热也。

【临证举例】①肺癌：用本方加鱼腥草、半枝莲、白花蛇舌草，治疗中、晚期肺癌属阴虚内热型者38例。若兼感冒发热、咳嗽，则合麻杏石甘汤；痰血，加白茅根、藕节、白及、三七粉或云南白药；肾虚，加女贞子、旱莲草；肝风内动，加天麻、钩藤、石决明、全蝎、蜈蚣；胸痛，加丹参、赤芍、三棱、莪术；胸水，加葶苈子、大枣、龙葵；上腔静脉综合征，加商陆、车前子。治疗结果：22例获得症状改善、病灶稳定。(《黑龙江中医药》1982，4：25.)②肺结核咯血：黄某某，女，34岁。患结核病多年，形体羸瘦。近因寒温不调而发咳嗽咯血，频频而吐，大便秘结。舌质红，苔薄黄，脉沉细数。经用庆大霉素、青、链霉素及安络血等治疗，病情未能控制。中医有作肺火不宁、痰热扰络治者，有作木火刑金、络伤血溢治者，俱无效果。改从肺肾阴虚，虚火上炎，以清金保肺、养阴滋肾法，予百合固金汤加味：百合、熟地、生地、玄参、麦冬、炒白芍各12g，川贝10g，当归6g，桔梗8g，甘草2g，生大黄5g。服3剂，咯血稍止，咳嗽未平，余症均有好转。续进2剂，咯血全止。(《浙江中医杂志》1986，1：31.)

0631 补肺丸

【方源】《中西医结合杂志》(1983，9：423.)。

【组成】黄芪200g，党参200g，白术150g，防风30g，蛤蚧5对。

【用法】上为细末，炼蜜为丸，每丸重6g，早、晚各一丸，温开水送下。

【主治】肺气虚，咳后气短，久咳，倦怠无力，自汗，语音低微。

0632 补肺汤

【方源】《济阳纲目》卷六十一。

【组成】人参、麦冬（去心）各一钱二分，

五味子十五粒，款冬花、紫菀、桑白皮（炒）各一钱，当归（酒洗）一钱半，芍药（煨）、知母、贝母、茯苓、橘红各八分，甘草五分。

【用法】上作一服。水煎，空腹服。

【主治】劳嗽有血。

0633 补肺散

【方源】《普济方》卷二三一引《本事方》。

【异名】补肺汤（《妇人良方》卷五）。

【组成】桑白皮、熟地黄各二两，人参（去芦）、紫菀、黄芪、五味子各一两。

【用法】上为细末。每服三钱，加四君子汤、秦艽、黄蜡，加蜜少许，水煎，食后服。

【主治】肺虚劳嗽，盗汗自汗者。①《普济方》引《本事方》：劳嗽。②《校注妇人良方》：劳嗽，五脏亏损，晡时发热，盗汗自汗，唾痰喘嗽。③《医方集解》：肺虚咳嗽。

【宜忌】《妇人良方》：忌房劳，一切生冷、鱼腥、咸毒、腌藏等物。服药止可食淡煮猪蹄肉，仍须先煮熟肉去原汁，再以白汤熟煮。

【方论】①《医方考》：参、芪脾胃药也，肺虚而益脾胃，乃虚则补其母也；地黄滋肾药也，肺虚而益肾，恐其失养而盗气于母也；五味子酸收药也，咳多必失气，故用酸以收之；紫菀凉肺中之血，桑皮清肺中之气，所谓随其实而泻之。益其所利，去其所害，则肺受益，故曰补肺。②《医方集解》：此手太阴、足少阴药也。肺虚而用参、芪者，脾为肺母，气为水母也。用熟地者，肾为肺子，子虚必盗母气以自养，故用肾药先滋其水，且熟地亦化痰之妙品也。咳则气伤，五味酸温，能敛肺气；咳由火盛，桑皮甘寒，能泻肺火；紫菀辛能润肺，温能补虚，合之而名曰补肺，盖金旺水生，咳嗽自止矣。

0634 补肺阿胶散

【方源】《圣惠方》卷六。

【组成】阿胶一两（捣碎，炒令黄燥），山药一两，人参一两（去芦头），五味子一

两，麦冬一两（去心，焙），干姜半两（炮裂，锉），杏仁三分（汤浸去皮尖双仁，麸炒微黄），白术一两，桂心三分。

【用法】上为细散。每服一钱，以粥饮调下，不拘时候。

【主治】肺脏气虚，胸中短气，咳嗽声微，四肢少力。

0635 益气补肺汤

【方源】《医醇剩义》卷二。

【组成】阿胶二钱（蛤粉炒），五味子五分，地骨皮、天冬、麦冬、人参各二钱，百合三钱，贝母、茯苓各二钱，苡仁四钱。

【用法】加糯米一撮，煎汤代水饮。

【主治】肺劳。肺气大虚，身热气短，口燥咽干，甚则咳嗽吐血。

（二）补心

0636 二丹丸

【方源】《保命集》卷中。

【组成】丹参一两半，丹砂二钱（为衣），远志半两（去心），茯神一两，人参五钱，菖蒲五钱，熟地黄一两半，天门冬一两半（去心），麦冬一两（去心），甘草一两。

【用法】上为细末，炼蜜为丸，如梧桐子大。空心、食前服五十丸至一百丸。

【功用】养神定志和血。内安心神，外华腠理。

【主治】健忘。

【备注】此治之法，一药安神，一药清肺。故清中清者，归肺以助天真；清中浊者，坚强骨髓；血中之清，荣养于神；血中之浊，荣华腠理。

0637 十四友丸

【方源】《不居集·上集》卷二十二。

【组成】人参、黄芪、当归、生地、远志、茯神、枣仁（炒）、茯苓、阿胶、龙脑、紫石

英、薄荷、朱砂各一两。

【用法】上为末，炼蜜为丸，如梧桐子大。每服五七十丸。

【主治】惊悸怔忡。

0638　人参散

【方源】《圣惠方》卷二十八。

【组成】人参一两（去芦头），白芍药三分，桂心三分，黄芪二两（锉），甘草半两（炙微赤，锉），茯神一两，白龙骨一两，牡蛎一两（烧为粉），远志一两（去心），泽泻一两，酸枣仁二两（微炒）。

【用法】上为粗散。每服三钱，以水一中盏，煎至六分，去滓，不拘时候温服。

【主治】虚劳惊悸，心神不安。

0639　开心散

【方源】《千金方》卷十四。

【组成】远志、人参各四分，茯苓二两，菖蒲一两。

【用法】上药治下筛。每服方寸匕，饮送下，一日三次。

【主治】好忘。

0640　加味宁神丸

【方源】《东医宝鉴·内景篇》卷一引《医方集略》。

【组成】生干地黄一两半，当归、白芍药、白茯神、麦冬、陈皮、贝母（炒）各一两，远志（姜制）、川芎各七钱，酸枣仁（炒）、黄连、甘草各五钱。

【用法】上为末，炼蜜为丸，如绿豆大，朱砂为衣。每服五七十丸，枣汤送下。

【主治】心血不足，惊悸怔忡，健忘恍惚，一切痰火之证。

0641　加味定志丸

【方源】《寿世保元》卷五。

【组成】人参三两，白茯神（去皮木）二两，远志（甘草水泡，去心）、石菖蒲各二两，酸枣仁（炒）二两，柏子仁（炒，去壳）二两。

【用法】上为细末，炼蜜为丸，如梧桐子大，朱砂、乳香为衣。每服五十丸，临卧枣汤送下。

【功用】安神定志。

【主治】心气不足，恍惚多忘，或劳心胆冷，夜卧不睡。

0642　加减养荣汤

【方源】《傅青主女科·产后编》卷下。

【组成】当归二钱，川芎二钱，茯神一钱，人参一钱，枣仁一钱（炒），麦冬一钱，远志一钱，白术一钱，黄芪一钱（炙），圆肉八枚，陈皮四分，炙草四分。

【用法】加生姜，水煎服。

【主治】怔忡，惊悸。

【加减】虚烦，加竹沥、姜汁，去川芎、麦冬，再加竹茹一团。

0643　安神补心丸

【方源】《中药制剂手册》。

【组成】丹参三十两，五味子（炙）十五两，石菖蒲十两，珍珠母（煅）二百两，夜交藤五十两，旱莲草三十两，合欢皮三十两，生地黄二十五两，菟丝子三十两，女贞子（炙）四十两。

【用法】取丹参、石菖蒲为细末，取部分细末与五味子同轧碎，干燥后，为细末，与丹参等细末和匀；将菟丝子轧碎；取珍珠母等七味，用煮提法提取二次，约制稠膏六十五两；制丸，每两约200粒。每服十五丸，每日三次，或遵医嘱，温开水送下。

【功用】养心安神。

【主治】由于思虑过度、神经衰弱引起的失眠健忘、头昏耳鸣、心悸。

0644　远志饮子

【方源】《济生方》卷一。

【组成】远志（去心，甘草煮干）、茯神（去木）、桂心（不见火）、人参、酸枣仁（炒，去皮）、黄芪（去芦）、当归（去芦，酒浸）各一两，甘草（炙）半两。

【用法】上㕮咀。每服四钱，水一盏半，加生姜五片，煎至七分，去滓温服，不拘时候。

【主治】心劳虚寒，惊悸恍惚，多忘不安，梦寐惊魇。

0645 助思汤

【方源】《辨证录》卷七。

【组成】人参五钱，熟地一两，生地五钱，麦冬五钱，北五味一钱，黄连一钱，肉桂三分，茯苓二钱，菟丝子二钱，丹皮二钱，丹砂一钱（不可经火），柏子仁三钱，炒枣仁二钱，莲子心一钱。

【用法】水煎服。

【主治】思虑过多，心虚而无血养心，心头有汗，一身手足无汗者。

0646 状元丸

【方源】《万病回春》卷四。

【组成】人参二钱，白茯神（去皮木）、当归（酒洗）、酸枣仁（炒）各三钱，麦冬（去心）、远志（去心）、龙眼肉、生地黄（酒洗）、玄参、朱砂、石菖蒲（去毛，一寸九节者佳）各三钱，柏子仁（去油）二钱。

【用法】上为细末，猯猪心血为丸，如绿豆大，金箔为衣。每服二三十丸，糯米汤送下。

【功用】补心生血，宁神定志，清火化痰。

【主治】健忘，怔忡不寐，及不善记而多忘者。

0647 补心汤

【方源】《寿世保元》卷五。

【组成】当归一钱二分，川芎七分，白芍（炒）一钱，生地黄一钱二分，白术（去芦）一钱，远志（去心）八分，白茯神一钱二分，酸枣仁（炒）八分，麦冬（去心）一钱，黄连（姜汁炒）一钱，玄参五钱，甘草（炙）三钱。

【用法】上锉一剂。水煎，温服。

【主治】心血虚，惊悸怔忡，健忘不寐。

0648 炙甘草汤

【方源】《伤寒论》。

【异名】复脉汤（原书）。

【组成】甘草四两（炙），生姜三两（切），人参二两，生地黄一斤，桂枝三两（去皮），阿胶二两，麦冬半升（去心），麻仁半升，大枣三十枚（擘）。

【用法】上以清酒七升，水八升，先煮八味，取三升，去滓，纳胶烊消尽，温服一升，一日三次。

【功用】《医方集解》：补气血而复脉通心。

【主治】气阴两虚，心悸，脉结代；肺痿有痰，心中温温液液者。现常用于病毒性心肌炎、风湿性心脏病、心律失常等病症。①《伤寒论》：伤寒脉结代，心动悸。②《千金翼》：虚劳不足，汗出而闷，脉结心悸，行动如常。③《外台》：肺痿涎唾多，心中温温液液者。

【方论】①《医方考》：心动悸者，动而不自安也，亦由真气内虚所致。补虚可以去弱，故用人参、甘草、大枣；温可以生阳，故用生姜、桂枝；润可以滋阴，故用阿胶、麻仁；而生地、麦冬者，又所以清心而宁悸也。②《医方集解》：此手足太阴药也。人参、麦冬、甘草、大枣益中气而复脉，生地、阿胶助营血而宁心，麻仁润滑以缓脾胃，姜、桂辛温以散余邪，加清酒以助药力也。③《成方便读》：方中生地、阿胶、麦冬补心之阴，人参、甘草益心之阳，桂枝、生姜、清酒以散外来之寒邪，麻仁、大枣以润内腑之枯槁。

【临证举例】①心悸：律师姚建尝来请诊，眠食无恙，按其脉结代，约十余至一停，或二三十至一停不等，又以事繁，心常跳跃不宁。服炙甘草汤十余剂而愈。(《经方实验录》)②风湿性心脏病:患者女性,35岁。有风湿性心脏病史6年。近2月突然头晕掉眩,心悸,心率150次/分,脉结代,苔薄白。证属营血亏滞,心无所养。与炙甘草汤21剂后病势渐缓,心悸平,食欲大振。(《江苏中医》1959,1:14.)③病毒性心肌炎:用炙甘草汤随证加味,邪盛加黄芩、蒲公英、大青叶;阴虚重加龟甲、黄精;心神不宁加炒枣仁、珍珠母。治疗病毒性心肌炎38例,其中男性26例,女性12例。年龄4~64岁(5~15岁占73.7%)。治疗结果:痊愈30例,有效4例,无效2例,死亡2例(系Ⅲ度房性传导阻滞)。总有效率为89.5%。(《江苏中医杂志》1984,1:25.)④室性早搏:用炙甘草汤加减治疗室性早搏40例,取得较好疗效。其中各类器质性心脏病10例,心肌炎后遗症5例,原因不明者25例。临床表现为胸闷、心前区隐痛、心悸、气短、头晕及脉结代等症为主。经服本方加减20~80剂,早搏消失31例,早搏减少7例,无效2例。(《广西中医药》1984,4:27.)

【现代研究】抗心肌缺血缺氧及心律失常作用:炙甘草汤对垂体后叶素所致的大鼠实验性心肌缺血及心律失常具有显著的抑制作用,能使心电图ST段抬高发生率减少,不出现T波振幅增高及心律失常现象,提示本方对急性心肌缺血有一定保护作用。炙甘草汤还能提高小白鼠心室肌3H-TDR的掺入率,延长小白鼠减压缺氧窒息死亡时间,当对照组仅有5.9%存活时,给以炙甘草汤者存活率达76.5%。此外,本方在体外尚能抑制心脏功能,能使心率减慢,心收缩力减弱,冠状动脉血流量减少。(《全国第一届心血管药理学专业学术会议论文摘要汇编》)

【备注】方中麻仁,《伤寒来苏集》作枣仁,《血证论》作芝麻。

0649 定心汤

【方源】《衷中参西》上册。

【组成】龙眼肉一两,酸枣仁(炒,捣)五钱,萸肉(去净核)五钱,柏子仁(炒,捣)四钱,生龙骨(捣细)四钱,生牡蛎(捣细)四钱,生明乳香一钱,生明没药一钱。

【主治】心虚怔忡。

【加减】心因热怔忡者,酌加生地数钱。

【方论】《内经》谓心藏神,神既以心为舍宇,即以心中之气血为保护,有时心中气血亏损,失其保护之职,心中神明遂觉不能自主,而怔忡之疾作焉。故方中用龙眼肉以补心血,枣仁、柏仁以补心气,更用龙骨入肝以安魂,牡蛎入肺以定魄。魂魄者,心神之左辅右弼也,且二药与萸肉并用,大能收敛心气之耗散,并三焦之气化亦可因之团聚。特是心以行血为用,心体常有舒缩之力,心房常有启闭之机。若用药一于补敛,实恐于舒缩启闭之运动有所妨碍,故又少加乳香、没药之流通气血者以调和之。其心中兼热用生地者,因生地既能生血以补虚,尤善凉血而清热,故又宜视热之轻重而斟酌加之也。

0650 柏子养心丹

【方源】《北京市中药成方选集》。

【异名】柏子养心丸(《中国药典》)。

【组成】柏子仁二钱五分,黄芪一两,茯苓二两,酸枣仁(炒)二钱五分,川芎一两,当归一两,半夏曲一两,甘草一钱,人参(去芦)二钱五分,肉桂(去粗皮)二钱五分,五味子(炙)二钱五分,远志(炙)二钱五分。

【用法】上为细粉,炼蜜为丸,重三钱,朱砂为衣。每服一丸,日服二次,温开水送下。

【功用】补气养血,安神益智。

【主治】心血不足,精神恍惚,怔忡惊悸,失眠健忘。

0651 茯神丸

【方源】《杨氏家藏方》卷十。

【组成】人参（去芦头）、茯神（去木）、黄芪（蜜炙）、熟干地黄（洗，焙）、当归（洗，焙）、酸枣仁（去皮，炒）、朱砂（别研，一半入药，一半为衣）各等份。

【用法】上为细末，炼蜜为丸，如梧桐子大。每服三十丸，煎人参汤送下，不拘时候。

【主治】心虚血少，神不守舍，多惊恍惚，睡卧不宁。

0652 茯神汤

【方源】《古今医统》卷二十三。

【异名】补血汤（《万病回春》卷二）。

【组成】茯神（去心）、酸枣仁（炒，研）、人参、当归各一钱，麦冬（去心）八分，五味子十五粒，芍药、生地黄、川芎、陈皮、山栀仁（炒）、甘草各六分。

【用法】上药以水一盅半，加生姜三片，煎八分，温服。

【主治】劳心思虑，伤损精神，头眩目昏，心虚气短，惊悸烦热。

0653 养心丸

【方源】《杨氏家藏方》卷十。

【组成】茯神（去木）、人参（去芦头）、绵黄芪（蜜炙）、酸枣仁（去皮，别研成膏）各一两，熟干地黄（洗，焙）、远志（去心）、五味子、柏子仁（别研成膏）各半两，朱砂三分（研细，水飞）。

【用法】上为细末，入二膏和匀研细，炼蜜为丸，如梧桐子大。每服五十丸，食后、临卧浓煎人参汤送下。

【功用】《魏氏家藏方》：宁心定志，升降真火，调养荣卫。

【主治】忧思太过，健忘怔忡，睡多恐惕，梦涉峻危，自汗不止，五心烦热，目涩昏倦，梦寐失精，口苦舌干，日渐羸瘦，全不思食。

【备注】本方加当归，《魏氏家藏方》名"养心丹"。

0654 养心汤

【方源】《仁斋直指》卷十一。

【组成】黄芪（炙）、白茯苓、茯神、半夏曲、当归、川芎各半两，远志（取肉，姜汁淹焙）、辣桂、柏子仁、酸枣仁（浸，去皮，隔纸炒香）、北五味子、人参各一分，甘草（炙）四钱。

【用法】上为粗末。每服三钱，加生姜五片，大枣二枚煎，食前服。

【主治】心血虚少，惊惕不宁。

【加减】加槟榔、赤茯苓，治停水怔悸。

【方论】《医方考》:《内经》曰：阳气者，精则养神。故用人参、黄芪、茯神、茯苓、甘草以益气。又曰：静则养脏，燥则消亡。故用当归、远志、柏仁、酸枣仁、五味子以润燥。养气所以养神，润燥所以润血。若川芎者，所以调肝而益心之母；半夏曲所以醒脾而益心之子；辣桂辛热，从火化也，《易》曰火就燥，故能引诸药直达心君而补之，经谓之从治是也。

0655 桂枝甘草汤

【方源】《伤寒论》。

【组成】桂枝四两（去皮），甘草二两（炙）。

【用法】以水三升，煮取一升，去滓顿服。

【功用】①《伤寒贯珠集》：补助心阳，生阳化气。②《伤寒论类方》：扶阳补中。

【主治】发汗过多，其人叉手自冒心，心下悸，欲得按者。

【方论】①《注解伤寒论》：桂枝之辛，走肺而益气；甘草之甘，入脾而缓中。②《伤寒附翼》：此补心之峻剂也。桂枝本营分药，得甘草则内补营气而养血，从甘也。此方用桂枝为君，独任甘草为佐，以补心之阳，则汗出多者，不至于亡阳矣；姜之辛散，枣之泥滞，固非所宜；并不用芍药者，不欲其苦泄也。甘温相得，气和而悸自平。③《古方选注》：桂枝复甘草，是辛从甘化，为阳中有阴，故治胸中阳气欲失。且桂枝轻扬走表，佐以甘草留恋中宫，载还阳气，仍寓一表一里之义，故得以外止汗而内除烦。

【临证举例】①心悸：病经一月，两脉浮虚，自汗恶风，此卫虚而阳弱，用黄芪建中汤以建立中气，而温卫实表也。越一日，病者叉手自冒心间，脉之虚濡特甚，此汗出过多而心阳受伤也。仲景云：发汗过多，病人叉手自冒心，心下悸者，桂枝甘草汤主之。桂枝、甘草、大枣。（《印机草》）②心痛：林某，男，39岁。胸悸而痛喜按，十天来服许多止痛药均罔效，大小便正常，时有自汗出。诊其六脉微缓，舌白滑。断为虚痛，用桂枝甘草汤：桂枝六钱，甘草三钱，顿服，服后痛即消失。（《福建中医药》1964，5：封三．）③体质性低血压：秦某某，男，46岁。四年来，血压一直偏低，伴有头晕眼花，失眠多梦，健忘，周身乏力，心悸，心前区压迫感。曾用西药治疗无效，近20天加重，血压85/58mmHg。诊断：体质性低血压。处方：甘草15g，肉桂15g，桂枝15g，五味子25g，水煎，早晚服两次。4日后血压有所上升，症状减轻；1周后血压升为110/85mmHg，症状消失，睡眠明显好转，自觉周身有气力，精神愉快，后未复发。（《黑龙江医药》1979，2：59.）

0656 健忘丹

【方源】《仁术便览》卷三。

【组成】远志（去心）一两，石菖蒲（去毛）一两，黄连（姜炒）五钱，归身（酒洗）二两，枸杞（甘州者）二两，酸枣仁（炒）一两，麦冬（去心）一两，甘菊花五钱，生地黄五钱，人参五钱。

【用法】炼蜜为丸，朱砂三钱为衣。每服五十丸，茶送下。

【主治】心虚损，遇事多惊，做事健忘，读诵诗书健忘。

0657 益心丹

【方源】《辨证录》卷八。

【组成】人参、当归各五钱，麦冬、炒枣仁各一两，天花粉、北五味、远志、神曲、丹砂各一两，菖蒲五分，菟丝子三钱。

【用法】水煎服。

【主治】劳心思虑，心血亏损，心火沸腾，夜梦不安，久则惊悸健忘，形神憔悴，血不华色。

0658 益气安神汤

【方源】《万病回春》卷四。

【组成】黄连八分，生地黄、麦冬（去心）、酸枣仁（炒）、远志（去心）、人参、黄芪（蜜炙）、淡竹叶、胆星各一钱，小草六分，当归一钱二分，茯神（去皮木）二钱一分。

【用法】上锉一剂。加生姜一片，大枣一个，水煎服。

【主治】七情六淫相感而心虚，夜多梦寐，睡卧不宁，恍惚惊怖痰瘀。

0659 淡竹茹汤

【方源】《三因方》卷九。

【组成】麦冬（去心）、小麦各二两半，甘草（炙）一两，人参、白茯苓各一两半，半夏（汤洗七次）二两。

【用法】上锉散。每服四大钱，以水二盏，加生姜七片，大枣三枚，淡竹茹一块（如指大），煎七分，去滓，食前服。

【主治】①《三因方》：心虚烦闷，头疼短气，内热不解，心中闷乱，及产后心虚惊悸，烦闷欲绝。②《济阴纲目》：妊妇心虚惊悸，脏躁，悲伤不止。

0660 强心汤

【方源】《辨证录》卷八。

【组成】人参一两，茯神五钱，当归五钱，麦冬三钱，巴戟天五钱，山药五钱，芡实五钱，玄参五钱，北五味五分，莲子心三分。

【用法】水煎服。

【功用】补心经之衰，泻心包之火。

【主治】梦遗。因心气素虚，心包之火大动，致梦遗，阳痿不振，易举易泄，日日梦遗，后且不必梦亦遗，面黄体瘦，自汗夜热。

0661 静心汤

【方源】《辨证录》卷八。

【组成】人参三钱，白术五钱，茯神五钱，炒枣仁、山药各一两，芡实一两，甘草五分，当归三钱，北五味十粒，麦冬五钱。

【用法】水煎服。二剂遗止，十剂永不再遗。

【功用】大补心气之虚。

【主治】男子用心过度，心虚，心动不宁，心火上炎，水火相隔，肾关大开，以致梦遗。其症口渴舌干，面红颧赤，眼闭即遗，一夜有遗数次者，疲倦困顿。

0662 酸枣汤

【方源】《金匮》卷上。

【异名】酸枣仁汤（《医门法律》卷六）。

【组成】酸枣仁二升，甘草一两，知母二两，茯苓二两，川芎二两。

【用法】以水八升，煮酸枣仁，得六升，纳诸药，煮取三升，分温三服。

【主治】①《金匮》：虚劳，虚烦不得眠。②《张氏医通》：盗汗。

【方论】①《医门法律》：虚劳虚烦，为心肾不交之病。肾水不上交心火，心火无制，故烦而不得眠。方用酸枣仁为君，而兼知母之滋肾为佐，茯苓、甘草调和其间，川芎入血分而解心火之躁烦也。②《古今名医方论》罗东逸：枣仁酸平，应少阳木化，而治肝极者，宜收宜补，用枣仁至二升，以生心血、养肝血，所谓以酸收之，以酸补之是也。故肝郁欲散，散以川芎之辛散，使辅枣仁通肝调营，所谓以辛补之。肝急欲缓，缓以甘草之甘缓，防川芎之疏肝泄气，所谓以土葆之。然终恐劳极，则火发于肾，上行至肺，则卫不合而仍不得眠，故以知母崇水，茯苓通阴，将水壮金清而魂自宁，斯神凝魂藏而魄且静矣。此治虚劳肝极之神方也。③《金匮要略心典》：虚劳之人，肝气不荣，则魂不得藏；魂不藏，故不得眠。酸枣仁补肝敛气，宜以为君。而魂既不归容，必有浊痰燥火乘间而袭其舍者，烦之所由作也，故以知母、甘草清热滋燥，茯苓、川芎行气除痰，皆所以求肝之治而宅其魂也。④《成方便读》：凡有夜卧魂梦不安之证，无不皆以治肝为主；欲藏其魂，则必先去其邪。方中以知母之清相火，茯苓之渗湿邪，川芎独入肝家，行气走血，流而不滞，带引知、茯，搜剔而无余，然后枣仁可敛其耗散之魂，甘草以缓其急悍之性也。虽曰虚劳，观其治法，较之一于呆补者不同也。

【临证举例】失眠：用酸枣仁汤提取物2.5g，一日3次，连续4周，对31例失眠症患者进行治疗。结果：对"入睡""熟睡感"两项指标的效果较显著，给药两周即有良好疗效。对于"睡中觉醒""醒后舒适感""白天精神"等也有明显改善。综合评定：获中等度以上改善者8例，占25.8%；轻度以上改善者20例，占64.5%。对病情轻者疗效较好。（《医学と药学》1986，1：185.）

【现代研究】镇静、催眠作用：给正常人服用酸枣仁汤后，用多种波动描记器记录用药前后波动图，并以入睡度、熟睡度、觉醒时的爽快感等指标综合判定疗效，结果表明在整个实验期间，服药者的入睡度、熟睡度及觉醒爽快感均较好。提示本方确能改善睡眠及睡眠质量。（《国外医学·中医中药分册》1983，6：368.）

0663 镇心丸

【方源】《医略六书》卷二十二。

【组成】熟地八两，枣仁四两，茯神三两

（去木），人参四两，麦冬四两（去心），五味二两，天冬四两（去心），山药四两（炒），远志二两，龙齿三两，肉桂三两（去皮），朱砂一两。

【用法】上为末，炼蜜为丸。每服五钱，米饮送下。

【主治】怔忡不宁，脉弦数极者。

【方论】怔忡乃阴虚为假热所迫，气不归原，怂动而不宁。熟地补阴滋肾以吸九天之气，人参补气扶元以生九地之阴；枣仁养心气以下达，茯神清精府以定志；麦冬清心润肺，天冬润肺益阴；五味生津敛阴，远志通肾交心；山药补脾阴以媾水火，龙齿镇浮越以安魂魄；肉桂导火平肝，朱砂定心安神。丸以白蜜之甘润，汤以米饮之和胃，使脾胃调和，金水并益，而心气自降，假热潜藏，心阴充足，则怔忡自退哉。

0664　镇心丹

【方源】《传信适用方》卷二。

【组成】黄芪五两（炙），干熟地黄二两半（洗），五味子二两半（去枝梗），柏子仁二两半（研），远志二两半（去心），白茯神五两（去木），人参五两，酸枣仁五两（去皮，炒），朱砂三两（别研）。

【用法】上为细末，炼蜜为丸，如梧桐子大，以朱砂为衣。每服三十丸，温酒或人参汤送下。恍惚惊悸，怔忡不止，煎人参、茯神汤送下；盗汗不止，麦麸汤送下；乱梦失精，人参、龙骨汤送下；卒暴心痛，乳香汤送下；肌热虚烦，麦门冬汤送下；大便下血，当归、地榆汤送下；中风不语，薄荷、牛黄汤送下。

【功用】安镇心脏，补养心气。常服安神镇心，益寿延年。产后安胎，产后补虚。

【主治】惊忧思虑过伤，心气不足，怔忡盗汗，乱梦失精，卒暴心痛，中风不语，风痫癫狂，客忤不省，悲哭无常，色脱神悴，飞尸鬼注，恍惚惊悸，吐血便血，虚劳羸瘦，病后

虚烦，不得眠睡；及胎动不安，产后体虚。

0665　醒心散

【方源】《东医宝鉴·内景篇》卷三。

【组成】人参、麦冬、五味子、远志、茯神、生地黄、石菖蒲各等份。

【用法】上锉。水煎服。

【主治】心虚热。

（三）补脾胃

0666　十味保和汤

【方源】《景岳全书》卷五十四。

【组成】人参、白术、茯苓、半夏（制）、陈皮各一钱，藿香、香附、砂仁各六分，炙甘草、木香各三钱。

【用法】水一盅半，加生姜三片，大枣二个，煎七分，食前温服。

【主治】胃虚气滞作嗳。

0667　十珍散

【方源】《丹台玉案》卷五。

【组成】薏苡仁（炒）、缩砂、山药（炒）、莲子（去心）各一钱，白术（土炒）、白茯苓、人参、黄芪（蜜炒）、白扁豆各一钱二分，北五味二十粒。

【用法】水煎，温服。

【主治】一切脾泻，久久不愈，元气亏伤，脾胃虚弱，面黄肌瘦，饮食减少。

0668　人参开胃汤

【方源】《医略六书》卷十九。

【组成】人参五分，白术一钱半（炒），丁香一钱，藿香二钱，神曲二钱（炒），麦芽二钱（炒），茯苓钱半，陈皮一钱半，甘草五分。

【用法】水煎，去滓温服。

【主治】脾胃虚衰，停食不化，脉细涩滞者。

【方论】脾胃虚衰，寒邪内滞而不能运化，故易于停食焉。人参扶元补胃气，白术燥

湿健脾元，丁香温中散滞，藿香开胃辟寒，神曲消食，麦芽化滞，陈皮利气和中，炙草缓中益胃，茯苓渗湿和脾，生姜散寒开胃也。水煎温服，使胃暖寒消，则中气自健，而停食无不化，何脾胃虚衰之足虑哉。此补中消食之剂，为脾胃虚衰停食之专方。

0669 分水止泻丹

【方源】《北京市中药成方选集》。

【组成】党参（去芦）十六两，砂仁十六两，扁豆十六两，茯苓十六两，猪苓十六两，白术（炒）十六两，莲子肉十六两，车前子（炒）十六两，泽泻十六两，甘草十六两，苡仁（炒）十六两，滑石十六两，山药十六两。

【用法】上为细末，过箩，炼蜜为丸，重二钱。每服二丸，温开水送下，一日二次。

【功用】分解利水，理脾止泻。

【主治】脾虚伤水，小便不利，腹痛泄泻。

0670 升阳益胃汤

【方源】《内外伤辨》卷中。

【异名】益胃汤（《医级》卷八）。

【组成】黄芪二两，半夏（洗，此一味脉涩者不宜用）、人参（去芦）、甘草（炙）各一两，独活、防风、白芍药、羌活各五钱，橘皮四钱，茯苓、柴胡、泽泻、白术各三钱，黄连一钱。

【用法】上㕮咀。每服三钱，水三盏，加生姜五片，大枣二枚，煎至一盏，去滓，早饭后温服。或加至五钱。

【功用】升阳益胃。

【主治】①《内外伤辨》：脾胃虚则怠惰嗜卧，四肢不收，时值秋燥令行，湿热少退，体重节痛，口干舌干，饮食无味，大便不调，小便频数，不欲食，食不消；兼见肺病，洒淅恶寒，惨惨不乐，面色恶而不和，乃阳气不伸故也。②《医级》：中气不足，不得升降，或胸腹胀闷，或二便失化，下利遗溺，头眩耳鸣。

【宜忌】若喜食，一二日不可饱食，恐胃

再伤，以药力尚少，胃气不得转运升发也，须薄味之食或美食助其药力，益升浮之气而滋其胃气，慎不可淡食以损药力，而助邪气之降沉也。可以小役形体，使胃与药得转运升发；慎勿太劳役，使气复伤，若脾胃得安静尤佳。若胃气稍强，少食果以助谷药之力。

【加减】服药后如小便罢，而病加增剧，是不宜利小便，当少去茯苓、泽泻。

【方论】①《医门法律》：升阳益胃者，因其人阳气遏郁于胃土之中，胃虚不能升举其阳，本《内经》火郁发之之法，益其胃以发其火也。升阳方中，半用人参、黄芪、白术、甘草益胃，半用独活、羌活、防风、柴胡升阳，复以火本宜降，虽从其性而升之，不得不用泽泻、黄连之降，以分杀其势。制方之义若此。②《古方选注》：升阳益胃汤，东垣治所生受病肺经之方也。盖脾胃虚衰，肺先受病，金令不能清肃下行，则湿热易攘，阳气不得升，而为诸病。当以羌活、柴胡、防风升举三阳经气，独活、黄连、白芍泻去三阴郁热，佐以六君子调和脾胃，其分两独重于人参、黄芪、半夏、炙草者，轻于健脾，而重于益胃，其升阳之药，铢数少则易升，仍宜久煎以厚其气，用于早饭午饭之间，借谷气以助药力，才是升胃中之阳耳。至于茯苓、泽泻，方后注云：小便利不淋勿用，是渗泄主降，非升阳法也。

【临证举例】①泄泻：光禄杨立之，元气素弱，饮食难化，泄泻不已，小便短少，洒淅恶寒，体重节痛，以为脾肺虚，用升阳益胃汤而瘥。（《续名医类案》）②过敏性结肠炎：曾某某，男，50岁，泄泻3年，日行2~3次，时溏时稀，夹有完谷，偶有肠鸣，食欲不振，面色萎黄，形瘦神疲，脉濡小，舌淡苔薄，迭经治疗，效果不显。西医诊断为过敏性结肠炎。按：患者由于饮食不调，思虑劳倦，日久损伤脾胃，以致脾阳不足，运化失职而泄泻，治宜升阳益胃。处方：党参四钱，黄芪四钱，白术四钱，甘草五分，羌活五分，炒防风八分，炒柴胡八分，炒白芍一钱五分，茯苓二钱，姜川连三分，陈皮一钱五分，姜夏一钱五分，生姜一片，红枣三枚。服药一周，大便已改为日行一次，粪量较多，食欲略振。续服48剂，便解成形，日1次，肠鸣消失。(《中医杂志》1965，6：7.) ③原因不明发热：毛某某，男，53岁。洒淅恶寒，尔后发热，热度高达40℃以上，腹胀，大便不畅，胃纳极差，四肢倦惰无力，头目眩晕，小溲不利，已半月余。经实验室检查，诊断为慢性肝炎、早期肝硬化、肝肾综合征，发热待查。先后用和解少阳、清泄胆腑、苦寒清热、通腑泄便等法，并肌注青、链霉素，静脉滴注葡萄糖盐水加庆大霉素等均未收效，转来本院。观其面色萎黄，苔虽微黄而舌质淡，脉细无力。脉舌合参，此热决非邪实，乃由气虚所致。取"甘温除大热"之旨，以升阳益胃汤去黄连，加瓜蒌仁、厚朴花。3剂热退身凉，精神转佳，续予原法调理，药后症状明显改善，3个月后已参加轻便劳动。(《浙江中医杂志》1983，7：332.) ④慢性牙周炎：王某某，女，48岁。3年来牙龈疼痛，遇寒增剧，牙齿松动，刷牙或嚼硬物则齿龈出血，咀嚼无力，咽喉燥痛，面色萎黄，头痛虚浮，神疲乏力，胃纳不佳，大便溏薄，脉缓无力，全口牙龈红肿，诊为弥漫性牙周炎。前医屡用苦寒之药不效。证属脾气下陷，阴火上冲。治宜益气升阳，佐以清火。东垣升阳益胃汤出入。3剂后，牙痛、咽痛均瘥，红肿也减。连诊3次，胃纳转佳，大便实，头痛消失，精神改善，局部红肿疼痛均告痊愈。(《浙江中医杂志》1983，7：333.)

0671 白术散

【方源】《小儿药证直诀》卷下。

【异名】钱氏白术散(《局方》卷十)、清宁散(《得效方》卷十二)。

【组成】人参二钱五分，白茯苓五钱，白术五钱(炒)，藿香叶五钱，木香二钱，甘草一钱，葛根五钱。

【用法】上咬咀。每服三钱，水煎服。

【功用】健脾养胃，益气升清，生津止渴。①《小儿痘疹方论》：清神生津，除烦止渴。②《古今医鉴》：和胃生津，止泻痢。③《幼科释谜》：助脾和胃，调中益气。④《小儿药证直诀类证释义》：健脾养胃升清。

【主治】脾胃虚弱，运化失司，津液耗伤，虚热内炽，呕吐，泄泻，霍乱，痢疾，烦渴饮水，羸困少力。①《小儿药证直诀》：小儿脾胃久虚，呕吐泄泻，频作不止，精液枯竭，烦渴躁，但欲饮水，乳食不进，羸瘦困劣；及失治后变成惊痫，不论阴阳虚实者。②《宣明论》：伤寒杂病，一切吐泻烦渴霍乱，虚损气弱，及酒积呕哕。③《御药院方》：小儿吐泻之后，腹中疼痛，气不和，烦渴，引饮不止；及伤寒泻后，胃中虚热。④《得效方》：小儿疳渴，烦躁引水，乳食不进，夜则渴甚者。⑤《医学六要》：消中，消谷善饥。⑥《医略六书》：妊娠口干不渴，脉浮缓者；孕妇泄泻，脉浮软者。

【加减】热甚发渴，去木香；渴者，葛根加至一两。

【方论】①《育婴秘诀》：本方治阳明经本虚，阴阳不和，吐泻亡津液，烦热口干。以人参、白术、甘草甘温补胃和里；木香、藿香辛温以助脾；白茯苓甘平，分阴阳，利水湿；葛根甘平，倍于众药，其气轻浮，鼓舞胃气，上行津液，又解肌热，治脾胃虚弱泄泻之圣药也。不问泄痢，但久不止者，并服之。②《医略六书》：妊娠脾胃两亏，清阳下陷，津液不能上敷四达，故泄泻烦渴不解，胎因不安焉。人参扶元气以通血脉；白术健脾土以生血脉；茯苓渗湿和脾；炙草缓中益胃；葛根升清气，最除烦渴；藿香开胃气，兼止泄泻；木香调气以醒脾胃也。为散，水煎，使脾胃调和，则清阳上奉而津液四布，泄泻无不止，烦渴无不除，何胎孕之不安哉！

0672 安胃白术散

【方源】《鸡峰普济方》卷二十。

【组成】白术二两，茯苓、藿香、厚朴、半夏、甘草、黄橘皮各一两。

【用法】上为细末。每服二钱，水一盏，煎至六分，去滓温服，不拘时候。

【主治】脾胃气虚，胸膈膨闷，心腹胀满，呕逆恶心，嗳气吞酸，口淡无味，四肢倦怠，全不思食。

0673 助胃膏

【方源】《局方》卷十。

【组成】白豆蔻仁、肉豆蔻（煨）、丁香、人参、木香各一两，白茯苓（去皮）、官桂（去粗皮）、白术、藿香叶、缩砂仁、甘草（炙）各二两，橘红（去白）、山药各四两。

【用法】上为细末，炼蜜和成膏。每服如鸡头实大一丸，量儿大小加减米饮化下，不拘时候。

【主治】小儿胃气虚弱，乳食不进，腹胁胀满，肠鸣泄泻，吮乳便青，或时夜啼，胎寒腹痛。

0674 启脾丸

【方源】《中国药典》。

【组成】人参100g，白术（炒）100g，茯苓100g，甘草50g，陈皮50g，山药100g，莲子（炒）100g，山楂（炒）50g，六神曲（炒）80g，麦芽（炒）50g，泽泻50g。

【用法】上为细末，过筛，混匀。每100g粉末加炼蜜120~140g，制成大蜜丸。每丸重3g。口服，每次一丸，一日二至三次；三岁以内小儿酌减。

【功用】健脾和胃。

【主治】脾胃虚弱，消化不良，腹胀便溏。

0675 苓术健脾散

【方源】《会约医镜》卷十五。

【组成】白术一两半，茯苓、扁豆（炒）、苡仁（炒）、山药（炒）各一两，白豆蔻（去壳，炒，研）五钱，肉豆蔻（煨）、炙草各六钱，陈皮四钱，神曲（炒）二钱。或加广木香（湿纸包煨）三钱，或加米四钱（炒黄同研）。

【用法】上为末。每服二三钱，生姜、大枣汤调下。小儿少加白糖为引。

【主治】男妇大小脾胃虚寒，一切泄泻。

【加减】如腹痛喜热，加干姜（炒）五钱，或附子六钱。

0676 和中汤

【方源】《古今医统》卷二十四。

【组成】人参、白术、陈皮、半夏、茯苓各一钱，甘草五分，黄连一钱半（姜炒），大枣二枚。

【用法】上加粳米一撮，以水一盏半，煎至八分，温服。

【主治】虚火嘈杂。

0677 参术膏

【方源】《古今医统》卷四十六。

【组成】人参、白术（土炒）各一斤，薏苡仁八两（炒熟），莲肉六两（去皮心），黄芪四两（蜜炙），茯苓（去皮）四两，神曲（炒）二两，泽泻、甘草（炙）各五钱。

【用法】水二斗，煎一斗，去滓，再熬成膏。或为细末，每服二三钱，饮汤调下。

【主治】虚劳，脾胃虚弱不能运用，或胀或泻。

【方论】《摄生秘剖》：经曰：脾欲缓，急食甘以缓之，苦以泄之。白术苦甘，是以为君；东垣曰：脾胃虚则气不足，人参甘温补气是以为臣；气不足者，肉分不充，故佐以黄芪；土虚则不能生金，故佐以苡仁；虚则补其母，故佐以莲肉；土恶湿，虚则水寡于畏，故佐以茯苓、泽泻；土虚不能散精输肺，故佐以神曲；通五方之气于太阴，和诸药之性而无忤者，甘草为使之力也。

0678　参术健脾丸

【方源】《成方便读》卷三引东垣方。

【异名】健脾丸（《医方集解》）。

【组成】人参二两，陈皮一两，白术（土炒）二两，麦芽（炒）一两，山楂一两五钱，枳实三两。

【用法】神曲糊为丸，米饮送下。

【功用】《全国中药成药处方集·禹县方》：开胃健脾。

【主治】①《成方便读》引东垣方：脾虚饮食不消。②《全国中药成药处方集·禹县方》：脾胃虚弱引起的食欲不振，胸腹胀满，大便溏泄。

【宜忌】《全国中药成药处方集·禹县方》：忌食生冷、油腻。

【方论】①《成方便读》引东垣方：夫脾胃之虚，其来也渐，固为病之本。而食积停滞，其来也骤，则为病之标。治病当明标本缓急，急则治其标，故方中虽消补并行，而仍以治标为急。故君以枳实之苦寒，破气行血，消食消痰，为磨积之主药。而后以参、术驾驭之，不使其过而伤正。且枳实得参、术之力，而用益彰；参、术得枳实，则补而不滞，两者互相为用。然毕竟因食积起见，故又以麦芽之化谷，山楂之化肉，而赞助之。脾虚停积，则气不行，故以陈皮理之；用神曲糊丸者，助其蒸化；米饮下者，借谷气以和脾胃耳。②《医方集解》：参、术补气，陈皮利气，气运则脾健而胃强矣；山楂消肉食，麦芽消谷食，戊己不足，胃为戊土，脾为己土，故以二药助之使化；枳实力猛，能消积化痞，佐以参、术，则为功更捷，而又不致伤气也。夫脾胃受伤，则须补益；饮食难化，则宜消导。合斯二者，所以健脾也。

0679　参术调中汤

【方源】《内外伤辨》卷中。

【组成】白术五分，黄芪四分，桑白皮、甘草（炙）、人参各三分，麦冬（去心）、青皮（去白）、陈皮（去白）、地骨皮、白茯苓各二分，五味子二十个。

【用法】上㕮咀，如麻豆大，都作一服。水二盏，煎至一盏，去滓，早饭后大温服。

【功用】泻热补气，止嗽定喘，和脾胃，进饮食。

【主治】①《内外伤辨》：暑伤胃气。②《杏苑生春》：痞闷满膨，不思饮食，喘嗽蒸热，皆中气有亏所致。脾胃虚弱，遇六七月霖雨，身重短气，骨乏无力。

【宜忌】忌多语言劳役。

【方论】①《内外伤辨》：《内经》云："火位之主，其泻以甘。"以黄芪甘温，泻热补气；桑白皮苦微寒，泻肺火定喘，故以为君。"肺欲收，急食酸以收之"。以五味子之酸，收耗散之气，止咳嗽。脾胃不足，以甘补之，故用白术、人参、炙甘草，苦甘温补脾缓中为臣。地骨皮苦微寒，善解肌热；茯苓甘平降肺火；麦门冬甘微寒，保肺气为佐。青皮、陈皮去白，苦辛温散胸中滞气为使也。②《杏苑生春》：方中人参、白术、茯苓、炙草、黄芪补中益气为君；桑白皮、麦冬、五味清肺金止喘嗽为臣；青皮、陈皮行滞气消痞闷为佐；地骨皮解蒸为使。

0680　健脾丸

【方源】《准绳·类方》卷五。

【异名】大健脾丸（《不居集·下集》卷九）。

【组成】白术二两半（炒），木香（另研）、黄连（酒炒）、甘草各七钱半，白茯苓（去皮）二两，人参一两五钱，神曲（炒）、陈皮、砂仁、麦芽（炒，取面）、山楂（取肉）、山药、肉豆蔻（面裹煨熟，纸包捶去油）各一两。

【用法】上为细末，蒸饼为丸，如绿豆大。每服五十丸，空心、下午各服一次，陈米汤送下。

【主治】①《准绳·类方》：脾胃不和，饮

食劳倦。②《不居集·下集》：食积。

0681 健脾汤

【方源】《老中医临床经验选编》。

【组成】党参、白术、茯苓、半夏各9g，陈皮6g，黄连、吴茱萸各3g，白芍15g，甘草3g，瓦楞子12g。

【功用】健脾和胃，缓急止痛，降逆止呕。

【主治】脾胃虚弱，中脘疼痛，呕恶泛酸，精神疲乏，纳食减少，脉濡细或虚而无力；胃和十二指肠溃疡、慢性胃炎等偏于脾胃虚寒者。

【加减】脾虚不能运化，加炒麦芽、炒谷芽各12g，肉桂1.5~3g；脾虚湿盛，加苍术、厚朴各9g；脾虚不能统血，加当归、黄芪、阿胶、仙鹤草；肝胃不和，胃气上逆，加旋覆花、代赭石。

0682 调中和胃丸

【方源】《丹台玉案》卷四。

【组成】白术（土炒）、苍术（炒）、半夏（姜矾制）、厚朴（姜汁炒）、砂仁（炒）、白豆蔻（炒）、广木香、薏苡仁（炒）、泽泻各一两五钱，肉豆蔻（面包煨）、沉香、山药（炒）各八钱。

【用法】上为末，以水泛为丸。每服二钱五分，空心白滚汤送下。

【主治】脾胃不和，食后反饱，肌肉渐瘦，酒后泄泻。

0683 调中益气汤

【方源】《脾胃论》卷中。

【组成】黄芪一钱，人参（去芦头）、甘草、苍术各五分，柴胡、橘皮、升麻各二分，木香一分或二分。

【用法】上锉，如麻豆大，都作一服。水二大盏，煎至一盏，去滓，带热服，宿食消尽服之。

【主治】脾胃虚弱，四肢满闷，肢节烦疼，难以屈伸，身体沉重，烦心不安，忽肥忽瘦，四肢懒倦，口失滋味，腹难舒伸，大小便清利而数，或上饮下便，或大便涩滞不行，一二日一见；夏月飧泄，米谷不化，或便后见血、见白脓，胸满短气，膈咽不通，或痰嗽稠黏，口中沃沫，食入反出，耳鸣耳聋，目中流火，视物昏花，睛肉红丝，热壅头目，不得安卧，嗜卧无力，不思饮食，脉弦洪缓，而沉按之中下得时一涩。

【加减】如时显热燥，是下元阴火蒸蒸发也，加真生地黄二分，黄柏三分；如大便虚坐不得，或大便了而不了，腹中常逼迫，血虚血涩也，加当归身；如身体沉重，虽小便数多，亦加茯苓二分，苍术一钱，泽泻五分，黄柏三分；如胃气不和，加汤洗半夏五分，生姜三片；有嗽者，去人参，加生姜、生地黄各二分；如痰厥头痛，加半夏二分；如腹中气不得运转，更加橘皮一钱。

【方论】《医方考》：脾胃不调者，肠鸣、飧泄、鼓胀之类也；气弱者，语言轻微，手足倦怠也。补可以去弱，故用人参、黄芪、甘草甘温之性行，则中气不弱，手足不倦矣；苍术辛燥，能平胃中敦阜之气；升麻、柴胡轻清，能升胃家陷下之气；木香、陈皮辛香，能去胃中陈腐之气。夫敦阜之气平，陷下之气升，陈腐之气去，宁有不调之中乎？

0684 调中益气汤

【方源】《东垣试效方》卷一。

【组成】黄芪一钱，人参（去芦）半钱，甘草（炙）半钱，陈皮二分，五味子七粒，芍药三分，白术五分，当归五分，升麻二分，柴胡二分。

【用法】上哎咀，作一服。水二盏，煎至一盏，去滓，食前温服。

【主治】因饥饱劳役，损伤脾胃，元气不足。其脉弦或洪缓，而沉按之无力，中之下时得一涩。其证身体沉重，四肢倦懒，百节烦疼，胸满短气，膈咽不通，心烦不安，耳鸣耳聋，目有胬肉，热壅如火，视物昏花，口中沃沫，饮食失味，怠堕嗜卧，忽肥忽瘦，溺色变，或清利而数，或上饮下便，或夏月飧泄，腹中虚痛，不思饮食。

【加减】如下元阴火蒸发，燥热者，加生地黄二分；如咳嗽，加五味子十粒；腹中气不转运者，更加陈皮三分，木香二分；身体沉重，虽小便数多，加茯苓二钱，苍术一钱，泽泻半钱，黄柏三分；如胃气不和，加汤洗姜制半夏五分；痰厥头疼，加半夏；如夏月，须加白芍药三分，以补肺气之不足；如春夏腹疼，尤宜加芍药；恶热燥渴而腹疼者，更加白芍药半钱；严寒腹疼，加中桂二钱；如冬月腹疼，不可用芍药，以太寒故也，只加干姜二分，或加半夏四分（姜制）。

【方论】《内经》云：劳则气耗，热则伤气，以黄芪、甘草之甘泻其热邪为主，以白芍、五味子之酸能收耗散之气；又经云：劳者温之，损者温之，以人参甘温补气不足、当归辛温补血不足为臣；以白术、陈皮苦甘温除胃中客热，以养胃气为佐；升麻、柴胡苦平，味之薄者，阴中之阳，为脾胃之气下溜，上气不足，故从阴引阳以辅之，又行阳明、少阳二经为使也。

（四）补肝

0685　一贯煎

【方源】《续名医类案》卷十八。

【组成】北沙参、麦冬、地黄、当归、枸杞子、川楝。

【功用】①《广东中医》（1960，3：13.）：养肝血，滋肝阴，泄肝气。②《中医杂志》（1963，10：18.）：滋阴充液，疏肝调气。

【主治】肝肾阴虚气郁，胸胁脘腹胀痛，吞酸吐苦，咽干口燥，及疝气瘕聚，舌红少苔，脉弦细而数。现用于慢性肝炎。①《续名医类案》：胁痛，吞酸，吐酸，疝瘕，一切肝病。②《中风斠诠》：肝肾阴虚，气滞不运，胁肋攻痛，胸腹膜胀，脉反细弱或虚弦，舌无津液，喉嗌干燥者；肝肾阴虚而腿膝酸痛，足软无力，或环跳、髀枢、足跟掣痛者。亦治痢后风及鹤膝、附骨、环跳诸证。③《山东中医学院学报》（1979，3：12.）：慢性肝炎。

【宜忌】兼有停痰积饮，舌苔浊垢，无阴虚征象者忌用。①《中风斠诠》：此方"舌无津液"四字最宜注意，如其舌苔浊垢，即非所宜。②《新医学》（1976，4：190.）：凡属气、血、火、食、痰、湿诸郁，不兼阴虚者忌用。③《医方发挥》：本方滋腻之药较多，对于兼有停痰积饮者，不宜使用。

【加减】口苦而燥者，加酒连。

【方论】①《中风斠诠》：胁肋胀痛，脘腹支撑，多是肝气不疏，刚木恣肆为病。治标之法，每用香燥破气，轻病得之，往往有效。然燥必伤阴，液愈虚而气愈滞，势必渐发渐剧，而香药、气药不足恃矣。若脉虚舌燥，津液已伤者，则行气之药尤为鸩毒。柳洲此方，虽是从固本丸、集灵膏二方脱化而来，独加一味川楝，以调肝气之横逆，顺其条达之性，是为涵养肝阴第一良药。凡血液不充，络脉窒滞，肝胆不驯，而变生诸病者，皆可用之。②《中医杂志》（1963，10：18.）：本方主治是肝病，肾为肝之母，滋水即能生木，以柔其刚悍之性，故以地黄、杞子滋水益肾为君。肺主一身之气，肺气清肃，则治节有权，诸脏皆滋其灌溉，而且养金即能制木，以平其横逆之威；胃为阳土，本受木克，但土旺则不受其侮，故以沙参、麦冬清肺益胃，二者为臣。当归入肝，补血活血，而辛香善于走散，乃血中气药，故用以为佐。更加一味川楝，泄肝通络，条达气机，故用以为使。合为滋水涵木、疏土养金的良方。③《中医方剂学》：本方与逍遥散同治肝郁胁痛，但两方证候各不相同。逍遥散以情志不遂而肝气滞郁，引起胁痛；且以肝逆而乘脾，兼现神倦食少，故以疏肝解郁、健脾养血为治。一贯煎则以肝阴不足，气郁生热，而致胁痛；且以郁热不散而犯胃，兼现吞酸吐苦，故以滋养肝肾、疏泄肝气立法。

【临证举例】①疝气：鲍二官，六七岁时，忽腹痛发热，夜则痛热尤甚，或谓风寒，发散之不效；又谓生冷，消导之不效。诊之面洁白，微有青气。按其虚里，则筑筑然跳动；问其痛，云在少腹；验其囊，则两睾丸无有。曰：此疝痛也。与生地、甘杞、沙参、麦冬、川楝、米仁，二剂痊愈。(《续名医类案》)②慢性肝炎：礼某，女，40岁。患慢性肝炎数年，肝功能反复不正常，症状时轻时重，每遇劳累后加剧，经年服中药、西药，始终不愈。就诊时肝区隐痛，腹胀，食欲不振，失眠多梦，全身乏力，下午下肢轻度泛肿，自觉发热，有时午后低烧，月经量少。舌红苔少，脉沉细少数。肝肋下可及，有触痛，质中等。蛋白电泳 γ25%。辨证为肝肾阴虚有热。予一贯煎加丹参 30g，活血、行血、凉血，祛瘀生新，以通为补。患者服 27 剂后症状完全消失。复查肝功、电泳均正常，恢复工作。随访 1 年未见复发。(《山东中医学院学报》1979，3：12.)

0686 十珍膏

【方源】《摄生秘剖》卷四。

【组成】怀生地一斤（酒洗），当归身三两（酒洗），白芍药（炒）、知母（盐酒拌炒）、牡丹皮（童便浸，炒）、地骨皮（炒）、天门冬（去心）、麦冬（去心）各二两，人参（去芦）、生甘草各五钱。

【用法】用水二斗，煎一斗，去滓，熬炼成膏。随意服。

【功用】滋阴降火，养血清肝。

0687 五味子蜜丸

【方源】《新医药学杂志》(1973，9：16.)。

【组成】北五味子（陕西产，烘干或阴干）。

【用法】上为细末，炼蜜为丸，每丸含生药6g。成人每次服 0.5~1 丸（相当于生药一至二三钱），每天 3 次，一个月为一疗程。小儿剂量减半。谷丙转氨酶值降至正常后，可酌情减半量服用。对个别疗效不明显的病例，亦可加大剂量，每次可服 1.5~2 丸（相当于生药三至四钱）。

【功用】降转氨酶，改善肝功能。

【主治】传染性肝炎。

0688 补血荣筋丸

【方源】《杏苑生春》卷七。

【组成】肉苁蓉、牛膝、天麻、木瓜、鹿茸、熟地黄、菟丝子、五味子各等份。

【用法】上为细末，炼蜜为丸，如梧桐子大。每服五十丸，空心米汤或温酒送下。

【主治】①《杏苑生春》：阴血衰弱，不能养筋，筋缓不能自收持，故痿软无力。②《张氏医通》：肝衰筋缓，不能自收持。

【方论】《医略六书》：肝气虚衰，生阳不振，故肝血不能荣筋，筋痿不得自收持焉。熟地补阴滋肾以生肝血，鹿茸暖肾补阳以振生气，菟丝子补肾荣木，苁蓉润燥温肝，怀牛膝补肝肾壮筋骨，天麻散风湿、发肝阳，五味敛津液以养肝，木瓜舒筋络以醒脾也。丸以白蜜之润下，以参汤之补使血气得力则精髓内充，而肝脏受荫，筋络得养，筋骨无不健旺矣。

（五）补肾

0689 一服立愈汤

【方源】《嵩厓尊生》卷十三。

【组成】杜仲五钱，补骨脂四钱，萆薢三钱半，续断二钱，牛膝三钱，狗脊（去毛）一钱，木瓜一钱半，炙草五分，胡桃一两五钱（一半同药煎，一半嚼下）。

【用法】酒二碗煎，加盐下。

【主治】腰痛。

0690 十补丸

【方源】《济生方》卷一。

【组成】附子（炮，去皮脐）、五味子各二两，山茱萸（取肉）、山药（锉，炒）、牡丹皮（去木）、鹿茸（去毛，酒蒸）、熟地黄（酒蒸）、肉桂（去皮，不见火）、白茯苓（去皮）、泽泻各一两。

【用法】上为细末，炼蜜为丸，如梧桐子大。每服七十丸，空心盐酒、盐汤送下。

【主治】肾脏虚弱，面色黧黑，足冷足肿，耳鸣耳聋，肢体羸瘦，足膝软弱，小便不利，腰脊疼痛。

0691 人参鹿茸丸

【方源】《北京市中药成方选集》。

【组成】人参（去芦）二两五钱，鹿茸（去毛）二两，当归四两，杜仲（炒）四两，补骨脂（盐水炒）四两，巴戟天（炙）四两，菟丝子四两，牛膝四两，茯苓四两，黄芪四两，五味子（炙）四两，冬虫夏草一两，桂圆肉四两，香附（醋炙）四两，黄柏四两。

【用法】上为细末，炼蜜为丸，重三钱，蜡皮封固。每服一丸，温开水送下，黄酒亦可。

【功用】滋肾益气，补血生精。

【主治】精神衰弱，目暗耳鸣，遗精盗汗，腰腿酸软。

【宜忌】忌食生冷。

0692 九子丸

【方源】《御药院方》卷六。

【组成】鹿茸一两（去毛，炙令黄色），肉苁蓉四两（酒浸三宿，切，焙干），远志一两（去心），续断一两（捶碎，去筋丝，酒浸一宿），蛇床子一两（微炒），巴戟一两（去心），茴香子一两（舶上者，微炒），车前子一两。

【用法】上为细末，用鹿角脊髓五条，去血脉筋膜，以无灰酒一升，煮熬成膏；更研

烂，用炼蜜少许和丸，如梧桐子大。每服五十丸，空心温酒送下。

【功用】补阴血，补阳气，壮精神，倍气力，强阳补肾，益精气，壮筋骨。

【主治】男子腰肾虚冷，膝脚少力，夜多异梦，精道自出，阳事不兴；女子失血，绝阴不产；老人失溺。

0693 九龙丹

【方源】《医学正传》卷六引丹溪方。

【组成】枸杞子、金樱子、山果子（又名山楂）、莲肉、佛座须（莲花心）、熟地黄、芡实、白茯苓、川归各等份。

【用法】上为末，酒面糊为丸，如梧桐子大。每服五十丸，或酒或盐汤送下。如精滑便浊者，服二三日，溺清如水，饮食倍常，行步轻健。妇人厌产者，二三服便住孕。如仍欲产，服通利之药。

【主治】肾水不足，精关不固，男子滑精，女子梦交。①《医学正传》：精滑。②《增补内经拾遗》：白淫。③《张氏医通》：斫伤太过，败精失道，滑泄不禁。

【方论】《医方考》：精浊者，宜滋肾清心，健脾固脱。是方也，枸杞、熟地、当归，味厚者也，可以滋阴，滋阴则是以制阳光；金樱、莲须、芡实，味涩者也，可以固脱，固脱则无遗失；石莲肉苦寒，可以清心，心清则淫火不炽；白茯苓甘平，可以益土，益土则制肾邪；而山楂肉者，又所以消阴分之障碍也。

0694 千金固肾丸

【方源】《会约医镜》卷十三。

【组成】熟地八两，枣皮四两，茯苓三两，志肉二两，龙骨（煅）二两，巴戟三两（去心），苁蓉三两（酒浸），莲蕊二两，牡蛎（煅）三两，胡桃三两，韭子（微炒）一两半，石莲子一两半，菟丝子五两，肉桂二两，补骨脂（酒炒）三两，杜仲（盐炒）三两。

【用法】上为末，用山药（研末）六两，

开水泡糊为丸。每服五六钱，加至七八钱，空心淡盐汤送下。

【主治】心肾不交，梦遗精滑。

0695 小菟丝丸

【方源】《饲鹤亭集方》。

【组成】苁蓉二两，鹿茸、五味子、川附子、菟丝子、牡蛎各一两，鸡内金、桑螵蛸各五钱。

【用法】酒糊为丸服。

【主治】肾气虚损，目眩耳鸣，四肢倦怠，夜梦泄精，小便不禁。

0696 五味子丸

【方源】《圣济总录》卷五十二。

【组成】五味子、菟丝子（酒浸，别捣）、鹿茸（去毛，酥炙）、巴戟天（去心）、肉苁蓉（酒浸，去皱皮，切，焙）、杜仲（去粗皮，炙，锉）各一两。

【用法】上为末，炼蜜为丸，如梧桐子大。每服二十丸，空心温酒或盐汤送下。

【主治】肾脏虚损，精气衰竭，阳道痿弱，腰膝无力。

0697 五味子散

【方源】《本事方》卷四。

【组成】五味子二两（拣），吴茱萸半两（细粒，绿色者）。

【用法】上药同炒香熟为度，研细末。每服二钱，陈米饮送下。

【主治】①《本事方》：肾泄。②《医略六书》：五更泄泻，腹痛，脉弱者。

【方论】①《济阳纲目》：五味子以强肾水，补养五脏；吴茱萸除脾中之湿，湿少则脾健，脾健则制水不走。②《医略六书》：肾虚木旺，腹痛、泄泻每于五更寅卯之时，可知寅卯属木，而木应乎肝，以肝主疏泄，肾气不能收摄焉。五味子敛肺，专收肾气之虚乏；吴茱萸温中，能平肝木之独旺。为散，米饮调，使肝木

和平，则脾胃健旺而敷化有权，津液四布，安有五更泄泻、腹痛之患乎？

【临证举例】肾泄：顷年有一亲识，每五更初欲晓时，必溏利一次，如是数月。有人云：此名肾泄，肾感阴气而然，得此方服之而愈。

0698 六味补肾丸

【方源】《不知医必要》卷二。

【组成】熟地八钱，怀山药（炒）五钱，萸肉四钱，丹皮一钱五分，茯苓二钱，泽泻（盐水炒）一钱，杜仲（盐水炒）三钱，牛膝（盐水炒），补骨脂（盐水炒）各一钱，鹿茸（酥炙）二钱。

【用法】炼蜜为丸，如绿豆大。每服三钱，淡盐汤送下。

【主治】肾水虚腰痛者。

0699 归肾丸

【方源】《景岳全书》卷五十一。

【组成】熟地八两，山药四两，山茱萸肉四两，茯苓四两，当归三两，枸杞四两，杜仲（盐水炒）四两，菟丝子（制）四两。

【用法】炼蜜同熟地膏为丸，如梧桐子大。每服百余丸，饥时或滚水或淡盐汤送下。

【主治】肾水真阴不足，精衰血少，腰酸脚软，形容憔悴，遗泄阳衰。

0700 立金汤

【方源】《嵩崖尊生》卷十三。

【组成】杜仲五钱，补骨脂四钱，萆薢三钱半，当归一钱半，续断二钱，牛膝二钱，狗脊一钱，木瓜一钱半，炙草五分，胡桃肉一钱。

【用法】酒二碗煎，加盐下，连二服。

【主治】腰痛。

【宜忌】戒房事。

0701 加味地黄丸

【方源】《不知医必要》卷一。

【组成】熟地一两，怀山药七钱，茯苓六钱，萸肉四钱，丹皮二钱，北五味四钱，麦冬（去心）三钱，蛤蚧（去头足，炙）五钱，泽泻（盐水炒）三钱。

【用法】炼蜜为丸，如绿豆大。每服四钱，白汤送下。

【主治】虚劳咳嗽。

0702　加味金刚丸

【方源】《不知医必要》卷一。

【组成】丝饼七钱，牛膝（盐水炒）、木瓜各五钱，肉苁蓉（酒洗淡）七钱，杜仲（盐水炒）六钱，草薢五钱。

【用法】炼蜜为丸，如绿豆大。每服二钱，淡盐汤送下。

【主治】痿病，筋骨软弱。

0703　加减八味丸

【方源】《集验背疽方》。

【组成】干熟地黄（焙，锉）二两，真山药（锉细，微炒）、山茱萸（焙干）各一两，肉桂一两（别研，取半两净末）、泽泻（水洗锉，无灰酒湿，瓦器盛，甑上蒸五次，锉，焙）、牡丹皮（去心锉，炒）、白茯苓（锉，焙）各八钱，北真五味子（慢火炒至透）一两半（别研箩，和入众药）。

【用法】上为细末，炼蜜为丸，如梧桐子大。每服三十丸，空心无灰酒或盐汤任下。

【功用】补肾水，降心火，止燥渴。①《集验背疽方》：降心火，生肾水，止渴；增益气血，生长肌肉，强健精神。②《医方类聚》引《澹寮》：免生痈疽。③《寿世保元》：久服必肥健而多子；晚年服此，不生痈疽诸毒，不患消渴。

【主治】肾水不足，心火上炎，津液亏损，心烦消渴，易生痈疽，寝汗发热，形体消瘦，口舌生疮，牙龈溃烂，咽喉作痛，或肾消小便频数，或肾虚火不归元，烘热咳嗽。①《集验背疽方》：痈疽之后，转作渴疾，或未发疽

人，先有渴症者。②《小儿痘疹方论》：小儿禀赋肾阴不足，或吐泻久病，津液亏损，或口舌生疮，两足发热，或痰气上涌，或手足厥冷。③《医方类聚》引《澹寮》：肾虚津乏，心烦躁渴。④《得效方》：肾消，小便频数，白浊，阴痿弱，饮食不多，肌肤渐渐如削，或腿肿脚先瘦小。⑤《准绳·类方》：肾水不足，虚火上炎，发热作渴，口舌生疮，或牙龈溃烂，咽喉作痛，或形体瘦悴，寝汗发热，五脏齐损。⑥《张氏医通》：肾虚火不归元，烘热咳嗽。

【方论】内真北五味子，最为得力，此一味独能生肾水、平补、降心火，大有功效。

【临证举例】①发热：大尹沈用之不时发热，日饮冰水数碗。寒药二剂，热渴益甚，形体日瘦，尺脉洪大而数，时或无力。王太仆曰：热之不热，责其无火；寒之不寒，责其无水。又云：倏热往来，是无火也；时作时止，是无水也。法当补肾，用加减八味丸，不月而愈。州同韩用之年四十有六，时仲夏色欲过度，烦热作渴，饮水不绝，小便淋沥，大便秘结，唾痰如涌，面目俱赤，满舌生刺，两唇燥裂，遍身发热，或时如芒刺而无定处，两足心如烙，以冰折之作痛，脉洪而无伦。此肾阴虚阳无所附，而发于外，非火也。盖大热而甚，寒之不寒，是无水也，当峻补其阴。遂以加减八味丸料，一斤内肉桂一两，以水顿煎六碗，水冷与饮，半饷已用大半，睡觉而食温粥一碗。复睡至晚，乃以前药温饮一碗。乃睡至晓，食热粥二碗，诸症悉退。翌日畏寒，足冷至膝，诸症仍至，或以为伤寒。余曰：非也，大寒而甚，热之不热，是无火也，阳气亦虚矣。急以八味丸一剂服之稍缓，四剂诸症复退。大便至十三日不通，以猪胆导之，诸症复作，急以十全大补汤数剂方应。（《内科摘要》）②痈疽作渴：有一贵人病疽疾，未安而渴作，一日饮水数升，愚献此方，诸医失笑云：此药若能止渴，我辈当不复业医矣。诸医尽用木瓜、紫苏、乌梅、参、苓、百药煎等生

津液、止渴之药，服多而渴愈甚。数日之后，茫无功效，不得已而用此药服之，三日渴止。今医多用醒脾、生津、止渴之药，误矣！而其疾本起于肾水枯竭，不能上润，是以心火上炎，不能既济，煎熬而生渴。今服八味丸，降其心火，生其肾水，则渴自止矣。(《集验背疽方》) ③口舌生疮：薛立斋治一男子口舌糜烂，津液短少，眼目赤，小便数，痰涎壅盛，脚膝无力，或冷，或午后脚热，劳而愈盛，数年不愈。服加减八味丸而痊。(《续名医类案》)

0704　加减六味丸

【方源】《类证治裁》卷七。

【组成】熟地黄、茯苓、丹皮、山茱萸、山药、莲须、芡实、菟丝子各二两，龙骨、牡蛎、泽泻各一两，五味子五钱。

【用法】蜜丸。

【功用】滋补下元。

【主治】劳倦伤中气，酒色伤肾阴，尿浊或赤或白，尿短欠而无痛涩者。

0705　当归地黄饮

【方源】《景岳全书》卷五十一。

【组成】当归二三钱，熟地三五钱，山药二钱，杜仲二钱，牛膝一钱半，山茱萸一钱，炙甘草八分。

【用法】水二盅，煎八分，空腹服。

【主治】肾虚，腰膝疼痛等症。

【加减】如下部虚寒，加肉桂一二钱，甚者仍加附子；如多带浊，去牛膝，加金樱子二钱，或加补骨脂二钱；如气虚者，加人参一二钱，枸杞二三钱。

0706　肉苁蓉丸

【方源】《医心方》卷二十八引《范汪方》。

【组成】肉苁蓉、菟丝子、蛇床子、五味子、远志、续断、杜仲各四分。

【用法】上药治下筛，炼蜜为丸，如梧桐子大。平旦服五丸，一日二次。

【功用】补精，益气力，令人好颜色。

【主治】男子五劳七伤，阳痿不起，积有十年痒湿，小便淋沥，溺时赤时黄。

【加减】阴弱，加蛇床子；不怒，加远志；少精，加五味子；欲令洪大，加苁蓉；腰痛，加杜仲；欲长，加续断。所加者倍之。

0707　杜仲酒

【方源】《外台》卷十七引《集验方》。

【组成】杜仲半斤，丹参半斤，川芎五两，桂心四两，细辛二两。

【用法】上切，以酒一斗浸五宿。随多少饮之。

【主治】卒然腰痛。

【宜忌】忌生葱、生菜。

0708　杜仲散

【方源】《伤科方书》。

【组成】肉桂一钱，乌药一钱，杜仲一钱二分，赤芍一钱，当归一钱，丹皮一钱，桃仁一钱，续断一钱，延胡索一钱。

【用法】童便煎服。

【主治】中部腰痛伤。

0709　劳痛饮

【方源】《仙拈集》卷二。

【组成】黄芪五钱，杜仲、补骨脂各一钱，核桃肉八个，红花五分。

【用法】酒煎服。

【主治】劳伤腰痛。

0710　助气仙丹

【方源】《辨证录》卷十。

【组成】人参五钱，黄芪一两，当归三钱，茯苓二钱，白术一两，补骨脂三钱，杜仲五钱，山药三钱。

【用法】水煎服。

【功用】补气壮阳。

【主治】阳气大虚，男子交感而先痿，阳事不坚，精难射远。

【方论】此方补气，绝不补阴，以病成于阳衰，则阴气必旺；若兼去滋阴，则阳气无偏胜之快矣。方又不去助火，盖气盛则火自生，若兼去补火，则阳过于胜，而火炎复恐有亢烈之忧，反不种子矣，此立方之所以妙也。

0711 龟鹿二仙膏

【方源】《张氏医通》卷十三。

【组成】鹿角胶一斤，龟甲胶半斤，枸杞六两，人参四两（另为细末），桂圆肉六两。

【用法】以杞、圆煎膏，炼白蜜收，先将二胶酒浸，烊杞、圆膏中，候化尽，入人参末，瓷罐收贮。每服五六钱，清晨醇酒调服。

【功用】《惠直堂方》：大补精髓，益气养神。

【主治】①《张氏医通》：督任俱虚，精血不足。②《惠直堂方》：虚损遗泄，瘦弱少气，目视不明。

0712 补天丸

【方源】《摄生众妙方》卷十一。

【组成】紫河车（男用女胎，女用男胎，俱以初胎为佳，壮盛妇人者亦可）、黄柏（酒炒）、龟甲（炙）各三两，杜仲（酥炙）、牛膝（酒浸）各二两，陈皮一两。

【用法】上为细末，以河车水洗净，布绞干，或用酒煨熟，入诸药末捣匀，焙燥，再为末，酒糊为丸，如梧桐子大。每服百丸，空心温酒或白沸汤送下。

【主治】虚劳。六脉虚微，气血衰弱。

【加减】冬，加干姜五钱；夏，加五味子一两。

【方论】《医方集解》：黄柏、龟甲滋肾之药，杜仲、牛膝腰膝之药，皆以补肾而强阴也。河车名曰混沌皮，用气血以补气血，借后天以济先天，故曰补天。加陈皮者，于补血之中而兼调其气也。冬月寒水用事，故加干姜以助阳；夏月火旺灼金，故加五味子以保肺。

0713 补阴汤

【方源】《万病回春》卷五。

【组成】当归、白芍（酒炒）、生地黄、熟地黄、陈皮、茴香（盐、酒炒）、补骨脂（酒炒）、牛膝（去芦，酒洗）、杜仲（去粗皮，酒炒）、茯苓（去皮）各一钱，人参五分，黄柏（去粗皮，酒炒）、知母（酒炒）各七分，甘草（炙）三分。

【用法】上锉一剂。加大枣二枚，水煎服，不拘时候。如常服合丸药，俱为细末，炼蜜为丸，如梧桐子大。每服五十丸，米汤送下，酒亦可。

【主治】肾虚腰痛。

【加减】痛甚者，加乳香、砂仁、沉香，去芍药、生地、陈皮。

0714 补肾丸

【方源】《医方类聚》卷一五三引《新效方》。

【组成】杜仲、龟甲、黄柏、知母、当归、五味子、枸杞子各等份。

【用法】上为末，猪脊髓为丸，如梧桐子大。

【主治】肾虚腰痛。

【加减】有湿热，加苍术、川芎、黄柏；有瘀血，加桃仁、红花。

0715 补骨脂丸

【方源】《保命歌括》卷十三。

【异名】青蛾丸（《丹台玉案》卷五）。

【组成】川萆薢四两（分四制，童便、米泔、盐汤、酒各浸一宿，晒干），杜仲（如上制）四两，补骨脂（炒香）三两，胡桃肉（去皮，另研如泥）四两。

【用法】上为末，不犯铁器，入胡桃肉，炼蜜为丸，如梧桐子大。每服五十丸，空心温酒送下。干物压之。

【主治】①《保命歌括》：肾虚及寒湿一切

腰痛。②《丹台玉案》：一切腰痛，肾虚血少，痛时腰冷，寒邪凝滞，气血不和等证。

0716 补肾地黄丸

【方源】《活幼心书》卷下。

【组成】干山药（去黑皮）、山茱萸（酒浸润，蒸透去核，取皮为用）、熟干地黄（酒洗，焙干）各五钱，鹿茸（蜜涂炒，酒亦好）、川牛膝（酒洗，焙）各四钱，牡丹根皮（净洗）、白茯苓（去皮）各三钱，泽泻（去粗皮）二钱。

【用法】上锉，焙为末，炼蜜为丸，作麻仁大。每服十五丸，或二十五丸至三十五丸，空心温盐汤送下，温酒亦佳。

【主治】小儿禀赋不足，肾气虚弱，骨髓枯竭，囟大头缝不合，体瘦语迟，行步多艰，齿生缓者。

0717 青娥丸

【方源】《摄生众妙方》卷二。

【组成】补骨脂（即破故纸，四川合州者，洗净，酒浸少顷，纸炒香为度）四两，萆薢四两（真正者，切片分作四份用，一两盐水、一两童便、一两米泔水、一两无灰好酒，各浸一宿，晒干）、杜仲（姜汁炒去丝）四两，胡桃肉（汤泡，去皮）八两，黄柏（蜜炒）四两，知母（蜜炒）三两，牛膝（酒洗，去芦）四两。

【用法】上为细末，春夏用糊，秋冬用蜜，其糊用糯米一碗煮粥，将胡桃仁捣烂为膏，和匀，石臼捣为丸，如梧桐子大。每服五十丸至八十丸，空心盐汤或盐酒送下。以干物压之。

【功用】补肾壮阳，强筋止痛，乌须。①《摄生众妙方》：滋肾水，壮阳，益筋骨。②《寿世保元》：乌须。③《全国中药成药处方集·沈阳方》：强筋壮骨，止痛。

【主治】肾虚腰膝疼痛无力，不孕，并耳聋，眩晕。①《摄生众妙方》：腰膝足疼痛。②《医学正印》：肾虚腰痛，不能成育。③《全国中药成药处方集·沈阳方》：足膝无力，耳聋耳鸣，头晕目眩。

【宜忌】《全国中药成药处方集·沈阳方》：禁房事。

【方论】《医方考》：肾，坎象也，水火并焉。水衰则阳光独治，而令肾热；火衰则阴翳袭之，而令肾寒；水火俱衰，则土气乘之，而邪实于肾，均是令人腰痛也。是方也，破故纸、杜仲、胡桃味厚而温，黄柏、知母、牛膝味厚而寒，温者可使养阳，寒者可使养阴，均是味厚，则均是能走下部矣；若萆薢者，苦燥之品，足以利水土之邪而平其气也。曰青娥者，涵阳之坎也，假之以名方，明其全夫水火之真尔！

【临证举例】不孕症：董廉宪五十无子，服此一年，连举二子。(《医学正印》)

0718 肾痹汤

【方源】《辨证录》卷二。

【组成】白术一两，山茱萸五钱，茯苓五钱，薏仁五钱，杜仲三钱，肉桂一钱，附子五分，防己五分，石斛三钱，地骨皮五钱。

【用法】水煎服。二剂而腰轻，四剂而痛止，十剂而两足有力，再十剂而全愈。

【主治】肾痹，因下元虚寒，复感寒湿，以致腰肾重痛，两足无力。

0719 金刚丸

【方源】《医略六书》卷二十四。

【组成】鹿胎一具（酥炙），杜仲四两（盐水炒），苁蓉四两（酒洗，去甲），菟丝四两，巴戟四两（酒炒），萆薢二两（盐酒炒）。

【用法】上为末，紫河车隔水熬膏，捣为丸。每服三钱，参汤、米汤临卧用温酒调下。

【主治】肾虚骨痿，脉缓涩者。

【方论】肾脏虚衰，精髓空泛，无以充骨荣筋，故骨痿，不能起于床。萆薢分清以化精化气，杜仲补肾以健膝强腰，苁蓉润燥添精，巴戟温肾益精，菟丝补肾脏填精室，鹿胎暖肾脏补先天。河车捣丸，取气血之属大补其血气也；参汤、米汤，调其胃气，临卧温酒服，助行药力。使肾液内充，则精血自足而筋荣骨泽，安有卧床不起骨痿之患乎！此补精添髓之剂，为骨痿不起之专方。

0720　金锁固精丸

【方源】《北京市中药成方选集》。

【组成】熟地四两，山药二两，茯苓二两，丹皮一两五钱，菟丝子二两，山萸肉（炙）一两五钱，莲子一两，芡实（炒）二两，牡蛎（煅）八钱，龙骨（煅）八钱，补骨脂（炙）二两，沙苑子二两，巴戟肉（炙）三两，杜仲（炒炭）二两，人参（去芦）一两，龟甲胶一两，鹿茸（去毛）一两五钱，泽泻一两五钱。

【用法】上为细末，炼蜜为丸，七厘重，每盒八十粒。每服四十粒，一日二次，温开水送下。

【功用】滋阴益气，补肾固精。

【主治】肾虚气亏，夜梦遗精，精神疲倦，阴虚盗汗。

0721　河车大造丸

【方源】《活人方》卷三。

【组成】紫河车二具，熟地黄八两，人参四两，白术四两，当归四两，枸杞四两，茯苓四两，芍药四两，黄芪三两，川芎三两，杜仲三两，牛膝三两，山药三两，肉桂三两，甘草三两。

【用法】上为细末，炼蜜为丸。每服三五钱，空心白汤吞服。

【主治】先天不足，精气本虚，强力入房，恣欲无度，精枯气遗，头目眩晕，皮寒骨热，肢体羸弱，神枯色萎，非此不治；兼起病后，精虚血弱；妇人多产，老年虚弱，月经不调，赤白带下。

【加减】妇人虚脱，淋带不止，加鹿角霜三两。

0722　复春丹

【方源】《瑞竹堂方》卷二。

【组成】杜仲（酥炒断丝）、补骨脂（酒浸一宿，用芝麻炒黄色）、萆薢（酥炙黄）、巴戟（去心）各一两，沉香五钱，胡桃五七个（去皮）。

【用法】上为细末，醋糊为丸，如梧桐子大。每服五七十九，空心服。每服药时，先嚼胡桃一枚，同药温酒送下，干物压之。

【主治】腰腿疼痛。

【宜忌】《医方大成》：忌食油腻之物，猪、羊血，绿豆粉，芫荽，浆水冷物。

0723　首乌汤 1 号

【方源】《临证医案医方》。

【组成】生地、熟地各 9g，白芍 9g，当归身 9g，何首乌 9g，枸杞子 12g，菊花 9g，女贞子 9g，旱莲草 9g，黑豆 30g，鹿角胶 3g，甘草 3g。

【功用】养血益肾。

【主治】脱发，头发变黄，逐渐脱落；斑秃。

0724　首乌汤 2 号

【方源】《临证医案医方》。

【组成】何首乌 9g，生地黄 9g，白芍 9g，当归身 9g，夏枯草 9g，菊花 9g，连翘 9g，霜桑叶 9g，黑芝麻 30g，白茅根 30g，丹皮 9g，黑豆 30g。

【功用】养血凉血，益肾清脑。

【主治】青年白发，或须发早白。

0725　起痿丹

【方源】《寿世保元》卷五。

【组成】菟丝子（酒洗，煨烂，捣饼，晒干）二两五钱，肉苁蓉（酒浸）二两，川萆薢、补骨脂（酒炒）、胡芦巴（酒炒）、沙苑蒺藜（微炒）、川牛膝（去皮，酒洗）、川杜仲（酒炒）、防风（酒洗）、甘枸杞子各二两。

【用法】上为末，酒煮猪腰子，捣烂为丸，

如梧桐子大。每服七八十丸，空心酒送下。

【主治】肾气虚惫，腰膝酸痛，行步无力。

0726 振阳汤

【方源】《医方简义》卷四。

【组成】鹿角霜二钱，淡苁蓉三钱，怀牛膝三钱，枸杞子三钱，远志肉六分，菟丝子三钱，茯神二钱，补骨脂（炒）三钱，杜仲（炒）三钱，豨莶草二钱，大枣五枚。

【主治】阳痿。

【加减】如禀赋不足者，加人参二钱；如色伤肾阳，相火不足，加肉桂五分、川柏、知母各五分；如高年阳衰者，加黄芪三钱，木香五分。

0727 鹿附汤

【方源】《温病条辨》卷三。

【组成】鹿茸五钱，附子三钱，草果一钱，菟丝子三钱，茯苓五钱。

【用法】上用水五杯，煮取二杯，一日二次，滓再煮一杯服。

【主治】寒湿，湿久不治，伏足少阴，舌白身痛，足跗浮肿。

【方论】湿伏少阴，故以鹿茸补督脉之阳。督脉根于少阴，所谓八脉丽于肝肾也；督脉总督诸阳，此阳一升，则诸阳听令。附子补肾中真阳，通行十二经，佐之以菟丝，凭空行气而升发少阴，则身痛可休。独以一味草果，温太阴独胜之寒以醒脾阳，则地气上蒸天气之白苔可除；且草果，子也，凡子皆达下焦。以茯苓淡渗，佐附子开膀胱，小便得利，而跗肿可愈矣。

0728 鹿茸肾气丸

【方源】《医略六书》卷二十一。

【组成】熟地五两，萸肉三两，鹿茸三两（锉），丹皮一两半，山药三两（炒），茯苓一两半（蒸），泽泻半两，菟丝三两（焙），龟甲三两（盐水炙），巴戟三两（炒），石斛三两

（焙）。

【用法】上为末，炼蜜为丸。每服三五钱，淡盐汤送下。

【主治】肾虚不能纳气，眩晕脉虚者。

【方论】熟地补阴滋肾脏，萸肉秘气涩精海；鹿茸壮元阳以归肾，龟甲壮肾水以滋阴；山药益脾阴，茯苓渗湿热，丹皮平相火，泽泻泻浊阴；菟丝补肾填精，巴戟补火温肾，石斛以退虚热也。丸以白蜜，下以盐汤，使肾水充足，则虚炎自退，而真气无不归原，何眩晕之有？此补肾纳气之剂，为肾虚眩晕之专方。

0729 暖肾丸

【方源】《史载之方》卷上。

【组成】牛膝（酒浸一宿），石斛、巴戟（去心）、萆薢（盐水煮）、川芎各半两，续断、茯苓、附子（炮）、当归、细辛、五味子、菟丝子各一分（酒浸两宿）。

【用法】上为末，炼蜜为丸，如梧桐子大。每服七十丸，空心米饮送下。

【主治】元气虚乏，肾水极寒，发为寒战，冷汗自出，六脉微细而沉者。

（六）益心脾

0730 归脾汤

【方源】《正体类要》卷下。

【组成】白术、当归、白茯苓、黄芪（炒）、龙眼肉、远志、酸枣仁（炒）各一钱，木香五分，甘草（炙）各三分，人参一钱。

【用法】加生姜、大枣，水煎服。

【功用】养血安神，补心益脾，调经。①《兰台轨范》：心脾同治，生血调经。②《古今医彻》：益心神，调荣血。③《笔花医镜》：养血安神。

【主治】思虑伤脾，发热体倦，失眠少食，怔忡惊悸，自汗盗汗，吐血下血，妇女月经不调，赤白带下，以及虚劳、中风、厥逆、癫狂、眩晕等见有心脾血虚者。现代临床

常用于血小板减少性紫癜、神经衰弱、脑外伤综合征、子宫功能性出血等属于心脾血虚者。①《口齿类要》：思虑伤脾，血耗唇皱，及气郁生疮，咽喉不利，发热便血，盗汗晡热。②《正体类要》：跌扑等症，气血损伤；或思虑伤脾，血虚火动，寤而不寐；或心脾作痛，怠惰嗜卧，怔忡惊悸，自汗，大便不调；或血上下妄行。③《内科摘要》：思虑伤脾，健忘少食，肢体重痛，月经不调，赤白带下。④《疠疡机要》：忧思伤脾，身发赤痕，或搔破成疮，咳吐痰血。⑤《医方考》：饮食太饱伤脾，脾伤则面黄善卧。⑥《证治汇补》：喜恐惊劳，气散于内，房劳后着气，厥逆不省，少顷复醒，而脉虚细者。⑦《医宗金鉴》：虚劳烦热，时时恍惚。忧思伤脾，脾不摄血，经断复来。乳房结核坚硬，大者如梅，小者如李，按之不移，推之不动，时时隐痛，皮色如常。⑧《杂症会心录》：中风，脾肾大败。湿饮不行，则痰起于脾，头重眼花，脑转眩冒，食饮不甘，脉象缓者。⑨《杂病源流犀烛》：因思虑过度，而致癫狂。虚损劳瘵，而见泄泻。⑩《会约医镜》：思虑伤脾，不思饮食；或少食即胀；或火不生土，而时食时吐，脾虚生痰，其痰易来，或满口痰水，或夜间更甚。思虑惊恐而阳痿者。

【方论】①《医方考》：《内经》曰：五味入口，甘先入脾。参、芪、苓、术、甘草，皆甘物也，故用之以补脾；虚则补其母，龙眼肉、酸枣仁、远志，所以养心而补母，脾气喜快，故用木香；脾苦亡血，故用当归。②《古今名医方论》罗东逸：方中龙眼、枣仁、当归，所以补心也；参、芪、术、苓、草，所以补脾也。立斋加入远志，又以肾药之通乎心者补之，是两经兼肾合治矣。其药一滋心阴，一养脾阳，取乎健者，以壮子益母，然恐脾郁之久，伤之特甚，故又取木香之辛且散者，以开气醒脾，使能急通脾气，以上行心阴，脾之所归，正在斯耳。③《续名医类案》：归脾汤兼补心脾，而意专治脾，观其于甘温补养药中加木香醒脾行气可以见矣。龙眼、远志虽曰补火，实以培土，盖欲使心火下通脾土，而脾益治，五脏受气以其所生也，故曰归脾。④《成方便读》：夫心为生血之脏而藏神，劳即气散，阳气外张，而神不宁，故用枣仁之酸以收之，茯神之静以宁之，远志泄心热而宁心神；思则脾气结，故用木香行气滞、舒脾郁，流利上中二焦，清宫除道，然后参、芪、术、草、龙眼等大队补益心脾之品以成厥功；继之以当归，引诸血各归其所当归之经也。

【临证举例】①心悸怔忡：用心过度，阴血必受损耗，怔忡健忘，皆心血不足之故，生血者心，统血者脾，当握要以图之归脾汤。（《南雅堂医案》）马元仪治一人患心悸症，肢体倦怠，或以阴虚治之不效。诊其脉浮虚无力，盖得之焦劳思虑伤心也。心之下脾位，脾受心病，郁而生涎，精液不生，清阳不布，故四肢无气以动而倦怠也。法宜大补心脾，乃与归脾汤二十剂，即以此方作丸，服之痊愈。（《续名医类案》）②心痛：诊得脉细小，右寸涩，心下悸，痛甚喜按，得食少愈，大小便俱见清利，系虚痛之候，用归脾汤加石菖蒲治之。（《南雅堂医案》）邑宰章生公，南都应试，时八月初五日，心脾痛甚，食饮皆废。诊其两寸，涩而无力，与大剂归脾汤加人参三钱，官桂二钱，煎服之。不逾时痛减，续进一剂，痛竟止。（《脉诀汇辨》）③失眠：刘某，女，五十一岁。平素多忧多虑，起初入睡困难，多梦易醒，反复发作，遂致彻夜不能入睡，随之月经失调，淋漓不断已二年。近日面浮，午后潮热，双下肢浮肿，面色白黄无华。舌体胖，苔白中厚，脉象双寸关大而无力，尺脉沉弱。此证系劳伤心脾，气血生化之源不足，脾虚血失统摄。治当健脾益气、养心宁神。归脾汤去当归，加真珠母15g，白芍12g，水煎，服6剂。服药后自觉症状稍有减轻，继用上方加味，后服归脾丸调养而愈。（《内蒙古中医药》1984，1：44.）④痿证：于某，男，17岁。因下肢肌肉活动无力，双手指不能伸握20天就诊。症见面色无华，神疲乏力，舌质淡，苔薄白，脉沉细无力。给予归脾汤加伸筋草一两，活血藤一两治疗。服6剂后，双手指已能握伸，下肢活动明显有力。又服3剂，再诊手指及下肢活动已恢复正常，又给归脾丸1盒以巩固疗效。（《山东中医学院学报》1977，4：62.）⑤便血：便血之前，先见盗汗，盗汗之来，由于寒热，寒热虽已，而盗汗、便血之症不除，脉小而数，气阴两虚之病也。归脾汤去桂圆，加丹皮、山栀、地榆、桑叶。（《清代名医医案大全·曹仁伯医案》）⑥紫癜：朱敏珍，女，23岁。素无其他疾患，唯月经有时不调。1950年秋即觉心动悸，胃纳不佳，关节酸痛，精神疲倦，下肢皮肤时常出血、有紫斑点，乃住院，以西药治疗4个月病况无甚转变。现面色苍白，萎靡倦怠，月经不调，食欲不佳，声低微，心动悸，四肢无力，睡眠不佳，关节酸痛，下肢有紫斑点如环状、大小不一、躯干及上肢较少。乃处以归脾汤作煎剂，每日1服，诸症减轻。继续进剂至3星期，诸症若失，已照常工作。（《北京中医》1953，5：13.）⑦崩漏：产后百脉空虚，气血俱伤，冲任不振，半月血来甚涌，所谓冲伤血崩是也。寒热，乳房作胀，五心烦热，诸虚迭见，日以益甚，脉来弦数无神。先从太阴阳明主治，冀其胃开进食，诸虚可复。归脾汤去木香，加枸杞子。（《清代名医医案精华》）⑧带下：马某，女，33岁。近一年来白带多，蹲下时白带滴流而下，质清稀，无臭味。就诊时面色无华，全身无力，背寒肢麻，舌质淡，苔薄白，脉细弱。诊断为脾气虚弱，寒湿带下。方用归脾汤治疗，3剂后白带即止。（《山东中医学院学报》1977，4：60.）⑨脑外伤后综合征：用本方加减治脑外伤后遗综合征88例，均为脑震荡、脑挫伤等闭合性颅脑损伤，治疗后仍有头痛、头晕、昏胀、健忘、失眠、耳鸣、注意力不集中、疲乏无力、食欲不振、苔白脉细等

症状者。以本方加减辅以西药谷维素、γ-氨酪酸等。效果：痊愈41例（46.5%），显效30例（34%），好转17例（19.3%）。多数病例服药在30剂以下。（《新医药学杂志》1977，9：21.）

【备注】本方改为丸剂，《丸散膏丹集成》名"归脾丸"。

0731 延龄益寿丹

【方源】《慈禧光绪医方选议》。

【组成】茯神五钱，远志肉三钱，杭白芍四钱（炒），当归五钱，党参四钱（土炒焦），黄芪三钱（炙焦），野白术四钱（炒焦），茯苓五钱，橘皮四钱，香附四钱（炙），广木香三钱，广砂仁三钱，桂圆肉三钱，枣仁四钱（炒），石菖蒲三钱，甘草二钱（炙）。

【用法】上为极细末，炼蜜为丸，如绿豆大，朱砂为衣。每服二钱五分，白开水送下。

【功用】《古今名方》：甘温养神，养心安神，畅利气机，延年益寿。

【主治】思虑太过，伤及心脾两脏，食少体倦，大便不调，健忘怔忡，惊悸少寐，脾虚不能统血，妇女月经不调与带下。

【方论】本方参、芪、术、草、茯苓、茯神甘温益脾；当归、远志、枣仁、桂圆濡润养心；木香之外又加石菖蒲、香附，更可畅利气机，是妇人长寿好方。

0732 如意散

【方源】《魏氏家藏方》卷四。

【组成】百合、黄芪（蜜炙）、当归（去芦）、茯神（去木）、人参（去芦）、五味子、甘草（炙）、柏子仁、白茯苓（去皮）各等份。

【用法】上为细末。每服三钱，水一盏，生姜三片，乌梅一枚，煎至七分，不拘时候服。

【主治】忧思过度，心血不足，倦乏瘦悴，或夜发寒热。

0733　养荣汤

【方源】《三因方》卷十三。

【组成】黄芪、当归、桂心、甘草（炙）、橘皮、白术、人参各一两，白芍药三两，熟地黄、五味子、茯苓各三分，远志（去心，炒）半两。

【用法】上锉散。每服四大钱，水一盏半，加生姜三片，大枣二个，煎至七分，去滓，空腹服。

【功效】①《医方集解》：养荣。②《医方论》：三阴并补，气血交养。

【主治】心脾气虚，营血不足，倦怠无力，食少气短，惊悸健忘，夜寐不安，虚热自汗，咽干唇燥，消瘦，咳嗽痰白，皮肤干枯，小便赤涩；或疮疡溃后气血不足，寒热不退，体倦瘦弱，食少气逆，疮口久不收敛。①《三因方》：积劳虚损，四肢沉滞，骨肉酸疼，吸吸少气，行动喘咳，小便拘急，腰背强痛，心虚惊悸，咽干唇燥，饮食无味，阴阳衰弱，悲忧惨戚，多卧少起；久者积年，急者百日，渐至瘦削；五脏气竭，难可振复，又治肺与大肠俱虚，咳嗽下利，喘乏少气，呕吐痰涎。②《校注妇人良方》：溃疡寒热，四肢倦怠，体瘦少食，面黄气短，不能收敛，或大疮愈后多服之。③《中国医学大辞典》：气血虚弱，惊悸健忘，寤汗发热，发脱气短，身倦肌瘦，小便赤涩。

【加减】便精遗泄，加龙骨一两；咳嗽，加阿胶。

【方论】①《医方考》：人参、黄芪、白术、茯苓、甘草、陈皮，皆补气药也，荣血不足而补气，此大易之教，阴生于阳之义也。阴者，五脏之所主，故用当归泽脾，芍药调肝，熟地滋肾，五味益肺，远志宁心，五脏和而阴血自生矣。桂性辛热，热者入心而益火，辛者入经而利血，又心为生脉之源，故假之引诸药入心而养荣血于脉耳！②《古今名医方论》引柯韵伯：古人治气虚以四君，治血虚以四物，气血

俱虚者以八珍，更加黄芪、肉桂，名十全大补，宜乎万举万当也。而用之有不获效者，盖补气而不用行气之品，则气虚之甚者，无气以受其补；补血而仍用行血之物于其间，则血虚之甚者，更无血以流行。故加陈皮以行气，而补气者悉得效其用；去川芎行血之味，而补血者因以奏其功。此善治者，只一加一减，便能转旋造化之机也。然气可召而止，血易亏难成，苟不有以求其血脉之主而养之，则营气终归不足，故倍人参为君，而佐以远志之苦，先入心以安神定志，使甘温之品，始得化而为血，以奉生身。又心苦缓，必得五味子之酸以收敛神明，使营行脉中而流于四脏。名之曰养荣，不必仍十全之名，而收效有如此者。

【临证举例】贫血：患者王某，女，50岁。患贫血7~8年，血红蛋白在5~7g/dl之间。近两周来常有昏厥之象，面色不华，心慌耳鸣，少气懒言，易汗纳差，舌淡而胖，苔薄白，脉沉细。辨证属脾胃虚弱，气血不足。先用归脾汤7剂，继用本方大补气血。共服34剂，血红蛋白上升至9.5g/dl，症状逐渐消失。（《上海中医药杂志》1985，1：35.）

【备注】本方改为丸剂，《中国医学大辞典》名"人参养荣丸"。

0734　菟丝煎

【方源】《景岳全书》卷五十一。

【组成】人参二三钱，山药（炒）二钱，当归一钱半，菟丝子（制，炒）四五钱，枣仁（炒）、茯苓各一钱半，炙甘草一钱，远志（制）四分，鹿角霜（末）。

【用法】上药用水一盅半，煎成，加鹿角霜末四五匙调，食前服。

【主治】心脾气弱，思虑劳倦，遗精。

0735　滋补正元汤

【方源】《简明医彀》卷三。

【组成】当归、黄芪、白术各一钱半，白芍（酒炒）、茯苓、茯神、生地、麦冬各一钱，

人参、远志、陈皮、半夏、川芎各七分，炙草五分。

【用法】上加生姜三片，黑枣一枚，水煎，早、晚服。

【主治】气血两虚，心脾耗损，神昏，有痰眩晕。

0736 醒脾汤

【方源】《外科正宗》卷三。

【组成】白术、黄芪、人参、茯神各一钱，酸枣仁、地骨皮、远志各七分，柴胡、甘草、桔梗、黄连、木香、香附各五分，龙眼肉七个。

【用法】以水二盅，加生姜三片，大枣二枚，煎八分，不拘时候服。

【主治】怀抱郁结，思虑伤脾，致脾气不行，逆于肉里，壅肿，疼痛不眠，心烦不安，神气不清。

（七）补心肾

0737 十补丸

【方源】《医学心悟》卷三。

【组成】黄芪、白术各二两，茯苓、山药各一两五钱，人参一两，大熟地三两，当归、白芍各一两，山萸肉、杜仲、续断各二两，枣仁二两，远志一两，北五味、龙骨、牡蛎各七钱五分。

【用法】金樱膏为丸。每服四钱，开水送下。或用石斛四两熬膏，和炼蜜为丸。每早开水送下四钱。

【主治】①《医学心悟》：体虚遗精。②《笔花医镜》：血气大亏；健忘，心肾不交者。

0738 入药灵砂丸

【方源】《得效方》卷七。

【组成】当归（酒洗）、鹿茸（去毛，盐、酒炙）、黄芪（盐水炙）、沉香（镑）、北五味（炒）、远志肉、酸枣仁（炒）、吴茱萸（去枝）、茴香（炒）、补骨脂（炒）、牡蛎（煅）、熟地黄（蒸）、人参（去芦）、龙骨（煅）、附子（炮）、巴戟各一两（净）、灵砂二两（研）。

【用法】上为末，酒糊为丸。每服五十粒至七十粒，空心温酒、盐汤任下。

【主治】诸虚，白浊，耳鸣。

0739 九子丸

【方源】《活人心统》卷下。

【组成】菟丝子（酒煮）、枸杞子、韭子（炒）、车前子、酸枣仁、覆盆子、益智子（去壳，盐炒）、鸡头子、柏子（去壳）各一两。

【用法】上为末，炼蜜为丸，如梧桐子大。每服七十丸，莲子汤送下。

【功用】益阳补肾。

【主治】男子诸虚，心气不足，遗精梦泄。

0740 上下两济丹

【方源】《辨证录》卷四。

【组成】人参五钱，熟地一两，白术五钱，山茱萸三钱，肉桂五分，黄连五分。

【用法】水煎服。一剂即寐。

【主治】心肾不交，昼夜不能寐，心甚躁烦者。

【方论】黄连凉心，肉桂温肾，二物同用，原能交心肾于顷刻。然无补药以辅之，未免热者有太燥之虞，而寒者有过凉之惧。得熟地、人参、白术、山萸以相益，则交接之时，既无刻削之苦，自有欢愉之庆。然非多用之则势单力薄，不足以投其所好，而厌其所取，恐暂效而不能久效耳。

0741 止遗汤

【方源】《临证医案医方》。

【组成】莲须6g，芡实15g，益智仁9g，盐知母、黄柏各6g，菟丝子12g，茯神9g，龙骨12g，牡蛎30g，沙苑蒺藜、首乌各9g，枸杞子12g，金樱子9g。

【用法】水煎服。

【功用】清热安神，固肾收涩。

【主治】梦遗，腰酸痛，脉细数，舌质红。

【方论】方中莲须、芡实、益智仁、首乌、杞子、菟丝子、沙苑蒺藜、金樱子益肾固精；知母、黄柏清下焦虚火；茯神安神；龙骨、牡蛎收涩固肾。

0742 心肾丸

【方源】《杏苑生春》卷七。

【组成】酸枣仁一两，白茯苓、补骨脂各二两，益智仁一两，大茴香五钱，牡蛎一两，人参一两，白术三两。

【用法】上㕮咀，为细末，盐、酒打糊为丸，如梧桐子大。每服三五十丸，盐汤送下。

【主治】心肾虚损，小便白浊，溺出髓条。

0743 心肾同补丹

【方源】《石室秘录》卷三。

【组成】人参三两，白术五两，远志一两，炒枣仁三两，熟地五两，山茱萸三两，麦冬三两，北五味一两，芡实五两，山药三两，菖蒲一两，柏子仁三两（去油），茯神三两，砂仁三钱，橘红一两。

【用法】上药各为末，炼蜜为丸。每服五钱，白滚水送下。

【主治】惊惕不安，梦遗精泄。

【方论】此丸之妙，乃治肾之药少于治心。盖心主宁静，肾气自安；肾气既安，何至心动？此治心正所以治肾，而治肾正所以治心也。

0744 心肾两资汤

【方源】《辨证录》卷六。

【组成】人参三钱，茯神三钱，柏子仁一钱，炒枣仁三钱，麦冬五钱，北五味一钱，熟地一两，丹参二钱，沙参三钱，山茱萸三钱，芡实三钱，山药三钱，菟丝子二钱。

【用法】水煎服。

【功用】心肾同调。

【主治】火郁心内，夜不能寐，口中无津，舌上干燥，或开裂纹，或生疮点。

【方论】此方心肾同治，补火而水足以相济，补水而火足以相生，故不见焦焚之苦，而反获优渥之欢也。

0745 孔子枕中神效方

【方源】《医心方》卷二十六引《葛氏方》。

【异名】孔子大圣知枕中方（《千金方》卷十四）、龟甲散（《圣济总录》卷一八六）、孔圣枕中丹（《医方集解》）。

【组成】龟甲、龙骨、远志、石菖蒲各等份。

【用法】上为末。食后服方寸匕，一日三次。

【功用】滋阴补肾，养心益智。①《医心方》引《葛氏方》：益智。②《圣济总录》：开心智，强力益志。③《医方集解》：补心肾。

【主治】①《千金方》：好忘。②《类证治裁》：癫久不愈。

【方论】《医方集解》：此手足少阴经药也。龟者，介虫之长，阴物之至灵者也；龙者，鳞虫之长，阳物之至灵者也。借二物之阴阳，以补我身之阴阳；借二物之灵气，以助我心之灵气也。远志苦泄热而辛散郁，能通肾气，上达于心，强志益智；菖蒲辛散肝而香舒脾，能开心孔而利九窍，祛湿除痰。又龟能补肾，龙能镇肝，使痰火散而心肝宁，则聪明开而记忆强矣。

0746 平补镇心丹

【方源】《局方》卷五。

【组成】熟干地黄、生干地黄、干山药、天门冬、麦冬（去心）、柏子仁、茯神各四两（一本七两），辰砂（别研为衣）、苦梗（炒）各三两，石菖蒲（节密者）十六两，远志（去心，以甘草煮三四沸）七两，当归（去芦）六两，龙骨一两。

【用法】上为细末，炼蜜为丸，如梧桐子大。每服三十丸，空心饭饮吞下，温酒亦得，渐加至五十丸。宜常服。

【功用】益精髓，养气血，明视听，悦色驻颜。

【主治】丈夫、妇人心气不足，志意不定，神情恍惚，夜多异梦，忪悸烦郁，及肾气伤败，血少气多，四肢倦怠，足胫酸痛，睡卧不稳，梦寐遗精，时有白浊，渐至羸瘦。

0747 龙虎散

【方源】《医方简义》卷三。

【组成】煅龙骨二两，琥珀一两，玄武板四两，生鳖甲二两，桂枝一两，煅磁石（醋淬一次）一两，赤芍药一两，远志肉五钱，枣仁（炒）一两，左牡蛎四两，石菖蒲四钱。

【用法】上为细末。每服三钱，姜汤调下。

【功用】《全国中药成药处方集南京方》：补心益肾，养血安神。

【主治】①《医方简义》：寒厥肢冷。②《全国中药成药处方集南京方》：骨蒸劳热，血液不足，耳鸣目昏，头晕心烦，怔忡不安。

0748 加味补养心肾方

【方源】方出《刘惠民医案》，名见《千家妙方》卷上。

【组成】酸枣仁（生熟各半，捣）24g，炒柏子仁9g，茯神9g，钩藤9g，生龙齿9g，天竺黄9g，菟丝子12g，胆南星3g，白术9g，白豆蔻6g，橘络9g，人参6g，淡豆豉9g，生鸡内金12g，山栀4.5g，灯心1.5g。

【用法】水煎两遍，混合后分两次温服。服药三天，停服一日。

【功用】补养心肾，清热豁痰，健脾益气。

【主治】心肾不足，痰热内阻所致的夜游症。

0749 肉苁蓉丸

【方源】《圣惠方》卷二十八。

【组成】肉苁蓉二两（酒浸一宿，刮去皱皮，炙令干），菟丝子（酒浸三日，晒干，别捣为末）、山药、牛膝（去苗）、巴戟、杜仲（去粗皮，炙微黄）、续断、白茯苓、枸杞子、五味子、蛇床子、山茱萸各一两，茯神、远志（去心）、柏子仁各二两。

【用法】上为末，炼蜜为丸，如梧桐子大。每服三十丸，空腹以温酒送下，晚食前再服。

【主治】虚劳羸瘦，心神健忘，腰膝多疼，脏腑气虚，阳事衰绝。

0750 安豚丹

【方源】《辨证录》卷九。

【组成】人参五钱，白术五钱，肉桂一钱，山药一两，巴戟天五钱，蛇床子三钱，附子五分，茯苓三钱，远志一钱，甘草一钱。

【用法】水煎服。

【功用】补心肾之虚，温命门、心包之火，去脾经之湿。

【主治】心包、命门二经之火衰，外感寒邪，而发奔豚，如一裹之气从心而下，直至于阴囊之间，其势甚急，不可止遏，痛不可忍。

0751 安神固精丸

【方源】《全国中药成药处方集·沈阳方》。

【组成】莲子肉二两，当归一两，金樱一两，芡实、茯神、龙骨、锁阳、牡蛎各八钱，肉桂四钱，川连三钱，远志、枣仁、莲须各六分，生地、黄柏、知母各五钱。

【用法】上为极细末，炼蜜为丸，每丸二钱重。每服一丸，空心淡盐水送下。

【功用】滋补强心，固精安神。

【主治】夜梦遗精，虚弱盗汗，心跳耳鸣，烦躁不宁，头目眩晕，精神衰弱，倦怠无力，睡眠不安。

【宜忌】禁忌五辛、烟、酒。

0752 防盗止汗汤

【方源】《辨证录》卷七。

【组成】麦冬五钱，生枣仁一两，熟地一两，山茱萸三钱，黄连五分，人参三钱，丹参三钱，茯神三钱，肉桂五分。

【用法】水煎服。一剂汗少止，二剂汗全愈。

【功用】泻心中之热，补肾中之水。

【主治】梦遗之后，身体虚弱，加之行役太劳，或行房太甚，遂至肾阴大亏，心火失济，盗汗淋漓。

0753 远志丸

【方源】《医林绳墨大全》卷六。

【组成】远志（去心，姜汁淹）、酸枣仁（炒）、黄芪、石菖蒲各五钱，茯神（去皮木）、茯苓、人参、龙齿各一两，麦冬、五味子各二钱半。

【用法】炼蜜为丸，如梧桐子大，朱砂为衣。每服七十丸，食后、临卧热水送下。

【主治】梦遗精滑，由心火旺而肾水衰者。

0754 坎离丸

【方源】《活人方》卷七。

【组成】熟地四两，山萸肉（连核）六两，山药四两，牡丹皮四两，茯苓三两，芡实三两，莲须三两，知母三两，黄柏三两，远志肉二两，龙骨二两，牡蛎粉二两。

【用法】金樱子熬膏为丸。每服二三钱，空心吞服，参汤或百滚汤送下。

【功用】能使心肾交而水火济，固气塞精。

【主治】心火亢而肾水竭，则虚烦不足，腰膝酸疼，或鬼交淫梦，遗精滑泄。或虚火妄动，淋浊梗死，甚至肌销骨瘦，形神困乏，五心烦热，骨蒸盗汗，痰嗽咳血，遂成劳瘵。

0755 两益止遗汤

【方源】《辨证录》卷八。

【组成】人参一两，熟地二两，山药一两，芡实一两，白术一两，生枣仁一两，黄连五分，肉桂五分。

【用法】水煎服。二剂遗即止，服二月诸症全愈。

【主治】素常纵欲，又加劳心思虑终宵，仍然交合，以致梦遗不止。其症口渴饮水，多饮又复不爽，卧不安枕，易惊易惧，舌上生疮，脚心冰冷，腰酸若空，脚颤难立，骨蒸潮热，神昏魂越。

【方论】此方乃心肾交合之圣剂，心肾交则二火自平，正不必单止其遗也，况止遗必用涩药，内火扉动，愈涩而火愈起矣。

0756 扶老丸

【方源】《辨证录》卷四。

【组成】人参三两，白术三两，茯神二两，黄芪三两，当归三两，熟地半斤，山茱萸四两，玄参三两，菖蒲五钱，柏子仁三两，生枣仁四两，麦冬三两，龙齿三钱，白芥子一两。

【用法】上药各为细末，炼蜜为丸，丹砂为衣。每晚服三钱，白滚水送下。

【主治】老年健忘。

【方论】此方老少俱可服，而老年人尤宜。盖补肾之味多于补心，精足而心之液生，液生而心之窍启，窍启而心之神清，何至昏昧而善忘哉！

0757 固精丸

【方源】《活人方》卷七。

【组成】山萸肉（连核）四两，莲须二两五钱，茯神二两，山药二两，黄柏一两五钱，远志一两，五味子一两。

【用法】金樱子熬膏代蜜为丸。每服三钱，早空心百滚汤送下。

【功用】补心气以安神，益肾气以宁志，培土防水，酸涩固精，苦以泻火。

【主治】心肾不交，火炎水陷，淫梦遗精，日久不固，遂传虚损痿怯之症。

【加减】心气虚者，兼服宁志丸；心血虚者，兼服安神丸，或服坎离丸。

0758 茸菟丸

【方源】《普济方》卷三十三引《经验方》。

【组成】鹿茸、肉苁蓉、干地黄、萆薢、杜仲、五味子、白茯苓各二两，木瓜一两，巴戟、枸杞子、川牛膝、补骨脂、青盐各二两，菟丝子、金铃子各五两，莲肉八两。

【用法】上为末，酒煮山药末糊为丸，如梧桐子大。每服五六十丸，空心、温酒或盐汤送下。

【主治】心肾不交，小便滑数，精神耗散，腰脚无力。

0759 济火延嗣丹

【方源】《辨证录》卷十。

【组成】人参三两，黄芪半斤，巴戟天半斤，五味子三两，黄连八钱，肉桂二两，当归三两，白术五两，龙骨一两（煅），山茱萸四两，山药四两，柏子仁二两，远志二两，牡蛎一两（煅），金樱子二两，芡实四两，鹿茸一具。

【用法】上药各为末，炼蜜为丸。每日一两，白滚水送下，不拘时候。

【功用】济火延嗣，心肾两补，延年益寿。

【主治】男子滑精。

【宜忌】服此药，必须坚守三月不战，否则亦不过期月之壮，种子于目前也。

0760 神交汤

【方源】《辨证录》卷四。

【组成】人参一两，麦冬一两，巴戟天一两，柏子仁五钱，山药一两，芡实五钱，玄参一两，丹参三钱，茯神三钱，菟丝子一两。

【用法】水煎服。连服十剂，即不忘矣，服一月不再忘。

【功用】大补心肾。

【主治】健忘。心肾两虚，对人说话，随说随忘，人述其言，杳无记忆，如从前并不道及。

0761 神仙既济丹

【方源】《魏氏家藏方》卷六。

【组成】人参（去芦）、石菖蒲（米泔浸一宿）、鹿茸（燎去毛，酥炙）、柏子仁、远志（去心）、菟丝子（淘净，酒浸，研成饼）、巴戟（去心）、鹿角胶（酒化旋入）、牛膝（酒浸一宿，去芦）、白茯苓（去皮）、当归（酒浸一宿，去芦）、五味子（去枝）、诃子（炮，去核）、金樱子、生干地黄（洗净）各一两，鹿角霜四两。

【用法】上为细末，酒糊为丸，如梧桐子大，朱砂、麝香为衣。每服三十丸，空心、食前温酒送下。

【功用】令心肾之气互相交养，气血荣盛，精固神全，久服精神健壮，轻身延年。

【主治】日以事物交战，损心劳神，神动气散，兼饮食过度，嗜欲无节，亏损精神，气动神疲，阴阳交错，水火不济，精神恍惚，肢体烦疼，夜梦阴交，遗精白浊，以致气衰血弱。

0762 绝梦丹

【方源】《辨证录》卷八。

【异名】安心绝梦汤（《惠直堂方》卷二）。

【组成】人参三钱，麦冬五钱，茯神三钱，白术三钱，熟地一两，芡实五钱，山药五钱，北五味一钱，玄参一两，菟丝子三钱，丹参三钱，当归三钱，莲子心三钱，炒枣仁三钱，陈皮三分，沙参三钱。

【用法】水煎服。

【主治】①《辨证录》：人有专攻书史，诵读不辍，至四鼓不寝，肾火随心火之奔越，遂成梦遗之症，久则玉茎着被，精随外泄，不着则否，饮食减少，倦怠困顿。②《惠直堂方》：劳心过度而梦遗者。

0763 起阴汤

【方源】《辨证录》卷九。

【组成】人参五钱，白术一两，巴戟天一两，黄芪五钱，北五味子一钱，熟地二两，肉桂一钱，远志一钱，柏子仁一钱，山茱萸三钱。

【用法】水煎服。连服四剂而阳举矣，再服四剂而阳旺矣，再服四剂必能久战不败；苟长服至三月，如另换一人，不啻重坚一番骨，再造一人身也。

【功用】大补心肾之气。

【主治】心气不足之阴痿。交感之时，忽然阴痿不举。

0764　益阴固本丸

【方源】《慈禧光绪医方选议》。

【组成】熟地四两，山萸肉二两，丹皮二两，茯苓四两，白术二两（土炒），菟丝子二两，黄连五分，肉桂三分，芡实二两，金石斛五钱，牡蛎八钱（煅），莲须二两，杭芍五钱，怀山药四两（炒），麦冬八钱（去心）。

【用法】上为细末，炼蜜为丸，如绿豆大。每服三钱，淡盐汤送下。

【功用】滋补肾阴，收涩固精，交通心肾，兼顾中州。

【主治】时常滑精，心烦躁汗，夜寐不实，气短懒言，饮食减少。

【方论】本方亦宗六味地黄汤，去泽泻之通利，重在滋补肾阴，并仿金锁固精丸意小有加减，旨在收涩固精，合交泰丸以交通心肾。治其怔忡，另加健脾之品兼顾中州。

0765　葆精丸

【方源】《辨证录》卷八。

【组成】人参五两，白术、黄芪各一斤，山药、熟地、芡实各一斤，北五味三两，远志四两，炒枣仁、山萸肉、巴戟天、菟丝子、麦冬各八两，龙骨三两（醋淬），金樱子四两。

【用法】上为末，炼蜜为丸。每次六钱，早晚白滚水吞服。一料痊愈。

【主治】心中水火虚极而动，肾中水火随

心君之动而外泄，闻妇女之声，淫精即出。

0766　遗忘双痊丹

【方源】《石室秘录》卷一。

【组成】人参三两，莲须二两，芡实三两，山药四两，麦冬三两，五味子一两，生枣仁三两，远志一两，菖蒲一两，当归三两，柏子仁（去油）一两，熟地五两，山茱萸三两。

【用法】上为末，炼蜜为丸。每服五钱，早、晚用白滚水送下。半料，两症俱痊。

【主治】遗精、健忘。

0767　摄魂汤

【方源】《辨证录》卷十。

【组成】生枣仁五钱，麦冬一两，熟地一两，白芍一两，当归五钱，山茱萸五钱，人参一两，茯神五钱，远志二钱，巴戟天五钱，柏子仁三钱，白芥子二钱。

【用法】水煎服。

【主治】离魂症。心肾两伤，水火不交，觉自己之身分而为两，他人未见而己独见者。

（八）补脾肾

0768　七胜丸

【方源】《圣济总录》卷五十一。

【组成】威灵仙（去土）、当归（酒浸，切，焙）、附子（炮裂，去皮脐）、天麻各一斤，桂（去粗皮）、牛膝（去苗，酒浸，焙）、干姜（炮）各半斤。

【用法】上为细末，酒煮面糊为丸，如梧桐子大。每服二十丸，温酒送下，日二夜一。

【主治】肾着，腰冷痹，腹急痛，腰膝疼不可行。

0769　九转灵砂丹

【方源】《医方类聚》卷一五三引《经验秘方》。

【组成】补骨脂五两（芝麻同炒香熟，去芝麻），杜仲三两（去皮，锉细，麦麸同炒去丝，麸不用），川当归二两（去芦、皮及须用），川巴戟二两（汤浸，去心用肉），川萆薢二两（切作薄片，新瓦焙微黄），木香一两（形如枯骨者。薄切，醋浸一宿），苍术四两（酒浸二两，米泔浸二两，各一宿，去黑皮，切片，用黑叶葱头炒黄香），川茴香一两（盐炒微黄香，去盐），大胡桃三十个（酒浸，去膜，切成薄片，铺于纸上一宿）。

【用法】上先将前八味制度毕，称净分两定，为末，筛过后，入胡桃同药再碾细，酒面糊丸，如梧桐子大。空心温酒送下；如不能饮，盐汤亦可。初服二十丸，每日加五丸，至五十丸，看药力未到，至七十丸。

【功用】补腰肾，祛风湿，壮脾肾。

【主治】腰脚疼痛，筋脉不舒，行步艰难。

【宜忌】忌咸猪肥肉、湿面并房事七日。

0770 四神丸

【方源】《内科摘要》卷下。

【组成】肉豆蔻、补骨脂、五味子、吴茱萸。

【用法】上为末，用水一碗，煮生姜四两，红枣五十枚，水干，取枣肉为丸，如梧桐子大。每服五七十丸，空心、食前服。

【功用】温肾暖脾，涩肠止泻。①《医方集解》：大补下焦元阳。②《古今名医方论》引程郊倩：暖肾温中。③《古方选注》：通癸水，保戊土，散虚寒，固真阴。

【主治】命门火衰，脾肾虚寒，纳差便溏，五更泄泻，肚腹作痛。①《内科摘要》：脾胃虚弱，大便不实，饮食不思。②《准绳·疡医》：小腹作痛或产后泄泻，肚腹作痛。③《济阴纲目》：五更作泄。④《医宗金鉴》：脾胃双虚，子后作泻，不思食，不化食；泄泻日久，肠滑不禁。⑤《胎产心法》：肾虚肝气逆，不能消克，腹胀泄泻。⑥《叶氏女科》：妊娠五更泄泻属脾肾虚弱者。

【方论】①《古今名医方论》引程郊倩：命门无火，不能为中宫腐熟水谷，脏寒在肾，谁复司其闭藏？故木气才萌，不疏泄而亦疏泄，虽是木邪行土，实肾之脾胃虚也。此际补脾不如补肾。补骨脂有温中暖下之能，五味子有酸收固涩之性，吴茱萸散邪补土，肉豆蔻涩滑益脾。暖肾而使气蒸，破滞而使气壮，补肾乃是补脾矣。②《古今名医方论》引柯琴：夫鸡鸣至平旦，天之阴，阴中之阳也。因阳气当至而不至，虚邪得以留而不去，故作泻于黎明，其由有四：一为脾虚不能制水，一为肾虚不能行水，故二神丸君补骨脂之辛燥者，入肾以制水；佐肉豆蔻之辛温者，入脾以暖土；丸以枣肉，又辛甘发散为阳也。一为命门火衰不能生土，一为少阳气虚无以发陈，故五味子散君五味子之酸温以收坎宫耗散之火，少火生气以培土也；佐吴萸之辛温，以顺肝木欲散之势，为水气开滋生之路，以奉春生也。此四者病因虽异而见症则同，皆水尤为害。二神丸是承制之剂，五味散是化生之剂也。二方理不同而用则同，故可互用以助效，亦可合用以建功。合为四神丸，是制生之剂也，制生则化，久泻自瘳矣。称曰四神丸，比理中、八味二丸较速欤？③《医方集解》：此足少阴药也，破故纸辛苦大温，能补相火以通君火，火旺乃能生土，故以为君；肉蔻辛温能行气消食，暖胃固肠；五味咸能补肾，酸能涩精；吴萸辛热除湿燥脾，能入少阴、厥阴气分而补火；生姜暖胃，大枣补土，所以防水，盖久泻皆由肾命火衰，不能专责脾胃，故大补下焦元阳，使火旺土强，则能制水而不复妄行矣。④《古方选注》：四神者，四种之药，治肾泄有神功也。补骨脂通癸水之真阳，肉豆蔻保戊土之真气，俾戊癸化火以运谷气；吴茱萸远肝邪而散虚寒，五味子摄肾气而固真阴；姜、枣和营卫。辛酸相辅，助阳强阴，则肾关自健固矣。

【临证举例】①五更泻：脾肾虚寒，饮食不思，五更必作泻，法宜温补肾元，用四神丸加减治之。吴茱萸一两（盐汤浸炒），五味子二两（炒），破故纸四两（酒浸炒），白茯苓三两，人参一两五钱，炒白术三两，罂粟壳一两，干姜八钱，生姜八两，红枣百枚。先将姜、枣煮熟，去姜，取枣肉和药捣丸，如梧桐子大，临卧用米汤或姜汤送下四钱。（《南雅堂医案》）②过敏性结肠炎：患者9年多经常腹泻，大便溏薄不成形，每日泻3~5次，无脓血便及里急后重症，曾经中西药治疗未效。实验检查：大便有脓球少许。X线钡剂灌肠透视和拍片所见：结肠充盈良好，但结肠外形较细，结肠袋较浅，尤以乙状结肠、降结肠和横结肠为明显。诊为过敏性结肠炎。入院后先用参苓白术散治疗，虽有一定效果，但不巩固；后考虑到久病入肾，可能为肾泻，故改用四神丸，每天3次，每次6g。药后泄泻即渐减少，服药20天后，大便已成形，每天1~2次；又续服10天，大便正常，腹痛已止。停药观察1个月，疗效巩固。（《上海中医药杂志》：（1965，10：13.）③积瘕：阳气式微，清晨泄泻，病在肾经，小腹积瘕有年，亦是阴邪痼冷之疾，宜温补下焦元阳为本原之治法。破故纸四两（酒浸炒），五味子三两（炒），肉豆蔻二两（面裹煨），生姜八两（切片），吴茱萸一两（盐汤泡），大枣百枚，先以姜、枣同煎候烂，去姜，取枣肉和诸药捣丸，每服二钱，临卧盐汤送下。（《南雅堂医案》）④遗尿：患者赵某某，男，16岁，学生，自幼遗尿，每夜至少2次，常因天寒、劳累加重，经多方医治效果不佳。查其舌淡，苔薄白，六脉沉迟。此乃肾阳不足，膀胱气化不利，以四神丸加味施治。补骨脂9g，吴茱萸6g，五味子9g，肉豆蔻7g，益智仁9g，肉桂2g，石菖蒲6g，乌药9g，猪脬1个。将以上中药装入猪脬内，并将其口扎好，用粗针头将猪脬刺数孔，放入盆内，加水1.5kg，煮沸后1小时左右，去渣及汤液，取猪脬切片食之。一次食完，2剂告愈，随访半年未发。（《中医杂志》1984，5：80.）

【现代研究】对小肠运动的影响：四神丸及其组成二神丸、五味子散和单味药物五味子、吴茱萸，对家兔离体小肠的自发活动有明显抑制作用，并能对抗乙酰胆碱引起的痉挛；亦能对抗氯化钡引起的肠痉挛。四神丸与肾上腺素抑制肠管作用的比较表明，本方的抑制作用并非通过0C–受体而起作用。（《中成药研究》1987，9：31.）

【备注】《小儿痘疹方论》薛己附方四神丸，用肉豆蔻二两，补骨脂四两，五味子二两，吴茱萸（浸，炒）一两，生姜八两，红枣五十枚。

0771 壮元丸

【方源】《赤水玄珠》卷十一。

【组成】山茱萸肉、杜仲（盐水炒）各四两，补骨脂（盐水炒）、龟甲（酒炙）各三两，鹿茸（酒炙）、菟丝子（酒浸透，研，炒）、远志（去芦，甘草煮）、头二蚕沙（炒）、人参各二两，茯苓一两半，大附子（童便煮，面煨）七钱。

【用法】俱制净药，以干山药粉四两，打糊为丸，如梧桐子大。每服五六十丸，空心以淡盐汤或酒送下，下午再服。

【主治】下元阳气大虚，及脾有寒湿，足膝痿弱，大便不实，湿动生痰，面色黄白，恶风懒语，一切倦弱及阴痿不起，饮食不思，虚弱等症。

【宜忌】上方服后须痛断房事，以培其根。勿恃此药壮阳，而助其春兴，自取其愆也。叮之，戒之。

【临证举例】痿证：昔在吴下，治行人公孙质庵老先生，患痿不出户者三年，用此收功。

【备注】此方得遂州仙茅或汉中仙茅为君，妙不可言。

0772 佝偻汤

【方源】方出《中医临证撮要》，名见《古今名方》。

【组成】怀山药 15g，怀牛膝 9g，制首乌 12g，山萸肉 6g，生白术 6g，大熟地 9g，益智仁 3g，西党参 6g，云茯苓 9g，全当归 6g，左牡蛎 15g，生龟甲 15g，大红枣 3 枚，黑芝麻 15g。

【用法】上为细末，和匀。每早、晚用开水冲调 4.5g，同时服用炙黄芪 9g，大红枣 5 个，浓煎，连汤带枣一次服完，每日一次。

【功用】补肝肾，调脾胃。

【主治】佝偻病，头项软弱，口软唇弛，咀嚼无力，手足握举、站立、行走均弛缓，智力低下，有时抽筋，口唇舌淡而白，脉气软弱。

0773 补中地黄汤

【方源】《嵩厓尊生》卷十一。

【组成】黄芪一钱，人参、当归、白术、山萸、山药各八分，陈皮、茯苓各八分，泽泻五分，丹皮五分，熟地一钱五分，升麻三分。

【用法】加生姜、大枣，水煎服。

【主治】①《嵩厓尊生》：气血虚弱，无精神，体乏，腰腿酸。②《杂病源流犀烛》：积劳，肾病精浊，胫酸，腰背拘急。

0774 补肾养脾丸

【方源】《仁术便览》卷三。

【组成】人参、黄芪、白术各二两，熟地（酒洗）四两，当归二两，知母（酒炒）二两，苁蓉（酒洗）三两，黄柏（酒炒）一两，桂七钱半，白茯二两，杜仲（炒）一两半，山药二两，补骨脂五钱，白芍（炒）一两，牛膝一两半，五味子一两，沉香七钱半，甘草五钱。

【用法】上为末，炼蜜为丸，如梧桐子大。每服七八十丸，空心盐汤送下。

【功用】补肾养脾，益气血，长精神。

【主治】肾经虚损，腰脚无力，脾土虚弱，饮食少进。

【宜忌】忌三白。

0775 补脾益肾汤

【方源】方出《张伯臾医案》，名见《古今名方》。

【组成】党参、黄芪、萆薢、墨旱莲、茜草各 12g，熟地 15g，小蓟草 30g，炒白术、威喜丸（分吞）各 9g，炒知母、炒黄柏各 6g。

【功用】补脾益肾，清热化湿。

【主治】膏淋（乳糜尿）。脾肾两虚，湿热下注，尿混赤白相杂，甚则如膏，头昏腰酸，倦怠乏力，舌淡红，脉虚弦。

【加减】尿浑减轻，湿热未清，去茜草，加泽泻、益母草；头晕、腰酸，加枸杞子、菟丝子等补肾药。

0776 参归养荣汤

【方源】《万病回春》卷五。

【组成】人参、当归、熟地黄、白术（去芦）、茯苓（去皮）、白芍（酒炒）、陈皮、黄柏（酒炒）、知母（酒炒）、牛膝（去芦，酒洗）、杜仲（姜，酒炒）、补骨脂（酒炒）各等份，甘草减半。

【用法】上锉。水煎服。

【主治】痿证气血虚损，属虚热者。

【加减】肥人气虚有痰，加半夏，去白芍；瘦人血虚有火，倍加当归、熟地黄。

0777 消尿蛋白饮

【方源】《千家妙方》引邓铁涛方。

【组成】黄芪 15g，龟甲 30g（先煎），怀山药 15g，薏苡仁 15g，玉米须 30g，杜仲 12g，扁豆 15g，谷芽 15g。

【用法】水煎服，每日一剂。

【功用】健脾固肾，利湿化浊。

【主治】慢性肾炎（肾病型）。脾肾两虚，面色㿠白，唇淡，眼胞微肿，疲乏纳差，大便时溏，舌嫩，苔白，脉细尺弱。

0778 资生大造丸

【方源】年氏《集验良方》卷二。

【组成】人参二两，山药二两，山茱萸二两，补骨脂二两，五味子一两（去蒂），川牛膝二两，覆盆子一两，楮实子一两，龟甲一两（酥炙），鹿角胶二两，生地一两，枸杞子一两，肉苁蓉二两，菟丝子一两，紫河车一具，白茯苓四两，川杜仲二两。

【用法】上为末，炼蜜为丸，如梧桐子大。每早四钱，白开水或盐汤送下。

【功用】添精补髓，益气生血，固元阳，健脾胃，壮筋骨，安五脏，驱风湿，令人耳目聪明，不受外邪，健步乌须。

【宜忌】忌生姜、胡椒、生萝卜、油面、炒料等物。

0779　调中健脾丸

【方源】《活人心统》卷一。

【组成】白术（炒）一两，木香五分，川黄连（同茱萸炒，去茱萸）七分，补骨脂一两，茯苓八分，诃子一两，肉果（煨）一两，神曲（炒）六分，小茴香（炒）五分，厚朴五分，陈皮八分，砂仁五分，山药五分，莲子五分。

【用法】上为末，粥和为丸，如梧桐子大。每服七十丸，莲子汤送下。

【主治】脾肾气虚，早晚溏泄。

0780　脾肾双补丸

【方源】《医学广笔记》卷二。

【组成】人参（去芦）一斤，莲肉（去心，每粒分作八小块，炒黄）一斤，菟丝子（如法另末）一斤半，五味子（蜜蒸，烘干）一斤半，山茱萸肉（拣鲜红肉厚者，去核烘干）一斤，真怀山药（炒黄）一斤，车前子（米泔淘净，炒）十二两，肉豆蔻十两，橘红六两，砂仁六两（炒，最后入），巴戟天十二两（甘草汁煮，去骨），补骨脂（圆而黑色者佳，盐水拌炒，研末）一斤。

【用法】上为细末，炼蜜为丸，如绿豆大。每服五钱，空心、饥时各一次。

【主治】肾泄。

【宜忌】忌羊肉、羊血。

【加减】如虚而有火者，火盛肺热者，去人参、肉豆蔻、巴戟天、补骨脂。

【方论】《饲鹤亭集方》：脾肾两亏，阴阳不固，以致虚寒飧泄，腹痛泻痢，食少神倦，或酒色过伤，脏真无火，此丸有健脾暖肾之功，故曰双补。

（九）补肝肾

0781　七宝美髯丹

【方源】《本草纲目》卷十八引《积善堂方》。

【组成】赤、白何首乌各一斤（米泔水浸三四日，瓷片刮去皮，用淘净黑豆二升，以砂锅木甑铺豆及首乌，重重铺盖蒸之，豆熟取出，去豆晒干，换豆再蒸，如此九次，晒干，为末），赤、白茯苓各一斤（去皮，研末，以水淘去筋膜及浮者，取沉者捻块，以人乳十碗浸匀，晒干，研末），牛膝八两（去苗，酒浸一日，同何首乌第七次蒸之，至第九次止，晒干），当归八两（酒浸，晒），枸杞子八两（酒浸，晒），菟丝子八两（酒浸生芽，研烂，晒），补骨脂四两（以黑芝麻炒香）。

【用法】上为末，炼蜜为丸，如弹子大，共一百五十丸。每日三丸，侵晨温酒送下，午时姜汤送下，卧时盐汤下；其余并丸如梧桐子大，每日空心酒服一百丸。

【功用】补肾，固精，乌发，壮骨。①《本草纲目》：乌须发，壮筋骨，固精气，续嗣延年。②《中药制剂手册》：滋阴益气，调理荣卫。③《上海市中药成药制剂规范》：培补肝肾，益气养血。

【主治】肝肾不足，白发，脱发，不育，崩带，齿牙动摇，腰膝酸软，肾虚无子。①《医方集解》：气血不足，羸弱，周痹，肾虚无子，消渴，淋沥遗精，崩带，痈疮，痔肿。②《全国中药成药处方集·天津方》：女子血亏脱发，精神衰弱，男子腰肾不足，筋骨不壮。③《中药制剂手册》：由肾水亏损，血气不足引起的须发早白，牙齿动摇。④《上海市中药成药制剂规范》：肝肾两亏，腰酸肢软。

【宜忌】①《本草纲目》引《积善堂方》：忌诸血、无鳞鱼、萝卜、蒜、葱、铁器。②《中国医学大辞典》：忌食糟、醋。

【方论】《医方集解》：此足少阴、厥阴药也。何首乌涩精固气，补肝坚肾为君；茯苓交心肾而渗脾湿；牛膝强筋骨而益下焦；当归辛温以养血；枸杞甘寒而补水；菟丝子益三阴而强卫气；补骨脂助命火而暖丹田。此皆固本之药，使荣卫调适，水火相交，则气血太和，而诸疾自已也。即有加减，当各依本方随病而施损益。今人多以何首乌加入地黄丸，合两方为一方，是一药二君，安所适从乎？失制方之本旨矣。

【临证举例】①肾虚乏嗣：嘉靖初，邵应节真人，以七宝美髯丹方上进，世宗肃皇帝服饵有效，连生皇嗣。（《本草纲目》引《积善堂方》）②脱发：用七宝美髯丹加减内服，并配合油麻槁、柳枝洗头，治疗脱发症，疗程6~17周，共治愈24例。（《福建中医药》1983，5：19.）

【现代研究】提高应激生存能力：用七宝美髯丹给大、小鼠饲养15日后，通过应激试验证明，能显著提高小鼠在缺氧状况下的应激生存能力。测定喂养前后大鼠血红蛋白（Hb）、血清铁与过氧化氢酶（CAT）含量，结果表明：本方能增加大鼠蛋白质合成，提高大鼠聚铁能力和CAT活性，降低有害色素的累积。（《中成药研究》1986，12：40.）

0782 五味子丸

【方源】《本事方》卷二。

【异名】巴戟丸（《医学发明》卷九）。

【组成】五味子（拣），川巴戟（酒浸，去心），肉苁蓉（酒浸，水洗，焙干），人参（去芦），菟丝子（酒浸，晒干，用纸条子同碾为末），熟地黄（酒洒，九蒸九晒，焙干），覆盆子、白术、益智仁（炒）、土茴香（炒香），骨碎补（洗，去毛），白龙骨、牡蛎（盐泥固济，干，火烧通赤，去泥用）各等份。

【用法】上为细末，炼蜜为丸，如梧桐子大，焙干。每服三十丸，空心、食前米饮送下，一日二三次。

【功用】收敛精气，补真戢阳，充悦肌肤，进美饮食，止汗。

【主治】肝肾两虚，精气衰弱，悲愁欲哭，面色夭白，脉象空虚。①《本事方》：虚劳肝肾俱虚者。②《医学发明》：肝肾俱虚，面色白而不泽。③《杂病源流犀烛》：肝肾两伤，精气衰弱，脉象空虚，悲愁欲哭，面色夭白，为脱精脱神。

【方论】《本事方释义》：五味子气味酸咸微温，入足少阴；川巴戟气味甘温，入足少阴、厥阴；肉苁蓉气味咸温，入肾；人参气味甘温，入脾胃；菟丝子气味甘平，入脾肾；熟地黄气味甘苦微寒，入肾；覆盆子气味辛甘微温，入肝肾；白术气味甘温，入脾；益智仁气味辛温，入足太阴；茴香气味辛温，入肝肾；骨碎补气味苦温，入足少阴；白龙骨气味凉涩，入足少阴，能收敛浮越之气；牡蛎气味咸涩微寒，入足少阴。此方主治肝肾皆虚，精气不能收敛，肌肤不能润泽，补下药中必兼补中焦之品者，以精气必生于五谷也。

0783 乌发丸

【方源】《朱仁康临床经验集》。

【组成】当归90g，黑芝麻90g，女贞子60g，旱莲草60g，桑椹子60g，侧柏叶60g。

【用法】上为细末，炼蜜为丸，每丸重9g。每日早、晚各服一丸，开水送下。

【功用】凉血清热，滋肝益肾。

【主治】青少年白发、斑秃。

【方论】当归养血；黑芝麻滋肝肾、乌须发；女贞子、旱莲草、桑椹子、侧柏叶滋肾阴，清血热。用于青少年血热所致的白发、斑秃，舌质红绛之证。

0784　乌须明目丸

【方源】《医学广笔记》卷二。

【组成】女贞实（酒拌，九蒸九晒，净末）一斤，甘菊花十二两，何首乌（赤白各半，净）二斤（如法蒸晒），桑叶一斤，牛膝（酒蒸）一斤，怀生地（酒洗净）二斤（如法蒸晒），甘枸杞（去枯者）一斤，乳拌茯苓酥一斤，麦冬（去心）一斤半，槐角子十两，苍术（蜜、酒浸，蒸，晒）十二两，人参一斤（人乳拌，烘干），山茱萸肉（酒蒸）十二两。

【用法】乌饭子之嫩者取汁熬膏，每斤加蜜半斤为丸，如梧桐子大。每日服五钱，白酒送下，一日二次。

【主治】须发早白，目视昏花者。

【宜忌】忌白莱菔、牛肉、牛乳、蒜、桃、李、雀、蛤。

0785　地黄青娥汤

【方源】方出《岳美中医案集》，名见《古今名方》。

【组成】熟地黄 12g，山茱萸 6g，怀山药 6g，建泽泻 4.5g，粉丹皮 4.5g，云茯苓 4.5g，枸杞果 6g，甘菊花 3g，五味子 4.5g，麦冬 4.5g，补骨脂 3g，胡桃肉 3g。

【用法】水煎服。

【功用】滋养肝肾。

【主治】颤抖症，手颤动不休，平举更甚，腿痿软，头晕，视物模糊，大便溏泄、日行二至三次，舌红无苔，脉弦细。

0786　肝肾兼资汤

【方源】《傅青主男女科》。

【组成】熟地、当归各一两，白芍二钱，黑栀一钱，山萸五钱，白芥子、甘草各三钱。

【用法】水煎服。

【功用】平肝补肾。

【主治】胁痛。

0787　补肾生肝饮

【方源】《杂症会心录》卷上。

【组成】当归二钱，熟地三钱，白芍二钱（炒），女贞子二钱，山药一钱五分（炒），人参一钱，枸杞子一钱五分，丹参一钱，炙甘草一钱。

【用法】水二盅，煎七分，空腹温服。

【主治】肝肾精亏，经脉失荣，血不运行，气不贯通，气血两虚，不仁不用。

0788　鹿茸四斤丸

【方源】《局方》卷五。

【组成】肉苁蓉（酒浸）、天麻、鹿茸（燎去毛，酥炙）、菟丝子（酒浸通软，别研细）、熟地黄、牛膝（酒浸）、杜仲（酒浸）、木瓜干各等份。

【用法】上为末，炼蜜为丸，如梧桐子大。每服五十丸，食前温酒、米汤送下。

【主治】肝肾虚，热淫于内，致筋骨痿弱，不自胜持，起居须人，足不任地，惊悸战掉，潮热时作，饮食无味，不生气力，诸虚不足。

（十）补肺肾

0789　人参固本丸

【方源】《简易方》引《叶氏录验方》（见《医方类聚》卷一五〇）。

【异名】二黄丸（原书同卷）、生料固本丸（《医略六书》卷二十二）。

【组成】生地黄（洗）、熟地黄（洗，再蒸）、天门冬（去皮）、麦冬（去心）各一两，人参半两。

【用法】上为末，炼蜜为丸，如梧桐子大。每服三十丸，空心温酒、盐汤送下。

【功用】①《医略六书》：扶元润燥。

②《饲鹤亭集方》：滋阴养血，清金降火，补精益肾。

【主治】虚劳肺肾阴虚，咳嗽痰血，盗汗自汗，虚热燥渴，小便短赤；反胃，津枯胃燥者。①《外科发挥》：肺气燥热作渴，或小便短少赤色，及肺气虚热，小便涩滞如淋。②《冯氏锦囊》：肾虚肺热，喘嗽烦渴，肺痿咯血。③《饲鹤亭集方》：肺劳虚热，真阴亏损，咳嗽失血，自汗盗汗，水泛为痰。

【宜忌】《外科发挥》：中寒人不可服。

【方论】①《医方集解》：此手太阴、足少阴药也。肺主气，而气根于丹田，故肺肾为子母之脏，必水能制火，而火不刑金也。二冬清肺，二地益肾水。人参大补元气，气者水之母也，且人参之用，无所不宜。以气药引之则补阳，以血药引之亦补阴也。②《冯氏锦囊》：天一生水，故肾为万物之元，乃人身之本也。奈人自伐其元，则本不固，而劳热作矣。热则火刑于金而喘嗽生焉。二地补肾为君，精不足者，补之以味也；二冬保肺为臣，虚则补其母也；火刑金而肺气衰，非人参莫可救援，东垣所谓无阳则阴无以生也。况肺主气，水之母也，根于丹田。人参大补元气，无所不宜，以气药引之则补阳，以血药引之则补阴。倘泥于肺热伤肺之说，则孤阴不长，不几坐而待毙耶。③《成方便读》：夫虚劳一证，有阴虚阳虚之分，其由于阴虚者，皆始于肾，而终于肺。以肾水不足，则虚火凌逼肺金，金受火刑，不能生水。于是肾愈虚，金愈燥，煎熬焚灼，不至同归于尽不止也。故以二地滋肾水，二冬保肺金，然二地二冬，皆重浊滋腻，有质而无气。虽有补肾保肺之能，而不能使金水相生，循环上下，不得不赖人参之气厚力足者，从中而赞助之。且脾胃者中流砥柱，肺肾阴虚之盛者，总宜以甘药补中，使上下受荫耳。

【备注】本方改为膏剂，《冯氏锦囊》名为"人参固本膏"。

0790　人参蛤蚧散

【方源】《杨氏家藏方》卷十。

【组成】蛤蚧一对（蜜炙）、人参（去芦头）、百部、款冬花（去梗）、贝母（去心）、紫菀茸各半两，阿胶（蛤粉炒）、柴胡（去苗）、肉桂（去粗皮）、黄芪（蜜炙）、甘草（炙）、鳖甲（醋炙）、杏仁（汤浸，去皮尖）、半夏（生姜汁制）各一分。

【用法】上为细末。每服三钱，水一盏半，加生姜三片，煎至一盏，温服，不拘时候。

【主治】虚劳咳嗽咯血，潮热盗汗，不思饮食。

【宜忌】肉桂去风寒，有热人不宜服，当改用细辛。

0791　玉华煎

【方源】《医醇賸义》卷四。

【组成】玉竹四钱，五味一钱，麦冬三钱，沙参四钱，党参四钱，茯苓二钱，白术一钱，山药三钱，川断二钱，牛膝二钱。

【用法】元米一撮，煎汤代水。

【主治】痿证，足膝无力而不能任地。

0792　观音人参胡桃汤

【方源】《百一选方》卷五引《夷坚志·己志》卷三。

【异名】人参胡桃汤（《济生方》卷二）。

【组成】新罗人参一寸许，胡桃肉一个（去壳，不剥皮）。

【用法】煎汤服。

【功用】《医宗必读》：定嗽止喘。

【主治】肺肾虚衰喘嗽。①《百一选方》引《夷坚志·己志》：痰喘。②《仁斋直指》：肺虚发喘，气乏。③《证治宝鉴》：肾虚而气不归原，冲脉之火上冲清道，气喘。④《兰台轨范》：老人虚嗽。

【方论】人参定喘，带皮胡桃敛肺。

【临证举例】痰喘：溧阳洪辑幼子病痰

喘将危，凡五昼夜不乳食，用此方煎汤一蚬壳，灌之，喘即定。(《本草纲目》引《夷坚志·己志》)

0793　金水两资汤

【方源】《石室秘录》卷六。

【组成】熟地一两，山茱萸五钱，麦冬一两，北五味二钱，人参一两，白芍一两。

【用法】水煎服。

【功用】金水两资，补肺补肾，平肝生血。

【主治】燥热之极，已生膹郁之证，两胁胀满，不可左右卧，而又不能起床。

第十一章　固涩方

一、固涩止汗

0794　止汗汤

【方源】《临证医案医方》。

【组成】生地 6g，玄参 15g，沙参、石斛、麦冬、山栀、连翘、竹叶、龙骨各 9g、牡蛎、浮小麦各 30g，五倍子 9g。

【用法】水煎服。

【功用】养阴，清热，止汗。

【主治】阴虚内热之汗出。手足心热，烦躁，汗出后身爽，脉数，舌尖红，少津。

【方论】本方由养阴、清热、止汗三组药组成。以生地、玄参、沙参、麦冬、石斛养心肾之阴以除虚热；以山栀、连翘、竹叶清心经之热，并引热随小便排出；以龙骨、牡蛎、浮小麦、五倍子收敛止汗。

0795　止汗粉

【方源】《痘学真传》卷七。

【组成】牡蛎粉一两，龙骨二钱五分（煅粉），浮麦五钱（炒）。

【用法】上为末。不时擦汗流之处。

【主治】汗多出。

0796　止汗散

【方源】《鸡峰普济方》卷二十五。

【组成】牡蛎三分，白术一两，白芷一分三铢，甘草一分一铢，防风半两。

【用法】上为细末。每服二钱，煎水调下，不拘时候。

【主治】诸虚不足，汗出不止。

0797　扑汗方

【方源】《慈禧光绪医方选议》。

【组成】牡蛎粉一两，枯白矾一两。

【用法】上为极细末，过重绢箩为面。通洗后，用面扑肾囊潮汗处。

【主治】阴囊潮汗。

【方论】牡蛎咸涩微寒，临床上常用以收敛固涩，以治遗精、虚汗、带下等症。古方有用牡蛎扑粉止汗法；枯矾外用燥湿止痒，学名硫酸铝钾，火煅之后失去结晶水，故可吸湿，外科常用以治皮炎、湿疹及皮肤糜烂等疾。两药合用，治阴囊潮汗当有效。

0798　玉屏风散

【方源】《医方类聚》卷一五〇引《究原方》。

【组成】防风一两，黄芪（蜜炙）、白术各二两。

【用法】上㕮咀。每服三钱，水一盏半，加大枣一枚，煎七分，去滓，食后热服。

【功用】①《张氏医通》：补脾实卫。②《古今名医方论》柯韵伯：托里固表。

【主治】表虚自汗，易感风邪。①《医方类聚》引《究原方》：腠理不密，易于感冒。②《丹溪心法》：自汗。③《济阳纲目》：风雨寒湿伤形，皮肤枯槁。

【方论】①《医方考》：卫气一亏，则不足以固津液，而自渗泄矣，此自汗之由也。白术、黄芪所以益气，然甘者性缓，不能速达于表，故佐之以防风。东垣有言：黄芪得防风而功愈大，乃相畏相使者也。是自汗也，与伤风自汗不同，伤风自汗责之邪气实，杂证自汗责之正气虚，虚实不同，攻补亦异。②《古今名医方论》柯韵伯：防风遍行周身，称治风之仙药，上清头面七窍，内除骨节疼痹、四肢挛急，为风药中之润剂，治风独取此味，任重功专矣。然卫气者，所以温分肉而充皮肤，肥腠理而司开阖。唯黄芪能补三焦而实卫，为玄府御风之关键，且无汗能发，有汗能止，功同桂枝，故又能治头目风热、大风癞疾、肠风下血、妇人子脏风，是补剂中之风药也。所以防风得黄芪，其功愈大耳。白术健脾胃，温分肉，培土即以宁风也。夫以防风之善驱风，得黄芪以固表，则外有所卫；得白术以固里，则内有所据，风邪去而不复来。此欲散风邪者，当倚如屏，珍如玉也。③《成方便读》：大凡表虚不能卫外者，皆当先建立中气，故以白术之补脾建中者为君，以脾旺则四脏之气皆得受荫，表自固而邪不干；而复以黄芪固表益卫，得防风之善行善走者，相畏相使，其功益彰，则黄芪自不虑其固邪，防风亦不虑其散表。此散中寓补，补内兼疏，顾名思义之妙，实后学所不及耳。

【临证举例】①虚伤风：郭绍翁年四十许，经营米业，劳顿实甚。癸酉秋，患伤风咳嗽，就诊于余，脉浮部虚大，寸口涩小，自汗淋沥。余曰：伤风症也，但脉象极虚，寸口脉应大反小，是内伤而微有外感，若服发散之药，汗必漏而不止，虚阳浮越矣，法宜补益。玉屏风散，二剂而瘳。（《一得集》）②卫阳不固，反复感冒：刘某某，女，44岁，医务人员。患者经常感冒，每月1~2次，动则气促易汗，神疲易倦，面色苍白，食欲欠佳，舌淡苔薄白，脉细弱。免疫球蛋白：IgG 60mg%，IgA 245mg%，IgM 140mg%。证属卫阳不固，腠理虚疏，感受风寒。方取玉屏风散加味。处方：黄芪15g，白术10g，防风、当归各8g，每周6剂，煎服。3个月后复查免疫球蛋白：IgG 1225mg%，IgA 240mg%，IgM 145mg%。（《福建中医药》1984，3：50.）③术后自汗恶风：用本方加党参、当归各9g，治疗16例手术后自汗恶风患者，平均服药5剂后痊愈。（《湖北中医杂志》1981，2：39.）

【现代研究】调节机体免疫功能：在溶血空斑试验（简称PFC）中，玉屏风散能使SRBC致敏小鼠脾脏PFC基础水平偏低的增高，偏高的降低，呈双向调节作用。（《中西医结合杂志》1986，4：229.）玉屏风散在对兔用Vassali氏改良法造成的实验性肾炎模型时，对肾炎的病理修复有明显作用。服药组病理好转率达83.33%，而对照组为33.33%，服药组治疗后与对照组相比，病理改善有显著差异（$P < 0.01$）。同时肾功能方面内生肌酐清除率回升较快。（《上海免疫学杂志》1983，2：82.）

0799　术苓汤

【方源】《仁斋直指》卷九。

【组成】黄芪（炙）、防风、白茯苓、白术、麻黄根节各半两，甘草（炙）二钱。

【用法】上锉细。每服三钱，加小麦百粒同煎，临卧服。

【主治】虚汗，盗汗。

【加减】或加牡蛎亦得。

0800　当归六黄汤

【方源】《兰室秘藏》卷下。

【组成】当归、生地黄、熟地黄、黄柏、黄芩、黄连各等份，黄芪加一倍。

【用法】上为粗末。每服五钱，水二盏，煎至一盏，食前服。小儿减半。

【功用】《中医方剂学讲义》：滋阴清热，固表止汗。

【主治】阴虚有火，盗汗发热，面赤口干，唇燥心烦，大便干结，小便黄赤，舌红脉数。①《兰室秘藏》：盗汗。②《麻科活人》：自汗，盗汗。③《兰台轨范》：阴虚有火，盗汗发热；或血虚不足，虚火内动，盗汗不止。

【宜忌】《中医方剂学讲义》：气虚挟寒者慎用。

【方论】①《医方集解》：此手足少阴药也。盗汗由于阴虚，当归、二地所以滋阴；汗由火扰，黄芩、柏、连所以泻火；汗由腠理不固，倍用黄芪，所以固表。②《医宗金鉴》：用当归以养液，二地以滋阴，令阴液得其养也。用黄芩泻上焦火，黄连泻中焦火，黄柏泻下焦火，令三火得其平也。又于诸寒药中加黄芪，庸者不知，以为赘品，且谓阳盛者不宜，抑知其妙义正在于斯耶！盖阳争于阴，汗出营虚，则卫亦随之而虚，故倍加黄芪者，一以完已虚之表，一以固未定之阴。

【临证举例】盗汗：以本方治疗25例盗汗患者，发病最短者3天，最长者1年。经辨证认为本组病例是阴虚热扰，心液不能收敛所致。根据"虚则补之，热者寒之"的治则，以养阴清热、固表敛汗为治。基本方：当归9g，生熟地各12g，黄连3g，黄芩9g，黄柏9g，黄芪9g，麻黄根6g。结果：痊愈24例，好转1例。服药最少者1剂即效，最多者9剂汗止，平均服药3剂。(《新医学》1974，8：431.)

0801 延年断汗汤

【方源】《魏氏家藏方》卷四。

【组成】黄芪（蜜炙）、人参（去芦）、白茯苓（去皮）、芍药（白者）、肉桂（去粗皮，不见火）、甘草（炙）、牡蛎粉各等份。

【用法】上为粗末。每服三钱，水一盏半，加生姜三片，枣子一枚，乌梅一枚，煎至七分，去滓，食前温服。

【主治】自汗。

0802 自汗主方

【方源】《红炉点雪》卷一。

【组成】黄芪（蜜炙）一钱，人参五分，白术（土炒）一钱，麻黄根八分，知母（蜜炒，去毛）一钱，酸枣仁（微炒，研碎）一钱，白茯苓（去皮）一钱，柏子仁（微炒，研碎）一钱，牡蛎（煅，研末）一钱，龙骨（煅，研末）五分，熟地黄一钱。

【主治】气虚自汗，脉微而缓，或大而虚微者，或兼梦遗。

【加减】若觉阴火盛者，加玄参一钱；若兼伤风，卫气不与营气相和而自汗者，加桂枝三分，外以雌鸡、猪肝、羊胃作羹，牛羊脂酒服。

0803 麦麸散

【方源】《简明医彀》卷四。

【组成】麦麸（炒黄）、防风、白术、牡蛎、黄芪各一钱半。

【用法】加大枣，煎服。

【功用】止盗汗。

0804 牡蛎散

【方源】《千金方》卷十。

【异名】白术散（《宣明论》卷二）。

【组成】牡蛎、白术、防风各三两。

【用法】上为末，每服方寸匕，一日二次，酒调下。

【功用】止汗。

【主治】①《千金方》：卧即盗汗，风虚头痛。②《宣明论》：虚风多汗，食则汗出如洗，少气痿劣，久不治必为消渴证。

【加减】《宣明论》：如恶风，倍防风、白术；如多汗面肿，倍牡蛎。

【备注】止汗之验，无出于此方，一切泄汗服之，三日皆愈，神验。

0805 牡蛎散

【方源】《局方》卷八。

【组成】黄芪（去苗土）、麻黄根（洗）、牡蛎（米泔浸，刷去土，火烧通赤）各一两。

【用法】上为粗散。每服三钱，水一盏半，小麦百余粒，同煎至八分，去滓热服，一日二次，不拘时候。

【功用】《中医方剂学讲义》：敛汗固表。

【主治】虚劳不足，自汗盗汗，心悸遗精。①《局方》：诸虚不足，及新病暴虚，津液不固，体常自汗，夜卧即甚，久而不止，羸瘠枯瘦，心忪惊惕，短气烦倦。②《本事方》：虚劳盗汗不止。③《普济方》：梦遗精淋沥。

【方论】①《医方集解》：此手太阴、少阴药也。陈来章曰：汗为心之液，心有火则汗不止，牡蛎、浮小麦之咸凉，去烦热而止汗；阳为阴之卫，阳气虚则卫不固，黄芪、麻黄根之甘温，走肌表而固卫。②《成方便读》：黄芪固卫益气，以麻黄根领之达表而止汗；牡蛎咸寒，潜其虚阳，敛其津液；麦为心谷，其麸则凉，用以入心，退其虚热耳。此治卫阳不固，心有虚热之自汗也。

0806　实表散

【方源】《医略六书》卷二十。

【组成】附子一两半（炒），当归三两，五味一两半，小麦（浮者）一合。

【用法】上为散。大枣汤煎，去滓温服。

【功用】扶阳止汗。

【主治】阳虚自汗，脉细者。

【方论】阳气内虚，不能布敷卫外，故腠理不密，自汗不止焉。附子补火扶阳，当归益营养血，五味敛汗以密腠理，浮麦凉心以止自汗也。水煎温服，俾阳气内充，则三焦布敷而腠理自密，何自汗之不止哉！

0807　调卫汤

【方源】《医略六书》卷二十。

【组成】黄芪三钱（蜜炙），炒白术一钱，人参一钱半，炒苍术一钱，桂枝五分，白芍（酒炒）一钱半，五味子一钱半，炙甘草五分。

【用法】水煎，去滓，温服。

【主治】卫虚多汗，脉浮软者。

【方论】卫虚气弱，不能卫外而腠理不密，故多汗不止。黄芪补卫气之虚，白术壮脾气之弱，人参扶元益气，苍术燥湿强脾，白芍敛阴，五味收津液，桂枝行阳气于卫，炙草益胃气于中。使气壮卫强，则腠理致密而汗可自止，安有不能卫外之患乎？此强中益卫之剂，

为卫虚自汗之专方。

0808　敛汗丸

【方源】《活人心统》卷下。

【组成】黄芪一两，牡蛎粉一两（煅），肉桂五钱，知母一两（炒），人参五钱，白术一两，芡实一百枚。

【用法】上为末，炼蜜为丸，如梧桐子大。每服七十丸，煎麦汤送下。

【主治】自汗无度，或多冷汗。

0809　敛汗汤

【方源】《辨证录》卷七。

【组成】黄芪一两，麦冬五钱，北五味二钱，桑叶十四片。

【用法】水煎服。

【主治】大病之后，无过而遍身出汗，日以为常，是阳气之虚，外泄而腠理不能自闭。

0810　麻黄根汤

【方源】《圣惠方》卷十二。

【组成】麻黄根一两，黄芪一两（锉），五味子半两，牡蛎二两（烧为粉），甘草三分（炙微赤），龙骨一两。

【用法】上为散。每服五钱，以水一大盏，煎至五分，去滓温服，不拘时候。

【主治】伤寒虚汗不止。

二、涩精止遗

0811　二加龙骨汤

【方源】《外台》卷十六引《小品方》。

【组成】龙骨、甘草（炙）各二分，牡蛎三分（熬），白薇三分，附子三分（炮），芍药四分，大枣四枚（擘），生姜五分。

【用法】以水四升，煮取一升半，分再服。

【功用】《血证论》：清散上焦，温补下焦。

【主治】虚劳发热自汗，遗精梦交，吐血咳血。①《外台》引《小品方》：虚羸浮热汗出。②《时方歌括》：虚劳不足，男子失精，女

子梦交,吐血,下利清谷,浮热汗出,夜不成寐。③《血证论》:肾阳虚,肺阴虚,上热下寒之咳血。

【宜忌】忌海藻、菘菜、生葱、猪肉、冷水。

【方论】《血证论》:此方用甘、枣,从中宫以运上下;姜、薇清散,使上焦之火不郁;附、芍、龙、牡温敛,使下焦之火归根。合观其方,以温为正治,以清为反佐,真寒假热,虚阳上浮,为对证。

0812 水陆丹

【方源】《证类本草》卷十二引《本草图经》。

【异名】水陆二仙丹(《洪氏集验方》卷三)。

【组成】金樱子、鸡头实各等份。

【用法】煮金樱子作煎,鸡头实捣烂晒干,再治下筛,为丸服之。

【功用】①《证类本草》引《本草图经》:益气补真。②《洪氏集验方》:固真元,悦泽颜色。

【主治】①《普济方》引《仁存方》:白浊。②《古今医统》引《录验》:精脱,肾虚梦遗。

【宜忌】《洪氏集验方》:此药稍闭,当以车前子末解之。

【方论】《医方考》:金樱膏濡润而味涩,故能滋少阴而固其滑泄;芡实粉枯涩而味甘,故能固精浊而防其滑泄。金樱生于陆,芡实生于水,故曰水陆二仙。

【备注】本方二药原无用量,据《洪氏集验方》补。

0813 玉关丸

【方源】《鸡峰普济方》卷七。

【组成】山茱萸、补骨脂、龙骨、牡蛎、白茯苓、青盐各等份。

【用法】上为细末,炼蜜为丸,如梧桐子大。每服三十丸,空心煎车前子叶汤送下。

【主治】男子、妇人关键不牢,精源失禁,神志恐怯。

0814 玉环丹

【方源】《万氏家抄方》卷二。

【组成】龙骨、莲花蕊、芡实(去壳)、黄柏(盐、酒炒)、石菖蒲、牡蛎(左顾者)、五味子各一两。

【用法】上为细末。金樱子竹刀刮去刺,擘开去子,蒸浓汁打糊为丸,如梧桐子大。每服五六十丸,盐汤送下。

【功用】涩精固阳。

【主治】遗精,白浊。

0815 玉堂丸

【方源】《寿世保元》卷五。

【组成】莲须(色黄者佳)一斤,石莲肉(净肉)一斤,芡实(净肉)二两,麦冬(去心)四两。

【用法】用公猪肚一个,加入莲肉(带心皮)一斤,入砂锅内,水煮烂去肚,将莲肉晒干,同前药为细末,炼蜜为丸,如梧桐子大。每服百丸,空心莲须煎汤送下。

【主治】嗜欲无度,梦遗精滑,日夜长流,百方罔效,病将垂危者。

0816 玉锁丹

【方源】《杨氏家藏方》卷九。

【组成】鸡头肉末、莲花蕊末、龙骨(别研)、乌梅肉(焙干,取末)各一两。

【用法】煮山药糊为丸,如鸡头子大。每服一丸,空心温酒、盐汤任下。

【功用】《御药院方》:涩精养气壮阳。

【主治】梦遗漏精。

0817 芡实丸

【方源】《国医宗旨》卷三。

【组成】芡实(蒸,去皮)、莲花须各二两,茯神(去木)、山茱萸肉、北五味子、甘州枸杞、熟地黄(酒蒸)、韭子(炒)、肉苁蓉

（酒浸）、川牛膝（去芦，酒浸）。

【用法】上为末，酒煮山药糊为丸，每服七十丸，空心盐汤送下。

【主治】梦遗。

0818　助老汤

【方源】《辨证录》卷十。

【组成】熟地一两，山茱萸一两，益智一钱，肉桂二钱，远志一钱，炒枣仁五钱，人参三钱，北五味二钱。

【用法】水煎服。

【主治】老年遗尿。夜卧而遗，或日间不睡而自遗。

0819　妙灵丸

【方源】《简明医彀》卷四。

【组成】白茯苓、菟丝子（煮饼）、龙骨（煅）各五钱，益智仁、石莲肉、桑螵蛸各三钱半。

【用法】上为末，山药末调糊为丸，如梧桐子大。每服五十丸，空心人参、枣仁汤送下；白汤亦可。

【主治】赤白浊，遗精。

0820　鸡膍胵散

【方源】《圣惠方》卷七。

【组成】鸡膍胵一两（微炙），熟干地黄一两，牡蛎一两（烧为粉），白龙骨一两（烧过），鹿茸一两（去毛，涂酥炙微黄），黄芪三分（锉），赤石脂一两，桑螵蛸五分（微炒），肉苁蓉一两（酒浸一宿，刮去皴皮，炙令干）。

【用法】上为细散，用丹雄鸡肠三具，纳散在肠中，缝系了，于甑内蒸一炊久，取出焙干，为散。每服二钱，食前以温酒调下。

【主治】膀胱虚冷，小便滑数，漏精，白浊如泔。

0821　固真丸

【方源】《景岳全书》卷五十一。

【组成】菟丝子一斤（淘洗净，用好酒浸

三日，煮极熟，捣膏，晒干，或用净白布包蒸亦佳），牡蛎（煅）四两，金樱子（去子，蒸熟）四两，茯苓（酒拌，蒸，晒）四两。

【用法】蜜丸。每服三钱，空心好酒送下，或盐汤亦可。

【主治】梦遗精滑。

【方论】《成方便读》：此方之菟丝子大补肾中精气，蒸腾肾水，使之上升而不下降；牡蛎、金樱涩以固之；茯苓通以利之。以蜜丸者，取其甘缓协和之意，使通塞之剂，各得其平耳。

0822　固真丹

【方源】《医级》卷八。

【组成】菟丝、茯苓各四两，牡蛎（煅）、龙骨（煅）、桑螵蛸（炙）、白石脂（飞）、金樱子（去毛）、芡实、莲须各一两，五味子一两。

【用法】上为末，山药糊作丸。每晨、晚服三钱，开水送下。

【主治】遗精，久浊，精隧不固，或膀胱不约，小水频多。

0823　固精丸

【方源】《万氏家抄方》卷二。

【组成】莲须八两，覆盆子、菟丝子（酒浸，捣成膏）、补骨脂（炒）、山茱萸（去核）各四两，芡实五百个，沙苑蒺藜半两（酒浸），龙骨二两（火煅醋淬七次）。

【用法】上为细末，蜜为丸，如梧桐子大。每服百丸，空心盐汤送下。

【主治】遗精梦泄。

0824　金锁丹

【方源】《简明医彀》卷四。

【组成】黄柏（盐水炒）、知母（炒）各一两，牡蛎（火煅，醋淬）、赤石脂、龙骨（三味另研）、莲心、芡实、茯苓、远志、山萸肉各三钱，朱砂二钱。

【用法】上为末，山药末调糊为丸，如梧桐子大，朱砂为衣。每服六十丸，空心酒送下。

【主治】肾虚精滑，心神不安。

0825 金锁散

【方源】《魏氏家藏方》卷二。

【组成】鹿角霜一两半，白龙骨三分（米醋浸令黄赤色），白茯苓（去皮）、益智仁各一两，菟丝子（淘净，酒浸，研成饼）、车前子（洗净）一分，牡蛎粉半两。

【用法】上为末。每服三钱，用舶上茴香三十粒炒赤色香熟，入酒一盏，煎四五沸，放温调药服，不拘时候。

【功用】益血养气。

【主治】遗精，白浊。

0826 金樱丸

【方源】《摄生众妙方》卷七。

【组成】金樱子、鸡头实各一两，莲花蕊、龙骨（煅）各半两。

【用法】上为末，面糊为丸，如梧桐子大。每服七八十丸，空心盐酒送下。

【主治】精滑梦遗，及小便后遗淋沥。

0827 金锁玉关丸

【方源】《全国中药成药处方集·昆明方》。

【组成】芡实、龙骨、莲须各三两，龟甲八两，炙远志三两，怀山药六两，茯苓三两，锁阳八两，牡蛎三两，砂仁二两，黄柏（盐炒）、知母各三两，五味、菖蒲、石莲子各一两。

【用法】上为末，炼蜜为丸。每服一丸，水丸每服二钱半，用开水，早、晚各服一次。

【主治】梦遗滑精，虚烦耳鸣。

【宜忌】感冒忌服。

0828 金锁固精丸

【方源】《医方集解》。

【组成】沙苑蒺藜（炒）、芡实（蒸）、莲须各二两，龙骨（酥炙）、牡蛎（盐水煮一日一夜，煅粉）各一两。

【用法】莲子粉糊为丸，盐汤送下。

【功用】补肾益精，固涩滑脱，交通心肾。

【主治】①《医方集解》：火炎上而水趋下，心肾不交之精滑不禁。②《中国医学大辞典》：真元亏损，心肾不交，梦遗滑精，盗汗虚烦，腰痛耳鸣，四肢无力。

【宜忌】《中医方剂学》：本方多为收敛之品，偏于固涩。如属心、肝火旺或下焦湿热所扰以致遗精者，禁用本方。

【方论】①《医方集解》：此足少阴药也。蒺藜补肾益精，莲子交通心肾，牡蛎清热补水，芡实固肾补脾，合之莲须、龙骨，皆涩精秘气之品，以止滑脱也。②《成方便读》：夫遗精一证，不过分其有火无火，虚实两端而已。其有梦者，责相火之强，当清心肝之火，病自可已；无梦者，全属肾虚不固，又当专用补涩以固其脱。既属虚滑之证，则无火可清，无瘀可导，故以潼沙苑补摄肾精，益其不足。牡蛎固下潜阳，龙骨安魂平木，二味皆有涩可固脱之能；芡实益脾而止浊，莲肉入肾以交心，复用其须者，有赖其止涩之功，而为治虚滑遗精者设也。③《中医方剂学》：方中沙苑蒺藜补肾涩精为君药，莲子、芡实助君药以补肾涩精为臣药，君臣相配，以补不足为主；莲须、煅龙骨、煅牡蛎性涩收敛，专以涩精为用，共为佐使药。诸药合用，既可涩精液之外泄，又能补肾精之不足。但本方究以固涩为主，故遗精滑泄已止，便需用补肾之品，补虚固肾以治本。

【临证举例】重症肌无力：患者吴某，45岁，患重症肌无力，右眼上睑完全下垂，四肢无力，蜷卧不起，咀嚼困难，呼吸喘息气短。诊前曾给新斯的明 0.5ml 肌内注射，上述肌无力症状在 10 分钟内消失，不久即如故。住院期间，曾用过补中益气汤、归脾汤、杞菊地黄丸等方药加减施治，西药除用新斯的明外，还用过氯化钾、维生素 B_1、维生素 B_2 等药物，病情时好时坏，一直未能痊愈。根据中医辨证，患者有遗精、腰酸痛、腿冷、舌质红、少苔等肾虚表现，故改用金锁固精丸（成药）治疗。每次服 12g，每日 3 次，淡盐水送下。两周后病情明显好转，共服金锁固精丸 36 瓶，病获痊愈，观察 6 年未见复发。作者认为，本方具有补肾固精之效，常用以治疗遗精病人。方中药物，沙苑蒺藜补肾益阴，芡实健脾利湿，龙、牡镇心安神、涩精秘气，莲子、莲须清心养胃、交通心肾。诸药合用，可治真气亏损，肾虚遗精，四肢无力诸症。据患者的证情表现，乃属肾阴虚，肾不纳气的表现，用本方是治本之法，当获捷效。（《新中医》1973，5：30.）

0829 经进萃仙丸

【方源】《张氏医通》卷十四。

【组成】沙苑蒺藜八两（淘净，隔纸微焙，取细末四两入药，留粗末四两同金樱子熬膏），山茱萸（酒蒸，去核取净）四两，芡实四两（同枸杞捣），白莲蕊四两（酒洗，晒干，如无，莲须代之），枸杞子四两，菟丝子（酒浸，蒸烂，捣焙）二两，川续断（去芦，酒净）二两，覆盆子（去蒂，酒浸，九蒸九晒，取净）二两，金樱子（去净毛子）二两。

【用法】上为细末，以所留蒺藜粗末同金樱子熬膏，入前细末拌匀，再加炼白蜜为丸，如梧桐子大；每服八十丸，渐加至百丸，空腹淡盐汤送下。

【主治】遗精。

0830 保元丸

【方源】《中国医学大辞典》。

【组成】龙骨、牡蛎（煅）各二两，沙苑蒺藜、酸枣仁、菟丝子、芡实、白茯苓、山药各三两，莲须八两，覆盆子、山茱萸肉各四两。

【用法】上为细末，炼蜜为丸。每服盐三钱，盐汤送下。

【主治】阴虚遗精，白浊，阳痿；面黄耳鸣。

0831 桂枝加龙骨牡蛎汤

【方源】《金匮》卷上。

【异名】桂枝龙骨牡蛎汤（原书同卷）、龙骨汤（《外台》卷十六引《小品方》）。

【组成】桂枝、芍药、生姜各三两，甘草二两，大枣十二枚，龙骨、牡蛎各三两。

【用法】以水七升，煮取三升，分三次温服。

【功用】①《医宗金鉴》：调阴阳，和营卫，兼固涩精液。②《金匮要略方义》：燮理阴阳，调和营卫，交通心肾，固精止遗。

【主治】男子失精，女子梦交，自汗盗汗，遗尿。①《金匮》：失精家，少腹弦急，阴头寒，目眩（一作目眶痛），发落，脉极虚芤迟，为清谷亡血失精；脉得诸芤动微紧，男子失精，女子梦交。②《金匮要略今释》引《橘窗书影》：遗尿。③《金匮要略方义》：自汗盗汗，心悸多梦，不耐寒热，舌淡苔薄，脉来无力者。

【宜忌】《外台》引《小品方》：忌海藻、菘菜、生葱、猪肉、冷水。

【方论】①《金匮要略论注》：桂枝、芍药通阳固阴；甘草、姜、枣和中上焦之营卫，使阳能生阴，而以安肾宁心之龙骨、牡蛎为辅阴之主。②《医方集解》：桂枝、生姜之辛以润之，甘草、大枣之甘以补之，芍药之酸以收之，龙骨、牡蛎之涩以固之。

【临证举例】①遗尿：幕府集会酒井六三郎，年十八。遗尿数年，百治罔效。余诊之，下元虚寒，小便清冷，且脐下有动，易惊，两足微冷。乃投以桂枝加龙骨牡蛎汤，兼服八味丸，数日而渐减，服经半年而痊愈。桂枝加龙骨牡蛎，本为治失精之方，一老医用此治愈老宫女之屡小遗者；和田东郭用此治愈高槻老臣之溺闭，服诸药不效者；余用此治遗尿，屡

屡得效。(《金匮要略今释》引《橘窗书影》)
②遗精：邹萍君，年少时染有青年恶习，久
养而愈。本冬遗精又作，服西药先二星期甚
适，后一星期无效，更一星期服之反剧。精出
甚浓，早起脊痛头晕，不胜痛苦，自以为中、
西之药乏效。余予桂枝、白芍各三钱，炙草二
钱，生姜三大片，加花龙骨六钱，左牡蛎八
钱，以上二味打碎，先煎二小时。一剂后，当
夜即止遗，虽邹君自惧万分，无损焉。第三日
睡前，忘排尿，致又见一次。以后即不复发，
原方加减连进十剂，恙除，精神大振。计服
桂枝、芍药各三两，龙骨六两，牡蛎八两矣。
(《经方实验录》)③盗汗：吴兄凝轩，昔尝患
盗汗之恙，医用浮小麦、麻黄根、糯稻根以止
其汗。顾汗之止仅止于皮毛之里，而不止于肌
肉之间，因是皮肤作痒异常，颇觉不舒。后自
检方书，得本汤服之，汗止于不知不觉之间
云。(《经方实验录》)④自汗：李某某，40岁，
男性。患项部自汗，竟日淋漓不止，频频作
拭，颇感苦恼，要求治疗。诊其脉浮缓无力，
汗自出。分析病情，项部是太阳经所过，长期
汗出，系经气向上冲逆，持久不愈，必致虚
弱。因投以张仲景之桂枝龙骨牡蛎汤，和阳降
逆，协调营卫，收敛浮越之气。先服4剂，自
汗止；再服4剂，以巩固疗效。(《岳美中医案
集》)⑤女子梦交：高某某，女，34岁，农民。
入夜每与人交，天明始去，已四五年，误为
"狐仙"，羞愧难言。初则不以为然，久则心悸
胆怯，延期失治，病情日重，避卧于邻家，仍
纠缠不散。形体消瘦，困倦乏力，少气懒言，
头晕眼花，腰膝酸软，带多清稀，舌质淡红，
苔薄白，脉细弱。系阴阳两亏，心肾不交，属
梦交症。拟用桂枝加龙骨牡蛎汤：桂枝18g，
白芍、龙骨各20g，甘草、生姜各9g，生牡蛎
30g，红枣7枚。5剂后，诸症消除，予归脾
丸巩固疗效。随访1年未复发。(《浙江中医杂
志》1984，1：46.)

0832 真人萃仙丸

【方源】《中国医学大辞典》。

【组成】蒺藜(炒)八两，茯苓、牡蛎、莲须、枣仁、芡实、菟丝子、山药(人乳汁制)各二两，龙骨一两，山茱萸肉四两。

【用法】上为细末，金樱膏四两和炼蜜为丸。每服三钱，淡盐汤送下。

【主治】肾水亏损，元气不足，神思恍惚，夜梦遗泄，腰腿酸软。

0833 秘元煎

【方源】《景岳全书》卷五十一。

【组成】远志八分(炒)，山药二钱(炒)，芡实二钱(炒)，枣仁(炒，捣碎)二钱，白术(炒)，茯苓各一钱半，炙甘草一钱，人参一二钱，五味子十四粒(畏酸者去之)，金樱子(去核)二钱。

【用法】水二盅，煎七分，食远服。

【主治】肝肾亏虚，脾虚气陷，遗精滑精，小便频数，带浊漏下。①《景岳全书》：遗精带浊、久遗无火，不痛而滑者。②《证治宝鉴》：肝肾虚而精滑者。③《会约医镜》：脾土虚陷，不能统摄荣血，而为漏为数。

【加减】有火觉热者，加苦参一二钱；气大虚者，加黄芪一二三钱。

0834 秘真丸

【方源】《御药院方》卷六。

【组成】莲花蕊一两，白茯苓(去皮)、缩砂仁半两，益智仁一两，黄柏二两，甘草(炙)二两，半夏、木猪苓(去皮)二钱半。

【用法】上为细末，水浸蒸饼为丸，如梧桐子大。每服四五十丸，空心以温酒送下。

【功用】秘固真元，降心火，益肾水。

【主治】肾水真阴本虚，心火狂阳过甚，心有所欲，速于感动，应之于肾，疾于施泄。

0835 秘精丸

【方源】《济生方》卷四。

【组成】牡蛎（煅）、菟丝子（酒浸，蒸，焙，别研）、龙骨（生用）、五味子、韭子（炒）、桑螵蛸（酒炙）、白茯苓（去皮）、白石脂（煅）各等份。

【用法】上为细末，酒糊为丸，如梧桐子大。每服七十丸，空心以盐酒、盐汤任下。

【主治】①《济生方》：下虚胞寒，小便白浊或如米泔，或若凝脂，腰重少力。②《校注妇人良方》：小便无度。

0836　秘精丸

【方源】《医学心悟》卷三。

【组成】白术、山药、茯苓、茯神、莲子肉（去心，蒸）各二两，芡实四两，莲花须、牡蛎各一两五钱，黄柏五钱，车前子三两。

【用法】上为末，金樱膏为丸，如梧桐子大。每服七八十丸，开水送下。

【功用】①《医学心悟》：理脾导湿。②《笔花医镜》：固精。

【主治】相火湿热，梦遗精滑，尿浊。

【加减】气虚，加人参一两。

0837　益阴固本丸

【方源】《慈禧光绪医方选议》。

【组成】熟地八钱，丹皮三钱，山萸肉四钱，怀山药四钱，云苓五钱，泽泻三钱，金樱子五钱，菟丝子五钱。

【用法】上为细末，炼蜜为丸，如绿豆大。每服二钱，米汤送下。

【功用】固精。

【主治】肾阴亏损，虚火上炎，阳痿，遗精、滑精，目眩。

0838　益肾固精丸

【方源】《慈禧光绪医方选议》。

【组成】大熟地八两，山萸肉四两，怀山药四两，牡丹皮四两，云茯苓四两，龙骨三钱（生研，水飞），莲须一两，芡实二两（炒），线胶四两。

【用法】用牡蛎磨粉炒线胶成珠后，去牡蛎磨粉，再同以上各药共研细末，炼蜜为丸，如绿豆大。每服四钱，早、晚用鹿衔草煎汤送下。

【功用】补肾固精。

【主治】遗精。

0839　桑螵蛸散

【方源】《仁斋直指》卷十。

【组成】桑螵蛸（蒸过，略焙）、远志（水浸，取肉，晒，姜汁和，焙）、石菖蒲、人参、白茯神、当归、龙骨（别研）、鳖甲（醋炙黄）各半两，甘草（炙）二钱。

【用法】上为末。每服二钱，夜卧时以人参、茯苓煎汤调下。

【主治】心肾不和，小便白浊，或如米泔，或为梦泄。

0840　清肾汤

【方源】《衷中参西》上册。

【组成】知母四钱，黄柏四钱，生龙骨四钱（捣细），生牡蛎（炒，捣）三钱，海螵蛸（捣细）三钱，茜草二钱，生杭芍四钱，生山药四钱，泽泻一钱半。

【主治】小便频数疼涩，遗精白浊，脉洪滑有力，确系实热者。

【临证举例】遗精：一叟，年七十余，遗精白浊，小便频数，微觉疼涩。诊其六脉平和，两尺重按有力，知其年虽高，而肾经确有实热。投以此汤，五剂全愈。

0841　锁阳固精丸

【方源】《仙拈集》卷三引高仲白方。

【组成】沙苑蒺藜八两，山萸、芡实、莲须各四两，覆盆子、菟丝子、枸杞、续断各三两。

【用法】上为末，炼蜜为丸，如梧桐子大。每服三钱，空心淡盐汤送下。

【主治】肾虚梦遗。

0842 锁阳固精丸

【方源】《全国中药成药处方集·天津方》。

【组成】黄柏、知母各一两，煅牡蛎、芡实（麸炒）、莲须各三钱，煅龙骨二钱，锁阳三钱，山萸肉（酒制）五钱，茯苓（去皮）、远志肉（甘草水制）各三钱。

【用法】上为细末，炼蜜为丸，三钱重，蜡皮或蜡纸筒封固。每服一丸，淡盐水送下。

【功用】补虚固精。

【主治】男子身体虚弱，梦遗滑精，虚烦心跳，目眩耳鸣，腰膝酸痛，四肢无力。

0843 聚仙丸

【方源】《良朋汇集》卷五。

【组成】沙苑蒺藜一斤（先去刺，为末，取净末四两，余滓用水泡三五日，取他汁浆，入锅内熬膏听用），莲蕊须四两（黄色者），芡实四两，枸杞二两，菟丝子饼二两，山萸肉（新者）四两，覆盆子（去蒂，酒拌蒸）二两，川续断（酒泡一宿，焙干）二两，金樱子（去外刺内瓤）三两，真龙骨（五色者，火煅，童便浸七次）五钱。

【用法】上为细末，合一处，同前蒺藜膏，为丸如梧桐子大。每服三钱，盐汤、黄酒任下；求速效者，日进二服。

【主治】遗精。

【加减】求种子者，龙骨倍量，加金樱子熬二两。

0844 膏淋汤

【方源】《衷中参西》上册。

【组成】生山药一两，生芡实六钱，生龙骨（捣细）六钱，生牡蛎（捣细）六钱，大生地（切片）六钱，潞党参三钱，生杭芍三钱。

【主治】膏淋之证，小便浑浊，更兼稠黏，便时淋涩作疼。

【方论】此证由肾脏亏损，暗生内热。损则蛰藏不固，精气易于滑脱；内热暗生，则膀胱熏蒸，小便改其澄清。久之，三焦之气化滞其升降之机，遂至便时牵引作疼，而混浊稠黏矣。故用山药、芡实以补其虚，而兼有收摄之功；龙骨、牡蛎以固其脱，而兼有化滞之用；地黄、芍药以清热利便，潞参以总提其气化，而斡旋之也。若其证混浊，而不稠黏者，是但出之溺道，用此方时，宜减龙骨、牡蛎之半。

0845 螵蛸丸

【方源】《古今医统》卷七十引《医林》。

【组成】桑螵蛸七个（炒），附子（炮，去皮脐）、五味子、龙骨各半两。

【用法】上为细末，糯米糊为丸，如梧桐子大。每服五十丸，空心盐酒送下。

【主治】下焦虚冷，精滑不固，遗溺不断。

三、健胃敛疡

0846 乌及散

【方源】《上海中医药杂志》（1958，9:5.）。

【组成】乌贼骨 3g，生白及 6g。

【用法】上药各为细末，和匀。每次服 3g，饭后二小时服，一日三次。

【主治】胃、十二指肠溃疡，及合并出血。

0847 溃疡丸

【方源】《新中医》（1976，2：28.）。

【组成】白及粉 12g，甘草粉 18g，蜂蜜 30g。

【用法】上药制丸 3 粒。每服 1~2 丸，日服 3 次。亦可作汤剂，水煎，蜂蜜兑服。

【功用】益胃止血。

【主治】溃疡病。

【加减】若胃酸多，加乌贼骨；痛剧，加延胡索、白芍。

【临证举例】十二指肠溃疡：赵某，男，23 岁。上腹部烧灼样疼痛 3 年多，伴有泛酸、呕血、柏油样大便 3 次，经 X 线胃肠钡餐检查证实为十二指肠溃疡。大便隐血试验阳性。经

服溃疡丸后，一星期疼痛消失，51 天后再做 X
线胃肠钡餐检查，见十二指肠球部溃疡面（壁
龛）已修复，大便潜血试验阴性，即治愈出
院。2 年后随访未复发。

0848　溃疡粉

【方源】《江苏医药》（1976，1：53.）。

【组成】乌贼骨、白及、白芍、甘草各
等份。

【用法】上为细末。每服 3g，饭前服，一
日三次。

【功用】制酸生肌，缓急止痛。

【主治】溃疡病，慢性胃炎。

四、固肠止泻

0849　赤石脂禹余粮汤

【方源】《伤寒论》。

【组成】赤石脂一斤（碎），太乙禹余粮一
斤（碎）。

【用法】以水六升，煮取二升，去滓，分
三次温服。

【功用】《普济方》引《仁斋直指》：固其
下焦。

【主治】伤寒，服汤药，下利不止，心下
痞硬。服泻心汤已，复以他药下之，利不止。
医以理中与之，利益甚，此利在下焦。

【方论】①《医方考》：下之利不止者，下
之虚其里，邪热乘其虚，故利；虚而不能禁
固，故不止；更无中焦之证，故曰病在下焦。
涩可以固脱，故用赤石脂；重可以镇固，故用
禹余粮。然唯病在下焦可以用之。②《伤寒来
苏集》：利在下焦，水气为患也。唯土能制水，
石者，土之刚也。石脂、禹粮，皆土之精气所
结；石脂色赤，入丙，助火以生土；余粮色
黄，入戊，实胃而涩肠，虽理下焦，实中宫之
剂也。且二味皆甘，甘先入脾，能坚固堤防而
平水气之亢，故功胜于甘、术耳。

0850　肠炎汤 1 号

【方源】《临证医案医方》。

【组成】苍术炭 9g，白术炭 9g，姜厚朴
6g，通草 6g，莲子 9g，炒扁豆 30g，炒山药
30g，茯苓 12g，煨诃子 12g，煨肉豆蔻 6g，党
参 9g，甘草 3g。

【功用】健脾利湿，收涩止泻。

【主治】虚寒型急性肠炎，大便频数，水
样便或带泡沫，或挟有不消化食物，舌苔白，
脉濡缓。

【方论】党参、白术、甘草、莲子、扁豆、
山药健脾止泻；茯苓、通草淡渗利湿；诃子、
肉豆蔻收涩固肠；厚朴消胀；苍白术炒炭，既
能燥湿，又能增强止泻作用。

0851　肠炎汤 2 号

【方源】《临证医案医方》。

【组成】禹余粮 9g，赤石脂 9g，制附片
9g，肉桂 2g（后下），干姜 9g，煨诃子 12g，
煨肉豆蔻 9g，罂粟壳 6g，补骨脂 9g，党参
15g，焦白术 9g，甘草 3g。

【功用】温肾健脾，固肠止泻。

【主治】脾肾阳虚型慢性肠炎，早晨腹泻，
腰腿酸软，消瘦无力，四肢不温，舌质淡，苔
白，脉沉细。

【方论】禹余粮、赤石脂、诃子、肉豆蔻、
罂粟壳涩肠止泻；制附片、肉桂、干姜温中补
阳；补骨脂温阳固肾；党参、白术、甘草健脾
益气止泻。

0852　诃子皮散

【方源】《兰室秘藏》卷下。

【组成】罂粟壳（去蒂萼，蜜炒）、橘皮
各五分，干姜（炮）六分，诃子（煨，去核）
七分。

【用法】上为细末，都作一服。水二盏，
煎至一盏，和滓，空心热服。

【功用】去脱除滑，固气除寒，升阳益气。

【主治】①《兰室秘藏》：泻痢。②《东垣试效方》：肠胃虚寒泄泻，米谷不化，肠鸣腹痛；脱肛；或作脓血，日夜无度。

【方论】①《东垣试效方》:《本草十剂》云：涩可去脱。以粟壳之酸微涩上收，固气去脱，主用为君也。以诃子皮之微酸上收，固血治其形脱；橘皮微苦温，益真气升阳，为之使。以干姜大辛热之剂，除寒为臣。③《医方集解》：此手足阳明药也。御米壳酸涩微寒，固肾涩肠；诃子酸涩苦温，收脱住泻；炮姜辛热，能逐冷补阳；陈皮辛温，能升阳调气，以固气脱，亦可收形脱也。

【临证举例】脱肛兼痢疾：癸卯冬，白枢判家一老仆面尘脱色，神气特弱，病脱肛日久，服药未验，复下赤白脓痢，作里急后重，白多赤少，不任其苦，以求其治。曰：此非肉食膏粱，必多蔬食，或饮食不节，天气虽寒，衣盖犹薄，真气不禁，而肠头脱下者，寒也；真气不禁，形质不收，乃血滑脱。此乃寒滑气泄不固，故形质下脱也。当以涩去其脱而除其滑，微酸之味，固气上收，以大热之剂而除寒补阳，以补气之药升阳益气，诃子皮散。（《兰室秘藏》）

0853 诃黎勒散

【方源】《金匮》卷下。

【组成】诃黎勒十枚（煨）。

【用法】上为散。粥饮和，顿服。

【功用】《金匮要略译释》：温涩固肠。

【主治】气利。

【方论】①《金匮要略心典》：诃黎勒涩肠而利气，粥饮安中益肠胃，顿服者，补下治下，制以急也。②《金匮要略易解》：此方独用一味诃黎勒并收温敛虚滑、消除垢浊的功效，更调以粥饮来益胃补虚以助谷气、化精微，复上升之常，平下泄之变，真可谓善于利用药的专长及其兼长了。

【临证举例】①气利：予昔寓克白路，治乡人陶姓曾用之。所用为诃子壳，取其味涩能止。彼以药末味涩，不能下咽，和入粥中强吞之，日进一服，三日而止。气利，用止涩之诃黎勒散者，实因久利而气虚下陷，意与近人治晨泄用四神丸略同。（《金匮发微》）②气痢：杨某，男，38岁。1957年秋，患痢疾已3天，小腹疼痛，里急后重，频欲登厕，每次多排出少量粉冻样肠垢，纯白无血，有时则虚坐努责，便之不出。自觉肛门有物嵌顿重坠，昼夜不已。前医曾予芍药汤加减，1剂后，病情加剧。邀诊。舌苔白滑，脉沉带紧。询之知发病前后未见寒热现象，似属气痢，乃试用《金匮》诃黎勒散：诃子十枚（煨，剥去核），研末，用米粥汤一次送服。约隔1小时许，当肛门窘迫难忍之时，经用力努挣，大便迅即直射外出。从此肛门如去重负，顿觉舒适，后调理脾胃之方而康复。（《浙江中医杂志》1980,8：356.）

0854 纯阳真人养脏汤

【方源】《局方》卷六。

【组成】人参、当归（去芦）、白术（焙）各六钱，肉豆蔻（面裹煨）半两，肉桂（去粗皮）、甘草（炙）各八钱，白芍药一两六钱，木香（不见火）一两四钱，诃子（去核）一两二钱，罂粟壳（去蒂盖，蜜炙）三两六钱。

【用法】上为粗末。每服二大钱，水一盏半，煎至八分，去滓，食前温服。

【主治】大人、小儿肠胃虚弱，冷热不调，脏腑受寒，暴泻，下痢赤白，或便脓血，有如鱼脑，里急后重，脐腹绞痛，日夜无度，胸膈痞闷，胁肋胀满，全不思食，及脱肛坠下，酒毒便血，诸药不效者。

【宜忌】忌酒、面、生冷、鱼腥、油腻。

【加减】如脏腑滑泄夜起，久不愈者，可加炮附子三四片，煎服。

【方论】①《医方集解》：此手足阳明药也。脱肛由于虚寒，故用参、术、甘草以补其虚，肉桂、肉蔻以祛其寒，木香温以调气，当归润以和血，芍药酸以收敛，诃子、罂壳涩以止脱也。②《中医方剂学》：方中参、术、甘草益气健脾，合肉桂、肉豆蔻温中止泻，为方中主要部分；粟壳、诃子固肠止泻，当归、芍药和血止痛，木香调畅气机，为方中辅佐部分。合用以奏补虚温中，涩肠固脱之效。

0855 固肠丸

【方源】《准绳·女科》卷三。

【组成】人参（去芦）、苍术（米泔浸一宿）、茯苓、木香（不见火）、诃子肉（煨）、乌梅肉、肉豆蔻（面裹煨）、罂粟壳（去蒂瓣）各等份。

【用法】上为末，面糊为丸，如梧桐子大。每服四十丸，米饮送下。

【主治】久泻不止。

0856 固肠饮

【方源】《魏氏家藏方》卷七。

【组成】肉豆蔻（炮）、人参（去芦）、白术（炒）、赤石脂、肉桂（去皮）、当归（洗，切片）、良姜、附子（炮，去皮脐）、厚朴（姜汁制，炒）、甘草（炙，减半）各等份。

【用法】上为粗末。每服五钱，水一盏半，入粳米一小撮，煎至七分，去滓，空心食前温服。

【主治】肠胃虚弱，内挟风冷，脐腹撮痛，下痢，以及虚滑，或下脓血。

0857 固肠散

【方源】《医方类聚》卷一三九引《澹寮》。

【组成】肉豆蔻（生用）、木香（不见火）、诃子（炮，去核）、干姜（炮）、阿胶（炒）、陈皮（去白）、罂粟壳（醋炙）各等份。

【用法】上为末。入生姜二片，红枣一个，煎至七分，临卧服。

【主治】泻痢日久不止，羸不能食。

0858 桃花汤

【方源】《伤寒论》。

【组成】赤石脂一斤（一半全用，一半筛末），干姜一两，粳米一升。

【用法】以水七升，煮米令熟，去滓，温服七合，纳赤石脂末方寸匕，一日三次。若一服愈，余勿服。

【功用】《注解伤寒论》：固下，散寒，止利。

【主治】①《伤寒论》：少阴病二三日至四五日，腹痛，小便不利，下利不止，便脓血者。②《温病条辨》：痢无度，脉微细，肢厥，不进食。

【方论】①《注解伤寒论》：涩可去脱，赤石脂之涩以固肠胃；辛可散之，干姜之辛以散里寒；粳米之甘以补正气。②《医方考》：此方用赤石脂，以其性寒而涩，寒可以济热，涩可以固脱；用干姜者，假其热以从治，犹之白通汤加人尿、猪胆，干姜黄连黄芩人参汤用芩、连，彼假其寒，此假其热，均之假以从治耳；用粳米者，恐石脂性寒损胃，故用粳米以和之。向使少阴有寒，则干姜一两之寡，岂足以温？而石脂一斤之多，适足以济寒而杀人矣！岂仲景之方乎？③《古方选注》：桃花汤，非名其色也，肾脏阳虚用之，一若寒谷有阳和之致，故名。石脂入手阳明经，干姜、粳米入足阳明经，不及于少阴者，少阴下利便血，是感君火热化太过，闭藏失职，关闸尽撤，缓则亡阴矣。故取石脂一半，同干姜、粳米留恋中宫，载住阳明经气，不使其陷下；再纳石脂末方寸匕，留药以沾大肠，截其道路，庶几利血无源而自止，其肾脏亦安矣。

【临证举例】①慢性肠炎：王某，女，52岁。1981年4月21日诊。患者久有慢性肠炎病史，大便溏薄，腹痛绵绵。今年正月初四因食油腻，下利不止，服土霉素、氯霉素、痢特灵等药后泻利稍减，但仍是日十余行，呈白色黏冻状，兼见小便不利，腹部冷痛，四肢发凉，面色青黄，精神萎靡，口淡不渴。舌淡苔白，脉沉无力。证属脾阳虚衰，下元失固。治宜补脾回阳，温中固涩。方用赤石脂 30g，粳米 60g，干姜 15g。服 6 剂，腹痛消失，大便已转正常。(《浙江中医杂志》1982，8：378.)
②癃闭：曾某，女，42 岁。1978 年 4 月 5 日诊。1977 年 10 月起即作腹痛，少腹拘急，尿少而频，日排尿仅 100~200ml。曾经双氢克尿噻、速尿治疗，尿量增至 1500~2000ml，腹胀随减，停药则症又发。中药曾服八正散、五苓散、济生肾气丸、滋肾通关丸等剂，亦仅服药时症状好转，停药复如旧，病趋重笃。刻下：面色苍白，形体肥胖，口和纳呆，恶心欲呕，心烦易怒，少腹拘急，腹胀尿少，尿意频频，尿色白浊，大便干、三四日一行，舌暗淡肥大，脉沉紧。此属脾肾阳气衰惫，枢机不运，气化无权。治宜温运脾肾阳气，枢转气机。方拟桃花汤：赤石脂 60g，干姜、粳米各 30g，清水煎至米烂熟为度，去渣，分昼三夜一温服，二日后大便通，小便利、色白浊，精神好转，寐安，纳食稍增，余症减轻。嘱再二剂，煎服法同前。四日后尿量增，腹胀、少腹拘急和心烦欲呕等症已除，面色转红润，纳增，舌体肥

胖，苔净，脉沉紧，此中阳已运，肾气来复。原方再进，十日后舌脉复如常人，小便正常，大便通畅，遂以调理脾肾之剂善后。(《中医杂志》1984，7：18.)

0859 温胃固肠丸

【方源】《幼幼新书》卷二十八。
【组成】肉豆蔻、缩砂仁、丁香、龙骨、诃子皮（炙）、赤石脂各等份。
【用法】白面糊丸，如绿豆大。每服一二十丸，饭饮送下。
【主治】小儿泄泻。

0860 温脾固肠散

【方源】《全国中药成药处方集·大同方》。
【组成】白术、扁豆、车前子各三钱，肉蔻、诃子肉、莲肉、薏苡仁、炒山药各二钱，炙草钱半，高丽参二钱，广木香一钱，罂粟壳三钱。
【用法】共研极细末，每包七分。早、晚每服一包，黑糖、淡姜汤送下。
【主治】脾胃虚弱，久泻。

第十二章　消导方

一、消食导滞

0861　木香槟榔丸

【方源】《东垣试效方》卷一。

【组成】木香、槟榔各三钱，青皮、陈皮各五钱，麦蘖面七钱，枳实各七钱，白术五钱，厚朴五钱。

【用法】上为末，汤浸蒸饼为丸，如梧桐子大。每服五七十丸，食后温水送下。

【功用】消食，破滞气。

0862　平胃保和汤

【方源】《嵩厓尊生》卷九。

【组成】苍术、厚朴、枳实、陈皮、莱菔、山楂、香附各一钱，炙草五分。

【主治】食积，心痛如有物不得下。

0863　瓜蒌丸

【方源】《丹溪心法心要》卷二。

【组成】瓜蒌仁、半夏、山楂、神曲各等份。

【用法】上为末，以瓜蒌水为丸。姜汤入竹沥，送下二十丸。

【主治】食积，痰壅滞喘。

0864　半夏曲芽汤

【方源】《古今医统》卷二十四。

【组成】半夏、陈皮、茯苓、枳壳、槟榔、神曲、麦芽、甘草各等份。

【用法】加生姜五片，大枣一个，水煎服。

【主治】饮食积滞，痰涎壅盛，呕吐不已。

0865　加味平胃散

【方源】《济阳纲目》卷三十七。

【组成】厚朴、陈皮、苍术各一钱，甘草（炙）三分，枳实、砂仁、麦芽、神曲、山楂、木香、白豆蔻各五分。

【用法】上锉。加生姜三片，水煎服。

【主治】饮食停滞，胸腹痞闷。

0866　加味枳术丸

【方源】《医略六书》卷二十三。

【组成】白术一两半（炒），枳实一两半，半夏一两半（制），神曲三两，苍术一两半（炒），莱菔子三两（炒），草蔻一两半（炒），黄连六钱，葛花一两半，泽泻一两半。

【用法】上为末，用白螺蛳壳三两，煅研，另煎浓汁泛丸。每服三钱，空心焦楂汤调化温服。

【功用】健脾消积。

【主治】痰积、食积、酒积、茶积腹痛，脉沉数滑者。

【方论】痰积而食不化，酒停而茶不行，故肉食从之，遂成诸积而腹痛不已焉。苍术、半夏燥湿消痰，白术、枳实健脾化积，神曲消食化滞，卜子消痰消食，草蔻温中散寒滞，黄连清热燥伏湿，葛花升清阳以解酒，泽泻泻浊阴以利窍也。丸以白螺之善消积块，汤以焦楂之善化肉臧，使诸积皆消，则脾胃调和，而经府廓清，安有腹痛不止之患乎？此健脾消积之剂，乃治诸积腹痛之专方。（《医略六书》）

0867　曲麦枳术丸

【方源】《北京市中药成方选集》。

【组成】白术（炒）一百六十两，橘皮一百六十两，枳实（炒）一百六十两，桔梗三十二两，山楂三十二两，神曲三十二两，麦芽（炒）三十二两，枳壳（炒）三十二两。

【用法】上为细末，过箩，用冷开水泛为小丸。每服二至三钱，温开水送下，一日二次。

【功用】开胃健脾，消食化滞。

【主治】气滞胸满，饮食不消，肚腹膨胀，两胁刺痛。

0868 曲蘖枳术丸

【方源】《内外伤辨》卷下。

【组成】枳实（麸炒，去瓤）、大麦蘖（面炒）、神曲（炒）各一两，白术二两。

【用法】上为细末，荷叶烧饭为丸，如梧桐子大。每服五十丸，食远，温水送下。

【主治】①《内外伤辨》：为人所勉劝强食之，致心腹满闷不快。②《济阳纲目》：食积泻。

0869 枳术丸

【方源】《内外伤辨》卷下引张洁古方。

【组成】白术二两，枳实（麸炒黄色，去瓤）一两。

【用法】上为极细末，荷叶裹烧饭为丸，如梧桐子大。每服五十丸，用白汤送下，不拘时候。

【功用】①《内外伤辨》：治痞，消食，强胃。②《中国药典》：健脾消食，行气化湿。

【主治】①《普济方》：老幼虚弱，食不消，脏腑软，气不下降，胸膈满闷。②《医宗金鉴》：胃虚湿热，饮食壅滞，心下痞闷。

【方论】白术苦甘温，其甘温补脾胃之元气，其苦味除胃中之湿热，利腰脐间血，本意不取其食速化，但令人胃气强实，不复伤也；枳实味苦寒，泄心下痞闷，消化胃中所伤，是先补其虚，而后化其滞，则不峻利也；荷叶色青形空，食药感此气之化，胃气何由不上升乎？更以烧饭和药，与白术协力，滋养谷气，而补令胃厚，再不至内伤，其利广大也。

0870 枳实导滞丸

【方源】《内外伤辨》卷下。

【组成】大黄一两，枳实（麸炒、去瓤）、神曲（炒）各五钱，茯苓（去皮）、黄芩（去腐）、黄连（拣净）、白术各三钱，泽泻二钱。

【用法】上为细末，汤浸蒸饼为丸，如梧桐子大。每服五十至七十丸，食远温开水送下。

【功用】《中药制剂手册》：祛湿清热，消积导滞。

【主治】①《内外伤辨》：伤湿热之物，不得施化，而作痞满，闷乱不安。②《中药制剂手册》：脾胃湿热引起的胸满腹痛，消化不良，积滞泄泻，或下痢脓血，里急后重。

【方论】《医方集解》：此足太阴、阳明药也。饮食伤滞，作痛成积，非有以推荡之则不行。积滞不尽，病终不除。故以大黄、枳实攻而下之，而痛泻反止，经所谓"通因通用"也。伤由湿热，黄芩、黄连佐以清热，茯苓、泽泻佐以利湿；积由酒食，神曲化食解酒，温而消之。芩、连、大黄苦寒太过，恐伤胃气，故又以白术之甘温，补土而固中也。

0871 香连枳术丸

【方源】《活人方》卷五。

【组成】白术四两，枳实二两（麸炒），广橘红一两，半夏一两，麦芽粉一两，神曲一两，陈黄米二合（炒焦），木香五钱，川连五钱（姜炒）。

【用法】荷叶汤为丸。每服二钱，食前空心白滚汤吞服。

【主治】湿热之气郁于胃腑阳明，热毒久伏不清，以致痞满嘈杂，吞酸吐酸，恶心呕吐。

0872 香砂平胃散

【方源】《万病回春》卷二。

【组成】苍术（米泔制）、厚朴（姜汁炒）、陈皮各二钱，香附（童便炒）一钱，砂仁五分，枳壳（麸炒）、山楂（去子）、麦芽（炒）、神曲（炒）、干姜各三分，木香五分，甘草三分。

【用法】上锉一剂。加生姜三片，莱菔子一撮，水煎，磨木香同服。

【主治】嗳气作酸，胸腹饱闷作痛，恶食不思，右关脉紧盛，名曰食郁。

【加减】食郁久成块，去干姜，加大黄。

0873 香砂和中汤

【方源】《寿世保元》卷三。

【组成】藿香一钱二分，砂仁一钱二分，苍术（炒）一钱半，厚朴（姜汁炒）、陈皮（去白）、半夏（姜汁炒）、白茯苓（去皮）、神曲（炒）、枳实（麸炒）、青皮（去瓤）、山楂肉各一钱，白术（去芦，炒）一钱半，甘草三分。

【用法】上锉一剂。加生姜，煎服。

【主治】病人初起，因于食伤脾胃，湿痰气郁，食积作胀，心腹胀满。

0874 香砂枳术丸

【方源】《景岳全书》卷五十四。

【组成】木香、砂仁各五钱，枳实（麸炒）一两，白术（米泔浸，炒）二两。

【用法】上为末，荷叶裹烧饭为丸，如梧桐子大。每服五十丸，白术汤送下。

【功用】破滞气，消宿食，开胃进食。

【主治】①《张氏医通》：气滞宿食不消。②《杂病源流犀烛》：食积停滞，腹痛不可近，或泄泻，或头痛。

0875 香砂养胃汤

【方源】《万病回春》卷二。

【组成】香附（炒）、砂仁、苍术（米泔制，炒）、厚朴（姜汁炒）、陈皮各八分，人参五分，白术（去芦）一钱，茯苓（去皮）八分，木香五分，白豆蔻（去壳）七分，甘草

（炙）二分。

【用法】上锉一剂。加生姜、大枣，水煎服。

【主治】①《万病回春》：脾胃不和，胃寒不思饮食，口不知味，痞闷不舒。②《饲鹤亭集方》：胃气虚寒，胸膈不舒，湿痰呕恶，胀满便泄，食不运化，中虚气滞。

【加减】脾胃寒，加干姜、官桂；肉食不化，加山楂、草果；米粉、面食不化，加神曲、麦芽；生冷瓜果不化，加槟榔、干姜；胸腹饱闷，加枳壳、莱菔子、大腹皮；伤食胃口痛，加木香、枳实、益智；伤食泄泻，加干姜、乌梅、白术；伤食恶心呕吐，加藿香、丁香、半夏、乌梅、干姜。

【备注】①本方改为丸剂，《饲鹤亭集方》名"香砂养胃丸"。②方中甘草用量原缺，据《寿世保元》补。

0876 香蔻和中丸

【方源】《寿世保元》卷三。

【组成】白术（去芦，炒）、山楂肉、连翘各四两，莱菔子（炒）五钱，白茯苓（去皮）、枳实（去瓤，麸炒）、陈皮（去白）、半夏（姜汁炒）、神曲（炒）各二两，干生姜一两，白豆蔻（炒）五钱，木香五钱。

【用法】上为细末，神曲糊为丸，如梧桐子大。每服百丸，食后白滚汤送下。

【主治】噫气吞酸嘈杂，有痰有热，有气有食，胸膈不宽，饮食不化。

0877 保和丸

【方源】《丹溪心法》卷三。

【组成】山楂六两，神曲二两，半夏、茯苓各三两，陈皮、连翘、莱菔子各一两。

【用法】上为末，炊饼为丸，如梧桐子大。每服七八十丸，食远白汤送下。

【功用】《中国药典》：消食导滞和胃。

【主治】食积停滞，胸膈痞满，腹胀腹痛，嗳腐吞酸，厌食呕恶，或腹中食积，或大便泄

痢。①《丹溪心法》：一切食积。②《医学正传》引丹溪方：一切饮食所伤，胸腹饱闷不安，或腹中有食积癖块。③《保婴撮要》：饮食停滞腹痛，或恶寒发热。④《赤水玄珠》：食积痢，腹痛不知饿。⑤《准绳·幼科》：饮食停滞，胸膈痞满，嗳气吞酸或吐泻腹痛。⑥《景岳全书》：饮食酒积停滞，胸膈痞满腹胀。⑦《医宗金鉴》：乳食过饱蓄胃中，乳片不化吐频频，身热面黄腹膨胀；滞热丹毒。

【方论】①《医方考》：伤于饮食，故令恶食。诸方以厉药攻之，是伤而复伤也。是方药味平良，补剂之例也，故曰保和。山楂甘而酸，酸胜甘，故能去肥甘之积；神曲甘而腐，腐胜焦，故能化炮炙之腻；卜子辛而苦，苦下气，故能化面物之滞；陈皮辛而香，香胜腐，故能消陈腐之气；连翘辛而苦，苦泻火，故能去积滞之热；半夏辛而燥，燥胜湿，故能消水谷之气；茯苓甘而淡，淡能渗，故能利湿伤之滞。②《医方集解》：此足太阴、阳明药也。山楂酸温收缩之性，能消油腻腥膻之食；神曲辛温蒸罨之物，能消酒食陈腐之积；菔子辛甘下气而制面；麦芽咸温消谷而软坚；伤食必兼乎湿，茯苓补脾而渗湿；积久必郁为热，连翘散结而清热；半夏能温能燥，和胃而健脾；陈皮能降能升，调中而理气。此内伤而气未病者，但当消导，不须补益。③《成方便读》：山楂酸温性紧，善消腥膻油腻之积，行瘀破滞，为克化之药，故以为君；神曲系蒸罨而成，其辛温之性，能消酒食陈腐之积；莱菔子辛甘下气而化面积，麦芽咸温消谷而行瘀积，二味以之为辅；然痞坚之处，必有伏阳，故以连翘之苦寒散结而清热；积郁之凝，必多痰滞，故以二陈化痰而行气。此方虽纯用消导，毕竟是平和之剂，故特谓之保和耳。

【备注】《医学正传》引丹溪方有麦蘖面。

0878 食积腹胀丸

【方源】《内外验方秘传》。

【组成】槟榔一两，枳实一两五钱，川朴一两五钱，延胡索一两，山楂三两，莱菔子三两，归尾二两，麦芽三两，建曲二两，木香一两，青皮二两，三棱二两，莪术二两，干姜二两，鸡内金二两。

【用法】晒干为末，水泛为丸。每服三钱，早晨开水送下。

【主治】食积腹胀。

0879 秘传豁痰丸

【方源】《仁斋直指·附遗》卷七。

【组成】陈皮（去白）四两，山楂、神曲各二两，当归、黄芩、白术各四两，半夏（姜汁浸七日）、黄连、白茯苓、甘草各一两五钱，枳实二两五钱。

【用法】上为细末，汤浸蒸饼为丸，如梧桐子大。每服四五十丸，临卧或食后淡姜汤送下。

【主治】①《仁斋直指·附遗》：食积痰热。②《保命歌括》：小儿心下痞。

0880 家传保和丸

【方源】《幼科发挥》卷三。

【组成】白术、陈皮、半夏曲、白茯苓、神曲各三钱，枳实（炒）、厚朴（姜汁炒）、香附（酒浸）、山楂、麦芽曲各二钱半，黄连（姜汁炒）、连翘（去子）、莱菔子各二钱。

【用法】上药为末，荷叶浸水，煮粳米糊为丸，如麻子大。姜汤送下。

【功用】补脾胃，进饮食。

【主治】食积。

0881 资生丸

【方源】《医学摘粹·杂证要法》卷二。

【组成】白术三两（米泔水浸，用山黄土拌，九蒸晒，去土，切片，焙干），橘皮二两，山楂二两（蒸），神曲二两（炒），白茯苓一两五钱（人乳拌，饭上蒸，晒干），人参三两（人乳浸透，饭锅上蒸透），白豆蔻五钱（微炒），扁豆一两（炒），莲肉一两（去心，炒），山药一两半（炒），芡实一两半（炒），薏苡仁二两（炒）。

【用法】上为末，炼蜜为丸。每服二钱，细嚼，淡盐汤送下。

【主治】胃有虚热，不能食，常觉饱闷，面黄赤，身常恶热，大便燥结。

0882 橘半枳术丸

【方源】《医学入门》卷八。

【组成】橘皮、半夏、枳实各一两，白术二两。

【用法】上为末，荷叶煨饭为丸，如梧桐子大。每服五六十丸，橘皮煎汤送下。

【主治】饮食伤脾，停积痰饮，心胸痞闷等。

【加减】如食不消者，加神曲、麦芽；气逆，加木香、白豆蔻；胃脘痛，加草豆蔻；气升，加沉香。

0883 藿香平胃散

【方源】《医学正传》卷三引李东垣方。

【组成】藿香一钱，厚朴（姜制）一钱，苍术一钱五分，陈皮一钱，甘草（炙）三分，砂仁五分（研），神曲五分（炒）。

【用法】上细切，作一服。加生姜五片，大枣一个，水一盏半，煎至一盏，去滓温服。

【主治】内伤饮食，填塞太阴，呕吐不已。

二、消痞化积

0884 十顺散

【方源】《普济方》卷二〇四引《卫生家宝》。

【组成】槟榔（半生半煨）、青皮（去白瓤）、人参、木香（煨）、诃子（炮，去核）、白术（炒）、白茯苓、京三棱、肉桂（去粗皮）、神曲（炒令微黄）、甘草（炙）、干姜、枳壳（去瓤，麸炒）、厚朴（去粗皮，姜汁涂

炙三次）各一两。

【用法】上为末。每服一二钱，水一盏，加盐一捻，煎至七分，温服，不拘时候。

【主治】十种膈气，心胸痞闷，噎塞不通，饮食减少，渐成恶证。

0885 三棱汤

【方源】《宣明论》卷七。

【组成】荆三棱二两，白术一两，蓬莪术半两，当归半两（焙），槟榔、木香各三钱。

【用法】上为末。每服三钱，食后沸汤点服，每日三次。

【主治】癥瘕痃癖，积聚不散，坚满痞膈，食不下，腹胀。

0886 三脘痞气丸

【方源】《御药院方》卷三。

【组成】木香、白豆蔻（去皮）、青皮（去白）、陈皮（去白）、荆三棱（炮）各一两，大腹子三分，半夏（汤洗七次）二两，缩砂仁、槟榔、沉香各半两。

【用法】上为细末，水煮面糊为丸，如梧桐子大。每服三十丸，渐加至五六十丸，食后陈皮汤送下。

【主治】三焦痞滞，气不升降，水饮停积，不得流行，胁下虚满，或时刺痛。

0887 木香槟榔丸

【方源】《儒门事亲》卷十二。

【组成】木香、槟榔、青皮、陈皮、广术（烧）、黄连、商枳壳（麸炒，去瓤）各一两，黄柏、大黄各三两，香附子（炒）、牵牛各四两。

【用法】上为细末，水为丸，如小豆大。每服三十丸，食后生姜汤送下。

【功用】《医学正传》引子和：流湿润燥，推陈致新，滋阴抑阳，散郁破结，活血通经。

【主治】湿热积滞内蕴，心胸满闷，胁肋膨胀，或泄泻痢疾，里急后重。①《儒门事

亲》：一切冷食不消，宿食不散，亦类伤寒，身热恶寒，战栗头痛，腰背强；一切沉积，或有水，不能食，使头目昏眩，不能清利；一切虫兽所伤，及背疮肿毒，杖伤燉发，或透入里者；痔漏肿痛。②《医学正传》引子和：男子、妇人呕吐酸水，痰涎不利，头目昏眩，并一切酒毒食积，及米谷不化，或下利脓血，大便秘塞，风壅积热，口苦烦渴，涕唾黏稠，膨胀气满。③《御药院方》：一切气滞，心腹满闷，胁肋膨胀，大小便结滞不快利者。④《不居集》：肺痰喘嗽，胸膈不利，脾湿黄疸，宿食不消，一切杂症。

【方论】《成方便读》：木香、香附行气之药，能通三焦，解六郁；陈皮理上焦肺气；青皮平下焦肝气；枳壳宽肠而利气；而黑丑、槟榔又下气之最速者也；黄柏、黄连燥湿清热；三棱能破血中气滞；莪术能破气中血滞；大黄、芒硝血分之药，能除血中伏热，通行积滞，并为摧坚化痞之峻品。湿热积滞去，则二便调而三焦通泰矣。

【备注】《医学正传》引本方有当归。

0888　内消丸

【方源】《寿世保元》卷三。

【组成】陈皮、青皮、三棱（煨）、莪术（煨）、神曲（炒）、麦芽（炒）、香附（炒）各等份。

【用法】上为细末，醋糊为丸，如梧桐子大。每服三五十丸，清茶送下。

【主治】痞闷，气积，食积。

0889　红丸子

【方源】《局方》卷三。

【组成】荆三棱（浸软，切片）、蓬莪术、青橘皮、陈皮（去白）各五斤，干姜（炮）、胡椒各三斤。

【用法】上为细末，用醋面糊为丸，如梧桐子大，矾红为衣。每服三十丸，食后生姜汤送下。小儿临时加减与服。

【功用】①《医方大成》：壮脾胃，消宿食，去膨胀。②《赤水玄珠》：温脾胃，消寒冷食积。

【主治】脾胃寒凝气滞，胸闷腹胀，食欲不振，腹有癖块；妇女气滞血瘀，致成癥瘕，小儿食积，面黄体瘦，腹胀食少。①《局方》：脾积气滞，胸膈满闷，面黄腹胀，四肢无力，酒积不食，干呕不止，背胛连心胸及两乳痛；妇女脾血积气，诸般血瘕气块；小儿食积，骨瘦面黄，肚胀气急，不嗜饮食，渐成脾劳。②《仁斋直指》：食积，气滞腹胀；谷疸，腹满眩晕，怫郁忪忪；酒疸。③《得效方》：妇女妊娠恶阻；经水不调，腹中癖聚成块，流走作痛，肌肤消瘦，胀满不敢食。④《医方考》：伤寒冷之物，腹痛成积。

【方论】《医方考》：三棱、莪术，攻坚药也，故可以去积；干姜、胡椒，辛热物也，故可以去寒；青皮、陈皮，快气药也，故可以去痛。而必以醋糊为丸者，经曰：酸胜甘，故用之以疗肥甘之滞；必以矾红为衣者，取其咸能软坚，枯能着癖也。

0890　谷神丸

【方源】《得效方》卷九。

【组成】人参、缩砂、香附子（炒去毛）、三棱（煨）、莪术（煨）、青皮、陈皮、神曲（炒）、麦芽（炒）、枳壳（炒，去瓤）各等份。

【用法】上为末，粳米糊丸，如梧桐子大。每服三十丸，空腹，米饮吞下，盐汤亦可。

【功用】消食健脾益气，进美饮食。

【主治】《奇效良方》：小儿宿食留饮，积聚中脘，噫酸气闷。

0891　阿魏丸

【方源】《丹溪心法》卷三。

【组成】连翘一两，山楂二两，黄连一两二钱，阿魏二两。

【用法】上为末，醋煮阿魏作糊为丸。每服三十丸，白汤送下。

【主治】肉积。

【方论】《医略六书》：肉食不消，停滞胃脘，蕴蓄为热，故发热而成癥积焉。阿魏善消肉积，连翘清解蕴热，山楂化瘀滞以磨积，黄连清湿热以开胃也。俾结消热化，则脾胃清和而健运有常，何患肉积不化，蕴热不解乎？此消积清热之剂，为肉积蕴热之专方。

0892 青皮汤

【方源】《医学入门》卷八。

【组成】青皮一钱，莪术、三棱各七分，陈皮、神曲各五分，延胡索三分。

【用法】加生姜，水煎，温服。

【功用】进食利脾，消积化聚。

【加减】痞满，加炒黄连三分；有郁，加山栀仁；少食，加山楂、麦芽；妇人，加香附一钱半，川芎八分，红花、木香各一分。

0893 肥儿丸

【方源】《北京市中药成方选集》。

【异名】疳积丸（《全国中药成药处方集·上海方》）。

【组成】肉豆蔻（煨）五钱，使君子仁五钱，麦芽（炒）五钱，胡黄连五钱，六神曲（炒）五钱，槟榔五钱，木香二钱，白术（炒）五钱，山楂二钱，枳实（炒）二钱。

【用法】上为细末，炼蜜为丸，重一钱。每服一丸至二丸，日服二次，温开水送下。三岁以下小儿酌情递减。

【功用】健脾益胃，消疳杀虫。

【主治】①《北京市中药成方选集》：小儿脾胃虚弱，面黄肌瘦，腹大青筋，食少泄泻。②《全国中药成药处方集·上海方》：小儿食积、虫积。

【宜忌】忌食油腻、生冷。

0894 枳术汤

【方源】《金匮》卷中。

【组成】枳实七个，白术二两。

【用法】以水五升，煮取三升，分三次温服。腹中软，即当散也。

【主治】心下坚大如盘，边如旋盘，水饮所作。

【宜忌】忌桃、李、雀肉等物。

【方论】①《金匮玉函经二注》：心下，胃土脘也，胃气弱，则所饮之水，入而不消，痞结而坚，必强其胃，乃可消痞。白术健脾强胃；枳实善消心下痞，逐停水，散滞血。②《医宗金鉴》：上脘结硬如盘，边旋如杯，谓时大时小，水气所作，非有形食滞也。用枳实以破结气，白术以除水湿，温服三服，则腹软结开而硬消矣。此方君枳实，是以泻为主也。然一缓一急，一补一泻，其用不同，只此多寡转换之间耳。

0895 枳壳汤

【方源】《圣济总录》卷五十四。

【异名】枳壳散（《本事方》卷三）。

【组成】枳壳（去瓤，麸炒）一两，京三棱（炮，锉）一两，干姜（炮）半两，厚朴（去粗皮，生姜汁炙）半两，甘草（炙）半两，益智仁一两，陈橘皮（汤浸，去白，焙）一两，木香、肉豆蔻（去壳）各半两，蓬莪术（锉）、槟榔（锉）、桂（去粗皮）各二两，青橘皮（汤浸，去白，焙）半两。

【用法】上为粗末。每服三钱匕，水一盏半，加生姜三片，大枣一个（擘），煎至八分，去滓，热服，不拘时候。

【功用】顺气宽中，消散积聚。

【主治】上焦有寒，胸膈满闷，背膂引痛，心腹膨胀，胁肋刺痛，食饮不下，噎塞不通，呕吐痰涎，口苦吞酸，羸瘦少力，短气烦闷，及痃癖积聚，惊忧恚气。

【方论】《本事方释义》：枳壳气味苦寒，入足太阴；三棱气味苦平，入足厥阴；橘皮气味苦辛微温，入手足太阴；益智仁气味辛温，入足太阴；莪术气味苦辛，入足厥阴，与三棱同功；槟榔气味辛温，入足太阴、太阳；肉桂气味辛热，入足厥阴；干姜气味辛温，入手足太阴；厚朴气味苦辛微温，入手足太阴；甘草气味甘平，入脾；青皮气味苦辛温微酸，入足厥阴；木香气味辛温，入脾；肉豆蔻气味辛温，入足太阴、阳明；佐姜、枣和荣卫。此宽中顺气之方，能治五种积气，三焦痞塞，心疼腹胀，疝癖诸症，使中宫之气流畅，勿令不宣也。

0896　胜红丸

【方源】《会约医镜》卷八。

【组成】三棱、蓬术（各醋炒）、青皮、陈皮各一两，干姜（炮）、良姜各五钱，香附（炒）二两，木香三钱，槟榔五钱，枳壳三钱。

【用法】上为末，醋糊为丸。米饮送下。

【主治】脾积气滞，胸满呕吐，大人酒积，妇人血积，小儿食积之体弱而积轻者。

0897　消积汤

【方源】《仙拈集》卷一。

【组成】山楂二钱，枳壳、厚朴、青皮、蓬术、香附各一钱，砂仁、乌药各五分，木香三分。

【用法】水二碗，煎八分，空心服数剂。

【主治】一切痞积。

0898　消痞丸

【方源】《兰室秘藏》卷上。

【组成】干生姜、神曲（炒）、炙甘草各二分，猪苓二钱五分，泽泻、厚朴、砂仁各三钱，半夏（汤洗七次）、陈皮、人参各四钱，枳实五钱（炒），黄连（净，炒）、黄芩各六钱，姜黄、白术各一两。

【用法】上为细末，汤浸蒸饼为丸，如梧桐子大。每服五七十丸至百丸，空腹白汤送下。

【主治】心下痞闷，一切所伤及积年不愈者。

0899　宽中丸

【方源】《普济方》卷一八二。

【组成】木香五钱，三棱、莪术、青皮、陈皮、槟榔、桔梗、缩砂仁、人参、当归各一两。

【用法】上为细末，用酒为丸，如梧桐子大。米汤、姜汤送下。

【功用】宽胸进食，消痞化积。

【主治】一切气疾，诸般停滞，肚腹疼痛不止。

第十三章 理气方

一、行气

（一）疏肝理气

0900 一捻金散

【方源】《朱氏集验方》卷三引《本事方》。

【组成】延胡索、川楝子（炒）、舶上茴香（炒）、全蝎（炒）各一两，附子半两（去皮脐，生用）。

【用法】上为细末。每服二钱，痛作时热酒调下。甚者不过再服。

【主治】奔豚小肠诸气，痛不可忍。

0901 七疝汤

【方源】《寿世保元》卷五引刘水山方。

【组成】延胡索、小茴香（酒炒）、川楝子、全蝎（炒）、人参、大附子、山栀子、木香各等份。

【用法】上为细末。每服三钱，空心温酒调服。

【主治】七疝及奔豚小肠气，脐腹大痛。

0902 寸金丸

【方源】《仁斋直指》卷十八。

【组成】当归、延胡索、舶上茴香（炒）、胡芦巴（炒）各一两，桃仁（浸，去皮，焙）、桑螵蛸（酒蒸，焙）、川五灵脂（别研）、白芍药、川楝肉各半两，荜澄茄、木香二钱半，全蝎十个（焙）。

【用法】上为末，米醋打面糊为丸，如梧桐子大。每服五十丸，少量盐水、酒送下。有热，小便秘，车前子、赤茯苓煎汤送下。

【主治】奔豚，诸疝作痛。

0903 山楂橘核丸

【方源】《古今医统》卷六十引丹溪方。

【异名】大茴香丸（《杏苑生春》卷六）。

【组成】山楂四两，橘核（炒）、茴香（炒）、山栀（炒）各二两，柴胡、牡丹皮、桃仁（炒）、大茴香（炒）各一两，吴茱萸（泡）半两。

【用法】上为末，酒糊为丸，如梧桐子大。每服十丸，空心盐汤送下。

【主治】①《古今医统》引丹溪方：诸疝痛。②《杏苑生春》：癞气结核偏坠，头肿胀；或一核缩入小腹，痛不可忍，用手捺按，方得还旧。

0904 川楝散

【方源】《局方》卷五。

【组成】川楝子（蒸，去皮核）、补骨脂（炒）、茴香（炒）各四两，干姜（炮）一两，胡芦巴（酒浸，炒）三两，附子（炮，去皮脐）一两半。

【用法】上为细末。每服二钱，空心、食前热酒调下。

【主治】膀胱小肠气痛，脐下撮疼，上冲心腹，面色萎黄，脚下隐痛，四肢倦怠，不思饮食，夜多旋溺，外肾瘙痒。

0905 天台乌药散

【方源】《医学发明》卷五。

【组成】天台乌药、木香、茴香（炒）、青皮（去白）、良姜（炒）各半两，槟榔（锉）二个，川楝子十个，巴豆七十粒。

【用法】先以巴豆微打破，同楝子用麸炒，候黑色，豆、麸不用，余为细末。每服一钱，温酒送下；疼甚者，炒生姜、热酒送下亦得。

【功用】《中医方剂学》：行气疏肝，散寒止痛。

【主治】肝经寒凝气滞，小肠疝气牵引脐腹疼痛，睾丸偏坠肿胀；妇人瘕聚，痛经等。①《医学发明》：肾肝受病，男子七疝，痛不可忍，妇人瘕聚、带下。②《卫生宝鉴》：小肠疝气，牵引脐腹疼痛。③《成方便读》：阴凝成积者。④《福建中医药》（1964，5：21.）：寒凝气滞，肝郁横逆所致疝气、腹痛、胃痛、虫痛、痛经。

【宜忌】①《福建中医药》（1964，5：21.）：因湿热为患而见咽干、口苦、目赤、烦热、小便淋痛等阴虚火旺之候，均所禁忌。②《浙江中医学院学报》（1985，4：51.）：气疝虚证，阴囊肿胀偏痛，发作缓急无时者，非本方所能治疗。

【方论】①《医方集解》：此足厥阴、手太阴药也。乌药散膀胱冷气，能消肿止痛；川楝导小肠邪热，因小便下行；木香、青皮行气而平肝；良姜、茴香散寒而暖肾；槟榔性如铁石，能下水溃坚；巴豆斩关夺门，破血瘕寒积，皆行气祛湿散寒之品也。②《成方便读》：方中乌药、木香辛温香烈，善行善散，能上能下，以宣气中之滞；茴香暖下而祛寒，良姜温中而止痛；青皮入肝破气；槟榔导积下行。其妙用在巴豆与川楝二味同炒，去巴豆不用，但取其荡涤攻坚、刚猛直前之性味，同川楝入肝，导之下行，又不欲其直下之意。一如用兵之法：巴、楝钦点之上将也，青、槟前导之先锋也，乌药、茴香为偏裨之将，茴香、良姜为守营之官。立方之神，真战无不克也。③《方剂学》（五版教材）：乌药行气疏肝，散寒止痛，为君药。配入木香、小茴香、青皮、高良姜一派辛温芳香之品，行气散结，祛寒除湿，以加强行气疏肝、散寒止痛之力，共为臣药。更以槟榔直达下焦，行气化滞破坚；以苦寒之川楝子与辛热之巴豆同炒，去巴豆而用川

楝子，既可减去川楝子之寒，又能增强其行气散结之功，共为佐使药。诸药合用，使寒凝得散，气滞得疏，肝络和调，则疝痛自愈。

【临证举例】①疝瘕：马氏，二十四岁，瘕痛十数年不愈，三日一发，或五日十日一发，或半月一发，发时痛不能食，无一月不发者。与天台乌药散。发时服二钱，痛轻服一钱，不痛时服三五分。一年以外，其瘕化尽，永不再发。（《吴鞠通医案》）②积聚：吴氏，三十一岁，脐右结癥，迳广五寸，睾丸如鹅卵大，以受重凉，又加暴怒而得。痛不可忍，不能立、坐、卧。服辛香流气饮，三日服五帖，重加附子、肉桂至五七钱之多，丝毫无效；因服天台乌药散，初服二钱，满腹如火烧，明知药至脐右患处，如搏物然，痛加十倍，少时腹中起蓓蕾无数，凡一蓓蕾下浊气一次，如是者二三十次，腹中痛楚松快。少时痛又大作，服药如前，腹中热痛、起蓓蕾、下浊气亦如前，但少轻耳。自巳初服药起，至亥正共服五次，每次轻一等。次早腹微痛，再服乌药散，则腹中不知热矣。以后每日服二三次，七日后肿痛全消。（《吴鞠通医案》）③寒疝：陈某某，男，38岁，农民，秋雨季节，连日抢收，夜间又值宿田野，看守稻粮，以致少腹冷痛、拘急，左睾偏坠，筋肿掣痛，上行脘腹胸胁，不能行动，食少，形寒肢冷，有时泛恶欲吐，大便带有白色黏液。脉沉细弦，舌苔薄腻。证属寒湿聚于厥阴，肝气失于疏泄，木横侮土，升降不和。法以温通厥阴，和胃化浊。拟方：天台乌药散末三钱，每服一钱，生姜三大片煎汤送下。药后痛止厥回，诸症消失，休息数日而愈。（《福建中医药》1964，5：21.）

0906 五香散

【方源】《魏氏家藏方》卷五。

【组成】乌药一两，益智仁半两，香附子（去毛）一两半，苍术（米泔浸一宿）半两，青橘皮半两（去瓤），陈橘皮半两（去白），甘

草三钱（炙）。

【用法】上先用前五味同炒香熟，次入陈皮、甘草炒赤色，并为细末。每服二钱，水一盏，加生姜三片，白艾三叶，煎至七分，食前服。

【主治】男子、妇人一切气痛。

0907　五磨饮子

【方源】《医便》卷三。

【组成】木香、乌角沉香、槟榔、枳实、台乌药各等份。

【用法】白酒磨服。

【主治】①《医便》：七情郁结等气，或胀痛，或走注攻冲。②《医方考》：暴怒暴死者，名曰气厥。

【方论】《医方考》：怒则气上，气上则上焦气实而不行，下焦气逆而不吸，故令暴死。气上宜降之，故用沉香、槟榔；气逆宜顺之，故用木香、乌药；佐以枳实，破其滞也；磨以白酒，和其阴也。

0908　六郁汤

【方源】《医学正传》卷二引丹溪方。

【组成】陈皮（去白）一钱，半夏（汤泡七次），苍术（米泔浸）、抚芎各一钱，赤茯苓、栀子（炒）各七分，香附二钱，甘草（炙）五分，砂仁（研细）五分。

【用法】上切细，作一服，加生姜三片，水二盏，煎至一盏，温服。

【功用】解诸郁。

【主治】郁证。

【加减】如气郁，加乌药、木香、槟榔、紫苏、干姜，倍香附、砂仁；如湿郁，加白术，倍苍术；如热郁，加黄连，倍栀子；如痰郁，加南星、枳壳、小皂荚；如血郁，加桃仁、红花、牡丹皮；如食郁，加山楂、神曲、麦蘖面。

0909　六磨汤

【方源】《得效方》卷六。

【组成】大槟榔、沉香、木香、乌药、枳壳、大黄各等份。

【用法】上药于擂盆内各磨半盏，和匀温服。

【主治】气滞腹急，大便秘涩而有热者。

0910　火郁越鞠丸

【方源】《医方考》卷四。

【组成】山栀（炒黑）、青黛（飞）、香附（童便浸五日）、抚芎、神曲（炒）、苍术（米泔浸七日）。

【主治】七情怫郁，吞酸，小便赤，脉来沉数者。

【方论】一念动处便是火，故七情怫郁，皆能令人内热吞酸；小便赤为火，脉沉为郁，数为热。是方也，山栀、青黛之苦寒，可以导热；香附、苍术、抚芎之辛芳，可使解郁；神曲之陈腐，可使推陈而致新。

0911　平怒汤

【方源】《辨证录》卷二。

【组成】白芍三两，丹皮一两，当归一两，炒栀子五钱，荆芥（炒黑）五钱，天花粉三钱，甘草一钱，香附三钱。

【用法】水煎服。

【功用】平肝泻火。

【主治】横逆骤加，一时大怒，叫号骂詈，两胁大痛而声哑，口大渴，舌干燥开裂，眼珠红，肝脉洪大而无伦次。

【方论】肝性最急，怒则其气不平，用芍药平其气也，甘草缓其急也，肝气既平而且缓，而后可散其气而泻其火矣；当归辛以散之也，荆芥引而散之也，栀子、丹皮凉以泻之也；然而徒散其火，而火为痰气所结，则散火而未能遽散，故又加香附以通其气，加天花粉以消其痰。

【备注】《辨证录》"平怒散"，乃本方去荆芥、天花粉、香附，加牛膝、柴胡、广木香、枳壳。主治同。

0912 半夏厚朴汤

【方源】《金匮》卷下。

【异名】四七汤、厚朴半夏汤（《易简方》）。

【组成】半夏一升，厚朴三两，茯苓四两，生姜五两，干苏叶二两。

【用法】以水七升，煮取四升，分温四服，日三夜一服。

【功用】《中医方剂学讲义》：行气开郁，降逆化痰。

【主治】①《金匮》：妇人咽中如有炙脔。②《局方》：喜怒悲思忧恐惊之气结成痰涎，状如破絮，或如梅核，在咽喉之间，咯不出，咽不下，此七气所为也。或中脘痞满，气不舒快，或痰涎壅盛，上气喘急，或因痰饮中结，呕逆恶心。

【方论】①《医宗金鉴》：此病得于七情郁气，凝涎而生，故用半夏、厚朴、生姜辛以散结，苦以降逆；茯苓佐半夏，以利饮行涎；紫苏芳香，以宣通郁气。俾气舒涎去，病自愈矣。②《金匮方歌括》：方中半夏降逆气，厚朴解结气，茯苓消痰；尤妙以生姜通神明，助正祛邪；以紫苏之辛香，散其郁气。郁散气行，而凝结焉有不化哉！

【临证举例】①梅核气：张某，女，52岁，半年来咽部似有所塞，犹如梅核，如絮如膜。咽不下，咯不出，腹部作胀，有气攻冲，大便秘结，得矢气则舒，苔薄腻，脉沉弦。气机失畅，痰凝气滞，化痰导滞为主，半夏厚朴汤加枳实9g，姜竹茹9g，莱菔子9g，全瓜蒌12g，生甘草1.5g。2剂后咽部阻塞感消失，精神好转。（《临证偶拾》）②胃脘痛：谢某，男，21岁。脘痛牵引两胁，胸闷嗳气频频，纳谷乏味，口渗清涎，脉象弦滑，舌苔薄腻。病起肝郁气滞，痰湿内阻，胃失和降，拟半夏厚朴汤损益：姜半夏一钱半，制厚朴六分，云茯苓四钱，苏叶一钱半，大麦芽四钱，炒枳壳一钱半，新会皮一钱半，粉甘草八分。服上方2剂后，脘痛大减，唯负重力屏气后又致胸闷且痛，原方加竹茹三钱，红枣四枚，2剂后愈。（《江苏中医》1964，10：18.）③眩晕：徐某，男，46岁。头晕、目眩、耳鸣、泛吐2天，视物旋转，头不能转侧，动则眩晕更甚，不思食，食入则泛吐。西医诊断为梅尼埃病。中医会诊：除上述症状外，观形体稍胖，闭目怕睁，时有干恶。苔白腻，舌质稍胖淡，脉弦滑。拟下气消痰、降逆和胃，佐平肝息风。取半夏厚朴汤加减：制半夏10g，川厚朴10g，云茯苓10g，老苏梗10g，珍珠母（先煎）30g，双钩藤（后入）15g，代赭石（先煎）15g，广皮5g，炒苍术10g，建泽泻10g。5剂。服3剂后，自觉眩晕好转，能进饮食；5剂毕，行动自如。（《江苏中医杂志》1980，6：32.）

0913 加味左金丸

【方源】《北京市中药成方选集》。

【组成】黄连（姜炙）六两，吴茱萸（炙）二两，柴胡二两，青皮（炒）二两，黄郁金二两，香附（炙）三两，白芍四两。

【用法】上为细末，过箩，用冷开水泛为小丸。每十六两用滑石细粉四两为衣，闯亮。每服二钱，一日二次，温开水送下。

【功用】舒郁宽中，平肝止痛。

【主治】气郁肝旺，胸膈堵塞，两胁刺痛，多发急怒。

0914 加味越鞠丸

【方源】《寿世保元》卷二。

【组成】苍术（米泔浸，姜汁炒）一两，抚芎一两，香附（童便浸三日，炒）一两，神曲（炒）一两，栀子（炒）五钱，陈皮（去白）一两，白芍（去芦，炒）三两，黄连（酒炒）一两，山楂（去子）二两，白茯苓（去皮）一两，莱菔子（炒）五钱，连翘五钱，枳实（麸炒）一两，当归（酒洗）一两，广木香五钱。

【用法】上为末，姜汁打稀糊为丸，如梧桐子大。每服五六十丸，食后白汤送下。

【功用】解诸郁火痰气，开胸膈，思饮食，行气消积散热。

【主治】郁证。

0915　发火汤

【方源】《辨证录》卷四。

【组成】柴胡一钱，甘草一钱，茯神三钱，炒枣仁三钱，当归三钱，陈皮三分，神曲、炒栀子各一钱，白芥子二钱，白术二钱，广木香末五分，远志一钱。

【用法】水煎服。

【主治】火郁为病，其人少气，胁、腹、胸、背、面目、四肢填塞愤懑，时而呕逆，咽喉肿痛，口干舌苦，胃脘上下忽时作痛，或腹中暴痛，目赤头晕，心热烦闷，懊恼，善暴死，汗濡皮毛，痰多稠浊，两颧红赤，身生痱疮。

0916　后辛汤

【方源】《医醇賸义》卷四。

【组成】柴胡一钱，郁金二钱，广皮一钱，当归二钱，茯苓二钱，栀子皮一钱（姜汁炒），蒺藜四钱，枳壳一钱，合欢花二钱，佛手五分。

【功用】轻扬和解。

【主治】胆胀。胁下痛胀，口中苦，善太息。

0917　抑肝定痛饮

【方源】《丹台玉案》卷五。

【组成】木香、橘红、青皮、柴胡、白芍、当归各一钱五分，官桂六分，沉香、枳壳各一钱。

【用法】水煎，热服。

【主治】怒气伤肝胁痛。

0918　肝炎冲剂

【方源】《常见病的中医治疗研究》。

【组成】柴胡、当归、赤芍、白芍、陈皮、枳壳、郁金各9g，香附12g，丹参、玄参各15g，茵陈、板蓝根、败酱草各30g。

【功用】疏肝解郁，清热解毒。

【主治】传染性无黄疸型肝炎。

0919　和肝饮

【方源】《本草汇言》卷十九。

【组成】鳖甲、柴胡、当归、川芎、半夏、白芍药、枳壳各二钱。

【用法】水煎服。

【主治】胁痛。

【加减】左胁痛者，怒伤血滞也，加青皮、桃仁；右胁痛者，气逆夹痰也，加桔梗、白芥子；左右胁俱痛者，肝火盛而痰气结也，加龙胆草、香附、贝母、白芥子；两胁走注痛而有声者，是痰饮也，加苍术、白芥子、胆星、瓜蒌仁。

0920　和解至圣丹

【方源】《石室秘录》卷二。

【组成】郁金三钱，柴胡一钱，白芍三钱，白芥子一钱，天花粉一钱，苏子一钱，荆芥一钱，甘草五分，茯苓一钱。

【用法】水煎服。

【功用】开郁。

【主治】关格。

【方论】此方妙在平常而有至圣。盖肝气之郁，必用柴、芍以舒之，然过则必阻而不纳。方中以此二味为主，而佐以郁金之寒散，芥子之祛痰，天花粉之散结，甘草之和中，茯苓之祛湿，气味平和，委婉易入，不争不战，相爱相亲，自能到门而款关，不致扣关而坚壁也。

0921　金铃散

【方源】《活幼心书》卷下。

【组成】金铃子肉六钱，三棱（炮，锉）、莪术（醋炙，锉）、青皮（去白）、陈皮（去白）各二钱半，赤茯苓（去皮）、茴香各半两，南木香二钱，甘草四钱（炙），槟榔、枳壳（水浸润，去壳，锉片，麦麸炒微黄）、钩藤（和钩）各三钱。

【用法】上除槟榔、木香不过火外，余十味锉、焙，仍同木香、槟榔为末。每服半钱至一钱，仍用炒茴香煎无灰酒空心调服。不饮酒者，煎炒茴香汤调下。

【主治】①《活幼心书》：疝气腹痛，投诸药后愈而复作者。②《幼科折衷》：小儿阴囊肿痛而引缩入腹，腰曲腹痛，冷汗自出，名曰内吊。

0922 金铃子丸

【方源】《朱氏集验方》卷三。

【组成】茴香、川楝子（每个作四片，用巴豆肉四十九粒炒焦为度，不用巴豆）各半两，补骨脂、胡芦巴（炒）各二两。

【用法】上为细末，酒糊为丸。每服三十丸，细嚼胡桃仁三个，热葱酒送下；常服，盐酒吞下亦可。

【主治】膀胱小肠疝气，脐腹苦痛。

0923 金铃子散

【方源】《袖珍》卷二引《圣惠方》。

【组成】金铃子、延胡索各一两。

【用法】上为末。每服二三钱，酒调下，温汤亦可。

【功用】行气疏肝，活血止痛。

【主治】热厥心痛；肝气郁热之胃脘痛、胸胁痛、疝气痛、妇女经行腹痛，其痛时发时止，口苦，舌红苔黄，脉弦数。①《袖珍》引《圣惠方》：热厥心痛，或作或止，久不愈者。②《中医大辞典·方剂分册》：肝气郁滞，气郁化火而致的胃脘、胸胁疼痛，疝气疼痛及妇女经行腹痛。③《中医方剂学》：肝郁有热，心腹胁肋诸痛，时发时止，口苦，舌红苔黄，脉弦数。

【宜忌】《江西中医药》（1956，11：46.）：孕妇胃痛忌用，其他如胆结石及肝胆病、胃溃疡穿孔等均非本方适应证。

【方论】①《古方选注》：金铃子散，一泄气分之热，一行血分之滞。《雷公炮炙论》云：心痛欲死，速觅延胡。洁古复以金铃治热厥心痛。经言：诸痛皆属于心。而热厥属于肝逆，金铃子非但泄肝，功专导去小肠、膀胱之热，引心包相火下行，延胡索和一身上下诸痛。时珍曰：用之中的，妙不可言。方虽小制，配合存神，却有应手取愈之功，勿以淡而忽之。②《中医方剂学》：本方所治诸痛，乃由肝郁气滞，气郁化火所致。方中用金铃子疏肝气，泄肝火，为君药。玄胡行气活血，为臣使药。二药相配，气行血畅，疼痛自止，为气郁血滞而致诸痛的常用基本方剂。

【临证举例】胃痛：用本方治愈胃痛5例。无论火郁，酒肉滞，肝阳犯胃，肝厥胃痛，胸痞脘痛，饥饱失时，阳微气阻等所致者，均用此方加味。一剂痛止，不出二剂痊愈。[《广东医学》（祖国医学版）1965，3：13.]

0924 金铃泻肝汤

【方源】《衷中参西》上册。

【组成】川楝子五钱（捣），生明乳香四钱，生明没药四钱，三棱三钱，莪术三钱，甘草一钱。

【用法】上为末服。

【主治】胁下焮疼。

【方论】刘河间有金铃子散（即楝子之核）与延胡索等份，为末服之，以治心腹胁下作疼，其病因由于热者，甚效。诚以金铃子能引心包之火及肝胆所寄之相火下行，又佐以延胡索以开通气血，故其疼自止也。而愚用其方，效者固多，而间有不效者。后拟得此方，莫不随手奏效。盖金铃子佐以延胡索，虽能开气分之郁，而实不能化气。所谓化气者，无事开破，能使气之郁者，融化于无形，方中之乳香、没药是也；去延胡索，加三棱、莪术者，因延胡索性过猛烈，且其开破之力多趋下焦，不如三棱、莪术性较和平，且善于理肝也；用甘草者，所以防金铃子有小毒也。此方不仅治胁疼甚效，凡心腹作疼而非寒凉者，用之皆甚效验。

【临证举例】胁下焮痛：仲冬，刘某某兄，病左胁焮疼，诸治无效，询方于弟，授以活络效灵丹方，服之不应。因延余视诊，脉象他部皆微弱，唯左关沉而有力，治以金铃泻肝汤加当归数钱，服一剂，翌日降下若干绿色黏滞之物，遂然而愈。盖此方原注明治胁下焮疼，由此知兄所拟方各有主治。方病相投，莫不神效也。

0925 疝气内消丸

【方源】《北京市中药成方选集》。

【组成】川楝子四两，荔枝核三两，橘核（炒）三两，小茴香（炒）五两，沉香三两，肉桂（去粗皮）五两，於术四两，甘草一两，吴萸（炙）四两，青皮（炒）四两，炮姜三两，丝瓜炭四两，补骨脂（炙）二两，大茴香一两，川附片二两。

【用法】上为细末，过箩，炼蜜为丸，重三钱。每服一丸，一日二次，温开水送下。

【功用】顺气散寒，消肿止痛。

【主治】小肠疝气，偏坠抽痛，睾丸肿大，坚硬不消。

0926 胡芦巴丸

【方源】《局方》卷八。

【组成】胡芦巴（炒）一斤，吴茱萸（汤洗十次，炒）十两，川楝子（炒）一斤二两，大巴戟（去心，炒）、川乌（炮，去皮脐）各六两，茴香（淘去土，炒）十二两。

【用法】上为细末，酒煮面糊为丸，如梧桐子大。每服十五丸，空心用温酒吞下；小儿五丸，茴香汤下。

【主治】大人、小儿小肠气，蟠肠气，奔豚气，疝气，偏坠阴肿，小腹有形如卵，上下来去，痛不可忍，或绞结绕脐攻刺，呕恶闷乱。

0927 茴香散

【方源】《医方类聚》卷九十引《经验良方》。

【组成】茴香一两，川楝肉（炒）、补骨脂（炒）、香附子、山楂各半两（去核）。

【用法】上为末。每服二钱，空心温酒、盐汤任下，一日三次。初生小儿女皆可服。如药冷，将盏盛药，于热汤内坐热，涂母乳与吃。

【主治】男子小肠气，女子盘肠气，寒湿气入少腹疼痛，或外肾肿痛。

0928 茴香乌药汤

【方源】《顾松园医镜》卷十三。

【组成】茴香（炒，研）钱许，乌药二钱，吴茱萸（汤泡）三五七分，补骨脂（炒，研）钱许，川萆薢五钱，木瓜二钱，木香、砂仁各钱许，荔枝核（炒，研）五钱。

【用法】亦可浸酒服。

【主治】疝气病初感寒邪或寒湿兼感，未郁为热者。

【宜忌】郁久成热者，不宜服之。

【加减】或加猪胞（炙，研）钱许；痛引腰脊，加牛膝、杜仲；寒甚，可加肉桂五分至一钱；虚甚，可加人参。

【方论】茴香、乌药、吴茱萸、补骨脂均为治寒湿疝气之病，川萆薢除下部湿邪，木瓜治筋病缓急，木香、砂仁止冷气腹痛，猪胞用为引导。

0929 香砂顺气汤

【方源】《杏苑生春》卷六。

【组成】橘皮、半夏、茯苓、香附子各一钱，枳壳八分，乌药六分，甘草五分，木香四分，缩砂仁七枚。

【用法】上咬咀。加生姜五片，水煎，食远服。

【主治】怒气伤肝，或七情郁滞，背胁胸腹攻走疼痛者。

【加减】如胁痛，加柴胡七分，川芎五分。

0930 胆道排石汤 I 号

【方源】《新急腹症学》引青岛市立医院方。

【组成】柴胡四钱，郁金四钱，香附四钱，金钱草一两，木香六钱，枳壳四钱，大黄一两。

【主治】胆道系统感染及胆石症气郁型。

0931 破郁丹

【方源】《万病回春》卷三。

【组成】香附米（醋煮）四两，栀子仁（炒）四两，黄连（姜汁炒）二两，枳实（麸炒）二两，槟榔一两，莪术一两，青皮（去瓤）一两，瓜蒌仁一两，苏子一两。

【用法】上为末，水为丸，如梧桐子大。每服三十丸，食后滚水送下。

【主治】妇人嗳气胸紧，连十余声不尽，嗳出气心头略宽，不嗳即紧。

0932 柴胡疏肝散

【方源】《准绳·类方》卷四引《统旨》。

【组成】柴胡、陈皮（醋炒）各二钱，川芎、芍药、枳壳（麸炒）各一钱半，甘草（炙）五分，香附一钱半。

【用法】上作一服。水二盅，煎八分，食前服。

【功用】①《杂病证治》：疏肝理气。②《医略六书》：解郁调肝。

【主治】因怒气郁而胁痛，寒热往来，痛而胀闷，不得俯仰，喜太息，脉弦。现用于神经官能症、中耳炎等。①《准绳·类方》引《统旨》：胁痛。②《景岳全书》：胁肋疼痛，寒热往来。③《医钞类编》：肝实胁痛，不得转侧，喜太息。④《内科概要》：胁痛，因怒气郁者，痛而胀闷，不得俯仰，脉弦。

【方论】①《景岳全书》：柴胡、芍药以和肝解郁为主，香附、枳壳、陈皮以理气滞，川芎以活其血，甘草以和中缓痛。②《谦斋医学讲稿》：本方即四逆散加川芎、香附和血理气……专以疏肝为目的。用柴胡、枳壳、香附理气为主，白芍、川芎和血为佐，再用甘草以缓之，系疏肝的正法，可谓善于运用古方者。

【临证举例】①神经官能症：一患者，自觉咽中有异物，多方检查结果均无异常，并见精神抑郁，时叹息，其症状每随情志波动而变化。治用本方加半夏、瓜蒌各15g。服药2剂，咽部异物感明显减轻，继服5剂而痊愈。(《四川中医》1989，4：23.) ②中耳炎：一患者，自觉耳内胀闷堵塞，听力下降。西医诊断为"非化脓性中耳炎"。检查：耳鼓膜轻度充血并呈内陷。证属：肝气郁结，气血凝滞。治用本方加陈皮、僵蚕各12g，菖蒲6g。服药5剂，耳闭塞明显减轻，继服上方19剂，听力恢复，余症消除。(《四川中医》1989，4：23.)

【现代研究】对泌胆功能的影响：王昕等用雄性大白鼠制成肝郁模型，然后用本方灌胃给药，在腹腔麻醉条件下，做胆汁引流，记录1小时胆汁流量。结果表明，本方对肝郁动物的泌胆功能有显著的促进作用（$P < 0.01$）。(《实用中医内科杂志》1989，1：11.)

0933 宽中散

【方源】《奇效良方》卷十六。

【组成】白豆蔻（去皮）一两，青皮（去白），缩砂（去皮）、丁香各二两，木香一两半，甘草（炙）二两半，陈皮（去白）四两，香附子（炒，去毛）、厚朴（去粗皮，姜汁制，炒）各八两，沉香一两，槟榔二两。

【用法】上为细末。每服二钱，用生姜、盐汤调服，不拘时候。

【主治】忧恚郁结，或作寒热，遂成膈气，不进饮食。

0934 调气汤

【方源】《临证医案医方》。

【组成】代赭石18g（布包），旋覆花6g（布包），牛膝9g，丹参15g，瓜蒌15g，郁金9g，白芍9g，柴胡6g，陈皮9g，枳壳9g，苏梗、桔梗各6g，木香6g。

【功用】理气、活血、解郁。

【主治】食管狭窄，食管憩室。吞咽梗阻不利，胸膈痞满，有时疼痛或逆气，舌苔白腻，脉弦。

【方论】方中代赭石镇逆平肝，有扩张食管的作用，为治疗食管狭窄之主药；牛膝降逆；丹参活血；瓜蒌、郁金宽胸解郁；白芍、柴胡疏肝；陈皮、枳壳、苏梗、桔梗、木香理气。

0935 调气散

【方源】《万氏家抄方》卷三。

【组成】木香五分，槟榔七分，陈皮八分，甘草三分，青皮（麸炒）一钱，紫苏五分，香附一钱，半夏八分，乳香、没药各三分。

【用法】用水二盅，生姜三片，煎至八分，温服。

【主治】气滞于内，胸膈虚痞，腹中刺痛。

0936 越鞠丸

【方源】《丹溪心法》卷三。

【异名】芎术丸（原书同卷）。

【组成】苍术、香附、抚芎、神曲、栀子各等份。

【用法】上为末，水泛为丸，如绿豆大。

【功用】解诸郁。

【主治】六郁。

【方论】①《医方集解》：此手足太阴、手少阳药也。吴鹤皋曰：越鞠者，发越鞠郁之谓也。香附开气郁；苍术燥湿郁；抚芎调血郁；栀子解火郁；神曲消食郁。陈来章曰：皆理气也，气畅则郁舒矣。②《删补名医方论》：以气

为本，若饮食不节，寒温不适，喜怒无常，忧思无度，使冲和之气升降失常，以致胃郁不思饮食，脾郁不消水谷，气郁胸腹胀满，血郁胸膈刺痛，湿郁痰饮，火郁为热，及呕吐、恶心、吞酸、吐酸、嘈杂、嗳气，百病丛生。故用香附以开气郁，苍术以除湿郁，抚芎以行血郁，山栀以清火郁，神曲以消食郁。五药相须，共收疏解五郁之效。

0937 舒肝丸

【方源】《北京市中药成方选集》。

【组成】厚朴（炙）十六两，川芎十六两，片姜黄六两，香附（炙）十六两，紫豆蔻仁十六两，枳实（炒）十六两，沉香十六两，甘草十二两，丹皮十六两，白芍十六两，柴胡十六两，橘皮十六两，砂仁十六两，延胡索（炙）十六两，木香十六两。

【用法】上为细末，炼蜜为丸，每丸重三钱，朱砂为衣，蜡皮封固。每服一丸，温开水送下。

【功用】疏肝，解郁，止痛。

【主治】两胁胀满，胃脘刺痛，呕逆嘈杂，嗳气吞酸。

0938 舒郁丸

【方源】《丹台玉案》卷四。

【组成】香附、枳实、苍术各三两，沉香一两五钱，缩砂、山栀仁、抚芎、红曲、半夏各二两。

【用法】上为末，水为丸，每服三钱，空心，白滚汤下。

【主治】一切郁证。

【加减】气郁，加乌药、木香、槟榔、干姜、枳壳、桔梗；湿郁，加白术、白芷、赤茯苓、木通、苍术；痰郁，加南星、海石、瓜蒌仁、枳壳、桔梗、小皂荚；热郁，加黄连、青黛、连翘、山栀；血郁，加桃仁、红花、丹皮、当归、韭汁；食郁，加山楂、麦芽、神曲；伤冷食，胃脘痛，加草豆蔻、干姜。如

春，加防风；夏，加苦参；秋、冬，加吴茱萸。

0939　舒肝理气汤

【方源】《临证医案医方》。

【组成】青橘叶 9g，青皮 9g，陈皮 9g，枳壳 9g，厚朴花 6g，香附 9g，苏梗 6g，赤芍、白芍各 9g，柴胡 6g，郁金 9g，甘草 3g。

【功用】疏肝，理气，止痛。

【主治】慢性肝炎属气滞型。两胁窜痛，肝区脘腹胀满，舌苔白，脉弦。

【方论】青橘叶、青皮走两胁，入肝胆，可疏肝理气；陈皮、枳壳、桔梗为一组常用理气药，善理中焦及两胁气滞；桔梗性升，枳壳性降，一升一降，气机通调，疼痛可止；芍药、柴胡柔肝疏肝，二药配合，一辛一酸，一舒一敛，一刚一柔，伍用甚妙，为治疗肝胆疾患的要药，临床可用于肝胆疾患的始终，柴胡又为肝胆经的引经药，可引诸药直达病所；郁金理血中之气，解郁止痛；芍药、甘草柔养缓急；厚朴花、香附、苏梗理气止痛。

0940　解郁开结汤

【方源】《辨证录》卷四。

【组成】白芍一两，当归五钱，白芥子三钱，白术五钱，生枣仁三钱，甘草五分，神曲二钱，陈皮五分，薄荷一钱，丹皮三钱，玄参三钱，茯神二钱。

【用法】水煎服。

【功用】解郁开结。

【主治】郁病。思想结于心，中气郁而不舒，困卧终日，痴痴不语。

0941　疏肝散

【方源】《理瀹骈文》。

【组成】柴胡、陈皮、青皮各一两，川芎、当归、白芍、枳壳、香附、瓜蒌、丹皮各五钱。

【用法】同麸皮、醋炒，熨。

【主治】胁痛。

【加减】气，加乌药、延胡索；血，加官桂、红花；虚，加杜仲、萸肉；跌打伤瘀血，加大黄、炮山甲各五钱。

0942　楂橘丸

【方源】《简明医彀》卷三。

【组成】山楂四两，橘核（炒）、山栀（炒）二两，柴胡、牡丹皮、桃仁（炒）、大小茴香（俱盐炒）各一两，吴茱萸（炮）半两。

【用法】上为末，酒糊为丸，如梧桐子大。每服十丸，盐汤送下。

【主治】诸疝痛。

0943　暖肝煎

【方源】《景岳全书》卷五十一。

【组成】当归二钱，枸杞三钱，茯苓二钱，小茴香二钱，肉桂一钱，乌药二钱，沉香一钱（木香亦可）。

【用法】水一盅半，加生姜三五片，煎七分，食远温服。

【主治】肝肾阴寒，小腹疼痛，疝气。

【加减】如寒甚者，加吴茱萸、干姜；再甚者，加附子。

【方论】《谦斋医学讲稿》：本方以温肝为主，兼有行气、散寒、利湿作用。以当归、杞子温补肝脏，肉桂、茴香温经散寒，乌药、沉香温通理气，茯苓利湿通阳。凡肝寒气滞，症状偏在下焦者，均可用此加减。

0944　遣怒丹

【方源】《辨证录》卷二。

【组成】白芍二两，柴胡一钱，甘草一钱，乳香末一钱，广木香末一钱，白芥子三钱，桃仁十粒，生地三钱，枳壳三分。

【用法】水煎服。一剂痛轻，四剂痛止，十剂病除。

【主治】气恼拂抑，肝胆气郁，两胁作痛，终年累月不愈，或时而少愈，时而作痛，病来之时，身发寒热，不思饮食。

【方论】夫平肝之药，舍白芍实无第二味可代，孰知白芍必多用而后能取胜，用至二两，则其力倍于寻常，自能遍舒其肝气；况助以柴胡之疏泄，甘草之调剂，桃仁、白芥以攻其败瘀，乳香、广木以止其疼痛，安得不直捣中坚以解散其敌垒哉！

0945 橘茴饮

【方源】《济众新编》卷四。

【组成】橘核三钱，茴香（盐水炒）、木通、官桂各二钱，川楝子、吴茱萸（黄连煎水炒）各一钱五分。

【用法】水煎服。

【主治】寒疝。囊丸肿大牵痛，或丸入小腹。

0946 橘核丸

【方源】《医学心悟》卷三。

【组成】橘核子（盐酒炒）二两，川楝子（煨，去肉）、山楂子（炒）、香附（姜汁浸，炒）各一两五钱，荔枝核（煨，研）、小茴香（微炒）各一两。

【用法】神曲四两，煮糊为丸，如梧桐子大。每服三钱，淡盐水送下。

【主治】癥瘕疝癖，小肠膀胱气等。

【加减】寒甚，加附子五钱，肉桂三钱，当归一两。

0947 蠲痛丸

【方源】《仁斋直指》卷十八。

【组成】延胡索（略炒）一两，川楝（蒸去皮核）、舶上茴香（炒）各半两，牵牛（炒，取末）、当归、良姜、青皮（去白）、木香、天台乌药各一分，全蝎七个（焙）。

【用法】上为末，生姜自然汁浸糕为糊，丸如梧桐子大。每服三十丸，烧绵灰（存性）调酒送下。

【主治】①《仁斋直指》：小肠膀胱气痛。②《杂病源流犀烛》：癫疝及一切疝痛。

（二）理气散结

0948 三棱化瘿丸

【方源】《中医内科临床治疗学》。

【组成】三棱6g，莪术6g，归尾9g，丹参12g，青皮6g，穿山甲6g（醋炙），生牡蛎12g，昆布9g，海浮石9g。

【用法】水煎服；或加倍研细，枣肉为丸，每丸6g，早、晚各服一丸。

【功用】行气活血，软坚消瘿。

【主治】瘿气。颈部粗肿日久，赤络显露，按之硬痛，呼吸不畅，声音嘶哑，呛咳气急，或吞咽障碍，舌质暗红，脉象沉涩。

【宜忌】虚弱患者，孕妇、哺乳妇均忌服。

【方论】三棱、青皮疏肝行气；归尾、丹参、莪术、穿山甲珠活血祛瘀，消肿通络；昆布、海浮石、生牡蛎化痰软坚，散结消瘿；枣肉为丸，既能补脾益气，又能防止诸药攻伐之峻猛，损伤脾胃。组合成方，共具行气活血、散结消瘿之功效。

0949 甲亢2号

【方源】《古今名方》引湖南省中医药研究所。

【组成】夏枯草、旱莲草、紫丹参、怀山药各15g，煅龙骨、煅牡蛎各30g。

【用法】上药为一日量，依法制成冲服剂，或制片，或作汤剂水煎服。

【功用】益气养阴，软坚散结。

【主治】甲状腺功能亢进症。头昏失眠，心悸怔忡，心烦易怒，四肢颤动，纳亢善饥，甲状腺肿大，突眼，脉细数。

【加减】肝肾阴虚，舌红苔黄，头昏耳鸣，五心烦热，宜加炒枣仁、夜交藤、知母、黄柏、珍珠母；肝火旺盛，怕热多汗，口苦咽干，心烦易怒，宜加生地、栀子、百合、竹茹、龙胆草；肝郁气滞，胸闷不畅，精神抑郁，加柴胡、白芍、陈皮、钩藤、全瓜蒌；痰湿凝聚，神疲乏力，恶心呕吐，苔腻，脉濡滑者，宜加薏苡仁、陈皮、贝母；气阴两虚，四肢痿软，倦怠乏力，心悸心烦，自汗少寐，宜加太子参、生黄芪、酸枣仁等。

0950 四海舒郁丸

【方源】《疡医大全》卷十八。

【组成】青木香五钱，陈皮、海蛤粉各三钱，海带、海藻、昆布、海螵蛸各二两（俱用滚水泡去盐）。

【用法】上为细末。每服三钱，不拘酒、水，一日三次；滓沉在碗底内者，敷气颈上。

【主治】因七情抑郁不伸，肝脾气郁不舒致气颈，结喉之间气结如胞，随喜怒消长，甚则饮食嗌碍。

【临证举例】气颈（甲状腺肿大）：曾治疗4例女性患者，肿大的甲状腺均渐变软、变小，其他伴随症状减轻或消失。笔者认为：气颈多属气郁痰阻所致，治用四海舒郁丸理气化痰，软坚散结，一般在服药1~1.5个月后，颈间肿大之甲状腺都能变软、变小，连服2~3个月，可以消散。所有眼突、心悸、失眠、手颤等现象，亦能逐渐消失。（《江苏中医》1958，9：29.）

【备注】愈后用黄药子四两，生酒三大壶，煮三炷香，窨七日去火毒，早、晚任饮数杯。

0951 祛毒化肿汤

【方源】《杏苑生春》卷七。

【组成】连翘、天花粉各一钱，当归、贝母、黄芩（酒炒）各七分，甘草节、桔梗、柴胡、昆布、海藻各五分，瓜蒌仁八分。

【用法】上咬咀。水煎熟，食远温服。

【功用】祛毒化肿。

【主治】瘿气发于颈项。

0952 旋覆花汤

【方源】《金匮》卷下。

【组成】旋覆花三两，葱十四茎，新绛少许。

【用法】以水三升，煮取一升，顿服之。

【主治】肝着。其人常欲蹈其胸上，先未苦时，但欲饮热。寸口脉弦而大，弦则为减，大则为芤。减则为寒，芤则为虚，寒虚相搏，此名曰革。妇人则半产漏下。

【方论】①《沈注金匮要略》：旋覆花咸温软坚散结，以葱助其驱风而下饮逆；新绛引入血分宣血，俾血行则风灭，着自开矣。②《金匮要略心典》：详《本草》：旋覆花治结气，去五脏间寒热，通血脉。葱主寒热，除肝邪。绛帛入肝理血，殊与虚寒之旨不合。然肝以阴脏而舍少阳之气，以生化为事，以流行为用，是以虚不可补，解其郁聚即所以补；寒不可温，行其血气即所以温。③《金匮要略浅注补正》：葱白以通胸中之气，如胸痹而用薤白之例；旋覆以降胸中之气，如胸满噫气而用旋覆之例也；唯新绛乃茜草所染，用以破血，正是治肝经血着之要药。

【临证举例】①胁痛：家若谷兄乃郎胁痛。感证已逾两月，胁痛依然不愈，按外感胁痛，病在少阳；内伤胁痛，病在厥阴。今外邪解经多日，胁痛何以不瘥，既无情志抑郁，定属动作闪力之伤，外邪引发耳。夫久痛在络，络主血，防其蓄瘀动红，从《金匮》肝着例，用旋覆花汤一法。（《杏轩医案》）②肝着：郑锡晃，男，成人。以胸次不舒，心中懊恼，甚则坐卧不安，历时三月未愈而就诊于余。诊其脉象：两寸脉大，其余正常。临床表现又无发热、头痛、心悸。以胸次不舒，病久入络，为肝着之象。处方：旋覆花三钱，绛纬二钱，青葱茎七条。目的在于通络脉，疏肝郁，宣阳散结。果然一服而愈。（《广东中医》1962，7：36.）③崩漏：戴某某，女。1975年来我处就诊。自诉于去年小产后，阴道出血至今未净。诊脉细数，舌红润，苔白，小腹部时有隐痛，下血量虽不多，但终日淋漓不清，其症显属半产后瘀血结聚，用旋覆花汤治之。处方：旋覆花（布包）10g，新绛（茜草）12g，青葱 10 根，生地 15g，当归 10g，白芍 6g，川芎 6g。3 剂。服药后下血块数枚，血渐止，腹亦不痛，继以十全大补汤调理而愈。(《江苏中医杂志》1981，3：19.)

0953 解郁软坚汤

【方源】《千家妙方》卷下引李聪甫方。

【组成】全当归 10g，赤芍药 10g，正川芎 5g，北柴胡 5g，川郁金 6g，白蒺藜 10g，漂昆布 10g，净海藻 10g，制香附 6g，酒青皮 5g，山慈菇 5g，蒲公英 13g，鹿角霜 15g（先煎）。

【用法】水煎服，每日一剂。

【功用】疏肝解郁，和血软坚。

【主治】肝郁结滞之乳腺小叶增生。两乳肿块坚硬，推之不移，皮色如常，隐隐作痛，经前肿块变大，经后复小。

0954 橘皮枳实生姜汤

【方源】《金匮》卷上。

【异名】橘皮生姜汤（《三因方》卷九）。

【组成】橘皮一斤，枳实三两，生姜半斤。

【用法】以水五升，煮取二升，分温再服。

【功用】《中国医学大辞典》：行气开郁，和胃化饮。

【主治】①《金匮》：胸痹，胸中气塞，短气。②《三因方》：胸痞，胸中噎塞，愊愊如满，习习如痒，喉中涩燥，吐沫。

【方论】①《金匮要略直解》：气塞短气，非辛温之药不足以行之，橘皮、枳实、生姜辛温，同为下气药也。《内经》曰：病有缓急，方有大小。此胸痹之缓者，故用君一臣二之小方也。②《中国医学大辞典》：重用橘皮、生姜之大辛大温者，散胸中之饮邪；枳实之圆转苦辛者，泄胸中之闭塞。③《金匮要略方义》：本方与茯苓杏仁甘草汤均治胸痹，胸中气塞短气之证。前者是肺气不利，饮停胸膈，重在停饮，故治宜宣肺化饮，而用茯苓、杏仁。此方主治乃肺胃气滞，气阻饮停，重在气滞，治宜

行气开郁。故方中以橘皮为君，行肺胃之气而宣通气机；臣以枳实，行气除满而利五脏；佐以生姜，散结气而降逆化饮。三者相合，行气开郁，和胃化饮，使气行痹散，胃气因和，而胸脘气塞之症自除。

【临证举例】咳嗽：何某，男，34 岁。咳嗽已五年，久治未愈。西医认为支气管炎，屡用棕色合剂、青霉素等药；中医认为"久嗽"常用半夏露、麦金杏仁糖浆等，皆不效。细询，咳虽久而不剧，痰亦不多，其主要症状为入夜胸中似有气上冲至咽喉，呼吸作声，短气，胃脘、胸胁及背部均隐隐作痛，畏寒，纳减，脉迟而细，苔薄白。颇似《金匮》胸痹，胸中气塞短气症。乃以橘枳生姜汤加味治之。处方：橘皮 12g，麸炒枳实 9g，生姜 15g，姜半夏 12g，茯苓 12g。服药 3 剂后，诸症消退，胁背痛亦止。唯胃脘尚有隐痛，再拟原方出入，五年宿疾，基本痊愈。(《中医杂志》1964，6：22.)

（三）理气健脾和胃

0955 七气汤

【方源】《三因方》卷十一。

【组成】半夏（汤洗）五两，厚朴（姜制），桂心各三两，茯苓、白芍药各四两，紫苏叶、橘皮各二两，人参一两。

【用法】上锉散。每服四钱，水一盏半，加生姜七片，大枣一个，煎七分，去滓，空腹服。

【主治】喜怒忧思悲恐惊七气郁发，致五脏互相刑克，阴阳反戾，挥霍变乱，吐利交作，寒热眩晕，痞满咽塞。

0956 七香丸

【方源】《青囊秘传》。

【组成】香附三两，麦芽二两，砂仁一两，甘松一两，甘草二两五钱，陈皮二两五钱，丁香一两，檀香二两，官桂二两五钱，乌药二

两，藿香三两，木香二两。

【用法】上药为末，水叠为丸，如弹子大，降香一两研末为衣。每服一丸。

【主治】胃痛。

0957 九气拈痛丸

【方源】《慈禧光绪医方选议》。

【组成】当归四两，良姜四两，五灵脂四两，莪术四两，槟榔四两，青皮四两，延胡索二两，郁金二两，木香二两，陈皮二两，姜黄二两，香附五两，甘草一两五钱。

【用法】上为末，醋为丸。每服三钱，白开水送下。

【功用】理气止痛。

【主治】心胃疼痛。

0958 开郁理气汤

【方源】《丹台玉案》卷四。

【组成】香附、沉香、半夏各一钱，苏子、枳实、莱菔子各一钱五分，丁香、大腹皮、藿香各八分。

【用法】水煎，热服。

【主治】气郁不散，肚腹胀满。

0959 开胃利膈丸

【方源】《慈禧光绪医方选议》。

【组成】瓜蒌皮六钱，枳实六钱（炒），落水沉三钱，砂仁四钱，香附（制）六钱，桔梗四钱（苦），白蔻仁四钱，苍术四钱（炒），藿香梗五钱，广皮六钱，中厚朴五钱（炙），三仙二两（焦）。

【用法】上为细末，炼蜜为丸，如高粱粒大。每服二钱，白开水送下。

【功用】开郁顺气，利膈消食。

【主治】胸脘疼痛，食积结滞。

0960 木香枳术丸

【方源】《东垣试效方》卷一。

【组成】木香一两半，枳实一两，白术二两，干姜三钱，陈皮一两，炒曲一钱，人参

三钱。

【用法】上为末，荷叶烧饭为丸；如梧桐子大。每服五十丸，食前温水送下。

【功用】破寒滞气，消寒饮食，开胃进食。

0961 木香枳壳汤

【方源】《不知医必要》卷二。

【组成】党参（米炒，去芦）二钱，白术（净）一钱五分，枳壳（面煨，去瓤）、厚朴（制）、乌药、当归、陈皮各一钱，木香六分。

【用法】加生姜二片，水煎，分二次服。

【主治】虚弱人气滞胀痛。

0962 木香顺气丸

【方源】《北京市中药成方选集》。

【组成】陈皮九十六两，乌药九十六两，枳实（炒）九十六两，槟榔九十六两，厚朴（炙）九十六两，枳壳（炒）九十六两，香附（炙）九十六两，黄芩九十六两，青皮（醋炒）四十八两，黑丑（炒）四十八两，大黄四十八两，桔梗四十八两，木香四十八两，三棱（炒）二十四两，莪术（炙）二十四两，山楂九十六两，官桂十二两，甘松十二两，吴茱萸（炙）十二两。

【用法】上为细末，过箩，用冷开水泛为小丸。每服一钱至二钱，温开水送下。

【功用】舒气开郁，化滞通便。

【主治】气滞不舒，胸膈痞闷，腹胁胀满，大便不利。

【宜忌】年老气虚勿服；孕妇忌服。

0963 木香顺气汤

【方源】《医学发明》卷四。

【组成】木香三分，厚朴（姜制）四分，青皮（去白）、陈皮、益智仁、白茯苓（去皮）、泽泻、干生姜、半夏（汤洗）、吴茱萸（汤洗）各二分，当归五分，升麻、柴胡各一分，草豆蔻（面裹烧，去皮）三分，苍术（泔浸）三分。

【用法】上㕮咀。都作一服，水二大盏，煎至一盏，去滓，食前大温服。

【主治】①《医学发明》：浊气在上，则生膜胀。②《医方集解》：阴阳壅滞，气不宣通，胸膈痞闷，腹胁胀满，大便不利。

【宜忌】忌生冷、硬物及怒。

【方论】①《医学发明》：经云：留者行之，结者散之。以升麻、柴胡苦平，行少阳、阳明二经，发散清气，运行阳分为君。以生姜、半夏、草豆蔻仁、益智仁辛甘大热，消散中寒为臣。厚朴、木香、苍术、青皮苦辛大温，通顺滞气；当归、人参、陈皮辛甘温，调和营卫，滋养中气；浊气不降，以苦泄之，吴茱萸苦热，泄之者也；气之薄者，阳中之阴，茯苓甘平，泽泻咸平，气薄，引导浊阴之气，自天而下，故以为佐。气味相合，散之泄之，上之下之，使清泄之气各安其位也。②《医方集解》：此足太阴、阳明药也。木香、厚朴、青皮、陈皮，辛能行气，兼能平肝；草蔻、益智，香能舒脾；苍术、半夏，燥能胜湿；干姜、吴茱，温能散寒；升、柴之轻，以升其阳；苓、泻之淡，以泄其阴。盖脾为中枢，使中枢运转，则清升浊降，上下宣通，而阴阳得位矣。然皆气药，恐其过燥，故重用当归以濡其血，共成益脾消胀之功也。

【临证举例】心腹胀满：范天夫人，先因劳役，饮食失节，加之忧思气结，病心腹胀满，且食则不能暮食，两胁刺痛。诊其脉弦而细，至夜浊阴之气当降而不降，膜胀尤甚。大抵阳主运化，饮食劳倦损伤脾胃，阳气不能运化精微，聚而不散，故为胀满，先灸中脘，乃胃之募穴，引胃中生发之气上行阳道，又以前药助之，使浊阴之气自此而降矣。（《证治准绳》）

0964　木香顺气散

【方源】《准绳·类方》卷四引《统旨》。

【异名】顺气散（《医略六书》卷二十三）。

【组成】木香、香附、槟榔、青皮（醋炒）、陈皮、厚朴（姜汁炒）、苍术（米泔浸一宿，炒）、枳壳（麸炒）、砂仁各一钱，甘草（炙）五分。

【用法】水二盅，加生姜三片，煎八分，食前服。

【主治】①《准绳·类方》引《统旨》：气滞腹痛。②《医略六书》：气郁腹痛，脉沉者。

【方论】《医略六书》：湿伏气滞，妨碍肝脾三焦之气不能布护，故腹痛不止焉。苍术燥湿强脾气，槟榔破滞下逆气，厚朴散满宽中气，枳壳破滞化膈气，青皮破气平肝，甘草缓中和胃，陈皮理胃气，木香醒脾气，香附调气解郁，砂仁开胃醒脾也。加以生姜之温散，更用薤白之通阳，为散，煎服，安有气不调，湿不化，腹痛不止之理乎？此调气解郁之剂，为气滞湿伏腹痛之专方。

【备注】本方《医略六书》用法中有薤白。

0965　木香通真散

【方源】《博济方》卷二。

【组成】木香半两，人参一两，官桂一两半（去皮），川芎一两，陈皮二两（去皮），茯苓一两，青皮一两（去白），神曲一两，厚朴一两半（用生姜汁涂，炙令黄），茴香一两（用舶上者），槟榔半两，桃仁一两（麸炒，去皮尖）。

【用法】上药除桃仁另研外，余并捣罗为末，入桃仁拌和令匀。每服一钱，水一盏，盐少许，同煎七分，温服，不拘时候。

【功用】和气。

【主治】中脘气不和，心胸满闷，气刺胁肋，饮食无味。

0966　太和丸

【方源】《北京市中药成方选集》。

【组成】橘皮二十两，砂仁十二两五钱，山楂二十两，木香十两，白芍三十两，茯苓三十两，神曲（炒）二十两，半夏曲二十五两，白术（炒）一百六十两，麦芽（炒）三十两，当归四十两，香附（炙）四十两，蔻仁十二两五钱，苍术（炒）八十两，甘草十五两。

【用法】上为细末，过箩，用冰开水泛为小丸。每服二至三钱，温开水送下，一日二次。

【功用】和胃健脾，理气宽中。

【主治】脾胃不和，饮食减少，呃逆胸满，肢体倦怠。

0967　气爽丹

【方源】《石室秘录》卷一。

【组成】白芍五钱，柴胡二钱，炒栀子一钱，苍术一钱，茯苓一钱，六曲五分，半夏一钱，甘草一钱，丹皮三钱。

【用法】水煎服。

【主治】肝经之病，两胁胀满，吞酸吐酸。

【方论】此方之妙，妙在用白芍、丹皮、柴胡也。盖三味乃肝经专药，而芍药尤善平肝，不去远凌脾土；土得养，而木益舒；木舒而气爽，痛自除，吐渐止也。

【加减】可加当归三钱，以生肝血。

0968　手拈散

【方源】《百一选方》卷八。

【组成】草果、延胡索、五灵脂、没药各等份。

【用法】上为细末。每服三钱，温酒调下。

【功用】《北京市中药成方选集》：顺气宽胸，消胀定痛。

【主治】心脾气痛，妇人血气痛。①《百一选方》：脾痛。②《普济方》：妇人血气刺痛不可忍及诸般气痛。③《丹溪心法附余》：心脾气痛。④《北京市中药成方选集》：心胃疼痛，胸中膨闷；肝郁不舒，两胁胀满。

0969　升降汤

【方源】《衷中参西》上册。

【组成】野台参二钱，生黄芪二钱，白术二钱，广陈皮二钱，川厚朴二钱，生鸡内金（捣细）二钱，知母三钱，生杭芍三钱，桂枝尖一钱，川芎一钱，生姜二钱。

【主治】肝郁脾弱，胸胁胀满，不能饮食。

【方论】此方唯少用桂枝、川芎以疏肝气，其余诸药无非升脾降胃，培养中土，俾中宫气化敦厚，以听肝气之自理。实窃师《内经》求之阳明，与《金匮》当先实脾之奥旨耳。

【临证举例】肝郁便秘：一媪，年近六旬。资禀素弱，又兼家务劳心，遂致心中怔忡，肝气郁结，胸腹胀满，不能饮食，舌有黑苔，大便燥结，十数日一行。广延医者为治，半载无效，而羸弱支离，病势转增。后愚诊视，脉细如丝，微有弦意，幸至数如常，知犹可治，遂投以升降汤。为舌黑便结，加鲜地骨皮一两，数剂后，舌黑与便结渐愈，而地骨皮亦渐减。至十剂病愈强半，共服百剂，病愈而体转健康。（《衷中参西》）

0970　升阳顺气汤

【方源】《内外伤辨》卷上。

【组成】黄芪一两，半夏三钱（汤洗七次），草豆蔻二钱，神曲一钱五分（炒），升麻、柴胡、当归身、陈皮各一钱，甘草（炙）、黄柏各五分，人参（去芦）三分。

【用法】上㕮咀。每服三钱，水二盏，加生姜三片，煎至一盏，去滓，食前温服。

【主治】饮食、劳役、七情所伤，短气，发热，胸胁满闷，不思饮食。①《内外伤辨》：因饮食不节，劳役所伤，胸胁满闷，短气。遇春则口淡无味，遇夏虽热，犹有恶寒，饥则常如饱，不喜食冷物。②《赤水玄珠》：七情所伤，及劳役，饮食不节，满闷短气，恐则气下者尤宜。③《仁术便览》：忿怒伤肝，思虑伤脾，悲哀伤肺，以致各经火动有伤元气，发热，不思饮食。

【方论】①《内外伤辨》：脾胃不足之证，

须用升麻、柴胡苦平味之薄者，阴中之阳，引脾胃中清气行于阳道及诸经，生发阴阳之气，以滋春气之和也；又引黄芪、人参、甘草甘温之气味上行，充实腠理，使阳气得卫外而为固也。凡治脾胃之药，多以升阳补气名之者此也。②《医方考》：清气在下，浊气在上，令人胸膈饱胀，大便溏泻者，此方主之。上病由于饮食伤其脾气，不能升清降浊故耳。是方也，升、柴辛温升其清，清升则阳气顺矣；柏皮苦寒降其浊，浊降则阴气顺矣；人参、黄芪、当归、甘草补其虚，补虚则正气顺矣；半夏、陈皮利其膈，膈利则痰气顺矣；豆蔻、神曲消其食，食消则谷气顺矣。故曰升阳顺气。

0971 四磨汤

【方源】《济生方》卷二。

【组成】人参、槟榔、沉香、天台乌药。

【用法】上各浓磨水，和作七分盏，煎三五沸，放温服。或下养正丹尤佳。

【功用】①《中医方剂学讲义》：破滞降逆，兼以扶正。②《医方发挥》：顺气降逆，宽中补虚。

【主治】七情郁滞，痰气交阻，上气喘急，胸膈痞闷。①《济生方》：七情伤感，上气喘息，妨闷不食。②《普济方》：七情郁滞，痰气上壅，喘急声促。③《张氏医通》：一切气塞，痞闷不舒，不时暴发。

【方论】①《医方集解》：此手太阴药也。气上宜降之，故用槟榔、沉香，槟榔性如针石，沉香入水独沉，故皆能下气；气逆宜顺之，故用乌药；加人参者，降中有升，泻中带补，恐伤其气也。②《医宗金鉴》：七情随所感皆能为病，然壮者气行而愈，弱者气着为病。愚者不察，一遇上气喘息，满闷不食，谓是实者宜泻，辄投破耗等药，得药非不暂快，初投之而应，投之久而不应矣。若正气既衰，即欲消坚破滞，则邪气难伏，法当用人参先补正气，沉香纳之于肾，而后以槟榔、乌药从而导

之，所谓实必顾虚，泻必先补也。四品气味俱厚，磨则取其气味俱足，煎则取其气味纯和，气味齐到，效如桴鼓也。③《成方便读》：以槟榔、沉香之破气快膈峻利之品，可升可降者，以之为君。而以乌药之宣行十二经气分者助之；其所以致气之逆者，虚也，若元气充足，经脉流行，何有前证？故以人参辅其不逮，否则气暂降而郁暂开，不久又闭矣，是以古人每相须而行也。若纯实无虚者，即可去参加枳壳。④《历代名医良方注释》：此方乃醒气、散气、降气、纳气，而又维护正气之方也。气喘分两大纲：一在上为实，乃肺气不通调；一在下为虚，乃肾气不归根。本方证治，兼而有之。盖七情感伤，郁滞菀结，气喘而急，上而不下，留滞膈间空膜之地，形成气膈。方制槟榔以开之，乌药以温之行之，沉香以降之纳之。又用人参之大有力者主持其间，俾气有统摄，不致散漫耗蚀，上下循环，营周不休，以归复于生理正常。尤妙在四药皆磨，既取其气味之全，又取其缓缓斡旋，不过攻过补，致令转变气损气滞反应之嫌。

【临证举例】①胃脘痛：许某，男，39岁，教师。罹患胃脘疼痛反复发作已3年之久。自感胃部胀痛满闷，按之则舒，攻冲季胁，嗳气频作，纳呆，舌质正常，苔薄白，脉沉弦。经钡餐造影诊断为"浅表性胃炎"，证属肝疏失调，横犯中州之木侮土。拟降逆解郁，益举中气。处方：乌药、沉香（另冲）、炒槟榔、党参、枳壳各10g，炒赤芍、软柴胡各6g。4剂，水煎，日服2次。服药后痛胀略减，冲气已平，嗳气仍作，继以原方减槟榔、柴胡消导升疏之品，加半夏降逆醒脾。连进4剂，诸症均减。原方改散剂续进两料善后，未再复发。（《新中医》1983，7：11.）②梅核气：郭某，女，44岁，干部。患者咽喉似有异物感，已有年余，咽之不下，吐之不出，如物梗咽，但进食吞咽正常，曾经多方治疗不显，患者疑为恶变，情绪紧张，精神淡漠，不思饮食，胸中不

适，夜不成寐，舌尖红，苔薄白，脉弦细。良由七情郁结，气机不畅，津液失于输布以致痰气交阻而成梅核气证，法宜开郁散结、调理气机为主。方用：乌药、沉香、海藻、槟榔、生甘草、浙贝母各10g，参须4.5g，石斛15g，生麦芽30g。4剂后咽部稍感舒适，饮食猛增，夜已入睡。效不更法，连进13剂，患者喜告病已衰其大半，其效之速，出余所料。后改为丸剂，并嘱其注意饮食起居，经远期追访未再发。(《新中医》1983，7：12.)

0972 肝胃百合汤

【方源】《夏度衡医案》。

【组成】柴胡、黄芩、乌药、川楝子、郁金各10g，百合30g，丹参15g。

【功用】疏肝和胃，活血化瘀。

【主治】胃和十二指肠溃疡，胃脘疼痛，嗳气吞酸，心烦口苦，脘区压痛，大便色黑，舌质淡红，苔薄微黄，脉弦细。

【加减】胃部灼热，加蒲公英15g；灼热喜按喜温饮，加高良姜3g；胸部痞满发胀，加九香虫3g；吐酸水，加生牡蛎30g，或瓦楞子30g；大便结，加火麻仁10g；大便色黑，加桃仁10g；脾胃虚弱，加明党参、黄芪各12g；十二指肠溃疡，加白芍12g，甘草10g。

0973 肠胃舒郁丸

【方源】《全国中药成药处方集·沈阳方》。

【组成】香附、茯苓、陈皮、炙甘草、川芎、炒山栀各一两，炒苍术、砂仁、半夏各五钱。

【用法】上为极细末，醋糊为小丸。每服二钱，以姜水送下。

【功用】促进胃肠消化蠕动功能。

【主治】胸膈胀满，嘈杂吞酸，四肢倦怠，两胁作痛，饮食无味，肠胃虚弱，一般郁结。

【宜忌】忌生冷硬物。

0974 快胃舒肝丸

【方源】《北京市中药成方选集》。

【组成】片姜黄一两六钱，乌药三两二钱，白芍四两，厚朴（制）十六两，橘皮四两，沉香三两，木香二两四钱，香附（炙）四两，砂仁三两二钱，枳壳（炒）四两，柴胡四两，青皮（炒）四两，川芎三两二钱，紫豆蔻仁一两二钱，当归四两，延胡索（炙）四两。

【用法】上为细末，冷开水泛为小丸，滑石十三两，朱砂三两为衣闯亮。每两二百丸，袋装，每袋六十丸。每服三十丸，温开水送下，一日二次。

【功用】健胃，舒郁，止痛。

【主治】胃脘刺痛，痞满嘈杂，两胁膨胀，呕吐吞酸。

0975 沉香化滞丸

【方源】《中药成方配本》。

【组成】沉香二两，制川朴三两，大黄二两五钱，枳实五钱，槟榔二两，山楂炭二两五钱，炒六曲三两，广皮二两，西砂仁二两，广木香二两，黄芩二两，制半夏二两，广藿香二两，白术二两。

【用法】上生晒，为细末，用竹沥三两，生姜四两，打汁和水为丸，如绿豆大。每服三钱，开水吞送，或绢包煎服五钱。

【功用】理气通滞。

【主治】食积气滞，脘腹胀痛。

【宜忌】孕妇忌服。

0976 沉香降气汤

【方源】《局方》卷三。

【组成】香附子（炒去毛）四百两，沉香十八两半，缩砂仁四十八两，甘草一百二十两（爁）。

【用法】上为细末。每服一钱，加盐少许，凌旦雾露，空心沸汤点服。

【功用】①《局方》：开胃消痰，散壅思食。

②《丸散膏丹集成》：通顺气血。

【主治】肝气郁结，脾失健运，胸脘痞闷，心腹胀满，恶心呕吐，食欲不振；妇女月经不调，少腹胀痛。①《局方》：阴阳壅滞，气不升降，胸膈痞塞，心腹胀满，喘促短气，干哕烦满，咳嗽痰涎，口中无味，嗜卧减食；及胃痹留饮，噫醋闻酸，胁下支结，常觉妨闷；及中寒咳逆，脾湿洞泄，两胁虚鸣，脐下撮痛。②《普济方》：小儿因乳母忧愁思虑，或有忿怒之气乳儿，随气而上，不能克化而致气奶呕吐。③《医略六书》：气逆眩晕，脉沉涩者。④《丸散膏丹集成》：妇人经水不调，小腹刺痛。

【方论】《医略六书》：气逆于中，肝气不降，此眩晕之发于气逆焉，郁怒人多此。沉香降气以疏逆，香附调气以解郁，砂仁理气醒脾胃，甘草缓中和脾胃也。为散沸汤下，使逆气降而肝气平，则脾胃调而运化如常，何气逆眩晕之不已哉！

0977 沉香降气散

【方源】《医学心悟》卷三。

【组成】沉香（细锉）三钱，砂仁七钱，甘草（炙）五钱，香附（盐水炒）五钱，延胡索（酒炒）一两，川楝子（煨，去肉净）一两。

【用法】上为末。每服二钱，淡姜汤调下。

【主治】气滞心痛。

0978 启膈散

【方源】《医学心悟》卷三。

【组成】沙参三钱，丹参三钱，茯苓一钱，川贝母（去心）一钱五分，郁金五分，砂仁壳四分，荷叶蒂二个，杵头糠五分。

【用法】水煎服。

【功用】①《医学心悟》：通噎膈，开关。②《中医方剂学》：润燥解郁。

【主治】①《医学心悟》：噎膈。②《中医方剂学》：由于抑郁日久，气结津枯，咽下梗

死，甚则疼痛呕吐者。

【加减】虚者，加人参；若兼虫积，加胡连、芜荑，甚则用河间雄黄散吐之；若兼血积，加桃仁、红花，或另以生韭汁饮之；若兼痰积，加广橘红；若兼食积，加莱菔子、麦芽、山楂。

【方论】《中医方剂学》：方中沙参清胃滋燥而不腻；川贝解郁化痰而不燥；茯苓补脾和中；郁金开郁散结；杵头糠能疗卒噎；丹参补血活血；荷蒂宣胃气，与丹参合用，以收气血并治之功。

0979 畅卫舒中汤

【方源】《易氏医按》。

【组成】香附（醋炒）八分，苏梗五分，苍术（泔浸）五分，贝母八分，连翘（去心）五分，抚芎六分，神曲（炒）一钱，沙参一钱，桔梗四分，南木香半分。

【用法】大剂煎，徐徐呷之。

【主治】气膈。

【方论】香附、苏梗开窍行气，苍术健中，贝母开郁痰，连翘散六经之火，抚芎提发肝木之困，神曲行脾之郁，南木香逐气流行，桔梗升提肺气，沙参助正气而不助肺火。此方升上焦之火邪，乃火郁发之之义也。

【临证举例】气膈：一人患膈满，胸膈胃脘饱闷，脐下空虚如饥，不可忍，腰腿酸疼，坐立战摇，日夜卧榻，大便燥结，每日虽进清粥一二盅，食下即呕酸，吐水醋心。众作膈治，服药二年许不效。诊得脉左右寸关俱沉大有力，两尺自浮至沉三候俱紧，按之无力摇摆之状。须开导其上，滋补其下，兼而行之。遂以本方投之，每日空心服八味地黄丸百粒，服二日，嗳气连声，后亦出浊气；五日可以坐立，啖饭两碗；服药至二七，动履如常。

0980 和气散

【方源】《局方》卷三。

【组成】香附子（炒，去毛）、陈皮（去

白）、肉桂（去粗皮）、良姜（去芦）、青皮（去白）、甘草（熘）、茴香（炒）、苍术（米泔浸）各一两，桔梗（去芦）三两。

【用法】上为细末。每服二钱，入盐少许，沸汤点服，或盐酒调下，不拘时候。

【功用】温脾胃，进饮食。

【主治】脾胃不和，中脘气滞，宿寒留饮，停积不消，心腹胀满，呕吐酸水。脾疼泄泻，脏腑不调，饮食减少；一切气疾。

0981 厚朴温中汤

【方源】《内外伤辨》卷中。

【组成】厚朴（姜制）、橘皮（去白）各一两，甘草（炙）、草豆蔻仁、茯苓（去皮）、木香各五钱，干姜七分。

【用法】上为粗末。每服五钱匕，水二盏，加生姜三片，煎至一盏，去滓，食前温服。

【功用】《谦斋医学讲稿》：温中散寒。

【主治】①《内外伤辨》：脾胃虚寒，心腹胀满，及秋冬客寒犯胃，时作疼痛。②《证治汇补》：脾胃着寒停食。

【方论】《成方便读》：夫寒邪之伤人也，为无形之邪，若无有形之痰、血、食积互结，则亦不过为痞满、为呕吐，即疼痛亦不致拒按也，故以厚朴温中散满者为君；凡人之气，得寒则凝而行迟，故以木香、草蔻之芳香辛烈，入脾脏以行诸气；脾恶湿，故用干姜、陈皮以燥之，茯苓以渗之；脾欲缓，故以甘草缓之；加生姜者，取其温中散逆除呕也。以上诸药，皆入脾胃，不特可以温中，且能散表，用之贵得其宜耳。

0982 厚朴生姜半夏甘草人参汤

【方源】《伤寒论》。

【异名】厚朴汤（《千金方》卷九）。

【组成】厚朴半斤（炙，去皮），生姜半斤（切），半夏半升（洗），甘草二两（炙），人参一两。

【用法】上药以水一斗，煮取三升，去滓，每服一升，温服，一日三次。

【功用】补中散滞，和胃降逆。①《注解伤寒论》：和脾胃而降气。②《成方切用》引喻嘉言：益胃和脾，降气涤饮。③《医方集解》：补虚散滞。④《医宗金鉴》：消胀散满，补中降逆。

【主治】中虚气滞，腹胀满，呕逆。①《伤寒论》：伤寒发汗后，腹胀满者。②《圣济总录》：伤寒心腹胀满。③《张氏医通》：胃虚呕逆，痞满不食。④《胎产心法》：妊娠腹胀后重，赤白相兼之痢。

【方论】①《内台方议》：此汗后腹胀满者，为津液不足，气滞不通，壅而为满，为脾胀也。故用厚朴之苦，以泄腹满为君。生姜、半夏之辛，以散滞气为臣。人参之甘，生津液，补不足；甘草之甘，以缓其中者也。②《千金方衍义》：《伤寒论》原名厚朴生姜甘草半夏人参汤。本桂枝证误用麻黄发汗，浊阴之邪乘虚入里而致喘满，与泻心汤证似同而实小异。浊气填满，故首取厚朴以泄气滞，姜、半以破痰结，参、草以助清阳，清阳运动，而浊阴自除。本非结胸之寒热互结，故无藉于干姜、芩、连、大枣也。

【临证举例】腹胀：尹某，男性，自述心下胀满，日夜有不适感，是属虚胀症。投以厚朴生姜半夏甘草人参汤（厚朴12g，生姜9g，半夏9g，炙甘草6g，党参4.5g）。经复诊1次，未易方而愈。（《岳美中医案集》）

0983 胃宁汤

【方源】《山东医刊》（1964，7：27.）。

【组成】煅瓦楞子9g，炒乌贼骨9g，广陈皮9g，焦麦芽9g，焦神曲9g，沉香4.5g，广木香9g，制延胡索9g，砂仁6g，制香附9g，炒杭芍9g，丹参9g，甘草3g。

【用法】水煎服。每日早、晚各服一次。与胃宁散配合应用。

【主治】胃溃疡。

【加减】伴有呕吐者，加半夏、竹茹、生姜、白蔻；脾胃虚弱者，加台参、白术、云苓；肝郁气滞者，加青皮、川楝子；气血两虚者，加黄芪、当归；寒痛者，加吴茱萸；热痛者，加炒黄连；疼痛剧烈，加炒枳壳、姜川朴；有明显出血者，加藕节炭、阿胶珠（另冲服三七粉，每次服 1.5g 至 3g，每日早晚各一次）。

0984　胃宁散

【方源】《山东医刊》（1964，7：27.）。

【组成】砂仁 300g，酒延胡索 500g，广木香 240g，煅瓦楞 500g，炒乌贼骨 500g，白及 240g，沉香 180g，甘草 150g。

【用法】上为细末。每服 3g，每日中午饭后冲服。早晚服胃宁汤。

【功用】《古今名方》：制酸止痛。

【主治】溃疡病。

0985　香连丸

【方源】《古今医统》卷二十六引《活人心统》。

【组成】川连（姜炒）、香附子（制末）各四两。

【用法】上为末，神曲糊为丸，如梧桐子大。每服五七十丸，白汤送下。

【主治】①《古今医统》引《活人心统》：久郁，心胸不快，痞塞烦痛。②《医学入门》：嘈杂，干呕，吞酸。

0986　养胃汤

【方源】《万病回春》卷三。

【组成】香附、砂仁、木香、枳实（麸炒）各七分，白术（去芦）、茯苓（去皮）、半夏（姜汁炒）、陈皮各一钱，白豆蔻（去壳）七分，藿香、厚朴（姜汁炒）各七分，甘草（炙）二分。

【用法】上锉一剂。加生姜三片，大枣一枚，水煎，食后服。

【主治】胸腹痞满。

【加减】瘦人心下痞闷，加炒黄连，去半夏；血虚中满，加当归、白芍，去半夏；食积中满，加炒神曲、山楂、麦芽，去白术、半夏；肥人心下痞闷，加苍术；气虚中满，加人参，去半夏；痰膈中满，加瓜蒌仁、贝母、桔梗、竹沥、姜汁少许，去白术、半夏；脾泄中满，加炒苍术、炒白芍，去半夏；内伤元气而痞满者，宜大补气也。

0987　消食汤

【方源】《郑侨医案选》。

【组成】党参 15g，白术、茯苓、神曲、麦芽、竹茹、香附、青皮各 12g，厚朴、陈皮各 9g，白豆蔻 3g，甘草 6g。

【功用】平肝理气，健脾消食。

【主治】肝气郁结，胃脘作痛，胀满食少，消化不良，胁痛，舌苔白，脉弦滑无力或弦细无力。

【加减】若有惊悸不安，睡眠欠佳，加钩藤、炒枣仁；呕逆，加藿香、法半夏；大便腐臭，消化不良者，加酒大黄、鸡内金（炒）；大便腥冷，少腹冷痛，加高良姜。

0988　理气健脾丸

【方源】《北京市中药成方选集》。

【组成】白术（炒）一百八十两，神曲（炒）七十五两，茯苓九十两，香附（炙）六十一两，枳实（炒）四十五两，砂仁六十两，橘皮九十两，甘草（炙）六十两，法半夏六十两，桔梗四十五两，莲子肉六十两，山楂六十两，当归一百八十两，山药六十两。

【用法】上为细末，冷开水为小丸。每服二至三钱，温开水送下，一日二次。

【功用】理气健脾，和胃宽中。

【主治】忧思过度，脾虚气逆，身体倦怠，不思饮食。

0989 培脾舒肝汤

【方源】《衷中参西》上册。

【组成】於术三钱，生黄芪三钱，陈皮二钱，川厚朴二钱，桂枝尖一钱半，柴胡一钱半，生麦冬二钱，生杭芍四钱，生姜二钱。

【主治】肝气不舒，木郁克土，致脾胃之气不能升降，胸中满闷，常常短气。

【方论】脾主升清，所以运津液上达；胃主降浊，所以运糟粕下行。白术、黄芪为补脾胃之正药，同桂枝、柴胡能助脾气之升，同陈皮、厚朴能助胃气之降。清升浊降，满闷自去，无事专理肝气，而肝气自理。况桂枝、柴胡与麦芽，又皆为舒肝之妙品乎。用芍药者，恐肝气上升，胆火亦随之上升，且以解黄芪、桂枝之热也。用生姜者，取其辛散温通，能浑融肝脾之气化于无间也。

0990 排气饮

【方源】《景岳全书》卷五十一。

【组成】陈皮一钱五分，木香七分或一钱，藿香一钱五分，香附二钱，枳壳一钱五分，泽泻二钱，乌药二钱，厚朴一钱。

【用法】水一盅半，煎七分，热服。

【主治】①《景岳全书》：气逆食滞胀痛。②《谦斋医学讲稿》：脐腹痛，痛时多在脐腹周围，喜手按或温掩，伴见肠鸣自利，饮食少味，消化迟钝，舌苔白腻。

【加减】如食滞者，加山楂，麦芽各二钱；如寒滞者，加焦干姜、吴茱萸、肉桂之属；如气逆之甚者，加白芥子、沉香、青皮、槟榔之属；如呕而兼痛者，加半夏、丁香之属；如痛在小腹者，加小茴香；如兼疝者，加荔枝核（煨熟，捣碎）用二三钱。

0991 清气利膈丸

【方源】《扶寿精方》。

【组成】人参、白术、白茯苓、半夏（汤泡，姜制）、陈皮（去白）、青皮（去瓤，面炒）、当归（酒浸）各一两，川芎、枳壳（去皮瓤，面炒）、柴胡、黄芩（去朽）各七钱，甘草（炙）一钱。

【用法】上为细末，蒸饼汤浸为丸，如梧桐子大。每服五七十丸，生姜汤、沸汤送下，不拘时候。

【主治】中年以后，气血渐衰，而气滞中脘，脘胁不畅。

0992 越鞠保和丸

【方源】《古今医鉴》卷四。

【组成】苍术（米泔浸三宿，炒）一两，抚芎（酒洗）一两，神曲（炒）一两，香附（童便浸，炒）一两，栀子（炒）五钱，陈皮一两，半夏（炮）一两，白茯苓一两，连翘五钱，莱菔子（炒）五钱，枳实（麸炒）一两，白术三两，黄连（酒炒）一两，山楂（去核）二两，木香五钱，当归（酒洗）一两。

【用法】上为末，姜汁泡蒸饼为丸，如梧桐子大。每服五十丸，淡姜汤送下；或酒下亦可。

【功用】扶脾开郁，行气消食，清热化痰。

【主治】《北京市中药成方选集》：忧思过度，损伤脾胃，郁结不舒，呃逆胸满。

0993 舒肝和胃丸

【方源】《全国中药成药处方集·济南方》。

【组成】半夏、陈皮、甘草、白芍、乌药、郁金、青皮、根朴、草蔻、神曲、枳壳、当归、槟榔各三钱，砂仁、柴胡、番泻叶各二钱，焦楂一两。

【用法】上为细末，水泛为丸，每服三钱。

【主治】恶心呕吐，嘈杂吐酸，胸胁胀满。

【宜忌】孕妇忌服。

0994 舒肝和胃汤

【方源】《中医原著选读》引关幼波方。

【组成】旋覆花三钱，生赭石三钱，藿香三钱，佩兰三钱，焦白术三钱，酒芩三钱，白芍四钱，当归三钱，草蔻二钱，香附三钱。

【功用】疏肝和胃，养血柔肝。

【主治】慢性迁延性肝炎，转氨酶长期不降，证属肝胃不和型者。症见恶心欲吐，呃逆嗳气，食后胃脘胀闷，有时胃痛，两胁窜痛，厌油，大便时干时稀，脉弦滑，舌苔白或黄。

【加减】若脘腹胀甚者，加沉香末五分（分次冲服）；两胁窜痛甚者，加木瓜四钱，延胡索三钱；大便干者，加瓜蒌四钱，焦三仙一两；纳少体虚，加党参五钱，云苓四钱。

0995　痛泄要方

【方源】方出《丹溪心法》卷二，名见《医学正传》卷二引刘草窗方。

【组成】炒白术三两，炒芍药二两，炒陈皮一两半，防风一两。

【用法】上锉，分八帖。水煎或丸服。

【主治】①《丹溪心法》：痛泄；②《医林纂要》：肝木乘脾，痛泻不止。

【加减】久泻，加升麻六钱。

【方论】①《医方考》：泻责之脾，痛责之肝，肝责之实，脾责之虚。脾虚肝实，故令痛泻。是方也，炒术所以健脾，炒芍所以泻肝，炒陈所以醒脾，防风所以散肝。或问：痛泻何以不责之伤食？余曰：伤食腹痛，得泻便减，今泻而痛不止，故责之土败木贼也。②《医方集解》：此足太阴、厥阴药也，白术苦燥湿，甘补脾温中；芍药寒泻肝火，酸敛逆气，缓中止痛；防风辛能散肝，香能舒脾，风能胜湿，为理脾引经要药；陈皮辛能利气，炒香尤能燥湿醒脾，使气行则痛止。数者皆以泻木而益土也。

【备注】本方方名，《医方考》引作"痛泻要方"，《医林纂要》引作"痛泻丸"。

0996　溃疡汤

【方源】《临证医案医方》。

【组成】乌贼骨 12g，刀豆子 9g，高良姜 6g，砂仁 6g，白蔻仁 6g，香附 9g，乌药 9g，神曲 9g，丹参 15g，茯苓 12g，白芍 15g，甘草 9g。

【功用】温中制酸，理气止痛。

【主治】胃及十二指肠溃疡。胃脘疼痛，嗳气吞酸，舌苔白，脉弦或紧。

0997　解肝煎

【方源】《景岳全书》卷五十一。

【组成】陈皮、半夏、厚朴、茯苓各一钱半，苏叶、芍药各一钱，砂仁七分。

【用法】水一盅半，加生姜三五片，煎服。

【主治】肝郁气滞之胸胁胀满疼痛，泄泻，胎动不安。①《景岳全书》：暴怒伤肝，气逆胀满阻滞。②《叶氏女科》：肝气滞逆胀满之胎动不安。③《医门八法》：气泻。肝木克土，脾气受伤，遇怒则泻。

【加减】如胁肋胀痛，加白芥子一钱；如胸膈气滞，加枳壳、香附、藿香之属。

【方论】《谦斋医学讲稿》：本方名为解肝，实际上除白芍养肝、苏叶兼能芳香舒气外，均属化湿行滞，调理脾胃之品，适应于土壅木郁的证候。因脾胃湿阻气滞，影响肝气条达，必须着重中焦治本，故方中不用柴胡疏肝而用苏叶，取其能舒肝郁，亦能和脾胃，脾胃健运则肝气自畅。故解肝的意义在于解肝之围，而不是直接治肝。

0998　橘皮汤

【方源】《丹溪心法附余》卷八。

【组成】香附米（炒）、半夏、橘皮各二两，甘草七钱半。

【用法】上㕮咀。水二盏，加生姜五片，大枣二枚，煎至一盏，通口服。

【主治】七情所伤，中脘不快，腹胁胀满。

二、降气

（一）降胃气

0999　丁香散

【方源】方出《中藏经》卷六，名见《活

人书·王作肃增注》卷十一。

【组成】丁香、柿蒂各一钱，甘草、良姜各半钱。

【用法】上为末。用热汤猛点，趁热一服。

【主治】①《中藏经》：伤寒咳逆、噎、汗。②《医方集解》：久病呃逆因于寒者。

1000 丁香竹茹汤

【方源】《丹台玉案》卷四。

【组成】柿蒂、陈皮、竹茹各二钱，丁香五枚。

【用法】加生姜五片，水煎服。

【主治】中焦气塞，上焦呃逆。

1001 丁香安胃汤

【方源】《医学启蒙》卷四。

【组成】丁香四分，人参五分，白术五分，茯苓一钱，甘草五分，陈皮一钱，半夏一钱，藿香一钱。

【用法】加生姜五片，水煎服。

【主治】胃虚呕吐不止，食不得入。

1002 丁香柿蒂汤

【方源】《妇人良方》卷八。

【组成】丁香十粒，柿蒂十五个。

【用法】上㕮咀。用水一盏半，煎至八分，去滓热服。

【主治】咳逆。

1003 丁香柿蒂散

【方源】《得效方》卷四。

【组成】人参、茯苓、橘皮、半夏、良姜（炒）、丁香、柿蒂各一两，生姜一两半，甘草五钱。

【用法】上锉散。每服三钱，水一盏煎，趁热顿服。

【主治】吐利及病后胃中虚寒，咳逆至七八声相连，收气不回者。

1004 人参竹茹汤

【方源】《医方类聚》卷一五八引《三因方》。

【组成】人参半两，半夏一两，竹茹（一方加橘红一两）。

【用法】上作六服。用水一盏半，加生姜七片，竹茹一团，水煎，温服。

【主治】胃口有热，呕吐咳逆，虚烦不安。

1005 大半夏汤

【方源】《金匮》卷中。

【组成】半夏二升（洗完用），人参三两，白蜜一升。

【用法】以水一斗二升，和蜜扬之二百四十遍，煮药取二升半，温服一升，余分再服。

【主治】脾阴不濡，胃虚气逆，朝食暮吐；膈间痰饮，心下痞硬，肠中沥沥有声。①《金匮》：胃反呕吐。②《肘后方》：膈间痰饮。③《外台》：呕，心下痞坚。④《三因方》：心气不行，郁生涎饮，聚结不散，心下痞硬，肠中沥沥有声，食入即吐。

【方论】①《金匮要略心典》：胃反呕吐者，胃虚不能消谷，朝食而暮吐也。又胃脉本下行，虚则反逆也。故以半夏降逆，人参、白蜜益虚安中。东垣云：辛药生姜之类治呕吐，但治上焦气壅表实之病，若胃虚谷气不行，胸中闭塞而呕者，唯宜益胃推扬谷气而已。此大半夏汤之旨也。②《古方选注》：大半夏汤，通补胃腑之药，以人参、白蜜之甘，厚于半夏之辛，则能兼补脾脏，故名其方曰大。以之治胃反者，胃中虚冷，脾因湿动而不磨谷，胃乃反其常道而为朝食暮吐。朝暮者，厥阴肝气尽于戌，旺于丑也，宿谷借肝气上升而乃吐出。主之以半夏辛温利窍除寒，人参扶胃正气，佐以白蜜扬之二百四十遍，升之缓之，俾半夏、人参之性下行不速，自可斡旋胃气，何患其宿谷不消，肝气僭升也乎？

【临证举例】噎膈：邑宰张孟端夫人，忧怒之余，得食则噎，胸中隐隐痛。余诊之曰：脉紧且滑，痰在上脘，用二陈加姜汁、竹沥。长公伯元曰：半夏燥乎？余曰：湿痰满中，非此不治。遂用四剂，病尚不减，改大半夏汤，服四帖，胸痛乃止，又四帖，而噎亦减，服二十剂而安。若泥半夏为燥，而以他药代之，其能愈乎？唯痰不盛、形不肥者，不宜予也。（《医宗必读》）

1006 小半夏汤

【方源】《金匮》卷中。

【组成】半夏一升，生姜半斤。

【用法】以水七升，煮取一升半，分温再服。

【功用】蠲饮和胃，降逆止呕。①《医宗必读》：定吐，开胃，消食。②《医门法律》：温胃燥湿。③《医学金针》：除痰，降气，平胃。

【主治】痰饮内停，呕吐，反胃，呃逆，霍乱，心下痞，不寐。①《金匮》：呕家不渴，心下有支饮；黄疸病，小便色不变，欲自利，腹满而喘，不可除热，热除而哕者；诸呕吐，谷不得下者。②《外台》引仲景：呕哕，心下悸，痞硬不能食。③《圣济总录》：霍乱呕吐涎沫，医反下之，心下作痞。④《医学入门》：呃逆，谷气入口即吐，及发汗后水药不下。⑤《景岳全书》：反胃，寒痰甚者。⑥《古今名医方论》引赵以德：膈上痰，心下坚，呕逆，目眩。⑦《证治汇补》：胃实呕吐。⑧《医学金针》：不寐。

【宜忌】《外台》引仲景：忌羊肉、饧。

【方论】①《金匮玉函经二注》赵以德：半夏之味辛，其性燥，辛可散结，燥可胜湿，用生姜以制其悍；孙真人云：生姜，呕家之圣药，呕为气逆不散，故用生姜以散之。②《古方选注》：小制之方，以脾胃二经分痰饮立治法。盖胃之支脉有饮，则胃逆为呕而不渴，主之以半夏辛温泄饮，生姜辛散行阳，独治阳

明，微分表里。

【临证举例】①呕吐：陈某某，男，53岁，因慢性胃窦炎伴息肉样变而行胃次全切除术，术后第六天发生胆汁性呕吐，持续70多天不能进食，而行二次手术（松解粘连），但呕吐未能缓解。予中药旋覆代赭汤、泻心汤、左金丸等加减以及益气养阴、生津和胃等剂治疗亦无效。改用小半夏汤加人参，方用生半夏9g，生姜9g，别直参9g（另煎），浓煎40ml，分2次服，连服5剂后呕吐止，并能进食。（《上海中医药杂志》1979，4：25.）②咳逆而呕：脉沉短气，咳甚，呕吐饮食，大便溏泻。乃寒湿郁痹，溃阳明胃，营卫不和。胸痹如阿，无非阳不旋运，夜阴用事，浊泛呕吐矣。庸医治痰顺气，治肺论咳，不思《内经》胃咳之状，咳逆而呕耶。小半夏汤加姜汁。（《临证指南医案》）

1007 小半夏加茯苓汤

【方源】《金匮》卷中。

【组成】半夏一升，生姜半斤，茯苓三两（一法四两）。

【用法】以水七升，煮取一升五合，分二次温服。

【主治】①《金匮》：卒呕吐，心下痞，膈间有水，眩悸者。②《张氏医通》：痰饮多汗，小便不利。

【方论】①《金匮玉函经二注》：经云以辛散之，半夏、生姜皆味辛，《本草》：半夏可治膈上痰、心下坚、呕逆者；眩，亦上焦阳气虚，不能升发，所以半夏、生姜并治之；悸，则心受水凌，非半夏可独治，必加茯苓去水，下肾逆以安神，神安则悸愈矣。②《医方集解》：此足太阳、阳明药也，半夏、生姜行水气而散逆气，能止呕吐；茯苓宁心气而泄肾邪，能利小便；火因水而下行，则悸眩止而痞消矣。

【临证举例】胃脘痛：格桑某某，女，30岁，

藏族牧民。因饮食生冷而胃脘痛，呃逆，吐清水痰涎，畏寒，痛时喜温、喜熨、喜按，腹胀，食欲减退，吞酸嗳气，口不渴喜热饮，舌苔白，脉微沉紧。为过食生冷，寒积于中，阳气不振，寒邪犯胃所致。治宜温胃散寒，祛痰止痛，引水下行。半夏40g（先煎半小时），茯苓30g，生姜30g。服药四剂后诸症全部消失而愈。（《四川中医》1983，2：26.）

1008 止呃汤

【方源】《临证医案医方》。

【组成】柿蒂9g，丁香1.5g，旋覆花（布包）、代赭石（布包）、陈皮各9g，枳壳、苏梗、桔梗各6g，瓜蒌、薤白、怀牛膝各9g，厚朴花6g。

【功用】理气降逆，缓解痉挛。

【主治】膈肌痉挛，呃逆频作，脉沉迟，舌苔白。

【方论】方中丁香、柿蒂温中降逆，可缓解痉挛；旋覆花、代赭石降逆；陈皮、枳壳、苏梗、桔梗理气；瓜蒌、薤白、厚朴花宽胸；牛膝活血，性善下行，能协同降逆药增强疗效。

1009 反胃降逆丹

【方源】《北京市中药成方选集》。

【组成】柿蒂一两，红豆蔻三钱，人参（去芦）八钱，干姜四钱，川附子二两，砂仁五钱，厚朴（炙）五钱，橘皮八钱，肉桂（去粗皮）四钱，丁香四钱。

【用法】上为细末，过箩，用冷开水泛为小丸，每十六两用滑石细粉四两为衣闯亮。每服二钱，一日二次，温开水送下。

【功用】舒气降逆，安胃止吐。

【主治】气逆胸满，食管狭窄，噎膈反胃，朝食暮吐。

1010 生姜半夏汤

【方源】《金匮》卷中。

【组成】半夏半升，生姜汁一升。

【用法】以水三升，煮半夏取二升，纳生姜汁，煮取一升半，小冷分四服，日三夜一服。止，停后服。

【主治】①《金匮》：病人胸中似喘不喘，似呕不呕，似哕不哕，彻胸中愦愦然无奈者。②《医学正传》：风痰上攻，头旋眼花，痰壅作嗽，面目浮肿，咳逆欲死。

【方论】①《金匮玉函经二注》：此方与小半夏汤相同，而取意少别。小半夏汤宣阳明之气上达，故用半夏为君，生姜为佐；半夏汤通阳明之经，故用姜汁为君，半夏为佐，取其行于经络，故用汁也。②《医宗金鉴》：彻心中愦愦然无奈者，总形容似喘不喘，似呕不呕，似哕不哕，心中愦乱无奈，懊恼欲吐之情状也，故以半夏降逆，生姜安胃也。③《医宗金鉴》引李彣：生姜、半夏辛温之气，足以散水饮而舒阳气。然待小冷服者，恐寒饮固结于中，拒热药而不纳，反致呕逆。今热药冷饮下嗌之后，冷体既消，热性便发，情且不违，而致大益，此《内经》之旨也。④《金匮要略心典》：生姜半夏汤，即小半夏汤而生姜用汁，则降逆之力少而散结之力多，乃正治饮气相搏，欲出不出者之良法也。

1011 生姜泻心汤

【方源】《伤寒论》。

【组成】生姜四两（切），甘草三两（炙），人参三两，干姜一两，黄芩三两，半夏半升（洗），黄连一两，大枣十二枚（擘）。

【用法】以水一斗，煮取六升，去滓，再煎取三升，温服一升，每日三次。

【功用】《伤寒论讲义》：和胃降逆，散水消痞。

【主治】伤寒汗后，胃阳虚弱，水饮内停，心下痞硬，肠鸣下利；妊娠恶阻，噤口痢。现用于胃下垂、胃扩张、慢性胃炎等属胃阳虚弱，水饮内停者。①《伤寒论》：伤寒汗出，解之后，胃中不和，心下痞硬，干噫食臭，胁下有水气，腹中雷鸣下利者。②《产科发蒙》：妊娠恶阻，呕而腹中雷鸣下利者。③《伤寒论类方汇参》：噤口痢。

【方论】①《伤寒大白》：泻心汤五方，三方皆用干姜、半夏、黄连、黄芩，两热两寒，豁痰清热。此方因汗出表解，胃阳虚，不能敷布水饮，腹中雷鸣而下利，故用生姜佐干姜和胃阳，此以痰热方中化出逐寒饮之法。②《古方选注》：泻心汤有五，总不离乎开结、导热、益胃，然其或虚或实，有邪无邪，处方之变，则各有微妙。先就是方胃阳虚不能行津液而致痞者，唯生姜辛而气薄，能升胃之津液，故以名汤。干姜、半夏破阴以导阳，黄芩、黄连泻阳以交阴，人参、甘草益胃安中，培植水谷化生之主宰，仍以大枣佐生姜发生津液，不使其再化阴邪。通方破滞宣阳，是亦泻心之义也。③《医宗金鉴》：名生姜泻心汤者，其义重在散水气之痞也。生姜、半夏散胁下之水气，人参、大枣补中州之土虚，干姜、甘草以温里寒，黄芩、黄连以泻痞热。备乎虚、水、寒、热之治，胃中不和下利之痞，未有不愈者也。

【临证举例】①胃脘痛：杨某，女，17岁，始见胃脘疼痛，继则呕腐吐酸，发作无常，已四年余。今春以来，胃不受纳，进食即吐，面色苍白，神倦腰痛，四肢酸楚，舌苔薄白而滑，右脉强，左脉沉细。诊断为肝胃不和，治以本方和胃降逆。（《伤寒论汇要分析》）②胃下垂：某女，消瘦，胃下垂，喜饮酒，不断嗳气，予生姜泻心汤五剂，嗳气消失。（《汉方诊疗三十年》）③胃扩张：某人，年四十余，宿嗜酒。初则晨起吐清水，嗳气显之，继则胃中有振水声，肠鸣下利，偶食不消化物或荤腻，则下利频繁，致消瘦无力，诸治无效。某医院诊断为胃扩张、肠弛缓。脉滑数，苔反腻，心下痞硬。乃用生姜泻心汤，连服十剂而愈。（《古方之临床运用》）④慢性胃炎：胡某某，男。患慢性胃炎，自觉心下有膨闷感，经

年累月，饱食后嗳生食气，腹中常有走注之雷鸣声，形体瘦削，面少光泽。符合仲景生姜泻心汤证。疏方：生姜12g，炙甘草9g，党参9g，干姜3g，黄芩9g，黄连3g（忌用大量），半夏9g，大枣4枚（擘）。以水八盅，煎至四盅，去滓再煎，取二盅，分二次温服。一周后所有症状基本消失，唯食欲不振，投以加味六君子汤，胃纳渐佳。（《岳美中医案集》）

1012　半夏饮

【方源】《圣济总录》卷四十五。

【组成】半夏（为末，生姜汁制饼，晒干）、厚朴（去粗皮，生姜汁炙）各二两，陈橘皮（汤浸，去白，焙）、人参、白术各一两半。

【用法】上为粗末。每服三钱匕，水一盏半，加生姜五片，大枣二个（擘），同煎至八分，去滓温服。

【主治】脾胃虚弱，不能饮食，干哕恶心，或水谷不化。

1013　半夏干姜散

【方源】《金匮》卷中。

【组成】半夏、干姜各等份。

【用法】上为散。每服方寸匕，浆水一升半，煎取七合，顿服之。

【主治】干呕吐逆，吐涎沫。

【方论】《金匮要略心典》：干呕吐逆，胃中气逆也；吐涎沫者，上焦有寒，其口多涎也。此是阳明寒气逆气不下而已。故以半夏止逆消涎；干姜温中和胃；浆水甘酸，调中引气止呕哕也。

1014　降逆止呃汤

【方源】《中医治法与方剂》。

【组成】代赭石24g，陈皮15g，旋覆花、竹茹、太子参各12g，丁香、柿蒂、天冬、麦冬、甘草、枇杷叶各9g。

【功效】降逆止呕。

【主治】寒热错杂，胃气上逆，呃逆，声音低怯，下肢欠温，口干舌红，苔薄，脉细。

1015 柿蒂丁香饮

【方源】《一盘珠》卷三。

【组成】干姜、人参、甘草、白术、丁香、柿蒂各一钱。

【主治】虚寒呃逆。

【加减】如四肢厥冷，加附子、肉桂各五分。

1016 茯苓半夏汤

【方源】《万病回春》卷三。

【组成】茯苓、半夏（姜汁炒）、厚朴（姜汁炒）各一钱，干姜（炒）、丁香、官桂、砂仁各五分，陈皮一钱，藿香八分，柿蒂一钱，茴香七分，沉香、木香、甘草各三分。

【用法】上锉一剂。加生姜三片，水煎，磨沉香、木香同服。

【主治】水寒停胃发呃。

1017 顺气消滞汤

【方源】《寿世保元》卷三。

【组成】陈皮二钱，半夏（姜炒）二钱，白茯苓（去皮）三钱，炒神曲二钱，丁香三分，柿蒂二个，黄连（姜炒）一分，香附二钱，白术一钱半，竹茹四钱，甘草八分。

【用法】上锉。加生姜五片，水煎服。

【主治】因饱食后得气，发呃逆，连声不止者。

1018 宣中降逆汤

【方源】《温病刍言》。

【组成】清半夏10g，广皮10g，旋覆花10g，赭石10~30g，沉香5g，刀豆30g，生枇杷叶20g。

【功用】宣中降气。

【主治】呃逆。

【方论】刀豆温中下气，益肾归原；旋覆花、赭石平肝降逆；清半夏、广皮、沉香理气宽中；生枇杷叶降逆气，气不上冲，则呃逆自止。

1019 桂枝生姜枳实汤

【方源】《金匮》卷上。

【组成】桂枝、生姜各三两，枳实五枚。

【用法】以水六升，煮取三升，分三次温服。

【功用】①《医宗金鉴》：通阳气，破逆气。②《金匮要略方义》：行气消痞，温中化饮。

【主治】①《金匮》：心中痞，诸逆心悬痛。②《金匮要略方义》：胃脘痞闷，气逆上攻作痛，呕恶嗳气，畏寒喜热者。

【宜忌】《外台》：忌生葱。

【方论】①《金匮玉函经二注》：枳实、生姜，原以治气塞，况于痞乎？故较前条稍减轻分两，使痞者下其气以开之。悬痛属饮者，得生姜以散之，既足建功矣。乃去橘皮而用桂枝者，以所逆非一，或肾气上冲，正未可知，桂伐肾邪，正其能事，不但调和营卫，为去痞臣也。②《金匮要略方义》：方中重用枳实快气消痞，以桂枝通阳降逆，以生姜散寒化饮，三药相合，使气行则痞消，阳盛则饮化，气畅饮消则诸逆痞痛自愈。

【临证举例】吐水：一妇人患吐水，水升胸间，漫漫有声，遂致吐水，每日晡而发，至初更乃已。诸医与大小柴胡汤及小半夏汤之类，无效。先生诊之，用桂枝枳实生姜汤，乃全愈。（《金匮要略今释》引《成绩录》）

1020 热逆汤

【方源】《简明医彀》卷三。

【组成】黄芩、栀子、柿蒂、陈皮、香附（盐水炒）、连翘、白芍药、半夏各一钱，砂仁、藿香各六分，甘草三分。

【用法】加莲肉七个，乌梅一个，竹茹一团，水煎服。

【主治】热呃。发热烦渴，便秘脉数。

【加减】有痰，加茯苓、贝母；气虚并久

痢，加人参、白术、茯苓；阴火，加黄连、黄柏、滑石。

1021 旋覆代赭汤

【方源】《伤寒论》。

【组成】旋覆花三两，人参二两，代赭石一两，甘草三两（炙），半夏半升（洗），生姜五两，大枣十二枚（擘）。

【用法】以水一斗，煮取六升，去滓，再煎取三升，温服一升，一日三次。

【功用】《中医方剂学》：降逆化痰，益气和胃。

【主治】①《伤寒论》：伤寒发汗，若吐若下解后，心下痞硬，噫气不除者。②《中医方剂学》：胃虚气逆证。心下痞硬，噫气频作，反胃呕吐，吐涎沫，舌苔白滑，脉弦而虚。

【方论】①《注解伤寒论》：硬则气坚，咸味可以软之，旋覆之咸，以软痞硬；虚则气浮，重剂可以镇之，代赭之重，以镇虚逆；辛者散也，生姜、半夏之辛，以散虚痞；甘者缓也，人参、甘草、大枣之甘，以补胃弱。②《删补名医方论》引罗天益：方中以人参、甘草养正补虚；生姜、大枣和脾养胃，所以定中州者至矣；更以代赭石之重，使之敛浮镇逆；旋覆花之辛用以宣气涤饮；佐以人参以归气于下；佐半夏以蠲饮于上。浊降则痞硬可消，清升则噫气可除矣。③《伤寒论三注》：旋覆花能消痰结软痞，治噫气；代赭石治反胃，除五脏血脉中热，健脾，乃痞而噫气者用之，谁曰不宜？于是佐以生姜之辛，可以开结也；半夏逐饮也；人参补正也；桂枝散邪也；甘草、大枣益胃也。余每借之以治反胃、噎食不降者，靡不神效。④《成方便读》：旋覆花能斡旋胸腹之气，软坚化痰；而以半夏之辛温散结者协助之；虚则气上逆，故以代赭之重以镇之；然治病必求其本，痞硬噫气等疾，皆由正虚而来，故必以人参、甘草补脾而安正，然后痰可消，结可除，且旋覆、半夏之功，益彰其

效耳；用姜、枣者，病因伤寒汗、吐、下后而得，则表气必伤，借之以和营卫也。

【临证举例】①噫气：予素患噫气，凡体稍不适，其病即至，即响且多，势不可遏，戊子冬发之最甚，苦不可言。孟英曰：此阳气式微，而浊阴上逆也，先服理中汤一剂，随以旋覆代赭汤投之，遂愈。嗣后每发，如法服之，辄效。后来发亦渐轻，今已不甚发矣。予闻孟英常云：此仲圣妙方，药极平淡，奈世人畏不敢用，殊可陋也。（《王氏医案》）②眩晕呕吐：用本方适当加减治疗50例，其中经西医诊断的有急、慢性胃炎和溃疡6例，神经官能症11例，高血压、梅尼埃病、癔病及脑膜炎后遗症各1例。不论原发、并发，均以此次发病的眩晕呕吐为主症。主要脉证为头晕目眩，胸痞呕恶，口淡，脉象弦缓、弦滑，舌苔白薄滑腻。部分病例兼见咳唾黏痰，食欲不振，胃痛泛酸，耳鸣心悸，失眠多梦。治疗效果：50例中服药最少者为2剂，最多者为18剂，平均6剂，一般3~6天见效。治疗后34例眩晕呕吐俱止，14例眩晕呕吐减轻，2例无效。（《浙江中医杂志》1966，7：30.）③癔症：此本方加减治疗癔症45例，结果：最少服药6剂，最多35剂，一般10~20剂。症状消失，眠食正常，恢复工作，属于治愈者34例；症状基本消失，眠食尚好，恢复工作，属于基本治愈者8例；无效3例。（《上海中医药杂志》1984，4：18.）④顽固性呕吐：本方为主治疗顽固性呕吐10例，其中慢性胃炎急性发作、慢性肾炎尿毒症、胃癌肝转移、肾肿瘤广泛转移、脑脓肿所致呕吐各1例，神经性呕吐5例，均获满意疗效。另以本方加减治胃气虚弱、痰湿内阻之呕吐11例，其中包括胃溃疡、胃扩张、胃大部切除术后、肝癌晚期等所致呕吐，均获显效。（《江西中医药》1985，6：47.）

1022 橘皮汤

【方源】《金匮》卷中。

【组成】橘皮四两，生姜半斤。

【用法】以水七升，煮取三升，温服一升，下咽即愈。

【功用】《景岳全书》：行滞消痰，止呕吐。

【主治】干呕哕，若手足厥者。

【方论】①《千金方衍义》：橘皮汤主呕哕厥冷良，由浊痰阻遏清阳，不得旁达四末。但须橘皮、生姜涤除痰垢，不得妄议温经也。②《金匮要略心典》：干呕哕非反胃，手足厥非无阳，胃不和，则气不至于四肢也。橘皮和胃气，生姜散逆气，气行胃和，呕哕与厥自已，未可便认阳虚而遽投温补也。

1023 橘皮竹茹汤

【方源】《金匮》卷中。

【组成】橘皮二斤，竹茹二升，大枣三十枚，生姜半斤，甘草五两，人参一两。

【用法】以水一斗，煮取三升，温服一升，一日三次。

【主治】伤寒病后虚羸，哕逆不已；或吐利后，胃虚膈热呃逆；或产后呃逆；或四时伤风咳逆。①《金匮》：哕逆。②《景岳全书》：吐利后，胃虚膈热呃逆。③《女科指掌》：产后呃逆。④《丹台玉案》：大病后，中气不足，呃逆不已，脉来虚细。

【方论】①《医方考》：橘皮平其气，竹茹清其热，甘草和其逆，人参补其虚，生姜正其胃，大枣益其脾。②《成方切用》：此胃虚而冲逆为哕，然非真元衰弱之比。故以参、甘培胃中元气，而以橘皮、竹茹一寒一温，下其上逆之气。以姜、枣宣其上焦，使胸中之阳渐畅而下达。谓上焦因受气于中焦，而中焦亦禀承于上焦，上焦既宣，则中气自调也。

【临证举例】呃逆：林某，男，34岁。呃逆已十余年，时好时坏，经常发作，曾经治疗无效。此次发作加剧，呃逆频发，恶心吐涎，口渴，上腹部疼痛，大便秘结，小溲短赤，脉弦，舌质红苔黄浊。西医诊断为神经性呃逆。中医诊为木土不和，肝阳有余，胃阴不

足，肝胃火逆而致呃。以橘皮竹茹汤加减：橘皮4.5g，竹茹9g，玉竹9g，麦冬6g，炙草3g，石斛9g，大枣3枚，生姜3片，柿蒂4.5g。二诊，呃逆已减，晚能入眠，胸前痞闷。前方去大枣、柿蒂，加生栀子、豆豉除胸脘痞闷，蔻仁宽中理气，连翘清热散结。三诊，呃逆已止，诸症亦瘥，唯心中灼热，脉稍转缓，舌苔微黄。前方倍石斛以养胃阴，加知母滋阴清热泻火。连服3剂，痊愈出院。4个月后追访未再发作。（《福建中医药》1964，5：42.）

（二）降肺气

1024 人参冬花膏

【方源】《幼幼集成》卷三。

【组成】人参、天门冬、麦冬、款冬花、川贝母、桑白皮、金井胶、片枯芩、白当归各一钱，北五味、炙甘草各五分。

【用法】上为细末，炼蜜为丸，如龙眼核大。每服一丸，灯心汤送下

【主治】气逆咯血，痰中带血。

1025 立验丸

【方源】《女科百问》卷上。

【组成】葶苈十分（研，炒，为末），贝母三分，杏仁一两半（炒，去皮尖），赤茯苓、紫菀、五味子各三分，人参一两，桑白皮一两（炙）。

【用法】上为细末，炼蜜为丸，如梧桐子大。每服十丸，日二服，甚者夜一服，加至三十丸，枣汤送下。肿甚者食后服。

【功用】消肿，下气，止嗽。

【主治】肺热而咳，上气喘急，不得坐卧，身面浮肿，不下饮食。

1026 加减三奇汤

【方源】《医学发明》卷四。

【组成】桔梗（去芦）半两，半夏（汤洗）七钱，陈皮（去白），甘草、青皮（去白）、人

参（去芦）各半两，杏仁三钱（研），五味子四钱，紫苏叶、桑白皮各半两。

【用法】上㕮咀。每服四钱，水二大盏，加生姜三片，煎至一盏，去滓，食后温服。

【主治】咳嗽上气，痰涎喘促，胸膈不利。

1027 苏子杏仁汤

【方源】《不知医必要》卷一。

【组成】苏子六分，陈皮、半夏（制）、桑白皮（蜜炙）各一钱五分，桔梗一钱，杏仁（杵）二钱，炙草五分。

【用法】加生姜二片，水煎服。加莱菔子一钱更验。

【主治】上气喘急不得卧。

1028 苏子降气汤

【方源】《准绳·类方》卷二。

【组成】紫苏子（炒）、半夏（汤泡）各二钱半，前胡（去芦）、甘草（炙）、厚朴（去皮，姜制炒）、陈皮（去白）各一钱，川当归（去芦）一钱半，沉香七分。

【用法】水二盅，加生姜三片，煎一盅，不拘时候服。

【功用】《全国中药成药处方集·南京方》：降气化痰。

【主治】上盛下虚，气逆痰壅，咳嗽喘急，胸膈噎塞，头痛，胃脘痛。①《准绳·类方》：虚阳上攻，气不升降，上盛下虚，痰涎壅盛，胸膈噎塞，并久年肺气。②《症因脉治》：内伤胃脘痛，气滞而痛者，脉沉。③《杂病源流犀烛》：气嗽，七气积伤成咳，上气喘急，痰涎凝结，或如败絮，或如梅核，其脉浮洪滑数。气厥，暴怒伤阴，四肢冰冷，卒然而仆，口出冷气，其脉必浮。气秘。气滞痢。④《医醇賸义》：呕血。⑤《医学金针》：吐泻。

【加减】虚冷人加桂五分，黄芪一钱。

【方论】《血证论》：气即水也，水凝则为痰，水泛则为饮，痰饮留滞，则气阻而为喘咳。苏子、生姜、半夏、前胡、陈皮宣除痰饮，痰饮去而气自顺矣。然气以血为家，喘则流荡而忘返，故用当归以补血；喘则气急，故用甘草以缓其急；出气者肺也，纳气者肾也，故用沉香之纳气入肾，或肉桂之引火归原为引导。

【备注】本方改为丸剂，《全国中药成药处方集·南京方》名"苏子降气丸"。

1029 降气化痰汤

【方源】《观聚方要补》卷三引《医学统旨》。

【组成】紫苏子（炒，捶碎）一钱半，前胡、半夏、茯苓、橘红、桑皮、杏仁、瓜蒌仁各一钱，甘草五分。

【用法】加生姜，水煎服。

【主治】喘因于痰者，喘则便有痰声。

（三）降冲气

1030 郁李仁丸

【方源】《普济方》卷一七一。

【组成】木香一两，郁李仁（去皮，生用）三两，沉香（锉）、槟榔（锉）、桂（去粗皮）、青橘皮（去白，焙）、附子（炮裂，去皮脐）、茴香子（炒）各一两。

【用法】上为末，炼蜜为丸，如梧桐子大。每服二十丸，茴香子或薄荷酒送下，一日三次。

【主治】奔豚气。从小腹奔冲上攻，昏乱呕吐，痛甚。

1031 奔豚丸

【方源】《医学心悟》卷三。

【组成】川楝子（煨，去肉）一两，茯苓、橘核（盐酒炒）各一两五钱，肉桂三钱，附子（炮）、吴茱萸（汤泡七次）各五钱，荔枝子（煨）八钱，小茴香、木香各七钱。

【用法】熬砂糖为丸。每服二钱，淡盐汤送下。

【主治】肾之积，在脐下，发于小腹，上冲心而痛。

【加减】若有热者，去附、桂。

1032 奔豚汤

【方源】《金匮》卷上。

【组成】甘草、川芎、当归各二两，半夏四两，黄芩二两，生葛五两，芍药二两，生姜四两，甘李根白皮一升。

【用法】以水二斗，煎取五升，温服一升，日三次，夜一次。

【功用】①《医学入门》：益元气，泄阴火，破滞气，削其坚。②《金匮要略浅释》：疏肝清热，降逆止痛。

【主治】由惊恐恼怒，肝气郁结，奔豚气上冲胸；肝胃不和，气逆上攻，胁肋疼痛，噫气呕呃；五脏不足，寒气厥逆，如奔豚上走胸膈，面热耳聋，腹痛阴痿。①《金匮》：奔豚，气上冲胸，腹痛，往来寒热。②《三因方》：肾之积，发于小腹，上至心，如豚奔走之状，上下无时，久久不已，病喘逆，骨痿，少气，其脉沉而滑。③《金匮要略方义》：肝胃不和，气逆上攻之胁肋痛，胸膈胀闷，噫逆呕呃，时觉气上攻冲，或往来寒热，或口苦咽干，舌苔白微黄，脉弦者。

【方论】①《古方选注》：君以芍药、甘草奠安中气，臣以生姜、半夏开其结气，当归、川芎入血以和心气，黄芩、生姜、甘李根白皮性大寒，以折其冲逆之气，杂以生葛者，寓将欲降之，以先升之之理。②《金匮要略浅释》：奔豚汤为小柴胡的变方。陈逊斋老师认为，方中生葛，系柴胡之误。葛主升，水逆上犯，决不宜升提；李根白皮以治热性奔豚；归、芎、芍以和肝镇痛；黄芩清解肝胆之热；姜、夏和胃降水逆。

【临证举例】奔豚气：潘某某，男，50岁，工人。8天前遇事突然惊恐，遂致阵发性气从少腹上攻心下，剧痛难忍，伴有腹胀、失眠、饮食不下，平均每两小时发作一次，一次持续5~30分钟，发作时有气从少腹上冲心胸，心下闷乱，恶闻人声，时时欲呕，手足厥冷，痛楚欲死，痛甚则大汗出，神志蒙昧，但发作后诸症消失，一如常人。住院经用西药镇痛剂、解痉挛、输液等对症治疗无效。患者面色不华，舌苔白厚有裂纹，脉濡弱无力。诊断为奔豚气。症脉合参，治以疏肝解郁，下气缓急，和血调肝，清热平逆。以奔豚汤加减：葛根20g，半夏15g，生姜10g，当归15g，芍药15g，川芎15g，黄芩15g，甘草10g，牡蛎50g，苍术15g。服药3剂，发作停止，稍有打呃腹胀，遵上方去生姜，加陈皮20g，厚朴20g，继服3剂，诸症悉退而愈。（《辽宁中医》1978，4：36.）

1033 桂枝加桂汤

【方源】《伤寒论》。

【组成】桂枝五两（去皮），芍药三两，生姜三两（切），甘草二两（炙），大枣十二枚（擘）。

【用法】以水七升，煮取三升，去滓，温服一升。灸其核上各一壮。

【功用】①《伤寒贯珠集》：泄上逆之气。②《伤寒论方医案选编》：温通心阳，兼祛寒以平冲逆。

【主治】烧针令其汗，针处被寒，核起而赤者，必发奔豚，气从少腹上冲心者。

【方论】①《伤寒论》：桂枝汤今加桂满五两，所以加桂者，以泄奔豚气也。②《伤寒论条辨》：与桂枝汤者，解其欲自解之肌也；加桂者，桂走阴而能伐肾邪，故用之以泄奔豚之气也。然则所加者桂也，非枝也，方出增补，故有成五两云耳。③《伤寒论本旨》：相传方中或加桂枝，或加肉桂。若平肾邪，宜加肉桂；如解太阳之邪，宜加桂枝也。

【临证举例】奔豚：周右，住浦东。初诊：气从少腹上冲心，一日四五度发，发则白津出，此作奔豚论。肉桂心一钱，川桂枝三钱，大白芍三钱，炙甘草二钱，生姜三片，大红枣八枚。二诊：投桂枝加桂汤后，气上冲减为日二三度发，白津之出亦渐稀，下得矢气，此为邪之去路，佳。肉桂心一钱半，川桂枝三钱，大白芍三钱，炙甘草三钱，生姜三片，红枣十枚，厚朴一钱半，半夏三钱。三诊：气上冲、白津出，悉渐除，益矢气得畅行故也。(《经方实验录》)

1034 桂苓五味甘草汤

【方源】《金匮》卷中。

【异名】茯苓桂枝五味甘草汤（原书同卷）。

【组成】茯苓四两，桂枝四两（去皮），甘草三两（炙），五味子半升。

【用法】以水八升，煮取三升，去滓，分三次温服。

【主治】青龙汤下已，多唾口燥，寸脉沉，尺脉微，手足厥逆，气从小腹上冲胸咽，手足痹，其面翕热如醉状，因复下流阴股，小便难，时复冒者。

【宜忌】《外台》：忌海藻、菘菜、生葱。

【方论】《金匮要略心典》：服青龙已，冲气不归，而仍上逆也。茯苓、桂枝能抑冲气使之下行；然逆气非敛不降，故以五味之酸敛其气；土厚则阴火自伏，故以甘草之甘补其中也。

【临证举例】①冲气上逆：陈某，女，40岁，1979年10月26日来诊。因情志因素致阵发性脐下悸已8个月，每日发作3~5次，发作时自觉从少腹有气上冲，胸闷喉痒，唇麻齿抖，语言不利，面色潮红，并有冷气下行，足冷腿软，步履困难。近一月来症状加重，头痛畏光，视力减退，发作完毕，一切如常。苔薄白，脉滑数有力。冲气上逆，治拟平冲降气，桂苓五甘汤主之。茯苓、桂枝各12g，甘草9g，五味子24g，共服21剂，诸症消失。随访2年，未复发。(《上海中医药杂志》1984，6：31.)②气厥（癔病）：范某，女，60岁。每因生气出现脐下悸，惊恐气短，四肢发冷，遂即昏倒，小便失禁，甚时每日发作5~6次，历时半年余。西医诊断为癔病。苔薄白，脉滑数有力。辨证为气机逆乱，蒙蔽清窍，发为气厥。方用茯苓、桂枝各12g，甘草9g，五味子24g。服6剂后，除略有心悸外，余症悉平，继服24剂病告痊愈，随访无恙。(《上海中医药杂志》1984，6：31.)

1035 桃仁散

【方源】《圣惠方》卷四十八。

【组成】桃仁一两（汤浸，去皮尖双仁，麸炒微黄，研入），牵牛子一两（微炒），槟榔半两，青橘皮半两（汤浸，去白瓤，焙），木香半两，茴香子一两（微炒），郁李仁一两（汤浸，去皮，微炒，研入）。

【用法】上为细散，研入桃仁、郁李仁令匀。每服二钱，以温酒调下，不拘时候。

【主治】奔豚气，上攻心胸，喘闷胀满。

第十四章　理血方

一、活血祛瘀

（一）行气活血

1036 失笑散

【方源】《证类本草》卷二十二引《近效方》。

【异名】断弓弦散（《苏沈良方》卷八）。

【组成】五灵脂、蒲黄各二钱。

【用法】上药先用酽醋一合，熬药成膏，以水一小盏，煎至七分，热呷。

【功用】①《医学心悟》：散血消胀，下衣。②《中医方剂学》：活血行瘀，散结止痛。

【主治】瘀血停滞，心腹剧痛，或产后恶露不行，或胞衣不下，或月经不调，少腹急痛。①《苏沈良方》：疗妇人血气。②《妇人良方》：产后恶露不快，腰痛，小腹如刺，时作寒热，头痛，不思饮食；亦治久有瘀血，月水不调，黄瘦不思饮食，并能治之；亦可疗心痛。③《外科枢要》：治跌仆、产后心腹绞痛，或不知人事，或经行瘀血，作痛作痞。④《医学入门》：食积瘀血。⑤《痧胀玉衡》：治痧后毒气退尽，尚留瘀血在胸膈间，积血作痛。⑥《辨证录》：产后仓皇惊扰，用力过多，以致育膜有伤，垂出肉线一条，约长一二尺，牵引心腹，痛不可忍，以手微动之，则痛苦欲绝。⑦《医学心悟》：血入衣中，胀而不能下，以致心腹胀痛喘急。⑧《女科切要》：胃脘痛。⑨《验方新编》：男妇老少心腹胸胁瘀血作痛，小腹疝气及胎前产后血崩、血晕、一切气痛。

【方论】①《古今名医方论》吴于宣：是方用灵脂之甘温走肝，生用则行血；蒲黄甘平入肝，生用则破血；佐酒煎以行其力，庶可直抉厥阴之滞，而有其推陈致新之功。甘不伤脾，辛能逐瘀，不觉诸证悉除，直可以一笑而置之矣。②《医方集解》：此手足厥阴药也，生蒲黄性滑而行血，五灵脂气臊而散血，皆能入厥阴而活血止痛，故治血痛如神。③《血证论》：蒲生水中，花香行水，水即气也，水行则气行，气止则血止，故蒲黄能止刀伤之血；灵脂气味温，温以行血，二者合用大能行血也。

【临证举例】心腹痛：曾有妇人病心腹痛欲死，十余日百药不验，服此顿愈。（《苏沈良方》）

【现代研究】①缓解细胞缺血缺氧作用：本方能提高机体对减压缺氧的耐受力；对垂体后叶素引起的大白鼠急性心肌缺血有对抗作用；有降低血压的作用。（《简明中医辞典》）②缓解平滑肌收缩作用：本方既能收缩子宫而有利于子宫复旧及恶露排出，又能缓解平滑肌痉挛而有助于痛经、产后腹痛及胸腔疼痛。（《上海中医药杂志》1963，9：1.）③抑制血小板凝集作用：本方能抑制血小板黏附和聚集，并有轻度增加抗凝血酶Ⅲ活力的作用。（《上海中医药杂志》1983，2：46.）

【备注】本方改为丸剂，《医学心悟》名"失笑丸"。

1037 加味和胃止痉汤

【方源】《千家妙方·关幼波方》卷上。

【组成】生瓦楞30g，刀豆子30g，赤芍30g，白芍30g，当归12g，木瓜12g，藕节12g，旋覆花10g（包煎），代赭石10g（包煎），杏仁10g，橘红10g，红花10g，香附10g，玫瑰花10g，砂仁4.5g，生姜4.5g。

【用法】水煎服，每日一剂。

【功用】平肝和胃，活血化痰。

【主治】气滞血瘀，痰血凝结，肝胃不和引起的脘痛呛噎，嗳气泛酸，恶心呕吐（贲门痉挛）。

【临证举例】贲门痉挛：李某，女，24岁。于1964年9月24日初诊。患者4年前发现胃脘闷痛，纳食呛而作堵，某医院诊为贲门痉挛。其进食则堵呛，胃脘不舒，进干食噎重，稀食尚可，嗳气泛酸，恶心呕吐，并有阵发性剧痛，片刻自行缓解。钡餐显示贲门狭窄，边缘粗糙。苔薄白，脉沉弦。投以加味和胃止痉汤，服药8剂，诸症减轻，又服10剂告愈。

1038　芎附饮

【方源】《丹溪心法》卷二。

【异名】芎香散（《普济方》卷四十四引《鲍氏方》）、莎芎散（《医学入门》卷七）、芎附散（《赤水玄珠》卷九）。

【组成】川芎二两，香附四两。

【用法】上为末。每服二钱，茶汤调下。

【功用】《赤水玄珠》：调气止血。

【主治】气血不和，衄血，吐血，气厥头痛及产后头痛。①《丹溪心法》：衄血。②《普济方》引《鲍氏方》：男子气厥头痛，妇女气盛头疼及产后头痛。③《赤水玄珠》：吐血不归经。

【方论】《医学入门》：香附开郁行气，使邪火散于经络；川芎和血通肝，使血归于肝脏。血归火散，其血立止。

1039　当归活血散

【方源】《准绳·类方》卷二。

【组成】赤芍药、生地黄、当归须（酒洗）各一钱半，桃仁（去皮尖，炒）、红花（酒洗）、香附（童便浸）各一钱，川芎、牡丹皮、延胡索、蓬术各八分（炮）、三棱（炮）、青皮各七分。

【用法】水二盅，煎七分，空心服。

【主治】瘀蓄死血而胀，腹皮上见青紫筋，小水反利，脉芤涩，属虚人不可下者。

1040　血府逐瘀汤

【方源】《医林改错》卷上。

【组成】当归、生地各三钱，桃仁四钱，红花三钱，枳壳、赤芍各二钱，柴胡一钱，甘草二钱，桔梗一钱半，川芎一钱半，牛膝三钱。

【用法】水煎服。

【功用】《中医方剂学》：活血祛瘀，行气止痛。

【主治】①《医林改错》：头痛，无表症，无里症，无气虚、痰饮等症，忽犯忽好，百方不愈者，忽然胸疼，诸方皆不应者；胸不任物；胸任重物；天亮出汗，用补气固表、滋阴降火，服之不效，而反加重者；血府有瘀血，将胃管挤靠于右，食入咽从胸右边咽下者；身外凉，心里热，名灯笼病者；瞀闷，即小事不能开展者；平素和平，有病急躁者；夜睡梦多，呃逆；饮水即呛；不眠，夜不能睡，用安神养血药治之不效者；小儿夜啼，心跳心慌，用归脾、安神等方不效者；夜不安，将卧则起，坐未稳又欲睡，一夜无宁刻，重者满床乱滚者；无故爱生气，俗言肝气病者；干呕，无他症者；每晚内热，兼皮肤热一时者。②《中医方剂学》：胸中血瘀，血行不畅。胸痛、头痛日久不愈，痛时如针刺而有定处，或呃逆日久不止，或饮水即呛，干呕，或内热瞀闷，或心悸怔忡，或夜不能睡，或夜寐不安，或急躁善怒，或入暮潮热，或舌质黯红，舌边有瘀斑；或舌面有瘀点，唇暗或两目黯黑，脉涩或弦紧。现用于冠状动脉硬化性心脏病的心绞痛、风湿性心脏痛、胸部挫伤与肋软骨炎之胸痛，以及脑震荡后遗之头痛头晕，精神抑郁等证，确有瘀血在内者。

【方论】①《医林改错注释》：血府逐瘀汤用桃仁、红花、川芎、赤芍活血祛瘀，配合当归、生地活血养血，使瘀血去而又不伤血。柴胡、枳壳疏肝理气，使气行则血行；牛膝破瘀通经，引瘀血下行。桔梗入肺经，载药上行，使药力发挥于胸（血府），又能开胸膈滞气，宣通气血，有助于血府瘀血的化与行，与枳壳、柴胡同用，尤善开胸散结；牛膝引瘀血下行，一升一降，使气血更易运行。甘草缓急，通百脉以调和诸药。②《中医方剂学》：本方是王清任用以治疗"胸中血府血瘀"所致诸证，由桃红四物汤合四逆散加桔梗、牛膝而成。胸胁为肝经循行之处，瘀血在胸中，气机阻滞，则肝郁不舒，故胸胁刺痛，日久不愈，急躁易怒。瘀久化热，气郁化火，故内热瞀闷，或心悸失眠，或入暮潮热；上扰清窍，则为头痛；横犯胃腑，胃失和降，则干呕呃逆，甚则饮水则呛。至于唇、目、舌、脉所见，皆为瘀血之征。故治当活血化瘀，兼以行气解郁。方中桃红四物汤活血化瘀而养血，四逆散行气和血而疏肝，桔梗开肺气、载药上行，合枳壳则升降上焦之气而宽胸，尤以牛膝通利血脉、引血下行，互相配合，使血活气行，瘀化热消而肝郁亦解，诸症自愈。

【临证举例】①胸不任物：江西巡抚阿霖公，年七十四，夜卧露胸而睡，盖一层布压则不能睡，已经七年，召余诊之，此方五付痊愈。（《医林改错》）②胸任重物：一女二十二岁，夜卧令仆妇坐于胸方睡，已经二年，余亦用此方，三付而愈。（《医林改错》）③脑动脉硬化性头痛眩晕：自1976年至1982年间，收治32例患者，均经脑血流图、眼底检查、血脂测定，并结合病史，排除其他病因的头痛眩晕。本组男25例，女7例。年龄35~39岁者4例，40岁以上者28例。症状以头痛眩晕为主，伴有失眠健忘、四肢麻木。其中显效12例（头痛、眩晕消失，其他症状骤减或消失，脑血流图检查有明显改善或正常）；有效17例（头痛基本控制，眩晕偶发且微，其他症状减轻，脑血流图亦有改善）；无效3例。（《湖北中医杂志》1983，5：17.）④顽固性失眠：患

者男性，42岁，顽固失眠2年余，伴头晕且痛，下肢常麻木。曾用氯丙嗪、异丙嗪、巴氏合剂等多种镇静安神剂治疗，初虽有效，久则无效。中药已用过归脾、交泰、温胆之类亦无效。患者面色黧黑无华，神痿，皮肤甲错，胸背有汗斑，舌质略紫，舌苔黄腻，脉弦细有力。治用本方加磁石。服1剂后患者精神反而兴奋，难以入眠，第2剂始见效，7剂后头晕头痛明显好转，原方去磁石续服14剂。每日能安眠，其他症状亦渐消失。后以补心丹调理。（《新医药学杂志》1977，11：32.）⑤呃逆：女，24岁，农民。1962年2月15日门诊。当时呃逆阵作，频频不绝，声响可达户外。自诉四月前因劳动时，突然胸闷气逆刺痛，翌日即发此病，曾经当地中西医诊治无效。患者呃逆虽久，体力尚未衰惫，脉弦而有力，二便通调，唯呃逆时气逆上冲，胸胁刺痛痞闷，难以抑制而已。予断为血瘀气滞。即处血府逐瘀汤全方加旋覆花、代赭石，连服3剂。至2月20日复诊，据述服该方1剂后，即觉胸部舒畅，无刺痛气冲之苦，呃逆亦顿减十之七八；2剂后，呃逆停止；3剂遂愈。后以他药善后。（《浙江医学》1963，2：3.）⑥原发性痛经：于1981年4~8月，应用本方治疗原发性痛经70例。年龄17~37岁，以21~30岁为最多。病程6个月至14年。已婚18例，均未孕；未婚52例。经治后，34例痊愈（腹痛消失，伴有症状亦随之消失；未孕者已孕）；31例好转（腹痛减轻，时间缩短，伴有症状缓解）；5例无效。（《浙江中医杂志》1984，6：270.）⑦乳腺增生：用本方治疗乳腺增生104例，年龄17~51岁。其中20~40岁85例，占81.7%。病程1个月至7年，其中1年之内者59例，占56.7%；1年以上至5年31例，占29.8%；5年以上14例，占13.5%。双侧发病者43例，单侧61例。经前乳胀痛者，59例；与月经无关者45例。本组服药为12~45剂，多为20~30剂。治愈（乳块消失）68例，占65.4%；好

转（乳块缩小 1/2 以上）27 例，占 26.0%；无效 9 例，占 8.6%，总有效率为 91.4%。（《天津中医》1986，5：18.）⑧小儿瘀血发热：例一，作者之子 2 岁时不慎碰伤头部，2 天后突然发热，微咳，体温 38.6℃，有时升至 39.1℃，苔薄白，夜间惊悸不安，指纹隐隐不显，服用西药无效。即予本方，晚上果然热退，睡眠正常。原方再服 1 剂，痊愈。例二，高某某，女，12 岁。因玩秋千碰伤额部，两天后发热不退，夜间加重，用退热药无效。体温 38.7℃。拟用本方，1 剂后热退病愈。（《新中医》1976，5：55.）

【现代研究】①抗凝血作用：本方因具有理气活血功效，故用于各种病因的感染、休克、创伤、大面积烧伤、外科大手术后、输血反应、子痫、死胎、胎盘滞留等并发的急性血管内弥漫性凝血（DIC）。实验证明，本方不能延长血液复钙时间，也不能延长凝血酶原时间和凝血酶凝固时间，但能抑制二磷酸腺苷（ADP）所致血小板聚集，并能促进血小板解聚，因此有助于血瘀患者血液学异常的改善。此外，对于由门静脉注入二氧化钍封闭肝脏网状内皮系统的家兔，其吞噬廓清凝血酶的能力，本方（静脉注入）有显著的保护作用。经测定肝静脉上方的腔静脉血中的纤维蛋白原含量，实验动物无明显变化，而对照动物则锐减。表明本方可能使被封闭的肝脏巨噬细胞复苏而显示对肝脏网状内皮系统的激活，提示本方能加速 DIC 时血液中的促凝血物质及被激发的凝血因子等的清除，全部或部分消除了形成急性 DIC 的触发因子，从而抑制 DIC。（《中华内科杂志》1977，2：79.）②对免疫功能的影响：实验证明，本方有显著增强小鼠巨噬细胞吞噬功能的效果，能提高实验动物对鸡红细胞的吞噬清除。但水煎剂与醇提剂在作用时间上有所不同，水煎剂的促进作用可保持 8 小时以上，醇提剂至 8 小时时已无效，但 20 小时及 24 小时后又呈显著促进作用，而此时水煎剂已无效。（《中药药理与临床》1985，创刊号：14.）

【备注】本方改为丸剂，《全国中药成药处方集·沈阳方》名"血府逐瘀丸"。

1041　肝病复原丹

【方源】《赵心波儿科临床经验选编》。

【组成】银柴胡 60g，川朴 60g，木香 30g，香附 90g，桃仁 60g，当归 120g，三棱 30g，莪术 30g，姜黄 90g，延胡索 60g，红花 30g。

【用法】上为细末，炼蜜为丸，丸重 10g。青年和成人服用适宜，每服一丸，一日二次。

【功用】逐湿化浊，解毒化瘀，消肝脾肿，恢复肝功。

【主治】肝炎缠绵不愈，胸闷腹胀，肝脾肿大，恶心纳差，胁痛。

1042　复方丹参片

【方源】《古今名方》引上海中药制药二厂方。

【组成】丹参 750g，三七 225g，冰片 25g。

【用法】依法制片，共制成 1000 片。每服 3 片，一日 3 次。

【功用】活血化瘀，芳香开窍，理气止痛。

【主治】冠心病胸闷，心绞痛。

1043　活血祛瘀汤

【方源】《临证医案医方》。

【组成】丹参 30g，当归 9g，赤芍 9g，鸡血藤 15g，桃仁 6g，延胡索 9g，郁金 9g，三七 3g（研），香附 9g，枳壳 6g，广木香 6g，甘草 3g。

【功用】活血，化瘀，止疼。

【主治】慢性肝炎（血瘀型），肝区刺痛，痛处不移，舌质紫，脉细涩。

1044　冠心Ⅱ号

【方源】《古今名方》引北京冠心病防治组方。

【组成】丹参 30g，赤芍、川芎、红花、降香各 15g。

【功用】行气活血，祛瘀通络。

【主治】冠心病，胸闷不适，或有胸前疼痛，心悸，气憋等。

【现代研究】①抑制血小板聚集作用：实验结果表明，冠心病病人在服药后 2~3 个月 ADP 诱导血小板的聚集滴度较服药前明显下降；给一组家兔静脉注射冠心 II 号后 30 分钟、60 分钟和 90 分钟，ADP 诱导血小板的 60 秒的聚集和最大的聚集程度较给药前均有减低，而另一组给生理盐水后，ADP 诱导的血小板聚集程度较给水前有所增加，两组有非常显著的差异。(《心脏血管疾病》1974，3：259.) ②扩张血管、解除平滑肌痉挛及增加小鼠心肌营养性血流量的作用：先给小白鼠冠心 II 号注射液，后滴肾上腺素的 7/10 动物肠系膜微动脉血流未停止，3/10 微动脉未收缩；冠心 II 号与肾上腺素同用，可推迟血流停止时间，并使恢复时间缩短；先给肾上腺素，后滴冠心 II 号对血流变化影响不显。实验观察表明冠心 II 号对肾上腺素引起的小白鼠肠系膜微循环障碍有预防及对抗作用。(《中西医结合杂志》1982，3：176.)

1045　调肝饮

【方源】《丹台玉案》卷五。

【组成】当归、川芎、乌药、延胡索、青皮各一钱五分，柴胡、槟榔、广木香、桃仁（去皮尖）各一钱。

【用法】水煎，热服。

【主治】季肋痛连小腹。

1046　调荣散

【方源】《顾松园医镜》卷九。

【组成】丹参二三钱，桃仁二三钱，赤芍钱许，刘寄奴二三钱，延胡索钱许，泽兰二三钱，莪术钱许。

【主治】瘀血肿胀，或单腹胀大，不恶食，小便赤，大便黑。

【加减】热，加连翘、黄芩，或再加童便；如欲行瘀，量加制大黄，或参用大黄䗪虫丸。

【方论】方中丹参活血，桃仁、赤芍破血，刘寄奴破血下胀，延胡索活血化气，泽兰行血化水，莪术破气中之血。

1047　理气宽肠汤

【方源】《中西医结合治疗急腹症》。

【组成】当归五钱，桃仁、青皮、陈皮各二钱，乌药三钱。

【用法】水煎服。

【功用】通络活血，顺气宽肠。

【主治】痞结型、瘀结型肠梗阻。

【宜忌】适用于梗阻轻微，体质虚弱，或年高不宜急下者。

【临证举例】肠梗阻：以理气宽肠汤为主，配合禁食、输液、胃肠减压、灌肠等非手术疗法，治疗肠梗阻 24 例，其中 2 例服药失败而做手术；2 例症状减轻，但检查中发现肿物压迫，患者拒绝手术自动出院；20 例完全治愈，无一例死亡，治愈率为 83.33%。(《中医杂志》1963，5：16.)

1048　溃疡丸 III 号

【方源】《新急腹症学》。

【组成】乌贼骨五钱，川楝子三钱，延胡索三钱，桃仁二钱，蒲黄一钱，赤芍三钱。

【主治】血瘀气滞型溃疡病。

1049　膈下逐瘀汤

【方源】《医林改错》卷上。

【组成】灵脂二钱（炒），当归三钱，川芎二钱，桃仁三钱（研泥），丹皮二钱，赤芍二钱，乌药二钱，延胡索一钱，甘草三钱，香附一钱半，红花三钱，枳壳一钱半。

【用法】水煎服。病轻者少服，病重者多服，病去药止，不可多服。

【功用】《医林改错注释》：活血逐瘀，破癥消结。

【主治】积聚痞块，痛不移处，卧则腹坠，及肾泻、久泻由瘀血所致者。

【加减】病人气弱者，加党参三五钱。

【方论】《医林改错注释》：方中当归、川芎、赤芍养血活血，与逐瘀药同用，可使瘀血祛而不伤阴血；丹皮清热凉血，活血化瘀；桃仁、红花、灵脂破血逐瘀，以消积块；配香附、乌药、枳壳、延胡索行气止痛；尤其川芎不仅养血活血，更能行血中之气，增强逐瘀之力；甘草调和诸药。全方以逐瘀活血和行气药物居多，使气帅血行，更好发挥其活血逐瘀，破癥消结之力。

【临证举例】①胸膜粘连：乔氏用本药加味治疗胸膜粘连 60 例。病程 2~21 年，其中重型（粘连在 8cm 以上者）15 例、中型（粘连在 5~8cm 之间者）17 例，轻型 28 例。兼风寒者加桂枝、荆芥、防风；风热者，加金银花、连翘、薄荷；胸中郁热，咳吐黄痰者，加黄芩、瓜蒌、桑白皮；胸中有寒痰，加干姜、细辛、五味子；气虚者，加黄芪、党参。服药 32~64 剂。结果：痊愈 33 例，显效 23 例，有效 2 例，总有效率为 96.6%。（《北京中医》1987，4：24.）②慢性盆腔炎：刘氏用本方加减治疗慢性盆腔炎 64 例。其中 6 个月至 1 年者 19 例，5 年者 35 例，5~10 年者 7 例，10 年以上者 3 例。气虚者加黄芪、党参；血虚者加熟地、首乌；阴虚者加沙参、麦冬；阳虚者加熟附片、炮姜；兼湿热内蕴者加黄芩、泽泻；兼热毒蓄积者加金银花、连翘。连续服药 20~30 剂。结果：痊愈 21 例，好转 37 例，总有效率 90.6%。（《江西中医药》1988，2：28.）

【现代研究】①抑制小鼠免疫功能：小鼠免疫特异性抗原结合细胞花结形成实验结果表明，给药组免疫特异性抗原结合细胞数量较对照组明显减少，说明本药对小鼠免疫反应的早期阶段有较强的抑制作用。另溶血空斑实验证明，给药组 PFC 数目明显少于对照组，说明本药对 B 细胞功能亦有较强的抑制作用。（《中医

药信息》1987，4：39.）②刺激免疫作用：本药能促进小鼠腹腔巨噬细胞功能，与对照组比较，给药组巨噬细胞吞噬指数明显提高；小鼠脾脏酸性磷酸酶活性高于对照组，差异非常显著；腹腔巨噬细胞 EA 花环形成率给药组高于对照组。（《中成药研究》1987，9：29.）

1050 鳖甲煎丸

【方源】《金匮》卷上。

【组成】鳖甲十二分（炙），射干三分（烧），黄芩三分，柴胡六分，鼠妇三分（熬），干姜三分，大黄三分，芍药五分，桂枝三分，葶苈一分（熬），石苇三分（去毛），厚朴三分，牡丹五分（去心），瞿麦二分，紫葳三分，半夏一分，人参一分，䗪虫五分（熬），阿胶三分（炙），蜂窠四分（炙），赤硝十二分，蜣螂六分（熬），桃仁二分。

【用法】上为末，取煅灶下灰一斗，清酒一斛五斗浸灰，候酒尽一半，着鳖甲于中，煮令泛烂如胶漆，绞取汁，纳诸药煎为丸，如梧桐子大。空心服七丸，每日三次。

【功用】①《金匮要略心典》：行气逐血。②《中国药典》：活血化瘀，软坚散结。

【主治】①《金匮》：病疟，以月一日发，当以十五日愈；设不愈，当月尽解；如其不愈，结为癥瘕，名曰疟母。②《张氏医通》：一切痞积。

【宜忌】①《外台》：忌苋菜、生葱、胡荽、羊肉、饧等物。②《谦斋医学讲稿》：虚人忌用，体力较强者亦不宜久用。③《中国药典》：孕妇禁用。

【方论】①《医方考》：方中灰酒，能消万物，盖灰从火化也；渍之以酒，取其善行；鳖甲、鼠妇、䗪虫、蜣螂、蜂窠皆善攻结而有小毒，以其为血气之属，用之以攻血气之凝结，同气相求，功成易化耳；柴胡、厚朴、半夏散结气；桂枝、丹皮、桃仁破滞血；水谷之气结，则大黄、葶苈、石苇、瞿麦可以平之；寒

热之气交，则干姜、黄芩可以调之；人参者，以固元于克伐之场；阿胶、芍药以养阴于峻厉之队也；乌扇、赤硝、紫葳攻顽散结。②《古方选注》：本方都用异类灵动之物，若水陆，若飞潜，升者降者，走者伏者，咸备焉。但恐诸虫扰乱神明，取鳖甲为君守之，其泄厥阴破癥瘕之功，有非草木所能比者。阿胶达表息风，鳖甲入里守神，蜣螂动而性升，蜂房毒可引下，䗪虫破血，鼠妇走气，葶苈泄气闭，大黄泄血闭，赤硝软坚，桃仁破结，乌扇降厥阴相火，紫葳破厥阴血结，干姜和阳退寒，黄芩和阴退热，和表里则有柴胡、桂枝，调营卫则有人参、白芍，厚朴达原劫去其邪，丹皮入阴提出其热，石苇开上焦之水，瞿麦涤下焦之水，半夏和胃而通阴阳，灶灰性温走气，清酒性暖走血。统而论之，不越厥阴、阳明二经之药，故久疟邪去营卫而着脏腑者，即非疟母亦可借以截之。《金匮》唯此丸及薯蓣丸药品最多，皆治正虚邪着久而不去之病，非汇集气血之药攻补兼施未易奏功也。③《成方便读》：方中寒热并用，攻补兼施，化痰行血，无所不备。而又以虫蚁善走入络之品，搜剔蕴结之邪。柴桂领之出表，硝黄导之降里。煅灶下灰、清酒，助脾胃而温运。鳖甲入肝络而搜邪。空心服七丸，日三服者，取其缓以化之耳。

【临证举例】①血吸虫病肝脾肿大：李氏用鳖甲煎丸配合阿魏消痞丸治疗晚期血吸虫病肝脾肿大 41 例。用法：鳖甲煎丸每次 1.5~2g，阿魏消痞丸每次 3~5g，二方混合服用，每日 3 次，饭前半小时服，23 天为一疗程。结果：41 例中脾脏缩小 1~3cm 者 20 人，4~6cm 者 13 人，不缩小但软化者 7 人，无效者 1 人，有效率 80% 以上；其中 29 例肝肿大者，缩小 1~2cm 者 10 人，3~5cm 者 4 人，不增不减而软化者 13 人，无效 2 人。此外，17 例大便带脓血者，服药后均转为正常大便。(《浙江中医杂志》1957，4：153.) ②胃癌：傅某，女，64 岁。胃脘隐痛，胃纳减退 1 年，伴大量呕血

1 次，黑粪多次及上腹部肿块，胃肠钡餐检查示：胃小弯癌性溃疡。体检：极度消瘦，中上腹可触及 8cm×6cm 隆起之肿块，质坚硬，不易移动。舌紫暗，苔黄腻，脉细弦。治以理气活血、消肿软坚法。方药：鳖甲煎丸。枸橘、枳壳、陈皮、橘叶、八月扎、香橼、丁香、佛手、玫瑰花、槟榔、丹参、赤芍、牡蛎、天龙、木香、香附、生熟苡仁、合欢皮、川楝子、茯苓，随证加减，并用云南白药，连续服用 3 年余（未用任何西药），胃小弯病变明显好转。7 年后随访，病员仍健在。(《江苏中医杂志》1982，6：36.)

【备注】本方方名，《外台》引作"大鳖甲煎"。

（二）活血通络

1051 身痛逐瘀汤

【方源】《医林改错》卷下。

【组成】秦艽一钱，川芎二钱，桃仁三钱，红花三钱，甘草二钱，羌活一钱，没药二钱，当归三钱，灵脂二钱（炒），香附一钱，牛膝三钱，地龙二钱（去土）。

【功用】《医林改错注释》：活血祛瘀，通经止痛，祛风除湿。

【主治】痹证有瘀血者。

【加减】若微热，加苍术；黄柏，若虚弱，量加黄芪一二两。

【方论】《医林改错注释》：方中秦艽、羌活祛风除湿，桃仁、红花、当归、川芎活血祛瘀，没药、灵脂、香附行气血、止疼痛，牛膝、地龙疏通经络以利关节，甘草调和诸药。

【临证举例】①腰腿痛：刘氏用本方随证加减治疗腰腿痛 67 例，其中男性 51 例，女性 16 例，单纯性腰痛 14 例，腿痛 18 例，混合型 35 例。结果：治愈 53 例，好转 9 例，无效 5 例，总有效率为 92.5%。认为腰腿痛缠绵难治，用他法无效，痛有定处或痛如锥刺，身

体关节屈伸不利，舌质紫暗或有瘀点，脉弦或涩，或有外伤史，病理属风湿入络，瘀血痹阻者，为本方之运用要点。(《湖南中医杂志》1987，1：12.) ②急性腰扭伤：金氏以本方治疗急性腰扭伤15例，其中男性9例，女性6例。年老体弱者或正气不足者，加党参、黄芪；疼痛较剧者，加延胡索、七叶莲，水煎服，药渣加入适量醋及水，煮沸待温后熏洗伤处。结果：治愈8例，显效3例，好转3例，无效1例。(《广西中医药》1987，2：47.)

1052　活络效灵丹

【方源】《衷中参西》上册。

【组成】当归五钱，丹参五钱，生明乳香五钱，生明没药五钱。

【用法】水煎服。若作散，一剂分作四次服，温酒送下。

【功用】《中医方剂学》：活血祛瘀，通络止痛。

【主治】气血凝滞，痃癖癥瘕，心腹疼痛，腿疼臂疼，内外疮疡，脏腑积聚，经络湮瘀。现常用于冠心病、宫外孕、脑血栓形成、急性阑尾炎、坐骨神经痛、脑震荡后遗症等有血瘀气滞者。

【加减】腿疼，加牛膝；臂疼，加连翘；妇女瘀血腹疼，加生桃仁（带皮尖，作散服炒用）、生五灵脂；疮红肿属阳者，加金银花、知母、连翘；疮白硬属阴者，加肉桂、鹿角胶；疮破后生肌不速者，加生黄芪、知母、甘草；脏腑内痛，加三七（研细冲服）、牛蒡子。

【方论】《中医方剂学》：本方所治诸证皆由瘀血凝滞所致，故宜祛瘀止痛为主。方中当归活血养血，丹参助当归以加强活血祛瘀之力；乳香、没药活血祛瘀，行气止痛。诸药合用，使瘀去络通，则疼痛自止。本方祛瘀止痛之力颇强，为治疗血瘀所致心腹诸痛，癥瘕积聚，以及跌打损伤，瘀血肿痛之有效方剂。

【临证举例】①癥瘕：一人年三十许，当脐忽结癥瘕，自下渐长而上，其初长时稍软，

数日后即硬如石，旬日长至心口。自言凌晨冒寒，得于途间，时心中有惊恐忧虑，遂觉其气结而不散，此病因甚奇，然不外气血凝滞。为制此方，于流通气血之中，大具融化气血之力，连服十剂全消。(《衷中参西》) ②疮疡：一少妇，左胁起一疮，其形长约五寸，上半在乳，下半在肋，皮色不变，按之甚硬，而微热于他处。延医询方，调治两月不效，且渐大于从前。后愚诊视，阅其所服诸方，有遵林屋山人治白疽方治者，有按乳痈治者。愚晓病家曰：此证硬而色白者，阴也。按之微热者，阴中有阳也。统观所服诸方，有治纯阴阳之方，无治半阴半阳之方，勿怪其历试皆不效也。用活络效灵丹，俾作汤服之，数剂见轻，三十剂后，消无芥蒂。(《衷中参西》) ③冠心病心绞痛：仇某某，男，54岁。心前区疼痛阵作年余，剧时胸闷如窒，并向左臂部放射，每日3~4次，发时面色㿠白，心悸气短，怯冷，苔白质淡，有紫气，脉沉涩。心电图示：冠状T波倒置。此心阳不振、血瘀凝滞之候也。治拟温振心阳，活血化瘀。迳用参附汤合活络效灵丹损益：炒党参12g，紫丹参12g，制附片9g，制黄精12g，全当归10g，杭川芎9g，生明乳香6g，生明没药6g，降香5g。服上方三帖后，痛减未已，续服十五帖后，胸次觉畅，余症亦见好转。原方出入持续治疗四月，心绞痛仅偶有发作，心电图亦趋好转。(《江苏中医杂志》1983，3：38.) ④宫外孕：赵某某，女，24岁。患者停经2个月，1周来阴道不规律出血，伴下腹疼痛，妇科检查为宫外孕而收住院。查：阴道出血量多，挟有血块，下腹痛甚拒按，脉弦滑。治以活血化瘀，用活络效灵丹加味：当归20g，丹参20g，乳香15g，没药15g，杜仲炭10g，蒲黄炭15g，五灵脂15g，水煎服。3剂后血止，腹痛大减。9剂后腹痛消失，能下床活动。出院后随访情况良好。(《黑龙江中医药》1986，3：24.) ⑤中风（脑血栓形成）：王某某，女，56岁。患者于家中劳动时突然不

能言语，随之右侧半身不遂，面色赤红，精神委顿，言语不清，舌质红而干，脉弦。诊为中风，系由气虚挟痰火，复受风邪所致瘀血凝滞，经络阻塞。治以补虚化痰、清火疏风活络法，用活络效灵丹与化痰汤合剂加地龙、黄芪、桂枝、牛膝、红花、鸡血藤。服用月余，基本痊愈。随访3年情况良好，并能从事家务劳动。(《黑龙江中医药》1986，3：24.)

1053 通窍活血汤

【方源】《医林改错》卷上。

【组成】赤芍一钱，川芎一钱，桃仁三钱（研泥），红花三钱，老葱三根（切碎），鲜姜三钱（切碎），红枣七个（去核），麝香五厘（绢包）。

【用法】用黄酒半斤（各处分两不同，宁可多二两，不可少），煎前七味至一盅，去滓，入麝香再煎二沸，临卧服。大人每日一剂，连吃三剂，隔一日再吃三剂；若七八岁小儿，两晚吃一剂；三四岁小儿，三晚吃一剂。麝香可煎三次，再换新者。头发脱落，用药三剂发不脱，十剂必长新发。眼疼白珠红，无论有无云翳，先将此药吃一剂，后吃加味止痛没药散，一日二剂，二三日必全愈。糟鼻子，无论二三十年，此方服三剂可见效，二三十剂可全愈。耳聋年久，晚服此方，早服通气散，一日两剂，三二十年耳聋可愈。白癜风、紫癜风，服三五剂可不散漫，再服三十剂可痊。紫印脸，如三五年，十剂可愈，若十余年，二三十剂必愈。青记脸如墨，三十剂可愈。牙疳，晚服此药一剂，早服血府逐瘀汤一剂，白日煎黄芪八钱，徐徐服之，一日服完，一日三剂，三日可见效，十日大见效，一月可全愈。出气臭，晚服此方，早服血府逐瘀汤，三五日必效。妇女干劳，服此方三剂或六剂，至重者九剂，未有不全愈者。男子劳病，轻者九剂可愈，重者十八剂可愈，吃三剂后，如果气弱，每日煎黄芪八钱，徐徐服之，一日服完，此攻

补兼施之法；若气不甚弱，黄芪不必用，以待病去，元气自复。交节病作，服三剂不发；小儿疳证，用此方与血府逐瘀汤、膈下逐瘀汤三方轮服，未有不愈者。

【功用】活血祛瘀，通络开窍。①《医林改错》：通血管。②《医林改错评注》：通络开窍，行血活血。

【主治】血瘀所致脱发，暴发火眼，酒糟鼻，耳聋，白癜风，紫癜风，牙疳，男女劳病，小儿疳证，头痛，肩膊胸膈顽硬刺痛，中风。①《医林改错》：头面、四肢、周身血管血瘀所致的头发脱落；眼疼白珠红；糟鼻子；耳聋年久；白癜风，紫癜风；紫印脸，脸如打伤血印，色紫成片，或满脸皆紫；青记脸如墨，长于天庭者多；牙疳；闻出臭气；妇女干劳，经血三四月不见，或五六月不见，咳嗽急喘，饮食减少，四肢无力，午后发烧，至晚尤甚；男子劳病，初病四肢酸软无力，渐渐肌肉消瘦，饮食减少，面色黄白，咳嗽吐沫，心烦急躁，午后潮热，天亮汗多；交节病作；小儿疳证，初起尿如米泔，午后潮热，日久青筋暴露，肚大坚硬，面色青黄，肌肉消瘦，皮毛憔悴，眼睛发蜓。②《血证论》：瘀血在上焦，或发脱不生，或肩膊胸膈顽硬刺痛，目不了了。③《吉林中医药》：中风。

【方论】①《医林改错评注》：方中赤芍、川芎行血活血，桃仁、红花活血通络，葱、姜通阳，麝香开窍，黄酒通络，佐以大枣缓和芳香辛窜药物之性。其中麝香味辛性温，功专开窍通闭、解毒活血，因而用为主药；与姜、葱、黄酒配伍更能通络开窍，通利气血运行的道路，从而使赤芍、川芎、桃仁、红花更能发挥其活血通络的作用。②《历代名医良方注释》：妇女干劳或小儿疳证，都因瘀血内停，新血不生所致，必须活血化瘀，推陈致新。本方用活血通窍之品治疗劳证，深得此法。方中麝香为君，芳香走窜，通行十二经，开通诸窍，和血通络；桃仁、红花、赤芍、川芎为

臣，活血消瘀，推陈致新；姜、枣为佐，调和营卫，通利血脉；老葱为使，通阳入络。诸药合用，共奏活血通窍之功。

【临证举例】①中风：作者应用通窍活血汤治疗中风34例。其中脑出血14例（均经西医抢救和治疗3~7天，病情已相对稳定，没有继续恶化）、脑血栓形成20例。其临床表现：浅昏迷9例，失语14例，语言障碍14例，二便失禁17例，半身不遂34例。均予赤芍9g，川芎9g，红花9g，红枣10枚，鲜生姜3片，老葱3根，冰片0.1g，黄酒一盅。加减法：若见气虚者，加黄芪60g；阴虚者，加玄参20g，生地30g；肝阳上亢者，加羚羊角粉0.3g，石决明30g；风盛者，加僵蚕9g，天南星9g；兼腑实者，加小承气汤。本组14例出血性中风，从发病3~7天开始服中药治疗，基本恢复率为78.5%；而20例缺血性中风病例病程较长，基本恢复率为65%。（《吉林中医药》1986，6：11.）②白癜风：作者应用通窍活血汤治疗白癜风128例，其中110例治愈（病变部位颜色恢复正常），18例也有不同程度好转，疗效满意。（《陕西中医学院学报》1982，1：4.）

1054　温经活络丹

【方源】《活人方》卷三。

【组成】香附（酒制）八两，陈皮六两，当归尾六两，延胡索四两，枳壳四两，羌活三两，红花三两，抚川芎二两，独活二两，滴乳香五钱，没药五钱。

【用法】共研末，炼蜜为丸，如弹子大，重三钱。每服一丸，午后、临睡陈酒化服。

【主治】气中血滞，血中气滞，经络隧道不通，筋骨关节疼痛，内伤外伤，气郁血郁，并能治之。

（三）补气活血

1055　补阳还五汤

【方源】《医林改错》卷下。

【组成】黄芪四两（生），归尾二钱，赤芍一钱半，地龙一钱（去土），川芎一钱，桃仁一钱，红花一钱。

【用法】水煎服。黄芪初用一二两，以后渐加至四两。至微效时，日服两剂，两剂服至五六日，每日仍服一剂。

【主治】半身不遂，口眼㖞斜，语言謇涩，口角流涎，大便干燥，小便频数，遗尿不禁。

【加减】初得半身不遂，加防风一钱，服四五剂后去之；如已病三两个月，前医遵古方用寒凉药过多，加附子四五钱；如用散风药过多，加党参四五钱。

【方论】《中医方剂学》：本方证系由正气亏虚，瘀血阻络所致，治当补气活血通络。方中重用黄芪以补气，使气旺血亦行，祛瘀而不伤正，为方中主药；辅以归尾、川芎、赤芍、桃仁、红花、地龙活血通络。因其主要目的不在于祛瘀，而在于补气通络，所以重用黄芪，取其力专性走，周行全身，以助推动诸药之力使气旺血行，瘀去络通，诸症自可渐愈。

【临证举例】①中风偏瘫：以补阳还五汤加减为基本方（黄芪30~60g，当归、桃仁、红花、川芎、赤芍10~15g，地龙15~20g，橘络5~10g，丹参、桑枝15~30g），治疗气虚血瘀中风偏瘫38例，其中脑出血6例，脑血栓形成29例，脑栓塞3例。结果：痊愈14例，显效14例，好转8例，无效2例。并认为本方用于出血性中风疗效较差，缺血性中风疗效较好。（《四川中医》1985，11：15.）②坐骨神经痛：应用补阳还五汤加味治疗坐骨神经痛36例，其中痊愈15例，显效6例，好转15例。服药最短者为一个疗程10天，一般服药3个疗程。（《四川中医》1986，9：44.）③面神经瘫痪：用补阳还五汤加味治疗面神经瘫痪（口眼㖞斜）18例，均属络脉空虚，风邪损害引起（即外周性面瘫），18例皆获痊愈。（《中医函授通讯》1986，1：563.）

【现代研究】①对血液流变学的影响：中

风患者血液处于"黏、浓、凝、聚"的倾向，运用本方后，能增加血小板内环磷腺苷的含量，抑制血小板聚集和释放反应，抑制和溶解血栓，以改善微循环，促进侧支循环。（《浙江中医杂志》1986，3：110.）②对心脑血管系统的药理作用：补阳还五汤静脉注射，有缓慢、持久的降压作用，对麻醉家兔能显著地增加心肌收缩幅度，反映心肌耗氧量的心肌张力时间指数显著降低，心肌营养性血流量明显增加。（《中药通报》1987，2：51.）③对免疫功能的影响：补阳还五汤能使免疫功能低下小鼠的免疫器官重量增加，提高单核巨噬细胞的吞噬功能，从而表明本方具有增强机体免疫功能的药理学基础。（《陕西中医》1986，10：466.）

1056 振颓丸

【方源】《衷中参西》上册。

【组成】人参二两，於术（炒）二两，当归一两，马钱子（法制）一两，乳香一两，没药一两，全蜈蚣（大者，不用炙）五条，穿山甲（蛤粉炒）一两。

【用法】上为细末，炼蜜为丸，如梧桐子大。每服二钱，无灰温酒送下，一日二次。

【主治】痿废，偏枯，痹木诸证。

【备注】制马钱子法：将马钱子先去净毛，水煮两三沸即捞出。用刀将外皮皆刮净，浸热汤中，旦、暮各换汤一次，浸足三昼夜，取出，再用香油煎至纯黑色，擘开视其中心微有黄意，火候即到。将马钱子捞出，用温水洗数次，将油洗净。再用沙土同入锅内炒之；土有油气，换土再炒，以油气尽净为度。

1057 振颓汤

【方源】《衷中参西》上册。

【组成】生黄芪六钱，知母四钱，野台参三钱，於术三钱，当归三钱，生明乳香三钱，生明没药三钱，威灵仙一钱半，干姜二钱，牛膝四钱。

【主治】痿废。

【加减】热者，加生石膏数钱，或至两许；寒者，去知母，加乌附子数钱；筋骨受风者，加明天麻数钱；脉弦硬而大者，加龙骨、牡蛎各数钱，或更加山萸肉亦佳；骨痿废者，加鹿角胶，若恐其伪，可用续断、菟丝子各三钱代之；筋骨受风者，加明天麻；手足皆痿者，加桂枝尖二钱。

【方论】方中黄芪以补大气；白术以健脾胃；当归、乳香、没药以流通血脉；灵仙以祛风消痰；恐其性偏走泄，而以人参之气血兼补者佐之；干姜以开气血之痹；知母以解干姜、人参之热，则药性和平，可久服而无弊。

（四）清热活血

1058 大黄散瘀汤

【方源】《辨证录》卷九。

【组成】水蛭（炒黑）三钱，大黄、丹皮各三钱，当归一两，红花三钱，桃仁十四个，生地五钱。

【用法】水煎服。

【主治】蓄血病，小便利而大便结。

1059 大黄䗪虫丸

【方源】《金匮》卷上。

【组成】大黄十分（蒸），黄芩二两，甘草二两，桃仁一升，杏仁一升，芍药四两，干地黄十两，干漆一两，虻虫一升，水蛭一百个，蛴螬一升，䗪虫半升。

【用法】上为末，炼蜜为丸，如小豆大。每五丸，酒送下，一日三次。

【功用】活血化瘀，通经消癥。①《金匮》：缓中补虚。②《医宗金鉴》：攻热下血。③《中国药典》：活血破瘀，通经消痞。

【主治】瘀血内停，腹部肿块，肌肤甲错，形体羸瘦，目眶黯黑，潮热，食欲不振；妇人瘀血经闭不行。①《金匮》：五劳虚极，羸瘦腹满，不能饮食；食伤，忧伤，饮伤，房室伤，饥伤，劳伤，经络营卫气伤，内有干血，肌肤甲错，两目黯黑。②《金匮要略今释》引《类聚方广义》：妇人经水不利，渐为心腹胀满，烦热咳嗽，面色煤黄，肌肤干皮细起，状如麸片，目中昙暗，或赤涩羞明怕日者；小儿疳眼，生云翳，睑烂羞明，不能视物，并治雀目。③《金匮要略今释》：早期肝硬化。

【宜忌】《中国药典》：孕妇禁用。若出现皮肤过敏者停服。

【方论】①《医方考》：是方也，干漆、桃仁、虻虫、水蛭、蛴螬、䗪虫去干血之品也；君以大黄，是听令于将军矣。佐以芍药、地黄，生新血也；佐以杏仁、甘草，致新气也；佐以黄芩，驱游热而坚肠胃也。②《医宗金鉴》引李中梓：劳伤之证，肌肤甲错，两目黯黑，此内有瘀血者也，仲景洞见此证，补之不可，凉之无益，而立此方。经曰：血主濡之。故以地黄为君；坚者消之，故以大黄为臣；统血者脾也，脾欲缓急，食甘以缓之；又酸苦涌泄为阴，故以甘、芍、桃仁为佐；咸走血，苦胜血，故以干漆之苦，四虫之咸为使。③《张氏医通》：夫五劳七伤，多缘劳动不节，气血凝滞，郁积生热，致伤其阴。世俗所称干血痨是也。所以仲景乘其元气未离，先用大黄、䗪虫、水蛭、虻虫、蛴螬等蠕动啖血之物；佐以干漆、生地、桃仁、杏仁行去其血；略兼甘草、芍药以缓中补虚，黄芩开通郁热，酒服以行药势。待干血行尽，然后纯行缓中补虚收功。

【临证举例】①慢性活动性肝炎：用本方治疗慢性活动性肝炎40例。治愈17例，症状体征消失，肝功能恢复正常，HBsAg转阴。有效19例，症状体征消失，肝功能恢复正常，HBsAg呈阳性；或肝功能损害减轻，但未恢复正常，HBsAg呈阳性。无效4例。（《陕西中医》1986，7：301.）②早期肝硬化：张某，男，49岁，经某医院确诊为早期肝硬化。中医诊为血瘀气滞而肝硬，处以大黄䗪虫丸，日二丸，早晚各服一丸，并用《冷庐医话》化瘀汤，日一帖，计服䗪虫丸240丸、化瘀汤180剂，其间服柴芍六君汤加当归、瓦楞、橘叶。一年后肝脾不能扪及，肝功化验正常。（《岳美中医话集》）③慢性盆腔炎，继发性不孕：孔某，女，32岁。小腹胀痛，腰骶酸痛，经期更剧。月经量少色紫黑有块，经期延后，经前经期乳胀痛，素日白带量多、质清稀，舌质黯红，舌尖有瘀点，苔白稍腻，脉象沉涩。十年前生一女孩已殁。有产后发热腹痛史，后未再孕。检查：阴道分泌物多，宫体活动受限，两侧压痛、增厚，可扪及条索状物。诊断为慢性盆腔炎，继发性不孕症。投以大黄䗪虫丸，消其癥结，祛其瘀阻，然后以补肾调经法收其全功。（《北京中医》1984，2：54.）

1060 代抵当丸

【方源】《准绳·类方》卷三。

【组成】大黄（川产如锦纹者，去皮及黑心）四两，芒硝一两（如欲稳，以玄明粉代），桃仁（麸炒黄，去皮尖，另研泥）六十枚，当归尾、生地黄、穿山甲（蛤粉炒）各一两，桂三钱或五钱。

【用法】上为极细末，炼蜜为丸，如梧桐子大。蓄血在上焦，丸如芥子大，临卧去枕仰卧以津咽之，令停留喉下搜逐膈上；中焦食远，下焦空心，俱梧桐子大，以百劳水煎汤下之。

【功用】行瘀血。

【主治】①《准绳·类方》：蓄血。②《寒温条辨》：太阳表证仍在，随经瘀热在里，脉微而沉，反不结胸，其人发狂，以热在下焦，小腹当硬满，小便自利者。

【加减】如血老成积，此药攻之不动，宜去归、地，加广茂（醋浸透，焙干）一两，肉桂七钱。

【方论】《寒温条辨》：盖瘀蓄之血，攻之为难，仲景直用水蛭、虻虫有毒之物，唯恐药不峻利，亦何待攻之不动而后加减乎？后人不敢用此毒物，故作此方以代之。原方生地黄用之无理，归尾必不可减，故于本方中减去生地一味，倍肉桂，加莪术、红花、夜明砂，用之殊觉有效。若温病蓄血，用此方去肉桂，加牡丹皮一两，牛膝一两，或止加干漆五钱。

【备注】本方《寒温条辨》无生地，有夜明砂、莪术、红花。

1061 代抵当汤

【方源】《血证论》卷八。

【组成】大黄一钱（酒炒），莪术一钱，山甲珠三斤，红花一钱，桃仁三钱，丹皮三钱，当归三钱，牛膝二钱，夜明砂三钱。

【主治】蓄血。

【方论】山甲攻血，夜明砂能去死血，余药破下，务使瘀血不留。

1062 抵当丸

【方源】《伤寒论》。

【组成】水蛭二十个（熬），虻虫二十个（去翅足，熬），桃仁二十五个（去皮尖），大黄三两。

【用法】捣分四丸。每服一丸，以水一升，煮取七合服之。晬时当下血，若不下者，更服。

【主治】伤寒有热，下焦蓄血，少腹满，小便自利者。

【方论】①《伤寒贯珠集》：此条证治与前条大同，而变汤为丸，未详何谓？尝考其制，抵当丸中水蛭、虻虫减汤方三分之一，而所服之数，又居汤方十分之六，是缓急之分，不特在汤丸之故矣。此其人必有不可不攻，而又有不可峻攻之势，如身不发黄，或脉不沉结之类，仲景特未明言耳。有志之士，当不徒求之语言文字中也。②《伤寒寻源》：同一抵当而变汤为丸，另有精义。经云：伤寒有热，少腹满，应小便不利，今反利者，为有血也，当下之，宜抵当丸。盖病从伤寒而得，寒主凝泣，血结必不易散，故煮而连滓服之，俾有形质相

着得以逗留血所，并而逐之，以视汤之专取荡涤者，不同也。

【临证举例】①蓄血证：有人病伤寒七八日，脉微而沉，身黄发狂，小腹胀满，脐下冷，小便利。予曰：仲景云太阳病身黄，脉沉结，小腹硬，小便不利者，为无血也；小便自利，其人如狂者，血证谛也。投以抵当丸，下黑血数升，狂止，得汗解。经云：血在上则忘，在下则狂。邪入太阳，随经而蓄于膀胱，故脐下膨胀，由阑门渗入大肠，若大便黑者，此其症也。(《本事方》)②胁痛：虞恒德治一人，年四十余，因骑马跌仆，次年左胁胀痛，医与小柴胡汤，加草龙胆、青皮等药，不效。诊其脉，左手寸、尺皆弦数而涩，关脉芤而急数，右三部唯数而虚。虞曰：明是死血症（脉涩为血少，又云失血之后，脉必见芤；又曰关内逢芤则内痈作。论脉固属血病，然断之曰死血，亦因跌仆胁胀痛故耶）。用抵当丸一剂，下黑血二升许。后以四物汤加减调理而安。(《名医类案》)③经瘀腹痛：常熟鹿苑钱钦伯之妻，经停九月，腹中有块攻痛，自知非孕。医予三棱、莪术多剂，未应。当下延陈葆厚先生诊，先生曰：三棱、莪术仅能治血结之初起者，及其已结，则力不胜矣。吾有药能治之，当予抵当汤丸三钱，开水送下。入夜，病者在床上反复爬行，腹痛不堪；天将旦，随大便下污物甚多，其色黄、白、红夹杂不一，痛乃大除。次日复诊，乃予加味四物汤，调理而愈。(《经方实验录》)

1063 抵当汤

【方源】《伤寒论》。

【组成】水蛭（熬）、虻虫各三十个（去翅足，熬），桃仁二十个（去皮尖），大黄三两（酒洗）。

【用法】以水五升，煮取三升，去滓，温服一升。不下，更服。

【功用】①《普济方》：下瘀血。②《中医

方剂学》：攻逐蓄血。

【主治】伤寒瘀热在里，血蓄下焦，不结胸而少腹硬满，小便自利，大便硬而色黑易解，身黄有微热，脉沉结，或狂躁，或喜忘，或经水不利者。①《伤寒论》：太阳病六七日，表证仍在，脉微而沉，反不结胸，其人发狂者，以热在下焦，少腹当硬满，小便自利者，下血乃愈；太阳病，身黄，脉沉结，少腹硬，小便自利，其人如狂者，血证谛也；阳明病，本有久瘀血，其人喜忘，屎虽硬，大便反易，其色必黑者；病人无表里证，发热七八日，下后脉数不解，合热则消谷善饥，至六七日不大便者。②《金匮》：妇人经水不利下。③《医林绳墨》：血结胸，谵语，小腹满，漱水不欲咽。

【方论】①《注解伤寒论》：苦走血，咸胜血，虻虫、水蛭之咸苦以除蓄血；甘缓结，苦泄热，桃仁、大黄之苦以下结热。②《内台方议》：血在上则忘，血在下则狂。故与水蛭为君，能破结血；虻虫为臣辅之，此咸能胜血也；以桃仁之甘辛，破血散热为佐；以大黄之苦为使，而下结热也。且此四味之剂，乃破血之烈驱者也。③《伤寒附翼》：岐伯曰：血清气涩，疾泻之，则气竭焉；血浊气涩，疾泻之，则经可通也。非得至峻之剂，不足以抵其巢穴，而当此重任矣。水蛭，虫之巧于饮血者也；虻，飞虫之猛于吮血者也，兹取水陆之善取血者攻之，同气相求耳。更佐桃仁之推陈致新，大黄之苦寒以荡涤邪热。名之曰抵当者，谓直抵其当攻之所也。

【临证举例】①蓄血证：张意田治角口焦姓人，七月间患壮热舌赤，少腹闷满，小便自利，目赤发狂，已三十余日，初服解散，继则攻下，但得微汗，而病终不解。诊之，脉至沉微，重按疾急。夫表证仍在，脉反沉微者，邪陷于阴也，重按疾急者，阴不胜真阳，则脉流搏疾，并乃狂矣。此随经瘀血，结于少腹也，宜服抵当汤。乃自制虻虫、水蛭，加桃仁、大黄煎服。服后下血无算。随用熟地一味捣烂煎汁，时时饮之，以救阴液；候其畅通，用人参、附子、炙草，渐渐服之，以固真元。共服熟地二斤余，人参半斤，附子四两，渐得平复。(《续名医类案》)②闭经：周姓少女，年约十八九，经事三月未行，面色萎黄，少腹微胀，证似干血劳初起。因嘱其吞服大黄䗪虫丸，每服三钱，日三次，尽月可愈。自是之后，遂不复来，意其愈矣。越三月再诊，面颊以下几瘦不成人，背驼腹胀，两手自按，呻吟不绝。深悔前药之误。然病已奄奄，尤不能不一尽心力。第察其情状，皮骨仅存，少腹胀硬，重按痛益甚。此瘀积内结，不攻其瘀，病焉能除？又虑其元气已伤，恐不胜攻，思先补之，然补能恋邪，尤为不可。于是决以抵当汤予之：虻虫一钱，水蛭一钱，大黄五钱，桃仁五十粒。服药后下黑瘀甚多，胀减痛平。唯脉虚甚，不宜再下，乃以生地、黄芪、当归、潞党、川芎、白芍、陈皮、茺蔚子活血行气，导其瘀积。一剂之后，遂不复来。(《经方实验录》)③发狂：程某某，男，53岁，教师。1973年8月12日诊治。患者有头痛眩晕病已十余年，血压经常持续在250~180/150~110mmHg之间，头痛恶热，得凉稍减。久服清热祛风、潜阳养阴之剂，证情时轻时重。因炎夏感受暑热，加之情志不舒而晕倒，昏不知人。住院服中西药治疗无效，邀吾诊治。症见形体肥胖，面色晦暗，昏不知人，骂詈不休。舌黄少津，质有瘀斑，少腹硬满，疼痛拒按，大便不通，脉象沉弦。血压220/120mmHg。此素有血行不畅，又值暑热内侵，加之情志不舒，遂入血分，热与血结，瘀血攻心，致使神识昏迷。治宜通瘀破结，泻热通便。方用酒大黄(后入)15g，水蛭12g，桃仁15g，虻虫4.5g，白芍15g。上方服后，泻下硬而黑晦如煤之便，腹痛减轻，神志清醒。续服2剂，又泻下4次，血压降至180/98mmHg，诸症好转，继以他药调治而愈。(《上海中医药杂志》1981，5：26.)

1064 桃核承气汤

【方源】《伤寒论》。

【组成】桃仁五十个（去皮尖），桂枝二两（去皮），大黄四两，芒硝二两，甘草二两（炙）。

【用法】上以水七升，煮取二升半，去滓，纳芒硝，更上火微沸。下火，先食温服五合，一日三次，当微利。

【功用】《中医方剂学》：破血下瘀。

【主治】下焦蓄血，少腹急结，大便色黑，小便自利，甚则谵语烦渴，其人如狂，至夜发热，及血瘀经闭，痛经，跌打损伤。①《伤寒论》：太阳病不解，热结膀胱，其人如狂，少腹急结者。②《外台》引《古今录验》：往来寒热，胸胁逆满。③《丹溪心法》：吐血，觉胸中气塞，上吐紫血者。④《柯氏方论》：女子月事不调，先期作痛与经闭不行者。⑤《类聚方广义》：痢疾身热，腹中拘急，口干唇燥，舌色殷红，便脓血者；淋家，小便急结，痛连腰腿，茎中疼痛，小便涓涓不通者；打仆疼痛，不能转侧。⑥《喉科种福》：刺伤咽喉，肿痛非常，有碍饮食者。

【宜忌】①《外台》引《古今录验》：忌海藻、菘菜。②《中医方剂学》：孕妇忌服。

【方论】①《医方考》：桃仁，润物也，能泽肠而滑血；大黄，行药也，能推陈而致新；芒硝，咸物也，能软坚而润燥；甘草，平剂也，能调胃而和中；桂枝，辛物也，能利血而行滞。又曰：血寒则止，血热则行。桂枝之辛热，君以桃、硝、黄，则入血而助下行之性矣，斯其治方之意乎？②《古方选注》：桃仁承气，治太阳热结解而血复结于少阳枢纽间者，必攻血通阴，乃得阴气上承。大黄、芒硝、甘草本皆入血之品，必主之以桃仁，直达血所，攻其急结，仍佐桂枝泄太阳随经之余热，内外分解，庶血结无留恋之处矣。

【临证举例】①痢疾：一妇长夏患痢疾，痛而急迫，其下黄黑色，两尺脉紧而涩，知寒伤宫也。细问之，答曰：行经之时，渴饮冷水一碗，遂得此证。此乃血被冷水所凝，瘀血归于大肠，热气所以坠下，遂用桃核承气汤，内加马鞭草、延胡索，一服。次早下墨血升许，痛止脏清。次用调脾活血之剂，遂愈。（《诸证辨疑》）②癫狂：李某，年二十余，先患外感，诸医杂治，证屡变，由其父陪来求诊。审视面色微黄，少腹胀满，身无寒热，坐片刻即怒目注人，手拳紧握，伸张如欲击人状，有顷即止，嗣复如初。脉沉涩，舌苔黄暗，底面露鲜红色。病已入血分，前但知用气分药，宜其不效。《内经》言：血在上善忘，血在下如狂。此证即《伤寒论》热结膀胱，其人如狂也。当用桃核承气汤。即疏方投之，一剂知，二剂已。嗣以逍遥散加丹、栀、生地调理而安。（《遯园医案》）③慢性前列腺炎：周某，男，32岁，患慢性前列腺炎，小腹及会阴部灼热胀痛，伴阳痿、小便频数等症经年。经用杜仲、补骨脂、淫羊藿、熟地黄、泽泻等数剂，遂致二便俱闭，小腹胀满剧痛，有灼热感，小便点滴难出，大便未解，心烦口渴，呼吸急迫，痛苦不堪，舌红，苔黄厚糙，脉数。此为膀胱热结瘀阻，水道不通，大便为邪热所干，燥粪难下，治宜急攻瘀热，以桃核承气汤。昼夜连进两剂，便通痛解，再以萆薢分清饮合知柏地黄丸加减治疗两月而愈。（《湖南中医学院学报》1979，1：30.）④胞衣不下：一妇人，小产后胞衣不下，忽然上攻，喘鸣促迫，正气昏冒，不知人事，自汗自涌，心下不硬而少腹濡，眼中如注蓝，乃予桃核承气汤。须臾，胞衣得下。（《伤寒论今释》）⑤闭经：陈某，女，20岁，未婚。自诉小腹胀痛，月经停止不行已有六月之久，缘因正当行经时，在田间插秧，适雷雨骤至，衣服尽湿，后即经停不行，小腹日渐痛。询其过去经事，皆按期正常。按其腹，指下有凝滞抵抗之状，腹壁紧急，四肢乏力，头目昏眩，大便微难，小溲如常。余断为蓄血，是因月经时受冷，冷则血凝之故。遂处以桃核承气汤二帖，服后痛胀若失，经事畅行，紫黑色血块甚多，至今月经按月畅行。(《江苏中医》1960，6：40。)

(五) 补肾活血

1065　加减四物汤

【方源】《济阳纲目》卷七十五。

【组成】当归 (酒洗) 一钱半，芍药 (酒炒)、杜仲 (盐酒炒去丝) 各一钱，川芎、香附、红花 (酒洗) 各八分，桃仁九个。

【用法】上锉。水煎，空心服。

【主治】瘀血腰痛，日轻夜重，脉涩者。

1066　补脑振痿汤

【方源】《衷中参西》中册。

【组成】生箭芪二两，当归八钱，龙眼肉八钱，杭萸肉五钱，胡桃肉五钱，䗪虫三枚 (大者)，地龙 (去净土) 三钱，生乳香三钱，生没药三钱，鹿角胶六钱，制马钱子末三分。

【用法】上将前九味煎汤两盅半，去滓，将鹿角胶入汤内融化，分两次送服马钱子末一分五厘。

【主治】肢体痿废偏枯，脉象极微细无力，服药久不愈者。

1067　续断饮

【方源】《产孕集》卷下。

【组成】续断三钱，当归、阿胶各二钱，杜仲三钱，桃仁、延胡索各一钱五分，肉桂五分。

【主治】腰痛，下焦虚寒，血滞不行。

(六) 活血化痰

1068　双合汤

【方源】《万病回春》卷四。

【组成】当归、川芎、白芍、生地黄、陈皮、半夏 (姜汁炒)、茯苓 (去皮) 各一钱，桃仁 (去皮) 八分，红花三分，白芥子一钱，甘草三分。

【用法】上锉一剂。加生姜三片，水煎熟，入竹沥、姜汁同服。

【主治】①《万病回春》：气虚受风湿，遍身麻痹不仁。②《东医宝鉴·外形篇》：湿痰死血作麻木。

1069　活血逐瘀汤

【方源】《赵炳南临床经验集》。

【组成】丹参五钱至一两，乌药二至四钱，白僵蚕二至四钱，三棱三至五钱，莪术三至五钱，白芥子三至五钱，厚朴二至四钱，橘红三至五钱，土贝母三至五钱，沉香五分至一钱。

【功用】活血逐瘀，软坚内消。

【主治】腹部包块 (癥瘕)，乳房纤维瘤 (乳气疬)，体表小肿物或寒性脓肿，关节肿胀 (鹤膝风) 等。

二、止血

(一) 补气养血止血

1070　三黄补血汤

【方源】《兰室秘藏》卷上。

【组成】牡丹皮、黄芪、升麻各一钱，当归、柴胡各一钱五分，熟地黄、川芎各二钱，生地黄三钱，白芍药五钱。

【用法】上㕮咀，如麻豆大。每服五钱，水二大盏，煎至一大盏，去滓，食前稍热服。

【主治】①《兰室秘藏》：吐血、衄血，六脉俱大，按之空虚，心动善惊，面赤，上热者。②《医略六书》：衄血不止，脉软数者。

【方论】①《兰室秘藏》：此气盛多而亡血，以甘寒镇坠之剂，大泻其气，以坠其浮；以甘辛温微苦，峻补其血。②《医方集解》：当归、二地补血，丹皮凉血，黄芪补气，升、柴升阳。气旺则能生血，阳生则阴自长矣。③《医略六书》：血气两虚，虚阳迫肺，不能摄血，而从鼻上溢，故衄血久不止焉。黄芪补肺气以摄血，白芍敛肺阴以止衄，生地滋阴凉血，熟地滋肾补阴，当归养血归经，丹皮凉血止血也。俾血气完复，则虚阳自敛，而肺气清宁焉，有衄血久不止之患乎？

【备注】本方《医略六书》无升麻、柴胡。

1071　止衄散

【方源】《三因方》卷九。

【组成】黄芪六钱，赤茯苓、白芍药各三钱，当归、生干地黄、阿胶（炙）各三钱。

【用法】上为细末。每服二钱匕，煎黄芪汤调下。未知，再作。

【主治】气虚衄血。①《三因方》：气郁发衄。②《朱氏集验方》：气虚发衄。③《医方考》：饥困劳役，动其虚火，致衄不止者。

【方论】①《医方考》：饥困劳役而动其火，其人本虚可知矣。虚火可补，故用黄芪、当归、阿胶甘温之品以补之；然赤茯苓能导丙丁之火从小水而下行，白芍药能收阴气，生地黄能凉血热，三物者，去血中之热，自是冲和，与芩、连苦寒之剂殊别。实火宜用连、芩，虚火则唯此类为宜也。②《血证论》：生地凉血，当归和血，白芍降血，阿胶禀阿水潜行地中之性，能潜伏血脉，此最易见者也。妙在黄芪运气摄血，则血不外泄；赤苓渗水利气，则引血下行。但黄芪一味，气虚者得之，则鼓动充满，而血得所统矣；设气实者得之，以水济水，以涂附涂，益气横决，愈逼血妄行矣。此用方者，所以贵有加减。

1072　加减四物汤

【方源】《济生方》卷四。

【组成】侧柏叶、生地黄（洗）、当归（去芦，酒浸）、川芎各一两，枳壳（去瓤，炒）、荆芥穗、槐花（炒）、甘草（炙）各半两。

【用法】上㕮咀。每服四钱，水一盏半，生姜三片，乌梅少许，煎至七分，空心、食前去滓温服。

【主治】肠风下血不止。

（二）清降凉血止血

1073　十灰散

【方源】《修月鲁般经后录》引《劳证十药神书》（见《医方类聚》卷一五〇）。

【组成】大蓟、小蓟、柏叶、荷叶、白茅根、茜根、大黄、山栀、牡丹皮、棕榈皮各等份。

【用法】烧灰存性，研极细，用纸包了，以碗盖地上一夕，出火毒。用时先将白藕捣破绞汁，或萝卜汁磨真京墨半碗，调灰五钱，食后服下。

【主治】劳证呕吐血、咯血、嗽血。

【方论】《成方便读》：此方汇集诸凉血、涩血、散血、行血之品，各烧灰存性，使之凉者凉，涩者涩，散者散，行者行。由各本质而化为北方之色，即寓以水胜火之意。

【临证举例】肺结核：采用中药十灰散治疗27例肺结核咯血患者。有效者22例，占81%，其中疗效良好者20例。多半于服药后4~6天内止血，平均止血时间为5天，3例两天止血，2例药后咯血减少，5例大量反复咯血者无效。27例中，除1例为慢性纤维空洞型肺结核外，皆为浸润型。除10例为好转期，或好转部分硬结期外，余17例分别为溶解期、播散期或进展期。十灰散对好转期肺结核疗效很好，很快止血，而溶解期、播散期或进展期肺结核则疗效较差。本组病例在应用十灰散期间除按肺结核咯血的常规护理和予以抗结核治疗外，未曾用其他止血剂。（《福建中医药》1960，3：14.）

1074　小蓟饮子

【方源】《玉机微义》卷二十八引《济生方》。

【组成】生地黄、小蓟根、通草、滑石、山栀仁、蒲黄（炒）、淡竹叶、当归、藕节、甘草各等份。

【用法】上㕮咀。每服半两，水煎，空心服。

【功用】《中医方剂学讲义》：凉血止血，利水通淋。

【主治】下焦结热血淋，小便频数，赤涩热痛，血尿，舌红，脉数有力。现用于急性肾小球肾炎等。①《玉机微义》引《济生方》：下焦结热，尿血成淋。②《医宗金鉴》：尿血同出，茎中不时作痛。③《医方新解》：小便频数，赤涩热痛，血尿，舌红，脉数有力。

【方论】①《成方便读》：山栀、木通、竹叶，清心火下达小肠，所谓清其源也；滑石利窍，分消湿热从膀胱而出，所谓疏其流也；但所瘀之血决不能复返本原，瘀不去则病终不能瘳，故以小蓟、藕节退热散瘀；然恐瘀去则新血益伤，故以炒黑蒲黄止之，生地养之；当归能使瘀者去而新血生，引诸血各归其所当归之经；用甘草者，甘以缓其急，且以泻其火也。②《中医方剂学讲义》：方用小蓟、生地、蒲黄、藕节凉血止血；木通、竹叶降心肺之火，从小便而出；栀子泄三焦之火，引热下行；滑石利水通淋；当归引血归经；甘草协调诸药。合用成为凉血止血、利水通淋之剂。

【临证举例】急性肾小球肾炎：陈某，男，13岁。感冒发热，咽喉肿痛半月后发现头面、下肢浮肿，头晕，小便不利，尿少黄，口渴心烦，口角生疮，咽红肿，舌尖红苔少，脉浮数。血压120/90mmHg。尿镜检：呈黄赤浑浊，蛋白（+++），红细胞散在，管型0~1/HP。方用小蓟饮子加减：小蓟15g，生地10g，藕节15g，蒲黄10g，木通6g，竹叶10g，滑石12g，当归10g，山栀子10g，钩藤20g，夏枯草20g，水煎服。6剂药后全身浮肿消退，尿量增多、色转淡。尿镜检：蛋白阴性，白细胞0~3/HP。血压90/60mmHg。继服上方3剂，诸症悉除。（《新中医》1982，9：46.）

1075　止血散

【方源】《中医治法与方剂》。

【组成】花蕊石（烧，醋淬）30g，阿胶珠30g，大蓟、小蓟各18g，侧柏炭9g，焦栀15g，牡蛎、龙骨、代赭石各24g。

【用法】上为细末。每服3~6g，开水送服。

【功用】清热止血。

【主治】消化道出血。肝火犯胃，血因热迫妄行而致吐血，血色乌红，或夹饮食残渣，量多。舌质红，脉数。

【方论】花蕊石、阿胶珠、侧柏叶、大蓟、小蓟均有较好的止血作用；大、小蓟又是清热凉血药，与山栀配伍，能有清热止血功效。配龙、牡、代赭以敛肝潜阳，使肝能藏血，则止血功效更为显著。

1076　止血立应散

【方源】《古今医鉴》卷七引王双湖方。

【组成】大黄（酒浸）五钱，青黛一钱，槐花（炒）一钱，血余五钱（煅存性）。

【用法】上为末。每服三钱，用栀子、丹皮各二钱，煎汤调，食后服。

【主治】吐衄不止。

【加减】有热，汤内加地骨皮三钱。

1077　乌金散

【方源】《幼幼新书》卷三十引《家宝》。

【组成】槐花（银、石器内炒紫色）一两，荆芥穗半两，枳壳（麸炒）二钱。

【用法】上为细散。每服一钱，小儿半钱，米饮调下。

【主治】肠风下血，或成痔。

1078　石韦散

【方源】《千金方》卷二十一。

【组成】石韦、当归、蒲黄、芍药各等份。

【用法】上药治下筛。每服方寸匕，酒送下，一日三次。

【主治】①《千金方》：血淋。②《圣惠方》：血淋心烦，水道中涩痛。

【方论】《千金方衍义》：石韦治癃闭不通，为归、芍、蒲黄导血之宣使。

1079 生地黄汤

【方源】《千金方》卷六。

【组成】生地黄八两，黄芩一两，阿胶二两，柏叶一把，甘草二两。

【用法】上咬咀。以水七升，煮取三升，去滓纳胶，煎取二升半，分三服。

【主治】衄血。

1080 立止吐血散

【方源】《吉人集验方》。

【组成】藕节炭一两，蒲黄炭五钱，血余炭五钱。

【用法】上为末。每服三钱，开水调下。

【主治】吐血。

1081 宁血汤

【方源】《石室秘录》卷一。

【组成】当归七钱，芍药三钱，熟地五钱，生地三钱，丹皮一钱，地骨皮五钱，沙参三钱，白芥子一钱，甘草一钱，炒枣仁一钱。

【用法】水煎服。

【主治】血燥乃血热之故，往往鼻中衄血，心烦不寐，不能安枕，怔忡。

【加减】加荆芥五分，血动者最宜服之。

1082 地榆散

【方源】《万病回春》卷四。

【组成】乌梅一两（焙干，去核），五倍子（炒）五钱，槐花、枳壳（麸炒）一钱，黄连三钱（炒），地榆二钱，荆芥穗三钱，白芷一钱。

【用法】上为细末。每服三钱，空心酒调下。远年者，服至断根为度。

【主治】肠风下血。

1083 自拟藕节地黄汤

【方源】《古今名方》引《郑侨医案选》。

【组成】生藕节 30g，生地黄、玄参各 15g，麦冬 12g，甘草 3g。

【功用】养阴清热，凉血止血。

【主治】热伤阳络衄血证。

【加减】若属湿热病久，阴亏热邪盛者，加白芍、丹皮、炒黄芩、黑栀子；久病已阴亏，孤阳独炽者，加龙骨、牡蛎、大蓟、小蓟。

1084 茅根汤

【方源】《不知医必要》卷二。

【组成】白茅根一两，侧柏（炒成炭）二钱。

【用法】水煎服。

【主治】鼻血。

1085 茅根散

【方源】《圣惠方》卷二十九。

【组成】茅根一两半（锉），赤茯苓一两，瞿麦一两，生干地黄一两，滑石一两，黄芩一两。

【用法】上为粗散。每服三钱，以水一中盏，煎至六分，去滓，食前温服。

【主治】虚劳小肠热，小便出血，水道中不利；尿血，水道中痛不可忍。

【备注】本方该书卷五十八无瞿麦、生干地黄，有木通、葵子、乱发灰。

1086 枳壳散

【方源】《古今医鉴》卷八。

【组成】枳壳二两（炒），黄连一两，槐花五钱（炒），白芍一两，甘草二钱半，地榆五钱。

【用法】上锉五剂。水煎，空心服。

【主治】大便下血。

1087 保元清降汤

【方源】《衷中参西》下册。

【组成】生赭石一两（轧细），野台参五钱，生地黄一两，生怀山药八钱，净萸肉八钱，生龙骨六钱（捣细），生杭芍四钱，广三七（细末）三钱（分两次）。

【用法】上除三七外，水煎，用头煎、二煎送服三七末。

【主治】吐衄证，血脱气亦随脱，言语若不接续，动则作喘，脉象浮弦，重按无力。

1088 黑虎汤

【方源】《河南中医》（1981，5：17.）。

【组成】白及 30g，旱莲草 30g，侧柏叶炭 20g，地榆炭 20g。

【用法】每日一剂或二剂，水煎服。

【功用】止血。

【主治】上消化道出血，一般常见的有上消化系统溃疡、炎症、肿瘤、肝硬化门脉高压以及药物刺激所引起的出血。

【加减】如气脱，加红参；血热妄行，可加生地炭。

【临证举例】吐血：杨某某，男，30岁，教师，1977年4月18日入院。患肝硬化四年，近日吐血，解黑便，经输血、止血（云南白药、安络血、止血敏），效不显，故拟上方。第一天日夜各一剂，第二天一剂，出血止；第四天大便化验隐血（－）。

1089 藕节地黄汤

【方源】《医学探骊集》卷四。

【组成】藕节炭一两，生地黄六钱，白芍四钱，黄芩四钱，白茅根四钱，滑石四钱，薏苡仁六钱。

【用法】水煎，温服。

【功用】除热滋阴，凉血止血。

【主治】虚弱吐血，忧劳吐血。

【方论】此方以藕节炭为君，唯藕节炭乃清凉之品，能祛瘀生新。佐以生地养阴清热，滑石清其结热，黄芩清其血热，茅根凉血，使血不妄行；白芍敛阴，使血能返本；薏仁米舒胃健脾。热减脾强，则血自止矣。

（三）温经止血

1090 柏叶汤

【方源】《金匮》卷中。

【组成】柏叶、干姜各三两，艾三把。

【用法】上以水五升，马通汁一升，合煮取一升，分温再服。

【主治】吐血不止者。

【方论】《张氏医通》：血逆不止，当责之于火旺，故用柏叶治其旺气；即兼姜、艾之辛温散结，使无留滞之患；更加马通导之下行。非近世专用柏叶、棕灰、血余之属可比。

1091 黄土汤

【方源】《金匮》卷中。

【组成】甘草、干地黄、白术、附子（炮）、阿胶、黄芩各三两，灶中黄土半斤。

【用法】上七味，以水八升，煮取三升，分温二服。

【功用】温阳健脾，养血止血。①《温病条辨》：健脾渗湿，保肝肾之阴。②《血证论》：滋补气血，清和。③《中医治法与方剂》：温阳健脾，益阴止血。

【主治】脾虚阳衰，大便下血，或吐血、衄血，妇人崩漏，血色黯淡，四肢不温，面色萎黄，舌淡苔白，脉沉细无力者。①《金匮》：下血，先便后血，此为远血；亦主吐血，衄血。②《张氏医通》：阴络受伤，血从内溢，先血后便，及产后下痢。③《类聚方广义》：吐血，下血久久不止，心下痞，身热恶寒，面青体瘦，脉弱；或腹痛下利，或微肿者；脏毒痔疾，脓血不止，腹痛濡泻，小便不利，面色萎黄，日渐瘦瘠，或微肿者。

【方论】①《金匮要略论注》：以附子温肾

之阳，又恐过燥，阿胶、地黄壮阴为佐；白术健脾土之气，土得水气则生物，故以黄芩、甘草清热；而以经火之黄土与脾为类者引之入脾，使脾得暖气，如冬时地中之阳气而为发生之本。②《金匮要略心典》：黄土温燥入脾，合白术、附子以复健行之气；阿胶、生地黄、甘草以益脱竭之阴；又虑辛温之品，转为血病之厉，故又以黄芩之苦寒，防其太过，所谓有制之师也。③《血证论》：方用灶土、草、术健补脾土，以为摄血之本；气陷则阳陷，故用附子以振其阳；血伤则阴虚火动，故用黄芩以清火；而阿胶、熟地又滋其既虚之血。合计此方，乃滋补气血，而兼用清热之品以和之，为下血崩中之总方。

【临证举例】①便血：福，二十四岁。病后冰镇水果不能戒，粪后便血如注，与《金匮》黄土汤。每剂黄土用一斤，附子用八钱。服至三十余剂，而血始止。(《吴鞠通医案》)苗某某，女，58岁。大便后流鲜血，或无大便亦流大量鲜血。每次流血量约一至二茶碗之多，每日二至三次，已二十余日。两少腹有隐痛，自觉头晕心慌，气短自汗，脸肿，饮食尚可；素有失眠及关节疼痛，月经已停止二年。

脉沉数，舌微淡无苔。以黄土汤加味：熟地一两，白术六钱，炙甘草六钱，黑附子三钱，黄芩二钱，阿胶五钱，侧柏叶（炒）三钱，黄土二两。用开水泡黄土，澄清取水煎，服二剂。复诊时已有好转，仍有心跳气短，已无头晕及自汗出，饮食尚可，眠佳，舌无苔，脉仍沉数。原方再服三剂，便血已很少，以益气滋阴补血以资善后。(《蒲辅周医案》)②咯血：黄某某，女，35岁，咳嗽半月伴咯血4天，经中西药治疗后，仍咯血不止，咳嗽无痰，头晕乏力，舌苔薄白，脉细软。用黄土汤温摄：制附子6g，白术15g，干地黄15g，黄芩9g，阿胶15g，灶心土50g，甘草6g。服上药2剂咯血止。守上方加沙参15g，3剂而愈。(《江西中医药》1984，4：11.)③血淋：赵某某，男，32岁。房事后有堕感，尿急，点滴不通，痛如刀割，后尿出玉米粒大四五块血饼，经治半年无效。察其面色黄白，嘴唇红，舌质红，苔薄白，双尺脉沉迟无力。治以清热温脾，固肾摄血。处方：土炒白术9g，九蒸熟地9g，黄芩6g，阿胶9g，炮附子4.5g，灶心土12g，甘草3g。饭后服。服15剂病愈，随访4年无复发。(《河南中医》1983，5：42.)

第十五章 祛湿方

一、芳香化湿

1092 一加减正气散

【方源】《温病条辨》卷二。

【组成】藿香梗二钱，厚朴二钱，杏仁二钱，茯苓皮二钱，广皮一钱，神曲一钱五分，麦芽一钱五分，绵茵陈二钱，大腹皮一钱。

【用法】水五杯，煮二杯，再服。

【主治】三焦湿郁，升降失司，脘连腹胀，大便不爽。

【方论】正气散本苦辛温兼甘法，今加减之，乃苦辛微寒法也。去原方之紫苏、白芷，无须提表也；去甘、桔，此证以中焦为扼要，不必提上焦也；只以藿香化浊，厚朴、广皮、茯苓、大腹泻湿满；加杏仁利肺与大肠之气，神曲、麦芽升降脾胃之气，茵陈宣湿郁而动生发之气，藿香但用梗，取其走中道不走外也；茯苓但用皮，以诸皮皆凉，泻湿热独胜也。

1093 二加减正气散

【方源】《温病条辨》卷二。

【组成】藿香梗三钱，广皮二钱，厚朴二钱，茯苓皮三钱，木防己三钱，大豆黄卷二钱，川通草一钱五分，薏苡仁三钱。

【用法】水八杯，煮取三杯，三次服。

【主治】湿温。湿郁三焦，脘闷便溏，身痛舌白，脉象模糊。

1094 三加减正气散

【方源】《温病条辨》卷二。

【组成】藿香三钱（连梗叶），茯苓皮三钱，厚朴二钱，广皮一钱五分，杏仁三钱，滑石五钱。

【用法】水五杯，煮取二杯，再服。

【主治】秽湿着里，舌黄脘闷，气机不宣，久则酿热。

【方论】《温病学讲义》：舌黄脘痞，为湿阻中焦而微有化热之象，故以藿梗、厚朴、陈皮疏理中焦，滑石、茯苓皮渗湿泄热，因湿渐化热，所以用藿香叶以透热向外，杏仁宣利肺气，气化则湿热俱化。

1095 不换金散

【方源】《易简方》。

【异名】不换金正气散（《局方》卷二）、真金不换正气散（《普济方》卷一五一引《局方》）。

【组成】藿香、厚朴、苍术、陈皮、半夏、甘草各等份。

【用法】上㕮咀。每服四钱，水一盏，加生姜三片，煎至六分，去滓热服。

【功用】解岚气，和脾胃，下痰饮，止吐泻，进饮食。①《局方》：辟岚气，调和脾胃，美饮食。②《普济方》引《局方》：和脾胃，止吐泻，温中，下痰饮，止腹痛满，止汗，解山岚瘴气。③《仁斋直指》：解散寒邪。

【主治】四时伤寒，瘴疫时气，霍乱吐泻，肠风便血；外伤湿邪，关节疼痛，不伏水土。①《易简方》：外感风寒，内伤生冷，憎寒壮热，头目昏疼，肢体拘急，不问风寒二证及内外之殊，以及山岚瘴气，四时瘟疫。②《局方》：四时伤寒，瘴疫时气，头疼壮热，腰背拘急；五劳七伤，山岚瘴气，寒热往来，下痢赤白。③《普济方》引《局方》：四时伤寒，五种膈气，吞酸，嘈痞噎塞，干呕恶心；内受湿寒，外感风邪，身体沉重，肢节酸疼，头昏鼻塞，未分阴阳之间，尤宜服之；或风气所灌，手足肿痛，全不思饮；孕妇产前产后，皆可服饵。又治霍乱吐泻，心腹疼痛，脾气虚弱，脏腑时鸣；小儿脾胃不和，时气诸疾，及治四方不伏水土。④《得效方》：久在卑湿，或为雨露所袭，身重脚弱，关节疼，发热恶寒，小便涩，大便泄，身汗或浮满。⑤《景岳全书》：疮疡，脾气虚弱，寒邪相搏，痰停胸膈，致发寒热。⑥《济阴纲目》：妊妇伤湿泄泻。

【加减】《普济方》引《局方》：如欲出汗，加葱白；若酒后得证，加干葛；小腹疼，加炒小茴香；心疼，加延胡索；若阴证，手足微冷，大便虚，加丁香、干葛、姜；食后得证，加香附子、淡豆豉；泻痢，加肉豆蔻。

【宜忌】忌生冷、油腻、毒物。

【方论】《医方考》：是方也，苍术、厚朴、陈皮、甘草，平胃散也，可以平湿土敦阜之气而消岚瘴；乃半夏之燥，所以醒脾；藿香之芬，所以开胃。方名曰正气者，谓其能正不正之气故尔。

【备注】本方《普济方》引《局方》有川芎。

1096 五加减正气散

【方源】《温病条辨》卷二。

【组成】藿香梗二钱，广皮一钱五分，茯苓块三钱，厚朴二钱，大腹皮一钱五分，谷芽一钱，苍术二钱。

【用法】水五杯，煮取二杯，一日二次。

【主治】秽湿着里，脘闷便泄。

【方论】秽湿而致脘闷，故用正气散之香开；便泄而知脾胃俱伤，故加大腹运脾气，谷芽升胃气也。

1097 止泻汤

【方源】《嵩厓尊生》卷十五。

【组成】陈皮三分，白术八分，赤苓七分，甘草三分，苍术五分。

【主治】小儿泄泻。

【加减】伤食泻，酸臭，加山楂、厚朴、枳实；热泻，红赤黄色，加姜炒黄连、滑石、木通；暑月，加香薷、猪苓、泽泻；虚或久泻，加人参、白术、苡仁、山药；带惊，加天麻；久泻，再参服参香散。

1098 平胃散

【方源】《医方类聚》卷十引《简要济众方》。

【异名】天下受拜平胃散（《岭南卫生方》卷中）。

【组成】苍术四两（去黑皮，捣为粗末，炒黄色），厚朴三两（去粗皮，涂生姜汁，炙令香熟），陈橘皮二两（洗令净，焙干），甘草一两（炙黄）。

【用法】上为散。每服二钱，水一中盏，加生姜二片，大枣二枚，同煎至六分，去滓，食前温服。

【功用】燥湿运脾，行气和胃。①《简要济众方》：调气进食。②《局方》：暖胃，化宿食，消痰饮，辟风寒冷湿四时不正之气。③《岭南卫生方》：温养脾元，平和胃气，辟岚瘴冷湿，病后进食。④《丹台玉案》：和胃健脾，祛湿消食。⑤《医方论》：化痞，消胀，和中。

【主治】脾胃不和，湿滞中阻。脘腹胀满，食少口淡，呕哕恶心，嗳气吞酸，大便泄泻，肢体困重。①《简要济众方》：胃气不和。②《博济方》：脾胃气不和，不思饮食。③《局方》：脾胃不和，不思饮食，心腹胁肋胀满刺痛，口苦无味，胸满短气，呕哕恶心，噫气吞酸，面色萎黄，肌体瘦弱，怠惰嗜卧，体重节重，常多自利，或发霍乱，及五噎八痞，膈气反胃。④《仁斋直指》：伤湿泄泻。⑤《得效方》：妊娠两足浮肿，名曰皱脚。⑥《女科撮要》：肠胃寒、受湿下血。⑦《保婴金镜》：小儿乳食过伤，肠鸣呕吐或米谷不化。⑧《济阴纲目》：妊娠饮食停滞，或肚腹作痛。⑨《明医指掌》：山岚瘴雾，令人不服水土而腹胀。⑩《医宗金鉴》：湿淫于内，脾胃不能克制，有积饮痞膈中满者。

【宜忌】《医方考》：唯湿土太过者能用之，脾土不足及老弱、阴虚之人，皆非所宜也。

【方论】①《医方考》：此湿土太过之证，经曰敦阜是也。苍术味甘而燥，甘则入脾，燥则胜湿；厚朴性温而苦，温则益脾，苦则燥湿，故二物可以平敦阜之土。陈皮能泄气，甘草能健脾，气泄则无湿郁之患，脾强则有制湿之能，一补一泄，又用药之则也。②《景岳全书》：夫所谓平胃者，欲平治其不平也。此为胃强邪实者设，故其性味从辛从燥从苦，而能消能散，唯有滞有湿有积者宜之。今见方家每以此为常服健脾之剂，动辄用之，而不察可否，其误甚矣。③《成方便读》：用苍术辛温燥湿，辟恶强脾，可散可宣者，为化湿之正药；厚朴苦温，除湿而散满；陈皮辛温，理气而行痰，以佐苍术之不及。但物不可太过，过刚则折，当如有制之师，能戡祸乱而致太平，故以甘草中州之药，能补能和者赞辅之，使湿去而土不伤，致于和平也。

【备注】本方《博济方》有人参、茯苓。

1099　平胃香连丸

【方源】《外科集腋》卷八。

【组成】陈皮、甘草、厚朴（姜汁炒）各二两，木香四两，苍术（米泔浸）二两，川连八两（分四制：甘草煎水、吴萸煎水、京酒、米醋各拌川连二两，晒干）。

【用法】上为末，用炒神曲五两打糊为丸。每服一二钱，生姜汤送下。

【主治】水泻，痢疾。

1100　正气散

【方源】《摄生众妙方》卷四。

【组成】苍术（米泔浸，麸炒）一钱五分，陈皮一钱，川厚朴（姜汁炒）一钱五分，藿香（去土）八分，甘草五分，半夏（姜汤泡）一钱，苏叶八分，香附米（童便浸，研）二钱，

槟榔二钱。

【用法】用水二盅，加生姜五片，煎至一盅，空腹服。如感瘴气，以槟榔顶尖者为粗末三钱，同煎服。泄气即愈。

【主治】山岚瘴气。

【加减】暑热，加香薷、黄连；寒凉，加木香、白豆蔻。

1101　四正散

【方源】《医醇賸义》卷一。

【组成】藿香一钱五分，茅术、厚朴、砂仁各一钱，茯苓二钱，广皮、半夏各一钱，神曲三钱，淡竹茹八分，姜汁二小匙（冲服）。

【主治】暑月饮食不节，外感不正之气，呕吐。

1102　四加减正气散

【方源】《温病条辨》卷二。

【组成】藿香梗三钱，厚朴二钱，茯苓三钱，广皮一钱五分，草果一钱，楂肉（炒）五钱，神曲二钱。

【用法】水五杯，煮取二杯，渣再煮一杯，三次服。

【主治】秽湿着里，邪阻气分，舌白滑，脉右缓。

1103　加味神术汤

【方源】《医醇賸义》卷一。

【组成】白术一钱，茅术一钱，当归一钱五分，茯苓二钱，苡仁四钱，厚朴一钱，砂仁一钱，半夏曲三钱（炒），佩兰叶一钱，川牛膝一钱五分，荷叶一角，生姜二片。

【主治】伤湿，四肢倦怠，食少胸痞。

1104　香薷散

【方源】《校注妇人良方》卷七。

【组成】香薷二钱，白扁豆、厚朴（姜制）、茯苓各一钱。

【用法】上水煎，冷服，连进二三剂。

【主治】①《校注妇人良方》：吐利腹痛，

发热头痛，或霍乱转筋拘急。②《保婴撮要》：寒温不适，饮食失调，或外因风寒暑邪致吐利心腹疼痛，霍乱气逆，发热头痛或疼痛呕哕，四肢逆冷。

【备注】本书加黄连，名"黄连香薷饮"。

1105 神术散

【方源】《医学正传》卷二引罗太无方。

【组成】陈皮二钱，苍术、厚朴各一钱，甘草、藿香、石菖蒲各一钱五分。

【用法】上细切，作一服。加生姜三片，大枣一枚，水一盏半，煎至一盏，去滓温服。

【主治】山岚瘴气，四时瘟疫，头痛项强，憎寒壮热，身痛者。

【方论】①《医方考》：是方也，用苍术之燥，以克制其瘴雾之邪；用厚朴之苦，以平其敦阜之气；菖蒲，辛香物也，能匡正而辟邪；甘草、陈皮，调脾物也，能补中而泄气。太无此方，但用理脾之剂，而解瘴毒之妙自在其中。②《医方集解》：苍术辛烈，升阳辟恶，燥湿解郁；厚朴苦湿，除湿散满，化食厚肠；陈皮理气，通利三焦；甘草和中，匡正脾土。此即平胃散，而重用陈皮为君者也。盖人之一身，以胃气为主，胃气强盛，则客邪不能入，故治外邪必以强胃为先也。加藿香、菖蒲，取其辛香通窍，亦能辟邪而益胃也。

【备注】本方方名，《医方考》引作"太无神术散"。

1106 菩提丸

【方源】年氏《集验良方》卷二。

【组成】陈皮、制半夏（姜汁炒）、南苍术（炒）、厚朴（姜汁炒）、砂仁（炒）、枳壳（炒）、香附（酒炒）、白茯苓、白扁豆（炒）、黄芩（酒炒）、藿香、南薄荷、紫苏叶、南山楂、神曲（炒）、麦芽（炒）、生甘草各十两。

【用法】上为末，用薄荷煎汤为丸，每丸重三钱，姜汤送下。

【主治】时行瘟疫诸病，不服水土，山岚瘴气。

1107 藿香正气散

【方源】《局方》卷二。

【组成】大腹皮、白芷、紫苏、茯苓（去皮）各一两，半夏曲、白术、陈皮（去白）、厚朴（去粗皮，姜汁炙）、苦梗各二两，藿香（去土）三两，甘草（炙）二两半。

【用法】上为细末。每服二钱，水一盏，加生姜三片，大枣一个，同煎至七分，热服。如欲出汗，衣被盖，再煎并服。

【功用】芳香化湿，解表和中。①《准绳·类方》：除山岚瘴气。②《医方新解》：解表和中，理气化湿。③《中医方剂与治法》：芳香化湿，升清降浊。

【主治】外感风寒，内伤食滞，或内伤寒湿，夏伤暑湿，山岚瘴气诸证。①《局方》：伤寒头疼，憎寒壮热，上喘咳嗽，五劳七伤，八般风痰，五般膈气，心腹冷痛，反胃呕恶，气泻霍乱，脏腑虚鸣，遍身虚肿，妇人产前、产后，血气刺痛；小儿疳伤。②《普济方》引《如宜方》：寒湿所伤，身重，腰脚酸疼，或浮肿。③《奇效良方》：小儿伤寒发呕。④《张氏医通》：水土不服，感冒时气夹食。⑤《医方新解》：外感风寒，内伤食滞，症见恶寒发热，头痛脘闷，呕吐腹痛，肠鸣泄泻，口淡，苔白腻等。

【方论】①《医方考》：凡受四时不正之气，憎寒壮热者，风寒客于皮毛，理宜解表。四时不正之气由鼻而入，不在表而在里，故不用大汗以解表，但用芳香利气之品以主之。白芷、紫苏、藿香、陈皮、腹皮、厚朴、桔梗皆气胜者也，故足以正不正之气；白术、茯苓、半夏、甘草，则甘平之品耳，所以培养中气，而树中营之帜者也；内伤、外感而成霍乱者，内伤者调其中，藿香、白术、茯苓、陈皮、甘草、半夏、厚朴、桔梗、大腹皮皆调中药也，调中则能正气于内矣；外感者疏其表，紫苏、白芷，疏表药也，疏表则能正气于外矣；若使表无风寒，二物亦能发越脾气，故曰正气。②《医方集解》：此手太阴、足阳明药也。藿香辛温，理气和中，辟恶止呕，兼治表里为君；苏、芷、桔梗，散寒利膈，佐之以发表邪；厚朴、大腹行水消满，橘皮、半夏散逆除痰，佐之以疏里滞；苓、术、甘草益脾祛湿，以辅正气为臣使也。正气通畅，则邪逆自除矣。③《成方便读》：夫四时不正之气，与岚瘴等证，无不皆有中气不足者，方能受之，而中虚之人，每多痰滞，然后无形之气，挟有形之痰，互结为患。故此方以白术、甘草补土建中者，即以半夏、陈皮、茯苓化痰除湿继之。但不正之气，从口鼻而入者居多，故复以桔梗之宣肺，厚朴之平胃，以鼻通于肺，而口达乎胃也。藿香、紫苏、白芷，皆为芳香辛散之品，俱能发表宣里，辟恶祛邪；大腹皮独入脾胃，行水散满，破气宽中；加姜、枣以和营卫致津液，和中达表，如是则邪有不退、气有不正者。④《实用方剂学》：藿香芳香辛温，理气而宣内外，和中而止呕泄，善辟秽恶而解表里，故以为君。表里交错，上下交乱，而正气虚矣，故以苓、术、甘草健脾培中以为臣，俾正气通畅，则邪气自除。况有苏、芷、桔梗散寒利膈，佐之以发表邪；朴、腹、二陈消满除痰，佐之以疏里气。更引以姜、枣以调营卫，则表里和而健康复矣。

【临证举例】①胃肠型过敏性紫癜：患者男性，14 岁。1970 年夏发病，症见腹痛，黑色稀便，全身皮肤出现出血点，以四肢为著，先后住院 3 次，诊断为胃肠过敏性紫癜，此次复发症状同前。给予藿香正气散原方 1 剂后，恶心、呕吐、腹痛明显好转，能进饮食。5 剂后症状大减，服 10 剂痊愈，迄今未再复发。(《烟台医药通讯》1976，3：24.) ②急性肝炎：治疗急性传染性肝炎 50 例。治疗方针以"治湿"和"理脾胃"为主，认为治湿有祛湿、利湿、化湿三法。其中祛湿一法的主方为藿香正

气散，适用于湿邪在表，症见恶寒发热，头痛身楚者。治疗效果：临床症状全部消失，黄疸全部退净。黄疸消退时间最短者 6 日，最长者 67 日，平均 25 日。(《江苏中医》1960，3：14.) ③急性肠炎：藿香正气散加减治非特异性急性肠炎 30 例，西医对比组 30 例（足量磺胺类、碳酸钙等肠道收敛剂及颠茄酊等止疼剂）。7 例轻微发热，体温在 37~38℃之间。多数轻度腹痛，疼痛多在脐周，伴肠鸣。腹泻，昼夜 4~8 次。粪量较多是粥状或水样，淡黄色或有泡沫（部分病者粪中混有黏液，但无脓、无血）。无里急后重感。腹部稍鼓胀，有轻度压疼，肠鸣音亢进。结果：腹泻、腹痛、腹胀、食欲不振、发热等症状多在 2 日内消失，平均消失日数均较西药组明显为少。(《广东中医》1960，9：442.)

二、祛风除湿

1108　一枝春

【方源】《增补内经拾遗》卷三引《经验良方》。

【组成】桂枝、薄荷、白芷、威灵仙各四钱。

【用法】水一盏，酒一盏，煎八分，温服。

【主治】伤湿一身尽痛。

1109　七圣散

【方源】《局方》卷一。

【组成】续断、独活、防风、杜仲、萆薢、牛膝（酒浸一宿）、甘草各等份。

【用法】上件各修事净，焙干半两，为细末。每服二钱，温酒调下。

【主治】风湿流注经络间，肢节缓纵不随，或脚膝疼痛，不能步履。

1110　三痹汤

【方源】《妇人良方》卷三。

【组成】川续断、杜仲（去皮，切，姜汁

炒）、防风、桂心、华阴细辛、人参、白茯苓、当归、白芍药、甘草各一两，秦艽、生地黄、川芎、川独活各半两，黄芪、川牛膝各一两。

【用法】上为末。每服五钱，水二盏，加生姜三片，大枣一枚，煎至一盏，去滓热服，不拘时候，但腹稍空服之。

【主治】①《妇人良方》：血气凝滞，手足拘挛、风痹、气痹等疾。②《谦斋医学讲稿》：下肢痛，常因坐卧阴冷潮湿之处引起，痛时伴有寒冷、沉重感觉，或足胫有轻微浮肿。

【方论】①《医门法律》：此用参、芪、四物一派补药，内加防风、秦艽以胜风湿，桂心以胜寒，细辛、独活以通肾气。凡治三气袭虚而成痹患者，宜准诸此。②《医方集解》：风痹诸方，大约祛风胜湿泻热之药多，而养血补气固本之药少。唯此方专以补养为主，而以治三气之药从之，散药得补药以行其势，辅正驱邪，尤易于见功。③《古今名方》：本方与独活寄生汤的功效与证治近似，但独活寄生汤略重于治腰腿痹痛，偏于血弱；本方略重于治手足拘挛，偏于气虚。使用时应有所区别。

【临证举例】手指不便：有人病左臂不随，后已痊平，而手指不便、无力，试诸药不验，服此药才半即安。

1111　大防风汤

【方源】《百一选方》卷三。

【组成】防风（去芦）、白术、杜仲（去粗皮，炒令丝断）、川当归（洗）、熟干地黄（洗）、白芍药、黄芪（微炒）各二两，羌活（去芦）、牛膝（去芦）、甘草（炒）、人参（去芦）各一两，附子（炮，去皮脐）、川芎各一两半（抚芎不可用）。

【用法】上为粗末。每服五钱，水一盏半，加生姜七片，大枣一枚，同煎至八分，去滓，食前温服。

【功用】祛风顺气，活血脉，壮筋骨，除寒湿，逐冷气。

【主治】《局方》：患痢后脚痛痿弱，不能行履，名曰痢风；或两膝肿大痛，髀胫枯腊，但存皮骨，拘挛蜷卧，不能屈伸，名曰鹤膝风。

【方论】《医学正传》：此方用归、芎、芍药、熟地以补血，用参、芪、白术、甘草以补气，用羌活、防风散风湿以利关节，用牛膝、杜仲以补腰膝，用附子以行参、芪之气而走周身脉络。盖治气血两虚、挟风湿而成痿痹不能行者之圣药也，观其治痢后风可见矣。然可以治不足之痿弱，而不可以治有余之风痹也。

【临证举例】鹤膝风：善法寺僧如真师孙遂良，绍熙壬子年，患痢之后，足履痿弱，遂成鹤膝风，两膝肿大而痛，髀胫枯腊，但存皮骨而已，拘挛蜷卧，不能屈伸，待人抱持而后能起，如此数月，成为废人。淮东赵德远参议之甥李二十七官人，惠以此方，服之气血流畅，肌肉渐生，遂能良行，不终剂平复如故，真奇方也！

1112　小活络丹

【方源】《北京市中药成方选集》。

【组成】川乌（炙）一两五钱，草乌（炙）一两五钱，当归一两，川芎一两，白芍五钱，乳香（炙）七钱五分，没药（炙）七钱五分，地龙肉七钱五分，香附（醋炙）一两，胆星一两五钱。

【用法】上为细末，过箩，炼蜜为丸，重二钱，朱砂为衣。每服一丸，温黄酒送下，开水亦可，一日二次。

【功用】舒筋活络，散风止痛。

【主治】风湿痹痛，麻木不仁，四肢酸痛，半身不遂。

1113　天麻丸

【方源】《保命集》卷中。

【异名】易老天麻丸（《景岳全书》卷五十四）。

【组成】天麻六两（酒浸三日，晒干称），

牛膝六两（同上浸），杜仲七两（锉，炒去丝），萆薢六两（别研为细末），玄参六两，当归十两，生地黄十六两，羌活十两，附子一两。

【用法】上为细末，炼蜜为丸，如梧桐子大。常服五七十丸，病大至百丸，空心、食前温酒或白汤送下。平明服药至日高，饥则止。

【功用】滋阴疏热，祛风除湿，活血壮筋。①《医垒元戎》：滋阴抑火，行荣卫，壮筋骨。②《医略六书》：养阴疏热。③《中国药典》：祛风除湿，舒筋通络，活血止痛。

【主治】风湿痹痛，经脉不利，手足麻木，步履艰难，腰腿酸痛或筋脉抽掣。①《医垒元戎》：中风先兆，风因热而生，热胜则风动。大指、次指麻木不仁，或手足少力，或肌肉微掣。②《景岳全书》：诸风肢节麻木，手足不随。③《医略六书》：肾虚有风，尺脉浮弦细数者。④《中国药典》：肢体拘挛，手足麻木，腰腿酸痛。

【方论】《医略六书》：肾虚有风，必有脚膝痿弱之病，此虽略不言证，观尺脉之浮弦细数可知。故以天麻散风湿，玄参退虚热，羌活疏邪于表，附子扶阳于里，萆薢渗湿热，白蜜润虚燥，牛膝、杜仲壮腰膝以强筋骨，当归、生地养血脉以滋肾也。俾肾阴内充，则肝血自足而虚热退藏，虚风无不外解矣。此养阴疏热之剂，为肾虚招风挟热之专方。

1114　天麻丹

【方源】《丹溪心法附余》卷四。

【组成】乌头八两，苍术四两，全蝎一两，荆芥、防风、天麻各二两。

【用法】上为细末，用豆腐和匀作饼，入铜铫以水满煮药至半沉半浮，存性为度，取出，待半干为丸，如梧桐子大，以朱砂为衣。临卧时先嚼木瓜一片，以好酒吞下二三十丸。服后觉昏沉，吐痰涎一二时为效。

【主治】诸风瘫痪及白虎历节风。

1115　天麻散

【方源】《圣惠方》卷十九。

【组成】天麻半两，白附子半两（炮裂），羌活半两，防风半两（去芦头），牛膝三分（去苗），麻黄一两（去根节），川芎半两，萆薢三分（锉），独活半两，当归半两（锉，微炒），桂心半两，干蝎一分（微炒），白僵蚕半两（微炒）。

【用法】上为细散。每服二钱，暖竹沥酒调下，不拘时候。

【主治】风湿痹。身体顽麻，皮肤瘙痒，筋脉拘急，言语謇涩，手足不遂。

1116　木瓜酒

【方源】《上海市药品标准》。

【组成】红花、千年健、川芎、桑寄生、秦艽、牛膝、羌活、独活、陈皮、五加皮、当归、木瓜、玉竹、生山栀各适量。

【用法】加白酒浸泡制成药酒。每服15~30ml，一日二次。

【功用】祛风活血，通经止痛。

【主治】风湿痹痛，筋脉拘挛，四肢麻木，腰膝酸痛。现用于风湿性关节炎等。

1117　升麻汤

【方源】《保命集》卷下引《局方》。

【异名】清震汤（《卫生宝鉴》卷九）。

【组成】升麻一两，苍术一两，荷叶一个（全者）。

【用法】上为细末。每服五钱，水一盏，煎七分，食后温服；或烧全荷叶一个，研细调煎药。

【主治】①《保命集》引《局方》：雷头风。②《卫生宝鉴》：头面疙瘩肿痛，憎寒发热，四肢拘急，状如伤寒。③《万病回春》：头痛而起核块，憎寒，拘急，发热，状如伤寒。

1118　升麻荷叶汤

【方源】《杏苑生春》卷八。

【组成】升麻、葛根、苍术、白芍药、荷叶各一钱，甘草五分。

【用法】上㕮咀。水煎，食远服。

【主治】雷头风，头面红肿疙瘩，憎寒身热，四肢拘急，状如伤寒。

1119 升阳除湿防风汤

【方源】《脾胃论》卷中。

【组成】苍术（泔浸、去皮净）四两，防风二钱，白术、白茯苓、白芍药各一钱。

【用法】上㕮咀，除苍术另作片子。水一碗半，煮至二大盏，纳诸药同煎至一大盏，去滓，空心食前稍热服。

【功用】升举阳气，升清降浊。

【主治】脾胃虚弱，阳气下陷，以致飧泄、濡泻，或后重便闭，及肠风下血。①《脾胃论》：大便闭塞或里急后重，数至圊而不能便，或少有白脓，或少有血。②《内经拾遗》：濡泻。③《明医杂著》：脾胃损伤，阳气下陷，大便泄泻或后重便塞。④《张氏医通》：风湿飧泄及肠风滞下便血。⑤《证治宝鉴》：泻注，诸涩药不效者。

【宜忌】慎勿利之，利之则必致病重，反郁结而不通。

【方论】①《医方考》：风能胜湿，故用防风；燥能制湿，故用二术；淡能利湿，故用茯苓；土病木乘，故用芍药。又曰：久风入中，则为肠风飧泄，故用防风；伐肝疏脾，非酸不可，故用芍药。②《医方集解》：此足太阴、阳明药也。苍术辛温燥烈，升清阳而开诸郁，故以为君；白术甘温，茯苓甘淡，佐之以健脾利湿；防风辛温胜湿而升阳；白芍酸寒敛阴而和脾也。

1120 乌头汤

【方源】《金匮》卷上。

【组成】麻黄、芍药、黄芪、甘草（炙）各三两，川乌五枚（㕮咀，以蜜二升，煎取一升，即出乌头）。

【用法】上五味，㕮咀四味。以水三升，煮取一升，去滓，纳蜜煎中，更煎之。服七合；不知，尽服之。

【功用】《成方便读》：逐湿，行痹，助阳。

【主治】历节，痛痹，脚气。①《金匮》：历节不可屈伸、疼痛，及脚气疼痛，不可屈伸。②《保命歌括》：少阴寒湿病。③《增补内经拾遗》：痛痹。

【方论】①《金匮要略心典》：此治寒湿历节之正法也。寒湿之邪，非麻黄、乌头不能去；而病在筋节，又非如皮毛之邪，可一汗而散者。故以黄芪之补、白芍之收、甘草之缓牵制二物，俾得深入而去留邪。②《成方切用》：历节病即行痹之属也。乃湿从下受，挟风流注，故或足肿而必发热，且更不可屈伸而疼痛，故以甘、芍和阴，麻黄、黄芪通肌肉之阳气，而借川乌之迅发，以行其痹着。③《退思集类方歌注》：方中余四味用水煮，乌头用蜜煎，蜜煎则乌头之性出，而乌头之气不散，正取其气味俱全，而雄入之势更壮，非徒以蜜能解乌头之毒之谓也，故以乌头名方。细剖其义，芪、芍、甘草牵制麻黄之表散，白蜜牵制乌头以温经，无非欲使寒湿之邪，从关节徐徐而解耳。

【临证举例】痹证：治疗风湿性关节炎26例，类风湿关节炎4例，其中属中医风痹7例、寒痹16例、湿痹5例、热痹2例，取得较好疗效。除1例类风湿关节炎配合激素，余均不经选择的用乌头汤（制川乌60g，麻黄30g，白芍30g，黄芪30g，甘草30g）加味治疗。风痹，加羌活、独活、防风；寒痹，加附片、干姜、桂枝；湿痹，加苡仁、苍术、泽泻；热痹，加石膏、黄柏、生地。煎服，日一剂，六日为一疗程。观察1~2个疗程，痊愈20例，显效7例，进步2例，无效1例。其中痊愈、显效均为风湿性关节炎；进步、无效皆为类风湿关节炎。(《成都中医学院学报》1980，2：35.)

1121　风湿汤

【方源】《医方类聚》卷九十八引《施圆端效方》。

【组成】附子（炮，去皮）、白术、甘草、当归（焙）、防风、桂枝、薏苡仁各一两，乳香、没药、茯苓各半两。

【用法】上为细末。每服三钱，水一盏半，煎至七分，去滓，食前温服，日三夜一。

【主治】风寒湿痹，脚气筋挛，着床不能行走。

1122　六和定风散

【方源】《解围元薮》卷三。

【组成】苍术四两，草乌二两，杏仁一两一钱（去皮尖），当归、牛膝各四钱，乳香、没药各一钱。

【用法】以生姜、胡葱捣自然汁各一碗浸苍术，待苍术泛白，晒干，又加去节麻黄末一两。每服三四分，酒下；重者五六分。其病根从元府汗中泄尽，愈。

【主治】瘫痪风，寒湿痹，历节白虎。

1123　四神煎

【方源】《仙拈集》卷二。

【组成】生黄芪半斤，远志肉、牛膝各三两，石斛四两。

【用法】用水十碗，煎二碗，再入金银花一两，煎一碗，一气服之。服后觉两腿如火之热，即盖暖睡，汗如涌泉，待汗散后，徐徐去被。一服病去大半，再服除根，不分久暂。

【主治】鹤膝风。

1124　加减三气饮

【方源】《医门八法》卷三。

【组成】当归身五钱（炒），枸杞二钱（炒），杜仲二钱（炒），熟地三钱，木瓜三钱，茯苓一钱，白芍一钱（酒炒），肉桂一钱，独活一钱，白芷一钱，炙草一钱，附片一钱。

【用法】生姜三片为引。

【主治】风寒湿痹身痛，日久失治，气血消耗，虚实相兼者。

1125　伤湿止痛膏

【方源】《中药制剂手册·上海中药制药三厂方》。

【组成】骨碎补六十四两，生川乌三十二两，生草乌三十二两，山柰九十六两，公丁香三十二两，老鹳草六十四两，马钱子三十二两，白芷九十六两，干姜九十六两，肉桂六十四两，荆芥六十四两，五加皮六十四两，乳香三十二两，没药三十二两，落得打三十四两，防风六十四两，颠茄浸膏四十八两，冬青油四十八两，樟脑六十四两，薄荷脑三十二两，芸香膏四十两，冰片三十二两。

辅料：橡胶五一二两，汽油一四四〇两，羊毛脂一二八两，氧化锌六四〇两，松香五一二两，椰子油三十二两，凡士林六十四两。

【用法】按处方将上药炮制合格，称量配齐。颠茄浸膏至冰片和辅料单放；取骨碎补至防风等十六味，共轧为3号粗末，橡胶轧为薄片，松香轧为细粉；取骨碎补等十六味粗末，用五倍量95%乙醇按渗漉法提取；收集滤液，回收乙醇，浓缩为稠膏药二五〇两；将橡胶薄片置汽油内浸泡，随时搅拌，至橡胶全部鼓胀，软化；密闭24小时，取上项胶浆置打胶桶内搅拌3小时，加入凡士林、羊毛脂、冬青油，搅拌1小时，加入氧化锌，继续搅拌1小时后，加入松香，再搅拌2小时，加入薄荷脑、樟脑、冰片、颠茄浸膏、芸香膏和骨碎补等浓缩膏，将所有药料加完后，继续搅拌2小时，至全部溶解均匀为止，用60~80目筛网过筛，装入桶内密闭，静置五至六天；取混合胶浆置涂胶机上涂胶，在涂胶前1小时，开放送热设备，待烘道全部热透，再开始涂胶；每涂20m落机（剪下）一次。将落机的整卷胶布切段，每段7cm，并将两段胶面相对，夹一层硬质纱布（或塑料薄膜），再切成 5cm 长的小段。将患处洗净揩干，撕去纱布，贴于患处。浴后贴用更好。

【功用】祛风除湿，化瘀止痛。

【主治】风湿痛、腰腿、筋骨、关节痛及跌打损伤等症。

【宜忌】孕妇忌用。

1126 关节炎汤 1 号

【方源】《临证医案医方》。

【组成】赤芍、白芍各 9g，桂枝 3g，生地、熟地各 9g，细辛 1.5g，当归 9g，秦艽 9g，片姜黄 9g，独活 9g，桑寄生 30g，桑枝 30g，防风 6g，薏苡仁 20g。

【功用】祛风湿，活血通络。

【主治】风湿性关节炎风湿型，关节肿疼，遇风或受潮湿加重，舌苔白腻，脉濡缓。

【方论】方中独活、秦艽祛风湿，通痹止痛；桂枝、细辛、防风通经脉，散风寒；当归、赤芍、白芍、姜黄促进血液循环，活血止痛；白芍、熟地养血；桑枝通络走四肢；薏苡仁利湿。其中赤芍、白芍、桂枝为一组药，常用于四肢疼痛；细辛、生地、熟地为一组药，一辛一散一滋补，细辛去熟地之腻，可补真阴，填骨髓，止腰痛；桑枝、桑寄生为一组药，能强腰膝、通络止痛，治风湿所致腰膝酸痛，屈伸不利。

1127 关节炎汤 2 号

【方源】《临证医案医方》。

【组成】黄芪 24g，党参 15g，白术 9g，制附片 6g，白芍 9g，桂枝 9g，生地、熟地各 9g，细辛 2g，独活 9g，桑寄生 30g，十大功劳叶 12g，牛膝 9g。

【功用】补气益肾，散寒通络。

【主治】风湿性关节炎虚寒型，关节疼痛，有凉感，遇寒及劳累痛甚，舌苔白，脉沉紧。

【方论】方中补气用党参、黄芪、白术，党参用于各种气虚不足的病症，对神经系统有兴奋作用，能增强机体抵抗力；桂枝、细辛、独活散寒止痛；制附片、寄生、十大功劳叶、熟地益肾；生地、白芍滋阴养血；牛膝引药下行。上药合成，共达补气益肾、散寒通络之目的，治虚寒型关节炎为宜。

1128 防己地黄汤

【方源】《金匮》卷上。

【组成】防己一分，桂枝三分，防风三分，甘草一分。

【用法】上四味，以酒一杯，渍之一宿，绞取汁，生地黄二斤㕮咀，蒸之如斗米饭久，以铜器盛其汁，更绞地黄汁和。分二次服。

【主治】癫狂病，痹证。①《金匮》：病如狂状妄行，独语不休，无寒热，其脉浮。②《千金方》：言语狂错，眼目霍霍，或言见鬼，精神昏乱。③《张氏医通》：癫痫语言错乱，神气昏惑。

【方论】①《金匮玉函经二注》：此狂者，谓五脏阴血虚乏，魂魄不清，昏动而然也。桂枝、防风、防己、甘草酒浸绞汁，用是轻清归之于阳，以散其邪；用生地黄之凉血补阴，熟蒸以归五脏，益精养神也。盖药生则散表，熟则补衰，此煎煮法也，又降阴法也。②《成方切用》：此亦风之进入于心者也。风升必气涌，气涌必滞涩，涩滞则流湿，湿留壅火，邪聚于心，故以二防、桂、甘去其邪，而以生地最多，清心火，凉血热，谓如狂妄行独语不休，皆心火炽盛之证也。况无寒热，则知病不在表，不在表而脉浮，其为火盛血虚无疑尔。后人地黄饮子、犀角地黄汤等，实祖于此。

【临证举例】①癫狂：一张姓男孩，18岁，精神失常。半年前因与邻里吵闹，遂精神失常，心神不定，常坐室内独语不休，入夜不寐，或信步外游，时喊头痛，多忧善虑，曾延医诊治，屡施导痰、涌吐、攻下三法治之罔效。诊见舌红少津，脉浮大如弦。方用：生地 90g，防己 9g，防风 9g，桂枝 10g，生甘草

10g。煎服 3 剂后，心神稍定，夜能入眠，未见出走。后又以此方在剂量上略加变通，并加生赭石 40g，生龙牡各 30g，桃仁 15g。煎服 10 剂后，病患遂爽然若失，精神转佳，如常人，并能参加劳动。(《黑龙江中医药》1985，4：30。) ②痹证：刘氏以防己地黄汤加味治疗急性风湿性关节炎 50 例，所选病例均有明显的游走性关节疼痛，血沉明显增速，最高达 162mm/h（魏氏法），部分病人伴低热或中等发热，自汗，少数病例皮肤出现环形红斑。50 例中，风湿活动首次发作者 12 例，有反复发作史 1~20 年者 38 例。本证乃风寒湿三气杂至与气血相搏，营气不通，郁而化热所致。治以祛风胜湿，活血通络，清热凉血为法。方用防己地黄汤（木防己 15g，生地 15g，防风 9g，桂枝 9g，甘草 9g）为主，加入蒲公英 30g（或野菊花 30g），以助控制风湿活动。治疗期间停用任何西药，嘱患者充分休息。结果 50 例中，显效 25 例，有效 18 例，无效 7 例。(《新中医》1981，2：36。)

1129 红花白芷防风饮

【方源】《医学从众录》卷七。

【组成】红花、白芷、防风各五钱，威灵仙三钱。

【用法】酒煎服。取汗，三服全愈。

【主治】历节，四肢疼痛。

1130 羌防行痹汤

【方源】《重订通俗伤寒论》引顾松园经验方。

【组成】羌活、防风各一钱，秦艽、川断各二钱，威灵仙、全当归各二钱，明乳香、净没药、杜红花各五分。

【用法】用童桑枝、青松针各一两煎汤代水，煎服。

【功用】活血祛风，宣通经隧。

【主治】行痹，痛痹。

1131 奇应轻脚丸

【方源】《魏氏家藏方》卷八。

【组成】宣木瓜一个（用竹刀切开，顶作盖，剜去瓤，入熟艾实之，甑上蒸熟，薄切，焙干）、肉苁蓉（酒浸一宿，去土）、防风（去叉头芦）、牛膝（酒浸一宿）、金毛狗脊（去毛）、川萆薢、青盐（别研）、海桐皮各一两，川乌头四两（生用，去皮脐）。

【用法】上为细末，将乌头末酒煮面糊为丸，如梧桐子大。每服十丸至十五丸，空心温酒或盐汤送下。

【主治】缓风湿痹，脚膝顽弱，腰腿疼痛，足胫肿满，或麻木不仁，或生疮不已。

1132 乳香没药丸

【方源】《魏氏家藏方》卷八。

【组成】乳香、没药各二钱半（并别研），川乌头（炮，去皮脐）、黄芪（蜜炙）、五灵脂（别研）、萆薢、熟干地黄（洗）、当归（去芦，酒浸）、威灵仙（去泥）各半两，木瓜七钱半。

【用法】上为细末，好醋打面糊为丸，如梧桐子大。每服二十丸，食前温酒送下。

【主治】风湿相搏，骨节疼痛，腰脚无力。

1133 狗皮膏

【方源】《丸散膏丹集成》。

【组成】制乳香六钱，阿魏一两，制没药六钱，麝香一钱，肉桂五钱，公丁香五钱，木香四钱。

【用法】上为细末，和匀后拌入清凉膏三十二两内，摊狗皮上，大号每张用药肉七钱，中号五钱五分，小号四钱。

【主治】风湿性筋骨酸痛，跌打伤痛。

1134 定痛活络丹

【方源】《活人心统》卷下。

【组成】苍术（米泔浸洗干净）一两，酒黄柏一两，防己、威灵仙、川乌（煨）各五钱，乳香、酒红花各四钱，芍药（炒）、羌活

（炒）各一两，当归、白术各七钱。

【用法】上为末，酒为丸，如梧桐子大。每服七十丸，米汤或酒送下。

【主治】风寒湿痹，两足作痛，气血两虚。

1135 荣筋拈痛洗腿方

【方源】《慈禧光绪医方选议》。

【组成】宣木瓜四钱，赤芍三钱，橘络三钱，乳香三钱，全当归四钱，没药二钱，红花二钱，防风三钱，透骨草三钱。

【用法】水煎，兑烧酒四两，随时洗之。

【主治】腿痛。

【方论】病在腿而不在手，虽荣筋拈痛之法与洗手荣筋方同，而用药则异。于洗手荣筋方去桂枝等扬上横行之药，而加重消瘀之品，使药力专一下行。洗时兑入烧酒，更促血行，则化瘀活血、荣筋定痛之力更著。

1136 荣筋活络洗药方

【方源】《慈禧光绪医方选议》。

【组成】宣木瓜三钱，松节三钱，赤芍四钱，透骨草三钱，青风藤三钱，乳香各二钱，红花二钱，全当归四钱，天仙藤三钱。

【用法】水煎，兑烧酒二两洗之。

【功用】荣筋活络。

【主治】筋骨病。

【方论】全方以养血柔肝、活血通络为治，于光绪帝病情颇适合。青风藤为治风湿痹痛常用之品。天仙藤即青木香，可行气止痛，试验表明有阻断交感神经节的作用，临床上可用以降压，并治子痫，古方有用其茎藤缓解风湿痹痛的记载，本方用此，似亦取其行气、活血、止痛的功效。

1137 威灵仙丸

【方源】方出《丹溪心法》卷四，名见《古今医统》卷五十四。

【异名】通用痛风丸（《医林纂要》卷五）。

【组成】南星（姜制）、苍术（泔浸），黄柏（酒炒）各二两，川芎一两，白芷半两，神曲（炒）一两，桃仁半两，威灵仙（酒拌）三钱，羌活三钱，防己半两，桂枝三钱，红花（酒洗）一钱半，草龙胆半钱。

【用法】上为末，曲糊为丸，如梧桐子大。每服一百丸，空心白汤送下。

【功用】《医林纂要》：泻热行痰，祛风祛湿。

【主治】①《丹溪心法》：痛风，上中下疼痛。②《古今医统》：湿病风痛，周身不已。③《医林纂要》：行痹，痛痹，着痹，热痹，痰痹，血痹。

【方论】《医林纂要》：黄柏坚肾水以清热，苍术行肝木以燥湿，二药皆有辛味，兼能祛风；天南星辛苦温，祛风燥痰，通关透节；神曲调剂中州，兼能祛风寒热湿郁积之淫邪；川芎行血中之气，桃仁活血祛瘀；红花以佐桃仁；龙胆草苦寒，助黄柏以泻相火；防己辛苦寒，通行经络之湿；白芷祛阳明之风；羌活祛筋骨百节之风；威灵仙辛咸温，祛风行湿破结，性最快利；桂枝横行于手。全方合泻热行痰、祛风祛湿之药，故可通治痹证。

1138 独活寄生汤

【方源】《千金方》卷八。

【组成】独活三两，寄生、杜仲、牛膝、细辛、秦艽、茯苓、桂心、防风、川芎、人参、甘草、当归、芍药、干地黄各二两。

【用法】上㕮咀。以水一斗，煮取三升，分三服，温身勿冷。服汤，取蒴藋叶火燎，厚安席上，热眠上，冷复燎之。冬月取根，春取茎，熬，卧之佳。

【功用】①《千金方》：除风消血。②《中医方剂学》：祛风湿，止痹痛，益肝肾，补气血。

【主治】痹证日久，肝肾两亏，气血不足，腰膝疼痛，肢节屈伸不利，或麻木不仁，畏寒喜温，心悸气短，舌淡苔白，脉象细弱。①《千金方》：腰背痛，因肾气虚弱，卧冷湿地，当风所得，不时速治，流入脚膝，为偏枯冷痹，缓弱痛重，腰痛挛脚重痹；新产便患腹痛，不得转动，腰脚挛痛，不得屈伸，痹弱。②《普济方》引《简易方》：风湿搏于腰背，气血凝滞，连引疼痛。③《普济方》引《如宜方》：历节走注，彻骨节疼痛，风湿毒气。④《保婴撮要》：鹤膝风，气血虚弱，四肢颈项等处肿，不问肿溃，日久不敛。⑤《医方集解》：肝肾虚热，风湿内攻，腰膝作痛，冷痹无力，屈伸不便。

【加减】风虚下利者，除干地黄。

【方论】①《医方集解》：此足少阳、厥阴药也。独活、细辛入少阴，通血脉，偕秦艽、防风疏经升阳以祛风；桑寄生益气血，祛风湿，偕杜仲、牛膝健骨强筋而固下；芎、归、芍、地所以活血而补阴；参、桂、苓、草所以益气而补阳。辛温以散之，甘温以补之，使血气足而风湿除，则肝肾强而痹痛愈矣。②《千金方衍义》：风性上行，得湿沾滞，则留着于下，而为腰脚痹重，非独活、寄生无以疗之。辛、防、秦艽，独活之助；牛膝、杜仲、寄生之佐。桂、苓、参、甘以补其气，川芎、芍、地以滋其血，血气旺而痹着开矣。③《成方便读》：熟地、牛膝、杜仲、寄生补肝益肾，壮骨强筋；归、芍、川芎和营养血，所谓治风先治血，血行风自灭也；参、苓、甘草益气扶脾，又所谓祛邪先补正，正旺则邪自除也；然病因肝肾先虚，其邪必乘虚深入，故以独活、细辛之入肾经，能搜伏风，使之外出；桂心能入肝肾血分而祛寒；秦艽、防风为风药卒徒，周行肌表，且又风能胜湿。

1139　洗手荣筋方

【方源】《慈禧光绪医方选议》。

【组成】桂枝尖二钱，赤芍二钱，没药一钱五分，乳香一钱，宣木瓜三钱，秦艽二钱，丝瓜一钱，甲珠二钱，天仙藤三钱。

【用法】水煎，洗之。

【功用】通络化瘀，温寒止痛。

【主治】风湿性痹痛。

【方论】方中桂枝用尖，取其上行手臂；配以丝瓜、天仙藤等药以通经络；乳、没定痛。中医认为肝主筋，疏肝养肝即可荣筋，方中取芍药、木瓜、甲珠敛肝补肝调肝，立方可谓周全。本方趁热外洗，更可活血舒筋。

1140　祛风越痹酒

【方源】《活人方》卷一。

【组成】白术五两（炒），当归五两，杜仲三两（盐炒），牛膝三两，防风三两，苍术二两，川芎二两，羌活二两，红花一两，桂枝一两，威灵仙一两。

【用法】上锉片，绢囊盛，用无灰陈酒二十斤浸五七日，隔汤煮透，早、晚随量热饮。

【功用】利关节，通经络。

【主治】风寒湿三气留滞经络血脉之中，以致肢体酸疼、筋骨拘挛，久则半身不遂、麻木不仁，兼为湿痰流注，腰膝痿躄。

1141　祛风湿洗药

【方源】《慈禧光绪医方选议》。

【组成】南红花三钱，羌活五钱，透骨草五钱，宣木瓜六钱，防己五钱，桑枝六钱。

【用法】各捣粗滓，分包，水煎，趁热熏洗。

【功用】祛风除湿。

【主治】筋骨痛。

【方论】本方为祛风除湿之剂，羌活散太阳之游风，风能胜湿；木瓜、防己、桑枝祛湿通络；透骨草配红花则活血止痛，配羌活、防己则祛风祛湿，对治风湿疼痛有效。

1142　除湿蠲痛汤

【方源】《准绳·类方》卷四。

【组成】苍术（米泔浸，炒）二钱，羌活、茯苓、泽泻、白术各一钱半，陈皮一钱，甘草四分。

【用法】水二盅，煎八分，入姜汁、竹沥各三二匙服。

【主治】痹证，湿邪偏重，身体沉重酸痛，天阴加重或发作。①《准绳·类方》：痛痹。②《景岳全书》：风湿痛痹。③《张氏医通》：身体沉重酸痛，天阴即发。

【加减】在上痛，加桂枝、威灵仙、桔梗；在下痛，加防己、木通、黄柏、牛膝。

1143　桂枝芍药知母汤

【方源】《金匮》卷上。

【异名】桂芍知母汤（《沈注金匮要略》卷五）。

【组成】桂枝四两，芍药三两，甘草二两，麻黄二两，生姜五两，白术五两，知母四两，防风四两，附子二枚（炮）。

【用法】以水七升，煮取二升，每服七合，温服，一日三次。

【功用】①《金匮教学参考资料》：通阳行痹，祛风逐湿，和营止痛。②《经方发挥》：祛湿驱风，清热散寒，通络活血，补虚。

【主治】①《金匮》：诸肢节疼痛，身体尪羸，脚肿如脱，头眩短气，温温欲吐。②《皇汉医学》引《类聚方广义》：风毒肿痛，憎寒壮热，渴而脉数。

【方论】①《金匮玉函经二注》：桂枝治风，麻黄治寒，白术治湿，防风佐桂，附子佐麻黄、白术。其芍药、生姜、甘草亦和发其营卫，如桂枝汤例也。知母治脚肿，引诸药祛邪益气力；附子行药势，为开痹大剂。然分两多而水少，恐分其服而非一剂也。②《沈注金匮要略》：此久痹而出方也，乃脾胃肝肾俱虚，足三阴表里皆痹，难拘一经主治，故用桂枝、芍药、甘、术调和营卫，充益五脏之元；麻黄、防风、生姜开腠行痹而驱风外出；知母保肺清金以使治节；经谓风、寒、湿三气合而为痹，以附子行阳燥湿除寒为佐也。③《金匮要

略心典》：桂枝、麻黄、防风，散湿于表；芍药、知母、甘草，除热于中；白术、附子，驱湿于下；而用生姜最多，以止呕降逆。为湿热外伤肢节，而复上冲心胃之治法也。

【临证举例】①历节：耿右，初诊：一身肢节疼痛，脚痛，足胫冷，日晡所发热，脉沉而滑，此为历节。宜桂枝芍药知母汤：川桂枝五钱，赤白芍各三钱，生甘草三钱，生麻黄三钱，熟附块五钱，生白术五钱，肥知母五钱，青防风五钱，生姜一块（打）。二诊：腰痛略减，日晡所发热度较低，唯手足酸痛如故。仍宜前法：川桂枝五钱，赤白芍各五钱，生甘草三钱，净麻黄四钱，苍白术各五钱，肥知母五钱，青防风四钱，生姜一块（打），咸附子三钱（生用勿炮）。（《经方实验录》）②类风湿关节炎：运用桂枝芍药知母汤治疗类风湿关节炎32例，结果：治愈14例（1例加用强的松和四环素），显效6例，有效10例（3例加用强的松和四环素），无效2例，总有效率为93.7%，有效病例平均服药21.6剂。治疗后化验指标的变化：类风湿因子转为阴性的27例（84.4%）；抗"O"滴度下降；全血黏度（比）、血浆黏度（比）、红细胞电泳时间（秒）均有明显下降，和治疗前相比均有非常显著性差异；血沉未见明显下降，未恢复正常范围。（《中医杂志》1981，1：38.）

1144　海桐皮酒

【方源】《永乐大典》卷一三八七九引《风科集验方》。

【组成】海桐皮、牛膝（酒浸）、枳壳（麸炒，去瓤）、杜仲（去皮丝，锉，炒）、防风（去芦）、独活（去芦）、五加皮各二两，生地黄二两半，白术半两（去芦），薏苡仁一两。

【用法】上咬咀，以生绢袋二个两停盛药，以好酒一斗五升，亦合两瓷器内浸酒。每服一盏，日三夜二。服之常使酒力熏熏，百日行履如故。

【主治】湿痹，手足弱，筋脉挛，肢节疼痹无力，不能行履。

1145 雪莲药酒

【方源】《古今名方》引西藏日喀则制药厂。

【组成】雪莲花500g，木瓜、桑寄生、党参、芡实各50g，杜仲、当归、黄芪各40g，独活35g，秦艽、巴戟天、补骨脂各25g，黄柏、香附各20g，五味子、鹿茸各15g。

【用法】上为粗末，加入白酒15000g，密闭浸泡25~30日，去滓，再加冰糖1500g，浸化过滤即得。每服15~20ml，日服二次。

【功用】祛风除湿，养血生精，补肾强身。

【主治】风寒湿痹，肾虚腰痛，倦怠无力，目暗耳鸣，月经不调。

1146 续断丸

【方源】《景岳全书》卷五十四引《本事方》。

【组成】杜仲五两，五加皮、防风、薏苡仁、羌活、续断、牛膝（酒浸）各三两，萆薢四两，生黄芪五两。

【用法】上为末，用好酒三升，化青盐三两，用木瓜半斤（去皮、子），以前盐酒煮成膏，和药为丸，如梧桐子大。每服五七十丸，空心、食前酒盐汤送下。

【功用】补五脏内伤，调中益气凉血，强筋骨。

【主治】肝肾风寒，气弱脚不能践地，脚脊疼痛，风毒流注下部，行止艰难，小便余沥。

1147 舒筋片

【方源】《天津市中成药规范》。

【组成】麻黄一百六十两，制马钱子一百六十两（凡用越南、柬埔寨马钱子时，需按处方减少一倍投料），羌活十二两，独活十二两，千年见十二两，钻地风十二两，怀牛膝十二两，乳香（炙）十二两，没药（炙）十二两，木瓜十二两，杜仲（炒）十二两，防风十二两，桂枝十二两，甘草十二两。

【用法】取千年见至甘草十味共为细末，制马钱子为细末，麻黄、羌活、独活为3号粗末，与马钱子细末和匀。取马钱子细末与麻黄等混合粗末，用6倍量70%乙醇按渗漉法提取，浓稠膏约九十两。混合制粒压片，包橘红色糖衣（每一百两用胭脂红1.25g，柠檬黄0.31g）打光。每服二片，温开水送下，每日一次，不可过量。

【功用】祛风除湿，舒筋活血。

【主治】风寒湿引起的四肢麻木、筋骨疼痛，行走不便。

【宜忌】孕妇忌服。

1148 舒筋活络酒

【方源】《中国药典》。

【组成】木瓜45g，桑寄生75g，玉竹204g，续断30g，川牛膝90g，当归45g，川芎60g，红花45g，独活30g，羌活30g，防风60g，白术90g，蚕沙60g，红曲180g，甘草30g。

【用法】以上十五味，除红曲外，其余木瓜等十四味粉碎成粗粉，另取红糖555g，溶解于白酒1110g中，照流浸膏剂与浸膏剂项下之渗漉法，用红糖酒作溶剂，浸渍48小时后，以每分钟1~3ml之速度缓缓渗漉，收集漉液，静置，滤过即得。口服，一次20~30ml，一日两次。

【功用】祛风除湿，舒筋活络。

【主治】风寒湿痹，筋骨疼痛，四肢麻木。

1149 腰痛酒

【方源】《中药制剂汇编》。

【组成】杜仲五钱，补骨脂三钱，苍术三钱，鹿角霜三钱。

【用法】上为粗末，加入白酒一斤，浸泡七日，过滤，去滓即成。口服，每次两酒杯，早、晚各一次，连服七日。

【功用】温肾散寒，除风利湿。

【主治】风湿腰痛，远年腰痛。

1150 蠲痛汤

【方源】《魏氏家藏方》卷八。

【组成】金毛狗脊（先用火燎去黄毛，令净，锉碎再炒，以香为度）、川萆薢（锉，微炒）、天麻（温水洗净，锉，焙）、大附子（炮，去皮脐）、薏苡仁（炒香）、酸枣仁（温汤浴过，去皮，焙）、人参（去芦）各二两，杜仲（去粗皮，锉，文武火炒丝断为度）各一两半，白术、柏子仁（生）、甘草（炙）各三分，羌活、川续断（去苗，焙）、当归（温水洗净，切片，焙）各一两。

【用法】上㕮咀。每服四大钱，水一盏半，加生姜十片或七片，煎至七分，去滓，食前通口服，每日两次。

【主治】湿痹，腰脚疼痛。

1151 蠲痹汤

【方源】《杨氏家藏方》卷四。

【组成】当归（去土，酒浸一宿）、羌活（去芦头）、姜黄、黄芪（蜜炙）、白芍药、防风（去芦头）各一两半，甘草半两（炙）。

【用法】上㕮咀。每服半两，水二盏，加生姜五片，同煎至一盏，去滓温服，不拘时候。

【主治】①《杨氏家藏方》：风湿相搏，身体烦疼，项臂痛重，举动艰难，及手足冷痹，腰腿沉重，筋脉无力。②《增补内经拾遗》引《简易方》：风痹。风伤卫气，皮肤麻痹不仁。

【方论】①《医方考》:《内经》曰：荣气虚则不仁，卫气虚则不用，故用黄芪以实表气。然黄芪与防风相畏，用之者何？洁古云：黄芪得防风而功愈速，故并用之，欲其相畏而相使耳。羌活驱散风邪，得当归不至燥血；姜黄能攻血痹，得赤芍足以和肝；复用甘草调之，取其味平也。若湿气着于肌肉，则营卫之气不荣，令人痹而不仁，即为肉痿。肉痿即肉

痹耳。是方也，防风、羌活，风药也，用之所以胜湿。经曰：营血虚则不仁，故用当归以养营；又曰：卫气虚则不用，故用黄芪以益卫。用夫赤芍、姜黄者，活其湿伤之血也；用夫甘草者，益其湿伤之气也。②《医方集解》：此足太阳、厥阴药，辛能散寒，风能胜湿，防风、羌活除湿而疏风，气通则血活，血活则风散；黄芪、炙草补气而实卫，黄芪畏防风，合用而其功益大；当归、赤芍活血而和营，姜黄理血中之气，能入手足而祛寒湿也。③《古方选注》：蠲痹汤为治痹祖方，黄芪实卫，防风祛风，当归和营，羌活散寒，赤芍通脉络之痹，片子姜黄通经隧之痹，甘草和药性，姜枣和营卫。其义从"营虚则不仁，卫虚则不用"立法，岂非痹属内外因也乎？④《成方便读》：此方用黄芪益卫气，而以防风、羌活之善走者辅之，使之补而不滞，行而不泄，且两功并建，相得益彰。归、芍和营血而以片子姜黄之走血行气，能除寒而燥湿者佐之，然后三气之邪自无留着之处。甘草和诸药而缓中补虚，姜、枣通营卫而生津达腠。故此方之治痹非关肝肾虚，筋骨为病者服之，效如桴鼓。立方之意，真所谓尽美耳。

1152 蠲痹汤

【方源】《医学心悟》卷三。

【组成】羌活、独活各一钱，桂心五分，秦艽一钱，当归三钱，川芎七分，甘草（炙）五分，海风藤二钱，桑枝三钱，乳香（透明）、木香各八分。

【用法】水煎服。

【主治】风寒湿三气合而成痹。

【加减】风气胜，更加秦艽、防风；寒气胜者，加附子；湿气胜者，加防己、萆薢、苡仁；痛在上者，去独活，加荆芥；痛在下者加牛膝；间有湿热者，其人舌干喜冷、口渴溺赤、肿处热辣，此寒久变热也，去桂心，加黄柏三分。

三、清热利湿

1153 二妙丸

【方源】《医学纲目》卷二十引朱震亨方。

【异名】阳明二妙丸、苍柏二妙丸（《症因脉治》卷三）。

【组成】黄柏末、苍术末各等份。

【用法】炼蜜为丸，如梧桐子大。

【功用】《北京市中药成方选集》：清热燥湿。

【主治】湿热下注之足膝肿痛，痿证，湿疮，湿疹，丹毒，白带，腰痛。①《医学纲目》引朱震亨方：下焦湿疮。②《正体类要》：下焦湿热肿痛，或流注游走，遍身疼痛。③《明医指掌》：湿热腰痛。④《症因脉治》：热痹，肌肉热极，唇口干燥，筋骨痛不可按，体上如鼠走状，属湿热伤气分者。⑤《成方便读》：湿热盛于下焦，而成痿证者。⑥《北京市中药成方选集》：湿热下注，腿脚发沉作肿，及膝下生疮。⑦《中国药典》：湿热下注，足膝红肿热痛，下肢丹毒，白带，阴囊湿疹等。⑧《中医外科学》：湿疮、臁疮等证，肌肤焮红，作痒出水，属于湿热内盛者。

【方论】《成方便读》：湿热之邪，虽盛于下，其始未尝不从脾胃而起，故治病者必求其本，清流者必洁其源。方中苍术辛苦而温，芳香而燥，直达中州，为燥湿强脾之主药；但病既传于下焦，又非治中可愈，故以黄柏苦寒下降之品，入肝肾直清下焦之湿热，标本并治，中下两宜。

【备注】本方改为散剂，《丹溪心法》名"二妙散"。

1154 七味苍柏散

【方源】《医学入门》卷七。

【组成】苍术、黄柏、杜仲、补骨脂、川芎、当归、白术各一钱。

【用法】水煎服。

【主治】湿热腰痛，动止滞重，不能转侧。

1155 八正散

【方源】《局方》卷六。

【组成】车前子、瞿麦、萹蓄、滑石、山栀子仁、甘草（炙）、木通、大黄（面裹煨，去面，切，焙）各一斤。

【用法】上为散。每服二钱，水一盏，加灯心，煎至七分，去滓，食后临卧温服。小儿量力少少与之。

【功用】《中医方剂学》：清热泻火，利水通淋。

【主治】湿热下注，热淋，血淋，石淋，或小便癃闭不通，小腹急满；心经邪热上炎，口舌生疮，咽干口燥，目赤睛疼，唇焦鼻衄，咽喉肿痛，舌苔黄腻，脉滑数。现用于泌尿系感染、泌尿系结石、产后及术后尿潴留等。①《局方》：大人、小儿心经邪热，一切蕴毒，咽干口燥，大渴引饮，心忪面热，烦躁不宁，目赤睛疼，唇焦鼻衄，口舌生疮，咽喉肿痛。又治小便赤涩，或癃闭不通，及热淋，血淋。②《普济方》：小儿伤寒壮热，及潮热积热，心躁发渴，大便不通，小便赤涩，口舌生疮。③《银海精微》：心经实热，或思虑劳神，或饮食太过，致使三焦发热，心火愈炽，目大眦赤脉传睛。④《增补内经拾遗》：阳水为病，脉来沉数，色多黄赤，或烦或渴，小便赤涩，大便多秘。⑤《准绳·疡医》：下疳、便毒，小便淋漓，脉证俱实者。⑥《宋氏女科》：妊娠转胞，小便不通者。⑦《医宗金鉴》：石淋，尿则茎中作痛，常带砂石，因膀胱蓄热日久所致。

【宜忌】《新医学》（1975，5：262.）：虚寒病者忌用。本方多服会引起虚弱的症状，如头晕、心跳、四肢无力、胃口欠佳。

【方论】①《医方集解》：此手足太阳、手少阳药也。木通、灯草清肺热而降心火，肺为气化之源，心为小肠之合也；车前清肝热而通膀胱，肝脉络于阴器，膀胱津液之府也；瞿麦、蓄萹降火通淋，此皆利湿而兼泻热者也。滑石利窍散结；栀子、大黄苦寒下行，此皆泻热而兼利湿者也。甘草合滑石为六一散，用梢者，取其径达茎中，甘能缓痛也；虽治下焦而不专于治下，必三焦通利，水乃下行也。②《医略六书》：热结膀胱，不能化气，而水积下焦，故小腹硬满，小便不通焉。大黄下郁热而膀胱之气自化，滑石清六腑而水道闭塞自通，瞿麦清热利水道，木通降火利小水，萹蓄泻膀胱积水，山栀清三焦郁火，车前子清热以通关窍，生草梢泻火以达茎中。为散，灯心汤煎，使热结顿化，则膀胱肃清而小便自利，小腹硬满自除矣。此泻热通窍之剂，为热结溺闭之专方。

【临证举例】 ① 小便不通：一小儿患腹痛，小便不利，大便干实，此形病俱实，先用八正散二剂，二便随通；又用加味清胃散二剂，再用仙方活命饮一剂而瘥。(《保婴撮要》) ② 肾盂肾炎：以八正散随证加黄连、黄柏等治疗辨证为湿热蕴结型的急性肾盂肾炎女性菌尿67例。该组病例经尿菌培养均有不同程度的致病菌生长，其中大肠杆菌35例，菌落计数均在10万以上。结果：治愈54例（临床症状消失，尿检正常，尿菌培养2次均为阴性），临床治愈5例（临床症状消失，尿检正常，尿菌培养尚未转阴），无效8例。(《辽宁中医杂志》1986，1：19.) ③ 泌尿系感染：应用八正散加减治疗泌尿系感染属膀胱湿热型者94例。结果：痊愈和基本治愈者共86例。(《中医药学报》1954，1：33.) ④ 泌尿系结石：以八正散加减为基本方（海金沙50g，金钱草50g，牛膝30g，滑石50g，大黄20~30g，木通15g，车前子20g，萹蓄20g，瞿麦20g，石韦20g，甘草10g），每日1剂，冲服硝石散（地龙、鸡内金、琥珀，按3：2：1比例配制，共为细末）15g，治疗泌尿系结石34例。结果：治疗后排尿者21例，结石下移2cm以上者9例，总有效率为88.3%。本组中，共排

出结石28块，平均排石时间为6.2天，最短3天，最长为108天。(《浙江中医杂志》1983，2：59.) ⑤ 下疳：尹性初治一患者，小便涩痛，尿血，阴茎肿大，皮破水流，花柳科所谓下疳是也。病属血淋阴肿，系热毒侵入血室，遗入膀胱，郁结不能渗泄故也。治拟仿八正散之旨，清热渗湿、解毒行瘀。草萆、栀子、车前子、瞿麦、萹蓄各三钱，升麻一钱，大黄、金银花各二钱，生甘草梢、琥珀末各一钱。另用黄连末、甘草末各三钱，用白蜜调搽。服四剂肿消大半，再服四剂而愈。(《全国名医验案类编续编》) ⑥ 产后及术后尿潴留：以八正散加减（萹蓄、瞿麦、滑石各15g，木通3g，车前子9g，甘草梢6g，玄明粉9~15g，分冲），治疗自然产、手术产以及其他下腹部手术所致的尿潴留32例。结果：获效者（服药后4小时内自行排尿）15例，缓效（服药后4~8小时内排尿，但不通畅，须服药2~5剂始愈）17例。(《赤脚医生杂志》1976，12：24.)

【现代研究】 抑菌作用：八正散的实验研究表明，其在体外无明显抑菌和杀菌作用，但能显著抑制尿道致病性大肠杆菌凝集的人P型红细胞及黏附尿道上皮细胞的作用，后者的抑制率达95%（$P < 0.001$）。(《中医杂志》1985，8：57.)

1156 三仁汤

【方源】《温病条辨》卷一。

【组成】 杏仁五钱，飞滑石六钱，白通草二钱，白蔻仁二钱，竹叶二钱，厚朴二钱，生薏仁六钱，半夏五钱。

【用法】 甘澜水八碗，煮取三碗，每服一碗，一日三次。

【功用】 ①《中医方剂学》：宣化畅中，清热利湿。②《蒲辅周医疗经验》：芳香化浊，通阳利湿。

【主治】 湿温初起，邪在气分，湿热互结，留恋三焦，及暑湿初起，头痛恶寒、身重

疼痛，面色淡黄，胸闷不饥，午后身热，口不渴或渴不欲饮之湿重于热者。现用于急性黄疸型肝炎，急性肾炎、肾盂肾炎，及伤寒、副伤寒之属于湿热为患者。①《温病条辨》：头痛恶寒，身重疼痛，舌白不渴，脉弦细而濡，面色淡黄，胸闷不饥，午后身热，状若阴虚，病难速已，名曰湿温。②《谦斋医学讲稿》：湿温邪在中焦，亦照顾上下两焦。③《实用中医学》：湿温初起，湿热互结，而湿重于热者。④《历代名医良方注释》：湿温初起，邪留气分，未曾化燥，湿胜热微，及暑温挟湿。

【宜忌】《古今名方》：若湿已化燥者，不宜使用。

【方论】①《温病条辨》：湿为阴邪，自长夏而来，其来有渐，且其性氤氲黏腻，非若寒邪之一汗而解，温热之一凉则退，故难速已。世医不知其为湿温，见其头痛恶寒、身重疼痛也，以为伤寒而汗之，汗伤心阳，湿随辛温发表之药蒸腾上逆，内蒙心窍则神昏，上蒙清窍则耳聋目瞑不言。见其中满不饥，以为停滞而大下之，误下伤阴，而重抑脾阳之升，脾气转陷，湿邪乘势内溃，故洞泄。见其午后身热，以为阴虚而用柔药润之，湿为胶滞阴邪，再加柔润阴药，二阴相合，同气相求，遂有锢结而不可解之势。唯以三仁汤轻开上焦肺气，盖肺主一身之气，气化则湿亦化也。②《中医热病论》：本方用杏仁宣肺利气以化湿，蔻仁、厚朴、半夏芳化理气以燥湿，通草、苡仁、滑石淡渗利湿，竹叶以透热于外，合而共奏宣畅气机、清热利湿之效。

【临证举例】①湿温：张某某，男，35岁，工人。身热，午后尤甚，时有汗出，身困无力，胸闷纳呆，心烦少寐，口渴不欲饮，舌红苔黄腻，脉滑数。此乃湿热交阻，治以芳香化湿，佐以清热，投三仁汤加减：杏仁12g，白蔻仁10g，生薏仁15g，滑石30g，半夏12g，竹叶15g，香薷10g，银柴胡12g，连翘20g，车前草20g，陈皮12g。6剂而愈。(《中原医刊》1983，5：23.) ②伤寒、副伤寒：以三仁汤加减治疗伤寒31例，副伤寒6例。其中初期13例，极期22例，缓解期1例，并发肠穿孔中转手术者1例。证属湿重于热者，选加藿香、法半夏；热重于湿者，选加生石膏、知母、黄连；湿热并重者，选加柴胡、黄芩、连翘。大部分病例于服药后2~3天体温下降，5天体温正常，消化道症状也相应改善。(《新中医》1982，7：23.) ③急性黄疸型肝炎：以三仁汤加味治疗急性黄疸型肝炎72例，其中男45例，女27例，年龄3~68岁，黄疸指数12~150，30以上者39例，谷丙转氨酶57~200U/L，200U/L以上者51例。以本方加丹参10g，秦艽6g，茵陈、虎杖各15g，重症剂量加倍，儿童用量酌减。疗程最短17天，最长49天，平均24.2天。痊愈64例（症状消失，肝功能正常），显效7例（症状消失，谷丙转氨酶或黄疸指数一项正常），无效1例。(《浙江中医杂志》1985，9：397.) ④肾盂肾炎：用三仁汤加减治疗肾盂肾炎15例，其中急性9例，慢性而急性发作6例。症状表现多有腰痛、尿频、尿急、尿道热痛，口干不欲饮，胸闷不饥，或恶寒发热，身重疼痛，舌苔白腻或黄腻，脉象濡数或濡缓；尿常规化验，15例均有不同程度的蛋白、脓细胞及红细胞，尿培养致病菌均为阳性。根据湿重、热重等证情随症加味，每日1剂，煎取浓汁200ml左右，分两次服。经治疗痊愈5例，临床治愈7例，好转3例。症状消失时间平均为6.4天，尿菌转阴时间平均为26.6天。(《中医杂志》1966，5：41.) ⑤急性肾炎：许某某，男，8岁。半月前因发寒热，咽痛咳嗽，治疗后外感已除，但晨起面目浮肿，尿少，神疲乏力，纳食不佳，面色苍白少华。舌质正红，苔白而腻，脉来沉缓。尿检：蛋白（+++），红细胞（++），颗粒管型（+）。治以三仁汤加赤小豆30g，茯苓皮15g，每日1剂。服3剂后病情好转。唯虑其正气虚弱，增入黄芪9g，再服3剂，浮肿全消，舌脉正常，尿检均呈阴性。(《中医杂志》1980，12：33.)

1157 三妙丸

【方源】《医学正传》卷五。

【组成】黄柏四两（切片，酒拌，略炒），苍术六两（米泔浸一二宿，细切，焙干），川牛膝（去芦）二两。

【用法】上为细末，面糊为丸，如梧桐子大。每服五七十丸，空心姜、盐汤任下。

【功用】《中医方剂临床手册》：清热，燥湿。

【主治】肝肾不足，湿热下注，腰腿疼痛麻木，湿疮，淋病，白带。①《医学正传》：湿热下流，两脚麻木，或如火烙之热。②《顾松园医镜》：湿热腰痛，或作或止。③《中医方剂临床手册》：湿热下注引起的腰膝关节酸痛，湿疮，以及带下、淋浊。

【宜忌】①《医学正传》：忌鱼腥、荞麦、热面、煎炒等物。②《中国药典》：孕妇慎用。

【方论】《成方便读》：邪之所凑，其气必虚，若肝肾不虚，湿热决不流入筋骨。牛膝补肝肾，强筋骨，领苍术、黄柏入下焦而祛湿热也。

1158 三金胡桃汤

【方源】《千家妙方》上册。

【组成】金钱草 30~60g，炙鸡内金粉 6g（分二次冲服），海金沙 12g，石苇 12g，瞿麦 12g，萹蓄 12g，车前草 12g，滑石 12g，生地 15g，天冬 9g，怀牛膝 9g，木通 4.5g，生甘草 4.5g，胡桃仁 4 枚（分两次嚼服）。

【用法】加水 600ml，文火煎沸后 30 分钟，得约 400ml；二煎再加水 500ml，煎法如前，余约 300ml，两次药汁合总。早晚分服，每日一剂。

【功用】滋肾清热，渗湿利尿，通淋化结。

【主治】输尿管结石。肾虚而膀胱气化不行，湿热蕴积下焦，日积月累，尿液受湿热煎熬，以致浊质凝结而为结石。

【临证举例】输尿管结石：钱某某，女，39 岁，干部。1970 年 5 月间，突然感右腰部疼痛剧烈，辗转不宁，大汗肢冷，呕吐。查尿：红细胞（+++）。经用保守治疗，疼痛缓解。1970 年 9 月 25 日腰痛复犯，在某医院检查：右侧输尿管下段有一块 0.6cm×0.9cm 结石阴影。于 10 月 20 日开始服上方，于 11 月 3 日排出一块结石如黄豆大。至 1974 年 1 月 26 日肾区绞痛复犯，仍服上方，于 2 月 10 日又排出有棱角如小花生米大之结石一块。又于 1977 年 8 月 22 日两肾区绞痛又复发，又服上方，于 9 月 11 日再排出结石，9 月 24 日拍片检查，双侧输尿管无异常发现。

1159 大分清饮

【方源】《景岳全书》卷五十一。

【组成】茯苓、泽泻、木通各二钱，猪苓、栀子（或倍之）、枳壳、车前子各一钱。

【用法】水一盅半，煎八分，食远温服。

【功用】《证治宝鉴》：清利。

【主治】①《景岳全书》：积热闭结，小水不利，或致腰腹下部极痛；或湿热下利，黄疸，溺血，邪热蓄血，腹痛淋闭。②《医学集成》：耳鸣属火盛者。

【加减】内热甚者，加黄芩、黄柏、草龙胆之属；大便坚硬胀满者，加大黄二三钱；黄疸小水不利热甚者，加茵陈二钱；邪热蓄血腹痛者，加红花、青皮各一钱五分。

1160 大清凉散

【方源】《寒温条辨》卷四。

【组成】白僵蚕（酒炒）三钱，蝉蜕（全）十二个，全蝎（去毒）三个，当归、生地（酒洗）、金银花、泽兰各二钱，泽泻、木通、车前子（炒，研）、黄连（姜汁炒）、黄芩、栀仁（炒黑）、五味子、麦冬（去心）、龙胆草（酒炒）、丹皮、知母各一钱，甘草（生）五分。

【用法】水煎，去滓，加蜂蜜三匙，冷米

酒半小杯，童便半小杯，和匀冷服。

【功用】①《寒温条辨》：通泻三焦之热。②《血证论》：清热利水。

【主治】温病表里三焦大热，胸满胁痛，耳聋目赤，口鼻出血，唇干舌燥，口苦自汗，咽喉肿痛，谵语狂乱者。

【方论】《血证论》：诸药清热利水，使瘟毒伏热从小便去；妙在三虫引药及酒达于外，使外邪俱豁然而解，是彻内彻外之方。

【备注】本方《血证论》有天门冬。

1161　大黄硝石汤

【方源】《金匮》卷中。

【组成】大黄、黄柏、硝石各四两，栀子十五枚。

【用法】以水六升，煮取二升，去滓；纳硝，更煮取一升，顿服。

【主治】①《金匮》：黄疸腹满，小便不利而赤，自汗出，此为表和里实。②《金匮要略今释》引《类聚方广义》：嘈杂，胸中煎熬，腹满有块，二便不利，或口中觉苦辛酸咸等，此症后为膈噎者。

【方论】①《金匮要略论注》：此为黄疸之有里无表者言之，谓疸色黄，见于表矣，乃腹满，小便不利且赤，里热可知。黄疸最难得汗，乃自汗，则表从汗解，故曰此为表和里实。实者邪也，有邪则宜去，故主大黄硝石汤。大黄、硝石解气血中之实热，黄柏苦寒主下焦。栀子虽轻浮在上，能使里热从上而下，故以为使，且轻浮则与郁结相宜也。②《医宗金鉴》引李彣：腹满、小便不利而赤，里病也；自汗出，表和也。里病者，湿热内甚，用栀子清上焦湿热，大黄泻中焦湿热，黄柏清下焦湿热，硝石则于苦寒泻热之中，而有燥烈发散之意，使药力无所不至，而湿热悉消散矣。

【临证举例】黄疸：荻原辨藏患黄疸，更数医，累月不见效，发黄益甚，周身如橘子色，无光泽，带黯黑，眼中黄如金色，小便短少、色黄如柏汁，呼吸迫促，起居不安。求治于予，乃以指头按胸胁上，黄色不散，此疸证之尤重者也。乃合茵陈蒿汤、大黄硝石汤，作大剂，日服三四帖。及三十日，黄色才散去，小便清利而全愈。(《静俭堂治验》)

【备注】①《金匮玉函要略述义》按：硝石，即火硝。②《金匮要略今释》：硝石，《脉经》《千金方》并作芒硝，日医亦多用芒硝，盖非。宋本、俞桥本，硝石并误作滑石。

1162　五淋散

【方源】《局方》卷六。

【组成】木通（去节）、滑石、甘草（炙）各六两，山栀仁（炒）十四两，赤芍药、茯苓（去皮）各半斤，淡竹叶四两，山茵陈（去根，晒干）二两。

【用法】上为末。每服三钱，水一盏，煎至八分，空心服。

【主治】肾气不足，膀胱有热，水道不通，淋沥不宣，出少起多，脐腹急痛，蓄作有时，劳倦即发，或尿如豆汁，或如砂石，或冷淋如膏，或热淋便血。

【方论】《医略六书》：热结膀胱，气化有伤而溺窍不利，故茎痛溺赤，淋沥不止焉。茵陈清湿热以治淋，滑石通窍门以利溲，生草泻火缓茎中之痛，木通降火利小肠之水，山栀清三焦之热，赤芍利膀胱之血，赤苓渗血分之湿以清水府，竹叶清膈上之热以快水道也。为散，灯心汤下，使热结顿开，则膀胱无不化之气，而水府无不清之液，何患淋沥不快，涩痛不痊哉。此通利之剂，为淋沥涩痛之专方。

1163　中满分消丸

【方源】《兰室秘藏》卷上。

【组成】白术、人参、炙甘草、猪苓（去黑皮）、姜黄各一钱，白茯苓（去皮）、干生姜、砂仁各二钱，泽泻、橘皮各三钱，知母（炒）四钱，黄芩（去腐，炒，夏用）一两二钱，黄连（净，炒）、半夏（汤洗七次）、枳实

（炒）各五钱，厚朴（姜制）一两。

【用法】上除茯苓、泽泻、生姜外，共为极细末，入上三味和匀，汤浸蒸饼为丸，如梧桐子大。每服一百丸，焙热，白汤送下，食远服。量病人大小加减。

【主治】中满热胀，鼓胀，气胀，水胀。

【方论】①《医方集解》：此足太阴、阳明药也。厚朴、枳实行气而散满；黄连、黄芩泻热而消痞；姜黄、砂仁暖胃而快脾；干姜益阳而燥湿；陈皮理气而和中；半夏行水而消痰；知母治阳明独胜之火，润肾滋阴；猪苓、泽泻泻脾肾妄行之水，升清降浊；少加参、术、苓、草补脾胃，使气运则胀消也。②《成方便读》：此方之治脾虚湿热为胀为满，则用六君之补脾，以芩、连之清热，枳、朴之辛苦以行其气，猪、泽之淡渗以利其湿。然湿热即结，即清之、行之、利之，尚不足以解其黏腻之气，故用干姜之辛热燥以散之，姜黄、砂仁之香烈热以动之，而后湿热之邪从兹解化。用知母者，因病起于胃，不特清阳明独胜之热，且恐燥药过多，借此以护胃家之津液也。丸以蒸饼者，助土以使其化耳。

1164 甘露消毒丹

【方源】《医效秘传》卷一。

【异名】普济解疫丹（《温热经纬》卷五）。

【组成】飞滑石十五两，淡芩十两，茵陈十一两，藿香四两，连翘四两，石菖蒲六两，白蔻四两，薄荷四两，木通五两，射干四两，川贝母五两。

【用法】神曲糊为丸。

【功用】《中医方剂学》：利湿化浊，清热解毒。

【主治】①《医效秘传》：时毒疠气，病从湿化，发热目黄，胸满，丹疹，泄泻，其舌或淡白，或舌心干焦，湿邪犹在气分者。②《温热经纬》：湿温疫疠，发热倦怠，胸闷腹胀，肢酸咽肿，斑疹身黄，颐肿口渴，溺赤便秘，

吐泻疟痢，淋浊疮疡。并治水土不服诸病。

【方论】《中医方剂学》：本方主治乃湿温、时疫之邪留恋气分，湿热并重之证。湿热交蒸，故身热倦怠，肢体酸楚；湿蔽清阳，阻滞气机，故胸闷腹胀，甚或上吐下泻；热毒上壅，则咽颐肿痛；热为湿遏，郁阻于内，不得发越，故郁而发黄；小便短赤，舌苔黄腻，皆为湿热内蕴之象。治宜利湿化浊，清热解毒。故方中重用滑石、茵陈蒿、黄芩三药，其中滑石清利湿热而解暑；茵陈清热利湿而退黄；黄芩清热解毒而燥湿；余以石菖蒲、白豆蔻、藿香、薄荷芳香化浊，行气悦脾；射干、贝母降肺气，利咽喉；木通助滑石、茵陈清利湿热；连翘协黄芩清热解毒。诸药相伍，重在清解渗利，兼事芳香行气，理肺利咽。如此则湿邪得利，毒热得清，悦脾泄肺，行气化浊，用治湿温时疫，湿热并重者，最为相宜。凡湿温、暑温挟湿、时疫及现代医学之肠伤寒、黄疸型传染性肝炎、胆囊炎、急性胃肠炎等属湿热并重者，皆可以本方加减治之。

【临证举例】①小儿急性传染性肝炎：用本方治疗小儿急性传染性肝炎26例。男17例，女9例。年龄最小者2岁，最大者10岁。主要症状为黄疸、食欲不振、肝脾肿大等，结合肝功能试验，确诊为本病。用甘露消毒丹原生药粗末煎服，并口服葡萄糖、维生素B$_1$、维生素C适量。服药后，黄疸指数1周内降至6单位以下者5例，2周内降至正常者15例；谷丙转氨酶2周内降至正常者15例，3周内降至正常者9例，5周内降至正常者2例；肝肿大消退，于治疗3周后检查，平均缩小1.4cm。26例无一例死亡，均痊愈出院。（《上海中医杂志》1965，9：27.）②猩红热水肿血尿：郭某，男，5岁。2周前患猩红热，近1周来复见肌热，浮肿尿少，血尿明显，如洗肉水样，时见呕吐，头晕，大便稀溏，食欲减退。脸色苍白，呈急性病容，下肢Ⅱ度浮肿，按之不凹陷；心脏听诊，1~2级收缩期杂音，心率：140次/分，窦性心律，肝剑突下一横指半、无

压痛、质软，脾（－），血压 130/90mmHg，尿常规：蛋白（＋＋＋），红细胞每高倍视野 10~15 个，颗粒管型每高倍视野 3~4 个，口唇红，舌质红，苔黄腻垢，脉弦滑数。证属湿热毒邪交阻困脾，脾失健运，肺失宣降，肾气开阖失司，湿浊上逆，形成水肿。治以清热解毒，宣肺利水，芳香化湿，并佐以凉血。方用甘露消毒丹加白茅根、夏枯草各 10g。二剂后，尿量增加，头晕、呕吐好转，体温降至 38℃。再二剂，24 小时内排尿量达 2000~2500ml，诸症全消，继以原方加减治愈出院。半年后随访，未复发。（《福建中医药》1986，1：20.）

1165 石韦散

【方源】《外台》卷二十七引《集验方》。

【组成】石韦二两（去毛），瞿麦一两，滑石五两，车前子三两，葵子二两。

【用法】上为散。每服方寸匕，一日三次。

【主治】热淋，沙淋，小便不利，赤涩疼痛。①《外台》引《集验方》：淋，小便不利，阴痛。②《圣济总录》：热淋，小便热涩。③《医方考》：沙淋痛盛者。

【方论】①《医方考》：沙淋者，溺出沙石也，此以火灼膀胱，浊阴凝结，乃煮海为盐之象也。通可以去滞，故用石韦、瞿麦；滑可以去着，故用滑石、车前、冬葵。②《医略六书》：湿热蕴蓄膀胱，其气不得施化而结成沙石，故小便涩痛，淋沥不止焉。石韦通淋、涤小肠之结热；葵子滑窍，利膀胱之壅塞；瞿麦清心通淋闭；滑石通窍化沙石；车前子清热利水以快小便也。为散，白汤调下，使热结顿化，则沙石自消而小便如其常度，安有涩痛胀闷、淋沥不止之患乎？此滑窍通淋之剂，为沙淋胀闷涩痛之专方。

1166 冬葵萆薢散

【方源】《千家妙方》上册引梁济荣方。

【组成】冬葵子 150g，萆薢 120g，白糖 80g。

【用法】将前两味药焙干为末，后加入白糖拌匀装瓶备用。每日早、晚各一次，每次 3~5g，温开水送服。

【功用】清热利湿。

【主治】血丝虫乳糜尿。

1167 白茅根散

【方源】《圣惠方》卷五十八。

【组成】白茅根一两（锉），赤芍药三分，滑石一两，木通三分（锉），子芩三分，葵子一两，车前子三分，乱发灰一分。

【用法】上为粗散。每服三钱，以水一中盏，煎至六分，去滓温服。如人行十里再服，以愈为度。

【主治】血淋，小便中痛不可忍。

1168 加味三妙丸

【方源】《医学正传》卷四。

【组成】苍术四两（米泔浸），黄柏二两（酒浸，晒干），川牛膝一两（去芦），当归尾一两（酒洗），川萆薢一两，防己一两，龟甲（酥炙）一两。

【用法】上为细末，酒煮面糊为丸，如梧桐子大。每服一百丸，空心姜盐汤送下。

【主治】两足湿痹疼痛，或如火燎，从足跗热起，渐至腰胯，或麻痹痿软。

1169 芍药汤

【方源】《保命集》卷中。

【异名】黄芩芍药汤（《明医指掌》卷九）、当归芍药汤（《医宗金鉴》卷五十三）。

【组成】芍药一两，当归、黄连各半两，槟榔二钱，木香二钱，甘草二钱（炙），大黄三钱，黄芩半两，官桂二钱半。

【用法】上㕮咀。每服半两，水二盏，煎至一盏，食后温服。

【功用】活血调气，清热解毒。①《保命集》：下血调气。②《杏苑生春》：清热行滞活血。③《成方便读》：理气行瘀。④《中医方剂学》：调和气血，清热解毒。

【主治】湿热痢。腹痛便脓血，赤白相兼，里急后重，肛门灼热，小便短赤。①《保命集》：泻痢。②《杏苑生春》：湿热壅郁，气血不得宣通，下痢脓血者。③《明医指掌》：妊娠痢疾，腹痛口渴，后重里急之证。④《医宗金鉴》：湿热凝结于肠胃，以致腹中窘痛，频频下痢，尿短色红，舌赤唇焦，喜饮冷水。⑤《成方便读》：下痢脓血稠黏，腹痛后重，邪滞交结者。

【宜忌】①《景岳全书》：此方唯真有实热者可用，若假热假实者误服则死。②《中医方剂与治法》：痢疾初起有表证，久痢属虚寒者，不宜使用本方。

【加减】血痢，渐加大黄；汗后脏毒，加黄柏半两。

【方论】①《杏苑生春》：本方以芩、连之苦寒以清湿热；木香、槟榔之辛温以行滞气；白芍、归尾活血养血；大黄下湿热之郁积；桂心通和营卫；甘草缓中和药。②《医方集解》：此足太阴、手足阳明药也。芍药酸寒，泻肝火，敛阴气，和营卫，故以为君；大黄、归尾破积而行血；木香、槟榔通滞而行气；黄芩、黄连燥湿而清热。盖下痢由湿热郁积于肠胃不得宣通，故大便重急，小便赤涩也。辛以散之，苦以燥之，寒以清之，甘以调之。加肉桂者，假其辛热以为反佐也。③《成方便读》：此方用大黄之荡涤邪滞；木香、槟榔之理气；当归、肉桂之行血；病多因湿热而起，故用芩、连之苦寒，以燥湿清热；用芍药、甘草者，缓其急而和脾。④《中医方剂学》：本方治法，是以调和气血为主，兼以清热解毒，方中重用芍药，配当归调和营血，配甘草缓急止痛；黄连、黄芩苦寒燥湿以解肠中热毒。在本方中，大黄配芩、连则清中有泻，导热下行；配木香、槟榔能行气导滞，皆属通因通用之法。方中肉桂，配在苦寒药中是为反佐，能防止苦寒伤阳，冰伏湿热之邪；配和血药则有加强行血之功。

【临证举例】①杆菌性痢疾：用芍药汤去大黄，制成芍药合剂，治疗杆菌性痢疾54例，全部治愈出院。制法与服法：将方中挥发性药物如当归、肉桂及广木香用蒸气蒸馏，其他非挥发性药物采用20%乙醇渗滤，按照《药典》规定，以1∶1制成流浸膏。成人每次20ml，日服4次，连服一周。儿童酌减。54例中1日内退烧者22例（40.75%），3日内退烧者3例，5日内退烧者4例，其余病例在入院初体温即正常。排便次数在服药3日内正常者22例，4日内正常者8例，1周内正常者14例，1周后正常者10例。腹痛及里急后重症，大多数病例在5日内消失，而严重的毒血症现象，均在3日内消失，狂躁不安、四肢痉挛都在1日后消失。大便镜检多数在1周内恢复正常，少数在两周内转为正常。（《中华医学杂志》1954，11：860-861.）②痔疮胀痛：刘某某，女，48岁。混合痔伴静脉及血栓形成，舌质红，苔黄，脉滑。以芍药汤加枳壳、金银花，服4剂后胀痛消除。（《江西中医药》1984，5：31.）

1170 当归拈痛汤

【方源】《医学启源》卷下。

【组成】羌活半两，防风三钱，升麻一钱，葛根二钱，白术一钱，苍术三钱，当归身三钱，人参二钱，甘草五钱，苦参（酒浸）二钱，黄芩一钱（炒），知母三钱（酒洗），茵陈五钱（酒炒），猪苓三钱，泽泻三钱。

【用法】上锉，如麻豆大。每服一两，水二盏半，先以水拌湿，候少时，煎至一盏，去滓温服。待少时，美膳压之。

【主治】湿热为病，肢节烦痛，肩背沉重，胸膈不利，遍身疼，下注于胫，肿痛不可忍。

【方论】经云：湿淫于内，治以苦温。羌活苦辛，透关利节而胜湿；防风甘辛，温散经络中留湿，故以为君。水性润下，升麻、葛根苦辛平，味之薄者，阳中之阳，引而上行，以苦发之也。白术苦甘温，和中除湿；苍术体轻浮，气力雄壮，能去皮肤腠理之湿，故以为臣。血壅而不流则痛，当归身辛温以散之，使气血各有所归。人参、甘草甘温，补脾养正气，使苦药不能伤胃。仲景云：湿热相合，肢节烦痛，苦参、黄芩、知母、茵陈者，乃苦以泄之也。凡酒制药，以为因用。治湿不利小便，非其治也，猪苓甘温平，泽泻咸平，淡以渗之，又能导其留饮，故以为佐。气味相合，上下分消，其湿气得以宣通矣。

1171　导水散

【方源】《寿世保元》卷五。

【组成】当归二钱，瞿麦三钱，车前子二钱，滑石三钱，赤茯苓三钱，泽泻二钱，猪苓二钱，木通二钱，石莲子（去壳）一钱，山栀子三钱，黄连六分，黄柏一钱五分（酒炒），知母一钱五分，甘草八分。

【用法】上锉。灯心煎，空心温服。

【主治】膀胱有热，小便闭而不通。

1172　防己宣痹汤

【方源】《镐京直指》。

【组成】防己三钱，木瓜二钱，地龙三钱（炒），穿山甲三钱（炒），灵仙二钱，木通一钱五分，苡仁八钱，赤苓四钱，丝瓜络一钱五分，飞滑石六钱（包），秦艽二钱，嫩桑枝三尺。

【主治】湿热下注，流走筋络，两足酸重或痛。

1173　苍术石膏汤

【方源】《保命集》卷中。

【组成】苍术半两，石膏五钱，知母（锉）一钱，半甘草一钱。

【用法】上药同和匀，都作一服，水两盏，煎至一盏，温服。

【主治】湿温，身多微凉，微微自汗，四肢沉重。

【方论】《古方选注》：苍术、石膏刚剂燥之，又得石膏、知母辛咸降之，以甘草佐苍术，知母佐石膏，刚柔相配，不伤脏腑之正气，可谓详审精密矣。虽与白虎汤相似，其义各有微妙。

1174　赤小豆当归散

【方源】《金匮》卷上。

【组成】赤小豆三升（浸令芽出，晒干），当归三两。

【用法】上为散。每服方寸匕，浆水下，一日三次。

【功用】《金匮要略心典》：排脓血，除湿热。

【主治】伤寒狐惑，下血，先血后便；肠痈便脓。①《金匮》：伤寒狐惑，脉数，无热微烦，默默但欲卧，汗出，初得之三四日，目赤如鸠眼，七八日目四眦黄黑，能食，脓已成，下血，先血后便，此近血也。②《张氏医通》：小肠热毒，流于大肠，先便后血，及狐惑蓄血，肠痈便脓。

【方论】①《金匮玉函经二注》：凡脉数则发热而烦。此热在血，不在荣卫，故不发热，但微烦尔。汗出者，以血病不与卫和，血病则恶烦故欲默，卫不和则阳陷故欲卧；腠理因开而津液泄也。三四日目赤如鸠眼者，热血循脉炎上，注见于目也；七八日目四眦黑者，其血凝蓄，则色变成黑也。若能食脓已成者，湿热之邪散漫，则毒血流，伤其中和之气，不清故不能食；若能食，可知其毒血已结成脓，胃气无扰，故能食也。用赤豆、当归治者，其赤小豆能消热毒，散恶血，除烦排脓，补血脉，用之为君；当归补血、生新去陈为佐；浆水味酸，解热疗烦，入血为辅使也。②《沈注金匮要略》：用赤小豆去湿清热，而解毒排脓；当归活血养正，以驱血中之风；浆水属阴，引归、豆入阴，驱邪为使。斯治风湿流于肠胃而设，非狐惑之方也。

【临证举例】近血：用赤小豆当归散治疗

因内痔、肛裂、息肉而便后出血 32 例，有效率为 96%。(《中国肛肠病杂志》1987，7：43.)

【备注】方中当归用量原缺，据《千金方》补。

1175 连朴饮

【方源】《霍乱论》卷四。

【组成】制厚朴二钱，川连（姜汁炒），石菖蒲、制半夏各一钱，香豉（炒）、焦栀各三钱，芦根二两。

【用法】水煎，温服。

【功用】行食涤痰。

【主治】湿热蕴伏而成霍乱。

【方论】《温病学讲义》：本方以川连苦寒清热化湿，厚朴苦温理气化湿，半夏降逆和胃，菖蒲芳香化浊，栀子、豆豉清宣郁热，芦根清利湿热、生津止渴。

【备注】本方方名，《温病学讲义》引作"王氏连朴饮"。

1176 利胆丸

【方源】《新急腹症学》引中医研究院方。

【组成】茵陈四钱，龙胆草、郁金、木香、枳壳各三钱。

【用法】共研细末，加鲜猪胆汁或牛胆汁一斤，先将胆汁熬浓至半斤，拌入药末中，并加适量蜂蜜为丸，每丸三钱。早、晚各服一丸。

【主治】胆囊炎、胆石症。

1177 利胆退黄汤

【方源】《古今名方》引熊寥生方。

【组成】茵陈、败酱草、板蓝根、玉米须各 30g，金银花 60g，郁金 12g，栀子 10g。

【功用】清热利湿，利胆疏肝。

【主治】阳黄。湿热俱甚，一身面目俱黄如橘子色，小便黄赤，发热，或兼恶寒，口干，或渴，胸脘满闷，厌油食少，右胁隐痛，甚则刺痛，舌红，苔黄，脉弦而数。

【加减】热偏重而便秘腹痛，加生大黄 9g；衄血，加鲜茅根 60g；胁痛，加延胡索 9g；湿偏重而头重身倦、腹痛便溏、苔白腻者，去栀子，加薏苡仁 30g，藿香 9g，茯苓 12g。

1178 利胆排石片

【方源】《中国药典》。

【组成】金钱草 250g，茵陈 250g，黄芩 75g，木香 75g，郁金 75g，大黄 125g，槟榔 125g，枳实（麸炒）50g，芒硝（精制）25g，厚朴（姜制）50g。

【制剂】以上十味，木香、大黄、芒硝粉碎成细粉，其余金钱草等七味经煎煮提取，浓缩成稠膏状，加入上述细粉制粒，压制成 1000 片，包糖衣，即得。

【用法】口服，排石：一次 6~10 片，一日 2 次；炎症：一次 4~6 片，一日 2 次。

【功效】清热利湿，利胆排石。

【主治】用于胆道结石、胆道感染、胆囊炎。

【宜忌】体弱，肝功能不良者慎用；孕妇禁用。

1179 金牛排石汤

【方源】《新医学》(1976，4：205.)。

【组成】金钱草二两，冬葵子五钱，飞滑石四钱，海金沙四钱，川牛膝三钱，川红花一钱半。

【功用】清热渗湿，化瘀通淋。

【主治】尿路结石。

【加减】肾结石，加核桃肉四钱，鸡内金二钱，王不留行三钱，车前仁四钱；输尿管结石，加薏苡仁、八月札各二两；膀胱结石，加石韦四钱；尿路结石，加火硝一钱；气虚，去红花，加党参、黄芪各五钱；肾阳虚，加补骨脂四钱，菟丝子四钱，或肉桂一钱半，附子三钱；肾阴虚，加熟地、枸杞、核桃肉各四钱；脾虚，加山药、茯苓各四钱；如结石久不移动，舌苔，脉象均无虚象者，重用清利之药，并加一些行气活血的药，如桃仁、当归等；腰痛腿痛，加桑寄生、川续断各四钱；尿道痛，加甘草梢三钱；血尿，加白茅根二两；有感染者，加黄芩四钱，紫花地丁或蒲公英一两；大便结，加生川军二钱；绞痛发作或持续甚者，加玄胡、香附、广木香各三钱。

1180　金沙五苓散

【方源】《古今医统》卷七十一。

【组成】海金沙、肉桂、甘草（炙）各二钱，赤茯苓、猪苓、白术、芍药各三钱，泽泻半两，滑石七钱，石韦一钱。

【用法】上为细末。每服三钱，水一盏，灯心三十茎，煎七分，空心服。

【主治】五淋痛涩。

1181　金海排石汤

【方源】《千家妙方》引江西万孟仪。

【组成】金钱草50g，海金沙15g，苡仁12g，甘草梢10g，冬葵子12g，乳香9g，牛膝15g，鸡内金10g，萆薢9g，木通5g，琥珀末1.5g（另包，吞服）。

【用法】水煎服，每日一剂。

【功用】清热，利湿，排石。

【主治】输尿管结石，湿热蕴结下焦证。

【方论】方中苡仁、木通、萆薢、甘草梢清热利湿；金钱草、海金沙、冬葵子排石通淋；牛膝、乳香、琥珀化瘀止痛，引石下行。诸药配合，相得益彰。

【临证举例】输尿管结石：胡某某，女，30岁，农民，1978年10月2日初诊。曾经南昌某医院检查，诊断为输尿管结石，建议手术治疗。因患者恐惧，由南昌返回，试服中药。症见尿急尿频，尿道刺痛，尿中带血，小腹作胀，排尿时尿道如有砂石感，舌质红，苔黄腻，脉濡数，以金海排石汤治之。连服5剂。二诊，尿频明显减轻，尿色较前清亮，少腹微胀痛，排尿仍然刺痛，腰酸膝软，神疲乏力，舌质红，苔薄黄，脉细数。应以运化结石，导其外泄。上方加生地10g，服后从尿道排出一块结石，形如小蚕豆大。诸症顿消，病愈康复，免去了手术之苦。

1182　治浊固本丸

【方源】《医学正传》卷六引东垣方。

【组成】莲花须、黄连（炒）各二两，白茯苓、砂仁、益智仁、半夏（汤泡七次，去皮脐）、黄柏（炒）各一两，甘草（炙）三两，猪苓二两五钱。

【用法】上为末，蒸饼为丸。每服五十丸，空心以温酒送下。

【功用】《全国中药成药处方集沙市方》：固本兼利湿热。

【主治】下焦湿热，便浊遗精，小便频数。①《医学正传》引东垣方：便浊遗精。②《医方考》：胃中湿热，渗入膀胱，浊下不禁。③《全国中药成药处方集沙市方》：湿热精浊，小便频数，白浊不止。

【方论】①《医方考》：半夏所以燥胃中之湿；茯苓、猪苓所以渗胃中之湿；甘草、砂仁、益智香甘益脾之品也，益脾亦所以制湿；而黄连、黄柏之苦，所以治湿热；莲花须之涩，所以止其滑泄耳。名之曰固本者，胃气为本之谓也。②《医方集解》：此足少阴、太阳、太阴药也。精浊多由湿热与痰，黄连泻心火，黄柏泻肾火，所以清热；二苓所以利湿；半夏所以除痰；湿热多由于郁滞，砂仁、益智辛温利气，又能固肾强脾，既以散留滞之气，且少济连、柏之寒；甘草利中而补土；唯莲须之涩，则所以固其脱也。

1183　驻车丸

【方源】《外台》卷二十五引《延年秘录》。

【组成】黄连六两，干姜二两，当归三两，阿胶（炙）三两。

【用法】上捣筛，三年酢八合，消胶令熔和，并手丸如大豆大。每服三十丸，以饮送下，一日二次。

【主治】久痢伤阴，湿热未尽，下痢脓血，腹痛后重，亦治休息痢。①《外台》引《延年秘录》：赤白冷热痢腹痛。②《千金方》：大冷洞痢肠滑，下赤白如鱼脑，日夜无节度，腹痛不可堪忍者。③《圣济总录》：产后冷热痢。④《局方》：一切下痢，无问新久。⑤《成方便读》：阴虚下痢发热，脓血稠黏，及休息痢。

【宜忌】《外台》引《延年秘录》：忌猪肉、冷水、黏腻等物。

【方论】《千金方衍义》：人身有车，皆附脊而行，以司精、气、神之运度。羊车属肺分，当在上，以职司化气生精，故位反在下；鹿车属肾分，当在下，以职司化火益气，故位反在中，牛车属脾分，当在中，以职司化味为神，故位反在上，此皆平人之常度也。平人失其常度而患下痢崩脱，良由鹿车过驶趱动；羊车过度，以致精血不藏；牛车过度，不能随鹿车之驰骤，以致水谷不充。故用干姜以助牛车之健运，黄连以挽鹿车之倾危，阿胶以救羊车之奔迫，当归以理血气之散乱，庶精、气、神各归其统，而无崩脱之虞。且冷痢得干姜可瘳，热痢得黄连可瘥，冷热交错得姜、连可解，阿胶可滋干姜之燥，当归可和黄连之寒。不特为久痢神丹，尤为休息痢之专药。

1184　茵陈汤

【方源】《外台》卷四引《近效方》。

【组成】茵陈四两，黄芩二两，栀子三两，升麻三两，大黄三两，龙胆草二两，枳实二两（炙），柴胡四两。

【用法】上切。以水八升，煮取二升七合，分温三服。不愈更作，以愈为度，不过三四剂愈，隔三五日一剂。

【主治】①《外台》：发黄，身面眼悉黄如金色，小便浓如煮黄柏汁者。②《圣济总录》：谷疸，食则头眩，心忪，怫郁不安，久久发黄。

【加减】若身绝羸，加生地黄一升，栀子加至七两，去大黄。如气力不羸，依前着大黄。

1185　茵陈散

【方源】《万病回春》卷三。

【组成】茵陈、栀子、赤苓、猪苓、泽泻、苍术、枳实、黄连、厚朴、滑石各等份。

【用法】上锉。加灯草一团，水煎服。

【主治】湿热发黄。

【加减】身热，加柴胡；小便短赤，加黄柏；胸膈饱闷，加莱菔子、茯苓；饮酒人，加瓜蒌仁、干葛、砂仁，去滑石。

1186　茵陈蒿汤

【方源】《伤寒论》。

【组成】茵陈六两，栀子十四枚（擘），大黄二两（去皮）。

【用法】上三味，以水一斗二升，先煎茵陈减六升，纳二味，煮取三升，去滓，分三服。小便当利，尿如皂荚汁状，色正赤，一宿腹减，黄从小便去也。

【功用】①《准绳·伤寒》：利小便，退黄逐热。②《伤寒大白》：去热退渴。

【主治】湿热黄疸，面目一身尽黄，黄色鲜明，腹微满，口渴，小便不利，舌苔黄腻，脉沉数者。①《伤寒论》：阳明病，发热汗出者，此为热越，不能发黄也。但头汗出，身无汗，齐颈而还，小便不利，渴引水浆者，此为瘀热在里，身必发黄。②《金匮》：谷疸之为病，寒热不食，食即头眩，心胸不安，久久发黄，为谷疸也。③《肘后方》：黄汗，身体四肢微肿，胸满，不得汗，汗出如黄柏汁，由大汗出，卒入水所致。④《医方集解》：湿热发黄，脉沉实者。

【方论】①《普济方》：小热之气，凉以和之；大热之气，寒以取之。茵陈、栀子之苦寒，以逐胃燥；大黄之苦寒，以下瘀热。②《内台方议》：阳明者，为胃之土，其色黄，若发热汗出者，为热气得越，不能发黄也；但头上汗出，齐颈而还者，乃热气不能越也；小便不利，渴引水浆者，乃热甚于胃，津液内瘀，结为黄也。故用茵陈为君，能治黄；栀子为臣，亦能治黄，寒以治热也；以大黄为佐使，以下泄瘀热，而除其黄也。③《医方集解》：茵陈发汗利水，以泄太阴、阳明之湿热，故为治黄之主药；茵陈、栀子能导湿热由小便出，大黄能导湿热由大便出。④《医宗金鉴》：茵陈禀北方之气，经冬不凋，傲霜凌雪，偏受大寒之气，故能除热留结，率栀子以通水源，大黄以调胃实，令一身内外瘀热悉从小便而出，腹满自减，肠胃无伤，乃合引而竭之之法。此阳明利水之圣剂也。以推陈致新之茵陈佐以屈曲下行之栀子，不用枳、朴以承气与芒硝之峻剂，则大黄但可以润胃中，而大便之不遽行可知，故必一宿而腹始减，黄从小便去而不由大肠去。

【临证举例】①传染性肝炎：用茵陈蒿汤加减治疗传染性肝炎20例，初步观察，对传染性肝炎的黄疸消失，速度较快。20例中，服药后第一周末即有12例黄疸指数减至50%~80%，占60%，此与茵陈蒿汤之清热利湿——利胆、利尿等作用有关。肝功能之恢复，一般较慢，尤以麝香草酚浊度试验与絮状试验之变化较少。服茵陈蒿汤无任何不良反应。(《上海中医药杂志》1957，8：19.)②急性病毒性肝炎：近年来应用茵陈蒿汤治疗7184例急性病毒性肝炎，近期治愈率均在95%以上，有效率100%。(《伤寒论方医案选编》引韩德五）③胆道蛔虫症及胆系感染：用本方为主治疗胆道蛔虫症及胆系感染121例，总有效率97.4%；治疗胆系感染40例，38例有效。(《伤寒论方医案选编》引武汉医学院附属二院中医科）

【现代研究】保肝作用：本方用于因四氯化碳致成的大白鼠急性肝损伤的实验中，能不同程度地减轻肝细胞的肿胀、气球样变、脂肪性变及坏死，使肝细胞内蓄积的糖原与核糖核酸含量有所恢复或接近正常，血清谷丙转氨酶活力显著下降，由此证明本方具有治疗肝炎和退黄作用。(《山西医药杂志》1975，3：19.)

1187 茵陈五苓散

【方源】《金匮》卷中。

【组成】茵陈蒿末十分，五苓散五分。

【用法】上药和，先食饮方寸匕，一日三次。

【功用】①《医门法律》：润气分燥热。②《冯氏锦囊》：清热祛湿。

【主治】湿热黄疸，湿重于热，小便不利，烦渴。①《金匮》：黄疸病。②《医学正传》引《活人书》：伤寒或伏暑发黄，小便不利，烦渴。③《鸡峰普济方》：因病未除，忽然一身面目悉黄，如橘子色，由瘀血在里，或因大热，以冷水洗之，湿热相搏，熏蒸肌肉，谓之黄疸。④《冯氏锦囊》：酒积黄疸，小便不利。⑤《笔花医镜》：阴黄，小便不利。

【方论】①《医方考》：茵陈，黄家神良之品也，故诸方多用之；猪苓、泽泻、茯苓、白术味淡，故可以导利小水；官桂之加，取有辛热，能引诸药直达热邪蓄积之处。②《古今名医方论》罗东逸曰：治酒积黄疸，盖土虚则受湿，湿热乘脾，黄色乃见。茵陈专理湿热，发黄者所必用也；佐以五苓，旺中州，利膀胱；桂为向导，直达热所，无不克矣。

【临证举例】①黄疸：有一家病伤寒七八日，身体深黄，鼻目皆痛，两髀及项颈腰脊强急，大便涩，小便如金。予曰：脉紧且数，脾元受湿，暑热蕴蓄于太阳之经，宿谷相搏，郁蒸而不得散，故使头面有汗，至颈以下无之；若鼻中气冷，寸口近掌无脉则不疗。急用茵陈汤调五苓散与之，数服愈。(《本事方》)②传染性肝炎：用茵陈五苓散治疗传染性肝炎3例，肝功能均转为正常，黄疸指数迅速下降。其中一例肝功能损坏较严重，故恢复时间较长。治疗过程无不良反应，肝脏肿大及消化系统症状逐步消失，精神恢复迅速。(《上海中医药杂志》1959，2：22.)

1188 茯苓渗湿汤

【方源】《景岳全书》卷五十七引《活人书》。

【组成】白茯苓、泽泻、茵陈、青皮、陈皮、防己各五分，栀子、黄芩各八分，黄连、枳实各七分，苍术、白术各一钱。

【用法】水煎服。

【主治】①《景岳全书》引《活人书》：黄疸湿热，呕吐而渴，身目俱黄，小便不利，食少而热。②《杏苑生春》：湿热内郁，致成黄疸。

【方论】《杏苑生春》：上证治宜清热胜湿。是以黄芩、黄连、栀子以清热，陈皮、青皮、枳实以散郁，猪苓、泽泻、赤苓利小便以渗湿，茵陈驱湿热以退黄疸。

【备注】本方《杏苑生春》无防己、苍术、白术，有猪苓。

1189 香连化滞汤

【方源】《明医指掌》卷九。

【组成】青皮（炒）一钱，陈皮一钱二分，厚朴（姜炒）一钱，枳实（炒）一钱，黄芩（略炒）一钱，黄连（炒）一钱，当归（酒洗）一钱，白芍药（炒）一钱，滑石一钱二分，槟榔八分，木香五分，甘草（炙）四分。

【用法】上锉作一剂。用水二大盏，煎至八分，空心温服。

【功用】①《北京市中药成方选集》：清热利湿，分解化滞。②《全国中药成药处方集·天津方》：清肠热，化食滞，杀菌止痢。

【主治】湿热积滞，痢疾腹痛，里急后重，便脓血。①《明医指掌》：妊娠痢疾初起，腹中痛，积滞不行，里急后重，频欲上圊。②《妇科玉尺》：妊娠痢疾初起，元气尚实者。③《全国中药成药处方集·天津方》：红白痢疾，里急后重，肠热便脓便血，食物停滞不消，作痛作胀。

【备注】本方改为丸剂，《妇科玉尺》名"香连化滞丸"。

1190 宣痹汤

【方源】《温病条辨》卷二。

【组成】防己五钱，杏仁五钱，滑石五钱，连翘三钱，山栀三钱，薏苡五钱，半夏（醋炒）三钱，晚蚕沙三钱，赤小豆皮三钱。

【用法】水八杯，煮取三杯，分温三服。

【功用】辛苦通阳。

【主治】湿痹。湿聚热蒸，蕴于经络，寒战热炽，骨骱烦疼，舌色灰滞，面目萎黄。

【加减】痛甚，加片子姜黄二钱，海桐皮三钱。

【方论】舌灰目黄，知其为湿中生热；寒战热炽，知其在经络；骨骱疼痛，知其为痹证。若泛用治湿之药，而不知循经入络，则罔效矣。故以防己急走经络之湿，杏仁开肺气之先，连翘清气分之湿热，赤豆清血分之湿热，滑石利窍而清热中之湿，山栀肃肺而泻湿中之热，薏苡淡渗而主挛痹，半夏辛平而主寒热，蚕沙化浊道中清气。痛甚，加片子姜黄、海桐皮者，所以宣络而止痛也。

1191 除湿达原饮

【方源】《松峰说疫》卷二。

【组成】槟榔二钱，草果仁五分（研），厚朴一钱（姜汁炒），白芍一钱，甘草一钱，栀子五分（研），黄柏五分（酒炒），茯苓三钱。

【主治】瘟疫兼湿。

【加减】如兼三阳经症，酌加柴、葛、羌活。此方分两不过大概，临床加减用之。

【方论】瘟而兼湿，故去知母而换黄柏以燥湿，且能救水而利膀胱；去黄芩换栀子，泻三焦火而下行利水；加茯苓利小便而兼益脾胃，三者备而湿热除矣。再加羌活等风药，亦能胜湿，除湿散温，一举两得。

1192　秦艽黄芩汤

【方源】《镐京直指》卷二。

【组成】秦艽二钱，黄芩一钱半，连翘三钱，金银花三钱，通草一钱半，赤苓三钱，大豆卷二钱，广郁金二钱，飞滑石六钱（包煎），泽泻三钱。

【主治】湿热内蒸，午后身热，脘闷溲赤。

1193　秘传通塞散

【方源】《松厓医径》卷下。

【组成】石韦（去毛）、滑石、瞿麦、萹蓄、冬葵子、木通、王不留行、地肤草各等份。

【用法】上为细末。每服三钱，滚白汤调送下。

【主治】小便淋闭，茎中作痛。

1194　消黄汤

【方源】《中医原著选读》引关幼波方。

【组成】茵陈60g，萹蓄、金银花各30g，酒炒大黄、酒炒黄芩各9g，瞿麦、泽兰各15g，赤芍、丹皮、六一散（包）各12g，木通4.5g。

【功用】清热利湿，解毒通淋。

【主治】黄疸持续不退。症见尿黄赤而灼热，尿频，尿痛，大便干，时有发热，舌苔稍黄，脉弦数，湿热下注者。

1195　海金沙散

【方源】《御药院方》卷八。

【组成】海金沙（研）、木通、瞿麦穗、滑石（研）、通草各半两，杏仁（汤浸，去皮尖，麸炒黄，研）一两。

【用法】上为细末。每服五钱，水一盏半，加灯心二十根，同煎至七分，去滓，食前温服。

【主治】小便淋涩，及下焦湿热，气不施化，或五种淋疾，癃闭不通。

1196　益元散

【方源】《宣明论》卷十。

【异名】天水散、六一散（《伤寒标本》卷下）。

【组成】桂府腻白滑石六两，甘草一两（炙）。

【用法】上为细末。每服三钱，加蜜少许，温水调下，不用蜜亦得，一日三次；欲饮冷者，新汲水调下；解利伤寒，发汗，煎葱白、豆豉汤调下；难产，紫苏汤调下。

【功用】利小便，宣积气，通九窍六腑，生津液，去留结，消蓄水，止渴宽中，补益五脏，大养脾肾之气，安魂定魄，明耳目，壮筋骨，通经脉，和血气，消水谷，保元，下乳催生；久服强志轻身，驻颜延寿。

【主治】身热吐利，泄泻肠澼，下痢赤白，癃闭淋痛，石淋，肠胃中积聚寒热，心躁，腹胀痛闷；内伤阴痿，五劳七历，一切虚损，痫痉、惊悸、健忘，烦满短气，脏伤咳嗽，饮食不下，肌肉疼痛；并口疮牙齿疳蚀，百药酒食邪毒，中外诸邪所伤，中暑、伤寒、疫疠，饥饱劳损，忧愁思虑，恚怒惊恐，传染并汗后遗热劳复诸疾；产后血衰，阴虚热甚，一切热证，兼吹奶乳痈。

【宜忌】孕妇不宜服。

【加减】加黄丹，名红玉散；加青黛，名碧玉散；加薄荷叶（末）一分，名鸡苏散。

【方论】①《医方考》：滑石性寒，故能清六腑之热；甘草性平，故能缓诸火之势。②《成方切用》：滑石重能清降，寒能泄热，滑能通窍，淡能行水，使肺气降而下通膀胱，故能祛暑住泻，止烦渴而利小便也。加甘草者，和其中气，又以缓滑石之滑降也，其数六一者，取天一生水，地六成之之义也。

【临证举例】①晕厥：张某某，男，48岁，厨师。1977年5月14日初诊。患者1年前因鳍刺刺伤右手食指，翌日全身不适，低热，右肢剧痛，纳呆、恶心、晕厥，经强心输液复苏。此后常无规律晕厥。患者面容憔悴，神情恐慌，右背及右腿外侧均见大小不等之绀斑十余块，大者如掌，小者似卵，质硬压痛，舌红有瘀点。诊为破伤中毒，毒瘀血分。遂予六一散 200g，每次用绿豆水冲服 10g，一日二次，十日后诸症缓解，又十日诸症痊愈。(《山西中医》1987，2：29.) ②疱疹：雷姓女婴，8 个月，因腹泻服西药后全身泛发疱疹，小豆样，疹周红润，伴咳嗽、低热，舌红，指纹淡红浮现，小便淋沥不畅。遂予六一散 30g，冲调徐徐凉饮，晚 7 时许服药，夜畅尿数次，翌晨疱疹全消，一切恢复正常。(《山西中医》1987，2：30.)

1197 萆薢分清饮

【方源】《医学心悟》卷四。

【组成】川萆薢二钱，黄柏（炒褐色）、石菖蒲各五分，茯苓、白术各一钱，莲子心七分，丹参、车前子各一钱五分。

【用法】水煎服。

【功用】《证因方论集要》：导湿理脾。

【主治】赤白浊属湿热者。

1198 黄疸汤

【方源】《临证医案医方》。

【组成】茵陈 30g，山栀 9g，金银花 15g，连翘 15g，败酱草 15g，板蓝根 15g，赤芍、白芍各 9g，柴胡 6g，神曲 15g，苏梗 6g，桔梗 6g，大豆黄卷 15g。

【功用】清热利湿退黄。

【主治】急性黄疸型肝炎（阳黄）。巩膜黄染，周身皮肤发黄，小便黄赤，舌苔黄腻，脉弦数。

【方论】茵陈清热利湿退黄，大豆黄卷解湿热退黄，金银花、连翘、板蓝根、败酱草、山栀清热解毒，苏梗、桔梗、柴胡疏肝理气，神曲发酵协助退黄，芍药柔肝养阴与柴胡配伍应用，为治疗肝胆疾患的要药。

1199 黄芩滑石汤

【方源】《温病条辨》卷二。

【组成】黄芩三钱，滑石三钱，茯苓皮三钱，大腹皮二钱，白蔻仁一钱，通草一钱，猪苓三钱。

【用法】水六杯，煮取二杯，滓再煮一杯，分三次温服。

【主治】脉缓身痛，舌淡黄而滑，渴不多饮，或竟不渴，汗出热解，继而复热，内不能运水谷之湿，外复感时令之湿。

【方论】湿热两伤，不可偏治，故以黄芩、滑石、茯苓皮清湿中之热，蔻仁、猪苓宣湿邪之正，再加腹皮、通草，共成宣气利小便之功。气化则湿化，小便利则火腑通而热自清矣。

1200 排石汤

【方源】《千家妙方》引杨友信方。

【组成】金钱草 30g，生鸡内金 15g，萹蓄 15g，瞿麦 15g，滑石 30g，车前子 15g，木通 6g，冬葵子 30g，留行子 18g，牛膝 10g，白茅根 30g。

【用法】水煎服，每日一剂。

【功能】清热排石，利水通淋。

【主治】下焦湿热，泌尿系结石。

【临证举例】石淋：夏某某，男，23 岁，邮电工人。经常左侧腰痛，尿急、尿血 1 月余，经 X 光腹部平片检查，发现左输尿管中段有黄豆大不透光阴影，诊断为左输尿管结石。曾在门诊服药 20 剂，因突起左腰后痛、尿血，急诊入院。服排石汤 18 剂，排出结石一块（1.1cm×0.8cm），痊愈出院，随访 5 年未再复发。叶某某，男，34 岁，内科医师。近 1 月来左侧腰腹绞痛（阵发性）共 6 次，在外院拍片，发现泌尿系结石，转来我院。检查：急性病容，左少腹轻压痛，脉弦数，苔黄腻；尿检：红细胞（+++），白细胞（++）；X 光泌尿系造影，显示左输尿管轻度扩张，其末端有绿豆大不透光阴影。诊为左输尿管结石。服排石汤，每日一剂，临床症状逐日转向正常，患者每日小便均用纱布过滤，但未见结石排出，服药 58 剂时，拍片检查（腹部平片及泌尿系造影）：原结石阴影消失，输尿管扩张复原。随访 10 年，未再复发。

1201　清魂汤

【方源】《兰室秘藏》卷下。

【异名】柴胡胜湿汤（原书同卷）。

【组成】柴胡、生甘草、酒黄柏各二钱，升麻、泽泻各一钱五分，当归梢、羌活、麻黄根、汉防己、草龙胆、茯苓各一钱，红花少许，五味子二十个。

【用法】上锉如麻豆大，分作二服。以水二盏，煎至一盏，去滓，食前稍热服。

【主治】两外肾冷，两髀阴汗，前阴痿，阴囊湿痒臊气。

【宜忌】忌酒、湿面、房事。

1202　清热平肝汤

【方源】《古今名方》引《中医原著选读·关幼波方》。

【组成】茵陈五钱，醋柴胡三钱，酒胆草三钱，小蓟五钱，赤芍四钱，丹皮四钱，石见穿五钱，白矾一钱，郁金三钱，泽兰一钱半。

【功用】清热平肝，凉血解毒。

【主治】肝胆湿热型：多见于迁延性慢性肝炎、脂肪肝或合并胆道感染，谷丙转氨酶长期不降或胆固醇增高者。症见口干口苦，两胁持续作痛，小便黄赤，大便干燥，身体日见增胖，胃腹作胀，有时烦躁，脉弦滑，舌苔白腻或黄厚，舌质红。

【加减】厌油者，加藿香三钱，佩兰三钱；胆固醇高者，加山楂五钱，草决明五钱；大便干者，加酒军三钱；小便黄者，加六一散（包）四钱。

1203　清热胜湿汤

【方源】《寿世保元》卷五。

【组成】苍术（米泔制）、黄柏（盐水炒）、羌活、白芍（酒炒）、陈皮（去白）、牛膝（去芦，酒洗）、木瓜、杜仲（姜汁炒）、威灵仙、泽泻各五分，甘草三分。

【用法】上锉。加生姜三片，水煎服。

【主治】腰胯湿热作痛者。

【加减】痛甚者，加乳香、没药（为末）各五分；水湿停下，入黑丑、槟榔各五分；血痛，加归尾、桃仁（去皮尖）各一钱，红花（酒洗）五分；冷风作痛，加熟附子一钱，减黄柏、泽泻各三分；倦怠，脚如沙坠，加苍术、防己、薏苡仁、白术各五分；游走而痛，加紫荆皮；湿热，加炒栀子；气不顺，加乌药；酸软，加牛膝、当归、地黄；肾虚，加补骨脂（炒）五分。

1204　清热渗湿汤

【方源】《赤水玄珠》卷二。

【组成】黄连、茯苓、泽泻各一钱，黄柏（盐水炒）二钱，苍术、白术各一钱半，甘草五分。

【用法】水煎服。

【主治】湿热证，面黄浮肿，肢节疼痛，痿困，烦渴，泄泻，溺赤。①《赤水玄珠》：湿证。②《景岳全书》：湿热浮肿，肢节疼痛，小水不利。③《张氏医通》：夏月湿热痿困，烦渴，泄泻，溺赤。④《医略六书》：湿热伤脾，不能化气，而口渴溺闭，面黄浮肿。

【加减】如单用渗湿，去连、柏，加陈皮、干姜。

【方论】《医略六书》：方中黄连清心火，燥脾湿；黄柏清肾火，燥膀胱；苍术燥湿强脾；白术健脾燥湿；甘草缓中和胃；茯苓渗湿和脾；泽泻泻三焦湿热以通利膀胱也。使热降湿消，则津液四布，而口渴自止，溺亦清长，何患黄肿之不退哉！此消热渗湿之剂，为脾亏湿热之专方。

1205 蒲灰散

【方源】《金匮》卷中。

【组成】蒲灰七分，滑石三分。

【用法】上为散。每服方寸匕，饮调下，每日三次。

【主治】小便不利；厥而皮水者。

【方论】①《金匮玉函经二注》：膀胱血病涩滞，致气不化而小便不利也。蒲灰、滑石者，本草谓其利小便、消瘀血。蒲灰治瘀血为君，滑石利窍为佐。皮水，用蒲黄消经络之滞，利小便为君；滑石开窍通水，通以佐之，小便利则水下行，逆气降。②《金匮要略心典》：蒲，香蒲也，能去湿热，利小便，合滑石为清利小便之正法也。

1206 瞿麦汤

【方源】《仁斋直指》卷十六。

【组成】烂滑石、赤芍药、瞿麦穗、车前子（不炒）、赤茯苓、石韦（去毛）、桑白皮（炒）、阿胶（炒酥）、黄芩、生干地黄（洗，焙）、甘草（炙）、白茅根各等份。

【用法】上为细末。每服二钱，加生发（烧灰）一钱，沸汤调下。如无茅根，用茅花。

【主治】血淋，尿血。

四、利水渗湿

1207 小分清饮

【方源】《景岳全书》卷五十一。

【组成】茯苓二三钱，泽泻二三钱，薏仁二钱，猪苓二三钱，枳壳一钱，厚朴一钱。

【用法】水一盅半，煎七八分，食前服。

【功用】①《成方切用》：消导，燥湿。②《谦斋医学讲稿》：利尿，理气。

【主治】小水不利，湿滞肿胀泄泻者，湿盛无寒而泻者；湿热下流，火伏阴中而遗精者；溺白证，饮食湿滞无内热者；湿热证热微者；淫浊初起，无火而但有窒塞者；气瘕，气

结膀胱，小水不利者；小儿吐泻；小水不利，湿滞肿胀，不能受补者。

【加减】如阴虚水不能达者，加生地、牛膝各二钱；如黄疸者，加茵陈二钱；如无内热而寒滞不行者，加肉桂一钱。

1208 五皮散

【方源】《中藏经·附录》。

【异名】五皮饮（《三因方》卷十四）。

【组成】生姜皮、桑白皮、陈橘皮、大腹皮、茯苓皮各等份。

【用法】上为粗末。每服三钱，水一盏半，煎至八分，去滓，不拘时候温服。

【功用】疏理脾气，消退虚肿。

【主治】水肿，脾虚湿盛。面目四肢浮肿，心腹胀满，小便不利，脉虚而大，以及妊娠水肿等。①《中藏经》：男子、妇人脾胃停滞，头面四肢悉肿，心腹胀满，上气促急，胸膈烦闷，痰涎上壅，饮食不下，行步气奔，状如水病。②《妇人良方》引《指迷方》：胎水。③《三因方》：皮水。四肢头面悉肿，按之没指，不恶风，其腹如故，不喘不渴，脉浮。④《御药院方》：他病愈后，或久痢之后，身体面目四肢浮肿，小便不利，脉虚而大。⑤《奇效良方》：小儿诸般浮肿气急，可食。⑥《仁术便览》：水肿烦渴，小便赤涩，大便闭，此属阳水，面肿尤妙。

【宜忌】忌生冷、油腻、硬物。

【方论】《成方便读》：水病肿满，上气喘急，或腰以下肿，此亦肺之治节不行，以致水溢皮肤，而为以上诸证。故以桑皮之泻肺降气，肺气清肃，则水自下趋；而以茯苓之从上导下，大腹之宣胸行水，姜皮辛凉解散，陈皮理气行痰。皆用皮者，因病在皮，以皮行皮之意。然肺脾为子母之脏，子病未有不累及其母也。故肿满一证，脾实相关，否则脾有健运之能，土旺则自可制水，虽肺之治节不行，决无肿满之患。是以陈皮、茯苓两味，本为脾药，

其功用皆能行中带补，匡正除邪。一举而两治之，则上下之邪，悉皆涣散耳。

1209 五苓散

【方源】《伤寒论》。

【异名】五苓汤（《宣明论》卷五）。

【组成】猪苓十八铢（去皮），泽泻一两六铢，白术十八铢，茯苓十八铢，桂枝半两（去皮）。

【用法】上为散。以白饮和服方寸匕，一日三次。多饮暖水，汗出愈。

【功用】①《古今名医方论》引程郊倩：开结利水，化气回津。②《慈禧光绪医方选议》：健脾祛湿，化气利水。

【主治】外有表证，内停水湿，头痛发热，烦渴欲饮或水入即吐，小便不利，苔白，脉浮者；水湿内停，水肿身重，霍乱吐利，泄泻；水饮停积，脐下动悸，吐涎沫而头眩，或短气而咳者。①《伤寒论》：太阳病，发汗后，脉浮，小便不利，微热，消渴者；中风发热，六七日不解而烦，有表里证，渴欲饮水，水入则吐者；霍乱头痛发热，身疼痛，热多欲饮水者。②《金匮》：瘦人脐下有悸，吐涎沫而颠眩。③《宣明论》：瘟疫烦渴。④《外科经验方》：下部湿热疮毒，小便赤少。⑤《医方集解》：通治诸湿腹满，水饮水肿，呕逆泄泻；水寒射肺，或喘或咳；中暑烦渴，身热头痛；膀胱积热，便秘而渴；霍乱吐泻，身痛身重。

【宜忌】①《医方集解》：若汗下之后，内亡津液，而便不利者，不可用五苓，恐重亡津液，而益亏其阴也。②《成方切用》：一切阳虚不化气，阴虚而泉竭，以致小便不利者，若再用五苓以劫其阴阳，祸如反掌，不可不慎。

【方论】①《医方考》：茯苓、猪苓、泽泻、白术，虽有或润或燥之殊，然其为淡则一也，故均足以利水。桂性辛热，辛热则能化气。②《古今名医方论》引赵羽皇：五苓散一方，为行膀胱之水而设，亦为逐内外水饮之首

剂也。方用白术以培土，土旺而阴水有制也；茯苓以益金，金清而通调水道也；桂味辛热，且达下焦，味辛则能化气，性热专主流通，州都温暖，寒水自行；再以泽泻、猪苓之淡渗者佐之，禹功可奏矣。③《医方集解》：二苓甘淡，入肺而通膀胱为君；泽泻甘咸，入肾、膀胱，同利水道为臣；益土所以制水，故以白术苦温健脾祛湿为佐；膀胱者津液藏焉，气化则能出矣，故以肉桂辛热为使，热因热用，引入膀胱以化其气，使湿热之邪皆从小水而出也。

【临证举例】①水逆证：一仆十九岁，患伤寒发热，饮食下咽，少顷尽吐，喜饮凉水，入咽亦吐，号叫不定，脉洪大浮滑。此水逆证，投五苓散而愈。（《名医类案》）②急性肾炎：40例急性肾炎患者均为较重病例，有明显的水肿、高血压、血尿及肾功能减退，部分病例伴有腹水和肾性心力衰竭。经应用五苓散治疗，一日总药量重症者9g，中等者6g，轻症者3g，七日为一疗程。并配合保温（尤其肾区保温）、减盐饮食及安静休息等。40例全部有效，平均住院天数为164天。（《哈尔滨中医》1959，12：19-20.）③湿疹：周某，男，六十四岁。患双下肢及颈项部湿疹已两年多，时轻时重，本次发作月余，所见渗水甚多，点滴下流，轻度瘙痒，身微恶寒，汗出较多，口干饮水，大便正常，小便略黄，苔薄白，脉濡缓略浮。证属阳虚不能行气利水，湿邪郁于肌表。治宜温阳化气利水，用五苓散加减：茯苓10g，桂枝9g，泽泻9g，白术9g，薏苡仁24g。三剂好转，又三剂症状消失。一年随访，未复发。（《伤寒解惑论》）

【现代研究】利尿消肿作用：复方试验研究表明，本方煎剂给正常大鼠灌胃及健康人和家兔口服，均有显著的利尿效果。《第二届汉药讨论会记录》：对用盐水注射，而引起局限性水肿，造成水代谢障碍的家兔，给予五苓散，可利尿并促进局限性水肿的吸收。（《日本药学会杂志》1985，3：29.）

1210　分消汤

【方源】《万病回春》卷三。

【组成】苍术（米泔浸，炒）、白术（去芦）、陈皮、厚朴（姜汁炒）、枳实（麸炒）各一钱，砂仁七分，木香三分，香附、猪苓、泽泻、大腹皮各八分，茯苓一钱。

【用法】上锉一剂。加生姜一片，灯草一团，水煎服。

【主治】中满成鼓胀，兼治脾虚发肿满饱闷。

【加减】气急，加沉香；肿胀，加莱菔子；胁痛面黑是气鼓，加青皮，去白术；胁满小肠胀痛、身上有血丝缕是血鼓，加当归、芍药、红花、牡丹皮，去白术、茯苓；嗳气作酸、饱闷腹胀是食鼓，加山楂、神曲、麦芽、莱菔子，去白术、茯苓；恶寒、手足厥冷、泻出清水是水鼓，加官桂；胸腹胀满、有块如鼓者是痞散成鼓，加山楂、神曲、半夏、青皮、归尾、玄胡、鳖甲，去白术、茯苓、猪苓、泽泻。

1211　分清饮

【方源】《仁斋直指》卷十。

【异名】草薢分清饮（《郑氏家传女科万金方》卷一）。

【组成】益智仁一两（醋浸），川草薢、石菖蒲（去毛）、天台乌药、白茯苓各一两，甘草四钱。

【用法】上为末。每二钱，盐少许，同煎，食前服。

【主治】小便余沥，赤白浊，白带。①《仁斋直指》：思虑过度，清浊相干，小便白浊。②《郑氏家传女科万金方》：白带。③《保婴撮要》：小便余沥，并赤白浊。

1212　四苓散

【方源】《丹溪心法》卷二。

【组成】白术、猪苓、茯苓各一两半，泽泻二两半。

【功用】①《痘疹金镜录》：利小便。②《全国中药成药处方集·南京方》：健脾止泻，利水除湿。

【主治】脾虚湿胜，水泻，小便不利；小儿阴囊肿痛。①《丹溪心法》：泄泻。②《医方考》：湿生于内，水泻，小便不利。③《寿世保元》：麻疹已出，泄泻不止。④《证治汇补》：湿气在中，清浊混乱，小便短少，大便溏泄。⑤《张氏医通》：小便赤涩胀痛，及温热时行烦渴。⑥《文堂集验方》：小儿阴囊忽肿痛。⑦《杂病源流犀烛》：伏暑浊病。⑧《幼科释谜》：风寒湿邪不解，烦渴欲饮者。

【加减】湿，加苍术；甚者，苍白二术同加（炒用）。火，加木通、黄芩。

【方论】《医方考》：湿胜则濡泻。故湿生于内者，令人水泻；湿并于大肠，故小便不利。白术燥而淡，燥则能健脾，淡则能利湿；茯苓甘而淡，甘则能补中，而淡亦渗湿；猪苓苦而淡，泽泻咸而淡，苦者有渗利而无补益，咸者直能润下而兼渗利。丹溪曰：治湿不利小便，非其治也。

【临证举例】腹痛泄泻：薛某，腹满下至少腹，三阴都已受伤，而周身疥疮，数年不断，脉络中必有湿热，就腹痛泄泻，腑阳不通，不独偏热偏寒之治，常用四苓散：猪苓三钱，茯苓三钱，泽泻一钱半，生於术一钱，椒目五分。（《临证指南医案》）

【备注】本方用法：《寿世保元》：水煎服。《文堂集验方》：灯心汤调服。

1213　加减胃苓汤

【方源】《万病回春》卷三。

【组成】苍术（米泔制）一钱半，陈皮（去白）一钱，厚朴（姜制）八分，猪苓（去皮）、赤茯苓（去皮）、泽泻、白术（去芦）各一钱，大腹皮六分，神曲（炒）八分，甘草（炙）三分，山楂（去核）七分，香附（姜炒）

六分，木瓜一钱，槟榔八分，砂仁七分。

【用法】上锉一剂。水二盅，加生姜三片，灯心一团，煎至一盅，食远温服，滓再煎服。

【主治】水肿。

1214 防己茯苓汤

【方源】《金匮》卷中。

【异名】木防己汤（《外台》卷二十引《深师方》）、防己汤（《圣济总录》卷三十二）。

【组成】防己三两，黄芪三两，桂枝三两，茯苓六两，甘草二两。

【用法】以水六升，煮取二升，分温三服。

【主治】①《金匮》：皮水为病，四肢肿，水气在皮肤中，四肢聂聂动者。②《圣济总录》：伤寒病后气虚，津液不通，皮肤虚满。

【宜忌】《外台》引《深师方》：忌海藻、菘菜、生葱、酢物。

【方论】①《医方集解》：防己行经络，茯苓善渗泄，黄芪达皮肤，桂枝走肢节。②《金匮要略心典》：皮中水气，浸淫四末而壅遏卫气，气水相逐，则四肢聂聂动也。防己、茯苓善驱水气，桂枝得茯苓则不发表而反行水，且合黄芪、甘草助表中之气，以行防己、茯苓之力也。③《退思集类方歌注》：水在皮肤，卫阳必虚而汩没，故用桂枝宣卫阳以解肌；君茯苓泄皮中水气；黄芪益卫气，生用亦能达表，治风注肤痛；汉防己大辛苦寒，通行十二经，开腠理，泄湿热，此治皮水之主方也。里无水气，故不须白术以固里。

1215 防己黄芪汤

【方源】《金匮》卷上。

【组成】防己一两，甘草半两（炒），白术七钱半，黄芪一两一分（去芦）。

【用法】上锉，如麻豆大。每抄五钱匕，加生姜四片，大枣一枚，水一盏半，煎至八分，去滓温服，良久再服。服后当如虫行皮中，从腰下如冰，后坐被上，又以一被绕腰下，温令微汗，愈。

【功用】《医碥》：固表以散风水。

【主治】肌表气虚，风湿外客，一身尽重，关节烦疼，或腿足浮肿，汗出恶风，脉浮者。①《金匮》：风湿或风水，脉浮身重，汗出恶风者。②《局方》：风湿相搏，客在皮肤，一身尽重，四肢少力，关节烦疼，时自汗出，洒淅恶风，不欲去衣；及风水客搏，腿脚浮肿，上轻下重，不能屈伸。③《医方集解》：诸风诸湿，麻木身痛。④《治疫全书》：风温误汗，恐致亡阳者。

【加减】喘者，加麻黄半两；胃中不和，加芍药三分；气上冲者，加桂枝三分；下有陈寒者，加细辛三分。

【方论】①《金匮玉函经二注》：以黄芪实卫，甘草佐之；防己祛湿，白术佐之。然则风湿二邪，独无散风之药何耶？盖汗多知其风已不留，以表虚而风出入乎其间，因之恶风尔。唯实其卫，正气壮，则风自退，此不治而治者也。②《医方集解》：此足太阳、太阴药也。防己大辛苦寒，通行十二经，开窍泻湿，为治风肿、水肿之主药；黄芪生用达表，治风注肤痛，温分肉，实腠理；白术健脾燥湿，与黄芪并能止汗为臣；防己性险而捷，故用甘草甘平以缓之，又能补土制水为佐；姜、枣辛甘发散，调和荣卫为使。③《成方便读》：防风、防己二物，皆走表行散之药，但一主风而一主湿，用各不同，故方中不用防风之散风，而以防己之行湿。然病因表虚而来，若不振其卫阳，则虽用防己亦不能使邪逐去而病愈。故用黄芪助卫气于外，白术、甘草补土德于中，佐以姜、枣通行营卫，使防己大彰厥效。服后如虫行皮中，上部之湿欲解也。或从腰以下如冰，用被绕之，令微汗出愈，下部之湿仍从下解。虽下部而邪仍在表，仍当以汗而解耳。

【临证举例】①功能性水肿：赵某，女，46岁。半年前出现水肿，经检查，肝、肾功能正常，心脏听诊及尿常规检查亦属正常，诊为功能性水肿。曾服西药利尿剂，水肿消，但不能巩固，且出现乏力。诊见下肢浮肿，按之没指，晨轻暮重，乏力肢麻，白带多，大便溏薄，舌苔白薄而腻，脉濡。用防己黄芪汤加味：生黄芪、防己各15g，生炒白术各10g，生姜3片，大枣5枚，赤小豆、玉米须各30g。煎服7剂后肿消，半个月后浮肿又起，仍投上药，再服7剂，病即痊愈。随访半年，未复发。(《陕西中医》1987，1：27.) ②更年期综合征：王某，女，47岁。常自汗出，手足发麻，小便量少，下肢浮肿，舌质淡胖，月经错乱，舌苔薄白，脉濡。曾在内分泌科检查，未发现明显阳性指征，诊为更年期综合征，用生黄芪15g，白术、防己各12g，生姜3片，大枣3枚。煎服14剂，水肿消退。(《陕西中医》1987，1：27.)

1216 泽泻汤

【方源】《金匮》卷中。

【异名】泽泻散(《普济方》卷一九一)。

【组成】泽泻五两，白术二两。

【用法】上二味，以水二升，煮取一升，分温再服。

【功用】《中医方剂学》：利水除饮，健脾制水。

【主治】饮停心下，头目眩晕，胸中痞满，咳逆水肿。①《金匮》：心下有支饮，其人苦冒眩。②《普济方》：水肿。③《医灯续焰》：胸中痞结，坚大如盘，下则小便不利。④《证治汇补》：饮水太过，肠胃不能传送。⑤《会约医镜》：咳逆难睡，其形如肿。

【方论】①《金匮要略心典》：冒者，昏冒而神不清，如有物冒蔽之也；眩者，目眩转而乍见玄黑也。泽泻泻水气，白术补土气，以制水也。②《金匮要略方义》：此方所治之冒眩，乃水饮停于中焦，浊阴上冒，清阳被遏所致。治当利湿化饮，健脾和中。本方泽泻、白术两药相伍，一者重在祛湿，使已停之饮从小便而去；一者重在健脾，使水湿既化而不复聚。高学山称此为"泽泻利水而决之于沟渠，白术培

土而防之于堤岸"，其意甚当。

【临证举例】①支饮：管某，女，咳吐沫，业经多年，每届冬令必发，时眩冒，冒则呕吐，大便燥，小溲少，咳则胸满。此为支饮，宜泽泻汤：泽泻一两三钱，生白术六钱。服1剂，即觉小溲畅行，而咳嗽大平。续服5服，其冬竟得安度。(《经方实验录》) ②伏饮眩冒：陈某，五十一岁，人尚未老，阳痿多年。眩晕昏迷，胸中如伤油腻状，饮水多则胃不快，此伏饮眩冒症也。先与白术泽泻汤逐其饮，再议缓治湿热之阳痿。岂有六脉俱弦细，而恣用熟地，久服六味之理哉？冬於术二两，泽泻二两，煮三杯，分三次服。已效而未尽除，再服原方十数帖而愈。(《吴鞠通医案》) ③水肿：王某某，女，60岁，水肿2年余，时轻时重，晨起见于眼睑，入暮甚于下肢，按之凹陷难复。伴头晕目眩，胃纳不振，四肢倦怠。舌苔白滑，脉沉细。此脾气虚弱，水湿不化。治以健脾利湿，泽泻汤主之：炒白术45g，泽泻30g。每日煎服1剂，连服5剂，水肿渐消。原方续进10剂后，头目转清，胃纳亦充，脉舌俱平。(《江苏中医杂志》1984，6：35.)

1217 茯苓戎盐汤

【方源】《金匮》卷中。

【组成】茯苓半斤，白术二两，戎盐(弹丸大)一枚。

【用法】先将茯苓、白术煎成，入戎盐再煎，分三次温服。

【功用】《金匮心释》：益肾健脾利湿。

【主治】小便不利。

【方论】《沈注金匮要略》：夫湿热壅于膀胱则为淋，然伤腑未有不伤于脏者。故用白术健脾，茯苓渗湿，不使下流入肾为病，以戎盐养水软坚，而除阴火。

1218 茯苓泽泻汤

【方源】《金匮》卷中。

【组成】茯苓半斤，泽泻四两，甘草二两，

桂枝二两，白术二两，生姜四两。

【用法】以水一斗，煮取三升，纳泽泻，再煮取二升半，温服八合，一日三次。

【主治】①《金匮》：胃反，吐而渴欲饮水者。②《三因方》：霍乱吐利后，烦渴欲饮水。

【方论】《金匮玉函经二注》：胃反吐，津液竭而渴矣，斯欲饮水以润之，更无小便不利，而用此汤何哉？盖阳绝者，水虽入而不散于脉，何以滋润表里，解其燥郁乎？唯茯苓之淡行其上，泽泻之咸行其下，白术、甘草之甘和其中，桂枝、生姜之辛通其气，用布水精于诸经，开阳存阴，而洽荣卫也。

【临证举例】胃反：《成迹录》云：安部候臣菊池大夫，从候在浪华，久患胃反，请治于先生曰：不佞曩在江户得此病，其初颇吐水，间交以食，吐已乃渴，诸医交疗，百端不愈，一医叫我断食，诸证果已。七日始饮，复吐如初，至今五年，未尝有宁居之日，愿先生救之。先生乃诊其腹，自胸下至脐旁硬满，乃与茯苓泽泻汤，数日而痊愈。（《金匮今释》）

1219 胃苓汤

【方源】《增补内经拾遗》卷三引《局方》。

【异名】胃苓散（《普济方》卷三二一引《妇人良方》）。

【组成】苍术（泔浸）八钱，陈皮、厚朴（姜制）五钱，甘草（蜜炙）三钱，泽泻二钱五分，猪苓、赤茯苓（去皮）、白术各一钱半，肉桂一钱。

【用法】上为粗末，每服一两，以水二盅，加生姜三片，大枣二枚，炒盐一捻，煎八分，食前温服。

【功用】①《增补内经拾遗》引《局方》：安胃利水止泻。②《中医方剂学》：祛湿和胃。

【主治】脾湿过盛，呕吐泄泻，浮肿黄疸，小便不利。①《增补内经拾遗》引《局方》：小便癃闭，大便飧泄，濡泻。②《普济方》引《妇人良方》：夏秋之间，脾胃伤冷，

水谷不分，泄泻不止。③《普济方》引《如意方》：沉冷证小便不利，及胃虚不和，早晨心腹痛。④《丹溪心法》：阴囊肿，状如水晶，时痛时痒出水，小腹按之作声，小便频数，脉迟缓。⑤《保婴金镜录》：脾胃受湿，呕吐泄泻。⑥《增补内经拾遗》引《保生备录》：阴水。⑦《杏苑生春》：中暑挟食不消，吐泻腹痛。⑧《张氏医通》：饮食停积，浮肿泄泻。

【加减】口渴者，去肉桂。

1220 猪苓汤

【方源】《伤寒论》。

【组成】猪苓（去皮）、茯苓、泽泻、阿胶、滑石（碎）各一两。

【用法】上五味，以水四升，先煮四味取二升，去滓，纳阿胶烊消，温服七合，每日三次。

【功用】①《医方集解》：利湿泻热。②《血证论》：滋阴利水，祛痰。

【主治】水热互结，阴亏津伤，发热心烦，渴欲饮水，小便不利，或兼有咳嗽，呕恶下利。现亦用于乳糜尿、流行性出血热休克期、急性膀胱炎。①《伤寒论》：阳明病脉浮发热，渴欲饮水，小便不利者。少阴病下利六七日，咳而呕渴，心烦不得眠者。②《得效方》：五淋。③《医学入门》：先呕后渴，头痛身痛，胃燥，及秋疫发黄。④《幼科发挥》：湿热，泻时有腹痛，或痛或不痛，所下亦有完谷而未尽化者，有成糟粕者。⑤《瘟疫明辨》：渴而小便不利，少腹不可按，尺脉必数。⑥《医方集解》：湿热黄疸，尿赤。⑦《奇正方》：子肿，妊娠七八个月，面目浮肿，小便少者。⑧《医学金针》：水停腹胀。⑨《血证论》：肾经阴虚，水泛为痰者。

【宜忌】①《伤寒论》：阳明病，汗出多而渴者，不可与猪苓汤。②《外台》：忌醋物。③《古方选注》：虽渴而里无热者，不可与也。

【方论】①《内台方议》：五苓散中有桂、

术，兼治于表也；猪苓汤中有滑石，兼治于内也。故用猪苓为君，茯苓为臣，轻淡之味，而理虚烦，行水道；泽泻为佐，而泄伏水；阿胶、滑石为使，镇下而利水道者也。②《医方考》：猪苓质枯，轻清之象也，能渗上焦之湿；茯苓味甘，中宫之性也，能渗中焦之湿；泽泻味咸，润下之性也，能渗下焦之湿；滑石性寒，清肃之令也，能渗湿中之热；四物皆渗利，则又有下多亡阴之惧，故用阿胶佐之，以存津液于决渎尔。③《伤寒附翼》：二苓不根不苗，成于太空元气，用以交合心肾，通虚无氤氲之气；阿胶味厚，乃气血之属，是精不足者，补之以味也；泽泻气味轻清，能引水气上升；滑石体质重坠，能引火气下降，水升火降，得既济之理矣。④《成方便读》：二苓、泽泻，分消膀胱之水，使热势下趋；滑石甘寒，内清六腑之热，外彻肌表之邪，通行上下表里之湿；恐单治其湿，以致阴愈耗而热愈炽，故加阿胶养阴息风，以存津液，又为治阴虚湿热之一法也。

【临证举例】 ①乳糜尿：鞠某某，男，25岁。1975年10月始见尿呈白色，伴有尿频、尿急，继感腰痛，症状渐重，治疗20余天，好转出院后上述症状再现，于1975年12月27日住我科。舌质淡，舌苔薄白，脉沉细。左肾叩击痛（+）。化验：血微丝蚴Φ；嗜伊红细胞10%；尿检：蛋白（+++），白细胞1~3/HP，红细胞（+++），乳糜尿（+）。诊断：乳糜尿（膏淋）。处方、用法：阿胶三钱（另包冲服），云苓四钱，泽泻四钱，滑石四钱，猪苓四钱。每日1剂，水煎服。10剂后，尿检转为正常，乳糜尿转阴。（《河南中医学院学报》1978，1：48.）②流行性出血热休克期：病例均为出血热休克期伴少尿的青壮年患者，男10例，女3例。在休克期前阶段主要表现为发热面赤，烦躁恶心，口渴恣饮，少尿，眼结膜充血（或出血），水肿，舌红，苔薄白或薄黄而干，脉浮细数；进入后阶段的表现为心烦不寐，时有谵语，唇裂齿枯，口干不欲饮，小便短赤不利，大便多数干结，舌红绛，胖厚僵硬，舌苔黄厚干，或焦黄，或少苔而燥，脉细数沉滑。实验室检查发现血钠降低，血红蛋白升高。舒张压明显升高，脉压变小。治疗以口服猪苓汤为主。处方：猪苓30g，泽泻30g，茯苓15g，阿胶30g（隔水烊化约30ml，加糖另服）。有腹泻者另加滑石10g，煎药时加水量每剂不超过300ml，文火煎2次，每次浓缩至70~80ml，先服烊化的阿胶，再服第一煎药，分数次或一次服完，以不呕出为原则；半小时后继服第二煎药。服中药时，适当补给不同浓度的晶体液（包括纠酸用的碱性溶液）和葡萄糖液。结果：11例在休克期前阶段给药后，9例中止进入休克期后阶段，2例进入休克期后阶段；另2例先经西药治疗，因治疗棘手，在进入休克期后阶段后改用猪苓汤治疗。全组13例无一例死亡。讨论：猪苓汤虽作用缓慢，每次尿量不多，但利尿效应长于速尿2倍以上（平均持续达7.8小时）。其实际排尿总量较对照组为多，服药后24小时内血钠普遍上升，水、电解质也趋向恢复正常。经验：猪苓汤治疗本病休克期宜早期应用，如已进入肾小管严重坏死的少尿期，用之常不理想。对合并出现弥漫性血管内凝血高凝阶段的患者，酌情加用活血化瘀药如丹参、丹皮、赤芍、川芎。（《中医杂志》1982，6：34.）③急性膀胱炎：近年用猪苓汤治疗急性膀胱炎107例，均服药1~6剂痊愈。典型病例：张某某，女，32岁，1980年1月21日诊。晨起小便淋涩，尿道刺痛，少腹坠胀，身寒颤栗，舌红苔薄，脉浮弦；小便检查：蛋白（+++），白细胞满视野，红细胞（++）。乃湿热蕴蓄下焦，膀胱气化不利。宜清热通淋，凉血止血。投猪苓10g，茯苓18g，滑石15g，阿胶6g（烊化），加桔梗6g，茜草10g，白茅根15g。2剂后症状缓解，少腹仍胀；续服2剂痊愈。（《浙江中医杂志》1982，10：448.）

【现代研究】①利尿作用：日本原中氏等的研究表明，本方对大鼠有明显的利尿作用，给予10倍常用量猪苓汤，可见大鼠24小时尿量及钠排泄量均显著增加，连续给药1个月，对大鼠血浆和各脏器的电解质量以及水分的分布均无明显影响，也不影响体重增加和一般活动，肾脏组织学检查未见异常。(《国外医学·中医中药分册》1981，2：121.)②对肾结石的影响：给大鼠饲以含有3%的乙醇酸饲料，引起草酸钙性肾结石，再在饲料中拌以1%之猪苓汤提取物，可明显抑制结石形成，并使肾组织草酸含量明显降低为6.0±2.6mg/ml（对照组为26.7±4.7mg/ml）。(《汉方医学》1985，10：119.)③对肾功能的影响：用烧灼损伤大鼠肾皮质所致实验性肾性肾功能不全研究本方的作用，将其提取物以1g/kg剂量混于饮水中，从实验动物造型时即开始给服，连续12个月，结果表明本方有显著疗效。表现为动物生长等一般情况比对照动物好，血红蛋白量增高，寿命也延长。(《汉方医学》1982，4：10.)④对免疫功能的影响及抗癌作用：用猪苓汤提取物腹腔注入，连续5日，可显著增强艾氏腹水癌荷瘤小鼠的网状内皮系统吞噬功能，吞噬指数K明显增高，并使肝脏及胸腺明显增重，而吞噬系数a则未见明显上升，表明其增强网状内皮系统对血流中惰性炭粒的吞噬活性可能主要来自肝脏库普弗细胞的增殖。观察艾氏腹水癌所致小鼠的死亡时间，猪苓汤有一定延缓作用。(《汉方医学》1985，5：14.)

1221 猪苓散

【方源】《金匮》卷中。

【组成】猪苓、茯苓、白术各等份。

【用法】上为散，饮服方寸匕，每日三次。

【功用】①《金匮要略心典》：崇土逐水。②《医宗金鉴》：利水，止呕吐。

【主治】呕吐而病在膈上，后思水者。

【宜忌】《外台》：忌桃、李、雀肉、醋物。

【临证举例】①水逆证：一人每呕水二三碗，诸药不效，但吃井华水一口即止，用此药即愈。(《东医宝鉴·杂病篇》)②肠套叠：刘某，男，26岁。忽患腹痛如刀割，腹胀如鼓，大便不通，大渴。每饮一大勺，饮下不久即呕出，呕后再饮，寝室满地是水。诊断为肠套叠，须做大手术，痛延至三日，医皆束手，危在旦夕。诊其脉沉紧而滑，首用白术、茯苓、猪苓各五钱，水煎服一剂，呕渴皆除，大便即通。继用附子粳米汤，腹痛、腹胀等症亦渐痊愈。(《湖南省老中医医案选》(一)

1222 葛花解酲汤

【方源】《内外伤辨》卷下。

【组成】白豆蔻仁、缩砂仁、葛花各五钱，干生姜、神曲（炒黄）、泽泻、白术各二钱，橘皮（去白）、猪苓（去皮）、人参（去芦）、白茯苓各一钱五分，木香五分，莲花青皮（去穰）三分。

【用法】上为极细末，和匀。每服三钱匕，白汤调下。但得微汗，酒病去矣。

【功用】分消湿邪，温中健脾。①《内外伤辨》：上下分消其湿。②《证治宝鉴》：温中利湿。③《全国中药成药处方集·天津方》：解积醒酒，固中气，使湿从下行。

【主治】饮酒太过，呕吐痰逆，心神烦乱，胸膈痞塞，手足战摇，饮食减少，小便不利。或酒积，以致口舌生疮，牙疼，泄泻，或成饮癖。①《内外伤辨》：酒客病。②《脾胃论》：饮酒太过，呕吐痰逆，心神烦乱，胸膈痞塞，手足战摇，饮食减少，小便不利。③《保婴撮要》：乳母酒醉后，乳儿遗热为患。④《口齿类要》：酒积，口舌生疮，或呕吐泄泻。⑤《医部全录》：嗜酒后牙疼。⑥《兰台轨范》：酒伤而成饮癖。

【方论】①《医方考》：葛花之寒，能解酒中之毒；茯苓、泽泻之淡，能利中酒之湿；砂仁、豆蔻、木香、青皮、陈皮之辛，能行酒食之滞；生姜所以开胃止呕，神曲所以消磨炙腻；而人参、白术之甘，所以益被伤之胃尔。②《杏苑生春》：用葛花解酒毒，以神曲、砂仁、白豆蔻等消宿食；茯苓、猪苓、泽泻等利小便，导湿热；人参、白术补中健脾；生姜、陈皮、青皮、木香等行郁气而除痞闷。③《医方集解》：此手足阳明药也。过饮无度，湿热之毒积于肠胃，葛花独入阳明，令湿热从肌肉而解，豆蔻、砂仁皆辛散解酒，故以为君；神曲解酒而化食，木香、干姜调气而温中，青皮、陈皮除痰而疏滞，二苓、泽泻能驱湿热从小便出，乃内外分消之剂，饮多则中气伤，故又加参、术以补其气也。

1223 燥湿固元养精汤

【方源】《仁术便览》卷三。

【组成】苍术一钱，赤茯苓一钱，萆薢二钱，山茱萸（去核）一钱半，泽泻七分，白术一钱，当归八分，益智仁一钱，牡蛎（煅）一钱，黄柏（炒）八分，乌药一钱，竹叶十片，灯心十茎。

【用法】水煎，空心服。

【主治】白浊。

五、温化水湿

1224 术桂汤

【方源】《兰室秘藏》卷下。

【组成】苍水二钱，麻黄、炒神曲、橘皮、白茯苓、泽泻各一钱，桂枝、半夏、草豆蔻仁、猪苓各五分，黄芪三分，炙甘草二分，杏仁十个。

【用法】上都作一服。水二盏，加生姜五片，煎至一盏，去滓，食前热服。

【主治】寒湿所客，身体沉重，胃脘痛，面色萎黄。

1225 术附姜苓汤

【方源】《温病条辨》卷三。

【组成】生白术五钱，附子三钱，干姜三钱，茯苓五钱。

【用法】水五杯，煮取二杯，一日服二次。

【主治】湿久伤阳，痿弱不振，肢体麻痹，痔疮下血。

1226 甘草干姜茯苓白术汤

【方源】《金匮》卷中。

【异名】甘姜苓术汤（原书同卷）。

【组成】甘草、白术各二两，干姜、茯苓各四两。

【用法】以水五升，煮取三升，分温三服，腰中即温。

【功用】暖土胜湿。①《医宗金鉴》：补土制水，散寒渗湿。②《血证论》：和脾利水。③《谦斋医学讲稿》：温脾化湿。

【主治】肾着。寒湿下侵，身重，腰以下冷重而痛，饮食如故，口不渴，小便自利。①《金匮》：肾着之病，其人身体重，腰中冷，如坐水中，形如水状，反不渴，小便自利，饮食如故。病属下焦，身劳汗出，衣里冷湿，久久得之。腰以下冷痛，腰重如带五千钱。②《圣济总录》：胞痹，小便不利，鼻出清涕者。③《金匮要略讲义》：呕吐腹泻，妊娠下肢浮肿，或老年人小便失禁，男女遗尿，妇女年久腰冷带下等，属脾阳不足而有寒湿者。

【宜忌】《外台》：忌海藻、菘菜、桃李、雀肉、酢物。

【方论】《医方考》：肾着于湿，腰冷如冰，若有物者，此方主之。肾主水，脾主湿，湿胜则流，必归于坎者，势也，故曰肾着。腰为肾之府，湿为阴之气，故令腰冷如冰；若有物者，实邪着之也。干姜，辛热之物，辛得金之燥，热得阳之令，燥能胜湿，阳能曝湿，故象而用之；白术、甘草，甘温之品也，甘得土之味，温得土之气，土胜可以制湿，故用以佐之；白茯苓，甘淡之品也，甘则益土以防水，淡则开其窍而利之，此围师必缺之义也。

【临证举例】①肾着：杜某，女，52岁。腰痛，腰部重倦有冷痹感，两侧髋关节痛，行动拘急痛，俯仰困难，四肢倦怠无力已五月余，治疗无效。诊其脉沉迟，此肾着证也，肾虚而寒湿所侵，腰受冷湿着而不去。治宜温通驱寒湿为治，拟用肾着汤：白术一两，云苓一两，干姜一两，炙甘草五钱。二剂，清水三盅，煎至一盅，温服。后以原方加桂枝尖、杜仲，共进8剂而愈。(《广东中医》1962，7：31.)②滑精：一士人，年七十三，平生小便频数，腰冷如坐水中，厚衣覆盖而坐，精液时泄不自禁，诸治并无效，如此已十余年矣。余诊之，心下悸，即与此方而痊愈。(《金匮要略今释》引《古方便览》)③带下：丁某，女，44岁。带下年余，近半月来加重，色白清稀，绵绵不绝，少腹隐痛，头晕乏力，面色苍白，形寒肢冷，腰酸，舌胖苔白，脉小略滑。乃寒湿阻滞胞宫。药用茯苓、白术各30g，干姜、甘草各10g，苍术20g，煎服。4剂后，带下明显减少，腰痛、头晕明显好转。(《浙江中医杂志》1985，4：175.)

【现代研究】对肠管的兴奋作用：王培忠等报道，甘姜苓术汤的水煎液在小量时对家兔离体肠管有轻微的兴奋作用；加大剂量后，其兴奋作用未见明显加强。认为其水煎液兴奋肠管的作用与剂量关系不大。(《经方研究》)

1227 壮骨去湿丹

【方源】《石室秘录》卷三。

【组成】薏仁一两，芡实半两，茯苓三钱，肉桂一钱，牛膝二钱，萆薢一钱。

【用法】水煎服。

【主治】湿气入于骨中，两腿酸痛。

【方论】此方妙在薏仁能入骨而祛水，加芡实健脾以祛湿，不使湿以增湿；而牛膝、萆薢又是最利双足之品；又加肉桂，引经直入于骨中，湿有不去，酸疼有不止者乎？但脚中之病，乃人身之下游，一有病，不易祛之。况湿气在骨，如陆地低洼之处，久已成潭，如何能即干，必多用人功，而后可以告竭。故此方必须多服久服，正是此意。

1228 苍术胜湿汤

【方源】《医林纂要》卷六。

【组成】苍术五钱，羌活三钱，防风三钱，防己三钱，木瓜三钱，怀牛膝三钱，肉桂一钱，茯苓二钱，甘草梢一钱。

【用法】水一大碗，煎至半碗，入好酒半碗，煎数沸，热服。

【主治】寒湿脚痹，由冒雨忍湿而得之者。

【宜忌】其人少壮，气血强盛者宜；若虚弱衰老者，则非可用也。

【方论】当归拈痛汤治湿着之挟热者。此以治湿着之挟寒者，故用苍术之辛烈以君之，而羌活、防风佐之，本能行经燥湿，活骨舒筋，非风以胜湿之说；防己以逐而行之，木瓜以收而消之；肉桂及酒所以胜寒而活其血，牛膝、草梢使一于下行而无坚不破矣。然则此之攻之，不太猛乎？曰羌活、防风性能上升，而术、草、桂、苓则未尝非补正也；此用苍术为君，则异于防己饮之平用二术，古人饵术皆以为补养，实补脾君药也。

【临证举例】寒湿脚痹：子族中有以养池鱼为业者，尝负篮捞采萍及蕴藻以供鱼食，篮着髀股间衣裤皆湿，日久冷湿深积，致左腿痹痛，不能行动，皮肤肿硬有如死肌，医者以治风癫痹诸方治之罔效，且更时作寒热。予诊其脉沉迟而涩，因制此方与之，且嘱之曰：服此覆被取汗，当作大痛，宜耐痛无害也，痛定则愈矣。其人服之，果壮热大痛，几不可忍，然其痛自髀走股，自股走膝，自膝下胫、下足跗，其痛渐轻，至足大趾痛止汗收，涣然起立，行走如常矣。

1229 肾炎汤Ⅱ号

【方源】《临证医案医方》。

【组成】巴戟天9g，淫羊藿9g，补骨脂

9g，制附片 5g，黄芪 15g，党参 9g，茯苓 12g，薏苡仁 12g，猪苓 12g，石韦 15g，白茅根 30g，旱莲草 9g。

【功用】健脾益肾，利尿消肿。

【主治】慢性肾炎（脾肾阳虚型）。周身浮肿，腰膝酸软无力，小便量少，形寒肢冷，舌质淡胖嫩，有齿痕，脉沉细无力。

【方论】巴戟天、淫羊藿、补骨脂温补肾阳，黄芪、党参健脾补气，茯苓、薏苡仁、猪苓、泽泻、石韦、白茅根利尿消肿，旱莲草益肾止血。

1230 实脾散

【方源】《医方类聚》卷一二八引《济生方》。

【组成】厚朴（去皮，姜制炒）、白术、木瓜（去瓤）、木香（不见火）、草果仁、大腹子、附子（炮，去皮脐）、白茯苓（去皮）、干姜（炮）各一两，甘草（炙）半两。

【用法】上㕮咀。每服四钱，水一盏半，加生姜五片，大枣一个，煎至七分，去滓温服，不拘时候。

【功用】①《医方类聚》引《济生方》：实脾土。②《中医方剂学》：温阳健脾，行气利水。

【主治】①《医方类聚》引《济生方》：阴水。②《中医方剂学》：阳虚水肿，身半以下肿甚，手足不温，口中不渴，胸腹胀满，大便溏薄，舌苔厚腻，脉沉迟者。

【宜忌】《仁术便览》：忌食盐酱，甜物少用。

【方论】①《医方考》：用白术、茯苓、甘草之甘温者补其虚，用干姜、附子之辛热者温其寒，用木香、草果之辛温者行其滞，用厚朴、腹子之下气者攻其邪，用木瓜之酸温者抑其所不胜。②《医宗金鉴》：脾胃虚，则土不能制水，水妄行肌表，故身重浮肿，用白术、甘草、生姜、大枣以实脾胃之虚也。脾胃寒，则

中寒不能化水，水停肠胃，故懒食不渴，二便不实，用姜、附、草果以温脾胃之寒。更佐大腹、茯苓、厚朴、木香、木瓜者以导水利气。盖气者水之母也，土者水之防也，气行则水行，土实则水治，故名曰实脾也。③《中医方剂学》：本方所治之证，是谓阴水，缘于脾肾阳虚，阳不化水，水气内停所致。方中以附子、干姜为君，其中附子温脾肾，助气化，行阴水之停滞；干姜温脾阳，助运化，散寒水之沍凝。二者合用，温养脾肾，扶阳抑阴。茯苓、白术健脾燥湿，淡渗利水，使水湿从小便而利；木瓜芳香醒脾，化湿利水，以兴脾主运化之功；厚朴、木香、大腹子、草果下气导滞，化湿行水，使气行则湿邪得化。使以甘草、生姜、大枣调和诸药，益脾和中。群药相伍，共奏温暖脾肾，行气利水之效。然本方温补脾土之功偏胜，确有脾实则水治之功，故以"实脾"名之。

【备注】本方方名，《准绳·类方》引作"实脾饮"。

1231 茵陈术附汤

【方源】《医学心悟》卷二。

【组成】茵陈一钱，白术二钱，附子五分，干姜五分，甘草（炙）一钱，肉桂三分（去皮）。

【用法】水煎服。

【主治】阴黄。身冷，脉沉细，小便自利。

1232 茵陈胃苓汤

【方源】《感证辑要》卷四。

【组成】杜苍术一钱，真川朴一钱，炒广皮一钱半，浙苓三钱，生晒术一钱半，川桂枝五分，建泽泻一钱半，猪苓一钱半，炙甘草五分。

【用法】先用西茵陈八钱，煎汤代水。

【主治】阴黄。黄而晦暗，如熏黄色，而无烦渴热象者。

1233 茯苓甘草汤

【方源】《伤寒论》。

【组成】茯苓二两，桂枝二两（去皮），甘草一两（炙），生姜三两（切）。

【用法】上药以水四升，煮取二升，去滓，分三次温服。

【功用】《伤寒论讲义》：温中化饮，通阳利水。

【主治】心下停饮，心悸，汗出不渴，小便不利；咳而遗溺；奔豚。①《伤寒论》：伤寒汗出不渴者；伤寒厥而心下悸者。②《圣济总录》：伤寒发汗后，腹下气满，小便不利。③《普济方》引《仁斋直指》：心下停水，怔悸。④《内科摘要》：膀胱府发咳，咳而遗溺。⑤《疝瘕积聚编》：疝作奔豚。

【方论】①《内台方议》：今此汗出不渴者，为邪不传里，但在表而表虚也。故与茯苓为君而益津和中；甘草为臣辅之；以桂枝为佐，生姜为使，二者之辛而固卫气者也。②《伤寒附翼》：厥阴伤寒，先热者后必厥，先热时必消渴。今厥而心下悸，是下利之源，斯时不热不渴可知矣。因消渴时饮水多，心下之水气不能入心为汗，蓄而不消，故四肢逆冷而心下悸也。肺为水母，肺气不化，则水气不行。茯苓为化气之品，故能清水之源；桂枝、生姜则从辛入肺，使水气通于肺，以行营卫阴阳，则外走肌表而为汗矣；佐甘草以缓之，汗出周身，而厥自止，水精四布，而悸自安。以之治水者，即所以治厥也。伤寒心悸无汗而不渴者，津液未亏，故也用此方大发其汗。用姜、桂与茯苓等份，而不用芍药、大枣，是大发其汗。佐甘草者，一以协辛发汗，且恐水渍入胃也。

【临证举例】心下停水：程某，男，年48岁。平素脾气衰弱，常患噫气胃满，消化滞呆之证。后在溽暑季节，贪食瓜果，而患腹泻。服健脾利水之剂，腹泻止，而胸脘满闷异常，逆气上冲，烦躁不宁，头眩欲呕，心下辘辘作水声，四肢逆冷，舌质淡，而苔白腻，脉象沉弦。此为脾不健运，水湿停潴之证。故以扶阳温胃行水之茯苓甘草汤治之。处方：桂枝15g，茯苓24g，生姜15g，甘草3g。连服两剂，而躁烦不作，脘闷消失，冲逆平息，脉象虚软。后以健脾行水之剂，调理而愈。（《伤寒论临床实验录》）

1234 茯苓桂枝甘草大枣汤

【方源】《伤寒论》。

【组成】茯苓半斤，桂枝四两（去皮），甘草二两（炙），大枣十五枚（擘）。

【用法】以甘澜水一斗，先煮茯苓减二升，纳诸药，煮取三升，每服一升，去滓温服，一日三次。

【功用】《注解伤寒论》：降肾气。

【主治】①《伤寒论》：发汗后，其人脐下悸，欲作奔豚。②《圣济总录》：伤寒发汗后，腹下气满，小便不利。

【方论】①《注解伤寒论》：本方用茯苓以伐肾邪，桂枝能泄奔豚，甘草、大枣之甘滋助脾土以平肾水气。煎用甘澜水者，扬之无力，取不助肾气也。②《医宗金鉴》：此方即苓桂术甘汤去白术加大枣倍茯苓也。彼治心下逆满，气上冲胸；此治脐下悸，欲作奔豚。盖以水停中焦，故用白术；水停下焦，故倍茯苓。脐下悸，是邪上干心也，其病由汗后而起，自不外乎桂枝之法。仍以桂枝、甘草补阳气，生心液；倍加茯苓以君之，专伐肾邪；用大枣以佐之，益培中土；以甘澜水煎，取其不助水邪也。土强自可制水，阳健则能御阴，欲作奔豚之病，自潜消而默化矣。

【临证举例】胃神经官能症：顾某，男，63岁，1971年7月8日来诊。脐下动悸，其势下趋，时轻时剧，日夜不休，甚则影响入睡，如此已2个月。精神疲惫，颇为叫苦。脉弦虚滑，舌苔淡黄边有齿印。此为气血流行失畅，郁而求伸，因而脐下悸动。加味苓桂甘草汤：茯苓 15g，桂枝 6g，炒白术 10g，炙甘草 5g，大枣 15 枚，夜交藤 30g，紫丹参 15g，合欢皮 12g，龙牡各 30g，服药 3 剂，病愈十分之二。改方：茯苓 18g，桂枝 9g，炒白术 10g，炙甘草 6g，大枣 20 枚，龙牡各 30g，淮小麦 30g，百合 12g，生地 12g，3 剂脐下动悸完全消失，安然入睡已三夜矣。谁知停药后，又见小有发作，遂于 7 月 18 日再次就诊。自诉药后病情大有好转，但未见巩固。询之口不干，足见本方对证，效不变方，5 剂而愈，1 年后随访未复发。(《辽宁中医杂志》1982，12：27.)

1235 茯苓桂枝白术甘草汤

【方源】《伤寒论》。

【异名】苓桂术甘汤（《金匮》卷中）、桂苓甘术汤（《医方集解》）。

【组成】茯苓四两，桂枝三两（去皮），白术、甘草（炙）各二两。

【用法】以水六升，煮取三升，去滓，分三次温服。

【功用】温阳健脾，利水降冲。①《注解伤寒论》：和经益阳。②《医方集解》：升阳化气。③《中医方剂学》：健脾渗湿，温化痰饮。

【主治】①《伤寒论》：伤寒，若吐若下后，心下逆满，气上冲胸，起则头眩，脉沉紧。发汗则动经，身为振振摇者。②《金匮》：心下有痰饮，胸胁支满，目眩；短气有微饮。

【方论】①《注解伤寒论》：阳气不足者，补之以甘，茯苓、白术生津液而益阳也；里气逆者，散之以辛，桂枝、甘草，行阳散气。②《内台方议》：此阳气外内皆虚也，故用茯苓为君，白术为臣，以益其不足之阳，经曰：阳不足者，补之以甘，是也；以桂枝为佐，以散里之逆气；以甘草为使，而行阳气，且缓中也。

【临证举例】①饮证：陈某某，女，52 岁。大便秘结，五六日一行，坚如羊屎，伴有口渴，但又不能饮，自觉有气上冲，头晕，心悸，胸满。每到夜晚上冲之势加甚，而头目昏眩则更甚。周身轻度浮肿，小便短少不利，面部虚浮，目下色青，舌胖质淡，苔则水滑。处方：茯苓 30g，桂枝 10g，白术 10g，炙甘草 6g。服两剂，头晕、心悸与气冲等症均减。二诊仍于上方加肉桂 3g，泽泻 12g，服两剂，口干止，大便自下，精神转佳，冲气又有进一步的减轻。三诊用苓桂术甘与真武汤合方，服三剂，诸症皆除。(《伤寒论诠解》) ②咳嗽：胡某某，男，34 岁，少年体弱，常患咳嗽，吐痰沫，轻则用生姜擦背即愈，重则延医治疗，至成年后，每发则背心怕冷，需热手按摩觉舒，屡发屡治，难获远效。近因伤风，旧病又发，咳唾清痰，头晕目眩，胸胁胀满，口淡食少，心下如有物跳动，背部怕冷如掌大之处尤甚。脉沉细而弦，舌嫩，苔白滑。无发热身疼症，呼吸短浅难续，尿清量少，大便自调。宜用温阳化饮之苓桂术甘汤。茯苓四钱，桂枝二钱，焦术二钱，炙草二钱，外用药饼熨其背部冷处。5 剂药尽，诸症悉平，现已观察 2 年，竟未复发。(《湖北中医医案选集》) ③咳而遗尿：姜某某，女，35 岁，农民。患者于 1962 年 6 月生产一孩（第 4 胎），产后匝月，感受寒邪，引起咳嗽。咳嗽一月余即发现咳嗽时小便滴滴而出，夜间咳嗽尤甚，小便淋漓尤多，曾经中西医治疗，未见显效。胸部 X 线透视正常，听诊两肺底都有稀疏湿性啰音，未见其他异常病变。就诊时病已逾 16 个月，咯痰不多而色白，纳食正常，舌苔薄白，脉象弦细。处方：茯苓 15g，桂枝 6g，白术 9g，甘草 3g。服药 3 剂症大减，服 6 剂咳止，尿遗亦愈。(《伤寒论方医案选编》)

1236 桂枝去桂加茯苓白术汤

【方源】《伤寒论》。

【组成】芍药三两，甘草二两（炙），生姜（切）、白术、茯苓各三两，大枣十二枚（擘）。

【用法】以水八升，煮取三升，去滓，温服一升。小便利则愈。

【功用】《伤寒论讲义》：利水通阳。

【主治】太阳病服桂枝汤，或下之，仍头项强痛，翕翕发热，无汗，心下满微痛，小便不利者。

【方论】①《尚论篇》：在表之风寒未除，而在里之水饮上逆，故变五苓两解表里之法，而用茯苓、白术为主治。去桂者，以已误不可复用也。然桂枝虽不可用，其部下诸属，皆所必需。倘并不用芍药以收阴，甘草、姜、枣以益虚而和脾胃，其何以定误汗、误下之变耶？故更一主将，而一军用命甚矣，仲景立方之神也。②《古方选注》：苓、术、芍、甘，治太阳里水法也。解肌或下，水邪不去，而反变症，是非解肌者矣，当去桂枝，而以苓、术、生姜代桂枝行阳，存芍药以收阴；不取辛甘发散于表，取苓、芍约阴利水，甘、枣培土制水，即太阳入里用五苓表里两解之义也。

【临证举例】低热：陈慎吾先生曾治一数年低热患者，而有翕翕发热、小便不利等症。陈用本方原方，仅两三剂，便热退病愈。（《伤寒论诠解》）

1237 瓜蒌瞿麦丸

【方源】《金匮》卷中。

【组成】天花粉二两，茯苓三两，薯蓣三两，附子一枚（炮），瞿麦一两。

【用法】上为末，炼蜜为丸，如梧桐子大。每服三丸，饮送下，一日三次；不知，增至七八丸。以小便利，腹中温为知。

【功用】《金匮要略讲义》：化气，利水，润燥。

【主治】小便不利者，有水气，其人苦渴。

【方论】①《金匮要略心典》：此下焦阳弱气冷，而水气不行之证，故以附子益阳气，茯苓、瞿麦行水气。观方后云"腹中温为知"可以推矣。其人苦渴，则是水寒偏结于下，而燥火独聚于上，故更以薯蓣、栝楼根除热生津液也。夫上浮之焰，非滋不息；下积之阴，非暖不消；而寒润辛温，并行不悖，此方为良法矣。欲求变通者，须于此三复焉。②《医宗金鉴》：小便不利，水蓄于膀胱也。其人苦渴，水不化生津液也。以薯蓣、天花粉之润燥生津，而苦渴自止；以茯苓、瞿麦之渗泄利水，而小便自利；更加炮附宣通阳气。上蒸津液，下行水气，亦肾气丸之变制也。然其人必脉沉无热，始合法也。

【临证举例】慢性肾小球肾炎：刘某某，女，40岁，重庆某银行职工，1964年12月20日初诊：水肿、小便不利1年许，口渴增剧，水肿加重两月左右。现症：全身水肿，口渴引饮，腰冷腿软，精神萎靡不振，纳差，每餐约一两米饭，小便不利，短少而淡黄，尿无热感，大便2~3天一次，不结燥，面色浮白，唇淡，无苔乏津，脉沉细。西医诊断为慢性肾小球肾炎。经服中西药，治疗1年左右疗效不显，近两月来，病情加剧，其人苦于渴饮，水肿愈增，小便淡黄短少，于是前来重庆市第二中医院就诊。此系肾阳不足，气化紊乱，形成上燥下寒之渴肿、小便不利证。拟以润燥生津、温阳利水主治，方用瓜蒌瞿麦丸改用汤剂，加鹿胶以填补精血。方药：天花粉30g，怀山药30g，茯苓15g，瞿麦15g，制附片15g（另包，先煎两小时），鹿胶12g（另包，蒸化兑服）。上方服二剂，口渴大减，饮水量减少一半，水肿亦大减，小便量增多而畅利，饮食增加，其余舌脉同上，效不更方，将原方再进二剂。口渴更减，小便畅利，水肿基本消失，饮食接近正常，大便正常，腰冷消失。现觉腰酸腿软，精神仍疲倦，夜尿3~4次，舌质淡，无苔微润，脉沉细。于原方中将天花粉改用15g，其余药物和剂量不变，嘱进2剂。服药后渴饮、水肿消失，饮食正常，精神比原来大有好转，时而仍感疲乏，尿色淡黄无热感，夜尿2~3次，腰酸腿软，面色接近正常，唇淡红，舌质淡，无苔津润，脉沉细。(《成都中医学院学报》1981，1：59.)

1238　健脾渗湿汤

【方源】《古今名方》引《邹云翔医案选》。

【组成】生黄芪 30g，青防风 9g，防己 9g，白术 15g，茯苓皮 30g，大腹皮 12g，陈广皮 9g，生姜皮 9g，炙桂枝 5g，淡附片 15g。

【功用】补气行水，健脾渗利，温阳化气。

【主治】水湿泛滥（慢性肾炎）。

【临证举例】水湿泛滥（慢性肾炎）：戈某某，男，30 岁，1943 年夏季初诊。患者于 1942 年坐卧湿地达数月之久，又曾冒雨长途跋涉，致体惫劳倦，常觉乏力。至冬春之交，先感手部发紧，两腿重胀，眼皮下垂，继则出现浮肿，其势日甚，体力遂虚，当时曾至某医院诊治，诊断为肾炎。延至 1943 年夏季，周身浮肿，病情危重，遂入某疗养院治疗。尿检：蛋白（+++）至（++++）。给利尿剂，并严格控制饮水，但溲量仍极少，肿势不减，两手肿如馒头，小腿按之凹陷不起，气急腹膨，翻身

时自觉胸腹有水液振移感，检查胸、腹腔有积液。治疗无效。诊时患者头面、胸腹、四肢皆肿，尿量每日 100ml 左右，病势危急。切其脉沉细，但尺脉有根。拟健脾渗湿汤，药服一剂后，尿量增至每日约 400ml；2 剂后，尿量增至每日近 1000ml；8 天后，胸、腹水基本消失；20 剂后，浮肿明显消退；于 2 个月后消尽。后以济生肾气丸服用数月，并嘱进低盐、高蛋白饮食调理。随访 35 年，未曾反复。

1239　渗湿汤

【方源】《济生方》卷三。

【组成】白术二两，人参半两，干姜（炮）、白芍药、附子（炮，去皮脐）、白茯苓（去皮）、桂枝（不见火）、甘草（炙）各半两。

【用法】上㕮咀。每服四钱，以水一盏半，加生姜五片，大枣一枚，煎至八分，去滓温服，不拘时候。

【主治】坐卧湿地，或为雨露所袭，身重脚弱，关节重疼，发热恶寒，或多汗恶风，或腿膝浮肿，或小便不利，大便溏泄。

第十六章　润燥方

1240 加减一阴煎

【方源】《景岳全书》卷五十一。

【组成】生地、芍药、麦冬各二钱，熟地三五钱，炙甘草五七分，知母、地骨皮各一钱。

【用法】水二盅，煎服。

【功用】《中医妇科治疗学》：养阴清热。

【主治】阴虚火旺，吐血、咯血、衄血，怔忡惊悸，上消；热病后伤阴水亏，烦渴不止，潮热不退；妇女阴虚血热，月经后期，色紫红，时作潮热，口中干燥，五心发热者。①《景岳全书》：上消，水亏于下，火炎于上，有不得不清者；肾水真阴虚损，脉证多阳，虚火发热，及阴虚动血，或伤寒屡散之后，取汗既多，伤阴水亏而脉虚气弱，烦渴不止，潮热不退，火之甚者。②《证治宝鉴》：虚劳，阴虚而兼微火者。③《竹林女科》：肝经怒火上冲，产后乳胀而溢；产后阴虚火盛而大热。④《类证治裁》：水亏火盛，烦躁热渴而为怔忡、惊悸者。⑤《医门八法》：阴虚血亏，虚火易动，头痛，遇热痛甚，烦热内热；耳聋。⑥《中医妇科治疗学》：阴虚血热，月经后期，经量正常、色紫红，腹不胀痛，时作潮热，口干燥，手足心发热，脉虚数。

【加减】躁烦热甚便结者，加石膏二三钱；小水热涩者，加栀子一二钱；火浮于上者，加泽泻一二钱，或黄芩一钱；血燥血少者，加当归一二钱。

1241 麦门冬散

【方源】《圣惠方》卷五十三。

【组成】麦冬一两（去心），天花粉一两，知母一两，黄芪一两（锉），甘草半两（炙微赤，锉），牡蛎一两半（烧为粉）。

【用法】上为散。每服四钱，以水一中盏，加生姜半分，煎至六分，去滓温服，不拘时候。

【主治】消渴，日夜饮水，过多不足，口干燥，小便数。

1242 肺痿汤

【方源】《脉症正宗》卷一。

【组成】天冬二钱，百合一钱，苡仁一钱，玄参八分，麦冬八分，熟地三钱，杜仲一钱，五味五分。

【用法】水煎服。

【主治】肺痿。

1243 枸杞子丸

【方源】《仁斋直指》卷十七。

【组成】枸杞、菟丝子（酒浸，研，焙）、白茯苓、黄芪（炙）、牡蛎粉、牛膝、熟地黄（洗）、麦冬（去心）各一两，鸡内金（微炙）一两半，桑螵蛸、天花粉各三分，山茱萸、牡丹皮各半两。

【用法】上为末，炼蜜为丸，如梧桐子大。每服五十丸，食前粥饮送下。

【主治】消渴，久渴困乏，小便滑数。

1244 瓜蒌丸

【方源】《圣惠方》卷五十三。

【组成】天花粉二两，麦冬二两（去心，焙），知母一两，人参三分（去芦头），黄芩半两，苦参半两（锉），土瓜根半两，赤茯苓一两。

【用法】上为末，炼蜜为丸，如梧桐子大。

每服三十丸，以温粥饮送下，不拘时候。

【主治】消渴烦躁，小便不利。

1245 通幽汤

【方源】《脾胃论》卷下。

【组成】桃仁泥、红花各一分，生地黄、熟地黄各五分，当归身、炙甘草、升麻各一钱。

【用法】上㕮咀，都作一服。水二大盏，煎至一盏，去滓，食前稍热服之。

【功用】①《医林纂要》：润枯槁，通壅塞。②《医方论》：调和气血，开通胃腑。

【主治】胃肠燥热，阴液损伤，通降失司，噎塞，便秘，胀满。①《脾胃论》：脾胃初受热中，幽门不通，上冲，吸门不开，噎塞，气不得上下，大便难。②《古今医鉴》：燥热内甚，血液俱耗，以致大便闭结。③《准绳·类方》：胀满。

【方论】①《医方集解》：此手足阳明药也。当归、二地滋阴以养血，桃仁、红花润燥而行血，槟榔下坠而破气滞。加升麻者，天地之道，能升而后能降，清阳不升，则浊阴不降，经所谓地气上为云，天气下为雨也。②《医林纂要》：当归身辛甘而润，滋而能行，可以化湿而为血，调热而顺气，独用其身者，以养血而专治幽门也。升麻甘辛寒，行肝气以达脾胃，而达之膻中，使清气升则浊气自降。槟榔苦涩温，能敛气而降泄之，以燥湿除痰，使下行而达于下极，治二便闭结，里急后重。此与升麻一升一降，皆所以通壅塞。桃仁苦甘辛润，缓肝火，和脾土，祛瘀血，生新血，润枯槁。红花辛甘苦，功专润燥行血，祛瘀生新。生地黄滋阴血以达于上，以助当归而润幽门之槁；熟地黄坚肾水以守于下，而安下焦命门之火。甘草厚脾土而滋血气、和阴阳也。

【备考】本方《兰室秘藏》用法有：调槟榔细末五分，稍热食前服之。

1246 黄连猪肚丸

【方源】《鲁府禁方》卷二。

【组成】黄连五两，麦冬、知母、天花粉各四两，葛根、生地黄各二两。

【用法】上为末，入雄猪肚内缝定，置甑中蒸极烂，取出药，捣肚成膏和药，如干，加炼蜜杵匀，如梧桐子大。每服五十丸，以米饮送下。加至一百丸。

【主治】消渴。

1247 增液汤

【方源】《温病条辨》卷二。

【组成】玄参一两，麦冬八钱（连心），细生地八钱。

【用法】用水八杯，煮取三杯，口干则与饮令尽，不便再作服。

【功用】①《温病条辨》：增水行舟。②《中医大辞典·方剂分册》：滋阴清热，润肠通便。

【主治】①《温病条辨》：阳明温病，无上焦证，数日不大便，当下之，若其人阴素虚，不可行承气者。②《中医大辞典·方剂分册》：阳明温病，津液不足，大便秘结，口渴，舌干红，脉细稍数或沉而无力。

【方论】①《温病条辨》：温病不大便，偏于阴亏液涸之半虚半实证。方取玄参为君，其味苦咸微寒，壮水制火，通二便，启肾水上潮于天。麦冬治心腹结气，能补、能润、能通，故以为佐。生地亦主寒热积聚，逐血痹，用细者取其补而不腻，兼能走络也。三者合用，可收增水行舟之功。②《中医方剂学》：方中玄参养阴生津、清热润燥，麦门冬滋液润燥，生地养阴清热。三药合用则具增液润燥之功。

第十七章 祛痰方

一、燥湿化痰

1248 二陈汤

【方源】《局方》卷四。

【组成】半夏（汤洗七次）、橘红各五两，白茯苓三两，甘草（炙）一两半。

【用法】上㕮咀。每服四钱，用水一盏，生姜七片，乌梅一个，同煎六分，去滓热服，不拘时候。

【功用】燥湿化痰，理气和中。①《玉机微义》：去痰和中。②《外科发挥》：和中理气，健脾胃，消痰，进饮食。③《证治汇补》：健脾燥湿，顺气和中化痰，安胃气，降逆气。

【主治】湿痰为患，脾胃不和。胸膈痞闷，呕吐恶心，头痛眩晕，心悸嘈杂，或咳嗽痰多者。①《局方》：痰饮为患，或呕吐恶心，或头眩心悸，或中脘不快，或发为寒热，或因食生冷，脾胃不和。②《女科百问》：妊娠恶阻，产后饮食不进。③《仁斋直指》：气郁痰多眩晕，及酒食所伤眩晕。④《得效方》：咳嗽呕痰；痰壅吐食。⑤《医方考》：中风，风盛痰壅。⑥《仁术便览》：上中下一身之痰。⑦《证治宝鉴》：痰嘈，痰多气滞，似饥非饥，不喜食者，或兼恶心，脉象必滑；呃有痰声而脉滑者。⑧《古今名医方论》：肥盛之人，湿痰为患，喘嗽，胀满。⑨《郑氏家传女科万金方》：妇人月水准信，因痰闭子宫而不受胎者。

【宜忌】热痰、燥痰、吐血、消渴、阴虚、血虚均忌用。①《医学入门》：酒痰、燥痰不宜。②《济阳纲目》：劳疾吐血诸血证皆不可用，以其能燥血气、干津液也。天道暑热之时亦当禁用。丹溪云：阴虚、血虚、火盛干咳嗽

者勿用。③《医林纂要》：阴虚火炎，至有火痰及肺伤干咳烦渴者，自非所宜。④《会约医镜》：肺经燥痰，肾经虚痰不用。

【方论】①《丹溪心法附余》：此方半夏豁痰燥湿，橘红消痰利气，茯苓降气渗湿，甘草补脾和中。盖补脾则不生湿，燥湿渗湿则不生痰，利气降气则痰消解，可谓体用兼赅，标本两尽之药也。今人但见半夏性燥，便以他药代之，殊失立方之旨。若果血虚燥症，用姜汁制用何妨？抑尝论之，二陈汤治痰之主药也。②《医方考》：名曰二陈，以橘、半二物贵乎陈久耳。③《古今名医方论》：李士才曰：肥人多湿。湿挟热而生痰，火载气而逆上。半夏之辛，利二便而祛湿；陈皮之辛，通三焦而理气；茯苓佐半夏，共成燥湿之功；甘草佐陈皮，同致调和之力。成无己曰：半夏行水气而润肾燥，经曰：辛以润之是也。行水则土自燥，非半夏之性燥也。④《医林纂要》：痰者，水湿之滞而不行也，半夏之辛，本润肾补肝，开胃泻肺，祛湿行水之药，而滑能通利关节，出阴入阳，是能治水滞下行，故主为治痰君药；水随气运，水湿之滞而成痰，以气不行故也，橘皮之甘苦辛温，主于行气，润命门，舒肝木，和中气，燥脾湿，泻肺邪，降逆气，故每合半夏为治痰之佐；痰本水也，水渍土中则为湿，湿积不化则为痰，茯苓生土中而味淡，专主渗土中之湿；脾不厚不能胜湿，故甘草以厚脾，然不多用者，以甘主缓，过缓则恐生湿也；生姜之辛，亦以行湿祛痰，非徒以制半夏毒也。

【临证举例】①气厥：倪维德治一妇病气厥，哭笑不常，人以为鬼祟所凭，倪诊脉俱

沉，胃脘必有积，有所积必作疼，遂以二陈汤导之，吐痰升许而愈。此盖积痰类祟也。(《名医类案》)②咬牙：咬牙一证，多见于小儿虫积，成年人则很少见。友人一子，25岁，每夜入睡后，即上下齿相切磋，震震有声，可闻于户外，同屋之人，往往惊醒。因切其脉滑象显露，望其体肥壮，面色光亮，断为痰饮蓄于中焦，足阳明之脉入上齿，痰阻经络，滞碍气机，或导致咬牙。为拟二陈汤加焦荷叶以燥湿化痰，水煎服10剂。服5剂后，咬牙声即减少。10剂后，同屋之人已不复闻其齿牙相击声了。嘱再服数剂，以巩固疗效。(《岳美中医案集》)③夜咳：舒某，男，教师，1980年3月31日初诊。干咳痰滞，胸闷已三月，昼轻夜甚，苔薄白，脉弦滑，予二陈汤加当归，五剂后诸症大减，原方续服五剂而愈。(《浙江中医杂志》1981，1：36.)

1249　二术二陈汤

【方源】《古今医统》卷二十四。

【异名】二陈二术汤(《医略六书》卷二十一)。

【组成】苍术(土炒)、白术(土炒)、半夏(滚水泡七次，姜制)、陈皮(去白)、茯苓各一钱，甘草(炙)五分。

【用法】水二盏，加生姜三片，大枣一个，煎八分，稍热服。

【功用】《医略六书》：健中燥湿。

【主治】脾失健运，痰湿不化，呕吐清水，头痛。①《古今医统》：呕吐清水如注。②《张氏医通》：脾虚痰食不运。③《医略六书》：湿痰头痛，脉弦细。

【加减】虚寒者，加人参、煨干姜；痰饮，加南星，倍半夏；宿食，加神曲、砂仁。

【方论】《医略六书》：脾亏，痰湿闭遏清阳，不能分布营卫以奉上于头，故头痛经久，已成头风。苍术燥湿强脾，兼擅升阳；白术助脾燥湿，力主健运；陈皮治生痰之由；茯苓渗

湿，杜生痰之源；半夏燥湿化痰，兼醒脾胃；甘草调中缓逆，且和诸药也；生姜煎服，使脾健气调，则痰湿自化，而清阳敷布，头痛无不自止。

1250　三仙丸

【方源】《百一选方》卷五。

【组成】天南星(生，去皮)、半夏(沸汤泡七遍)各五两(二味碾为细末，用生姜自然汁和，摊在筛内，用楮叶盖之，令发黄色，晒干收之)，香附子(略炒，于砖上磨去毛)五两。

【用法】上用南星、半夏曲饼子二两，净香附子一两，同为细末，水煮面糊为丸，如梧桐子大。每服二十至三十丸，食后、临卧姜汤送下。

【主治】①《百一选方》：中脘气滞，胸膈烦满，痰涎不利，头目不清。②《杂病源流犀烛》：湿痰身重而软，倦怠困弱。

【方论】《医方集解》：此足阳明、手足太阴药也。星、夏以燥肺胃之痰，香附以快三焦之气，使气行则痰行也。

【备注】本方方名，《医方集解》引作"三仙丹"。

1251　玉浮丸

【方源】《朱氏集验方》卷五引赵鲁公方。

【组成】天南星(削去皮)、半夏各一钱半，陈皮(去白)、白术、茯苓、附子(去皮脐)各一钱。

【用法】上药并生为末，用生面随多少拌匀，生姜自然汁为丸，如梧桐子大。每服二十丸，用滚汤煮熟，次用煮药现成汤加生姜自然汁送下，不拘时候。

【主治】痰吐头痛。

1252　半夏汤

【方源】《灵枢》卷八。

【组成】秫米一升，治半夏五合。

【用法】以流水千里以外者八升，扬之万遍，取其清五升，煮之，炊以苇薪，火沸，置秫米一升，治半夏五合，徐炊，令竭为一升半，去其滓，饮汁一小杯，日三。稍益，以知为度。病新发者，覆杯则卧，汗出则已矣；久者，三饮而已矣。

【主治】痰湿内阻，胃气不和之失眠。①《灵枢》：厥气客于五脏六腑，卫气不得入于阴，阴虚，目不瞑。②《张氏医通》：痰饮客于胆府，自汗不得眠。③《温病条辨》：温病愈后，嗽稀痰而不咳，彻夜不寐。

【方论】①《温病条辨》：半夏逐痰饮和胃，秫米禀燥金之气而成，故能补阳明燥气之不及，而渗其饮，饮退则胃和，寐可立至。②《古方选注》：今厥气客于脏腑，卫气独行于阳，阳跷气盛不得入于阴，阴虚目不瞑。用秫米汤者，以药石不能直入阳跷，故治胃以泄卫气也。半夏辛温，入胃经气分。秫，糯也，北地之高粱如粟也，甘酸入胃经血分。千里水扬之万遍，与甘澜水同义，取其轻扬，不助阴邪。炊以苇薪，武火也。火沸入药，仍徐炊令减，寓升降之法。升以半夏，从阳分通卫泄邪；降以秫米，入阴分通营补虚。阴阳通，卧立至，汗自出，故曰汗出则已矣。

【临证举例】不寐：笔者以半夏秫米汤加味治疗失眠收到满意效果。因药房不备秫米，遵吴鞠通意，用薏苡仁代之。方药组成：法半夏、苡仁各60g。加减：心脾亏虚加党参，心阴不足加麦芽，痰热扰心加黄连，胃不和加神曲。(《新中医》1983，11：22.)

【备注】本方方名，《景岳全书》引作"秫米半夏汤"，《兰台轨范》引作"半夏秫米汤"。

1253　半夏南星白附丸

【方源】《医钞类编》卷十。

【组成】半夏、南星、白附各等份。

【用法】上药生用，为末，水为丸，以生面为衣，阴干。生姜汤送下。

【主治】痰眩冒，头痛，恶心，吐酸水。

1254　加味温胆汤

【方源】《万病回春》卷四。

【组成】半夏（泡七次）三钱半，竹茹、枳实（麸炒）各一钱半，陈皮二钱二分，茯苓、甘草各一钱一分，酸枣仁（炒）、远志（去心）、五味子、人参、熟地黄各一钱。

【用法】上锉一剂。加生姜、大枣，水煎服。

【主治】病后虚烦不得卧，及心胆虚怯，触事易惊，短气悸乏。

1255　竹沥导痰丸

【方源】《奇方类编》卷上。

【组成】橘红一斤，枳壳（炒）八两，黄芩（炒）八两，半夏曲（姜炒）四两，生甘草四两，白茯苓四两，白芥子（炒）四两，神曲（炒）四两，川贝母四两，天花粉五两。

【用法】上为末，以竹沥一大碗为丸，如梧桐子大。每服百丸，食远白汤送下。

【主治】一切痰饱，胸膈痞塞，脾虚不运，咳嗽吐痰，咽喉不利。

1256　导痰汤

【方源】《传信适用方·皇甫坦方》卷一。

【组成】半夏四两（汤洗七次），天南星一两（细切，姜汁浸），枳实（去瓤）一两，橘红、赤茯苓一两。

【用法】上为粗末。每服三大钱，水两盏，生姜十片，煎至一盏，去滓，食后温服。

【主治】痰凝气滞，胸膈痞塞，胁肋胀满，头痛吐逆，痰嗽喘急，不思饮食，以及头晕，不寐，短气，谵语，中风，痰厥，痰呃。①《传信适用方》：痰厥，头昏晕。②《普济方》引《济生方》：一切痰涎壅盛，或胸膈留饮，痞塞不通。③《普济方》：胁肋胀满，头痛吐逆，喘急痰嗽，涕唾稠黏，坐卧不安，饮食不思。④《丹台玉案》：痰凝气滞。⑤《医林绳墨大全》：痰阻短气。⑥《伤寒大白》：心胃有痰火攻冲包络而谵语，口不渴，舌苔滑。⑦《杂病源流犀烛》：痰盛中风语涩，痰结上逆而为痰呃。⑧《会约医镜》：日夜不寐。

1257 苍术灵仙散

【方源】《杏苑生春》卷六。

【组成】苍术二钱五分，半夏、南星、白术、黄芩（酒炒）、香附子各一钱，陈皮、茯苓各五分，甘草三分，威灵仙一钱五分。

【用法】上咬咀。加生姜三片，水煎熟，食后温服。

【主治】臂痛因痰湿而作者。

1258 泽漆汤

【方源】《金匮》卷上。

【组成】半夏半升，紫参五两（一作紫菀），泽漆三斤（以东流水五斗，煮取一斗五升），生姜五两，白前五两，甘草、黄芩、人参、桂枝各三两。

【用法】上咬咀。纳泽漆叶中，煮取五升，温服五合，至夜尽。

【功用】①《金匮要略方义》：泻水逐饮，止咳消痰。②《张仲景药法研究》：逐水通阳，止咳平喘。

【主治】水饮内结，咳喘浮肿，胸胁痛，脉沉。①《金匮》：咳而脉沉者。②《脉经》：寸口脉沉，胸中引胁痛，胸中有水气。③《张氏医通》：上气，咽喉不利。④《金匮释按》：久病咳喘，肺气不利，水道失于通调，水饮内蕴，泛溢肌肤而出现浮肿。

【方论】①《金匮要略心典》：泽漆汤以泽漆为主，而以白前、黄芩、半夏佐之，则下趋之力较猛；虽生姜、桂枝之辛，亦只为下气降逆之用而已，不能发表也。仲景之意，盖以咳皆肺邪，而脉浮者，气多居表，故驱之使从外出为易；脉沉者，气多居里，故驱之使从下出为易，亦因势利导之法也。②《金匮要略诠释》：方中泽漆逐水、消痰之力为猛；桂枝通

阳，温化水气；紫菀、白前温肺，止咳平喘；生姜、半夏健胃涤痰、散饮；黄芩清肺，除水饮郁生之热；人参、甘草扶正健脾，运化水湿。本方先煎泽漆，汤成之后入诸药，取其逐饮为先，领诸药而治咳逆之气。

【临证举例】①肺胀：曾某某，男，50余岁，农民。形体尚壮实，三年来长期咳嗽，吐泡沫痰挟少量稠黏痰，时作喘息，甚则不能平卧，咳喘冬夏均有发作，无外感时也可突然发作，面目及四肢凹陷性浮肿，饮食尚佳，口渴喜饮，口腻，大便时干时稀，小便短少，曾服小青龙、射干麻黄、杏苏散、苓甘五味姜辛汤等，均无显效，时作时止。舌苔薄白有津，舌根苔微黄，脉不浮而见沉滑。诊为肺胀，水饮内停，气郁化热。投泽漆汤原方。1剂咳吐痰涎明显减少，腹泻2次。再进4剂，诸症痊愈。观察3年未复发。（《成都中医学院学报》1978，2：106.）②支饮咳嗽：许某，女，65岁。咳喘有年，日夜屈膝跪卧，食少便溏，脾虚不能运化，肺伤不能通调，则饮居胸阳而胸满心悸，水泛肌肤而面浮身肿。况年逾花甲，阴盛阳衰，故拟泽漆汤加减。处方：泽漆9g，桂枝9g，炙麻黄6g，杏仁9g，党参9g，法半夏9g，炙甘草6g，炙紫菀9g，生姜3片。先煮泽漆，滤汁代水煎药。服4剂后，喘平肿消，胃开能食。此饮去阳复之兆，嘱其早服香砂六君子丸，晚用济生肾气丸以善后。（《中医杂志》1986，4：19.）

1259 治痰茯苓丸

【方源】《百一选方》卷五引《全生指迷方》。

【异名】世传茯苓丸（《准绳·女科》卷二）、指迷丸（《医宗金鉴》卷四十一）。

【组成】茯苓一两，枳壳（麸炒，去瓤）半两，半夏二两，风化朴硝一分。

【用法】上为细末，生姜自然汁煮糊为丸，如梧桐子大。每服三十丸，以生姜汤送下。

【功用】①《医学入门》：潜消痰积。②《中医治法与方剂》：燥湿导痰。

【主治】痰浊内阻，手臂酸痛或抽掣，不能举物，肢体麻木，眩晕，梅核气，癫病，及妇人产后发喘，四肢浮肿。①《百一选方》引《全生指迷方》：臂痛不能举手，或左右时复转移，由伏痰在内，中脘停滞，脾气不流行，与上气搏，四肢属脾，滞而气不下，故上行攻臂。其脉沉细。②《准绳·女科》：手臂抽牵或战掉不能举物。及脾气虚弱，痰邪相搏，停伏中脘，以致臂内筋脉挛急而痛。③《医门法律》：妇人产后发喘，四肢浮肿。④《中医治法与方剂》：痰浊内阻的眩晕及癫疾。

【宜忌】《医方论》：非大实者不可轻投。

【方论】①《医方考》：半夏燥湿，茯苓渗湿，湿去则饮不生；枳实削坚，风化消软坚，坚去则痰不固。②《成方便读》：方中以半夏化其痰，茯苓行其湿，枳壳破其气，而以姜汁开之，芒硝下之，用法之周到，佐使之得宜，其痰有不去者乎？③《中医治法与方剂》：本方以小半夏加茯苓汤为基础，加枳壳和风化硝而成。小半夏汤为著名的燥湿祛痰、降逆止呕剂。本方用之以燥湿浊而祛痰涎，配枳壳调畅气机，气行则痰湿亦行；又以茯苓利水渗湿，导水湿痰浊从前阴而出；风化硝软坚涤痰，导痰浊从大便而出，共成燥湿行气、消解顽痰功效。

【临证举例】①手臂抽掣：累有人为痰所苦，夜间两臂常若有人抽牵，两手战掉，至于茶盏亦不能举，只以此药治之，皆随服随愈。（《百一选方》引《全生指迷方》）②肢体麻木：冯某，女，50岁，右侧腓肠肌外缘麻木3个月，面积约有4cm×6cm。查患者舌象正常，脉滑实，乃痰客经络，血脉失养所致，疏方指迷茯苓丸，服12剂获验。（《四川中医》1984，4：48.）③梅核气：赵某，女，36岁，咽嗌不适半年，如物堵塞，咯之不出，咽之不下。经耳鼻咽喉科检查无异常，脉滑，苔白，遂断

为梅核气，方投指迷茯苓丸，服10剂后病愈。（《四川中医》1984，4：48.）④癫病：陈某某，女，46岁，因家务事发生口角后，遂至精神抑郁，烦躁易怒，寡言少语，食欲减退，呕吐痰涎，时而胡言乱语，曾用西药氯丙嗪、谷维素、安定等不效。患者表情淡漠，语无伦次，舌质淡，苔白厚腻，脉滑数，自感胸中有物堵塞。此留饮为患，疏指迷茯苓丸方加减：茯苓12g，枳壳12g，半夏9g，芒硝12g，远志12g，石菖蒲12g，生姜3片。进2剂，大便通利；诸症遂减，食欲有增。后减芒硝为9g，继进3剂而愈。（《河北中医》1984，4：47.）

1260 清湿化痰汤

【方源】《万病回春》卷五。

【组成】南星（姜制）、半夏（姜制）、陈皮、茯苓（去皮）、苍术（米泔浸）、羌活、片芩（酒炒）、白芷、白芥子各一钱，甘草三分，木香五分（另研）。

【用法】上锉一剂。加竹沥、生姜汁同服。

【主治】湿痰流注经络，关节不利，而致周身四肢骨节走注疼痛，牵引胸背，亦作寒热，喘咳烦闷，或作肿块，痛难转侧，或四肢麻痹不仁，或背心一点如冰冷，脉滑。

【加减】骨体痛甚及有肿块作痛者，名曰痰块，加乳香、没药、海浮石、朴硝；头项痛，加川芎、威灵仙；手臂痛，加薄桂，引南星等药至痛处；脚痛，加牛膝、黄柏、防己、龙胆草、木瓜。

1261 清痰祛眩汤

【方源】《寿世保元》卷五。

【组成】天南星（姜泡）、半夏（姜汁制）、天麻、苍术（米泔浸）、川芎、陈皮、茯苓（去皮）、桔梗、枳壳（去瓤）、乌药、酒芩、羌活各八分，甘草三分。

【用法】上锉一剂。加生姜，水煎，临服入竹沥、姜汁同服。

【主治】肥白人日常头旋目花，卒时晕倒

者，名曰痰晕。

二、清热化痰

1262　二冬膏

【方源】《千家妙方》。

【组成】天麦冬各60g，瓜蒌仁30g，橘红15g，蒸百部30g，天竺黄15g，竹茹15g。

【用法】上药浓煎三次，去滓取汁，以白蜜90g，白糖（或冰糖）90g收膏。每服一匙，每日三四次，开水冲服。

【功用】清热化痰，润肺止咳。

【主治】百日咳。

【临证举例】百日咳：徐某，女，8岁。顿咳已月余，咳甚呕吐痰涎，口干渴，舌质红，脉数。此证寒邪恋肺，日久化热，津烁为痰，影响及胃，用上方一剂而痊愈。

1263　二母汤

【方源】《医钞类编》卷十三。

【组成】知母、贝母（去心）、杏仁（去皮尖）、甜葶苈（炒）、瓜蒌仁（去油）、秦艽、桑白皮、黄芩、橘红各一钱，甘草（炙）五分。

【用法】水煎服。

【主治】肺劳实热，喘嗽烦热，面目浮肿。

1264　二母宁嗽汤

【方源】《古今医鉴》卷四。

【组成】知母（去毛）一钱半，贝母（去心）一钱半，黄芩一钱二分，山栀仁一钱二分，石膏二钱，桑白皮一钱，茯苓一钱，瓜蒌仁一钱，陈皮一钱，枳实七分，五味子十粒，生甘草三分。

【用法】上锉一剂。加生姜三片，水煎，临卧时细细逐口服。

【主治】因伤酒食，胃火上炎，冲逼肺金，以致咳嗽吐痰，经旬不愈者。

1265　二母安嗽片

【方源】《天津市中成药规范》。

【组成】款冬花18kg，紫菀6kg，杏仁（去皮）6kg，知母6kg，麦冬6kg，玄参6kg，罂粟壳12kg，百合6kg，浙贝母3kg。

【用法】将款冬花、紫菀用60%乙醇按渗漉法制成清膏；杏仁、知母、玄参、麦门冬、罂粟壳按水煮法制成浸膏；百合、浙贝母制成细粉，作赋形剂用。将清膏、浸膏、赋形剂及药用淀粉混匀后，按水制颗粒法制成颗粒，干燥后，压片，每片重0.6g。每次服2片，温开水送下，每日两次。

【功用】清肺化痰，止嗽定喘。

【主治】虚劳久咳，春秋举发，咳嗽痰喘，骨蒸潮热，音哑声重，口燥舌干，痰涎壅盛。

1266　小陷胸汤

【方源】《伤寒论》。

【异名】陷胸汤（《圣惠方》卷十五）。

【组成】黄连一两，半夏半升（洗），瓜蒌实（大者）一枚。

【用法】上三味，以水六升，先煮瓜蒌，取三升，去滓，纳诸药，煮取二升，去滓，分温三服。

【功用】①《医方集解》：除膈上结热。除痰祛热。②《医宗金鉴》：涤胸膈痰热，开胸膈气结。

【主治】小结胸病，心下按之则痛，舌苔黄腻，脉浮滑。及痰热互结而成的胸痹，或痰热在膈上而致的咳嗽面赤，胸腹常热，脉洪，苔黄腻。①《伤寒论》：小结胸病，正在心下，按之则痛，脉浮滑。②《圣惠方》：时气结胸，心下坚，按之即痛，其脉沉滑。③《寿世保元》：伤寒发渴而饮水太过，成水结胸而发呃。④《医方集解》：痰热塞胸。⑤《中医方剂学讲义》：痰热互结而成的胸痹，及热痰在膈上所致的咳嗽面赤，胸腹常热（唯手足有时觉凉），脉洪。

【方论】①《医方考》：黄连能泻胸中之热，半夏能散胸中之结，瓜蒌能下胸中之气。②《医宗金鉴》：黄连涤热，半夏导饮，瓜蒌润燥下行，合之以涤胸膈痰热，开胸膈气结，攻虽不峻，亦能突围而入，故名小陷胸汤。③《成方便读》：此则因痰热互结，未成胃实。观其脉浮滑，知其邪在上焦，故但以半夏之辛温散结豁痰，瓜蒌之甘寒润燥涤垢，黄连之苦寒降火泄热。此方以之治伤寒亦可，以之治杂病亦可，即表未解而里有痰热者，皆可兼而用之。

【临证举例】①伤寒发黄、胸腹满：郑某，因患伤寒，胸腹满，面黄如金色。遂下小陷胸汤，其病遂良愈。明日面色改白。（《医学纲目》）②胃脘痛：热邪入里，脘痞，按之痛，脉浮滑，此邪结阳分，拟仲景小陷胸汤。川黄连、瓜蒌实、半夏、杏仁、枳实。（《叶氏医案存真疏注》）③咳喘（肺心病）：王某某，男，59岁。咳逆倚息不得卧，心悸而气短，每日靠狄戈辛维持，面色黧黑，大便数日未解，舌苔白腻根黄，脉数而时结。处方：瓜蒌30g（先煎），半夏9g，黄连6g。服两剂，大便畅通，喘咳俱减，已能平卧。（《伤寒论方医案选编》）

1267　开结化痰汤

【方源】《寿世保元》卷三。

【组成】陈皮一钱，半夏（制）二钱，茯苓二钱，桔梗八分，枳壳七分，贝母一钱，瓜蒌仁二钱，黄连五分，黄芩二钱，栀子二钱，苏子二钱，桑皮三钱，朴硝八分，杏仁二钱，甘草八分。

【用法】上锉。水煎，入姜汁磨木香服。

【主治】痰结。热痰在胸膈间不化，吐咯不出，寒热气急，满闷作痛。

1268　化痰丸

【方源】《简明医彀》卷四引丹溪方。

【组成】陈皮、半夏、枳实各六两，茯苓、黄芩（枯）、黄连、南星各五两，瓜蒌仁、杏仁、天花粉、前胡各四两，甘草二两。

【用法】上为末，竹沥、姜汁或水为丸，如绿豆大。每服二钱，食后白汤送下。

【主治】上焦痰火壅盛，咳嗽烦热，胸满气急。

1269　平喘汤

【方源】《丹台玉案》卷四。

【组成】苏子（炒）、黄芩（酒炒）、枳实各二钱，山栀仁（炒黑）、桔梗（炒）、杏仁（去皮尖）、瓜蒌仁（去油）、桑白皮各一钱。

【用法】加灯心三十茎，水煎，空腹服。

【主治】火喘。乍进乍退，得食则减，食已复喘。

1270　宁嗽抑火汤

【方源】《丹台玉案》卷四。

【组成】知母、瓜蒌仁（去油）、贝母各二钱，玄参、麦冬、黄芩、天花粉、山栀仁、枳实各一钱，竹茹、桔梗各八分。

【用法】生姜三片，煎服。

【主治】肺火上炎，咳嗽痰多，午后面赤。

1271　加味泻白散

【方源】《济阳纲目》卷二十八。

【组成】桑白皮、地骨皮、桔梗、知母、陈皮各一钱二分，黄芩、青皮各一钱，甘草四分。

【用法】用水二盅，煎八分，食后温服。

【主治】感热喘嗽，口干烦热，胸满有痰。

1272　竹沥达痰丸

【方源】《医方集解》。

【组成】青礞石一两，沉香五钱，大黄（酒蒸）、黄芩、橘红、半夏各二两，甘草一两。

【用法】先将礞石打碎，用朴硝一两，同入瓦罐，盐泥固济，晒干火煅，石色如金为度，研末，和诸药，竹沥、姜汁为丸，姜汤送下。

【功用】①《重订通俗伤寒论》：苦辛咸降，荡涤痰涎。②《古今名方》：清热逐痰。

【主治】实热老痰，咳嗽痰稠，或癫狂，或惊痫，或神昏，大便秘结，舌苔黄厚而腻。①《医方集解》：实热老痰，怪证百病。②《饲鹤亭集方》：痰火上逆，喘急昏迷，如痴如狂，惊痫厥逆，无论老幼，痰多怪病，变幻百出之症。③《重订通俗伤寒论》：痰火蕴结胃肠，恶心呕吐，胸膈壅塞，嘈杂脘满，便溏腹泄，或肠中辘辘有声之重者。④《全国中药成药处方集·上海方》：痰多喘急。⑤《古今名方》：咳喘痰稠，大便秘结，舌苔黄厚而腻，以及痰热蕴结，神志昏迷，癫狂惊痫。

1273 芩连导痰方

【方源】《杏苑生春》卷三。

【组成】枳实（麸炒）、南星各一钱，橘红（去白）、半夏各二钱，白茯苓一钱五分，甘草（蜜炙）三分，黄芩一钱，黄连六分。

【用法】上锉。加生姜七片，水煎，加竹沥、生姜汁，食远温服。

【主治】狂言乱语，精神恍惚，痰涎壅盛。

【宜忌】忌葱、蒜、薤、韭生痰之物。

1274 妙灵丹

【方源】《北京市中药成方选集》。

【组成】天竺黄七两，胆南星七两，生石膏七两，僵蚕（炒）七两，桔梗二两，连翘四两，金银花四两，薄荷二两，贝母二两，桑叶二两，黄芩二两，杏仁（去皮，炒）二两，生地四两，甘草一两，蝉蜕一两，钩藤一两。

【用法】上为细末，每五十五两细粉兑入麝香六钱，冰片六钱，朱砂二两，研细；混合均匀，炼蜜为丸，重五分，蜡皮封固。每服一丸，每日二次，温开水送下。三岁以下小儿酌减。

【功用】清热镇惊，祛风化痰。

【主治】小儿发热，痰涎壅盛，惊悸不安，咳嗽气促。

1275 青黛丸

【方源】《古今医统》卷四十三引丹溪方。

【组成】青黛、瓜蒌仁、黄芩、香附子、贝母各一两，橘红二两。

【用法】上为末，汤浸蒸饼为丸，如梧桐子大。每服五十丸，白汤送下。

【主治】热痰咳咯不出。

1276 保肺汤

【方源】《保婴撮要》卷六。

【组成】山药、白茯苓、紫苏叶各一钱，白僵蚕（去丝嘴，炒）二钱，藿香五分，百部六分，黄芩、防风、杏仁（去皮尖，麸炒）各一钱，百合五分，五味子一钱，桔梗一钱。

【用法】上水煎，食后服。

【主治】肺胃受风热，痰盛咳嗽，喘吐不止，及治久嗽不愈。

1277 涤痰汤

【方源】《寒温条辨》卷五。

【组成】瓜蒌（捣烂）五钱，胆星、半夏各二钱，橘红一钱五分，茯苓、枳实（麸炒）、黄芩、黄连、石菖蒲、竹茹各一钱，甘草（炙）五分，生姜三钱。

【用法】水煎，温服。如痰闭呃甚者，用白矾一两，水二盅，煎一盅，入蜜三匙，少煎，温服即吐；如不吐，饮热水一小盏，未有不吐者，吐后呃即止。

【主治】膈间痰闭，呃逆者。

1278 清上丸

【方源】《赤水玄珠》卷十六。

【组成】石菖蒲、酸枣仁、胆星、茯苓、黄连、半夏、神曲、橘红各一两，僵蚕、青黛、木香各五钱，柴胡七钱半。

【用法】上用竹沥打糊为丸。食后茶下一钱五分。

【功用】安神。

【主治】痰火眩晕。

1279　清郁散

【方源】《古今医鉴》卷十。

【组成】陈皮一钱，半夏一钱（香油炒），白茯苓一钱，苍术一钱（米泔浸，炒），川芎六分，干姜五分（炒黑），香附（童便炒）一钱，神曲（炒）一钱，黄连（姜汁炒）一钱，栀子（姜汁炒）一钱，甘草三分。

【用法】上锉一剂。加生姜三片，水煎服。此方为丸服亦妙。

【主治】胃中有伏火，膈上有稠痰，胃口作痛，及恶心，呕吐清水，或作酸水，酸心烦闷。

【加减】呕吐甚，加藿香四分，砂仁四分。

1280　清痰丸

【方源】《医学入门》卷七。

【组成】苍术二两，香附一两半，瓜蒌仁、半夏各一两，黄连、黄芩各五钱。

【用法】上为末，面糊为丸，如梧桐子大。每服五十丸，食远茶清送下。

【主治】吞酸嘈杂。

1281　清气化痰丸

【方源】《景岳全书》卷五十五引丹溪方。

【组成】南星（制）三两，半夏（制）、黄连、黄芩各五两，瓜蒌仁、杏仁（去皮尖）、茯苓各四两，枳实（炒）、陈皮各六两，甘草二两。

【用法】上为细末，生姜汁煮糊为丸，如梧桐子大。每服五十丸，生姜汤送下。

【主治】①《景岳全书》引丹溪方：上焦痰火壅盛，咳嗽，烦热口渴，胸中痞满。②《医方类聚》引《修月鲁般经后录》：痰实，胸膈不利，头目不清。

【备注】方中甘草用量原缺，据《赤水玄珠》补。

1282　清金化痰丸

【方源】《活人方》卷一。

【组成】紫菀五钱，茯苓五钱，杏仁四两，陈皮四两，苏子四两，黄芩三两，天花粉三两，桑皮三两，黄连二两，蒌仁二两，半夏二两，桔梗二两，甘草一两。

【用法】水叠为丸。每服二钱，午后、临睡白滚汤送下。

【功用】润燥清咽，化痰缓嗽，和血止血。

【主治】金为火烁，水枯津燥，咽嗌不润而干咳；胃火熏蒸，气结痰凝，上焦不利而嗽喘；兼治老年肺胃痰火有余。

1283　清金化痰汤

【方源】《杂病广要》引《统旨》。

【组成】黄芩、山栀各一钱半，桔梗二钱，麦冬（去心）、桑皮、贝母、知母、瓜蒌仁（炒）、橘红、茯苓各一钱，甘草四分。

【用法】水二盅，煎八分，食后服。

【主治】咳嗽。因火者，咽喉干痛，面赤，鼻出热气，其痰嗽而难出，色黄且浓，或带血丝，或出腥臭。

【加减】如痰带血丝，加天门冬、阿胶各一钱。

1284　清金降火汤

【方源】《古今医鉴》卷四。

【组成】陈皮一钱五分，半夏（泡）一钱，茯苓一钱，桔梗一钱，枳壳（麸炒）一钱，贝母（去心）一钱，前胡一钱，杏仁（去皮尖）一钱半，黄芩（炒）一钱，石膏一钱，瓜蒌仁一钱，甘草（炙）三分。

【用法】上锉一剂。加生姜三片，水煎，食远、临卧服。

【功用】泻肺胃之火，消痰止嗽。

【主治】咳嗽。

1285　清金理嗽丸

【方源】《北京市中药成方选集》。

【组成】橘皮八两，枳壳（炒）四两，桔梗四两，黄芩八两，桑皮四两，杏仁（去皮，炒）四两，知母二两，百部二两，麦冬二两，甘草二两，胆星八两。

【用法】上为细末，过箩，炼蜜为丸，重一钱，朱砂为衣。每服一丸，一日二次，温开水送下；周岁内酌减。

【功用】清金止嗽，化痰定喘。

【主治】小儿肺热咳嗽，痰多稠黏，气促作喘，肺气不清。

1286 清肺降火汤

【方源】《麻疹专论》。

【组成】石膏、麦冬、贝母、瓜蒌仁、地骨皮、生地各 3g，黄芩（炒）、杏仁、桑白皮、栀子（炒）各 2.4g，葶苈子（炒）、苏子（炒）各 1.5g，灯心草 10 根。

【功效】清热降火，宣肺平喘。

【主治】小儿麻疹喘促。

1287 清热化痰丸

【方源】《扶寿精方》。

【组成】半夏（汤泡七次）五钱，陈皮（去白）四钱，白茯苓、当归（酒洗）、川芎各三钱，黄芩（酒炒）、生甘草、栀子各一钱半（去朽），黄连（去毛，炒）一钱。

【用法】上为细末，面糊为丸，如梧桐子大。每服五十丸。食远白汤送下。

【主治】痰饮为患，恶心，头眩，心悸，中脘不快；或因食生冷，饮酒过多，脾胃不和。

1288 清热化痰汤

【方源】《摄生众妙方》卷六。

【组成】橘红、半夏各一钱，茯苓、枳壳、前胡、桔梗、白术、黄连、黄芩各一钱五分，南星一钱，枳实二钱，甘草五分。

【用法】上用水二盅，加生姜三片，煎至八分，食远服。

【主治】上焦有热有痰，咳嗽。

【加减】痰盛，加瓜蒌仁一钱。

1289 清眩化痰汤

【方源】《赤水玄珠》卷十六。

【组成】川芎、酒芩各一钱半，天麻一钱，半夏（汤泡）二钱，白茯苓、橘红各一钱二分，桔梗、枳壳各一钱，甘草四分。

【主治】痰火上攻作眩，及气不降，胸满者。

【加减】痰结眩晕甚者，加南星、旋覆花各一钱。

1290 清痰降火汤

【方源】《杏苑生春》卷四。

【组成】橘皮、半夏、山楂子、茯苓各一钱，黄连（和土炒）、甘草各四分，枇杷叶八分，桔梗三分，神曲七分，南星七分，竹茹五分，生姜五片。

【用法】上咬咀，煎滤清，加生姜自然汁一蛤壳，食前服。

【主治】吐酸涌出如醋，或食一日半日，腐作酸水吐出，或呕黄臭水，心胸不安。

1291 清膈导痰汤

【方源】《古今医统》卷四十三引《宣明论》。

【组成】黄芩、贝母各一钱，桔梗、甘草、陈皮各五分，天花粉、瓜蒌仁、白术、白茯苓各八分，石膏、朴硝各一钱半。

【用法】上以水二盏，加竹叶二十片，洗净，揉烂，煎八分，食远服。

【主治】胃火厚味，膈上热痰，咯吐不出，咳唾稠黏。

1292 温胆汤

【方源】《三因方》卷九。

【组成】半夏（汤洗七次）、竹茹、枳实（麸炒，去瓤）各二两，陈皮三两，甘草一两（炙），茯苓一两半。

【用法】上锉为散。每服四大钱，水一盏半，加生姜五片，大枣一枚，煎七分，去滓。

食前服。

【主治】痰热内扰，心胆气虚，心烦不寐，触事易惊，或夜多异梦，眩悸呕恶，及癫痫等。①《三因方》：大病后，虚烦不得眠。②《易简方》：心胆虚怯，触事易惊，或梦寐不祥，或异象眩惑，遂致心惊胆慑；气郁生涎，涎与气搏变生诸证，或短气悸乏，或复自汗，或四肢浮肿，饮食无味，心虚烦闷，坐卧不安。③《内经拾遗方论》：主胆虚，主头风，主失心，主小儿癫痫。④《医略六书》：痰气闭塞，耳窍不通，脉滑。

【方论】①《医方集解》：此足少阳、阳明药也。橘、半、生姜之辛温，以之导痰止呕，即以之温胆；枳实破滞；茯苓渗湿；甘草和中；竹茹开胃土之郁，清肺金之燥，凉肺金之所以平甲木也。如是则不寒不燥而胆常温矣。经曰：胃不和则卧不安。又曰：阳气满，不得入于阴，阴气虚，故目不得瞑。半夏能和胃而通阴阳，故《内经》用治不眠。二陈非特温胆，亦以和胃也。②《成方便读》：夫人之六腑，皆泻而不藏，唯胆为清净之腑，无出无入，寄附于肝，又与肝相为表里。肝藏魂，夜卧则魂归于肝，胆有邪，岂有不波及肝哉！且胆为甲木，其象应春，今胆虚则不能遂其生长发陈之令，于是土不能得木而达也。土不达则痰涎易生。痰为百病之母，所虚之处，即受邪之处，故有惊悸之状。此方纯以二陈、竹茹、枳实、生姜和胃豁痰、破气开郁之品，内中并无温胆之药，而以温胆名方者，亦以胆为甲木，常欲得其春气温和之意耳。

1293　滚痰丸

【方源】《玉机微义》卷四引《养生主论》。

【异名】礞石滚痰丸（《痘疹金镜录》卷上）。

【组成】大黄、黄芩各八两，沉香半两，青礞石（硝煅）一两。

【用法】上为细末，水丸，如梧桐子大。

【主治】①《玉机微义》引《养生主论》：痰证，变生千般怪症。②《摄生秘剖》：头风目眩，耳鸣，口眼蠕动，眉棱、耳轮痛痒；四肢游风，肿硬；嗳气吞酸，心下嘈杂，心气疼痛，梦寐奇怪，手麻臂痛，口糜舌烂，喉闭，或绕项结核，胸腹间如二气交纽，噎塞烦闷，失志癫狂，心下怔忡，喘咳呕吐等证。

【方论】①《医方考》：大黄能推荡，黄芩能祛热，沉香能下气，礞石能坠痰。是方乃攻击之剂，必有实热者始可用之，若与虚寒之人，则非宜矣。又礞石由焰硝煅炼，必陈久为妙，若新煅火毒未除，则不宜服。②《摄生秘剖》：痰不自动，因气而动；气不自升，因火而升；积之既久，依附肠胃，回薄曲折，处以为棲，治之窠臼，谓之老痰。其变现之症，种种怪异，难以测识，莫可名状。非寻常药可能疗也。隐君见及此，故用大黄为君，以开下行之路；黄芩为臣，以押上潜之火；礞石慓悍之性，游行肠胃，踵其回薄曲折之处，荡而涤之，几于剖刮肠剖骨之神，故以为佐；奔驰于上中下三焦间、飞门、魄门之窍者，沉香之力，故以为使。必须服之得法，则效如响应。用水一口送过咽，即便仰卧，令药在咽膈间，徐徐而下，半日不可饮水，不可起身坐行言语，直待药气除逐上焦痰滞，然后动作。大抵服罢，喉间稠黏壅塞不利者，乃痰气泛上，药力相攻耳。少顷，药力既胜，自然宁贴。

【临证举例】①癫证：神呆，忽啼忽笑，言语无序，脉沉兼滑，系顽痰实火，胶结为患，症非虚寒可比，治法不嫌其峻。兹用滚痰法主之：青礞石三两，焰硝一两，大黄八两（酒蒸），淡黄芩八两（酒洗），沉香一两（研）。先将上两味同入瓦罐内，以盐和泥封固。入火煅至石如黄金色为度，用清水飞净，和后药三味水泛为丸。每服二钱，姜汤送下。（《南雅堂医案》）②痫证：杨某某，男，8岁。两年前突然昏倒，不省人事，牙关紧闭，吐血涎沫，四肢抽搐，甚则小便失禁。经服用苯妥英钠等，病情有所好转。但持续服用数月而出现痴呆，语无伦次，因而停药。近半年来又复发如初，现每日发作二三次。醒后神志恍惚，站立不稳，时喃喃自语，傻笑，答非所问，流涎，质黏稠，味臭秽。饮食一般，大便数日一行，干燥。舌苔黄腻，脉滑数有力。此系痰火为患，宜重投泻火涤痰之剂。处方：大黄 20g（后下），礞石（火硝煅）20g，黄芩 10g，沉香 4g。服药 3 剂，痫证发作每日减为 1 次，发作持续时间也有所缩短，流涎大减，大便正常。以上方加法夏 9g，贝母 6g，白附子 6g，枳实 9g，菖蒲 6g，胆星 6g，僵蚕 9g，朱茯神 9g，远志 6g，苦参 9g。服药 3 剂，诸症大减，行走自如，未再流涎。有时夜间突发惊恐，但痫证未再发作。唯痴呆、傻笑仍同前。此病系痰火扰心，迷闷孔窍，日久损伤神明，非药物短时间所能奏效。遂嘱其服用成药定痫丸或紫金锭以根除病因。随访至今，未复发。(《四川中医》1983，6：39.)

1294 橘红丸

【方源】《北京市中药成方选集》。

【组成】化橘红二十四两，贝母十六两，茯苓十六两，麦冬十六两，杏仁（去皮、炒）十六两，生石膏十六两，瓜蒌皮十六两，橘皮十六两，生地十六两，桔梗十二两，紫菀十二两，法半夏十二两，苏子（炒）十二两，甘草八两，款冬花八两。

【用法】上为细末，炼蜜为丸，重二钱，蜡皮封固。每服二丸，温开水送下，一日二次。

【功用】清肺祛湿，止嗽化痰。

【主治】肺胃湿热，咳嗽痰盛，胸中结满，饮食无味。

1295 橘苏半夏汤

【方源】《奇效良方》卷六十四。

【组成】橘红、半夏（姜制）、贝母各七分，紫苏、白术、杏仁（去皮尖）、桑皮各

五分，五味子、甘草各三分，桔梗、黄芩各五分。

【用法】用水一盏，加生姜三片，煎至五分，食后服。

【主治】小儿咳嗽，身热有痰。

三、行气化痰

1296 开郁化痰汤

【方源】《济阳纲目》卷二十四。

【组成】半夏（汤泡）一钱二分，枳实（麸炒）二钱，贝母（去心）、香附各一钱半，白茯苓、山楂各一钱，陈皮（去白）、黄连（炒）各八分，苍术（米泔浸）、桔梗各七分，甘草二分。

【用法】上锉作一服。加生姜三片，水煎。食远服。

【主治】郁痰、老痰。

1297 开郁降痰汤

【方源】《丹台玉案》卷四。

【组成】杏仁（去皮尖）、枳壳、黄芩（酒炒）、苏子（炒）各一钱，桔梗（炒）、香附（童便制）、贝母（去心）、瓜蒌仁（去油）、山楂各二钱，甘草二分。

【用法】加灯心三十茎，食后服。

【主治】郁痰咳嗽，胸胁胀满，并积痰咳嗽。

1298 五子散

【方源】《万病回春》卷三。

【组成】白莱菔子、紫苏子、白芥子各五钱，山楂子（去核）、香附子（去毛）各一钱。

【用法】上各为细末，合一处，作芥末用。

【主治】气膈，鼓胀，噎食。

1299 石菖蒲汤

【方源】方出《一盘珠》卷七引《石室秘录》，名见《卫生鸿宝》卷五。

【组成】柴胡五两，白芍一两，当归五两，

桃仁三两，甘草一两，茯神三两，菖蒲一两，玄参三两，白芥子五两。

【用法】水煎服。如不肯服，用人灌之，一剂即愈。

【功用】平肝祛邪。

【主治】花癫病：妇人情志不遂，致肝木枯槁，内火炽盛，忽然癫痫，寸口脉弦，见男子则抱住不放。

1300 白金丸

【方源】《医方考》卷五引《本事方》。

【异名】郁金丸（《普济方》卷十八引《海上方》）。

【组成】白矾三两，郁金七两（须四川蝉腹者为真）。

【用法】上为末，米糊为丸。每服五十丸，水送下。

【功能】祛郁痰。

【主治】忧郁气结，痰涎上壅，癫痫痰多，口吐涎沫；并治喉风乳蛾。①《医方考》引《本事方》：忧郁日久，痰涎阻塞包络、心窍所致癫狂证。②《普济方》：一切痫病，久不愈。③《外科全生集·新增马氏试验秘方》：喉风乳蛾。

【宜忌】《北京市中药成方选集》：忌辛辣食物。

【方论】白矾咸寒，可以软顽痰；郁金苦辛，可以开结气。

【临证举例】癫狂：昔有一妇人，癫狂失心，数年不愈，后遇至人授此方，初服觉心胸有物脱去，神衰洒然，再服顿愈。

1301 瓜蒌仁汤

【方源】《杏苑生春》卷四。

【异名】瓜蒌实丸（《医方类聚》卷一〇六引《济生方》）。

【组成】桔梗二两，枳壳一两，瓜蒌仁四两（另研），半夏五钱。

【用法】上为末，以姜汁糊为丸。每服五七十丸，用蜜糖汤送下，一日三次。

【主治】①《杏苑生春》：七情气郁成痰，气噎痞痛，喘闷。②《医方类聚》引《济生方》：噎膈，胸痞，胸中痛彻背，喘急妨闷。

【方论】①《杏苑生春》：法宜和气豁痰为要，故用桔梗利气，瓜蒌、半夏豁痰。②《丹溪心法附余》：此方瓜蒌仁润肺降痰，枳壳破滞气，半夏豁痰燥湿，桔梗开膈载药，可谓善治痞闷喘急矣。痰因火动，加黄连尤妙，丹溪云：胸中痞，须用枳实炒黄连是也。③《医方考》：痰随气上，亦随气下，故瓜蒌、枳壳、桔梗皆下气药也；痰以湿生，必以燥去，故半夏者，燥湿之品也。或问桔梗为诸药之舟楫，浮而不沉者也，何以下气？余曰：甘者恋膈，苦者下气，轻者上浮，苦者下降，此药之性也。桔梗甘而苦，为阳中之少阴，故初则恋膈，久则下气矣。

1302 苍连丸

【方源】《古今医鉴》卷五。

【组成】苍术（米泔浸，炒）一两，陈皮一两，半夏一两（姜汁炒），黄连一两半（夏月倍用），白茯苓一两，吴茱萸（炒）一两（冬月倍用）。

【用法】上为末，蒸饼为丸，如绿豆大。每服三十丸，食后服。

【主治】郁积吐酸。

1303 枳实薤白桂枝汤

【方源】《金匮》卷上。

【组成】枳实四个，厚朴四两，薤白半斤，桂枝一两，瓜蒌实一个（捣）。

【用法】上以水五升，先煮枳实、厚朴，取二升，去滓，纳诸药，煮数沸，分三次温服。

【功用】《金匮要略释义》：通气开泄。

【主治】胸痹，心中痞气，气结在胸，胸满，胁下逆抢心。

【方论】《金匮要略释义》：阴气结于胸

间，故以枳实泄其胸中之气，厚朴泄其胁下之气，桂枝通心阳，瓜蒌、薤白开结宣气，病邪自去。

1304 星香丸

【方源】《袖珍方》卷一。

【组成】南星、半夏各三两，白矾一两（研，同水浸二味一宿），陈皮（五两，泔浸一周时，去白）三两，香附子三两（皂角水浸一周时，晒）。

【用法】上药不见火，为末，生姜汁糊为丸，如梧桐子大。每服五十丸，临卧生姜汤送下。

【主治】诸气嗽生痰。

1305 瓜蒌汤

【方源】《千金方》卷十三。

【组成】瓜蒌实一枚，薤白一斤，半夏半斤，生姜四两，枳实二两。

【用法】上㕮咀。以白哉浆一斗，煮取四升，每服一升，每日三次。

【主治】胸痹。喘息咳唾，胸背痛，短气，寸脉沉而迟，关上小紧数。

1306 瓜蒌薤白白酒汤

【方源】《金匮》卷上。

【组成】瓜蒌实一枚（捣），薤白半斤，白酒七升

【用法】上同煮，取二升，分温再服。

【主治】胸痹。喘息咳唾，胸背痛，短气，寸口脉沉而迟，关上小紧数。

【方论】《古方选注》：君以薤白，滑利通阳；臣以瓜蒌实，润下通阴；佐以白酒，熟谷之气上行药性，助其通经活络，而痹自开。

1307 瓜蒌薤白半夏汤

【方源】《金匮》卷上。

【组成】瓜蒌实一枚（捣），薤白三两，半夏半斤，白酒一斗。

【用法】上同煮，取四升，温服一升，日三服。

【主治】胸痹不得卧，心痛彻背者。

【宜忌】《外台》引《范汪方》：忌羊肉、饧。

【方论】①《金匮要略心典》：胸痹不得卧，是肺气上而不下也；心痛彻背，是心气塞而不和也，其痹为尤甚矣。所以然者，有痰饮以为之援也。故于胸痹药中加半夏以逐痰饮。②《古方选注》：君以薤白，滑利通阳；臣以瓜蒌实，润下通阴；佐以白酒熟谷之气，上行药性，助其通经活络而痹自开；而结中焦而为心痛彻背者，但当加半夏一味，和胃而通阴阳。

【临证举例】冠心病：张某，男，54岁，干部。初诊自述心窝部闷痛彻背，伴短气，间歇性发作已半个月，常于饭后或劳累时诱发，每次 2~3 分钟，心电图提示心肌供血不足，诊断为冠心病心绞痛。舌质淡暗，黄白腻，脉细弦，证为气滞血瘀所致之胸痹。处方：瓜蒌、薤白、葛根、丹参 15g，半夏、当归各 10g，赤芍、桑寄生各 12g，水煎服。每日 1 剂，连服 5 剂后症减，原方去葛根，加郁金 10g，黄芪 15g，连服 30 剂，随访半年胸痛未复发。（《福建中医》1988，1：41.）

1308 萱草忘忧汤

【方源】《医醇賸义》卷二。

【组成】桂枝五分，白芍一钱半，甘草五分，郁金二钱，合欢花二钱，广皮一钱，半夏一钱，贝母二钱，茯神二钱，柏子仁二钱。

【用法】金针菜一两，煎汤代水。

【主治】忧愁太过，忽忽不乐，洒淅寒热，痰气不清。

1309 舒中化痰汤

【方源】《丹台玉案》卷三。

【组成】橘红、贝母、枳实、柴胡、胆南星各一钱二分，木通、半夏、瓜蒌仁、桔梗、苏子各一钱，生姜三片。

【用法】水煎，热服。

【主治】气不升降，痰涎壅盛。

四、温化寒痰

1310　三子养亲汤

【方源】《杂病广要》引《皆效方》。

【组成】紫苏子、芥菜子、莱菔子。

【用法】上药各洗净，微炒，击碎。看何证多，则以所主者为君，余次之。每剂不过三钱，用生绢袋盛之，煮作汤饮，随甘旨，代茶水啜用，不宜煎熬太过。

【功用】《中医方剂学》：顺气降逆，化痰消食。

【主治】高年咳嗽，气逆痰痞。

【加减】若大便素实者，临服加熟蜜少许；若冬寒，加生姜三片。

【方论】①《医方考》：年高痰盛气实者，此方主之。痰不自动也，因气而动，故气上则痰上，气下则痰下，气行则痰行，气滞则痰滞。是方也，卜子能耗气，苏子能降气，芥子能行气。气耗则邪不实，气降则痰不逆，气利则膈自宽，奚痰患之有？此方为人子事亲者设也。虽然治痰先理气，此治标之论耳，终不若二陈有健脾祛湿治本之妙也，但气实之证，则养亲汤亦径捷之方也。②《医方集解》：此手足太阴药也。白芥子除痰，紫苏子行气，莱菔子消食。然皆行气豁痰之药，气行则火降，而痰消矣。③《成方便读》：夫痰之生也，或因津液所化，或由水饮而成，然亦有因食而化者，皆由脾运失常，以致所食之物，不化精微而化为痰。然痰壅则气滞，气滞则伤肺，气失下行之令，于是为咳嗽为喘逆等证矣。病因食积而起，故方中以莱菔子消食行痰；痰壅则气滞，以苏子降气行痰；气滞则膈塞，白芥子畅膈行痰。三者皆治痰之药，而又能于治痰之中各逞其长，食消气顺，喘咳日宁，而诸症自愈矣。

1311　化痰丸

【方源】《赤水玄珠》卷六。

【组成】半夏三两，陈皮、干姜、白术各一两。

【用法】姜汁糊为丸。每服二十丸，生姜汤送下。

【主治】寒痰。

1312　半夏汤

【方源】《伤寒论》。

【异名】半夏散（原书）、半夏桂枝甘草汤（《活人书》卷十七）。

【组成】半夏（洗）、桂枝（去皮）、甘草（炙）各等份。

【用法】以水一升，煎七沸，纳散两方寸匕，更煮三沸，下火令小冷，少少咽之。

【功用】《伤寒论讲义》：散寒通阳，涤痰开结。

【主治】少阴客寒咽痛，伏气咽痛。①《伤寒论》：少阴病，咽中痛。②《活人书》：伏气之病，谓非时有暴寒中人，伏气于少阴经，始不觉病，旬日乃发，脉微弱，法先咽痛，似伤寒，非喉痹之病，次必下利者。③《伤寒经注》：少阴病，为寒邪所客，痰涎壅塞，其人但咽痛而无燥渴、心烦、咽疮、不眠诸热证。

【方论】①《古方选注》：少阴之邪，逆于经脉，不得由枢而出，用半夏入阴散郁热，桂枝、甘草达肌表，则少阴之邪由经脉而出肌表，悉从太阳开发。半夏治咽痛，可无劫液之虞。②《伤寒经注》：方中半夏辛温涤痰，桂枝辛热散寒，甘草甘平缓痛。③《伤寒集注》：方有执曰：此以风邪热甚，痰上壅而痹痛者言也。故主之以桂枝祛风也，佐之以半夏消痰也，和之以甘草除热也。

【临证举例】咽痛：郑某某，女。身体素弱，有痰嗽宿疾，因娶媳期间，心力俱劳，引起恶寒、发热、头痛等症，咽喉疼痛尤剧，卧床不起，吞咽困难，脉象两寸浮缓，咽部颜色不变。治以《伤寒论》半夏汤原方，嘱徐徐咽下。服二剂，寒热、痰嗽、咽痛等顿消，继以扶正而愈。(《广东中医》1962，7：36.)

1313 肺寒汤

【方源】《圣济总录》卷六十五。

【组成】款冬花、紫菀（去土）、甘草（炙）、桂（去粗皮）、麻黄（去节）、干姜（炮）、五味子、杏仁（汤浸，去皮尖，炒）、半夏（汤煮软，焙干）各二两，细辛（去苗叶）一钱。

【用法】上为粗末。每服三钱匕，水一盏，生姜五片，大枣二枚（擘破），同煎至七分，去滓温服，不拘时候。

【主治】肺胃虚寒，咳嗽痰盛，呀呷有声，呕吐停饮，咽喉干痛，上气喘满，面目虚浮，自汗恶风，语声嘶破，背寒中冷，心下悸动，哕逆恶心，全不入食。

1314 枳实汤

【方源】《普济方》卷一三七。

【组成】枳实一两（炙），橘皮、半夏各一两，生姜、厚朴各三两。

【用法】上以水六升，煮取三升，去滓，分三次温服。

【主治】人病寒饮，气上冲心，胸痞喘急。

【加减】咽痛，加桔梗一两。

1315 桂枝半夏汤

【方源】《医醇賸义》卷三。

【组成】桂枝八分，半夏一钱五分，茯苓三钱，广皮一钱，白术二钱，芥子一钱，厚朴一钱，紫苏一钱，贝母二钱，甘草四分，生姜三片。

【主治】伏饮。三阳之气为阴邪遏抑，郁而不舒，痰满，喘咳吐，发则寒热，背腰痛，其人振振身瞤剧。

1316 桂苓五味甘草去桂加干姜细辛半夏汤

【方源】《金匮》卷中。

【组成】茯苓四两，甘草、细辛、干姜各二两，五味子、半夏各半斤。

【用法】以水八升，煮取三升，去滓，温服半斤，一日三次。

【功用】①《金匮要略释义》：去胃中之饮。②《金匮教学参考资料》：逐饮止呕。

【主治】①《金匮》：支饮者法当冒，冒者必呕。②《金匮要略方义》：肺寒留饮，咳嗽痰多，清稀色白，头昏目眩，胸满呕逆，舌苔白腻，脉沉弦滑。

【临证举例】①咳嗽：一男子，郁郁不乐，咳嗽短气，动摇则胸悸甚，上气微呕，不欲饮食，小便不利，盗汗出，时时怵于心下，或胸中痛，与苓甘姜味辛夏汤加人参，服药而诸症渐退，逾月全愈。(《金匮要略今释》引《续建殊录》)②痰饮：胡某某，男，47岁，工人。咳嗽气短，倚息不得卧，吐白痰夹水，每于早晚咳甚，咳时须俟痰出而后安，伴有胸闷不适，胃脘胀满。舌白而润，脉象弦滑。病属痰饮为患，肺有宿寒，无见外感，故拟从除痰涤饮、温肺除寒入手，方用苓甘五味姜辛半夏汤：茯苓四钱，炙甘草一钱，五味子一钱，生姜三钱，细辛五分，制半夏二钱，饮片二剂。服后诸症悉减，咳平安卧，精神倍增，早晚咳痰减少，脉仍弦而滑，胃脘略不适，病仍属肺气虚寒、痰饮未尽，守原方加广皮二钱，生姜易干姜二钱。五剂后咳止痰平，其病如失，饮食大增，精神舒畅，睡眠安宁，脉息和缓而虚，舌净口和，唯食后稍有胀闷，继从香砂六君子汤加味调理中州，以善其后。(《江西医药》1964，6：266.)

1317 调和肺胃汤

【方源】方出《蒲辅周医疗经验》，名见《古今名方》。

【组成】全瓜蒌四钱，薤白三钱，法半夏三钱，厚朴二钱，炒枳壳二钱，苏梗二钱，陈皮二钱，生姜二钱，麦芽二钱。

【用法】一剂二煎，共取160ml，分二次温服。

【功用】调和肺胃，温化痰湿。

【主治】痰滞胸膈，肺胃不和之胸痹。左胸闷痛，腹胀，咳痰不多，消化力弱，舌苔白腻，脉浮候缓，中候弦滑，沉候有力者。

1318 通宣理肺丸

【方源】《北京市中药成方选集》。

【组成】紫苏叶一百四十四两，黄芩九十六两，枳壳（炒）九十六两，甘草七十二两，橘皮九十六两，桔梗九十六两，茯苓九十六两，杏仁（去皮，炒）七十二两，前胡九十六两，麻黄九十六两，法半夏（炙）七十二两。

【用法】上将杏仁另研成泥，余药为细末，再和匀，共为极细末，过箩，炼蜜为丸，每重二钱。每服一至二丸，温开水送下，日服二次。

【功用】解热止嗽。

【主治】外感咳嗽，发热恶寒，头痛无汗，四肢酸懒，鼻流清涕。

1319 款冬花汤

【方源】《圣济总录》卷四十八。

【组成】款冬花、桑根白皮（锉）、人参、前胡（去芦头）、杏仁（去皮尖双仁，麸炒）、甘草（炙）、桔梗（炒）、半夏（汤浸七遍去滑）、细辛（去苗叶）各半两，陈橘皮（汤浸，去白）三分。

【用法】上为粗末。每服四钱匕，以水一盏，加生姜五片，煎取七分，去滓温服。

【主治】肺中寒，咳呕浊唾不止。

1320 苏子降气汤

【方源】《局方》卷三。

【组成】紫苏子、半夏（汤洗七次）各二两半，川当归（去芦）两半，甘草（爁）二两，前胡（去芦）、厚朴（去粗皮，姜汁拌炒）各一两，肉桂（去皮）一两半。（一本有陈皮去白，一两半）

【用法】上为细末。每服二大钱，水一盏半，入生姜二片，枣子一个，紫苏五叶，同煎至八分，去滓热服，不拘时候。

【功用】常服清神顺气，和五脏，行滞气，进饮食，祛湿气。

【主治】①《局方》：男女虚阳上攻，气不升降，上盛下虚，膈壅痰多，咽喉不利，咳嗽，虚烦引饮，头目昏眩，腰疼脚弱，肢体倦怠，腹肚绞刺，冷热气泻，大便风秘，涩滞不通，肢体浮肿，有妨饮食。②《三因方》：阴阳交错，上重下虚，中满喘急，呕吐自汗。

【方论】《医方集解》：此手太阴药也。苏子、前胡、厚朴、橘红、半夏皆能降逆上之气，兼能除痰，气行则痰行也；数药也能发表，既以疏内壅，兼以散外寒也。当归润以和血，甘草甘以缓中。下虚上盛，故又用肉桂引火归原也。

五、润肺化痰

1321 贝母丸

【方源】《圣济总录》卷六十五。

【组成】贝母（去心，炒紫色）四两，款冬花三两，紫菀（去苗土）二两。

【用法】上为末，炼蜜为丸，如梧桐子大。每服二十丸，食后生姜汤送下，一日二次。

【主治】久咳嗽。

1322 贝母散

【方源】《鸡峰普济方》卷十七。

【组成】贝母一两，紫菀三钱，麦冬一两半，杏仁三分。

【用法】上为细末。每服三钱，以水一盏，煎至六分，去滓温服，一日三次。

【主治】咳嗽上气，喘急失声。

1323 贝母瓜蒌散

【方源】《医学心悟》卷三。

【组成】贝母一钱五分，瓜蒌一钱，天花

粉、茯苓、橘红、桔梗各八分。

【用法】水煎服。

【主治】燥痰涩而难出。

1324 宁嗽丹

【方源】《辨证录》卷六。

【组成】麦冬二两，五味子二钱，天冬三钱，生地一两，桑白皮二钱，款冬花、紫菀、桔梗各一钱，甘草五分，牛膝三钱。

【用法】水煎服。

【主治】肺燥咳嗽，吐痰不已，皮肤不泽，少动则喘。

1325 团参饮子

【方源】《济生方》卷二。

【组成】人参、紫菀茸（洗）、阿胶（蛤粉炒）、百合（蒸）、细辛（洗去叶土）、款冬花、杏仁（去皮尖，炒）、天门冬（汤浸，去心）、半夏（汤泡七次）、经霜桑叶、五味子各一两，甘草（炙）半两。

【用法】上㕮咀。每服四钱，水一盏半，加生姜五大片，煎至七分，去滓，食后温服。

【主治】病因抑郁忧思喜怒，饥饱失宜，致脏气不平，咳嗽脓血，渐成肺痿，憎寒壮热，羸瘦困顿，将成劳瘵。

【加减】因气而咳者，加木香；咳而唾血有热者，加生地黄；咳而唾血有寒者，加钟乳粉；疲极而咳嗽者，加黄芪；因咳损而唾血者，加没药、藕节；咳而呕逆、腹满不食者，加白术，仍倍加生姜；咳而小便多者，加益智仁；咳而大便溏者，去杏仁，加钟乳粉；咳而面浮气逆者，加沉香、橘皮煎。

1326 安嗽膏

【方源】《济阳纲目》卷六十五。

【组成】天冬（去心）八两，杏仁（去皮）、贝母（去心）、百部、百合各四两，款冬花五两，紫菀三两，雪白术八两。

【用法】上为粗末，长流水煎三次，取汁

三次，去滓，入饴糖八两，蜜十六两，再熬，又入阿胶四两，白茯苓四两（为末，水飞过，晒干），二味入前汁内，和匀如糊成膏。每服三五匙。

【功用】敛肺气。

【主治】阴虚咳嗽，火动发热，咯血吐血。

1327 阿胶散

【方源】《小儿药证直诀》卷下。

【异名】补肺散（原书同卷）。

【组成】阿胶一两五钱（麸炒），鼠黏子（炒香）、甘草（炙）各二钱五分，马兜铃五钱（焙），杏仁七个（去皮尖，炒），糯米一两（炒）。

【用法】上为末。每服一二钱，水一盏，煎至六分，食后温服。

【功用】养阴清肺，止咳平喘。①《全生指迷方》：补阴平阳。②《普济方》：补肺，温养脾胃。③《医方集解》：补肺清火。

【主治】肺虚热盛，咳嗽气喘，咽喉干燥，咯痰不多或痰中带血，脉浮细数，舌红少苔。①《小儿药证直诀》：小儿肺虚，气粗喘促。②《全生指迷方》：衄血吐血，发作无时，肌肉减少，由气虚弱，或从高坠下，劳伤所致，其脉虚弱。③《普济方》：小儿咳嗽，气急有痰，恶心，肺气虚怯，唇白色闷，乳气粗，喘促，哽气长出气，皆肺虚损故也。④《医方集解》：肺虚有火，嗽无津液而气哽者。⑤《幼科折衷》：肺虚有汗。

【方论】《医方集解》：此手太阴肺药也。马兜铃清热降火；牛蒡子利膈滑痰；杏仁润燥散风，降气止咳；阿胶清肺滋肾，益血补阴。气顺则不哽，液补则津生，火退而嗽宁矣。土为金母，故加甘草、糯米以益脾胃。

1328 知母茯苓汤

【方源】《宣明论》卷九。

【组成】茯苓（去皮）、甘草各一两，知母、五味子、人参、薄荷、半夏（洗七次）、柴胡、白术、款冬花、桔梗、麦冬、黄芩各半两，川芎三钱，阿胶三钱（炒）。

【用法】上为末。每服三钱，水一盏半，加生姜十片，同煎至七分，去滓，稍热服。

【主治】①《宣明论》：肺痿，喘咳不已，往来寒热，自汗。②《女科万金方》：产后身热，吐痰咳嗽，或时见血，自汗喘息。

1329 金水膏

【方源】《活人方》卷二。

【组成】天门冬六两，紫菀茸六两，葳蕤六两（炒），怀生地十二两，麦冬肉八两，白芍四两（炒），百合四两，款冬花四两，知母二两（炒），山药二两（略炒），陈皮二两，川贝母二两（另研细末听用），茜草二两。

【用法】如法熬膏，炼蜜收，冷后调入贝末，噙化口中，不拘时候，听其自然，临睡及睡醒时服妙。

【功用】清痰治嗽，和伤止血，滋肺滋金，培金水之化源。

【主治】虚痨烦咳，肺痿痰红。

1330 金水六君煎

【方源】《景岳全书》卷五十一。

【组成】当归二钱，熟地三五钱，陈皮一钱半，半夏二钱，茯苓二钱，炙甘草一钱。

【用法】水二盅，生姜三五七片，煎七八分。食远温服。

【功用】①《成方便读》：润枯燥湿。②《中药成方配本》：益阴化痰。

【主治】肺肾虚寒，水泛为痰。或年迈阴虚，血气不足，外受风寒，咳嗽、呕恶多痰、喘急等症。

【加减】如大便不实而多湿者，去当归，加山药；如痰盛气滞，胸胁不快者，加白芥子七八分；如阴寒盛而嗽不愈者，加细辛五七分；如兼表邪寒热者，加柴胡一二钱。

【方论】《成方便读》：凡年高之人，血脉枯涩，经络隧道多不流利，若有湿热内盛，肺失治节之令，则咳嗽连声，断续不已。甚则周身经络掣痛，或闪气心痛，斯时也不得不以二陈之属化其痰，然恐血枯之人，不足以当其燥，故特加归、地以濡其血而泽其枯，方为不偏不倚，两得相宜，全在学者酌宜用之耳。

【临证举例】①支气管哮喘：吴某某，男，74岁，1963年10月30日就诊。主诉：西医诊断为支气管哮喘已3年。一年来经中西医诊治，服小青龙汤、麻黄素、氨茶碱等药物，仍无著效。来门诊时，咳嗽气喘，呻吟不已。自诉胸痞不舒，咯痰不爽，颇有气机欲窒之状。诊其脉来细弱而虚、两尺略带涩象，舌苔微白而腻、中见光剥，渴喜热饮，食不知味，高年脾弱失运，下元失纳，积痰随气而升，拟以金水六君煎等意，固肾降逆为治。方用姜半夏、杏仁各二钱，茯苓、熟地各三钱，当归、陈皮、炙草各一钱，别直参、五味子五分，白芥子八分，胡桃四钱。服2剂复诊，咳嗽已减，气促渐平，胸痞见舒，精神转爽。原方加附子一钱，别直易潞参，嘱服2剂，后经访问，基本恢复健康。（《浙江中医杂志》1964，2：3.）②浸润性肺结核、肺气肿：郑某某，男，58岁，干部。1982年2月8日初诊。患者形容消瘦，咳嗽胸闷，气急喘促，反复发作多年。近两年来症状明显加重，发作时喘息抬肩不得卧，咽喉痛痒，喉间辘辘有声，胸闷气促，自觉有气从下而上，直窜喉间，且咳嗽频频，呕吐清涎，甚则喘时面红耳赤，眼泪鼻涕不止，胃纳呆。X线胸透：右侧浸润性肺结核；肺气肿。舌红，苔腻，脉弦细。中医辨证：虚喘（肾虚作喘，兼有痰湿）。治以补虚纳气，兼化湿除痰。方用金水六君煎加减。处方：熟地、瓜蒌皮各15g，当归、杏仁、茯苓、法半夏、橘红、五味子、葶苈子各10g，薏苡仁24g，白蔻仁6g，生谷芽30g。12日复诊，服3剂症减。照方6剂，诸症大减，因要返汕，拟上方加减，由患者带处方回汕常服。后询其亲属，谓回汕后病情稳定，无再发作。（《新中医》

1986，8：34.）③肺源性心脏病、慢性支气管炎：朱某某，男，68岁，退休干部。患者因胸闷气急，动则气喘十余年，近半个月来加剧，于1982年12月21日入院。入院时症见形体消瘦，面色微红，语声低顿短促，胸闷气急，呼吸气促，动则气喘，口干口臭，不多饮，夜间尤甚，喉间有痰，黏稠难咯，晨起则咯出白色黏稠痰液数口。间有腰酸腿软，每遇寒冷天气易受风寒而上症益甚。曾先后多次治疗未见效。X线胸透：肺源性心脏病；慢性支气管炎。舌黯红，苔黄腻而干，脉弦细而代，证属喘证（虚实交错，本虚标实）。治以宣肺平喘，理气化痰，补虚纳气。用银芩泻白散加减。共服八剂后，喘证稍减，痰易咯出，能起床步行至厕所解二便，亦不须停顿休息。此时痰浊阻塞肺络的症状缓解，而上气不接下气等肾不纳气的症状突出，乃即转用金水六君煎加减以治本。处方：当归、熟地、茯苓、法半夏、橘红、杏仁、五味子、款冬花、紫菀各10g，甘草6g。服至1983年2月9日，共40剂，病情好转出院。（《新中医》1986，8：35.）

1331 保肺丸

【方源】《活人心统》卷一。

【组成】知母（去毛）一两，黄芩一两，天门冬一两，五味子五分，紫菀七钱，贝母一两，真苏子（炒）二两，白茯苓一两，杏仁（炒，去皮尖）七分，桑白皮一两，生地黄五分，阿胶（炒）五分，人参三分，款冬花五分。

【用法】上为末，炼蜜为丸，如梧桐子大。每服四十丸，白汤送下。

【主治】虚损劳嗽，咯血潮热。

1332 保肺饮

【方源】《丹台玉案》卷四。

【组成】知母、天门冬、五味子、川贝母、杏仁各一钱，天花粉、麦冬、紫菀茸、款冬花、百合、桔梗、苏子、阿胶各八分。

【用法】水煎，温服。

【主治】久患咳嗽，肺金衰弱，上气喘急，口干喉哑，痰中带血丝，或咳出鲜血，或痰如灰色，肺将成痿者。

1333 养肺去痿汤

【方源】《辨证录》卷十三。

【组成】金银花三钱，生甘草五钱，生地二钱，麦冬三钱，紫菀五钱，百部五分，百合二钱，款冬花三分，天门冬一钱，贝母三分，白薇三分。

【用法】水煎服。

【主治】肺痿。久嗽之后，肺受损伤，皮肤黄瘦，咽嗌嘶哑，自汗盗汗，卧眠不得，口吐稠痰，腥臭难闻，而毛色悴憔，嗽之时必忍气须臾，轻轻吐痰，始觉膈上不痛，否则必大痛不已，气息奄奄，全无振兴之状。

1334 润肺饮

【方源】《医宗必读》卷九。

【组成】贝母（糯米拌炒）、天花粉各三钱，桔梗一钱，甘草五分，麦冬（去心）、橘红（去白）、茯苓（去皮）各一钱半，知母（酒炒）七分，生地黄二钱半。

【用法】用水二盅，加生姜三片，煎至七分，食后服。

【主治】肺经燥痰，脉涩面白，气上喘促，洒淅寒热，悲愁不乐，其痰涩而难出者。

1335 润肺散

【方源】《医学纲目》卷二十六引朱丹溪方。

【组成】贝母一两，瓜蒌仁半两，青黛五钱。

【用法】上为末，姜蜜调成膏。噙化。

【主治】①《医学纲目》引朱丹溪：咳嗽。②《东医宝鉴·杂病篇》：燥痰干嗽，劳嗽。

六、化痰止咳

1336　人参半夏丹

【方源】《幼幼新书》卷十六引张涣方。

【组成】人参、半夏（汤洗七次，焙）、川面姜、白术、天南星（并炮）各一两。

【用法】上为细末，姜汁糊为丸，如黍米大。每服十丸，生姜汤送下。百晬儿，针头大，沾乳母乳头吮之。

【功用】消痰饮，止咳嗽。

【主治】小儿痰嗽。

1337　人参款花散

【方源】《卫生宝鉴》卷十二引高仲宽方。

【组成】人参、款冬花各五钱，知母、贝母、半夏各三钱，罂粟壳（去顶，炒）二两。

【用法】上为粗末。每服五六钱，水一盏半，加乌梅一个，煎至一盏，去滓，临卧温服。

【主治】喘嗽久不已者。

【宜忌】忌多言语。

1338　大宁嗽汤

【方源】《仁斋直指》卷九。

【组成】北五味子、茯苓、桑白皮（炒）、紫苏、细辛、橘皮、枳壳（制）、杏仁（去皮，炒）、阿胶（炒酥）、甘草（炙）、罂粟壳（去筋蒂，截碎，蜜、酒炒热）各一分，半夏（制）二分。

【用法】上锉散。每服三钱，加生姜五片，大枣二枚，乌梅半个，食后煎服。

【主治】劳嗽；诸嗽通用。

【加减】劳嗽，多加川芎。

1339　止嗽散

【方源】《医学心悟》卷三。

【组成】桔梗（炒）、荆芥、紫菀（蒸）、百部（蒸）、白前（蒸）各二斤，甘草（炒）十二两，陈皮（水洗，去白）一斤。

【用法】上为末。每服三钱，食后、临卧开水调下；初感风寒，生姜汤调下。

【功用】止咳化痰，疏表宣肺。

【主治】诸般咳嗽。

【方论】①《血证论》：普明子制此方，并论注其妙，而未指明药之治法，余因即其注而增损之曰：肺体属金，畏火者也，遇热则咳，用紫菀、百部以清热；金性刚燥，恶冷者也，遇寒则咳，用白前、陈皮以治寒；且肺为娇脏，外主皮毛，最易受邪，不行表散则邪气流连而不解，故用荆芥以散表；肺有二窍，一在鼻，一在喉，鼻窍贵开而不贵闭，喉窍贵闭而不贵开，今鼻窍不通，则喉窍启而为咳，故用桔梗以开鼻窍。此方温润和平，不寒不热，肺气安宁。②《中医方剂学》：方中紫菀、白前、百部止咳化痰，治咳嗽不分新久，皆可取效；以桔梗、橘红宣降肺气，止咳消痰；荆芥祛风解表，甘草调和诸药，二者与桔梗配合，更能清利咽喉。诸药合用，温润和平，不寒不热，既无攻击过当之虞，大有启门驱贼之势。是以客邪易散，肺气安宁。

1340　玉华散

【方源】《杨氏家藏方》卷八。

【组成】甜葶苈三两（纸上焙香），桑白皮半两，天门冬半两（去心），百部二钱半，马兜铃半两，半夏半两（汤洗七次，姜制），紫菀（去土）半两，杏仁半两（去皮尖），贝母半两（炮），百合半两，甘草二钱半（炒），人参（去芦头）半两。

【用法】上㕮咀。每服三大钱，水一盏，加大枣五枚，同煎至六分，去滓热服，不拘时候。

【功用】调顺肺经，清利咽膈，安和神气。

【主治】咳嗽气喘。

1341　百部丸

【方源】《圣济总录》卷六十六。

【组成】百部（焙）、款冬花（去梗）、天

门冬（切，焙）、贝母（去心）、桔梗（炒）、紫菀（去苗土）各半两。

【用法】上为末，炼蜜为丸，如梧桐子大。每服二十丸，食后、临卧甘草乌梅汤送下。

【主治】咳嗽上喘，唾脓血，胸膈不利，咽喉肿痛。

1342 杏仁止咳糖浆

【方源】《上海市药品标准》。

【组成】杏仁水、百部流浸膏、陈皮流浸膏、远志流浸膏、桔梗流浸膏、甘草流浸膏、砂糖。

【用法】上为糖浆剂。每服 15g，一日三次。

【功用】止咳化痰。

【主治】支气管炎，咳嗽痰多。

1343 定嗽汤

【方源】《丹台玉案》卷六。

【组成】款冬花、杏仁、橘红各八分，桑白皮、桔梗、枳实各六分，瓜蒌仁、胆星各五分。

【用法】加生姜三片，煎服，不拘时候。

【主治】小儿肺中有痰，咳嗽并作气喘。

1344 清肺宁

【方源】《全国中药成药处方集·济南方》。

【组成】贝母、杏仁、茯苓各一斤，桔梗、甘草、五味子、橘红各半斤。

【用法】上以水为丸，滑石一斤为衣。每服一钱，开水送下。

【主治】咳嗽多痰。

1345 款冬花丸

【方源】《扶寿精方》。

【组成】款冬（去梗）二两，桑白皮一两半，人参、京紫菀、杏仁（去皮尖）、知母（去毛）、贝母各一两，五味子、桔梗各五钱，苏叶三钱，槟榔一钱半，广木香一钱。

【用法】上为细末，炼蜜为丸，如弹子大。每临睡时嚼一丸，滚水送下。

【主治】年老气虚，痰盛涎涌，喘嗽不已，遇寒尤甚，并劳瘵久嗽，痰气。

1346 紫苏散

【方源】《传家秘宝》卷中。

【异名】苏香散（《幼幼新书》卷十六引《王氏手集》）、知母汤（《普济方》卷一六〇）。

【组成】紫苏一两（连根叶），厚朴半两（去皮，姜汁涂炙），甘草半两（炮），知母、贝母、款冬花、半夏（汤浸十次，焙干），五味子各二两，人参半两，桑皮一两。

【用法】上为末。每服二钱，水一盏，加生姜三片，同煎七分，去滓温服。

【主治】①《传家秘宝》：咳嗽。②《幼幼新书》引《王氏手集》：小儿咳嗽。③《普济方》：咳逆，痰喘气促。

【备注】本方《普济方》无半夏。

1347 紫苏半夏汤

【方源】《鸡峰普济方》卷十八。

【组成】紫苏、半夏、紫菀茸、五味子、陈橘皮各半两，杏仁一两，桑白皮一两半。

【用法】上为粗末，每服三钱，水一盏半，加姜七片，煎至一盏，去滓热服，一日三次。

【主治】喘嗽痰涎，寒热往来。

1348 蛤青散

【方源】方出《医说·李防御方》卷四，名见《惠直堂方》卷二。

【组成】蚌粉（新瓦炒令通红）、青黛少许。

【用法】用淡齑水，滴麻油数点调服。

【主治】①《医说》：痰嗽面浮。②《惠直堂方》：久嗽。

【临证举例】痰嗽：宋徽宗宠妃，苦痰嗽终夕不寐，面浮如盘，内医官李防御治之，三日不效，当诛。李技穷，与妻对泣，忽闻市人卖嗽药，遂得此方，并三帖为一，分二次服，是夕嗽止寐安，至晓面肿亦消。

【备注】本方《惠直堂方》用法：每服二钱。

七、化痰平喘

1349 五圣丹

【方源】《片玉心书》卷五。

【组成】天南星（煨）一两，半夏（泡七次）二两，陈皮（去白，盐水拌）一两，甘草四钱，杏仁四十九粒（另研）。

【用法】先以南星、半夏二味研末，姜汁、皂角汁拌匀和作饼；又将甘草、陈皮研末，取竹沥一碗，以药和成饼子，焙干，又浸湿，又焙干，以竹沥尽为度；再研杏仁泥，蒸蜜和为丸。临时嚼化一丸，以薄荷汤送下。

【主治】哮喘。

【备注】方中半夏用量原缺，据《幼科指南》补。

1350 五虎二陈汤

【方源】《古今医鉴》卷四。

【组成】麻黄（去节）一钱，杏仁十四粒（泡），石膏（煅过）一钱，橘皮一钱，半夏（姜制）一钱，茯苓（去皮）八分，甘草八分，人参八分，木香七分，沉香七分，细茶一钱。

【用法】上锉一剂。加生姜三片，葱白三茎，蜜三匙，水煎服。

【主治】哮吼喘急痰盛。

1351 六君贝母丸

【方源】《不知医必要》卷一。

【组成】党参（去芦，米炒）、贝母（姜汁炒）、半夏（制）各一两五钱，茯苓一两二钱，陈皮一两，白术（净，炒）二两，炙草五钱。

【用法】用竹沥水一茶杯，老生姜汁半茶杯，与各药和匀，晒干后，再和竹沥、姜汁，二次晒干，研细末，炼蜜为丸，如绿豆大。每服三钱，白汤送下。

【主治】虚弱之人哮喘，无论已发未发者。

1352 百花定喘丸

【方源】《全国中药成药处方集·天津方》。

【组成】冬花二两，丹皮、陈皮各四两，黄芩、桔梗、天门冬、生紫菀、麦冬、杏仁（去皮，炒）各四两，北沙参二两，麻黄、天花粉、前胡、薄荷各四两，生石膏二两，百合四两，生五味子二两。

【用法】上为细末，炼蜜为丸，三钱重，蜡皮或蜡纸筒封固。每服一丸，开水送下。

【功用】疏风解热，止嗽定喘。

【主治】咳嗽痰喘，日夜不息，不能安眠，呼吸困难，胸满不畅，咽干口渴。

1353 均气八仙汤

【方源】《寿世保元》卷三。

【组成】麻黄二钱，杏仁二钱，石膏三钱，桔梗一钱，片茶二钱，贝母一钱（用北细辛三分煎汤，拌抄三次，为末），生甘草一钱，知母二钱。

【用法】上锉一剂。水煎，温服。

【主治】哮喘气急而不息者。

1354 河车丸

【方源】《河南中医》1981，2：38）。

【组成】紫河车1个，蛤蚧1对，黄芪40g，白术30g，川贝20g，甘草10g。

【用法】上为细末，炼蜜为丸，每丸重3g。每天早晚各服一丸。六岁以下减半。

【主治】虚寒型小儿慢性支气管哮喘。体质较差，正气虚弱，易感风寒。

【宜忌】避风寒。忌食腥荤、油腻食物。

【加减】本方补药偏多，若有发热的表证，可先解除表证；若肺有实热，可配合桑皮、黄芩、石膏适量，水煎冲药丸服；若食欲欠佳，可配以麦芽、山楂、神曲，水煎服，或药量减半服。

1355 定喘丸

【方源】《金匮翼》卷七。

【组成】人参二钱半，南星、半夏各二钱，苦葶苈五钱。

【用法】上为末，生姜自然汁为丸，如黍米大。每服三五十丸，生姜汤送下，亦可渐加。

【主治】虚人痰多咳嗽，胸满气逆，行坐无时，连年不已。

1356 定喘汤

【方源】《摄生众妙方》卷六。

【异名】千金定喘汤（《寿世保元》卷三）、白果定喘汤（《重订通俗伤寒论》）。

【组成】白果二十一个（去壳，砸碎，炒黄色），麻黄三钱，苏子二钱，甘草一钱，款冬花三钱，杏仁一钱五分（去皮尖），桑皮三钱（蜜炙），黄芩一钱五分（微炒），法制半夏三钱（如无，用甘草汤炮七次，去脐用）。

【用法】上药用水三盅，煎二盅，作二服。每服一盅，不用姜，不拘时候徐徐服。

【功用】豁痰下气，降气平喘。①《重订通俗伤寒论》：豁痰下气。②《中医方剂临床手册》：宣肺平喘，清热化痰。③《中医方剂学》：宣肺降气，祛痰平喘。

【主治】风寒外束，痰热蕴肺，哮喘咳嗽，痰稠色黄，舌苔黄腻，脉滑数。现常用于支气管哮喘、喘息性支气管炎、毛细支气管肺炎等。①《摄生众妙方》：哮喘。②《景岳全书》：诸喘久不愈。③《寿世保元》：齁喘气急。④《医方考》：肺虚感寒，气逆膈热，作哮喘者。⑤《重订通俗伤寒论》：痰喘。寒痰遏热，壅塞气管，咳逆气粗，咯痰稠黏，甚则目突如脱，喉间辘辘有声。⑥《中医方剂临床手册》：痰热哮喘，咳嗽气急，痰多色黄，喉中有哮鸣声者。⑦《医方发挥》：风寒外束，痰热内蕴所致的哮喘证。症见痰多气急，痰稠色黄，或有表证恶寒发热，苔黄腻，脉滑数。

【宜忌】《医方发挥》：新感风寒，无汗而喘，内无痰热者不宜用；哮喘日久，气虚脉弱者不宜用。

【方论】①《医方考》：声粗者为哮，外感有余之疾也，宜用表药；气促者为喘，肺虚不足之证也，宜用里药。寒束于表，阳气不得泄越，故上逆；气并于膈，为阳中之阳，故令热。是方也，麻黄、杏仁、甘草辛甘发散之物也，可以疏表而定哮；白果、款冬花、桑皮清金保肺之物也，可以安里而定喘；苏子能降气，半夏能散逆，黄芩能祛热。②《医方集解》：此手太阴药也。表寒宜散，麻黄、杏仁、桑皮、甘草辛甘发散，泻肺而解表。里虚宜敛，款冬温润，白果收涩定喘而清金。苏子降肺气，黄芩清肺热，半夏燥湿痰，相加为理，以成散寒疏壅之功。③《成方便读》：夫肺为娇脏，畏寒畏热，其间毫发不容，其性亦以下行为顺，上行为逆。若为风寒外束，则肺气壅闭，失其下行之令，久则郁热内生，于是肺中之津液郁而为痰，哮咳等疾所由来也。然寒不去则郁不开，郁不开则热不解，热不解则痰亦不能遽除，哮咳等症何由而止？故必以麻黄、杏仁、生姜开肺疏邪；半夏、白果、苏子化痰降浊；黄芩、桑皮之苦寒，除郁热而降肺；款冬、甘草之甘润，养肺燥而益金。数者相助为理，以成其功，宜乎喘哮固疾，皆可愈也。

【临证举例】①喘息性支气管炎：用定喘汤治疗慢性喘息性气管炎100例，其中合并肺气肿者73例，合并肺源性心脏病者2例，合并高血压者15例，合并陈旧性肺结核者11例，合并先天性心脏病者1例。患者均有反复咳嗽、气喘、痰多而黄，胸闷或发热等症。每日1剂，连服10剂为一疗程。除个别病例因继发感染加用鱼腥草、蒲公英外，其余未加其他药物。结果：显效占83%，好转14%，无效2例，总有效率为97%。本方经临床证实，确有较好的止咳、平喘、祛痰作用，且尚有滋养强壮功效。大多数患者服用后，胸闷消失，体重增加，神色精力均有明显好转。(《新医药》1972，9：14.) ②毛细支气管炎：用定喘汤治疗婴儿急性毛细支气管炎30例。其药物组成以定喘汤为主，高热加生石膏15g，地骨皮7g；腹泻加茯苓、车前子各7g；无腹泻者加竹沥15ml，分3次服。合并心功能不全者，可根据不同情况，补充水及电解质，静脉给西地兰。结果30例均获痊愈，除2例喘憋稽延较长者外，余28例都在3天内哮鸣音消失，喘憋缓解。住院2~5天，平均4天。(《浙江中医杂志》1981，1：6.) ③哮喘：用加减定喘汤治疗急性哮喘实证一年余，疗效显著。用药以定喘汤为主，痰难咳出者加葶苈子5g，胸痛加白芥子5g，胸闷加瓜蒌仁10g，胃纳差有瘀血者加生鸡内金6g。在应用时，只需脉弦数有力，有舌苔即可。(《上海中医药杂志》1983，3：33.)

【现代研究】定喘汤中白果用量的实验研究：用超声雾化器喷雾0.4%磷酸组织胺10秒钟，观察豚鼠抽搐倒地时间，以测定定喘汤及其拆方之平喘作用。结果表明：定喘汤重用白果者比轻用者效果好，未用白果者较差。急性毒性实验显示，即使重用白果，也很安全。按150g/kg体重给小白鼠灌胃，三天内饮食、活动均正常，无毒性反应，无死亡。(《浙江中医杂志》1989，3：123.)

【备注】本方《重订通俗伤寒论》有橘红。

1357 定喘散

【方源】《全国中药成药处方集·沈阳方》。

【组成】枯黄芩、橘红、枇杷叶各五钱，青黛、苏子、甘草各三钱，胆南星五钱，川贝母、天花粉、桑皮、杏仁、前胡、款冬花各七钱。

【用法】上为极细末。每服一钱，生姜汤水送下。

【功用】清肺定喘，除痰解热。

【主治】肺热喘急，口干痰盛，夜不得卧，胸高气促，张口抬肩，面赤身热。

【宜忌】肺寒喘嗽及气虚人禁用。

1358 定喘化痰汤

【方源】《万氏家抄方》卷二。

【组成】紫苏子(炒，研)一钱，半夏(汤泡七次)七分，甘草三分，白果五个(去壳，微炒)，前胡、杏仁(炒，去皮尖)、瓜蒌仁(研)、白茯苓、陈皮(去白)、桑皮(炒)各一钱。

【用法】水二盅，加生姜三片，煎一盅，去滓，食远温服。

【主治】痰喘。

1359 定喘汤1号

【方源】《临证医案医方》。

【组成】葶苈子9g，苏子9g，杏仁9g，旋覆花6g(布包)，代赭石12g(布包)，麻黄3g，僵蚕9g，枇杷叶9g，射干9g，化橘红9g，川贝母9g，黛蛤散9g(布包)。

【功用】定喘化痰，止咳降气。

【主治】喘促痰鸣，咳嗽，气闷，舌苔厚腻，脉大有力。

1360 定喘汤2号

【方源】《临证医案医方》。

【组成】巴戟天9g，淫羊藿9g，枸杞子12g，款冬花12g，苏子9g，代赭石12g，人参3g，炒杏仁9g，五味子3g，远志6g，茯神9g，胡桃肉7个(焙)。

【功用】益肾，定喘，化痰。

【主治】喘息气短，痰鸣，腰腿酸软无力，舌质淡，苔薄白，脉沉细无力。

1361 法制化痰丸

【方源】《万氏家抄方》卷二。

【组成】南星、半夏各一两(用猪牙皂角、白矾、生姜各五钱，水三碗，同浸一宿，秋冬二宿，煮熟，去皂角、生姜，只用星、半二味，晒干听用)，瓜蒌仁(去壳)、白术、黄连（姜汁炒）、香附（童便浸，炒）、陈皮（去白）、山楂、莱菔子、白茯苓（去皮）、紫苏子、片芩（酒炒）、枳实（炒）各五钱。

【用法】上为末，加竹沥一盏，姜汁一盏，入神曲末一两五钱为丸，如绿豆大。每服六七十丸，淡姜汤或白滚汤送下，食远服。

【主治】男妇虚火咳嗽，哮喘吐痰，胸膈饱胀，嗳气，一切痰证。

1362 厚朴麻黄汤

【方源】《金匮》卷上。

【组成】厚朴五两，麻黄四两，石膏如鸡子大，杏仁半升，半夏半升，干姜二两，细辛二两，小麦一升，五味子半升。

【用法】上药以水一斗二升，先煮小麦熟，去滓，纳诸药，煮取三升，每次温服一升，一日三次。

【主治】①《金匮》：咳而脉浮。②《千金方》：咳而大逆，上气胸满，喉中不利，如水鸡声，其脉浮者。

【方论】①《医门法律》：若咳而其脉亦浮，则外邪居多，全以外散为主，用法即于小青龙汤中去桂枝、芍药、甘草，加厚朴、石膏、小麦，仍从肺病起见。以故桂枝之热，芍药之收，甘草之缓，概示不用，而加厚朴以下气，石膏以清热，小麦引入胃中，助其升发之气，一举而表解脉和，于以置力于本病，然后破竹之势可成耳。一经裁酌，直若使小青龙载肺病腾空而去。②《沈注金匮要略》：此以脉之浮沉而分肺之营卫受病也。咳而脉浮，风邪在卫，即肺胀之类，其病尚浅，当使邪从表出。故以厚朴、杏仁下泄胸中气实，麻黄开腠驱邪，石膏以清风化之热，辛、半、干姜兼驱客寒而涤痰饮，五味收肺之热，小麦以调脾胃也。③《古方选注》：厚朴麻黄汤，大、小青龙之变方也。咳而上气作声，脉浮者，是属外邪鼓动下焦之水气上逆，与桂枝、芍药、甘草和营卫无涉。故加厚朴以降胃气上逆，小麦以降

心气来乘；麻、杏、石膏仍从肺经泄热存阴；细辛、半夏深入阴分，祛散水寒；干姜、五味摄太阳而监制其逆。一举而泄热下气，散邪固本之功皆备，则肺经清肃之令自行，何患咳逆上气作声有不宁谧者耶？

【临证举例】咳嗽：朱某，病患咳嗽，恶寒头疼，胸满气急，口燥烦渴，尿短色黄，脉浮而小弱。以《金匮》厚朴麻黄汤服药三剂，喘满得平，外邪解，烦渴止。再二剂，诸恙如失。（《治验回忆录》）

1363 射干麻黄汤

【方源】《金匮》卷上。

【组成】射干十三枚（一法三两），麻黄四两，生姜四两，细辛、紫菀、款冬花各三两，五味子半升，大枣七枚，半夏（大者，洗）八枚（一法半斤）。

【用法】以水一斗二升，先煎麻黄二沸，去上沫，纳诸药，煮取三升，分温三服。

【主治】咳而上气，喉中水鸡声。

【方论】①《千金方衍义》：上气而作水鸡声，乃是痰碍其气，气触其痰，风寒入肺之一验。故于小青龙方中，除桂心之热，芍药之收，甘草之缓，而加射干、紫菀、款冬、大枣。专以麻黄、细辛发表，射干、五味下气，款冬、紫菀润燥，半夏、生姜开痰，四法萃于一方，分解其邪，大枣运行脾津以和药性也。②《金匮要略心典》：射干、紫菀、款冬降逆气；麻黄、细辛、生姜发邪气；半夏消饮气。而以大枣安中，五味敛肺，恐劫散之药并伤及其正气也。

【临证举例】①哮证：用射干麻黄汤加减治疗哮证12例，均属寒饮为患。治疗后，5例3年随访未见复发；3例2年随访也得到控制；另4例治后复诊1次，复发轻微，续服原方3剂而愈。（《浙江中医杂志》1980，3：123.）②小儿外感咳嗽：用射干麻黄汤治疗小儿外感咳嗽71例，均获痊愈，其中服药2~3剂者50

例，3~4 剂者 14 例，5~6 剂者 7 例。典型病例：刘某，男，3 岁半。发热 2 天，无汗，流清涕，咳嗽气紧，喉中痰鸣，有时咳吐清痰，口不干，舌微红，苔白薄，脉浮紧。处方：麻黄 6g，射干、紫菀、冬花各 9g，法夏 5g，细辛 1g，五味子、甘草各 3g，生姜 1 片，大枣 1 枚，石膏 20g。二剂后复诊：母述于回家当天，共服药 6 次，半夜汗出，烧退，次日咳嗽气紧明显减轻，喉中痰鸣较发时少大半，其舌质稍红，苔微黄。上方去生姜、大枣，加鱼腥草 30g。后随访痊愈。(《成都中医学院学报》1982，2：53.)

1364 麻黄定喘汤

【方源】《张氏医通》卷十三。

【组成】麻黄（去节）八分，杏仁十四粒（泡，去皮尖，研），厚朴（姜制）八分，款冬花（去梗）、桑皮（蜜炙）、苏子（微炒，研）各一钱，甘草（生，炙）各四分，黄芩、半夏（姜制）各一钱二分。

【用法】水煎去滓，以生银杏七枚捣烂入药，绞去滓，趁热服之。去枕仰卧，暖覆取微汗。

【主治】①《张氏医通》：寒包热邪，哮喘痰嗽，遇冷即发。②《医略六书》：寒滞郁热，逆满喘急，脉浮紧数者。

【方论】《医略六书》：寒邪外束，热壅于内，升降失其常度，故胸膈逆满，喘急不已焉。麻黄开发肺邪，黄芩清肃肺热，苏子散痰解郁，杏仁降气疏痰，厚朴宽中散满，半夏醒燥温痰，桑白皮泻温热清肺，款冬花润肺燥散结，生甘草以和中缓急。水煎，绞银杏汁服，俾痰热内消，寒邪外解，而经腑清和，逆满无不退，喘急无不除矣。此疏邪降气之剂，为寒滞郁热喘满之专方。

1365 葶苈五子汤

【方源】《临证医案医方》。

【组成】葶苈子 3g，牛蒡子 6g，炙苏子

4.5g，炒杏仁 6g，莱菔子 6g，川贝母 4.5g，炙橘红 6g，大枣 5 枚（去核）。

【用法】上为粗末。水煎约 60ml，分三次温服。此为 1 岁小儿用量。

【功用】化痰定喘，降气止咳。

【主治】小儿肺炎（病毒性肺炎），痰鸣，喘咳，腹胀。

【方论】方中葶苈子降肺气，利肺水，化痰定喘；苏子、莱菔子、杏仁降气祛痰，止咳定喘；牛蒡子散风热，利咽喉，化痰止咳；川贝母、化橘红润肺止咳，理气化痰。共奏化痰、定喘、降气、止咳之功。

1366 蛤蚧汤

【方源】《圣济总录》卷八十八。

【组成】蛤蚧（酥炙，去爪）一对，人参一两，杏仁（汤浸，去皮尖，研）五两，白茯苓（去黑皮）一两，甘草（炙，锉）四两，桑根白皮（米泔浸一宿，锉，焙）一两。

【用法】上为粗末。每服三钱匕，水一盏，加生姜三片，同煎至六分，去滓温服，空心、夜卧各一次。

【主治】虚劳咳嗽，痰唾不利，喘急胸满，呀呷有声，饮食不进。

1367 蛤蚧定喘丸

【方源】《全国中药成药处方集·天津方》。

【组成】生薏仁二两，生紫菀三两，麻黄一两八钱，鳖甲（醋制）、黄芩、甘草、麦冬各二两，黄连一两二钱，百合三两，炒苏子、生石膏各一两，杏仁（去皮，炒）二两，煅石膏一两，蛤蚧（用尾）一对。

【用法】上为细末，炼蜜为丸，每丸三钱重，每斤丸药用朱砂面三钱为衣，蜡皮或蜡纸筒封固。每服一丸，白开水送下。

【功用】滋阴清肺，止嗽定喘。

【主治】虚劳久嗽，年老哮喘，气短作喘，季节举发，胸满郁闷，自汗盗汗，不思饮食。

1368 豁痰定喘汤

【方源】《北京市中药成方选集》。

【组成】胆星十两，苏子（炒）十两，法半夏十两，天竺黄五两，大黄五两，槟榔五两，贝母五两，天花粉五两，桔梗五两，白芥子（炒）五两，浮海石（煅）三两，甘草三两，葶苈子三两。

【用法】上为细粉，炼蜜为丸，重一钱。每服二丸，温开水送下，一日二次。小儿每服一丸，三岁以下酌减。

【功用】清热祛湿，化痰定喘。

【主治】湿热痰盛，咳嗽喘急，肺气胀满，两胁扇动。

八、疏风化痰

1369 金沸草散

【方源】《博济方》卷一。

【组成】荆芥穗四两，旋覆花三两，前胡三两，半夏一两（洗净，姜汁浸），赤芍药一两，麻黄（去节）三两，甘草一两（炙）。

【用法】上为末。每服二钱，水一盏，加生姜、大枣，同煎至六分，热服。如汗出并三服。

【主治】伤寒感冒，发热恶寒，无汗恶风，肢体疼痛，鼻塞声重，咳嗽不已，痰涎不利，胸膈满闷；及外感风寒，齿浮，舌肿，牙痛。①《博济方》：伤寒壮热，风气壅盛，头目心胸不利，妇人血风潮发，丈夫风气上攻，状如中脘有痰，令人壮热，头疼项筋紧急，时发寒热，皆类伤风，有寒气则出汗，如风盛则解利。②《局方》：头目昏痛，颈项强急，往来寒热，肢体烦疼，胸膈满闷，痰涎不利，咳嗽喘满，涕唾稠黏，及时行寒疫，壮热恶风。③《三因方》：风寒伤于心脾，令人憎寒发热，齿浮，舌肿牙痛。

【宜忌】《医学入门》：煎液用细绢滤过，免毛射肺，致咳嗽不已。

【方论】《医林纂要》：金沸草咸苦微辛，其花午开子落，与半夏意同而轻浮，上入于肺，苦能泄热气，咸能化痰结，辛能行痰湿，凡痰饮之逆于肺者，此能降而泄之；前胡甘苦微辛，能降泄高亢之气，而疏畅下行之滞，主下气行痰；麻黄以大开腠理而泄其风；荆芥辛苦而性上浮，祛头面之风，去经隧之湿，此方盖以此为君药，以兼去风痰，诸药亦随以上升于肺，而后乃降而下坠其痰也；赤芍药酸，泻肝敛阴，且监麻黄之过散，用赤者，以行水分收痰湿也；轻用半夏者，以风则挟相火也，然必用之者，非此不足以通滞行痰也。金沸草轻虚，此以行于下所以助之；甘草以厚脾土，以缓肝急。

【临证举例】①舌肿：辛未年，有人患舌肿如吹，满塞其中，粥药不入，其势甚危。大煎一剂，乘热以纸笼气熏之，遂愈。（《三因方》）②牙疼：一妇人牙疼，治疗不愈，致口颊皆肿，亦以此药熏漱而愈。（《三因方》）

1370 清晕化痰汤

【方源】《万病回春》卷四。

【组成】陈皮（去白）、半夏（姜汁炒）、茯苓（去皮）各一钱半，甘草三分，川芎八分，白芷、羌活各七分，枳实（麸炒）一钱，南星（姜汁炒）、防风、细辛各六分，黄芩（酒炒）八分。

【用法】上锉一剂。加生姜三片，水煎，温服。以此作丸亦可。

【主治】肥人气虚痰湿，头目眩晕。

【加减】气虚，加人参七分，白术一钱；有热，加黄连六分；血虚，加川芎、当归各一钱。

1371 疏风止嗽丸

【方源】《慈禧光绪医方选议》。

【组成】苏梗五钱（子），防风三钱，干葛三钱，枳壳二钱（炒），前胡三钱，桔梗三钱，桑皮三钱，杏仁三钱，半夏三钱（炙），茯苓三钱，陈皮二钱，川贝二钱（去心），羌活二钱，黄芩二钱，甘草一钱。

【用法】上为细末，少兑炼蜜为丸，如绿豆粒大，朱砂为衣。每服三钱，白开水送下。

【功用】疏风解表，宣肺止咳化痰。

【主治】外感风寒，咳嗽痰多，或咳嗽不爽者；或久咳有痰，表邪未尽者。

1372　愈风丸

【方源】《杨氏家藏方》卷二。

【组成】天麻（去苗）、白附子（炮）、羌活（去芦头）、天南星（炮）、川芎、细辛（去叶土）、香白芷、槟榔子各一两，白蒺藜（微炒，去刺）二钱半，肉桂（去粗皮）、半夏（汤洗七次）、陈橘皮（去白）各七钱半。

【用法】上为细末，生姜自然汁煮面糊为丸，如梧桐子大。每服三十丸，食后生姜汤送下。

【主治】风运气滞，头目不清，痰多上壅。

九、息风化痰

1373　一呷散

【方源】《魏氏家藏方》卷一。

【组成】天南星（大者）半两，白僵蚕半两，全蝎七个（去毒）。

【用法】上生为细末。每服抄一钱，用生姜自然汁半灯盏许调药灌之。

【功用】消豁痰涎。

【主治】卒中，昏不知人，痰气上壅，咽喉作声；喉痹缠喉，一切风痰壅塞，命在须臾者。

1374　三生丸

【方源】《本事方》卷三。

【组成】半夏二两，南星、白附子各一两。

【用法】上并生为末，滴水为丸，如梧桐子大，以生面滚衣，阴干。每服十丸至二十丸，生姜汤送下。

【主治】痰饮内伏，头晕目眩，呕吐酸水；中风痰多，口眼㖞斜，半身不遂；痰厥头痛。①《本事方》：中脘风涎痰饮，眩瞑，呕吐酸水，头疼恶心。②《济生方》：痰厥头痛。③《医学入门》：中风昏迷，痰涎壅并，口眼㖞斜，半身不遂，脉沉无热者。④《本草纲目》：小儿暑风，暑毒入心，痰塞心孔，昏迷抽搐。

【方论】《本事方释义》：半夏气味辛温，入足阳明；天南星气味苦辛温，入手足太阴；白附子气味辛甘大温，入足阳明。三味皆生用而以姜汤送者，以脘中之痰饮窃据为患，致瞑眩呕吐，头疼恶心，非峻利之药，不能扫除也。

1375　天麻半夏汤

【方源】《卫生宝鉴》卷二十二。

【组成】天麻、半夏各一钱，橘皮（去白）、柴胡各七分，黄芩（酒制，炒）、甘草、白茯苓（去皮）、前胡各五分，黄连三分（去须）。

【用法】上㕮咀。都为一服，水二盏，加生姜三片，煎至一盏，去滓，食后温服。

【主治】风痰内作，胸膈不利，头旋眼黑，兀兀欲吐。上热下寒，不得安卧。

【宜忌】忌酒、面、生冷物。

【方论】《历代名医良方注释》：柴胡有调节全身功能失调的作用，疗效确切。天麻为祛风药，前胡佐之；黄连清热，黄芩佐之；半夏降逆，陈皮佐之；茯苓渗湿利尿。因全身功能失调引起的眩晕，本方的疗效是可靠的。

【临证举例】风痰：参政杨公，七旬有二，宿有风疾，于至元戊辰春，或病头旋眼黑，目不见物，心神烦乱，兀兀欲吐，复不吐，心中如懊憹之状，头偏痛，微肿而赤色，腮颊亦赤色，足胻冷。命予治之。予料之：此少壮之时，喜饮酒，久积湿热于内，风痰内作，上热下寒，是阳不得交通，否之象也。经云：治热以寒。虽良工不敢废其绳墨而更其道也。然而病有远近，治有轻重，参政今年高气弱，上焦虽盛，岂敢用寒凉之剂损其脾胃。经云：热则疾之。又云：高巅之上，射而取之。予以三棱针约二十余处刺之，其血紫黑，如露珠之状；少顷，头目便觉清利，诸症悉减。遂处方云：眼黑头旋，虚风内作，非天麻不能除，天麻苗谓之定风草，此草独不为风所摇，故以为君。头偏痛者，乃少阳也，非黄芩（酒制）、柴胡不能治；黄连苦寒，酒炒以治上热，又为因用，故以为臣。橘皮苦辛温，炙甘草甘温补中益气，为佐。生姜、半夏辛温，能治风痰；茯苓甘平利小便，导湿热引而下行，故以为使。服之数服，邪气平、生气复而安矣。

1376 天麻六君子汤

【方源】《不知医必要》卷二。

【组成】党参（去芦，米炒）二钱，白术（净）二钱，半夏（制）、天麻、茯苓各一钱五分，陈皮、炙草各一钱。

【用法】加生姜二片，红枣二个，水煎服。

【主治】眩晕兼有痰，或呕者。

1377 太白丹

【方源】《御药院方》卷一。

【组成】天南星二十两（炮），细辛（去土）、附子（炮，去皮脐）各二两，川芎、天麻各二两半，半夏十五两（汤浸，洗去滑，切作片子，焙干），白附子五两（炮），蝎梢一两（炒），青皮（去白）、木香各三两，寒水石（烧）十两（一半为衣），白僵蚕（炒去丝）三两。

【用法】上为细末，生姜汁面糊为丸，如梧桐子大，用寒水石为衣。每服三十丸，生姜汤送下，不拘时候。

【功用】清爽神志，解利四时邪气。

【主治】诸风头目旋晕，偏正头痛，肢体拘蜷，痰盛气壅，鼻塞声重，咽膈不利。

1378 六神丹

【方源】《普济方》卷三七五引《卫生家宝》。

【组成】白僵蚕一钱（直者，浴净，姜汁浸，微炒），辰砂一钱（研），蜈蚣一条（大者，去头足，刮去腹中物，酒浸，炙香），蝎梢一钱（去尖），半夏一钱（陈者，刮去脐，沸汤洗七次），真麝香一字，甘草一钱（炙匀），人参一钱（去芦，洗，切，焙），藿香叶一钱（去尘土）。

【用法】上为细末，炼蜜为丸，如鸡头子大。周岁儿每服一丸，薄荷汤化下；二三周及一周者，以意加减。

【功用】安神养魄，去风邪，定嗽喘，利膈。

【主治】小儿急、慢惊风，涎潮气壅。

1379 正容汤

【方源】《审视瑶函》卷六。

【组成】羌活、白附子、防风、秦艽、胆星、白僵蚕、半夏（制）、木瓜、甘草、黄松节（即茯神心木）各等份。

【用法】上锉剂。水二盅，加生姜三片，煎至八分，去滓，加酒一杯服之。

【主治】口眼㖞斜，仪容不正。

1380 甘菊丸

【方源】《杨氏家藏方》卷二。

【组成】天南星四两（洗、焙为末，以好酒一升，煮成膏，并蜜同搜和诸药），鸡苏（去土）四两，荆芥穗二两，细辛（去叶土）二两，川芎、防风（去芦头）、甘草（炙）各一两半，白僵蚕（炒，去丝嘴）、菊花各一两。

【用法】上件除天南星外，并为细末，次入天南星膏子，并炼蜜和丸，如梧桐子大。每服二十丸，食后生姜汤吞下。

【主治】风痰壅盛，头目昏痛，肢节拘倦，鼻塞耳鸣，头皮肿痒。

1381 白丸子

【方源】《普济方》卷三八四。

【异名】加味青州白丸子（《东医宝鉴·杂病篇》）。

【组成】白附子、南星、半夏各一两（并生用）、天麻、僵蚕、全蝎、川乌头（去皮尖）五钱。

【用法】上药生为末，姜汁面糊为丸，生姜汤送下。

【主治】①《普济方》：惊热。②《诚书》：惊风，中风痰盛。③《东医宝鉴·杂病篇》：中风壅塞，㖞斜瘫痪。

【备注】本方《东医宝鉴·杂病篇》有白姜。

1382 白附子丸

【方源】《仁斋直指》卷十一。

【异名】上清白附子丸（《御药院方》卷一）。

【组成】白附子（炮）、南星（炮）、半夏（汤七次）、旋覆花、甘菊、天麻、川芎、橘红、僵蚕（炒，去丝嘴）、干姜（生）各一两，全蝎半两（焙）。

【用法】上为末，用生姜半斤，取汁打面糊为小丸。每服五十丸，食后荆芥汤送下。

【功用】《御药院方》：除风化痰，清利头目。

【主治】①《仁斋直指》：风痰上厥，眩运头疼。②《御药院方》：诸风痰甚，头痛目眩，旋晕欲倒，呕哕恶心，恍惚不宁，神思昏愦，肢体倦疼，颈项强硬，手足麻痹。

【备注】本方《御药院方》无干姜；用法：食后生姜汤送下。

1383 白附子化痰丸

【方源】《杨氏家藏方》卷八。

【组成】半夏（汤洗七次，生姜自然汁制）、天南星（炮）、石膏、细辛（去叶土）、白茯苓（去皮）、肉桂（去粗皮）、白僵蚕（炒，去丝嘴）、白附子（炮）、川芎各等份，香白芷一分，麝香一钱（别研）。

【用法】上为细末，同麝香研匀，取生姜汁煮面糊为丸，如梧桐子大。每服三十丸，食后热水送下。

【主治】风痰积于胸膈，头疼目运。

1384 半夏白术天麻汤

【方源】《脾胃论》卷下。

【组成】黄柏二分，干姜二分，天麻、苍术、白茯苓、黄芪、泽泻、人参各五分，白术、炒曲各一钱，半夏（汤洗七次）、大麦蘖面、橘皮各一钱五分。

【用法】上㕮咀。每服半两，水二盏，煎至一盏，去滓，食前带热服。

【功用】①《脾胃论》：温凉并济，补泻兼施。②《中医方剂学讲义》：补脾燥湿，化痰息风。

【主治】痰厥头痛，咳痰稠黏，头眩烦闷，恶心吐逆，身重肢冷，不得安卧，舌苔白腻，脉弦滑。现用于梅尼埃病见有上述症状者。

【方论】①《脾胃论》：此头痛苦甚，谓之足太阴痰厥头痛，非半夏不能疗；眼黑头旋，风虚内作，非天麻不能除。其苗为定风草，独不为风所动也。黄芪甘温，泻火补元气；人参甘温，泻火补中益气；二术俱甘苦温，除湿补中益气；泽、苓利小便导湿；橘皮苦温，益气调中升阳；曲消食，荡胃中滞气；大麦蘖面宽中助胃气；干姜辛热，以涤中寒；黄柏苦大寒，酒洗以主冬天少火在泉发燥也。②《医略六书》：脾气大亏，痰食滞逆，不能统运于中，故厥逆头痛眩晕不已焉。苍术燥痰湿以强脾，白术健脾元以燥湿，人参扶元补气，黄芪补气固中，天麻祛风湿以豁痰，泽泻泻浊阴以却湿，神曲消食积开胃，麦芽化湿和中，茯苓渗脾湿，半夏燥湿痰，橘红利气和胃，生姜快膈散痰，黄柏清湿热，干姜温中气也。使气健脾强，则自能为胃行其津液，而痰厥自平。食远温服，俾痰化气行，则胃气融和而清阳上奉，头痛眩晕无不保矣。此温凉并济，补泻兼施之剂，为气虚痰厥，头痛眩晕之专方。

【临证举例】①痰厥头痛：范天骐之内，素有脾胃之证，时显烦躁，胸中不利，大便不通，初冬出外而晚归，为寒气怫郁，闷乱大作，火不得伸故也。医疑有热，治以疏风丸，大便行而病不减，又疑药力小，复加七八十丸，下两行，前证仍不减，复添吐逆，食不能停，痰唾稠黏，涌出不止，眼黑头旋，恶心烦闷，气短促上喘，无力，不欲言，心神颠倒，兀兀不止，目不敢开，如在风云中，头苦痛如裂，身重如山，四肢厥冷，不得安卧。余谓前证乃胃气已损，复下两次，则重虚其胃，而痰厥头痛作矣，制半夏白术天麻汤主之而愈。（《脾胃论》）②不寐：丁某某，男，46岁。失眠已三月余，精神恍惚，头晕乏力，心悸气短，胸闷脘胀，嗳气泛恶，纳谷无味，大便不爽，舌质红，苔腻微黄，脉滑数。治拟和胃宁心，用半夏白术天麻汤加减：天麻10g，清半夏、白术、枳壳、黄连、橘皮各7.5g，茯苓、远志、麦芽、瓜蒌、枣仁、竹茹各15g，水煎服。共进24剂，能正常入睡。追访至今，未见复发。（《吉林中医药》1986，6：20.）③梅尼埃病：张某某，女，70岁。冬月冒寒，头昏头痛，视物旋转十天。西医诊为梅尼埃病，服药罔效。刻下眩晕未减，泛恶，干呕吐涎沫，心悸气短，胸痞纳差，口中黏腻，舌尖发麻，屡欲更衣，大便量少而细软，形体丰腴，舌苔白腻，六脉濡弱。诊为风痰上犯，中气素匮。处方：法半夏、天麻、陈皮各10g，白术12g，茯苓、党参、山楂各15g，吴茱萸5g，生姜6g，炙甘草3g。服药3剂，诸症大减，已不泛恶，继服3剂而愈。（《安徽中医学院学报》1985，1：7.）

1385 半夏白术天麻汤

【方源】《医学心悟》卷三。

【组成】半夏一钱五分，白术、天麻、陈皮、茯苓各一钱，甘草（炙）五分，生姜二片，大枣三个，蔓荆子一钱。

【用法】水煎服。

【主治】痰厥头痛者，胸膈多痰，动则眩晕。

【加减】虚者，加人参。

1386 如圣饼子

【方源】《局方》卷三。

【组成】防风、天麻、半夏（生）各半两，天南星（洗）、干姜、川乌（去皮尖）各一两，川芎、甘草（炙）各二两。

【用法】上为细末，汤浸蒸饼为丸，如鸡头子大，捻作饼子晒干。每服五饼，同荆芥三五穗细嚼，茶、酒任下，热水亦得，不拘时候。

【功用】清头目，消风化痰，暖胃。

【主治】男子、妇人气厥，上盛下虚，痰饮风寒伏留阳经，偏正头疼，痛连脑巅，吐逆恶心，目瞑耳聋。

1387 辰砂天麻丸

【方源】《局方》卷一。

【组成】川芎二两半，麝香（研）、白芷各一两一分，辰砂（研，飞，一半入药，一半为衣）、白附子（炮）各五两，天麻（去苗）十两，天南星（童汁浸，切，焙干）二十两。

【用法】上为细末，面糊为丸，如梧桐子大。每服二十丸，温荆芥汤送下，不拘时候。

【功用】除风化痰，清神思，利头目。

【主治】诸风痰盛，头痛目眩，眩晕欲倒，呕哕恶心，恍惚健忘，神思昏愦，肢体疼倦，颈项拘急，头面肿痒，手足麻痹。

1388 青州白丸子

【方源】《局方》卷一。

【组成】半夏（生用，白好者，水浸洗过）七两，川乌头（去皮脐，生用）半两，南星

（生）三两，白附子（生）二两。

【用法】上为细末，以生绢袋盛，用井花水摆，未出者，更以手揉令出，如有滓，更研，再入绢袋摆尽为度，放瓷盆中，日中晒，夜露至晓，弃水，别用井花水搅，又晒，至来日早，再换新水搅。如此，春五日、夏三日、秋七日、冬十日，去水，晒干，候如玉片，碎研，以糯米粉煎粥清为丸，如绿豆大。初服五丸，加至十五丸，生姜汤送下，不拘时候。如瘫痪风，以温酒送下二十丸，每日三次。至三日后浴，当有汗，便能舒展，服经三五日，呵欠是应。常服十丸以来，永无风痰膈壅之患；小儿惊风，薄荷汤送下二三丸。

【主治】风痰所致的半身不遂，口眼㖞斜，肢体麻木，痰涎壅盛，遗精，眉棱骨痛。①《局方》：男子、妇人半身不遂，手足顽麻，口眼㖞斜，痰涎壅塞，及一切风，他药所不能疗者；小儿惊风，大人头风，洗头风，妇人血风。②《证治宝鉴》：遗精。③《杂病源流犀烛》：因痰火而致眉心并眉梁骨痛者。

【方论】①《医方考》：痰之生也由于湿，故用半夏、南星之燥；痰之滞也本于寒，故用乌头、白附之温，浸以数日，杀其毒也。②《中风斠诠》喻嘉言曰：此方治风痰之上药，然虽经制炼，温性犹存，热痰迷窍，非所宜施。寿颐按：此方本用青州范公泉之水澄粉，故方以地名，如阿胶之类。取水性之沉重者，以开痰降浊，乌、附、星、夏皆用其生，而澄浸去毒，又是制炼之一法；然本性犹存，诚如嘉言之论，要知制方之意，必为阴霾猝乘，真阳欲亡者，立法犹之三生饮，而其毒稍减，其性较和。虽曰专治风痰，须知风非外风，而痰是寒痰，本非通治热痰之剂，用生姜汤下者，仍是为星、夏、乌、附解毒之计，初非欲以疏泄外感风寒；若曰瘫痪，酒下，则苟是肝阳，温以济温，殊非良法；而小儿惊风，尤多热痰上壅，已非所宜，乃用薄荷汤下，是又以为外感之风，而欲其疏泄，甚非立方之旨，唯中风

虚寒之慢脾风，其痰上塞，自可用之，然更取薄荷泄散，以为导引，亦是未妥。凡用古方，皆宜细心探讨，自有权衡，不可人云亦云，囫囵吞枣。

1389　金黄抱龙丸

【方源】《全国中药成药处方集·禹县方》。

【组成】牛黄三钱，天竺黄三两，明天麻、川羌、胆星、川贝、白附子、全蝎、蝉蜕、僵蚕、钩藤各一两八钱，明矾、朱砂各一两二钱，防风二两，甘草一两，桔梗二两四钱，茯苓一两八钱。

【用法】上为细末，炼蜜为丸。每丸重五分，三岁服一丸，薄荷汤送下。

【主治】惊风搐搦，口噤喘嗽，脐风惊痫，胎毒痰热。

【宜忌】慢惊风忌服。

1390　定痫丸

【方源】《医学心悟》卷四。

【组成】明天麻一两，川贝母一两，胆南星（九制者）五钱，半夏（姜汁炒）一两，陈皮（洗，去白）七钱，茯苓（蒸）一两，茯神（去木，蒸）一两，丹参（酒蒸）二两，麦冬（去心）二两，石菖蒲（石杵碎，取粉）五钱，远志（去心，甘草水泡）七钱，全蝎（去尾，甘草水洗）五钱，僵蚕（甘草水洗，去嘴，炒）五钱，真琥珀（腐煮，灯草研）五钱，辰砂（细研，水飞）三钱。

【用法】用竹沥一小碗，姜汁一杯，再用甘草四两熬膏，和药为丸，如弹子大，辰砂为衣。每服一丸，照五痫分引下：犬痫，杏仁五个煎汤化下；羊痫，薄荷三分煎汤化下；马痫，麦冬二钱煎汤化下；牛痫，大枣二枚煎汤化下；猪痫，黑料豆三钱煎汤化下，一日二次。

【主治】男、妇、小儿痫证或癫狂。

【加减】加人参三钱尤佳。

1391 定痫丹

【方源】《医宗金鉴》卷五十一。

【组成】人参三钱，当归三钱，白芍（炒）三钱，茯神、枣仁（炒）各五钱，远志（去心）三钱，琥珀三钱，天竺黄四钱，白术（土炒）五钱，橘红、半夏（姜制）、天麻各三钱，钩藤钩四钱，甘草（炙）二钱。

【用法】上为细末，炼蜜为丸，如榛子大。每服一丸，淡姜汤化下。

【主治】阴痫，病退调理。

1392 复方祛风通络方

【方源】方出《关幼波临床经验选》，名见《千家妙方》。

【组成】生芪15g，僵蚕4.5g，全蝎3g，钩藤30g，玄参12g，知母、黄柏各10g，桔梗7.5g，蜈蚣4条，滁菊花10g，生地15g，川芎4.5g，赤白芍各12g，当归12g，丹参15g，刺蒺藜10g。

【功用】祛风化痰通络，养血平肝。

【主治】脑干脱髓鞘病变，阴虚阳亢，风痰阻络。头晕头胀，耳鸣，脸面及右肢发麻震颤，目睛转动不灵活，舌麻言謇，进食不顺利，右腿不能站立，行动困难。

1393 祛痰丸

【方源】《古今医统》卷十。

【组成】防风、天麻、白僵蚕、白附子（炮）各一两，全蝎（炒，去足）、木香五钱，朱砂、猪牙皂角一两（炒），白矾五钱，半夏（汤泡七次，研为末，称六两作二份，一份生姜汁作面，一份皂角洗浆作面），南星三两（一半水泡白矾浸，一半皂角浆浸一宿）。

【用法】上为末，姜汁糊丸，如梧桐子大。每服七十丸，食远姜汤送下。

【主治】诸痫风证。

1394 涤痰汤

【方源】《奇效良方》卷一。

【组成】南星（姜制）、半夏（汤洗七次）各二钱半，枳实（麸炒）二钱，茯苓（去皮）二钱，橘红一钱半，石菖蒲、人参各一钱，竹茹七分，甘草半钱。

【用法】上作一服。水二盅，加生姜五片，煎至一盅，食后服。

【功用】《丸散膏丹集成》：豁痰清热，利气补虚。

【主治】中风，痰迷心窍，舌强不能言。

【方论】《医方集解》：此手少阴、足太阴药也。心脾不足，风邪乘之，而痰与火塞其经络，故舌本强而难语也。人参、茯苓、甘草补心益脾而泻火，陈皮、南星、半夏利气燥湿而祛痰，菖蒲开窍通心，枳实破痰利膈，竹茹清燥开郁，使痰消火降，则经通而舌柔矣。

1395 紫金丹

【方源】《全国中药成药处方集·吉林方》。

【组成】天麻一钱五分，胆星五钱，僵蚕、丹皮各一钱五分，竺黄、白附各二钱，全蝎三钱，胡连一钱，骨皮一钱五分，朱砂五分，牛黄四分，麝香二分。

【用法】上除牛黄、麝香、朱砂另研外，余均为细末，陆续调合一处，炼蜜为丸，二分一厘重，或三分五厘重，大赤金为衣。绵纸包裹，蜡皮封固。每服一丸，病重二丸，鲜姜、薄荷、桑叶、菊花为引。

【功用】镇惊、疏风、涤痰、解表。

【主治】小儿急惊，壮热烦渴，痰壅气促，牙关紧闭，四肢搐搦；汗出当风，发为痉风，壮热无汗，角弓反张，身热足寒，颈项强急，面赤目赤，头摇直视，口噤神昏；并主风痰，咳嗽痰喘，痰鸣气促；感冒寒凉，发热畏冷，头痛体痛。

【宜忌】忌生冷、油腻。

1396 黑龙丸

【方源】《丹溪心法》卷五。

【组成】牛胆南星、青礞石（焰硝等份，

煅）各一两，天竺黄、青黛各半两，芦荟二钱半，辰砂三钱，僵蚕半钱，蜈蚣一钱半（烧存性）。

【用法】上为末，甘草煎膏为丸，如芡实大。每服一二丸。急惊，煎生姜、蜜、薄荷汤送下；慢惊，煎桔梗、白术汤送下。

【主治】小儿急、慢惊风。

1397 瑞金丸

【方源】《万氏家抄方》卷五。

【组成】胆星五钱，半夏（法制）一钱，广陈皮（去白）一钱五分，旋覆花一钱五分，杏仁（去皮尖，炒）一钱五分，紫苏子（微焙）一钱，甘草梢八分，贝母（去心）一钱五分，牛黄七分，人参一钱，桔梗一钱。

【用法】上各为净末，合一处，皂角煎汁浸蒸饼，入姜汁五匙，丸如黍米大。一岁儿一分，三岁三分，淡姜汤空心送服。有真羚羊角入一钱，更妙。

【主治】小儿风痰喘急，并喘嗽惊悸。

1398 聚宝丹

【方源】《仁斋直指小儿》卷二。

【组成】人参、茯神、琥珀、天麻、直僵蚕（炒）、防风、南星（炮）、白附子（生）、全蝎（炙）、乌蛇肉（酒浸，焙）各一钱，朱砂五分，麝香少许。

【用法】上为末，炼蜜和丸，如梧桐子大。每服一丸，菖蒲汤调下。

【主治】小儿慢惊风。

十、化痰散结

1399 化圣通滞汤

【方源】《石室秘录》卷四。

【组成】金银花八钱，蒲公英九钱，天花粉五钱，白芥子二钱，附子一钱，白芍二钱，通草二钱，木通一钱，炒栀子三钱，茯苓三钱。

【用法】水煎服。

【功用】消痰通瘀。

【主治】男子乳房忽然壅肿，如妇人之状，扪之痛欲死，经岁经年不消者。

【方论】此方妙在金银花与蒲公英直入阳明之经，又得清痰通滞之药为佐；附子则单刀直入，无坚不破，又何患痰结之不消？或疑附子大热，诸痛皆属于火，似不可用。殊不知非附子不能入于至坚之内，况又有栀子、芍药之酸寒，虽附子大热，亦解其性之烈矣，又何疑于过热哉！

1400 六军丸

【方源】《外科正宗》卷二。

【组成】蜈蚣（去头足）、蝉蜕、全蝎、僵蚕（炒，去丝）、夜明砂、穿山甲各等份。

【用法】上为细末，神曲糊为丸，如粟米大，朱砂为衣。每服三分，食远酒送下。

【主治】瘰疬已成未溃者，不论年月新久，并宜服之。

【宜忌】忌大荤、煎炒。

1401 六味消风痰散

【方源】《千金方珍秘方选》。

【组成】川郁金三钱，五倍子三钱，土贝母二钱，姜黄一钱五分，生半夏三钱，生南星三钱。

【用法】上为细末。白蜜调匀，加陈酒少许，敷患处。

【主治】风痰结核。

1402 加味四七汤

【方源】《万病回春》卷五。

【组成】白茯苓（去皮）、川厚朴（去皮，姜炒）、苏梗、半夏（姜汁炒）、广橘红、青皮、枳实、砂仁、南星（姜汁炒）、神曲（炒）各一钱，白豆蔻、槟榔、益智仁各五分。

【用法】上锉一剂。加生姜五片，水煎，临卧服。

【主治】七情之气结成痰气，状如梅核，或如破絮，在咽喉之间，咯不出，咽不下；或中脘痞满，气不舒快；或痰涎壅盛，上气喘急；或因痰饮，恶心呕吐。

1403 昆花汤

【方源】《洞天奥旨》卷十五。

【组成】南夏枯草三钱，浙贝二钱，山慈菇一钱，玄参一钱，连翘一钱，牛蒡子一钱，橘红一钱，金银花一钱，海藻一钱，川芎一钱，当归一钱，香附一钱，白芷一钱，甘草五分，昆布三钱。

【用法】水三碗，煎一碗，空心服。

【主治】项下肿核。乃痰气不清郁结而成，日久破坏，以致气血亏短，卒难收口，且连串不已，又名疬串。

【加减】如破烂日久不收口者，加黄芪、白术各一钱，茯苓八分，升麻、柴胡各五分。

1404 消痰汤

【方源】《疬医大全》卷十八。

【组成】白茯苓五钱，海藻、半夏、贝母、白芥子、天南星、人参、桔梗各三钱，昆布、生甘草各一钱，附子一分。

【用法】水煎服。

【主治】瘿瘤。

1405 海藻玉壶汤

【方源】《外科正宗》卷二。

【组成】海藻、贝母、陈皮、昆布、青皮、川芎、当归、半夏、连翘、甘草节、独活各一钱，海带五分。

【用法】上药用水二盅，煎至八分，量病上下食前后服之。

【功用】《中医方剂学》：化痰软坚，消散瘿瘤。

【主治】①《外科正宗》：瘿瘤初起，或肿或硬，或赤或不赤，但未破者。②《中医方剂学》：肝脾不调，气滞痰凝。石瘿，坚硬如石，

推之不移，皮色不变。

【宜忌】凡服此药，先断厚味、大荤，次宜绝欲虚心。

【方论】《中医方剂学》：本病多成于气滞痰凝，由气及血，以致气血结聚而成。故用海藻、昆布、海带化痰软坚，为治瘿瘤主药。青皮、陈皮疏肝理气，当归、川芎、独活活血以通经脉，配合理气药可使气血和调，促进瘿病的消散。象贝、连翘散结消肿，甘草调和诸药，共收化痰软坚、行气活血之功。

十一、化痰宁心

1406 十味温胆汤

【方源】《得效方》卷八。

【组成】半夏（汤洗）、枳实（去瓤，切，麸炒）、陈皮（去白）各三两，白茯苓（去皮）一两半，酸枣仁（微炒）、大远志（去心，甘草水煮，姜汁炒）各一两，北五味子、熟地黄（切，酒炒）、条参各一两，粉草五钱。

【用法】上锉散。每服四钱，水一盏半，加生姜五片，大枣一个煎，不拘时服。

【功用】化痰宁心。

【主治】①《得效方》：心胆虚怯，触事易惊，梦寐不祥，异象感惑，遂致心惊胆怯，气郁生涎，涎与气搏，变生诸证，或短气悸乏，或复自汗，四肢浮肿，饮食无味，心虚烦闷，坐卧不安。②《张氏医通》：寒涎沃胆，胆寒肝热，心悸不眠，短气恶心，耳鸣目眩，四肢浮肿。

【方论】《成方便读》：温胆汤加人参、远志、枣仁、熟地。治惊悸不寐因虚而得，以致梦遗惊惕，虚多邪少之象，恐一于除痰则虚者益虚，其病益盛。故以人参、熟地之大补气血，协同枣仁以入于肝胆之地；用远志者，取其辛散宣泄之品，一则可行补药之滞，一则可交通心肾，心肾交则魂亦可赖以安身。

【临证举例】①失眠：吕某，女，49岁。患精神分裂症，反复发作20余年，经常失眠，

伴头昏，乏力耳鸣，心烦不安，手足心热，表情呆滞，口干不欲饮，喉中似有物梗阻，吞咽不利，舌红，苔薄黄而腻，脉象细弦。证属阴血不足，兼挟痰湿，心神不宁所致。治当滋阴安神、兼化痰湿，拟十味温胆汤加怀山、黄连，水煎服，每日2次。内服5剂，癔痹正常。续服5剂，诸症悉减。（《江西中医药》1986，2：20.）②精神痴呆症：郑某，室女，18岁，学生。其母代诉：患者平日善思多感，去年因受惊恐，常显胆怯不宁，夜寐不安，常发梦呓。近感风邪，发热，神志失常而语无伦次，忽悲忽喜，失眠厌食，月信四月未至，带下甚多。此乃思虑伤脾，湿热下注，以涤痰清热、兼散风邪为治。方用十味温胆汤加减，连诊3次，进方6剂，诸病尽除，精神恢复正常，继以逍遥散、天王补心丹数剂调治，食欲渐振，月信亦至，情况良好。（《浙江中医杂志》1965，4：114.）

1407　宁志化痰汤

【方源】《古今医鉴》卷七。

【组成】胆星一钱，半夏（制）一钱，陈皮一钱，茯苓一钱，天麻一钱，人参一钱，黄连（姜汁炒）一钱，酸枣仁一钱，石菖蒲一钱。

【用法】上锉一剂。加生姜五片，水煎服。再服养血清心汤。

【主治】癫狂，心虚痰盛之症。

1408　半夏茯神散

【方源】《张氏医通》卷十四。

【组成】半夏、茯神各一两二钱，天麻（煨）、胆星、远志肉、枣仁（炒）、广皮、乌药、木香、礞石（煨）各八钱。

【用法】上为散。每服三钱，水一盏，煎数沸，加生姜汁数匙，空心和滓服。

【主治】①《张氏医通》：癫妄，因思虑不遂，妄言妄见，神不守舍，初病神气未衰者。②《医略六书》：癫妄，脉弦滑者。

【方论】《医略六书》：心虚，痰扰神明，不能安于神舍，故癫妄失伦，语言无绪焉。枣仁养心宁神，茯神安神定志，半夏燥湿痰醒脾，胆星清热痰快膈，远志通肾交心，磁石镇虚坠热，天麻祛风化痰，木香调和气化，陈皮利中气以化痰也，更以生姜散豁痰涎，乌梅收敛耗散之气而安神明也。为散，煎服，使痰化气清，则神志得养而癫妄无不宁，语言无不清矣。

【备注】本方《医略六书》无乌药、礞石，有乌梅、磁石。

1409　加味导痰汤

【方源】《济阳纲目》卷四十五。

【组成】南星（姜汤泡）、半夏（姜汤泡）各二钱，枳实（麸炒）、黄芩、橘红、茯苓各一钱，天麻、全蝎、黄连各七分，甘草四分。

【用法】上锉，水煎，加竹沥二匙，姜汁半酒盏，食远服。

【主治】痰迷心窍，发痫。

1410　抵痰汤

【方源】《医学探骊集》卷五。

【组成】天南星三钱（生），礞石四钱（煅），海浮石五钱，穿山甲三钱（炙），诃子四钱，橘红五钱，龙骨三钱，甘草二钱。

【用法】元酒煎服。

【主治】癫病呆呆痴痴，喜怒哀乐，发之皆不中节，或忘前失后，或言语不伦，或无故喜怒，或忽泣忽止，体较弱者。

【方论】此方用南星为君能燥湿痰，佐以礞石能坠顽痰，诃子能化郁痰，橘红能导滞痰，以甘草调中，以龙骨收敛，以山甲引药达病所，使其积聚之痰，皆从海浮石由胸部之汗而出，其胸部愈见黏液愈妙。抵者触也，谓触动其痰，从汗而去也。

1411　变通十味温胆汤

【方源】《中医治法与方剂》。

【组成】橘络 9g，茯神 12g，半夏 12g，甘草 3g，枳实 6g，生地 15g，枣仁 15g，生远志 6g，石菖蒲 6g，竹沥三匙（冲）。

【用法】水煎服。

【主治】精神痴呆证，忽悲忽喜，哭笑无常，惊悸失眠，神志痴呆。

1412 参胡温胆汤

【方源】《医学入门》卷四。

【组成】陈皮、半夏、茯苓、枳实、人参各一钱，竹茹、香附、麦冬、柴胡、桔梗各八分，甘草三分，生姜三片，大枣二个。

【用法】水煎，温服。

【主治】心胆虚怯，触事易惊，梦寐不安，气郁生痰，变生诸症，或短气悸乏，或复自汗，四肢浮肿，饮食无味，烦躁不安。

1413 茯苓丸

【方源】《本事方》卷二。

【组成】辰砂（水飞）、石菖蒲（去须，洗）、人参（去芦）、远志（去心，洗，锉，炒令黄色）、茯神（去木）、白茯苓（去木）、真铁粉、半夏曲、南星（羊胆制）各等份。

【用法】上为细末，生姜四两，取汁，和水煮糊为丸，如梧桐子大。别用朱砂为衣，干之。每服十丸，加至三十丸，夜卧生姜汤送下。

【功用】安神镇心，消风痰，止头眩。

【主治】①《本事方》：惊悸。②《普济方》：风历年岁，或歌或笑或哭，言语无所不及。

【方论】《本事方释义》：辰砂气味苦温，入手少阴；石菖蒲气味辛温，入手少阴、足厥阴；人参气味甘温，入脾胃；远志气味辛微温，入心肾；茯神气味甘平，入心；茯苓气味同而淡渗，入脾胃；真铁粉气味咸平，入肝；半夏曲气味辛微温，入胃；陈胆星气味苦寒，入手少阴、足厥阴；生姜为引。即同治上心疾不用辛温峻利之品者，欲其专行手少阴、

足厥阴二经，使得安神定心，不使药性之胜脾胃也。

1414 祛风定志汤

【方源】《杏苑生春》卷三。

【组成】防风、酸枣仁、人参、当归各八分，远志一钱二分，石菖蒲、橘红各一钱，南星、茯神各七分，独活六分，甘草四分，生姜三片。

【用法】上咬咀，用水煎熟，食后温服。

【主治】中风，心血衰少，惊悸不能言。

1415 清心豁痰汤

【方源】《丹台玉案》卷二。

【组成】石菖蒲（去毛）、麦冬（去心）、茯苓（去皮）、枳实（炒）各一钱二分，远志（去心）、天花粉、贝母（去心）、酸枣仁（去油）、玄参、黄连（姜汁炒）、橘红各一钱，甘草梢四分。

【用法】上用水二盅，加生姜五片，竹茹八分，煎一盅，温服。

【主治】痫证。

十二、补益消痰

1416 补气消痰饮

【方源】《石室秘录》卷三。

【组成】人参三钱，白术五钱，茯苓三钱，熟地一两，山茱萸四钱，肉桂一钱，砂仁一钱，益智仁一钱，半夏一钱，陈皮五分，六曲一钱。

【用法】水煎服。

【功用】补气消痰，兼补肾水肾火。

【主治】肥人气虚多痰。

1417 启心救胃汤

【方源】《辨证录》卷四。

【组成】人参一两，茯苓一两，白芥子三钱，菖蒲一钱，神曲三钱，半夏二钱，南星二钱，黄连一钱，甘草一钱，枳壳五分。

【用法】水煎服。一剂而痰解，再剂而神清，三剂而呆病如失，不再呆也。

【功用】生胃气，消痰。

【主治】起居失节，则胃气伤而痰迷，致成呆病者。

1418 蛤蚧汤

【方源】《圣济总录》卷八十八。

【组成】蛤蚧（酥炙，去爪）一对，人参一两，杏仁（汤浸，去皮尖，研）五两，白茯苓（去黑皮）一两，甘草（炙，锉）四两，桑根白皮（米泔浸一宿，锉，焙）一两。

【用法】上为粗末。每服三钱匕，水一盏，加生姜三片，同煎至六分，去滓温服，空心、夜卧各一次。

【主治】虚劳咳嗽，痰唾不利，喘急胸满，呀呷有声，饮食不进。

第十八章　涌吐方

1419　一物瓜蒂汤

【方源】《金匮》卷上。

【异名】瓜蒂汤（原书卷中）。

【组成】瓜蒂二七个（一本云二十个）。

【用法】上锉。以水一升，煮取五合，去滓顿服。

【主治】①《金匮》：太阳中暍，身热疼重，而脉微弱。此以夏月伤冷水，水行皮中所致。②《医宗金鉴》：身面四肢浮肿。

【方论】①《张氏医通》：此方之妙，全在探吐，以发越郁遏之阳气，则周身汗出表和，而在内之烦热得苦寒涌泄，亦荡涤无余。②《金匮要略心典》：瓜蒂苦寒，能吐能下，祛身面四肢水气，水去而暑无所依，将不治而自解矣。此治中暑兼湿者之法也。③《医宗金鉴》：瓜蒂治身面浮肿，散皮中水气，苦以泄之耳。④《温病条辨》：此热少湿多，阳郁致病之方法也。瓜蒂涌吐其邪，暑湿俱解，而清阳复辟矣。

【临证举例】①太阳中暍：毗陵一时宫得病，身疼痛，发热，体重，其脉虚弱。人多作风湿，或作热病，则又疑其脉虚弱不敢汗也，已数日矣。予诊视之，曰中暍证也。仲景云：太阳中暍者，身热体疼而脉微弱。此以夏月伤冷水，水行皮中所致也。予以瓜蒂散治之，一呷而愈。（《伤寒九十论》）②身重呕吐：予治新北门永兴隆板箱店顾五郎，时甲子六月也。予甫临病者卧榻，病者默默不语，身重不能自转侧，诊其脉则微弱，证情略同太阳中暍，独多一呕吐。考其病因，始则饮高粱酒大醉，醉后口渴，继以井水浸香瓜五六枚，卒然晕倒。因念酒性外发，遏以凉水浸瓜，凉气内薄，湿乃并入肌腠。此与伤冷水，水行皮中正复相

似。予乃使店友向市中取香瓜蒂四十余枚，煎汤进之，入口不吐。须臾尽一瓯，再索再进，病者即沉沉睡，遍身微汗，迨醒而诸恙悉愈矣。（《伤寒发微》）

1420　瓜蒂散

【方源】《伤寒论》。

【组成】瓜蒂一分（熬黄），赤小豆一分。

【用法】上二味，各别捣筛，为散已，合治之。取一钱匕，以香豉一合，用热汤七合，煮作稀糜，去滓，取汁合散，温，顿服之。不吐者，少少加；得快吐，乃止。

【功用】涌吐。

【主治】痰涎宿食，壅塞上脘，胸中痞硬，烦懊不安，气上冲咽喉不得息，舌苔厚腻，寸脉浮，按之紧者。①《伤寒论》：病如桂枝证，头不痛，项不强，寸脉微浮，胸中痞硬，气上冲咽喉不得息者，此为胸中有寒，当吐之；病人手足厥冷，脉乍紧者；邪结在胸中，心下满而烦，饥不能食者。②《金匮》：宿食在上脘。③《肘后方》：胸中多痰，头痛不欲食。④《得效方》：胸有寒痰。⑤《伤寒指掌图》：脉大，胸满，多痰涎，病头痛。⑥《保命歌括》：痰饮在膈上。⑦《张氏医通》：寒痰结于膈上及湿热头重鼻塞。

【宜忌】诸亡血、虚家，不可与。

【方论】①《注解伤寒论》：《千金》曰：气浮上部，填塞心胸，胸中满者，吐之则愈。与瓜蒂散，以吐胸中之邪。其高者越之，越以瓜蒂、豆豉之苦；在上者涌之，以赤小豆之酸。《内经》曰：酸苦涌泄为阴。②《伤寒来苏集》：瓜为甘果，由熟于长夏，清胃热者也；其蒂，瓜之生气所系也，色青味苦，象东方甲木之化，得春升生发之机，故能提胃中之气，除胸

中实邪，为吐剂中第一品药，故必用谷气以和之。赤小豆甘酸，下行而止吐，取为反佐，制其太过也。香豉本性沉重，糜熟而使轻浮，苦甘相济，引阳气以上升，驱阴邪而外出。作为稀糜，调二散，虽快吐而不伤神，仲景制方之精义，赤豆为心谷而主降，香豉为肾谷而反升，既济之理也。③《千金方衍义》：瓜蒂之苦寒，以吐胸中寒实，兼赤小豆之甘酸，以清利心包余热，所谓酸苦涌泄为阴也。④《医宗金鉴》：瓜蒂极苦，赤豆味酸，相须相益，能疏胸中实邪，为吐剂中第一品也。而佐香豉汁合服者，借谷气以保胃气也。服之不吐，少少加服，得快吐即止者，恐伤胸中元气也。此方奏功之捷，胜于汗下。诸亡血虚家，胸中气液已亏，不可轻与也。

【临证举例】①胸胁痞满：一男子，胸膈痞满，恶闻食气，动作甚懒，好坐卧暗所，百方不验者半岁。先生诊之，心下石硬，脉沉而数，即以瓜蒂散吐二升余，乃痊。（《伤寒论今释》引《生生堂治验》）②狂证：张某，男，五十九岁。因平素性情暴躁，更加思考过度，经常失眠，后遂自言自语，出现精神失常状态，有时咆哮狂叫，有时摔砸杂物，嬉笑怒骂变幻无常。如此情况延续月余，渐至见人殴打，百般医疗均无效果。遂疏瓜蒂散与之，瓜蒂10g，豆豉10g，赤小豆10g，煎汤顿服，连进两剂，共呕吐黏涎三次，毫不见效，竟将邻人殴伤并将所有杂物尽行砸碎。遂与大剂瓜蒂散：苦瓜蒂21g，赤小豆31g，煎汤顿服，服后隔半小时便开始作呕，连续两昼夜共呕二十余次，尽属黏涎，自呕吐开始便不思饮食，一天后现周身困顿不欲活动，困睡到第三天忽然清醒，后以豁痰通窍安神之剂，调理而愈。（《伤寒论临床实验录》）③痰厥：某女。素无病，或一日气上冲，痰塞喉中，不能言语，此饮邪横塞胸中。当吐之，投以瓜蒂散，得吐后即愈。（《广东中医》）④笑证：绵屋弥三郎之妻，善笑，凡视听所及，悉成笑料，笑必捧腹

绝倒，甚则胁腹吊痛，为之不得息。常自以为患，请师治之，即与瓜蒂散，吐二升余，遂不再发。（《伤寒论今释》引《生生堂治验》）

1421 救急稀涎散

【方源】《证类本草》卷十四引《孙尚药方》。

【异名】吐痰散（《点点经》卷二）。

【组成】猪牙皂角四挺（须肥实不蛀，削去黑皮），晋矾一两（光明通莹者）。

【用法】上为细末，再研为散。如有患者，可服半钱，重者三字匕，温水调灌下，不大呕吐，只是微微稀冷出，或一升二升，当时惺惺，次缓而调治，不可大呕吐之，恐伤人命。

【功用】《中医方剂学》：开关涌吐。

【主治】中风闭证，痰涎壅盛，喉中痰声辘辘，气闭不通，心神瞀闷，四肢不收，或口眼㖞斜，脉滑实者；亦治风痫，喉痹。①《证类本草》引《孙尚药方》：卒中风，昏昏若醉，形体瞀闷，四肢不收，或倒或不倒，或口角似利微有涎出，斯须不治，便为大病，此风涎潮于上膈，痹气不通。②《点点经》：一切风痫，人事不知，口吐痰涎。③《医方集解》：喉痹不能进食。

【方论】①《医方集解》：经曰：病发于不足，标而本之，先治其标，后治其本。治不与疏风补虚，而先吐其痰涎。白矾酸苦，能涌泄，咸能软顽痰，故以为君；皂角辛能通窍，咸能去垢，专制风木，故以为使，固夺门之兵也。师曰：凡吐中风之痰，使咽喉疏通，能进汤药便止，若尽攻其痰，则无液以养筋，令人挛急偏枯，此其禁也。②《中医方剂学》：本方偏于化痰开窍，而涌吐之力较弱。方中皂角辛能开窍，咸能软坚，善能涤除浊腻之痰；白矾酸苦涌泄，能化顽痰，并有开闭催吐之功。二者相合，具有稀涎作用，能使冷涎微微从口中吐出。对于中风闭证，痰涎壅盛，阻塞气机，妨碍呼吸者，先以本方催吐，使其痰稀涎出，咽喉疏通便止，然后续进他药，随证调治。

第十九章　驱虫方

1422　乌梅丸

【方源】《伤寒论》。

【组成】乌梅三百枚，细辛六两，干姜十两，黄连十六两，当归四两，附子六两（炮，去皮），蜀椒（出汗）四两，桂枝（去皮）六两，人参六两，黄柏六两。

【用法】上药各为末，合治之，以苦酒渍乌梅一宿，去核，蒸之五斗米下，饭熟，捣成泥，和药令相得，纳臼中，炼蜜为丸，如梧桐子大。每服十丸，食前以饮送下，一日三次。稍加至二十丸。

【功用】《医方集解》：温脏安蛔。

【主治】蛔厥，脘腹阵痛，烦闷呕吐，时发时止，得食则吐，甚则吐蛔，手足厥冷，或久痢不止，胃腑发咳。现用于胆道蛔虫病。①《伤寒论》：蛔厥者，其人当吐蛔，今病者静而复时烦者，此为脏寒，蛔上入其膈，故烦，须臾复止，得食而呕，又烦者，蛔闻食臭出，其人常自吐蛔。又主久痢。②《圣济总录》：产后冷热痢，久下不止。③《玉机微义》：胃腑发咳，咳而呕，呕甚则长虫出。④《寿世保元》：胃冷，蛔虫上攻，心痛呕吐，四肢冷。⑤《谦斋医学讲稿》：肝脏正气虚弱而寒热错杂之证，久病腹痛、呕吐、下痢、蛔厥。

【宜忌】①《伤寒论》：禁生冷、滑物、臭食等。②《谦斋医学讲稿》：性质毕竟偏温，以寒重者为宜。

【方论】①《注解伤寒论》：肺欲收，急食酸以收之，乌梅之酸以收肺气；脾欲缓，急食甘以缓之，人参之甘以缓脾气；寒淫于内，以辛润之，当归、桂、椒、细辛之辛以润内寒；寒淫所胜，平以辛热，姜、附之辛热以胜寒；蛔得甘则动，得苦则安，黄连、黄柏之苦以安蛔。②《内台方议》：蛔为阴虫，故知阳微而阴胜，故用乌梅为君，其味酸，能胜蛔；以川椒、细辛为臣，辛以杀虫；以干姜、桂枝、附子为佐，以胜寒气而温其中；以黄连、黄柏之苦以安蛔，以人参、当归之甘而补缓其中，各为使。③《古今名医方论》引柯韵伯：吐蛔，仲景立方皆以辛甘苦味为君，不用酸收之品，而此用之者，以厥阴主风木耳！君乌梅之大酸，是伏其所主也；配黄连泻心而除疼，佐黄柏滋肾以除渴，先其所因也；肾者，肝之母，椒、附以温肾，则火有所归，而肝得所养，是固其本；肝欲散，细辛、干姜辛以散之；肝藏血，桂枝、当归引血归经也；寒热杂用，则气味不和，佐以人参调其中气；以苦酒渍乌梅，同气相求，蒸之米下，资其谷气，加蜜为丸，少与而渐加之，缓则治其本也。故药亦寒热互用，且胸中烦而吐蛔，则连、柏是寒因热用也。蛔得酸则静，得辛则伏，得苦则下，信为化虫佳剂。久痢则虚，调其寒热，酸以收之，下利自止。

【临证举例】①蛔厥：龙某某，女，22岁，1961年9月诊治。突发胃脘偏右疼痛四日，呈阵发性，发时痛如刀绞，如顶如钻，坐卧不安，辗转躁烦，恶心不止，呕吐苦汁，汗出身冷，四肢厥逆，畏寒发热，白睛微黄，病后在某医院检查：T 38.7℃，P 100次/分，BP 110/80mmHg，血：白细胞13000/mm^3，中性粒细胞84%，淋巴细胞16%，剑突下偏右压痛，无明显肌紧张及反跳痛，肠鸣音亢进。诊为胆道蛔虫病。门诊观察三日，迭经解痉、镇静、利胆、输液、抗感染等治疗，罔效。余诊其脉弦数，舌尖红，苔黄滑。诊为蛔厥。拟乌梅丸作汤剂：乌梅 15g，黄连 9g，黄芩 12g（因黄柏缺之），炒川椒 9g，细辛 3g，桂枝 9g，干姜 9g，制附片 12g（先熬 1 小时），南沙参 12g，当归 9g。二帖尽剂，诸症消失。继以乌梅丸 3g，日二次。越五日，体力恢复，劳动如常。（《重庆医药》1980，1：22.）②胆道蛔虫病：用本方治疗胆道蛔虫病 3 例。用法为每日 3 次，第 1 次 9g，然后每次 3g。药后第 1 日症状即减轻，3~4 日后症状基本消失。（《福建中医药》1958，3：9-11.）③厥阴消渴证：蒋某，女，51 岁，1954 年 8 月 5 日诊。自述 7 日前于露天乘凉后即感头痛、发热、恶寒。经治疗，头痛、发热已解。近两日来口渴引饮，日进四五壶（每壶约盛 8 磅）水，亦不解渴。前医用益胃汤罔效，昨日又服人参白虎汤，反渴甚。症见脉细弱，小便清长，四肢厥冷，渴饮不解，3 日前，曾吐蛔虫 1 条。辨证：此吐蛔之后消渴，乃厥阴病上热下寒证也。上热则消渴，下寒则溺清。老年体弱，阳不温煦则脉细弱、肢冷，故断为厥阴消渴证。用乌梅丸全方一帖，水煎服。翌日复诊，口渴大减，但肢冷仍存，守方重用参、附，益气温阳，两剂而愈。（《四川中医》1985，2：11.）

【现代研究】治疗胆道蛔虫病的作用机制：实验研究得出如下结论：①乌梅丸有麻醉蛔虫的功能，达到了抑制蛔虫蠕动的作用；②乌梅丸能作用于肝脏，促进肝脏分泌，胆汁量增加；③乌梅丸由胆汁排泄，改变胆汁的酸碱度；④服乌梅丸后能使奥迪括约肌弛缓扩张。因此，初步推测乌梅丸作用机制有二：一是服乌梅丸后使蛔虫麻醉，失却固定附着肠壁的能力。由于胆汁分泌增加，冲击这些没有活动性的蛔虫，而退回十二指肠。二是由于服乌梅丸后，改变了胆汁的酸碱度，使胆汁逐渐趋于酸性，蛔虫本来有恶酸好碱的特性，此种改变，使胆道成为不利于蛔虫生存的环境，蛔虫通过弛缓扩大的奥迪括约肌退回十二指肠，而使胆道蛔虫病治愈。（《福建中医药》1960，6：29.）

1423 圣功散

【方源】《传信适用方》卷三。

【组成】南木香、槟榔各等份。

【用法】上为细末。浓米饮调三钱许，黎明空心先熟嚼炙猪肉之属，只咽汁，吐去滓，便服药。辰巳间虫下，其疾永除。

【主治】寸白虫，不拘久近。

1424 连梅安蛔汤

【方源】《重订通俗伤寒论》。

【组成】胡连一钱，炒川椒十粒，白雷丸三钱，乌梅肉两枚，生川柏八分，尖槟榔二个（磨汁，冲）。

【功用】清肝安蛔，止痛定厥。

【主治】蛔厥。肝火入胃，胃热如沸，饥不欲食，食则吐蛔，甚则蛔动不安，脘痛烦躁，昏乱欲死者。

【方论】方中连、柏、椒、梅之苦辛酸法，泻肝救胃为君；佐以雷丸、槟榔专治蛔厥，使蛔静伏而不敢蠕动，或竟使蛔从大便泻出。

1425 驱绦汤

【方源】《中医方剂学》。

【组成】南瓜子肉 60~120g，槟榔 30~60g。

【用法】先将南瓜子肉嚼碎吞服，隔 1~2 小时后再服槟榔煎成的浓汁。4~5 小时后腹泻时可排出虫体。服药后如无腹泻，可冲服玄明粉 9g，如头节未驱下，隔半月再服。

【功用】驱绦虫。

【主治】绦虫病。

【宜忌】在部分虫体排出肛门口时，不要用手去拉，可用温水坐浴，使虫体自然排出。槟榔下降而能破气，且用量较重，故孕妇忌服。

1426 驱蛔汤 1 号

【方源】《新急腹症学·天津南开医院方》。

【组成】槟榔一两，使君子一两，乌梅五

枚，苦楝皮五钱，川椒一钱，细辛一钱，木香四钱，枳壳二钱，玄明粉三钱，干姜一钱。

【主治】胆道蛔虫病蛔滞型，腹痛发作不频繁者。相当于单纯性胆道蛔虫病。

1427 驱蛔汤 2 号

【方源】《新急腹症学·天津南开医院方》。

【组成】牡蛎五钱，枯矾一钱，茵陈五钱，栀子三钱，木香三钱，枳壳三钱，郁金三钱，大黄三钱。

【主治】胆道蛔虫病蛔隐型。临床症状已消退，但胆道造影示蛔虫仍停留在胆道内者。

1428 驱蛔汤 3 号

【方源】《新急腹症学·天津南开医院方》。

【组成】槟榔一两，使君子八钱，雷丸三钱，苦楝皮八钱，川朴四钱，枳壳四钱，大黄三钱。

【主治】胆道蛔虫病恢复期，自觉症状已完全消退者。

1429 驱蛔承气汤

【方源】《新急腹症学·天津南开医院方》。

【组成】槟榔一两，使君子一两，苦楝皮一两，乌梅五钱，金钱草一两，川朴三钱，枳壳三钱，大黄一钱，芒硝三钱。

【主治】胆道蛔虫病蛔热型。发热，不思饮食，腹痛拒按，大便秘结，小便短赤，脉象弦滑或滑数，舌苔黄腻或黄燥。见于该病并发轻型胆道感染或单纯性胰腺炎者。

1430 青黛散

【方源】《圣惠方》卷九十二。

【组成】青黛一分，苦楝根一两（微炙，锉），鹤虱一分，槟榔一枚。

【用法】上为细散。每服半钱，先吃淡肉脯少许，后以粥饮调下，一日二三次。

【主治】小儿寸白虫，连年不除，面无颜色，体瘦少力。

1431 使君子丸

【方源】《医方集解》。

【组成】使君子（去壳）二两，南星（姜制）、槟榔各一两。

【用法】上药合炒，如喜食生米，用麦芽一斤炒；喜食茶叶，用茶叶炒；喜食炭土，用炭土炒。取药为末，蜜为丸。每晨砂糖水送下。

【功用】《中药成方配本》：杀虫。

【主治】①《医方集解》：虫积蛊胀腹痛，及食劳发黄，喜食茶、米、炭土等物。②《饲鹤亭集方》：五疳，蛔虫，脾胃不和，心腹胀痛，食少体瘦。

【方论】此手足阳明药也。使君子之甘，南星之毒，槟榔之苦，皆能杀虫。炒以诸物，因其所嗜。引以砂糖，诱之以甘也。

1432 肥儿丸

【方源】《卫生总微》卷十二。

【组成】黄连（去须）、神曲（炒）各一两，使君子仁、肉豆蔻（面裹煨，去面）、麦蘖（炒）各半两，木香二钱，槟榔两个（不见火）。

【用法】上为细末，面糊为丸，如莱菔子大。每服二三十丸，热水送下，食空服。

【功用】杀虫消积，统治诸疳，退黄。①《走马疳急方》：进饮食，健脾胃，杀虫消积。②《医方类聚》引《澹寮方》：长肌退黄。③《医林纂要》：统治诸疳，杀虫消热。

【主治】小儿乳食不节或病久脏腑胃虚虫动所致诸疳，羸瘦面黄，肚腹胀大，发竖坚黄，不能行走，烂龈口臭，好食泥土，神疲发热，二便不调，或颈项结核。①《卫生总微》：诸疳，久患脏腑胃虚虫动，日渐羸瘦，腹大不能行，发竖作穗，肌体发热，精神衰弱。②《普济方》引《全婴方》：好食泥土，发竖，面无精光。③《局方》：面黄口臭。④《医方类聚》引《澹寮方》：烂龈。⑤《保婴金镜》：食积五疳，口渴，大便不调，小便不清，或颈项结核，发稀。⑥《医林纂要》：疳积，腹大筋急，色黄体瘦，头皮光急，毛发焦稀，腮缩鼻干，口馋唇白，两目昏烂，揉鼻捋眉，脊耸身黄，斗牙咬爪，焦渴自汗，尿白粪酸，腹胀肠鸣，癖结潮热，酷嗜瓜果，或炭或米，或土或布，嗜酸嗜咸。

【宜忌】《普济方》引《全婴方》：忌生硬冷物。

【方论】①《张氏医通》：此方近世所传，尚多胡黄连、雷丸、芜荑等味，大苦大寒，大伤元气，而因名误实，故世喜服之，意谓有益于儿也。曷知立方之义，本为疳热腹胀羸瘦，故用祛热伐肝之剂，消去疳积，元气得复，儿自肥矣。若本无疳热服之，与引寇破家何异？尝见富有之家，从幼好服此丸至十岁外，渐至蒸热咳嗽，盖缘真阳亏损，不能振生发之令，而成童劳者不少。奈何习俗成风，多所未悟，因特表而出之。②《医林纂要》：黄连苦寒，泻旺火，燥脾湿，厚肠胃，杀虫蟗，为治疳君药；肉豆蔻辛温，补命火而行之脾胃，以去土中之积郁；木香辛苦温，升下焦无形之气，以达于上，而蒸水谷，和气血，降上焦有形之物以行于下，而司决渎，去壅滞；神曲甘辛温，和中开胃，消滞去胀，破结行痰，能消能伐，而无伤于正气；麦芽甘咸平，能变化有形之坚积，而自含发生之气；使君子味甘而能杀虫，兼可消积；槟榔苦涩甘温，攻坚破积，降泄逆气，而达之下极之下，且其苦能杀虫，其涩能敛阴；川楝子苦寒，泻热杀虫，达于下极而散之。谷以养人，而过食成积，神曲、麦芽以变化之；食积则气郁，木香、槟榔以升降之；气郁则生湿热，黄连、川楝子以燥之泄之；湿热则生虫蟗，使君子、黄连、川楝子以杀之；其肠胃薄而太阴未足也，君黄连以健之厚之；要其本，元火不足，而脾胃不能化食也，肉豆蔻以壮命火而温之。……且此方君黄连而佐以肉蔻，所以根柢于命门而养脾胃之正，然后消

伐、降火、杀虫之药，可以次第而施；而神曲、麦芽皆从谷化，使君子、槟榔亦有甘味，破邪而实兼养正，有胆识者或且加用参、术。

【临证举例】小儿疳积：汪石山治一小儿病多，因缺乳食太早所致，或因久患脏腑胃虚虫动，日渐羸瘦，腹大不能行，发竖，发热，无精神，用大无肥儿丸一料而愈。（《不居集》）

【备注】本方《医林纂要》有川楝子。

1433　肥儿杀虫丸

【方源】《赵心波儿科临床经验选编》。

【组成】苦楝根皮30g，雷丸15g，鹤虱12g，使君子肉30g，槟榔15g，百部12g，花椒10g，乌梅肉12g，胡连10g，大黄12g，神曲10g，鸡内金15g。

【用法】上为细末，炼蜜为丸，每丸重6g。一岁内小儿每服半丸，一日二次；五岁内小儿每服一丸，一日二次；七岁以上小儿每服一丸半，一日二次。

【功用】杀虫，健脾，增进食欲。

【主治】虫积，面黄消瘦，肚胀腹痛，厌食，大便不调。

1434　榧子贯众汤

【方源】《中医方剂学》。

【组成】榧子、槟榔、红藤各一两，贯众五钱。

【用法】水煎取汁，分二次服。每次服药时随吃生大蒜二至三瓣。连用三天。

【功用】驱钩虫。

【主治】钩虫病。

【方论】方中榧子、槟榔、贯众、大蒜都是驱虫药，其中榧子、贯众二味多用于驱钩虫；方中红藤一药，味苦性平，能入血分，清热解毒，散结消肿，常用以治肠痈，因钩虫寄生可使肠壁损伤和出血，故用为辅佐之品。

1435　囊虫丸

【方源】《古今名方》引吉林省特产研究所

制药厂方。

【组成】茯苓 5000g，水蛭、干漆各 875g，雷丸、丹皮各 2500g，黄连、大黄各 1250g，炒僵蚕（或僵蛹）、生桃仁各 3750g，川乌、醋芫花各 300g，橘红 1500g，五灵脂流浸膏 6000g。

【用法】制成蜜丸，每丸重 5g。每服 1 丸，每日二至三次。

【功用】活血化瘀，软坚消囊，镇惊止痛，杀虫解毒。

【主治】囊虫病、脑囊虫及由脑囊虫引起的癫痫。

【宜忌】服药期间不要饮酒或吃刺激性食物。孕妇忌用。

第二十章　消肿瘤方

1436 五膈宽中散

【方源】《嵩厓尊生》卷九。

【组成】白术、陈皮、香附各一钱五分，白蔻、砂仁、青皮、槟榔、半夏曲、茯苓各一钱，厚朴一钱二分，甘草三分，木香（磨）五分。

【用法】加生姜煎，入蜜一匙服。

【主治】噎膈，皆由气滞而成。

1437 化岩汤

【方源】《医林纂要》卷十。

【组成】黄芪一两，当归五钱，白术三钱，人参一钱，茯苓五分，防风五分，白芥子八分，红花三分，金银花五钱。

【用法】水煎服。

【功用】补血疏肝，和胃祛痰，解毒。

【主治】乳岩。即乳痈病久失治，或更伤于酒色热物，致溃烂如蜂窠状者。

【方论】乳溃成岩，非大补气血，无以能攻毒而收溃也。此与托里黄芪汤法同，但主经行肝胃耳。防风、白芥子、红花皆行肝，参、术、茯苓皆主脾胃。乳房属胃，乳头属肝，宜补血疏肝，佐以和胃祛痰解毒之品，庶血气复而证可愈。

1438 化痰消食汤

【方源】《内科学》。

【组成】海藻、昆布、海带各15g，半夏、贝母、连翘各9g，青皮6g，牡蛎、白石英各30g，枳实、山楂各12g，神曲、蛇莓各18g。

【功用】化痰消食。

【主治】胃癌早期，证属痰食交阻者。症见食欲不振，厌恶肉食，中脘闷胀，隐隐作痛，吞咽困难，泛吐黏痰，呕吐宿食，气味酸腐，舌苔白腻，脉弦滑或弦细。

1439 加味解毒散结汤

【方源】《千家妙方·关幼波方》卷下。

【组成】板蓝根30g，马勃4.5g，薄荷10g，蒲公英30g，瓜蒌15g，玄参15g，苦桔梗10g，生地12g，赤芍12g，草河车12g，郁金10g，蜂房3g。

【用法】水煎服，每日一剂。

【功用】清热解毒，活血消肿。

【主治】湿热隐于血分，痰阻血络，结聚成块，形成淋巴肉芽肿。

1440 攻坚散

【方源】《山东中医学术经验交流文选》。

【组成】夏枯草、玄参、生牡蛎各30g，昆布15g，姜半夏、海藻各12g，青皮、陈皮各9g，三棱、莪术各6g。

【用法】水煎服；或研末，开水送服。

【功用】滋阴清热，化痰散结，行气导滞，破瘀攻坚。

【主治】筛窦囊肿、鼻腔肿瘤、颈淋巴结核、慢性颌下腺炎、甲状腺肿大、甲状腺瘤、乳腺小叶增生、乳腺纤维瘤、乳房异常发育等肿块性疾病。

1441 补益消癌汤

【方源】《肿瘤的诊断与防治》。

【组成】黄芪30g，人参、金银花、陈皮、地榆、贯众、蒲公英、大蓟、小蓟各9g，龙眼肉、生地、杜仲各15g，三七6g（冲服）。

【功用】养血止血，清热消癌。

【主治】肺癌、结肠癌、宫颈癌、膀胱癌等。

1442 乳核内消片

【方源】《古今名方》。

【组成】柴胡、当归各 6~9g，郁金（或用三棱）、橘核、山慈菇、香附、漏芦各 9~12g，夏枯草、茜草各 12~15g，赤芍 15g，青皮、丝瓜络各 6g，甘草 3g。

【用法】制成浸膏片。每服 6 片，一日 3 次。

【功用】疏肝活血，软坚散结。

【主治】乳腺小叶增生，乳房胀痛，有肿块，与月经周期有明显的关系，于月经前症状明显，经至又渐好转。

1443 骨髓丸

【方源】《古今名方》引《锦方汇集》。

【组成】牛骨髓 250g，人参 15g，熟地、龙骨、鹿角胶、冬虫夏草、制首乌、北沙参各 30g。

【用法】上为末，用煮熟的牛骨髓或少许蜂蜜为丸。每服 3g，一日 3 次。

【功用】养肝肾，益精血。

【主治】白血病。

1444 急白汤

【方源】方出《中医临证撮要》，名见《古今名方》。

【组成】金银花 15g，连翘 15g，犀角粉 1.5g（冲服），射干 6g，板蓝根 9g，天花粉 15g，京赤芍 9g，粉丹皮 9g，生山栀 6g，焦山栀 6g，干芦根 30g，淡竹叶 15g。

【功用】清热解毒，凉营止血。

【主治】急性白血病，症见寒热头痛，胸烦作恶，夜寐不安，神昏谵语，出汗口干，咽痛红肿，口鼻出血，舌苔黄腻或糙，或干而焦黑，舌尖红，脉洪数或滑大。

【加减】抽风，加忍冬藤 15g，嫩钩藤 12g，羚羊粉 2.4g（冲服）；心烦，加胡黄连 3g，黑玄参 9g；皮肤血点，加丝瓜络 15g，白茅根 15g；尿血便血，加小蓟 15g，生地榆 15g，小生地 12g；口腔咽喉腐烂，加青黛 2.4g，轻马勃 4.5g，人中黄 6g，人中白 6g。

1445 菊藻丸

【方源】《中医皮肤病学简编》。

【组成】菊花 62g，海藻 62g，三棱 62g，蚤休 62g，制马钱子 62g，金银花 93g，漏芦 93g，马蔺子 93g，山慈菇 93g，蜈蚣 31g，首乌 125g。

【用法】上为细末，水泛为丸，如梧桐子大。每克生药约作十丸。每次三十丸，开水送下，一日二次。

【主治】皮肤癌。

1446 增损启膈散

【方源】《古今名方》。

【组成】川贝母、郁金、当归、桃仁、沙参、蜣螂虫、急性子、昆布各 9g，丹参、海藻各 12g，红花 6g。

【功用】化痰软坚，活血散瘀。

【主治】食管癌中期，痰瘀互结。吞咽困难，甚则水饮难下，胸膈疼痛，泛吐黏痰，大便坚硬，或吐下如赤豆汁，形体消瘦，肌肤枯燥，舌红或青紫，脉细涩。

1447 麝香散

【方源】《医学心悟》卷四。

【组成】真麝香二钱，冰片三分，黄连一钱。

【用法】共为末。一日夜吹五六次。

【主治】肺经蕴热，致生喉瘤。生于喉旁，形如圆眼，血丝相裹。

妇男科方剂

第二十一章　调经方

一、月经不调

1448 十味养荣汤

【方源】《魏氏家藏方》卷十。

【组成】熟干地黄（酒浸）、黄芪（蜜炙）各二两半，五味子（去枝）、肉桂（去粗皮，不见尖）、牡丹皮（炒）、白芍药（炒）、白茯苓各一两（去皮），当归（去芦，酒浸）、川芎各一两半，甘草七钱（炙）（一方加人参、地骨皮各一两）。

【用法】上咬咀。每服五钱，水一盏半，加生姜三片，枣子一枚，煎至七分，去滓，食前空心服。

【主治】妇人劳疾，脏腑血气不足，冲任虚损，脐腹绞痛，寒热往来，心忪恍惚，忧虑不乐，面少光泽，月水不调，颜色多变，气道壅塞，体倦好睡。

1449 七制香附丸

【方源】《奇方类编》卷下。

【组成】香附米十四两（分作七分，酒、醋、盐、童便、小茴香二两，益智仁二两，莱菔子二两，凡浸，春、秋三日，夏一日，冬七日，同入砂锅内，用艾叶四两，无灰酒随煮随添，以黑色为度，取制香附七两），归身四两（酒洗），熟地四两（姜汁焙），生地四两（姜汁焙），白芍四两（酒炒），抚芎三两，人参一两，白术（土炒）二两，白茯苓二两，枣仁二两（炒），炙甘草九钱，天冬二两九钱，益母草四两，条芩（酒炒）二两五钱，砂仁（炒）一两五钱，阿胶二两（炒），陈皮二两，山茱萸（酒蒸）二两，延胡索一两五钱（醋炒）。

【用法】上为细末，用神曲四两，酒煮神曲糊为丸，如梧桐子大。每日空心服百丸。

【功用】《卫生鸿宝》：调经，保元理气，却病延年。

【主治】①《奇方类编》：妇人经脉不调。②《卫生鸿宝》：妇人郁怒伤肝，思虑伤脾，肢体困倦，面目枯黄，日晡潮热，夜静昼烦，胸膈膜胀，腰胁疼痛，饮食无味，神识不安，赤白带下，如是等情，渐致经水不调，或致半产漏下，久而不孕，亦有成劳；亦治山岚异气，老幼水土不服。

【方论】《卫生鸿宝》：香附为主，辛温能达各经，醋浸开气中之郁，消血中之滞；盐水浸，清坎中之阳；小茴香入水同炒干，以补腰滋肾；童便浸，滋离中之阳；益智仁入水同浸炒，培脾补肾强志；莱菔子入水同浸炒，化滞开胃；酒浸，通十二经络。当归、熟地、川芎、白芍、人参、白术、茯苓、炙甘草、枣仁、天冬为臣。益母草、山萸肉、陈皮为佐。加条芩清血热，平肝热，祛膈热，解心热，泻肺热；砂仁保安胎产；炼蜜润肺滋阴。其性清上达下，导滞和中。早，白汤下，清上焦之营；晚，温酒送，养下焦之血。或用清米汤，则补肺健脾；或用桂圆汁，则养心和血。修合不易，气味和平，血病用之效，气病服之灵，不但无孕者能孕，即有孕者可以却病延年也。

1450 八珍养血丸

【方源】《古方汇精》卷三。

【组成】上炙芪、大生地、白术、丹参各三两，当归、陈阿胶、茯神、云茯苓、白芍各一两五钱，远志八钱，川芎一两，炙草五钱。

【用法】上药各为末，杜仲十两熬膏，和

炼蜜为丸。每服四钱，淡酒送下。如证势重者，早三钱，姜汤送下；晚二钱，淡酒送下。

【主治】月候不调，赤白带下，皮寒骨热，肢体倦怠；一切崩淋、干血。

1451 大生丸

【方源】《竹林女科》卷四。

【组成】熟地黄（酒蒸）、当归身各四两，续断（盐水炒）、阿胶（蒲黄末炒珠）、杜仲（盐水炒）、丹参（炒）各二两，黄芪（蜜炙）、白芍（酒炒）、延胡索（炒）、川芎各一两五钱，广皮五钱，香附（四制者）各一两。

【用法】上为末，炼蜜为丸。每服三钱，空心白汤送下。行经时加二钱。

【功用】调经。

【主治】经水不调，久不受孕。

【加减】若先期色紫，改为煎剂，一两改作一钱，加黄芩八分，生姜三片，水煎，空心服，临卧再服；若后期色淡，加肉桂、熟艾、干姜各五分，生姜三片，水煎服；若经未至而腹痛，则用丹参一两为末，黄酒下二钱，俱以经尽为止。

1452 大补经汤

【方源】《万病回春》卷六。

【组成】当归（酒洗）、白芍、香附各六分，川芎、熟地黄各五分，白术（去芦）、白茯苓、黄芪、陈皮、延胡索各四分，人参、砂仁、阿胶（炒）、沉香（另研）、小茴（酒炒）、吴茱萸（炒）、肉桂、粉甘草（炙）各三分。

【用法】上锉一剂。加生姜、大枣，水煎服。

【主治】妇人气血虚弱，血海寒冷，经水不调，或时心腹疼痛，或下白带如鱼脑，或似米泔色，错乱不分，信期每月淋沥不止，面色萎黄，四肢无力，头目眩晕，肌体羸瘦。

1453 大补益母丸

【方源】《履霜集》卷二。

【组成】益母草八两（用上截），香附二两（七制），嫩黄芪三两（蜜炒），人参二两（去芦），白术三两（土炒），白茯苓二两（蒸透），炙草二两，当归身三两（俱酒洗），白芍二两（酒炒），陈皮二两，熟地三两，砂仁二两（炒）。

【用法】为丸服。经不调，龙眼肉、炒枣仁、去心莲子煎汤送下；经闭，炒桃仁、炒红花煎汤送下；下血，生地、炒芩、丹皮煎汤送下；小胎不稳，炒芩、陈皮（去白）、苏梗煎汤送下，俱四五分为率；产后恶露未净，腹中心硬疼，先用黄酒服救产丸，下净瘀血，继服此丸；若无恶露，多服此丸，补虚为主；感寒，加生姜；发热，加童便。

【功用】调经安胎。

【主治】虚损而经候不调，或因虚损而经闭不行，或因虚损而吐衄崩带，或因虚损而小胎不稳，或因虚损而产后多疾。

1454 女科地黄丸

【方源】《女科切要》卷三。

【组成】熟地四两，山萸二两，山药二两，丹皮一两五钱，茯苓一两五钱，艾叶五钱（醋炒），香附三两（童便制，炒），阿胶一两。

【用法】上为末，炼蜜为丸。滚汤送下。

【主治】妇人经水不调。

1455 牛膝散

【方源】《圣惠方》卷七十二。

【组成】牛膝一两（去苗），桂心半两，赤芍药半两，当归半两（锉，微炒），木香半两，牡丹半两，延胡索半两，川芎半两，桃仁三分（汤浸，去皮尖双仁，麸炒微黄）。

【用法】上为细散。每服一钱，食前以温酒调下。

【主治】①《圣惠方》：妇人月水不利，脐腹绞痛。②《校注妇人良方》：月水不利，脐腹作痛，或小腹引腰，气攻胸痛。

1456　乌鸡白凤丸

【方源】《上海市药品标准》。

【组成】乌骨鸡一只（约 1kg），熟地、益母草、党参 180g，黄芪、当归各 120g，丹参、茯苓、川断、阿胶、龟甲胶、鹿角胶、鹿茸、白芍、川芎、白术、枸杞子各 90g，砂仁、芦子各 60g，人参、延胡索、香附、黄芩、白薇各 45g，甘草 30g。

【用法】上为末。炼蜜为丸，每丸重 9g。每服一丸，化服，一日一至二次。

【功用】补气血，调经。

【主治】妇女体虚，月经不调，经行腹痛。

1457　丹栀逍遥散

【方源】《中医方剂学》。

【组成】逍遥散加丹皮、山栀。

【用法】水煎取汁，分二次服，日服一剂。

【功用】疏肝解郁，健脾和营，兼清郁热。

【主治】肝郁化火，潮热颧红，月经不调，少腹胀痛，经行乳胀，崩漏，带下。

1458　归地滋血汤

【方源】《中医妇科治疗学》。

【组成】秦归四钱，熟地、鹿角霜、香附各三钱，泡参四钱，白术三钱，桑寄生四钱，枸杞、萸肉各三钱。

【用法】水煎，空腹服。

【功用】滋阴补血。

【主治】月经后期属单纯血虚者。经行量少、色淡质薄，精神短少，头晕心悸，腰酸腿软，舌淡脉弱。

1459　四物益母丸

【方源】《古今医统》卷八十四。

【组成】川当归（酒洗）、熟地黄（制）各四两，川芎、白芍药（炒）各二两，益母草（不犯铁器，为末）半斤，香附子（制）半斤，吴茱萸（汤泡）二两。

【用法】上为末，炼蜜为丸，如弹子大。每服一丸，空心酒化下。如不喜化，只作小丸吞服亦可。

【主治】妇人经水不调，小腹有块，时痛。

1460　四制香附丸

【方源】《北京市中药成方选集》。

【组成】香附（炙）一百六十两，当归六十四两，白芍三十二两，熟地四十八两，白术（炒）三十二两，川芎十六两，橘皮三十二两，黄芩三十二两，砂仁八两，木香四两。

【用法】上为细末，用黄酒八十两，加冷开水泛为小丸。每服二钱，一日二次，温开水送下。

【功用】调经养血，舒郁和肝。

【主治】气逆结滞，经水不调，血块腹痛，久不孕育。

1461　生化通经汤

【方源】《中医妇科治疗学》。

【组成】酒丹参四钱，香附、土牛膝各三钱，当归尾、桃仁各二钱，红花一钱，泽兰四钱。

【用法】水煎，温服。

【功用】活血逐瘀。

【主治】月经先后无定期，属血瘀实证，小便黄少，脉沉弦有力。

1462　加味八珍汤

【方源】《古今医统》卷八十二引《集验方》。

【组成】人参、白术、茯苓、炙甘草各四分，当归、生地黄各一钱，黄芪、川芎、白芍药、软柴胡各五分，牡丹皮、香附米（制）各八分。

【用法】用水一盏半，大枣一枚，煎七分，食前服。

【主治】妇人思虑过伤，饮食日减，气血两虚，月经不调，夜梦交感，或出盗汗，寝成痨瘵。

1463 加味泽兰汤

【方源】《中医妇科治疗学》。

【组成】泽兰、丹参各三钱，当归、酒芍各二钱，甘草五分，五灵脂、蒲黄、通草各二钱。

【用法】水煎，温服。

【功用】活血逐瘀。

【主治】单纯血瘀之月经过少，经来色紫，少腹时痛，硬而有块，按之痛甚，苔薄黄，脉两尺沉涩。

1464 加味地骨皮饮

【方源】《医宗金鉴》卷四十四。

【组成】生地、当归、白芍各二钱，川芎八分，牡丹皮、地骨皮各三钱，胡连一钱。

【用法】水煎服。

【主治】妇女经来内热。

1465 加减清经散

【方源】《医学探骊集》卷六。

【组成】熟地黄五钱，白芍三钱，黄芩三钱，地骨皮四钱，益母草三钱，万年灰三钱，郁金三钱，柴胡三钱，青蒿二钱。

【用法】水煎服。

【主治】妇女血热，经水先期。

【方论】此方专以清热为主，用熟地、黄芩、白芍、地骨皮、青蒿、益母清凉滋养，以柴胡、郁金稍理其气，以古灰微涩其血，其行经不至先期矣。

1466 芎归二陈汤

【方源】《中医妇科治疗学》。

【组成】川芎二钱，当归、半夏各三钱，陈皮、茯苓各一钱半，甘草六分。

【用法】水煎，温服。

【功用】化痰行气和血。

【主治】痰阻夹湿，经来量少，色淡稠黏，痰多呕恶，胸中不适，脘胀，口淡腻，脉滑。

1467 过期饮

【方源】《准绳·女科》卷一。

【组成】熟地黄、白芍药、当归、香附各二钱，川芎一钱，红花七分，桃仁泥六分，蓬莪术、木通各五分，甘草、肉桂各四分。

【用法】水二盅，煎一盅，食前温服。

【功用】补血行气。

【主治】血虚气滞之经水过期不行。

1468 当归和血汤

【方源】《陈素庵妇科补解》卷一。

【组成】当归二钱，川芎一钱五分，白芍（炒）一钱，生地（炒）一钱五分，熟地一钱五分，香附（酒醋和炒）一钱二分，鳖甲（酥炙）一钱二分，丹皮一钱五分，丹参二钱，川断一钱五分，秦艽一钱五分，红花少许。

【主治】妇女血热气滞，经水乍多乍少。

【方论】是方四物为君，生地、二丹补血凉血，红花、香附行气祛滞，秦艽祛血分之风，鳖甲色青、入东方肝木、滋阴养血，川断得秦艽能行周身经络，使关节通利、气行血和矣。

1469 先期汤

【方源】《准绳·女科》卷一。

【组成】生地黄、川当归、白芍药各二钱，黄柏、知母各一钱，条芩、黄连、川芎、阿胶（炒）各八分，艾叶、香附、炙甘草各七分。

【用法】水二盅，煎一盅，食前温服。

【功用】凉血固经。

【主治】经水先期而来。

1470 延胡索汤

【方源】《济生方》卷六。

【组成】当归（去芦，酒浸，锉炒）、延胡索（炒去皮）、蒲黄（炒）、赤芍药、官桂（不见火）各半两，片子姜黄（洗）、乳香、没药、木香（不见火）各三两，甘草（炙）二钱半。

【用法】上㕮咀。每服四钱，水一盏半，

加生姜七片，煎至七分，去滓，食前温服。

【主治】①《济生方》：妇人室女，七情伤感，遂使血与气并，心腹作痛，或连腰胁，或引背膂，上下攻刺，甚至搐搦，经候不调，一切血气疼痛。②《普济方》引《产经》：产后血气攻刺，腹痛不止，及新旧虚实痛不止。

【方论】《医略六书》：当归养血脉以荣经，蒲黄破瘀血以通经，赤芍化滞血，延胡调经脉，乳香和血于经，没药散血于络，桂皮温散以行经络也。为散，酒煮，使血滞既化，则经寒亦散，而经行如度，何有攻刺疼痛之患乎！

【加减】吐逆，加半夏、橘红各半两。

【备注】本方《普济方》引《产经》无片子姜黄、木香、甘草。

1471 交加地黄丸

【方源】《丹溪心法》卷五。

【组成】生地一斤，老生姜一斤，延胡索、当归、川芎、白芍各二两，没药、木香各一两，桃仁（去皮尖）、人参各一两半，香附子半斤。

【用法】上先将地黄、生姜各捣汁，以生姜汁浸地黄滓，地黄汁浸生姜滓，皆以汁尽为度，次将余药为末，共作一处，晒干，同为末，醋糊为丸，如梧桐子大。每服五十丸，空心姜汤下。

【主治】经水不调，血块气痞，肚腹疼痛。

【方论】《医略六书》：月经不调，盖由血瘀结块而成痞胀疼痛，乃旧血不去，则新血不生，故经候愆期焉。生地滓收入老姜汁，以生新散瘀；老姜滓收入生地汁，以散瘀生新；当归养血脉，白芍敛阴血，延胡化血滞以归经，川芎行血海以荣经，桃仁破瘀血以通经，人参扶元气以通脉，木香调气和中、善开痞结，香附调气解郁能除疼痛，乳香活血脉以通经也。醋糊以丸之，姜汤以下之，使瘀血消化，则新血自生，而月经无不调，血块无不退，何疼胀之不除哉！

1472 妇科十味片

【方源】《北京市中成药规范》第二册。

【组成】香附250kg，川芎10kg，当归90kg，延胡索20kg，生白术14.6kg，甘草6.5kg，红枣50kg，白芍7.5kg，赤芍7.5kg，熟地黄30kg。

【用法】将生白术、白芍、赤芍、香附打碎，甘草切碎，熟地黄、红枣破开。生白术、甘草、红枣、白芍、赤芍、熟地及20kg香附。煮提3次，时间分别为3小时、2小时、1小时，合并药液，过滤沉淀，减压浓缩至比重1.38~1.40、温度50℃的稠膏；香附230kg，当归、川芎、延胡索粉碎为细粉，过100目筛，混匀。每料用白砂糖20kg，加入适量清水制成糖浆，加入淀粉5kg冲浆或打浆，将碳酸钙粉32.5kg加入上述稠膏与糖浆中，置搅拌机内搅拌，加入药粉，再加入淀粉糊，搅拌均匀后过14目筛制粒，用60~70℃干燥，以12目筛整粒，加2%滑石粉，均匀压片，每片重0.3g。口服，每次四片，每日三次。

【功用】补气，益血，调经。

【主治】月经不调，经期腹痛。

1473 红花当归散

【方源】《寿世保元》卷七。

【组成】当归（酒洗）八分，川芎、赤芍药、熟地黄、香附各六分，枳壳五分，延胡索五分，厚朴（姜炒）、小茴香（酒炒）、柴胡、陈皮、三棱（醋炒）各四分，莪术（醋煨）四分，牛膝（去芦）四分，红花三分，甘草二分。

【用法】上锉。生姜水煎，空心热服。

【主治】①《寿世保元》：妇人三十一二岁，年年生育，败血过多，血虚胃热，以致经水不匀，不时腹中疼痛结块，饮食少进，困倦目眩，潮热往来，五心烦躁。②《叶氏女科》：妇人二十九、三十岁，连年生育，气散血虚胃热，或因劳伤，以致经脉不和，或二三月不行，不时腹痛，结成血块，日倦夜热，饮食不思，此血虚胃热，或由劳伤而致也。

【加减】《叶氏女科》：如恶心、呕吐，加砂仁、良姜各二分；泄泻，加肉豆蔻（煨）、粟壳各四分；遍身痛，加羌活、独活各四分；咳嗽气急，加杏仁（去皮尖）、五味子、桔梗、苏叶各四分。

【备注】本方《叶氏女科》无枳壳，有黄芩。

1474 坤厚资生丸

【方源】《大生要旨》卷一。

【组成】九制熟地、当归（酒蒸）各四两，白芍（酒炒）三两，川芎（酒蒸）一两五钱，白术（陈土炒）四两，茺蔚子（酒蒸）四两，香附四两（醋、酒、生姜汁、盐水各炒一两），丹参三两（酒蒸）。

【用法】上为末，以益母草八两，酒、水各半，熬膏，炼蜜为丸。每早服四钱，开水送下。

【主治】妇女经事不调，临期腹痛，不能受孕。

【加减】月经先期而至，脉数有热，属血热，加生地、丹皮；后期而至，脉迟厥冷，属血寒，加肉桂；将行而腹痛，是气滞，加乌药、木香；食少气虚，面色㿠白，四肢无力，是为气血两亏，减附子一半，加人参、黄芪、河车、茯神、枣仁、远志之类。

1475 奇妙丸

【方源】《丹台玉案》卷五。

【组成】当归（酒洗）、白芍（酒炒）、杜仲各二两，广木香、肉桂、延胡索、牛膝各一两，补骨脂（炒）、甘草（炙）、桃仁（去皮尖）、生地、川芎各一两五钱。

【用法】上为末，炼蜜为丸。每服三钱，空心白酒送下。

【主治】妇人腰痛，血凝气滞，经水不调，肾经虚极。

1476 固经丸

【方源】《医级》卷九。

【异名】固经汤（《嵩厓尊生》卷十四）。

【组成】黄芪三两，当归二两，白芍二两，黄芩二两，黄柏二两，生地四两，龟甲（炙）四两，香附二两（童便炒），樗皮二两。

【用法】上为末，酒为丸。每服三钱，白滚汤送下。

【主治】①《医级》：妇人阴虚火动烁阴，经水过多，潮热眩晕，燥渴盗汗。②《嵩厓尊生》：妇人阴虚内热，经水过多不止，或先期，或后期。

【加减】《嵩厓尊生》：体弱者，减黄柏用量，倍黄芪，加白术。

【备注】本方《嵩厓尊生》无生地，有阿胶、地榆。

1477 和经汤

【方源】《医学正传》卷七。

【组成】当归一钱半，川芎半钱，熟地黄一钱，白芍药一钱，桃仁三十个（去皮尖，研），红花三分，香附米一钱，熟桂半钱，木通八分，蓬莪术一钱，甘草五分，苏木一钱。

【用法】上细切，作一服。水一盏半，煎至一盏，空心温服。

【主治】月经过期不行。

1478 育麟保坤丹

【方源】《全国中药成药处方集·天津方》。

【组成】益母草一斤，香附（醋制）四两，生白芍二两，当归四两，广木香、丹参、柴胡各一两，续断、杜仲炭（盐炒）各二两。

【用法】上为细末，炼蜜为丸，三钱重；每斤丸药用朱砂面三钱上衣，蜡皮或蜡纸筒封固。每服一丸，白开水送下。

【功用】养血种子。

【主治】气滞血亏，经血不调，赶前错后，行经腹痛，不思饮食，体倦身懒。

1479 定经汤

【方源】《傅青主女科》卷上。

【组成】菟丝子一两（酒炒），白芍一两（酒炒），当归一两（酒洗），大熟地五钱（九蒸），山药五钱（炒），白茯苓三钱，芥穗二钱（炒黑），柴胡五分。

【用法】水煎服。

【功用】疏肝肾之气，补肝肾之精。

【主治】妇人经来断续，或前或后无定期。

1480 珍宝饮

【方源】《丹台玉案》卷五。

【组成】当归、白芍、人参、白茯苓、生地各一钱，蒲黄二钱（炒黑），香附、川芎、白术、甘草、黄连各八分。

【用法】入大枣二个，水煎，食前温服。

【主治】月信一月两至，或数日一至者。

1481 指迷温经汤

【方源】《观聚方要补》卷九引《十便良方》。

【异名】小温经汤（《医学入门》卷八）。

【组成】当归、川芎、芍药、桂、牡丹皮、莪术各半两，人参、甘草、牛膝各一两。

【用法】水煎服。

【主治】①《观聚方要补》引《十便良方》：妇人经道不通，绕脐寒疝痛彻，其脉沉紧。②《医学入门》：血海虚寒，或为风邪所袭，月水不利。

1482 香附丸

【方源】《北京市中药成方选集》。

【组成】当归三百二十两，川芎八十两，白芍一百六十两，白术（炒）一百六十两，熟地一百六十两，香附（炙）四百八十两，砂仁四十两，橘皮八十两，黄芩八十两。

【用法】上为细末，过箩，炼蜜为丸，每丸重三钱，或用绍酒泛为小丸。每服一丸，水丸每服二钱，温黄酒送下，温开水亦可。一日二次。

【功用】舒郁和肝，调经养血。

【主治】血虚气滞，胸闷胁痛，经水不调，经期腹胀。

1483 保坤丹

【方源】《集成良方三百种》卷上。

【组成】当归四两，川芎一两，熟地半斤，赤芍四两，桃仁二两，红花二两，香附一斤，茯苓四两，丹皮四两，吴萸一两，陈皮四两，甘草四两，酒芩二两，益母草四两，延胡索二两，鹿角霜二两。

【用法】上为细末，炼蜜为丸，每丸重三钱。开水送服。

【功用】常服此药，月经按期，生子肥健。

【主治】妇女经水不调，赶前错后，百病丛生，难以孕育。

1484 姜黄散

【方源】《妇人良方》卷一引《专治妇人方》。

【组成】川姜黄（成片子者）四两，蓬莪术、红花、桂心、川芎各一两，延胡索、牡丹皮、当归各二两，白芍药三两。

【用法】上为细末。每服一钱，水半盏，酒半盏，煎至七分，热服。

【主治】血脏久冷，月水不调，脐腹刺痛。

1485 桂香丸

【方源】《仁斋直指》卷二十六。

【组成】当归须、川芎、赤芍药、牡丹皮、南木香、细辛、辣桂（并晒干）、延胡索（略炒）、乳香、没药各等份。

【用法】上煮米醋，将乳香、没药为膏，余药末之，揉和为丸，如梧桐子大。每服七十丸，续断煎汤送下；有热，多加生槐花煎汤送下。

【主治】月事不调，心腹刺痛，寒热间作。

1486 益母胜金丹

【方源】《医学心悟》卷三。

【组成】熟地、当归各四两，白芍（酒炒）三两，川芎一两五钱，牛膝二两，白术、香附（酒、醋、姜汁、盐水各炒一次）、丹参、茺蔚子各四两，益母草一斤（酒、水各半，熬膏）。

【用法】炼蜜为丸。每早服三钱，开水送下；晚服二钱，用清酒送下。

【主治】女人经血不调，及室女经闭成损。

【加减】经水后期而来，小腹冷痛为寒，加肉桂五钱；经水先期妄行，自觉血热，加丹皮二两，酒炒条芩五钱；凡遇经水作痛，乃血凝气滞，加延胡索一两。

1487　益母毓麟丸

【方源】《饲鹤亭集方》。

【组成】当归、熟地各四两，党参、鹿角霜、白术、茯苓、川断、杜仲、香附、白芍、菟丝子各二两，川芎、川椒、甘草各一两。

【用法】加蜜二十枚为丸服。

【主治】妇人血气俱虚，经水不调，腹痛腰酸，饮食不甘，瘦弱不孕及赤白带下。

1488　调经丸

【方源】《仁术便览》卷四。

【组成】熟地三两，当归二两，芍药一两半，香附四两，莪术一两，陈皮一两，白术二两，枳实一两，乌药一两，砂仁五钱，阿胶五钱，艾叶七钱。

【用法】将艾叶、香附、芍药一处醋煮透焙干为末，醋糊为丸，如梧桐子大。每服六十丸，空心米汤送下。

【主治】经水或前或后，或多或少，或有积块，或赤白带下，或经水二三月不行。

【加减】腹痛，加延胡索。

1489　调经散

【方源】《松崖医径》卷下。

【组成】当归一钱半，川芎、桂心、甘草各五分，熟地黄、白芍药、香附子、莪术、苏木各一钱，木通八分，红花三分，桃仁二十个

（去皮尖，研细）。

【用法】上细切。用水一盏半，煎至一盏，去滓，空心温服。

【主治】月经过期不行。

1490　调经养血汤

【方源】《临证医案医方》。

【组成】大熟地12g，当归身15g，阿胶珠12g，丹参30g，炒白芍18g，柴胡6g，陈皮9g，香附9g，炒杜仲12g，川续断12g，桑寄生30g，甘草3g。

【功用】养血调经。

【主治】月经不调、色淡量少，或经期提前错后，少腹隐痛，得按则减，腰酸疼痛，舌质淡，苔薄白，脉沉细。

【方论】方中熟地、当归身、阿胶、白芍养血；杜仲、川续断、桑寄生固腰肾；丹参、香附、陈皮活血理气调经；柴胡疏肝。共达养血调经之目的。

1491　调经益母丸

【方源】《中药成方配本》（苏州）。

【组成】熟地四两，当归三两，炒白芍二两，川芎一两，制香附二两，桃仁一两，延胡索一两，炒蒲黄一两，干姜一两，益母膏八两。

【用法】将熟地捣烂，与诸药打和晒干，共研细末，用益母膏化水泛丸，如绿豆大，约成丸十七两。每服一钱五分，开水吞服，每日二次。

【功用】行血通经。

【主治】月经愆期，量少腹痛。

【宜忌】孕妇忌服。

1492　通瘀煎

【方源】《景岳全书》卷五十一。

【组成】归尾三五钱，山楂、香附、红花（新者，炒黄）各二钱，乌药一二钱，青皮一钱半，木香七分，泽泻一钱半。

【用法】水二盅，煎取七分，加酒一二小盅，食前服。

【主治】妇人血滞血积，经脉不利，痛极拒按，及产后瘀血实痛，并男妇血逆、血厥等证。

【加减】兼寒滞者，加肉桂一钱，或吴茱萸五分；血盛内热，血燥不行者，加炒栀子一二钱；微热血虚者，加芍药二钱；血虚涩滞者，加牛膝；血瘀不行者，加桃仁三十粒（去皮尖），或加苏木、延胡索之类；瘀极而大便结燥者，加大黄一二三钱，或加芒硝、蓬术亦可。

1493 清热安荣汤

【方源】《会约医镜》卷十四。

【组成】当归七八分（血热宜少用为引），川芎八分，麦冬一钱二分，赤芍一钱二分，生地二钱，青蒿八分，丹皮七分，甘草六分，地骨皮一钱。

【用法】水煎，热服。若三四剂后不应，服黄连、黄柏、黄芩（俱炒）等份为末，蜜丸，名三补丸，适病而止，不得过服。

【主治】血热，经水先期而行，脉证俱实。

【加减】若性躁多郁者，加香附（童便炒）一钱，陈皮（去白）八分；若血虚，加熟地五七钱，丹参二钱。

1494 舒郁清肝汤

【方源】《中医妇科治疗学》。

【组成】当归二钱，白芍（酒炒）四钱，白术、柴胡、香附（醋炒）、郁金、黄芩各二钱，山栀仁三钱，丹皮二钱，甘草一钱。

【用法】水煎，温服。

【功用】清肝解郁。

【主治】肝郁兼热之经前胁胀腹痛，性急易怒，头晕，口苦而干，月经色红量多，或有块状，苔黄舌质红，脉弦数。

1495 温经汤

【方源】《金匮》卷下。

【组成】吴茱萸三两，当归、川芎、芍药、人参、桂枝、阿胶、生姜、牡丹皮（去心）、甘草各二两，半夏半斤，麦冬一升（去心）。

【用法】上以水一斗，煮取三升，分温三服。

【主治】妇人年五十所，病下利数十日不止，暮即发热，少腹里急，腹满，手掌烦热，唇口干燥。此病属带下，瘀血在少腹不去。亦主妇人少腹寒，久不受胎，兼取崩中去血，或月水来过多，及至期不来。

【方论】①《金匮要略心典》：妇人年五十所，天癸已断而病下利，似非因经所致矣。不知少腹旧有积血，欲行而未得遽行，欲止而不能竟止，于是下利窘急，至数十日不止。暮即发热者，血结在阳，阳气至暮，不得入于阴，而反浮于外也。少腹里急腹满者，血积不行，亦阴寒在下也。手掌烦热病在阴，掌亦阴也。唇口干燥，血内瘀者，不外荣也。此为瘀血作利，不必治利，但祛其瘀而利自止。吴茱萸、桂枝、丹皮入血散寒而行其瘀，芎、归、芍药、麦冬、阿胶以生新血，人参、甘草、姜、夏，以正脾气。盖瘀久者荣必衰，下多者脾必伤也。②《金匮要略释义》：温经汤中以吴茱萸、生姜、桂枝温经暖宫，阿胶、当归、川芎、芍药、丹皮和营祛瘀，麦冬、半夏润燥降逆，甘草、人参补益中气。此为养正祛邪方剂，适用于老年妇女因瘀下利，日久不愈；及妇人腹寒不孕，月经不调等症。

1496 疏肝解郁汤

【方源】《中医妇科治疗学》。

【组成】香附三钱，青皮、柴胡、郁金各二钱，丹参四钱，川芎一钱半，红泽兰四钱，延胡、金铃炭各二钱。

【用法】水煎，温服。

【主治】肝郁气滞，经行不畅、色淡红、

量少、间有血块，胸胁均胀，有时嗳气，舌苔黄，脉弦。

【加减】如色淡量少无块者，加当归三钱。

1497 镇经汤

【方源】《古今医统》卷八十四。

【组成】当归一钱半，白芍药、生地黄、黄柏各七分，阿胶珠、条黄芩、知母、甘草、川芎各五分，香附子（制）、姜黄连各八分，白芷三分。

【用法】上用水一盏半，煎七分，空心服。

【主治】肾阴虚，不能镇守相火，经水先期而至，过多不止。

二、痛经

1498 七圣丸

【方源】《普济方》卷三三四。

【组成】当归一两（酒浸），桂心（不见火，好者）、蒲黄、白芍药、川芎各七钱半，延胡索半两，麝香少许。

【用法】上为细末。每服二钱，空心盐汤调下。

【主治】月事方来，腹痛难忍。

1499 大延胡索散

【方源】《陈素庵妇科补解》卷一。

【组成】延胡索一钱五分，肉桂一钱，木香八分，红花八分，青皮八分，枳壳八分，香附（醋炒）一钱五分，艾叶（搓熟）一钱，当归二钱，川芎一钱五分，赤芍一钱，生地一钱五分，吴茱萸八分（川连二分，汁拌炒）。

【功用】行气和血。

【主治】妇人经正来而腹痛。

【方论】妇人经正行而腹痛，是血滞。是方延胡索、红花、赤芍、生地行血，肉桂、吴茱萸祛寒逐滞，香附、青皮、木香、枳壳行气止痛，当归、川芎、艾叶补血温经、行周身筋骨。

1500 少腹逐瘀汤

【方源】《医林改错》卷下。

【组成】小茴香七粒（炒），干姜二分（炒），延胡索一钱，没药二钱（研），当归三钱，川芎二钱，官桂一钱，赤芍二钱，蒲黄三钱（生），灵脂二钱（炒）。

【用法】水煎服。

【功用】①《医林改错》：祛瘀，种子，安胎。②《中医方剂学》：活血祛瘀，温经止痛。

【主治】①《医林改错》：少腹积块疼痛，或有积块不疼痛，或疼痛而无积块，或少腹胀满，或经血见时先腰酸少腹胀，或经血一月见三五次，接连不断，断而又来，其色或紫或黑，或块或崩漏，兼少腹疼痛，或粉红兼白带。或孕妇体壮气足，饮食不减，并无伤损，三个月前后无故小产，常有连伤数胎者。②《医林改错评注》：对妇科多种疾患，如冲任虚寒、瘀血内阻的痛经，以及慢性盆腔炎、肿瘤等，均有较好的疗效。

【方论】《医林改错评注》：本方取《金匮》温经汤之意，合失笑散化裁而成少腹逐瘀汤。方中小茴香、干姜、官桂温经散寒，通达下焦；元胡、没药利气散瘀，消肿定痛；蒲黄、灵脂活血祛瘀，散结止痛，其中蒲黄生用，重在活血祛瘀，灵脂用炒，重在止痛而不损胃气；当归、川芎乃阴中之阳药，血中之气药，配合赤芍用以活血行气，散滞调经。全方能温经散寒、活血祛瘀、消肿止痛。

【临证举例】①痛经：用此方治疗54例痛经，症见经来少腹疼痛，腰酸痛，其痛可有胀痛、坠痛，痛时喜按、拒按等不同，或兼见月经不调，白带多，因痛而致恶心呕吐，不能食等，属于气滞血瘀者，服本方加减1~8剂后，46例痊愈，4例显效，3例暂效，1例无效。（《浙江中医杂志》1964，11：267.）②不孕症：道光癸未年，直隶布政司素纳公，年六十，因无子甚忧，商之于余。余曰：此易事耳。至六月，令其如君（妾）服此方，每月五剂，至九月怀孕，至次年甲申六月二十二日生少君，今七岁矣。（《医林改错》）③产后恶露不绝：王某某，女，农民。自诉产后已2个月，恶露不绝，中西药治疗均无效。患者面容愁苦，面色㿠白，气短，恶露淋漓不断，出血量少，微有血块，小腹疼痛及下坠感，伴腰酸痛，舌质淡红，舌边有瘀点，苔薄白，脉沉涩。此为瘀血阻滞胞宫，滞留不化。治宜活血化瘀。当归6g，赤芍药6g，川芎6g，没药9g，五灵脂6g（炒），延胡索6g（醋炒），生蒲黄15g，肉桂粉1.5g（冲），小茴香1.5g，炮干姜1.5g，黄芪20g，槐花15g（炒黑）。共服3剂，血止，症状消失。以归脾汤2剂调理善后。（《福建中医药》1984，2：44.）

1501 加味四物汤

【方源】《济阴纲目》卷一。

【组成】当归（酒洗）、川芎各一钱半，芍药（炒）、熟地黄、延胡索、蓬术（醋煮）、香附（醋煮）各一钱，砂仁八分，桃仁（去皮尖）七分，红花（酒炒）五分。

【用法】上锉。水煎服。

【主治】经水将来，作疼不止。

【方论】《医略六书》：血亏挟滞，不能统营气于经，故脐腹疼痛，然后经行。方中熟地补血以滋冲任，白芍敛阴以益肾肝，川芎行血海以调经，当归养血脉以荣经，蓬术破气中之血，香附理血中之气，桃仁破瘀血以通经，延胡活滞血以止痛，红花活血生新，砂仁醒脾行气。水煎温服，使滞化气行，则经血调和而脐腹疼痛无不退，天癸循环无不自如。

1502 加味失笑散

【方源】《中医妇科治疗学》。

【组成】蒲黄、五灵脂各二钱，延胡索、丹皮各三钱，桃仁二钱，香附三钱，台乌二钱。

【用法】水煎，温服。

【功用】活血逐瘀。

【主治】瘀血阻滞，经来腹痛如刺，量少色紫有血块，排出则痛减，舌质红，脉沉弦有力。

【加减】疼痛引及少腹两侧痛剧者，加姜黄二钱，乳香二钱；大便燥结，加大黄二钱。

1503 没药散

【方源】《博济方》卷四。

【组成】没药、红花（拣净）、延胡索（洗）、当归（洗去土）各等份。

【用法】上为细末。每服二钱，以酒半盏，童子小便半盏，相和匀，赤烧秤锤或小铃子，淬过后调下；常服只用温酒一盏亦得。

【主治】妇人血气腹痛，月经不调，痛经。①《博济方》：妇人急血气，疼痛不可忍者。②《普济方》：月经欲来前后腹中痛。③《校注妇人良方》：血气不行，心腹作痛，或行注疼痛，或月经不调，发热晡热。

1504 没药除痛散

【方源】《女科百问》卷上。

【组成】蓬莪术（炮）一两，当归（焙）、延胡索、五灵脂、肉桂（去粗皮）、良姜（炒）、蒲黄（炒）各七钱半，甘草（炙）、没药各半两。

【用法】上为细末。每服三钱，以温酒调下。

【功用】①《女科百问》：逐寒邪。②《医略六书》：调经。

【主治】①《女科百问》：腹痛。②《医略六书》：腹中坚痛，月经不调，脉紧涩滞者。

【方论】《医略六书》：没药散瘀血以止痛，蓬术化瘀结以消坚，蒲黄破血瘀以通经，灵脂破瘀血以降浊，延胡索活血通经，炙甘草缓中除痛，肉桂温经暖血，良姜暖胃逐冷，当归养血脉以生新，而宿血自化也。为散以散之，温酒以行之，使瘀化寒消，则腹中坚痛自退，月经之至自无不调矣。

1505 宣郁通经汤

【方源】《傅青主女科》卷上。

【组成】白芍五钱（酒炒），当归五钱（酒洗），丹皮五钱，山栀子三钱（炒），白芥子二钱（炒，研），柴胡一钱，香附一钱（酒炒），川郁金一钱（醋炒），黄芩一钱（酒炒），生甘草一钱。

【用法】水煎服。

【功用】补肝血，解肝郁，利肝气，降肝火。

【主治】妇人经前腹疼数日，而后经水行，经来多紫黑块。

1506 桃仁四物汤

【方源】《万氏女科》卷一。

【组成】归尾、川芎、赤芍、丹皮、香附、延胡索各一钱，生地、红花各五分，桃仁二十五粒。

【用法】水煎服。

【主治】经水将行，腰胀腹痛者，此气滞血实也。

【加减】瘦人责其有火，加黄连（炒）、黄芩（炒）各一钱；肥人责其有痰，加枳壳、苍术各一钱。

1507 通经止痛汤

【方源】《临证医案医方》。

【组成】酒丹参 30g，杭白芍 30g，醋柴胡 9g，当归尾 9g，酒川芎 6g，鸡血藤 15g，延胡索 12g，乌药 9g，香附 9g，青皮、陈皮各 9g，苏梗、桔梗各 6g，甘草 3g。

【功用】活血理气，调经止痛。

【主治】痛经属气滞血瘀型。经前或经期小腹胀痛，按之痛甚，经行量少不畅，色紫有块，舌质紫暗，脉沉弦或沉涩。

【方论】本方以丹参、白芍、柴胡为主药。丹参、当归尾、川芎、鸡血藤、玄胡活血；香附、青皮、陈皮、苏梗、桔梗、乌药理气；白芍酸敛缓急，柴胡辛散解郁，两药相伍为用，调和气血而止痛；甘草调和诸药，缓痉止痛。上药合用，活血理气，调经止痛。

1508 痛经丸

【方源】《中国药典》。

【组成】当归 75g，白芍 50g，川芎 37.5g，熟地黄 100g，香附（醋制）75g，木香 12.5g，青皮 12.5g，山楂（炭）75g，延胡索 50g，炮姜 12.5g，肉桂 12.5g，丹参 75g，茺蔚子 25g，红花 25g，益母草 300g，五灵脂（醋炒）50g。

【用法】上将益母草、茺蔚子、丹参及熟地 25g，加水煎煮 2 次，合并滤过，浓缩至适量，其余 12 味及熟地 75g 粉碎成细粉，过筛混匀，用浓缩液与适量水泛丸，剩余的浓缩液包衣、干燥、打光。每次口服 6~9g，日 1~2 次，临经时服。

【功用】活血散寒，调经止痛。

【主治】寒凝血滞，经来腹痛。

【宜忌】孕妇禁用。

1509 温经定痛汤

【方源】《中医妇科治疗学》。

【组成】当归二钱，川芎一钱半，延胡二钱，红花一钱，桂枝一钱半，莪术、台乌各二钱。

【用法】水煎，温服。

【功用】温经行血理气。

【主治】妇女痛经。瘀滞兼寒，少腹冷痛，喜得热熨，经色乌黑，量不太多，腰酸背寒，舌淡苔白，脉沉紧。

1510 温经活血汤

【方源】《中医妇科治疗学》。

【组成】香附三钱，台乌二钱，吴萸一钱，茅术一钱半，茯苓三钱，当归二钱，川芎一钱半，炮姜五分，乳香二钱。

【用法】水煎，温服。

【功用】活血散寒止痛。

【主治】妇女痛经。寒湿凝结，经前或经期少腹疼痛，喜热熨，经色如黑豆汁，舌润口和，脉沉迟。

三、闭经

1511　八物汤

【方源】《女科万金方》。

【组成】人参、白茯苓、当归、白芍、小茴香、熟地各三钱，白术、川芎各四钱，甘草、柴胡、香附各一钱。

【用法】分六服，每服加生姜三片，水煎服。

【功用】补气血，扶脾胃，调经水。

【主治】室女十七八岁，经脉不通，或阻百日，或半年，颜色有异，饮食少进，寒热往来，四肢困倦，头疼目眩，腹疼恶心，烦热呕吐，腹胀，此脾胃气血虚弱，误食生冷使然。

【加减】腹痛，加枳壳、干漆、延胡索各三钱；呕吐恶心，加良姜、砂仁各二钱；手足麻痹、恶寒，加肉桂一钱五分。

1512　大调经丸

【方源】《陈素庵妇科补解》卷一。

【组成】制香附三两，当归（姜汁炒）三两，川芎一两，白芍（酒炒）二两，生地（酒煮）四两，白术（姜汁拌炒）二两，人参一两，乌药一两，肉桂五钱，山药三两，丹参二两，川断二两。

【用法】炼蜜为丸服。

【主治】妇人血虚，四十左右，经血先绝，肌热面黄，饮食减少，脉左寸两尺涩而细。

【方论】参、术、山药补气，四物、川断、丹参补血，香、乌行气开郁，桂祛内寒。

1513　乌金丸

【方源】《成方便读》卷二。

【组成】香附四两（童便一盏、牛膝一两五钱同炒，去牛膝），官桂、五灵脂、延胡索、

当归（醋炒）、桃仁（去皮尖）、乌药各一两，莪术一两，乳香（去油）、没药（去油）、木香各五钱，黑豆一升（煮汁），红花、苏木各二两，酒五碗。

【用法】将红花、苏木煎四碗，去滓，并豆汁熬成膏，和蜜为丸，每丸重二钱，蜡壳为衣。

【主治】妇人气滞血结，癥瘕瘀痛，经闭。

【方论】夫妇人血闭之证，皆由气滞不行所致，故方中仍以香附为君，佐之以木香，通行表里上下一切诸气。而再以大队行血破瘀之药继之，自能荡涤无余，不留纤翳。然既结而成积，非汤剂可能速除，故用丸以缓之耳。

1514　归术破瘕汤

【方源】《古今医鉴》卷十一。

【组成】归尾（酒洗）一钱，赤芍一钱，白芍一钱，青皮一钱，乌药七分，香附（醋炒）一钱半，三棱一钱，莪术（醋煮）一钱，官桂五分，苏木五分，红花五分。

【用法】上锉一剂。水煎，入酒一盏，空心服。

【主治】妇人经水不通，腹中积块疼痛。

1515　杀鬼破胎汤

【方源】《辨证录》卷十一。

【组成】水蛭（炒黑，研为细末）三钱，丹皮五钱，当归尾五钱，大黄三钱，厚朴二钱，红花五钱，牛膝三钱，生地五钱，桃仁（去尖，研碎）。

【用法】水与酒同煎一碗，空腹服。

【主治】经枯血闭。在室未嫁，月经不来，腹大如娠，面色乍赤乍白，脉乍大乍小。

1516　利血通经丸

【方源】《医略六书》卷二十六。

【组成】大黄一两，当归二两，肉桂一两（皮去），白芍一两（炒），水蛭六钱（烧黑透），虻虫六钱，干漆六钱（烧烟尽），木香一

两，广术一两（醋炒），桃仁二两（去皮尖），灵脂一两。

【用法】上为末，醋为丸。每服一二钱，酒送下。

【主治】经闭结块，脉牢者。

【方论】血结坚凝，阻遏冲任而结块不消，故经气闭塞，月信不来也。大黄推荡积血以开闭结，广术消化结块以攻坚垒，水蛭吮血于脏，虻虫啮血于经，干漆消陈久之积瘀，灵脂降浊污之阴凝，桃仁破血润燥，肉桂温经暖血，木香调气化以调经，当归养营血以荣经，白芍敛阴和冲任而生新血也。醋以丸之，酒以行之，无不瘀散结开，则坚凝顿释，结块自消，何患经闭不通，月信不来乎！

1517 和血通经汤

【方源】《卫生宝鉴》卷十八。

【组成】当归、京三棱（炮）各五钱，广术（炮）四钱，木香、熟地黄、肉桂各三钱，红花、贯众、苏木各二钱，血竭一钱（另研）。

【用法】上除血竭外，同为细末，和匀。每服三钱，食前热酒一盏调下。

【功用】《全国中药成药处方集·沈阳方》：和血化瘀。

【主治】①《卫生宝鉴》：妇人室女受寒，月事不来，恶血积结，坚硬如石，结为石瘕。②《全国中药成药处方集·沈阳方》：寒侵子宫，瘀血积聚，坚硬如石，小腹胀大，状如怀孕，经闭不通，时发胀痛，倦怠瘦弱。

【宜忌】忌生冷及当风大小便。

【方论】《医略六书》：寒气内凝，血积不散，女子不月，而成石瘕，故腹中疼痛不已焉。当归养血、和血脉，熟地补血、滋血室，苏木通经破瘀，血竭散瘀破血，贯众祛湿热之积，木香行结滞之气，红花活血散血，肉桂暖血温经，三棱消坚破积，广术破血消癥。水、酒煎服，使寒凝解散，则坚积自消而经络清和，何血结石瘕之有哉？此破血消癥之剂，为

寒凝石瘕之专方。

【备注】本方改为丸剂，《全国中药成药处方集·沈阳方》名"和血通经丸"。

1518 活血汤

【方源】《临证医案医方》。

【组成】当归尾9g，桃仁9g，红花9g，泽兰9g，益母草12g，丹参30g，白芍9g，柴胡6g，香附9g，广陈皮9g，牛膝9g，甘草3g。

【用法】水煎服。

【功用】活血理气。

【主治】闭经（气滞血瘀型）。月经数月不行，小腹硬痛，乳房胀痛，脉沉涩，舌质紫，苔白。

【方论】方用当归尾、桃仁、红花、泽兰、丹参、益母草活血祛瘀通经；柴胡、白芍、香附、广陈皮疏肝理气；牛膝活血祛瘀，引血下行。

1519 养真汤

【方源】《万病回春》卷六。

【组成】当归（酒洗）、川芎、白芍（酒炒）、益母草、香附（酒、醋、米泔、童便同浸，炒）、熟地黄（姜汁炒）、山茱萸（去核）、白茯苓（去皮）、栀子（炒）、小茴（酒炒）、陈皮各等份。

【用法】上锉六剂，水煎服尽。经通后，作丸服。

【主治】妇人经闭不通，脐下有块，已经三载，颜色如故，百药无功者。

1520 桂附丸

【方源】《陈素庵妇科补解》卷一。

【组成】肉桂一两，香附四两（泔、酒、醋、便四制），延胡二两（醋炒），熟艾一两（醋煮和饼，焙，捣），当归（姜汁拌炒）三两，熟地四两（砂仁酒煮），红花一两。

【主治】外邪风冷所致妇人经水不通。

【方论】经水不行，因热结者少，由寒结

者多。肉桂祛积冷，香附行滞气，故以为君；红花、延胡行瘀破积，熟艾行经络为臣；当归、熟地补阴，引诸药入血分为使。服久寒邪退，瘀血行，大小腹必无绞痛矣。

1521　消积通经丸

【方源】《鲁府禁方》卷三。

【组成】南香附（醋炒）十两，艾叶（醋炒）二两，当归（酒洗）二两，南芎一两，赤芍一两，生地二两，桃仁（去皮）一两，红花（酒洗）一两，三棱（醋炒）一两，莪术（醋炒）一两，干漆（炒）一两。

【用法】上为细末，醋糊为丸，如梧桐子大。每服八十丸，临卧淡醋汤送下。

【功用】调经行血，温中化瘀。

【主治】经闭。

【宜忌】孕妇忌服。由于血虚引起的经闭不宜服用。

1522　调经汤

【方源】《妇科玉尺》卷一。

【组成】当归、延胡索、白术各二钱，香附、白芍、生地各一钱，川芎、陈皮、丹皮各八分，甘草六分，益母草三钱。

【用法】月经来日，空心服。

【主治】瘀积经闭。

1523　调荣顺气汤

【方源】《古今医鉴》卷十一。

【组成】当归（酒洗）一钱，川芎八分，生地一钱，白芍（盐水炒）一钱，香附（便制）一钱，艾叶（醋炒）八分，丹皮（酒洗）一钱，阿胶（蛤粉炒）一钱，白术一钱二分，甘草四分，红花一钱，桃仁一钱（去皮尖）。

【用法】上锉一剂。加生姜三片，水煎，食前服。

【主治】妇女经闭不调，或前或后，心腹疼痛。

【加减】腹痛，加延胡索一钱，五灵脂八分（醋炒），没药一钱；憎寒潮热，加柴胡一钱，地骨（酒炒）一钱。

1524　通经益母丸

【方源】《履霜集》卷二。

【组成】益母草八两（用上截），香附米三两（七制），桃仁三两（去皮尖、双仁，晒干，麸炒），红花三两（酒炒），当归四两（酒洗），白芍四两（酒炒），白术四两（土炒），白茯苓四两（乳拌，蒸透），粉甘草三两（蜜水拌炒），陈皮三两，丹皮三两（去骨），丹参三两（酒洗）。

【用法】上为末，炼蜜为丸，每丸重三钱，晒干收用。病轻者，日用一丸，研末，热黄酒送下，或蜜汤送下；有痰者，姜汤送下；病甚者，朝、夕各一丸，以愈为度。或丸如绿豆大，每服三钱。

【功用】养血破积。

【主治】积块经闭者。

1525　滋肝养血汤

【方源】《中医妇科治疗学》。

【组成】熟地、枸杞、山萸肉、菟丝子、怀山药各三钱，当归二钱，柏子仁三钱，红泽兰、生谷麦芽各四钱。

【用法】水煎，空心服。如作丸剂，分量加重五倍研末，炼蜜为丸。每服一钱五分，每天二次。

【功用】滋阴养血柔肝。

【主治】失血伤肝，血枯经闭，头晕目眩，夜眠多梦，胸胁胀闷，不思纳食，身体消瘦，呼吸短促，舌淡苔正常，脉虚细。

1526　解郁活血汤

【方源】《中医妇科治疗学》。

【组成】当归二钱，白芍三钱，柴胡二钱，茯苓三钱，薄荷一钱，丹皮二钱，山栀仁二钱，白术三钱，泽兰叶四钱，郁金二钱，甘草一钱。

【用法】水煎服。

【功用】舒郁行气活血。

【主治】经闭气郁证。肝郁气滞，经闭不行，面色青黄，精神抑郁，烦躁性急，头晕耳鸣，胸胁作胀，食少嗳气，舌尖红，苔微黄而燥，脉弦数或弦紧。

1527　鳖甲养阴煎

【方源】《中医妇科治疗学》。

【组成】鳖甲、龟甲、干地黄、枸杞、麦冬、杭芍各三钱，首乌藤五钱，地骨皮、茯神各三钱，丹皮二钱。

【用法】水煎，温服。

【功用】养阴清热，兼益肝肾。

【主治】经闭劳损，阴虚血亏，两颧红，潮热盗汗，心烦不寐，手心热，口干唇红，苔薄而黄，脉细数。

第二十二章 种子方

1528 一秤金

【方源】《何氏济生方论》卷五引白玉蟾师方。

【组成】熟地四两（橘红、砂仁各二钱同煮），白茯苓三两，当归一两五钱，山药二两，山萸二两，五味子一两五钱，菟丝子一两五钱，枸杞子一两五钱，枣仁一两，麦冬二两，天冬二两，杜仲一两五钱，牛膝一两五钱，柏子仁一两，石斛二两，人参二两。

【用法】炼蜜为丸。每服二钱，盐水送下。

【功用】添精益髓，保元种子。

【宜忌】忌蒜、葱、莱菔、鲤鱼、雀、鸽。

1529 十全济阴丸

【方源】《济阴纲目》卷六。

【组成】当归身（酒洗）、熟地黄、香附子（童便煮）各四两，干山药、白术各二两五钱，枸杞子、人参各二两，蕲艾叶（去梗筋）二两（同香附用陈醋、老酒煮一时，捣烂，焙干），川芎、白芍药、牡丹皮、紫石英（火煅淬）各一两五钱，泽兰一两，紫河车一具（在净水内洗去秽血，用银针挑去紫筋）。

【用法】上㕮咀，同河车入砂锅内，用陈老酒三碗，陈米醋一碗，米泔水数碗和匀，倾入锅内，浮于药寸许，如尚少，再加米泔，以锅盖盖密，勿令透气，桑柴火慢煮，以河车融化、汁干为度，同药俱取出，在石臼内捣极烂，捻作饼子，日晒夜露三昼夜，宜在月满之时，以受日精月华，仍焙干为末，炼蜜为丸，如梧桐子大。每服五十丸，渐加至八九十丸，空心淡盐汤送下。随用早饭，使药下行。

【功用】调经养血，顺气开郁。

【主治】月经不调，子宫寒冷不孕。

【宜忌】忌食生萝卜。

【方论】此方以当归身养血和气为君，入手少阴经，以主心血也；入足太阴经，以脾裹血也；入足厥阴经，以肝藏血也。熟地黄补肾中元气，生心血，与芍药同用，又生肝血；川芎乃血中之气药，下行血海，通经导气为臣。人参通经活血，助熟地黄以补下元；白术利腰脐间血，与人参同用，补益脾气；香附疏气散郁，佐泽兰能生新血，而和平气体；牡丹皮养新血去坏血，固真气行结气；山药能强阴补虚；枸杞子补肾水，而止下血腰疼为佐。紫石英补心气，散心中结气，填补下焦；艾叶助香附和百脉，温子宫，兼行血药而平其寒；炙甘草通经脉血气而和诸药，且缓肝经之急为使。

1530 五子衍宗丸

【方源】《摄生众妙方》卷十一。

【组成】甘州枸杞子八两，菟丝子八两（酒蒸，捣饼），辽五味子二两（研碎），覆盆子四两（酒洗，去目），车前子二两（扬净）。

【用法】上各药俱择道地精新者，焙、晒干，共为细末，炼蜜为丸，如梧桐子大。每服空心九十丸，上床时五十丸，白沸汤或盐汤送下；冬月用温酒送下。修合日，春取丙丁巳午，夏取戊己辰戌丑未，秋取壬癸亥子，冬取甲乙寅卯。

【功用】男服此药，填精补髓，疏利肾气，种子。

【主治】《中国药典》：肾虚腰痛，尿后余沥，遗精早泄，阳痿不育。

【方论】《陕西中医》（1986，7：314.）：本方皆为植物种仁，味厚质润，既能滋补阴血，又蕴含生生之气，性平偏温，擅于益气温阳。方中菟丝子温肾壮阳力强；枸杞填精补血见长；五味子五味皆备，而酸味最浓，补中寓涩，敛肺补肾，覆盆子甘酸微温，固精益肾；妙在车前一味，泻而通之，泻有形之邪浊，涩中兼通，补而不滞。

1531　乌骨鸡丸

【方源】《宋氏女科》。

【组成】人参三两，生地五两，熟地五两，当归六两（酒洗），官桂三两，茯苓三两，黄芪六两，川芎三两，白术一两（麸炒），续断二两（酒洗），香附十二两，芍药二两，石斛三两（酒浸），乌药二两（炒），杜仲二两（姜汁炒），地骨皮三两。

【用法】上为末，用乌骨白鸡或黄鸡一只，男用雌，女用雄，将鸡笼住，用黄芪二两为末，加炒面一两和匀，水为丸，如豆大，喂鸡服尽，将鸡吊死，肚肠洗净，捋毛捶骨碎，入前药于鸡腹内，用酒醋五斤浸，火煮烂，取骨捣烂，为细末，将煮鸡、药汁和面糊，加酒醋打匀，同药末为丸。每服八十丸，用温酒送下；或米汤，或艾汤亦可。每药末一斤，用白面四两，打糊。

【功用】常服除宿血，生新血，令人有孕，生子充实。

【主治】血海虚寒，乃无子嗣，数经堕胎，经水不时，暴下不止，月内再行，或前或后，或崩中漏下，小便白浊并带，及腰胯疼痛。

1532　正元丹

【方源】《准绳·女科》卷四。

【组成】香附一斤（同艾三两，先以醋同浸一宿，然后分开制之，酒、盐、酥、童便各制四两），阿胶（蛤粉炒）二两，枳壳四两（半生，半麸炒），怀生地（酒洗）、熟地（酒浸）、当归身（酒洗）、川芎（炒）各四两，白芍药八两（半生，半酒炒）。

【用法】上为末，醋为丸，如梧桐子大。

每服五六十丸，空心盐汤吞下。

【功用】调经种子。

【主治】女子不孕。

【加减】治带，加白茯苓、琥珀。

1533　生精种子奇方

【方源】《医学正印》卷上。

【异名】生精种子丸（原书同卷）。

【组成】沙苑蒺藜八两（微焙，四两为末入药，四两为膏入蜜），川续断（酒蒸）二两，菟丝子三两（酒煮见丝），山茱萸（生用）、芡实粉（生用）、莲须（生用）各四两，覆盆子（生用）、甘枸杞子各二两。

【用法】上为末，以蒺藜膏同炼蜜为丸，如梧桐子大。每服四五钱，空腹淡盐汤送下。

【主治】梦遗滑泄，真精亏损，以致无子。

【宜忌】有火者相宜。

1534　苍附导痰丸

【方源】《广嗣纪要》卷四。

【组成】苍术（制）二两，香附（童便浸）二两，陈皮（去白）一两半，南星（炮，另制）、枳壳（麸炒）、半夏各一两，川芎一两，滑石（飞）四两，白茯一两半，神曲（炒）一两。

【用法】上为末，姜汁浸蒸饼为丸，如梧桐子大。淡姜汤送下。

【主治】肥盛女人无子者。

1535　助孕汤

【方源】《临证医案医方》。

【组成】月季花6g，玫瑰花6g，丹参15g，当归9g，生地9g，白芍9g，柴胡6g，香附9g，苏梗6g，桔梗6g，淫羊藿9g，鹿衔草9g。

【用法】水煎服。或制成丸药服。

【功用】调经助孕。

【主治】月经不调，久不孕育者。

【方论】方中月季花、玫瑰花调经助孕；丹参、当归、生地、白芍为四物汤加减，养血活血；柴胡、香附、苏梗、桔梗疏肝理气解郁；淫羊藿、鹿衔草补肾阳，可调整内分泌而助孕。

1536　男化育丹

【方源】《辨证录》卷十。

【组成】人参五钱，山药五钱，半夏三钱，白术五钱，芡实五钱，熟地五钱，茯苓一两，苡仁五钱，白芥子三钱，肉桂二钱，诃黎勒五分，益智一钱，肉豆蔻一个。

【用法】水煎服。

【功用】健胃气，补肾气，化痰。

【主治】男子身体肥大，痰湿多，不能生子者。

【备注】服四剂而痰少，再服四剂而痰更少，服一月而痰湿尽除，交感亦健，生来之子，必可长年。

1537　龟鹿二仙胶

【方源】《医便》卷一。

【异名】龟鹿二仙膏（《摄生秘剖》卷四）、二仙胶（《杂病源流犀烛》卷八）。

【组成】鹿角（用新鲜麋鹿杀角，解的不用，马鹿角不用；去角脑梢骨二寸绝断，劈开，净用）十斤，龟甲（去弦，洗净）五斤（捶碎），人参十五两，枸杞子三十两。

【用法】前二味袋盛，放长流水内浸三日，用铅坛一只，如无铅坛，底下放铅一大片亦可，将角并板放入坛内，用水浸高三五寸，黄蜡三两封口，放大锅内，桑柴火煮七昼夜，煮时坛内一日添热水一次，勿令沸起，锅内一日夜添水五次，候角酥取出，洗，滤净取滓，其滓即鹿角霜、龟甲霜也。将清汁另放，外用人参、枸杞子用铜锅以水三十六碗，熬至药面无水，以新布绞取清汁，将滓石臼水捶捣细，用水二十四碗又熬如前；又滤又捣又熬，如此三次，以滓无味为度。将前龟、鹿汁并参、杞汁和入锅内，文火熬至滴水成珠不散，乃成胶也。候至初十日起，日晒夜露至十七日。七日夜满，采日精月华之气，如本月阴雨缺几日，下月补晒如数，放阴凉处风干。每服初一钱五分，十日加五分，加至三钱止，空心酒化下。常服乃可。

【功用】补气血，生精髓，延龄育子。①《医便》：延龄育子。②《增补内经拾遗》：坚筋壮骨，填精补髓。③《摄生秘剖》：大补精髓，益气养神。④《医方集解》：补气血。

【主治】①《医便》：男妇真元虚损，久不孕育；男子酒色过度，消铄真阴，妇人七情伤损血气，诸虚百损，五劳七伤。②《医方考》：精极，梦泄遗精，瘦削少气，目视不明。

【方论】①《医方考》：龟、鹿禀阴气之最完者，其角与板，又其身聚气之最胜者，故取其胶以补阴精，用血气之属剂而补之，所谓补以其类也；人参善于固气，气固则精不遗；枸杞善于滋阴，阴滋则火不泄。此药行，则精日生，气日壮，神日旺矣。②《增补内经拾遗》：龟也、鹿也，皆世间有寿之物，故称之曰二仙。龟、鹿禀阴之最完者，龟取板，鹿取角，其精锐之气，尽在于是矣。胶，黏膏也。③《医方集解》：此足少阴药也。龟为介虫之长，得阴气最全；鹿角遇夏至即解，禀纯阳之性，且不两月，长至一二十斤，骨至速生无过于此者，故能峻补气血。两者皆用气血以补气血，所谓补之以其类也。人参大补元气，枸杞滋阴助阳，此血气阴阳交补之剂，气足则精固不遗，血足则视听明了，久服可以益寿，岂第已疾而已哉。李时珍曰：龟、鹿皆灵而有寿。龟首常藏向腹，能通任脉，故取其甲以补心、补肾、补血，皆以养阴也；鹿鼻常反向尾，能通督脉，故取其角以补命、补精、补气，皆以养阳也。

1538　补阳益气煎

【方源】《胎产心法》卷上。

【组成】人参、枸杞（酒洗）、白术（麸炒黄）各一钱五分，熟地五钱（可加至八钱，九蒸九晒），巴戟天一钱（可加至一钱五分，酒洗去骨），肉苁蓉（酒洗，去筋膜鳞甲）、茯神、杜仲（盐水炒断丝）各一钱，远志肉七分（甘草水制），肉桂五分，山萸肉二钱（酒洗），龙眼肉四枚。

【用法】用水一碗半，煎至八分，滓再煎服。弱衰之甚，多服十剂，精浓气足。

【功用】益气强阳，补气填精种子。

1539 补肾种子方

【方源】《古今名方》引罗元恺方。

【组成】金樱子 18~30g，菟丝子、党参、熟地各 24g，桑寄生、首乌各 30g，淫羊藿 9g，枸杞 15g，砂仁 3g（后下）。

【功用】补肾，益气，补血。

【主治】子宫发育不良，月经不调或不排卵，不生育者。

1540 补天五子种玉丹

【方源】《产科心法》卷上。

【组成】大原生地八两（清水洗刷净，入瓦罐中，水煮一昼夜，再蒸、晒九次，焙干），山萸肉四两（酒拌炒），怀山药四两（乳拌、蒸、晒），丹皮三两（酒炒），块云苓三两（乳拌，蒸，晒），泽泻三两（盐水炒），当归身四两（酒炒），怀牛膝二两（炒），杜仲二两（盐水炒），川续断二两（盐水炒），枸杞子四两（酒拌蒸，炒），五味子二两（炒），女贞子三两（盐水蒸，炒），车前子二两（炒），覆盆子三两（盐水洗，晒，炒），紫河车一具（甘草煎水浸洗净，挑去血筋，煮烂打或焙干炒磨）。

【用法】上为末，炼蜜为丸。每服四五钱，早晨淡盐汤送下。

【功用】久服生精益肾，种子。

【加减】如气不足，精不射者，加蜜炙黄芪十两熬膏，加入人参更妙；如精薄或精少，加大米鱼肚四两（用蛤粉炒），补骨脂二三两（蛤粉炒），猪脊筋十条（取汁拌入茯苓内，蒸，晒，焙干）；临事易泄者，加鹿角

霜三两（生研和入），金钗石斛三两（炒），人参一两（焙），麦冬二两（炒）；如体热，加地骨皮二两，莲须二两，牡蛎粉二两，金樱子熬膏代蜜；如精冷体寒之人，加肉桂一两（去皮研入），巴戟天二两（炒），鹿角胶四两（蛤粉炒），补骨脂四两（盐水炒），或加入鹿茸一对（制）；劳心之人，心血耗散，常至临事不举，此心血亏少，非肾亏也，加桂圆肉四两（蒸），枣仁四两（炒），茯神四两（炒），人参、当归、柏子仁、益智仁等一派补心之药。

1541 启宫丸

【方源】《医方集解》。

【组成】川芎、白术、半夏曲、香附各一两，茯苓、神曲各五钱，橘红、甘草各一钱。

【用法】上为末，粥为丸服。

【功用】《医林纂要》：祛痰燥湿，开郁化气，活血，助生气。

【主治】妇人肥盛，多由痰盛，子宫脂满壅塞，不能孕育。

【方论】此足太阴、厥阴药也。橘、半、白术燥湿以除其痰；香附、神曲理气以消其滞；川芎散郁以活其血，则壅者通，塞者启矣；茯苓、甘草亦以祛湿和中，助其生气也。肥而不孕，多由痰盛，故以二陈为君，而加气、血药也。

1542 固本健阳丹

【方源】《万病回春》卷六。

【异名】固本健阳种子丹（《医学正印》卷上）。

【组成】菟丝子（酒煮）一两半，白茯神（去皮木），山药（酒蒸）、牛膝（去芦，酒洗）、杜仲（酒洗，去皮，酥炙）、当归身（酒洗）、肉苁蓉（酒浸）、五味子（去梗）、益智仁（盐水炒）、嫩鹿茸（酥炙）各一两，熟地（酒蒸）、山茱萸（酒蒸，去核）各三两，川巴戟（酒浸，去心）二两，续断（酒浸）、远志（制）、蛇床子（炒，去壳）各一两半，人参二

两，枸杞子三两。

【用法】上为细末，炼蜜为丸，如梧桐子大。每服五七十丸，空心盐汤送下，酒亦可，临卧再进一服。若妇人月候已尽，此是种子期也，一日可服三次。

【功用】《医学正印》：培养元神，坚固精血，暖肾壮阳。

【主治】无子。多是精血清冷，或禀赋薄弱；间有壮盛者，亦是房劳过甚，以致肾水欠旺，不能直射子宫所致。

【加减】如精不固，加龙骨、牡蛎（火煅，盐酒淬三五次）各一两二钱，鹿茸五钱。

【临证举例】不育：刘小亭公，年四十无子嗣，阳事痿弱，精如水冷，两寸脉洪，两尺脉沉微无力。此真元衰惫，乃斫丧过度所致也。以固本健阳丹加人参、附子、枸杞子、覆盆子各二两，制一料服尽。觉下元温暖如前，又制一料，服至半料乃止。果孕，生一子。后传之于刘伯亭、刘敏庵俱服之，皆生子。

1543 金莲种子仙方

【方源】《济阴纲目》卷六。

【异名】金莲种子仙丹（《女科指掌》卷二）。

【组成】熟地黄（酒洗）、当归（酒洗）、白芍药（酒炒黄）、益母草、川芎（酒洗）、苍术（米泔水浸一宿）各三两，蛇床子（酒洗，炒）、条芩（酒洗）、覆盆子（炒）、延胡索（微炒）、陈皮（水洗，去白）、丹参（水洗）各二两，砂仁（去壳）一两五钱，山茱萸（酒浸，去核）、香附（四制）各五两。

【用法】上为极细末，用白毛乌骨雄鸡一只，预先喂养一月，勿令与雌鸡同处，临时将鸡缢死，不出血，干去毛，剖开去肠内污垢物并嗉内宿食，肫内黄皮用酒洗净，一应时件仍入鸡肚内，不令见火，置缸内，入酒二斤，封固，重汤煮烂取出，割下净肉捣如泥，仍将鸡骨用酥油和原汁或酒炙炼为末，入前药末

内拌匀，再用醋煮米糊，同鸡肉木臼内捣极细为丸，如梧桐子大。每服四五十丸，渐加至八九十丸，空心清米饮送下。

【功用】种子。

【主治】血虚不孕者。

【加减】如月信先期而至者，加黄芩、地骨皮、黄连各一两半，清水送下；如月信后期而至者，加黄芪一两，人参、白术各一两半，温酒或淡盐汤送下；如白带者，加苍术、白术、升麻、白芷各一两半，淡姜汤送下。

1544 赵氏加味六子丸

【方源】《准绳·女科》卷四。

【组成】菟丝子（淘洗，酒蒸）、川牛膝（去芦，酒蒸）、麦门冬（去心，酒蒸）、山茱萸（取肉）、原蚕蛾、五味子各一两三钱，蛇床子（酒蒸）一两六钱，车前子（淘洗）一两七钱，大甘草（炙）一两，沙苑蒺藜（马乳浸，蒸）、覆盆子各二两二钱，补骨脂二两三钱（淘洗，炒），肉苁蓉二两五钱（酒浸，去鳞）。

【用法】上药俱焙干，锉碎为末，炼蜜为丸，如梧桐子大。每服三十丸或四十丸，清盐汤送下，早、晚皆服。二三月后必孕成矣。

【功用】种子。

1545 胜寒延嗣丹

【方源】《辨证录》卷十。

【组成】人参六两，白术、黄芪、菟丝子、巴戟天、鹿角胶、淫羊藿各八两，附子一个（用生甘草三钱煮汤一碗，泡透切片，微炒熟），茯苓、炒枣仁各四两，山药六两，远志、肉桂各二两，炙甘草一两，广木香五钱，肉苁蓉一大枚。

【用法】上药各为末，炼蜜为丸。每日早、晚各服三钱。服两月，精熟而孕矣。

【功用】助命门之火，益心包之焰。

【主治】男子精寒，难受胎。

1546　养阴种玉汤

【方源】《辨证录》卷十一。

【组成】熟地五钱，白芍五钱，当归一钱，茯苓二钱，山茱萸五钱，甘菊花一钱，丹皮二钱，山药三钱，杜仲二钱，牛膝一钱。

【用法】水煎服。

【主治】妇人瘦怯身躯，久不受孕。

1547　调气暖宫丸

【方源】《济阴纲目》卷六。

【组成】当归（酒洗）、川芎、肉桂各二钱，白芍药（煨）、香附、艾叶（醋炒）、阿胶（蛤粉炒成珠）各四两。

【用法】上为末，醋糊为丸，如梧桐子大。每服五十丸，食前米汤送下。

【主治】宫冷不孕。

1548　调经种子丸

【方源】《救产全书》。

【组成】益母草末十两（四月采上半截白梗，肥壮者佳，蒸透熟，晒干），当归身四两（酒洗），真川芎二两，白术四两（饭上蒸熟），白芍三两（醋炒），怀熟地四两（酒煮杵膏），黄芪二两（蜜炙），人参一两，白茯苓二两（人乳拌晒），砂仁二两（炒），粉甘草二两，广木香一两（不见火）。

【用法】上为细末，炼蜜为丸。每服三四钱，早空心、晚食前白滚汤送下。

【功用】调经种子，延年益寿。

1549　调经种玉丸

【方源】《竹林女科》卷四。

【组成】香附（四制）、杜仲（姜汁炒）各八两，川芎、白芍、当归身、干地黄、陈皮、小茴香（酒炒）、延胡索（微炒）、肉苁蓉（酒炒）、青皮（陈者，麸炒）、炒乌药、酒炒黄芩、乌贼鱼骨（酥炙）各四两。

【用法】共为末，醋和面糊为丸。每服百丸，空心好酒送下。

【主治】妇人经水不调，赤白带下，久不受孕。

1550　调经种玉汤

【方源】《万氏女科》卷一。

【异名】调经种子汤（《外科全生集》卷二）。

【组成】当归身八钱，川芎四钱，熟地一两，香附六钱（炒），白芍（酒炒）六钱，茯苓（去皮）四钱，陈皮三钱，吴茱萸（炒）三钱，丹皮三钱，延胡索三钱。

【用法】上锉，作四帖。每剂加生姜三片，水一碗半，煎至一碗，空心温服；滓再煎，临卧时服，经至之日服起，一日一服，药完经止，则当入房，必成孕矣。纵未成孕，经当对期，俟经来再服最效。

【功用】调经种子。

【主治】《寿世保元》：妇人无子。因七情所伤，致使血衰气盛，经水不调，或前或后，或多或少，或色淡如水，或紫色如块，或崩漏带下，或肚腹疼痛，或子宫虚冷，不能受孕。

【加减】若过期而经水色淡者，乃血虚有寒也，加官桂、炮姜、熟艾各一钱；若先期三五日色紫者，血虚有热也，加条芩三钱。

1551　葆真丸

【方源】《张氏医通》卷十五。

【组成】鹿角胶八两（即用鹿角霜拌炒成珠），杜仲（盐水拌炒）三两，干山药（微焙）、白茯苓（人乳拌蒸，晒）、熟地黄、山茱萸肉各三两，北五味、益智仁（盐水拌炒）、远志（甘草汤泡，去心）、川楝子（酒煮，去皮核）、川巴戟（酒炒）、补骨脂、胡芦巴（与补骨脂同羊肾煮，汁尽为度，焙干）各一两，沉香五钱（另为末，勿见火）。

【用法】上为细末，入沉香和匀，以肉苁蓉四两（洗去皮垢，切开，心有黄膜去之，取净二两），好酒煮烂，捣如糊，同炼蜜杵匀为丸，如梧桐子大。每服五七十丸，空心温酒送下，以美物压之。

【主治】房劳太过，肾气虚衰，精寒不能生子。

【加减】精薄者，加鳔胶六两。

【方论】此方不用桂、附壮火助阳，纯用温养精血之味，独以沉香、益智鼓其氤氲，又以楝子抑其阳气，引诸阳药归宿下元，深得广嗣之旨。

1552　紫河车丸

【方源】《医略六书》二十七。

【组成】紫河车一具（白酒洗，银针挑净紫筋），大熟地八两，当归身四两，白芍药二两（酒炒），冬白术四两（制），怀山药四两（炒），金香附二两（酒炒），拣人参四两，紫石英四两（醋煅），甘枸杞四两，蕲艾叶二两（醋炒），川芎二两。

【用法】各药同河车入陈酒煮烂，收干晒脆，为细末，炼蜜为丸。每服三五钱，温酒送下。

【主治】妇女虚寒不孕，脉软弱者。

【方论】气血两亏，子宫不暖，致天癸愆期，无以孕育而生子焉。熟地补阴滋血，人参补气扶元，当归养血荣经，白术健脾生血，川芎行血海以调经，白芍敛阴血以和络，香附调气解郁，山药补脾益阴，蕲艾叶理血气以温血室，紫石英涩血气以暖子宫，甘枸杞滋培肾脏，紫河车大补血气，入酒煮烂收焙，炼蜜以丸之，温酒以下之，俾血气内充，则子宫温暖而冲任融和，天癸无不调，自能孕育而生子矣。

1553　滋阴补精种玉方

【方源】年氏《集验良方》卷二。

【组成】韭子（炒）六两，川续断六两，菟丝子（酒煮）八两，盆子八两，枸杞子（酒蒸）八两，芡实子（去壳）八两，莲肉（去心）八两，山药（炒）八两，白茯苓八两，莲花蕊四两，沙苑蒺藜（炒）八两。

【用法】金樱子一斤，去核，煎膏为丸，如梧桐子大。每服三钱。

【功用】固精，补肾，种子。

1554　毓麟丸

【方源】《仙拈集》卷三。

【组成】丹参三两，香附、川芎、当归、白芍、茯苓、丹皮、益母各二两。

【用法】磨末，蜜丸。每次三钱，空心服，桂圆汤送下。

【功用】调经种子。

1555　毓麟珠

【方源】《景岳全书》卷五十一。

【异名】毓麟丸（《北京市中药成方选集》）。

【组成】人参、白术（土炒）、茯苓、芍药（酒炒）各二两，川芎、炙甘草各一两，当归、熟地（蒸捣）各四两，菟丝子（制）四两，杜仲（酒炒）、鹿角霜、川椒各二两。

【用法】上为末，炼蜜为丸，如弹子大。每服一二丸，空心用酒或白汤嚼下，或为小丸吞服亦可。服一二斤即可受胎。

【功效】《北京市中药成方选集》：补气养血，调经种子。

【主治】妇人气血俱虚，经脉不调，或断续，或带浊，或腹痛，或腰酸，或饮食不甘，瘦弱不孕。

【加减】男子服，宜加枸杞、胡桃肉、鹿角胶、山药、山茱萸、巴戟肉各二两；妇人经迟腹痛，宜加酒炒破故纸、肉桂各一两，甚者再加吴茱萸五钱（汤泡一宿，炒用）；如带多腹痛，加破故纸一两，北五味五钱，或加龙骨一两（醋煅用）；如子宫寒甚，或泄或痛，加制附子、炮干姜随宜；如多郁怒，气有不顺而为胀为滞者，宜加酒炒香附二两，或甚者再加沉香五钱；如血热多火，经早内热者，加川续断、地骨皮各二两，或另以汤剂暂清其火，而后服此，或以汤引酌宜送下亦可。

1556 毓麟酒

【方源】《奇方类编》卷下。

【组成】桑椹、枸杞子、山萸肉各三两，补骨脂（炒）四两，牛膝、菟丝子、韭子、楮实子各三两，肉苁蓉、覆盆子各四两，蛇床子一两，莲须二两，巴戟三两，山药一两（炒），木香一两。

【用法】上共为粗末，麻布袋盛之，用火酒四十斤，煮三炷香，去火气。

【功用】固精种子，温补肾经。

1557 赞育丹

【方源】《景岳全书》卷五十一。

【组成】熟地八两（蒸捣），白术（用冬术）八两，当归、枸杞各六两，杜仲（酒炒）、仙茅（酒蒸一日）、巴戟肉（甘草汤炒）、山茱萸、淫羊藿（羊脂拌炒）、肉苁蓉（酒洗，去甲）、韭子（炒黄）各四两，蛇床子（微炒）、附子（制）、肉桂各二两。

【用法】炼蜜为丸服。或加人参、鹿茸亦妙。

【主治】阳痿精衰，虚寒无子。

第二十三章　妊娠病方

一、安胎

1558 十圣散

【方源】《广嗣纪要》卷八。

【组成】人参、黄芪、白术、地黄、砂仁（炒）各五分，炙甘草、归身、川芎、白芍（炒）各一钱，川续断八分。

【用法】上锉。水煎服。

【主治】①《广嗣纪要》：胎动不安。②《济阴纲目》：因母疾病，气血衰少，不能护养其胎，以致不安者。

【宜忌】《胎产秘书》：忌恼怒、生冷、一切辛热等物。

【加减】腹痛下血者，加阿胶、艾叶。

【方论】《医略六书》：妊娠气血亏，不能滋荣胎息，故胎动不安。方中以人参扶元补气，黄芪补气固中，熟地补血以滋冲任，白术健脾以生血气，当归养血荣经脉，白芍敛阴安胎息，川芎调血海，续断续筋脉，炙甘草缓中益胃，砂仁开胃醒脾。为散，水煎，使脾胃调和，则气血内充而胎得所养，胎无不宁，何胎动之足虑哉？

1559 三合保胎丸

【方源】《幼幼集成》卷一。

【异名】集成三合保胎丸（原书同卷）。

【组成】大怀地十二两（用砂仁三两，老姜三两，将地黄入砂锅内，先以净水煮两昼夜，俟地黄将烂，始入好酒煮之，总以地黄糜烂为度，将酒煮干取起，拣去砂仁、姜滓不用，将地黄捣膏听用），大当归（去头尾，取身切片）十二两（以好酒洗过，晒干听用），漂白术（取净干片）十二两（以黄土研碎拌炒，极黄取起，筛去土），实条芩（枯飘者不用，取小实者切片）六两（酒炒三次），绵杜仲（切片）十二两（盐水拌炒，以丝断为度），川续断（切片）十二两（酒炒）。

【用法】上将后五味和为一处，火焙干燥，石磨磨细末，筛过，以前地黄膏和匀，少加炼蜜入石臼内，捣千余杵为丸，如绿豆大。每早盐汤送下三钱，晚临卧酒送下三钱，每日如此，不可间断。孕妇素怯者，须两料方可。自一月服起，过七个月方保无虞。

【主治】素惯堕胎者。

【加减】孕妇肥白气虚者，再加白术二两；黑瘦者，再加条芩一两，性躁者二两；至怯者，加人参。

【宜忌】三月内切忌房劳、恼怒，犯之必堕。

【方论】以古之内补丸、杜仲丸、白术散三方合凑，名三合保胎丸。以条芩清肝火而凉血，白术扶中气以健脾，当归养血宁心，熟地滋阴补肾，续断填损伤而坚胞系，杜仲益腰膝而暖子宫。药虽平易，功胜神丹，诚所谓针芥相投，捷如影响。

1560 干姜人参半夏丸

【方源】《金匮》卷下。

【组成】干姜一两，人参一两，半夏二两。

【用法】上为末，以生姜汁糊为丸，如梧桐子大。饮服十丸，一日三次。

【主治】妊娠呕吐不止。

【方论】①《金匮玉函经二注》：妊娠二月之后，胚化成胎，浊气上冲，中焦不胜其逆，痰饮遂涌，呕吐不已，中寒乃起，故用干姜止寒，人参补虚，生姜、半夏治痰散逆也。②《金匮要略浅注》：此为妊娠之呕吐不止而出其方也。半夏得人参，不唯不碍胎，且能固胎。③《医宗金鉴》：恶阻者，谓胃中素有寒饮，恶阻其胎而妨饮食也。主之以干姜祛寒，半夏止呕；恶阻之人，日日呕吐，必伤胃气，故又佐人参也。

【临证举例】妊娠呕吐：郭某，女。妊娠一个半月，泛恶呕吐黄水，不能饮水进食，头晕，大便干燥，心中烦热，口干且苦，但喜热饮，胃脘作痛，少腹胀坠，舌苔淡黄腻、根微垢，脉左细弦数、右滑数。病因痰湿中阻，胃浊不克下降。治以益气温中，化痰降浊。党参3g，干姜6g，清半夏3g，研末。早晚各服1.5g，加生姜汁4滴，调和徐服。(《钱伯煊妇科医案》)

1561 千金保孕丹

【方源】《寿世保元》卷七。

【组成】当归（酒洗）一两，熟地黄（酒蒸）一两，人参一两半，白术（去芦，炒）四两，条芩一两，陈皮一两，香附子（童便浸）一两，续断（酒浸）一两半，杜仲（盐，酒炒）一两半。

【用法】上为细末，糯米饭为丸，如梧桐子大。每服七十丸，白汤送下。

【主治】妇人常惯小产，久而不育者。

【宜忌】过七个月，不必服。

1562 泰山磐石散

【方源】《古今医统》卷八十五。

【组成】人参、黄芪各一钱，白术、炙甘草五分，当归一钱，川芎、白芍药、熟地黄各八分，续断一钱，糯米一两（撮），黄芩一钱，砂仁五分。

【用法】水一盅半，煎八分，食远服。但觉有孕，三五日常用一服，四月之后方无虑也。

【功用】兼养气血脾胃。

【主治】妇人气血两虚，身体素弱，或肥而不实，或瘦而血热，或脾胃少食倦怠，素有堕胎之患。

【宜忌】戒遇事恼怒，远酒醋辛热之物。

【加减】脾胃有热者，倍加黄芩，少用砂仁；胃弱者，多用砂仁，少加黄芩。

【方论】《中医方剂学》：本方证是由气血虚弱，胞宫不固，胎元失养，以致胎动不安，甚或流产。故用人参、黄芪、白术、炙草以补脾益气；当归、熟地、芍药、续断补益肝肾，养血和血。其中白术与黄芪相配，具有健脾清热以安胎之功，少用砂仁，取其辛温而涩，既可理气和中，亦可安胎。川芎配在补血、养血药中，是调和血中之气。糯米甘平养脾胃而固胎元。诸药配伍，共收益气健脾，补养肝肾而安胎元之功。

1563 白术散

【方源】《金匮》卷下。

【组成】白术、川芎、蜀椒三分（去汗）、牡蛎。

【用法】上为散。每服一钱匕，酒下，日三次，夜一次。若呕，以醋浆水服之；复不解者，小麦汁服之；已后渴者，大麦粥服之。病虽愈，服之勿置。

【功用】①《金匮》：养胎。②《局方》：调补冲任，扶养胎气，壮气益血，保护胎脏。

【主治】妊娠脾虚，寒湿中阻，脘腹时痛，呕吐清涎，不思饮食，胎动不安，胎萎不长。①《局方》：妊娠宿有风冷；胎萎不长；或失于将理，动伤胎气，多致损堕。②《三因方》：室女带下诸疾。③《金匮要略讲义》：妊娠脾虚寒湿中阻，每见脘腹时痛，呕吐清涎，不思饮食，白带下，甚至胎动不安。

【宜忌】《外台》引《古今录验》：忌桃、李、雀肉等。

【加减】但苦痛，加芍药；心下毒痛，倍加川芎；心烦、吐、痛，不能食饮，加细辛一两，半夏（大者）二十枚，服之后，更以醋浆水服之。

【方论】①《金匮要略直解》：白术主安胎为君，川芎主养胎为臣，蜀椒主温胎为佐，牡蛎主固胎为使。按：瘦而多火者，宜用当归散；肥而有寒者，宜用白术散，不可混施也。芍药能缓中，故若痛者加之。川芎能温中，故毒痛者倍之。痰饮在胸膈，故令心烦吐痛，不能食饮，加细辛破痰下水，半夏消痰祛水，更服浆水以调中。若呕者，复用浆水服药以止呕。呕不止，再易小麦汁以和胃。呕止而胃无津液作渴者，食大麦粥以生津液。病愈服之勿置者，以大麦粥能调中补脾，故可常服，非指上药可常服也。②《金匮要略心典》：妊娠伤胎，有因湿热者，亦有因湿寒者，随人脏气之阴阳而各异也。当归散正治湿热之剂；白术散白术、牡蛎燥湿，川芎温血，蜀椒祛寒，则正治寒湿之剂也。仲景并列此，其所以诏示后人者深矣。

【备注】本方《外台》引《古今录验》用白术、川芎各四分，蜀椒三分，牡蛎二分。

1564 半夏茯苓汤

【方源】《妇人良方》卷十二引张氏方。

【组成】半夏（泡洗七次，炒黄）、陈皮各二两半，白茯苓二两，缩砂仁一两，甘草四两。

【用法】上㕮咀。每服四钱，水二盏，加生姜十片，大枣一个，乌梅半个，煎至七分，食前温服。

【主治】①《妇人良方》：妊娠痰逆不思食。②《永类钤方》：妊娠恶阻，恶闻食气，胸膈痰逆，呕吐恶心。

1565 加味参橘饮

【方源】《胎产心法》卷上。

【组成】人参一钱，归身（酒洗）、白术（土炒）各二钱，半夏八分（制）、橘红、藿香、炙草各四分，砂仁三分（碎），竹茹一团。

【用法】加生姜一片，水煎服。

【主治】孕成两三月后，恶阻呕逆恶食，或头眩晕倦怠者。

【加减】肥人，加竹沥一盏，姜汁一匙。

1566 加减安肾丸

【方源】《一盘珠》卷六。

【组成】枣仁二钱，山药二钱，熟地（瓦炙干）四钱，杜仲（盐水炒）二钱，续断二钱，当归二钱，石斛一钱，白术、阿胶各二钱，补骨脂（盐水炒）、白芍（酒炒）各一钱。

【功用】滋阴安胎。

【主治】妊娠胎动不安，服养血安胎药皆不应者。

1567 当归散

【方源】《金匮》卷下。

【组成】当归、黄芩、芍药、川芎各一斤，白术半斤。

【用法】上为散，每服方寸匕，酒饮调下，一日二次。

【功用】①《万病回春》：养血清热。②《成方便读》：安胎清热。

【主治】孕妇血少有热，胎动不安，素有堕胎之患；月经不调，腰腹疼痛。①《金匮》：妇人妊娠常服，即易产，胎无苦疾；及产后百病。②《万病回春》：瘦人血少有热，胎动不安，素惯半产者。③《叶氏女科》：天癸已过，经行不匀，三四月不行，或一月再至而腰腹疼痛者。

【方论】①《医方集解》：此足太阴、厥阴、冲任药也。冲任血盛，则能养胎而胎安，芎、归、芍药能养血而益冲任。又怀妊宜清热凉血，血不妄行则胎安，黄芩养阴退阳，能除胃热，白术补脾燥湿，亦除胃热，脾胃健则能运化精微，取汁为血以养胎，自无恶阻呕逆之患矣。②《金匮要略心典》：妊娠之后，最虑湿热伤动胎气，故于芎、归、芍药养血之中，用白术除湿，黄芩除热。丹溪称黄芩、白术为安胎之圣药。夫芩、术非能安胎者，去其湿热而胎自安耳。③《金匮要略方义》：本方用药，具安胎之常法。方中以当归、白芍养血益阴；配以川芎，又可调肝和血，使肝血充盈，肝气条达；复以黄芩清热，白术祛湿，使湿去热清，血气调和，则胎元自安，母体无恙；且胎系于脾，白术更有健脾益胃之功，既实脾气以固胎，又助后天以培本，俾胎得其养。孕妇体壮，非但胎前安然，即产后亦少生诸疾。

【临证举例】堕胎：一妇年三十余，或经住，或成形未具，其胎必堕。察其性急多怒，色黑气实，此相火太盛，不能生气化胎，反食气伤精故也。因令住经第二月，用黄芩、白术、当归、甘草，服至三月尽，止药，后生一子。（《古今医案按》）

【备注】本方改为丸剂，《万病回春》名"安胎丸"。

1568 安胎丸

【方源】《全国中药成药处方集·北京方》。

【组成】人参五钱（去芦），白术一两，甘草三钱，橘皮二钱五分，川芎三钱，当归一两，白芍八钱，紫苏叶一钱五分，黄芩一两，香附八钱（制），杜仲一两，续断六钱，砂仁一钱五分。

【用法】上为极细末，炼蜜为小丸。每服三钱，以温开水或姜汤送下，每日二次。

【功用】益气安胎。

【主治】妊娠气弱，腰酸腹痛，胎动失常。

1569 安胎饮

【方源】《叶氏女科》卷三。

【组成】黄芪（蜜炙）、杜仲（姜汁炒）、茯苓各一钱，黄芩一钱五分，白术（蜜炙黄）五分，阿胶（炒珠）二钱，续断八分，甘草三分，糯米一百粒。

【用法】水煎，入酒一杯，和服。

【主治】妊娠七八月后，或母有火，或起居不时致试痛，胎不安而痛不止，一阵慢一阵

紧，或乍紧乍慢。

【加减】若胸中胀满，加紫苏、陈皮各八分；下血，加蕲艾、地榆各一钱，阿胶加倍。

1570 安胃汤

【方源】《宋氏女科》。

【组成】当归、白芍药（煨）、陈皮、香附（炒）、白术、半夏（姜汤泡，香油炒）、茯苓、藿香、神曲、砂仁各等份，甘草减半。

【用法】加生姜三片，大枣一枚，水煎温服。

【主治】妊娠恶阻。

1571 寿胎丸

【方源】《衷中参西》上册。

【组成】菟丝子四两（炒熟），桑寄生二两，川续断二两，真阿胶二两。

【用法】上药将前三味轧细，水化阿胶和为丸，每丸一分重（干足）。每服二十丸，开水送下，一日二次。

【主治】滑胎。

【加减】气虚者，加人参二两；大气陷者，加生黄芪三两；食少者，加炒白术二两；凉者，加炒补骨脂二两；热者，加生地二两。

【方论】胎在母腹，若果善吸其母之气化，自无下坠之虞。且男女生育，皆赖肾脏作强。菟丝大能补肾，肾旺自能荫胎也；寄生能养血，强筋骨，大能使胎气强壮，故《本经》载其能安胎；续断亦补肾之药；阿胶系驴皮所熬，最善伏藏血脉，滋阴补肾，故《本经》亦载其安胎也。

1572 补气安胎饮

【方源】《中医妇科治疗学》。

【组成】党参三钱，白术二钱，茯神、杜仲、续断各三钱，桑寄生五钱，蕲艾三钱，阿胶二钱，乌贼骨五钱。

【用法】水煎，温服。

【功用】固气安胎。

【主治】平素气虚，妊娠三月左右，因起居不慎，引起腰腹胀痛或有阴道出血，脉滑数有力。

1573 补肾安胎饮

【方源】《中医妇科治疗学》。

【组成】泡参四钱，白术二钱，杜仲、续断各四钱，狗脊、制益智、阿胶珠各二钱，蕲艾、菟丝各三钱，补骨脂二钱。

【用法】水煎，温服。

【功用】固肾安胎。

【主治】肾虚胎动不安。时或阴道出血，腹胀腰酸特甚，两腿软弱，头眩耳鸣，小便频数失禁，尺脉微弱而滑，或仅虚大。

1574 固胎饮

【方源】《万病衡要》卷六。

【组成】人参二钱，白术二钱，甘草五分，橘红七分，黄芩八分，砂仁六分，归身一钱半，熟地一钱，白芍、川芎各七分。

【用法】水二盅，煎一盅服。

【功用】调理气血。

【主治】①《万病衡要》：妊妇气血不充，胎元不安。②《医林绳墨大全》：胎气不安，或腹微痛，或腰作痛，或饮食不喜。

【加减】血虚胎动，加阿胶。

【方论】人参、白术、甘草、橘红调气，归身、熟地、芎、芍养血，黄芩清热，砂仁疏郁。

【备注】本方《医林绳墨大全》有紫苏。

1575 参归固胎丸

【方源】《医学正印》卷下。

【组成】当归身、川芎、条芩、白术各四两，杜仲（盐水炒断丝）、续断、人参各二两，砂仁（炒）一两。

【用法】上为细末，陈米糊为丸，如梧桐子大。每服五十丸，白汤送下。

【主治】妇人虚弱，不问几月，胎气不安，腰腹微痛，饮食不美。

1576 保胎散

【方源】《平易方》卷三。

【组成】熟地八钱，山药五钱，杜仲（盐水炒）、白芍（酒炒）、黄芪（酒炙）各三钱，白术（土炒）、补骨脂（酒炒）、川断各二钱。

【用法】清水煎服。

【主治】孕妇伤胎，动气下血，或常易小产者，服之可保足月分娩。

1577 胎元饮

【方源】《景岳全书》卷五十一。

【组成】人参随宜，当归、杜仲、芍药各二钱，熟地二三钱，白术一钱半，炙甘草一钱，陈皮七分（无滞者不必用）。

【用法】水二盅，煎七分，食远服。或间日，或二三日，常服一二剂。

【主治】①《景岳全书》：妇人冲任失守，胎元不安不固。②《会约医镜》：气血两虚而胎不安者，六脉微弱，神昏气倦，一切不足之证。

【加减】如下元不固而多遗浊者，加山药、补骨脂、五味之类；如气分虚甚者，倍白术，加黄芪，但芪、术气浮，能滞胃口，倘胸膈有饱闷不快者，须慎用之；如虚而兼寒多呕者，加炮姜七八分或一二钱；如虚而兼热者，加黄芩一钱五分，或加生地二钱，去杜仲；如阴虚小腹作痛，加枸杞二钱；如多怒气逆者，加香附无妨，或砂仁亦妙；如有所触而动血者，加川续断、阿胶各一二钱；如呕吐不止，加半夏一二钱，生姜三五片。

1578 胶艾汤

【方源】《三因方》卷十七。

【组成】熟地黄一两，艾叶（炒）、当归、甘草（炙）、芍药、川芎、阿胶（炙）各一两，黄芪一两。

【用法】上锉散。每服四钱，水一盏半，

煎七分，去滓，食前温服。

【功用】安胎。

【主治】①《三因方》：妊娠顿仆，胎动不安，腰腹痛，或有所下，或胎奔上刺心，短气。②《大生要旨》：怀孕而阴虚不足以济火，气虚不足以固血，点滴下血。

【加减】胸中逆冷，加生姜五片，大枣三枚。

【方论】《医方考》：阿胶、熟地、当归、川芎，益血药也；黄芪、甘草、艾叶，固气药也。血以养之，气以固之，止漏安胎之道毕矣。

1579 橘皮汤

【方源】《千金方》卷二。

【组成】橘皮、竹茹、人参、白术各十八铢，生姜一两，厚朴十二铢。

【用法】上㕮咀。以水七升，煮取二升半，分三次服。不愈重作。

【主治】妊娠呕吐，不下食。

【方论】《济阴纲目》：此方竹茹能平少火，厚朴能下逆气，橘皮、生姜所以开胃，人参、白术所以益脾。开胃益脾，欲其安谷云尔。

二、子嗽

1580 木香丸

【方源】《圣济总录》卷一五六。

【组成】木香、甘草、白术、陈橘皮（汤洗，去白，焙）各一两，天南星、半夏（生姜汁浸一宿，炒）、白芷各半两，干姜一分（炮）。

【用法】上为末，同粟米饭为丸，如梧桐子大。每服二十丸，食后煎生姜、枣汤送下。

【主治】妊娠痰饮，咳嗽呕逆，不思饮食。

1581 加减参苏饮

【方源】《胎产秘书》卷上。

【组成】苏叶、杏仁、橘红各一钱，枳壳（炒）七分，前胡八分，木香三分，桔梗、干葛各七分，桑皮七分，甘草四分。

【用法】水煎服。

【主治】妊娠子嗽，因外感风寒者。

【加减】喘，加蒌仁二钱。

1582 团参阿胶煎

【方源】《鸡峰普济方》卷十六。

【组成】人参、阿胶各一两，五味子、紫菀各二两。

【用法】上为细末，炼蜜为丸，如樱桃大。每服一丸，食后含，咽津服。

【主治】妊娠肺气不足，寒壅相交，痰唾稠黏，咳嗽不已。

1583 紫菀汤

【方源】《妇人良方》卷十三。

【组成】甘草、杏仁各一分，紫菀一两，桑白皮一分，苦梗三分，天门冬一两。

【用法】上㕮咀。每服三钱，水一盏，竹茹一块，煎至七分，去滓，入蜜半匙，再煎二沸，温服。

【功用】《医方论》：清润肺气。

【主治】妊娠咳嗽不止，胎不安。

【宜忌】《良朋汇集》：忌食鲤鱼。

【方论】①《医方集解》：此手太阴药也。子嗽由于火邪，当以清火润肺为务，桔梗、桑皮之凉以泻之，天冬、竹茹之寒以清之，紫菀、炙草之温，杏仁、白蜜之泽以润之也。②《医林纂要》：肺气不足则生燥，胎热有余则烁金，故子嗽。肺燥润之，紫菀、天冬、杏仁、白蜜；肺热泄之，天冬、桑皮、桔梗、杏仁；炙草温之，竹茹散之，嗽可止矣。

三、子肿

1584 大腹皮汤

【方源】《古今医彻》卷五。

【组成】大腹皮一钱五分，桑白皮（蜜炒）

一钱，生姜皮五分，茯苓皮一钱五分，广陈皮一钱，白术（土炒）一钱，条芩七分，车前子二钱（焙，研），木瓜七分，大枣二枚。

【用法】水煎服。

【主治】子肿。

1585 加减五苓散

【方源】《中医妇科治疗学》。

【组成】桂木、白术、茅术各二钱，砂壳一钱半，云苓皮四钱，泽泻二钱，扁豆壳八钱，猪苓二钱。

【用法】水煎，温服。

【功用】温运脾阳，渗湿利水。

【主治】妊娠子肿，湿滞而兼脾虚，肢体面目浮肿，胸闷不食，腰酸腿软，小便时少，苔白而腻，脉寸滑关濡。

1586 茯苓导水汤

【方源】《医宗金鉴》卷四十六。

【组成】茯苓、槟榔、猪苓、缩砂、木香、陈皮、泽泻、白术、木瓜、大腹皮、桑白皮、苏梗各等份。

【用法】加生姜，水煎服。

【主治】妊娠肿满与子气，喘而难卧，胀满难堪；产后浮肿，喘嗽，小便不利者。

【加减】胀，加枳壳；喘，加苦葶苈子；腿脚肿，加防己。

【临证举例】子满：李某某，女，29岁。26岁结婚，婚后6个多月早产一次。现第二胎怀孕7个多月。从第四个月起，周身出现肿胀，腹部尤甚，先后延医数人，内服40余剂中药，未见好转。现腹胀异常，四肢均有浮肿，自觉气短心悸，饮食少进，腰痛腿沉，白带甚多，行走困难。处方：茯苓15g，白术15g，猪苓15g，泽泻5g，槟片5g，砂仁7.5g，木香3.5g，陈皮10g，腹皮15g，苏梗10g，当归10g，白芍7.5g。服药后胸脘略适，饮食稍增，尿量略多，守原方稍加减继服，十余剂后诸症基本痊愈，肿消痛减，唯体质较弱，改用

当归散以善其后。（《新中医》1979，3：30.）

1587 葶苈散

【方源】方出《经效产宝》卷上，名见《云岐子保命集》卷下。

【组成】葶苈子十分，白术二十分，茯苓二两，桑白皮二两，郁李仁八分。

【用法】上为粗末。以水六升，煮取二升，分二次服。小便利即愈。

【主治】妊娠遍身洪肿。

四、子淋

1588 开脬煎

【方源】《产科发蒙》卷二引周定方。

【组成】石韦（去毛）、茯苓、车前子、冬葵子各等份。

【用法】每服五钱，水二盏，煎至一盏服。

【主治】妊娠小便不通。

1589 冬葵子散

【方源】《医略六书》卷二十八。

【组成】冬葵子三两，山栀二两，赤茯苓两半，车前子三两。

【用法】上为散。荷叶梗汤下三钱。

【主治】孕妇小便不通，脉数者。

【方论】胎热内遏，溺窍闭塞，故小便不通，胎因不安焉。冬葵子滑利溺窍，红山栀清利小便，赤茯苓利营以渗膀胱，车前子清肝以利小水也。为散，荷梗汤下，使热化气行，则溺道自通，而溺窍无闭塞之患，胎孕无不安矣。

1590 地肤汤

【方源】《女科百问》卷下。

【组成】地肤草、车前子各三两，知母、黄芩、赤茯苓、赤芍、枳实（炙）、升麻、通草、甘草（炙）各二两。

【用法】上咬咀。每服四钱，水一盏半，煎八分，去滓，空心温服。

【主治】妊娠患子淋。

1591 当归贝母苦参丸

【方源】《金匮》卷下。

【组成】当归、贝母、苦参各四两。

【用法】上为末，炼蜜为丸，如小豆大。每服三丸，加至十丸。

【主治】①《金匮》：妊娠小便难，饮食如故。②《金匮要略方义》：妇人妊娠，小便淋沥不爽，或溲时涩痛，尿色黄赤，心胸烦闷。亦治孕妇大便干燥，以及痔疮便秘，属大肠燥热者。

【加减】男子加滑石。

【方论】①《金匮玉函经二注》：小便难者，膀胱热郁，气结成燥，病在下焦，不在中焦，所以饮食如故。用当归和血润燥。《本草》贝母治热淋，乃治肺金燥郁之剂，肺是肾水之母，水之燥郁由母气不化也。贝母非治热，郁解则热散，非淡渗利水也，其结通则水行。苦参长于治热，利窍逐水，佐贝母入行膀胱以除热结也。②《金匮要略心典》：小便难而饮食如故，则病不由中焦出，而又无腹满身重等证，则更非水气不行，知其血虚热郁，而津液涩少也。《本草》当归补女子诸不足；苦参入阴利窍除伏热；贝母能疗郁结，兼清水液之源也。③《金匮要略简释》：小便难而饮食照常的用当归、贝母、苦参来治，很难理解，古今注家多望文生训，理论脱离实际。金华沈企业中医师指正"小便难"，当作"大便难"，经他祖父五十年的经验和他自己试用，效验非凡。孕妇患习惯性便闭，有时因便闭而呈轻微燥咳，用当归四份，贝母、苦参各三份，研粉，白蜜为丸，服后大便润下，且能保持一天一次的正常性，其燥咳亦止。

【临证举例】热淋：樊氏，青年农妇。1944 年夏伤于湿热，饮食如常而小便不利，有涩痛感。某医先以湿热服五苓散去桂加滑石不应，继服八正散亦不应。迁延半月，饮食减

退，肢倦无力，不能再事劳作。余切其脉象细滑，观其面色惨淡，气促不续，口干微咳，少腹胀痛，大便黄燥，小便不利而痛。此下焦湿热郁滞与上焦肺气不宣，上下失调，故尿道不通，如仅着重下焦湿热，徒利无益。因师古人上通下利之旨，用宣肺开窍诸品，佐渗利清热药为引导，当可收桴鼓之效。拟用当归贝母苦参丸（改汤）加桔梗、白蔻、鸡苏散等。果二剂而小便通利，不咳，尿黄而多，此湿热下降之征兆。更以猪苓汤加海金沙、瞿麦滋阴利水，清除积热，数剂小便清，饮食进，略为清补即安。（《治验回忆录》）

1592 益气导溺汤

【方源】《中医妇科治疗学》。

【组成】泡参五钱，白术二钱，扁豆、云苓各三钱，桂枝一钱，炙升麻一钱，甜桔梗一钱半，通草二钱，台乌一钱半。

【用法】水煎，温服。

【功用】补气升提。

【主治】妊娠气虚下陷，小便不通，脐腹胀痛，面色苍白带青，心悸气短，神倦食少，舌淡苔白，脉沉滑无力。

1593 通淋散

【方源】《医略六书》卷二十八。

【组成】瞿麦穗三两，赤茯苓一两半，条黄芩一两半，白芍药一两半，麦冬三两（去心），生甘草一两半，桑白皮一两半，车前子三两，冬葵子三两。

【用法】上为散。每服三钱，水煎去滓，温服。

【主治】子淋，脉滑数者。

【方论】妊娠湿热渍于胞门，脬气不得施化而溺窍闭塞，故小便涩痛，淋沥不已，谓之子淋，胎孕何以能安？瞿麦降心热，以通淋闭；条芩清肺热，以安胎元；白芍敛阴护胎，最滋阴血；麦冬润肺清心，得振水源；赤苓利营渗水道；生草泻火缓涩痛；桑白皮肃清

肺金；冬葵子滑利溺窍；车前子清降以利小水也。为散，水煎，使湿热并解，则气化有权，而胞门清肃，小便快利，何淋沥涩痛之不已者？胎孕无不安矣。

1594 葵子茯苓散

【方源】《金匮》卷下。

【组成】葵子一斤，茯苓三两。

【用法】上为散。每服方寸匕，饮调下，一日三次。小便利则愈。

【功用】《金匮要略今释》：通窍利水。

【主治】妊娠有水气，身重，小便不利，洒淅恶寒，起则头眩。

【方论】《金匮要略心典》：葵子、茯苓滑窍行水，水气既行，不淫肌肤，身体不重矣；不侵卫阳，不恶寒矣；不犯清道，不头眩矣。

五、腰腹痛胀

1595 艾附四神丸

【方源】《中医妇科治疗学》。

【组成】补骨脂二钱，五味子一钱半，肉豆蔻（面炮）一钱，吴茱萸七分，炒陈艾、厚附片各二钱。

【用法】水煎，食远服。

【功用】温中暖脏。

【主治】妊娠虚寒，腰腹疼痛，精神不振，憎寒喜热，少腹冷，小便清长，食少，舌淡苔白，脉沉迟。

【加减】如胸脘不舒，去五味，加广皮。

1596 当归芍药散

【方源】《金匮》卷下。

【组成】当归三两，芍药一斤，茯苓四两，白术四两，泽泻半斤，川芎半斤（一作三两）。

【用法】上为散。每服方寸匕，酒和服，一日三次。

【功用】《金匮要略方义》：养血调肝，健脾利湿。

【主治】妇人妊娠，肝脾两虚，腹中拘急，绵绵作痛，头晕心悸，或下肢浮肿，小便不利，舌质淡、苔白腻者。现多用于纠正胎位。①《金匮》：妇人怀妊，腹中绞痛；妇人腹中诸疾痛。②《三因方》：产后血晕，内虚气乏，崩中，久痢。③《金匮要略今释》引汤本氏：眩冒心悸，或心下悸，肉瞤筋惕。

【方论】①《金匮玉函经二注》：此与胞阻痛不同，因脾土为木邪所克，谷气不举，浊湿下流，以塞搏阴血而痛也。用芍药多他药数倍以泻肝木、利阴塞，以与芎、归补血止痛；又佐茯苓渗湿以降于小便也；白术益脾燥湿，茯、泽行其所积从小便出。盖内伤六淫，皆能伤胎成痛，不但湿而已也。②《金匮要略论注》：疠痛者，绵绵而痛，不若寒疝之绞痛，血气之刺痛也。正气乃不足，使阴得乘阳，而水气胜土，脾郁不伸，郁而求伸，土气不调，则痛绵绵矣。故以归、芍养血，苓、术扶脾，泽泻泻其余之蓄水，川芎畅其欲遂之血气，不用黄芩，绞痛因虚，则稍挟寒也。然不用热药，原非大寒，正气充则微寒自去耳。

【临证举例】①纠正胎位：用当归芍药散纠正妊娠七个月以上胎位不正者100例，复查87例，胎位转正者78例，未转正者9例。对63例（其余尚未分娩）追踪观察结果，分娩时头位56例，足位3例，臀位2例，横位2例。说明对妊娠七个月以上胎位异常者，本方能促进胎位转为正常。但在分娩时，发现少数产妇又转为异常胎位，提示胎位还会反复变动。（《新医药通讯》1972，5：49.）②经后腹痛：郑某，女，30岁。患经后腹痛已半年，近月加剧，前来诊治。体矮小、羸弱，年幼多疾，初潮后月经不调，经期尚准，经后下腹拘急胀痛，时痛时止，时喜按，时按之反剧。舌苔薄腻，脉小弦。此肝肾不足，气滞湿阻之腹痛。治以当归芍药散合枳实芍药散加味。处方：茯苓、全当归各12g，白芍、白术、川芎各9g，枳实6g，菟丝子、丹参各18g，川断、桑寄生各 15g。服 5 剂后，腹痛已除，腰酸已愈，精神亦振，并嘱下次月经后再服此方。隔 2 个月后随访，经后下腹已无痛感。(《新医学杂志》1979，3：45.)

1597 柴芩七物汤

【方源】《中医妇科治疗学》。

【组成】柴胡一钱，黄芩、法夏、厚朴各一钱半，茯苓二钱，紫苏一钱。

【用法】水煎，食前服。

【功用】调气行滞。

【主治】妊娠气滞腹痛证。妊娠数月，胸腹及两胁胀痛，性情暴躁易怒，口苦，头晕，兼有咳嗽，苔白腻或薄黄，脉弦而滑。

【加减】胃脘胀痛，呕吐吞酸，加左金丸一钱。

1598 紫苏饮

【方源】《本事方》卷十。

【异名】紫苏散(《准绳·伤寒》卷七)。

【组成】大腹皮、人参(去芦)、川芎(洗)、陈橘皮(去白)、白芍药各半两，当归(洗，去芦，薄切)三钱，紫苏茎叶一两，甘草一钱(炙)。

【用法】上各锉细，分作三服。每服用水一盏半，加生姜四片，葱白七寸，煎至七分。去滓，空心服。

【功用】《准绳·伤寒》：能安活胎，亦下死胎。

【主治】妊娠子悬，腹痛胀满；气结难产；妇人瘦弱而经闭；伤寒头痛发热，遍身疼痛。①《本事方》：妊娠胎气不和，怀胎近上，胀满疼痛，谓之子悬；兼临产惊恐，气结连日不产。②《准绳·伤寒》：伤寒头痛发热，遍身疼痛。③《郑氏家传女科万金方》：妇人瘦弱而月水不至，或面色萎黄，好吃茶；妊娠喘急，两胁刺痛胀满；孕妇背板痛。

【方论】《本事方释义》：紫苏茎叶味辛温，入足太阳；大腹皮气味辛温，入足太阴、太阳；人参气味甘温，入足阳明；川芎气味辛温，入足少阳、厥阴；陈橘皮气味苦辛微温，入手足太阴；白芍药气味酸微寒，入足厥阴；当归气味辛甘微温，入手少阴、足厥阴；甘草气味甘平，入足太阴，通行十二经络，能缓诸药之性；佐以生姜、葱白之辛通温散。此因胎气不和，腹中疼痛，上逆胀满，非调气养血，扶正疏滞不能效也。

【临证举例】子悬：丁未六月间，罗新恩孺人黄氏有孕七个月，远出而归，忽然胎上冲心而痛，卧坐不安，两医治之无效，遂说胎已死矣，便将蓖麻子去皮研，加麝香调贴脐中以下之，命在垂危。召仆诊视，两尺脉沉绝，他脉平和。仆问二医者曰：契兄作何证治之？答曰：死胎也。何以知之？答曰：两尺脉绝，以此知之。仆问之曰：此说出在何经？二医无答。遂问仆曰：门下作何证治之？仆答曰：此子悬也。若是死胎，却有辨处。夫面赤舌青者，子死母活；面青舌青吐沫者，母死子活；唇口俱青者，母子俱死，是其验也。今面色不赤，舌色不青，其子未死；其证不安，冲心而痛，是胎上逼心，谓之子悬。宜紫苏饮子治。药十服，而胎近下矣。(《妇人良方》)

【备注】方中白芍，《胎产秘书》作白术。《女科指掌》有砂仁。《灵验良方汇编》有香附，无人参。

1599 温肾降逆汤

【方源】《中医妇科治疗学》。

【组成】杜仲四钱，续断、菟丝子各三钱，桑寄生五钱，炒蕲艾三钱，广皮二钱，砂仁一钱，法夏二钱。

【用法】水煎服。

【功用】温肾纳气，降逆和胃。

【主治】妇女肾虚，妊娠中期，腰胀无力，精神疲乏，饮食减少，食后即呕，小便频数量多，舌淡口和，苔薄白，脉寸滑尺缓。

六、子痫

1600　龙胆羚羊角汤

【方源】《中医妇科治疗学》。

【组成】龙胆草三钱，黄芩二钱，干地黄三钱，羚羊角（磨汁冲服）一钱，茯神三钱，丹参一钱，车前仁二钱。

【用法】水煎，微温服。

【功用】清热平肝，养血息风。

【主治】子痫偏于风热者，未发之前，头痛甚剧，面色发红，头昏眼花，脘腹疼痛，大便秘结，或有呕吐，病发后抽搐神昏，舌质红，脉弦滑而数。

【加减】痰涎壅盛，加竹沥三十滴，亦可加天竺黄二钱。

1601　钩藤散

【方源】方出《经效产宝》卷上，名见《圣惠方》卷七十七。

【组成】钩藤二两，茯神、人参各二两，当归二两，桔梗三两，寄生一两。

【用法】上以水五升，煎取二升，分三次服。

【主治】妊娠子痫及产后发痓。①《经效产宝》：妊娠经八九个月，胎动不安，或因用力劳乏，心腹痛，面目清，冷汗出，气息欲绝。②《胎产心法》：孕妇手少阴、足厥阴血虚风热，发为子痫。③《妇科玉尺》：产后发痓，口噤背强。

【宜忌】忌猪肉、菘菜。

【加减】若烦热，加石膏二两半；临产月，加桂心一两。

【方论】《医方集解》：此足厥阴药也。钩藤之甘寒以除心热而散肝风；柴胡、桔梗之辛凉，黄芩、栀子之苦寒，以平少阳、厥阴之风热，风热去则瘛疭止矣；人参、茯神以益气而宁神；当归、寄生以养血而安胎也。

1602　羚羊角散

【方源】《济生方》卷七。

【组成】羚羊角（镑）、川独活（去芦）、酸枣仁（炒，去壳）、五加皮（去木）各半钱，薏苡仁（炒）、防风（去芦）、当归（去芦，酒浸）、川芎、茯神、杏仁（去皮尖）各四分，木香（不见火）、甘草（炙）各二分半。

【用法】上咬咀。每服四钱，以水一盏，加生姜五片，煎至七分，去滓温服，不拘时候。

【主治】妊娠中风，头项强直，筋脉挛急，言语謇涩，痰涎不消，或发搐搦，不省人事，名曰子痫。

【方论】①《医方集解》：此足厥阴药也。羚羊之辛凉以平肝火，防风、独活之辛温以散肝邪，茯神、酸枣以宁神，当归、川芎以活血，杏仁、木香以利气，薏仁、甘草以调脾也。②《医林纂要》：羚羊角苦咸寒，补心宁神，宣布血脉，搜剔经络，无坚不软，无瘀不行，兼平君相之火，降已亢之阳，除妄作之热，故可以治痫而安胎也。独活、防风以祛风湿；当归、川芎以滋血补肝；茯神、酸枣仁以收散宁心；杏仁降逆气，破坚结，润心肺；薏苡仁甘淡，清肺和脾，缓肝舒筋，能除血脉经络中风湿；木香行肝气之滞；甘草缓肝急；加姜煎，姜亦能补肝行瘀。总之，当归、川芎以补肝血而行之，茯神、枣仁以安心神而敛之，防风、独活以达其风，杏仁、木香以顺其气，君以羚羊角以穷极隐之风湿无不搜而逐之，且清宫除道以安心主也，加用薏苡、甘草以和其脾，则以培木之本也。

【临证举例】子痫：一妊妇因怒，急仆地，良久而苏，吐痰发搐，口噤项强，用本方渐愈。（《赤水玄珠》）

1603　僵蚕散

【方源】《医略六书》卷二十八。

【组成】白附子一两，僵蚕一两（炒），

半夏一两（制），南星一两（制），天麻一两（煨），蝉蜕一两。

【用法】上为散。每服五钱，水煎，去滓，加生姜汁一匙，温服。

【主治】孕妇中风，痰涌口噤，脉滑者。

【方论】白附子祛风开痹气，明天麻胜湿祛风邪；僵蚕疏风化痰、专行经络，蝉蜕善脱衣肤、宣通元府；南星散风痰以快胸膈，半夏燥湿痰以醒脾胃也。为散，水煎，加生姜汁以散豁痰涎，务使风邪外解，则痰涌自消，而经气清和，壅塞顿解，胸宇无不廓然，何有口噤痰逆之患，胎孕无不自安矣。

七、子烦

1604　竹叶汤

【方源】《医林纂要》卷八。

【组成】麦冬一钱五分，茯苓、黄连各一钱，人参五分，淡竹叶十片。

【主治】子烦。妊娠心虚而心惊胆怯，终日烦闷。

【加减】相火重，加知母；有痰，加竹沥。

【方论】麦门冬甘淡微苦，以补心泻火，且以清金保肺；茯苓宁心安神，且去胸膈积湿；黄连降泄心火，兼能泻肝胆火。妊娠之火，虚火也，火必伤肺，伤肺则气不足，人参、麦冬以补之。淡竹叶升肝胆之阳于膈上而舒散之。故能治惊怯，解心烦。

1605　竹叶安胎饮

【方源】《胎产指南》卷一。

【组成】当归二钱，白术二钱，人参一钱，川芎七分，甘草四分，陈皮三分，黄芩八分，枣仁一钱，远志八分，麦冬一钱，竹叶十片，怀生地一钱五分。

【用法】生姜、大枣为引。

【主治】①《胎产指南》：子悬，孕妇心惊胆怯，烦闷不安。②《胎产秘书》：子烦。

【加减】若其人烦渴，加竹茹一丸；有痰，

加竹沥七分，酒一杯，姜汁一杯；如虚人，加人参二三钱；如脾胃常泻，减生地、枣仁。

1606　柏子养心汤

【方源】《叶氏女科》卷二。

【组成】生黄芪、麦冬、枣仁、人参、柏子仁各一钱，茯神、川芎、远志（制）各八分，当归二钱，五味子十粒，炙甘草五分。

【用法】加生姜三片，水煎服。

【主治】妊娠子烦，左寸脉微弱者。

八、小产

1607　人参黄芪汤

【方源】《校注妇人良方》卷十三。

【组成】人参、黄芪（炒）、当归、白术（炒）、白芍药（炒）、艾叶各一钱，阿胶（炒）二钱。

【用法】上作一剂，水煎服。

【主治】小产气虚，血下不止。

1608　当归泽兰汤

【方源】《医学心悟》卷五。

【组成】当归、泽兰、白芍（酒炒）、川芎、大熟地（九制）各一钱五分，延胡索（酒炒）、红花、香附、丹皮各五分，桃仁（去皮尖及双仁者，炒，研）七粒。

【用法】水煎，入童便、热酒各半盏，热服。

【功用】祛瘀生新。

【主治】半产后因瘀血而腹痛拒按者。

1609　折冲饮

【方源】《产论》卷一。

【组成】芍药、桃仁、桂枝各一钱，红花半钱，当归、川芎、牛膝各八分，牡丹皮、延胡索各五分，甘草一分。

【用法】以水二合半，煮取一合半服。

【主治】妊娠二三月伤胎下血块。

九、妊娠杂病

1610 自制经验大枣汤

【方源】《陈素庵妇科补解》卷三。

【组成】麦冬一钱，石菖蒲六分，浮小麦六合，枣仁一钱半，茯神一钱半，天冬一钱，柏子仁三钱，大枣十枚，甘草六分，白芍一钱，玄参五钱，黄芩一钱，竹茹一钱，当归一钱。

【主治】妊娠脏躁。

1611 宫外孕Ⅰ号方

【方源】《中医妇科学》。

【组成】赤芍、丹参各15g，桃仁9g。

【功用】活血祛瘀。

【主治】宫外孕已破损型。突发下腹剧痛、拒按，面色苍白，四肢厥逆，冷汗淋漓，恶心呕吐，血压下降或不稳定，有时烦躁不安或表情淡漠，脉微欲绝或细数无力。

1612 宫外孕Ⅱ号方

【方源】《中医妇科学》。

【组成】赤芍、丹参各15g，桃仁9g，三棱3~6g，莪术3~6g。

【功用】活血化瘀，消癥消胚。

【主治】宫外孕未破损型及包块型。

1613 椒芷汤

【方源】《叶氏女科》卷二。

【组成】川椒（去目）一两，白芷一两五钱。

【用法】水煎，服头煎；以二煎洗患处。

【主治】妊娠阴痒。妇人受妊后，不节房劳，阳精留蓄因而作痒。

第二十四章　产后病方

一、乳汁不行

1614　下乳汤

【方源】《揣摩有得集》。

【组成】生芪三钱，当归三钱，白术一钱半（炒），川芎一钱半（炒），甲珠三分，通草一钱，王不留行五钱（炒），川贝一钱（去心），漏芦二钱，白芷五分，桔梗八分，生草六分。

【用法】藕节三寸为引，水煎服。

【主治】产后无乳，或人弱气血两亏。

1615　下乳天浆散

【方源】《外科正宗》卷三。

【组成】川芎、当归、白芍、熟地、茯苓、天花粉、甘草、王不留行（炒）、麦冬、漏芦、穿山甲（炒）、通草各一钱。

【用法】用健猪前蹄一只煮烂，取汁二碗，同药煎至一碗半，二次顿热，食远服之。以热木梳梳其乳房，其汁如泉涌而来。

【主治】乳母元气虚弱，乳汁微少，或生儿日久乳少。

1616　下乳涌泉散

【方源】《清太医院配方》。

【组成】当归、川芎、天花粉、白芍药、生地黄、柴胡各一两，青皮、漏芦、桔梗、木通、白芷、通草各五钱，穿山甲一两五钱，王不留行三两，甘草二钱五分。

【用法】上为细末。每服二至三钱，临卧黄酒调下。

【主治】产妇乳汁不行。

1617　生乳丸

【方源】《北京市中药成方选集》。

【组成】当归八两，生地八两，川芎四两，生白芍八两，通草二两，生麦芽十六两，穿山甲四两，漏芦八两，生黄芪八两，鹿角霜八两，广木香四两，王不留行（炒）四两。

【用法】上为细末，过箩，炼蜜为丸，重三钱，蜡纸管封固。每服一丸，日服二次，温开水送下。

【功用】补气，活血，下乳。

【主治】产后气血亏损，乳少，乳汁不足。

1618　透泉散

【方源】《鸡峰普济方》卷十六。

【组成】猪悬蹄甲、穿山甲、漏芦各半两。

【用法】上将猪悬蹄甲、穿山甲炒焦色，同漏芦一处为末。每服二钱，食后以温酒调下。

【功用】下奶。

1619　涌泉散

【方源】《仙拈集》卷三。

【组成】当归、生黄芪、通草各二钱，瞿麦、木通、穿山甲、王不留行各一钱半。

【用法】水煎服。另用雄猪蹄一对，酒煮，去浮油，连汤饮。

【功用】催乳。

1620　通乳丹

【方源】《傅青主女科》卷下。

【异名】生乳丹（原书同卷）。

【组成】人参一两，生黄芪一两，当归二两（酒洗），麦冬五钱（去心），木通三分，桔梗三分，七孔猪蹄二个（去爪壳）。

【用法】水煎服。二剂而乳如泉涌矣。

【功用】补气血，生乳汁。

【主治】产后气血两虚，乳汁不下。

1621　通乳汤

【方源】《医学探骊集》卷六。

【组成】当归五钱，白芍四钱，川芎三钱，王不留行三钱，熟地四钱，炙山甲二钱。

【用法】水煎，温服。

【主治】妇人乳汁缺乏。

【加减】脉弦者，乃气逆郁结，加木香、郁金各三钱；脉缓者，乃脾胃虚弱，加焦术、茯苓各三钱。

1622　猪蹄汤

【方源】方出《景岳全书》卷六十一，名见《不知医必要》卷四。

【组成】猪蹄一副，通草二两，川芎一两，甘草一钱，穿山甲十四片（炒）。

【用法】上将猪蹄洗，切，入水六碗，同药煎煮约至三碗，加葱、姜、盐料，取汁饮之。并时用葱汤洗乳为佳。

【功用】助其气血，下乳。

【主治】气血不足，乳汁不下。

【宜忌】忌冷物。夏月不可失盖。

【备注】本方《不知医必要》有陈皮。

1623　滋乳汤

【方源】《衷中参西》上册。

【组成】生黄芪一两，当归五钱，知母四钱，玄参四钱，穿山甲二钱（炒捣），路路通（大者）三枚（捣），王不留行四钱（炒）。

【用法】用丝瓜瓢作引，无者不用亦可。若用猪前蹄两个煮汤，用以煎药更佳。

【主治】产后少乳。其乳少由于气血虚或经络瘀者。

1624　疏肝通乳汤

【方源】《妇科证治概要》。

【组成】当归、穿山甲、漏芦、麦冬各9g，白芍、柴胡、川芎、青皮各6g，薄荷4.5g，王不留行、瓜蒌各15g，皂角刺3g。

【功用】疏肝解郁，通络下乳。

【主治】产后乳汁缺乏，乳汁不行，乳房胀满而痛，精神郁闷，胸胁胀满，食欲减退，甚或恶寒发热，舌黯红，苔薄黄，脉弦或数。

二、中风

1625　天麻散

【方源】《圣济总录》卷一六一。

【组成】天麻、荆芥穗、生干地黄（焙）、独活（去芦头）、当归（切，焙）、桂（去粗皮）、白僵蚕（炒）、防风（去叉）、延胡索各半两。

【用法】上为散，研匀。每服二钱匕，空心薄荷酒调下。

【主治】产后中风，口眼㖞斜，筋脉不利。

1626　加味当归散

【方源】《中医妇科治疗学》。

【组成】当归、炒芥穗各三钱，全蝎二钱，桑寄生五钱，钩藤、僵蚕各三钱。

【用法】水煎，温服，不拘时候。

【功用】疏风解表，养血。

【主治】产后发痉之中风证。因产后感冒风邪，致头项强痛，恶寒发热，身疼腰痛，继而四肢强直，或手足瘛疭，牙关紧闭，舌淡苔薄色白，脉弦紧。

1627　竹叶汤

【方源】《金匮》卷下。

【组成】竹叶一把，葛根三两，防风、桔梗、桂枝、人参、甘草各一两，附子一枚（炮），大枣十五个，生姜五两。

【用法】以水一斗，煮取二升半，分三次温服。温覆使汗出。

【功用】《金匮发微》：清太阳、阳明风热，温脾脏之虚寒。

【主治】产后中风，发热面正赤，喘而头痛。

【加减】颈项强，用大附子一枚（破之如豆大），煎药物去沫；呕者，加半夏半升（洗）。

【方论】①《金匮要略心典》：此产后表有邪而里适虚之证，若攻其表，则气浮易脱；若补其里，则表多不服。竹叶汤用竹叶、葛根、桂枝、防风、桔梗解外之风热，人参、附子固里之脱，甘草、姜、枣以调阴阳之气而使其平，乃表里兼济之法。②《医宗金鉴》：产后汗多，表虚而中风邪病痉者，主之竹叶汤，发散太阳、阳明两经风邪。用竹叶为君者，以发热、面正赤，有热也；用人参为臣者，以产后而喘，不足也；颈项强急，风邪之甚，故佐附子。③《金匮发微》：竹叶、葛根以清胃热，防风、桔梗以散风而定喘，余则仍从阳旦汤意，去芍药而加人参，所以去芍药加人参者，则以阴虚不任苦泄而急于营养之故。

1628 和血熄风汤

【方源】《衷中参西》上册。

【组成】当归一两，生黄芪六钱，真阿胶四钱（不炒），防风三钱，荆芥三钱，川芎三钱，生杭芍二钱，红花一钱，生桃仁一钱半（带皮尖捣）。

【功用】补助气血，逐邪发表。

【主治】产后受风发搐。

【宜忌】若产时下血过多，或发汗过多以致发搐者，此方不可用。

1629 愈风散

【方源】《丹溪心法·附余》卷二十一引《圣惠方》。

【组成】荆芥穗（焙）、当归身尾各等份。

【用法】上为末。每服三钱，豆淋酒调下，口噤者斡开灌之。一方蜜为丸，或面糊为丸，如梧桐子大。每服五十丸，空心米饮送下。

【主治】产后中风，不省人事，口噤牙噤，手足瘛疭，角弓反张，口吐涎沫；血晕，四肢强直，或筑心眼倒，吐泻欲死者。

【备注】豆淋酒：用大黑豆不拘多少，炒焦，投好酒中。

三、血晕

1630 二圣散

【方源】《鸡峰普济方》卷十六。

【组成】当归、五灵脂各等份。

【用法】上为细末。每服一二钱，以酒、童便各半盏调服，不拘时候。

【主治】妇人产后血上攻，迷闷不醒人事。

1631 开郁逐瘀汤

【方源】《中医妇科治疗学》。

【组成】香附、郁金、延胡各三钱，归尾、川芎、青皮、枳壳各二钱。

【用法】水煎服。

【功用】开郁散结。

【主治】产后血晕偏于气郁者，面色苍黯，胸脘及两胁满闷，腹膨胀而痛，时有昏迷，恶露不下或下甚少，舌淡苔薄，脉沉弦。

1632 加味益母散

【方源】《一盘珠》卷七。

【组成】益母草、荆芥（炒黑）各三钱，归尾、红花、丹皮各一钱半，桃仁七粒，山楂（炒黑）三钱，蒲黄、菖蒲、甘草各三分。

【主治】产后血晕，恶露不行。

1633 补气解晕汤

【方源】《傅青主女科》卷下。

【组成】人参一两，生黄芪一两，当归一两（不酒洗），黑芥穗三钱，姜炭一钱。

【用法】水煎服。一剂而晕止，二剂而心定，三剂而血生，四剂而血旺，再不晕矣。

【功效】补气以生血。

【主治】妇人产后气虚血晕。

【方论】本方用参、芪以补气，使气壮而生血也；用当归以补血，使血旺而养气也。气血两旺，而心自定矣。用荆芥炭引血归经，用姜炭以行瘀引阳，瘀血去而正血归，不必解晕而晕自解矣。

1634　卷荷散

【方源】《云岐子保命集》卷下。

【组成】初出卷荷、红花、当归各一两，蒲黄（隔纸炒）、牡丹皮各半两。

【用法】上为细末。每服三钱，空心温酒调下；腊内用童便调下。

【主治】产后血上冲心，血刺血晕，腹痛恶露不快。

【临证举例】产后恶露不下：一妇产后，血上冲心，闭闷欲绝。先以干漆烧烟熏鼻，次以卷荷散三服，服之苏醒，恶露渐下。（《名医类案》）

1635　桃姜煎

【方源】《陈素庵妇科补解》卷五。

【组成】桃仁（去皮尖，研）二十粒，干姜（缓则炮）一钱，当归五钱，川芎一钱，黑荆芥五钱，红花二钱，泽兰一钱二分，炒黑豆百粒，童便一杯。

【功用】逐瘀血，生新血。

【主治】产后不慎，风冷袭于胞门，恶露不下，而上逆冲心则发晕，额出冷汗，口噤牙紧。

【方论】心藏神主血，产后气血两亏，心神已恍惚不定，梦寐惊恐，乃瘀血乘虚冲逆，神为之散，失其主宰，遂至昏晕，不省人事，非辛热之药安能以逐瘀？桃仁、干姜、红花、泽兰，味虽辛热，而性不猛；佐以黑荆，则入血分；配以黑豆，风热尽去；加以童便，清心安神；而芎、归二味，所以生新。

1636　救产丸

【方源】《全国中药成药处方集·沈阳方》。

【组成】香附四两七钱，苍术四两，益母草八两，泽兰叶四两，川芎、桃仁各三两，川牛膝、当归、延胡索、粉甘草各二两，大黄一斤，红花、苏木各八两，黑豆一斤。

【用法】上药前十味研末，后四味熬膏，合并为丸，二钱重。每服一丸，黄酒或白开水送下。

【功用】活血化瘀，止痛镇痉。

【主治】产后血晕，失血过多，精神恍惚，恶露不净，腰腿疼痛，小腹块痛。

【宜忌】忌生冷刺激物。

1637　清魂散

【方源】《古今医鉴》卷十二。

【组成】泽兰叶、荆芥各一钱，川芎八分，人参五分，甘草三分，陈皮七分，香附（醋炒）七分，白芷五分，益母草一钱，当归八分，生地八分，丹皮五分，红花三分，蒲黄（炒黑）七分。

【用法】上锉一剂。以水一盏半，煎至七分，去滓，入童便半盏，温服。

【主治】产后血晕。由败血流入肺经，头旋目眩，昏闷不省者。

四、恶露未尽

1638　化瘀四物汤

【方源】《女科指要》卷五。

【组成】熟地四钱，当归二钱，白芍一钱半（酒炒），川芎一钱，香附二钱（醋炒），五灵脂二钱（炒黑）。

【用法】水煎，去滓温服。

【主治】产妇血虚气滞，瘀血留结，腹痛不止，恶露不能遽净焉。

【方论】熟地补血以滋冲任，当归养血以雄经脉，白芍敛阴和血，香附调气解郁，川芎行血海以调血脉，灵脂祛瘀血以除腹痛，而定血露不绝也。水煎温服，使瘀化气调，则经血自充，而冲任融和，瘀血自化，焉有腹痛不退，恶露不净乎？

1639 丹参泽兰饮

【方源】《中医妇科治疗学》。

【组成】丹参四钱，香附三钱，延胡二钱，焦艾、泽兰各三钱，赤芍、楂炭各二钱，炒黑豆四钱。

【用法】水煎，食前温服。

【功用】理气行滞，活血祛瘀。

【主治】血瘀兼气滞。产后数日，恶露忽然增多，并有血块，面色黯滞，胸腹胀满加剧，少腹疼痛，压之似有硬块，大便秘结，小便微难，舌质淡苔润，脉象沉弦。

1640 生化汤

【方源】《景岳全书》卷六十一引钱氏方。

【组成】当归五钱，川芎二钱，甘草（炙）五分，焦姜三分，桃仁十粒（去皮尖、双仁），熟地三钱（一方无熟地）。

【用法】上咬咀。水二盅，加大枣二枚，煎八分，温服。

【功用】《回生集》：逐瘀生新。

【主治】产后恶露不行，小腹冷痛。现用于产后子宫复旧不良，产后子宫收缩疼痛，小产后胎盘残留，人工流产后出血不止，子宫肌瘤，子宫肥大症，宫外孕等。①《景岳全书》引钱氏方：妇人胎前产后皆宜此药；胎衣不下，或血冷气闭，血枯气弱者。②《傅青主女科》：胎前素弱妇人，见危症热症坠胎；产后血块；分娩之后，眼见黑花，头眩昏黑，不省人事；新产后，荣卫俱虚，易发寒热，身痛腹痛。③《医林纂要》：恶露不行及儿枕作痛。④《外科真诠》：产后恶血未尽，脐腹刺痛，或注于股内肿痛如锥，此由冷热不调，血瘀经络而然。⑤《增订胎产心法》：胎漏小产，腹痛成块有形，属血虚气逆者。

【宜忌】《医原》：生化汤活血化瘀，儿枕作痛尚宜。其有肝虚血燥体质，平时常有肝阳上冒见证，生化汤辛温走窜，又不宜服。尝有服此成痉厥者，不可不知。

【加减】凡血晕虚晕，加荆芥穗六七分；凡产妇气虚气脱，倦怠无力，加人参、黄芪；凡阳虚厥逆，加附子、肉桂；脉虚烦渴，加麦冬、五味；气壅有痰，加陈皮、竹沥；血虚血燥便结，加麻仁、杏仁、苁蓉；多汗不眠，加茯神、枣仁、黄芪；上体多汗加麻黄根，下体多汗加汉防己；烦热，加丹皮、地骨皮；口噤如风，反张瘛疭者，加荆芥、防风各三四分；恶露未尽，身发寒热，头痛胁胀，其小腹必然胀痛，加红花、丹皮、肉桂各三四分，延胡索一钱；内伤饮食，加山楂、陈皮、砂仁，或神曲、麦芽；外伤寒湿，加苍术、白术；血积食积，胃有燥粪，脐腹胀痛，加大黄二钱；产后下血不止，或如屋漏水，沉黑不红，或断或来，或如水，或有块，淋沥不休，此气血大虚之候，不可误用寒凉，其脉浮脱者，可加附子辈诸阳分药，否则无救矣。

【方论】①《医林纂要》：妇人产子，血既大破矣，而用力已劳，气亦耗泄，故产后多属虚寒。其有恶露不行，儿枕作痛诸病，皆气不足以行之故，故治此宜用温以行之。当归以滋养其新血，川芎以行血中之气，干姜以温之，炙草温中补气，而微用桃仁以行之。治余血作痛之方，宜莫良于此矣。②《成方便读》：夫产后血气大虚，固当培补，然有败血不去，则新血亦无由而生，故见腹中疼痛等证，又不可不以去瘀为首务也。方中当归养血，甘草补中，川芎理血中之气，桃仁行血中之瘀；炮姜色黑入营，助归、草以生新，佐芎、桃而化旧，生化之妙，神乎其神；用童便者，可以益阴除热，引败血下行故道也。

【临证举例】①产后调理：给60名产妇服用生化汤原方，每天1剂，于产后即连服3剂，并与对照组（未服生化汤）进行对比观察。结果，服药组在产褥期发生的不利于产后恢复或不舒服的情况比对照组减少16.6%，其中对照组的病变率为28.33%，服药组为10%。

认为生化汤的产后调理作用，主要表现在预防产褥感染（服药组与对照组之比为1：3）与促进泌乳功能方面（服药组与对照组乳汁分泌不足之比为1：4）。此外，服药组产后宫缩痛增加，说明生化汤有加强子宫收缩的作用，这对防止产褥期的病变也是有利的。（《江西中医药》1960，6：25.）②小产后胎盘残留：用生化汤去甘草，加益母草、熟地、丹皮、红花、艾叶，治疗小产后胎盘残留22例，其中有3例曾住院做过刮宫手术二次以上，但未见效果。少者服药2剂，多者服药6剂，即排下残留胎盘，出血及腹痛消除，22例全部治愈，且追踪半年无临床症状。（《广东中医》1962，9：17.）③人工流产后出血不止：对3例人流后阴道流血不止患者，经用各种止血药与子宫收缩药无效，后改用生化汤去炙草加丹参、益母草、牛膝，水煎服，每日1剂，服药1~3剂，阴道流血即停止。3例均治愈。（《广西卫生》1975，2：50.）④产后子宫复旧不良与产后子宫收缩痛：选择产后子宫复旧不良59例，产后子宫收缩痛41例，给予煎服生化汤加红花治疗，并与同时期用麦角新碱治疗产后子宫复旧不良50例进行比较。结果：产后子宫复旧不良，中药治疗组：治疗前24小时宫底平均下降0.59cm，服药后24小时宫底平均下降3.28cm，治疗后比治疗前要快5倍多；西药治疗组：用药后24小时宫底平均下降1.40cm。中药组较西药组宫底下降速度快1倍多。产后子宫收缩痛，服生化汤加红花治疗的41例中，疗效显著者35例，效果不明显者3例，记录不详者3例。服生化汤加红花的两组患者共100例，其中47例服药后阴道有血块排出，部分患者服药后有子宫收缩感。认为生化汤加红花的作用可使子宫收缩呈节律性加强，进而促进产后子宫的复旧及产后子宫收缩痛的消失。（《新中医》1977，2：38.）⑤子宫肌瘤及子宫肥大症：以加味生化汤（生化汤加益母草、炒荆芥穗）为主方，水煎服，一日一剂，30剂为一疗程，治疗子宫肌瘤与子宫肥大症共70例。其中，子宫肌瘤24例，治愈8例，有效13例，无效3例；子宫肥大症46例，治愈25例，有效18例，无效3例。最少服药10剂，最多84剂，以30~60剂为多，占75%。（《山西医药杂志》1980，6：21.）

【现代研究】《山西医药杂志》（1980，3：7.）：为了探讨临床运用加味生化汤（生化汤加益母草、炒荆芥穗）治疗子宫肌瘤与子宫肥大症的机制，以乙烯雌酚造成小白鼠子宫肥大模型，观察口服加味生化汤对正常与去卵巢之小鼠子宫重量与组织形态的影响。结果显示：加味生化汤在正常育龄小白鼠，可对抗雌激素使子宫充血水肿、增生肥厚的作用，而致子宫重量减轻，初步证实了临床治疗子宫肥大症的疗效。另外，对少数子宫做了组织化学的染色观察，发现用药组糖原与脱氧核糖核酸含量都有减少。去卵巢小白鼠排除了卵巢激素之影响，便于观察加味生化汤对外源性雌激素在子宫之作用。但是实验结果与原设想相反，不仅没有像正常小鼠之作用，反而促进子宫增重。组织切片所见，本方用于去卵巢小鼠可使雌激素所致的炎症反应明显消退。这可能就是机体不同功能状态下中药所发挥的双向调整作用，即在子宫异常增大时，加味生化汤可使其回缩与减重；当卵巢功能低下时，加味生化汤又能代偿部分卵巢功能，以防止子宫萎缩。

【备注】本方《傅青主女科·产后篇》无熟地、大枣，以黄酒、童便各半煎服。

1641 当归玄胡索汤

【方源】《万氏女科》卷三。

【组成】归身尾、延胡索各一钱半，五灵脂、蒲黄各一钱，赤芍、桂心各七分，红花五分。

【用法】水酒各一盏，煎一盏，入童便一盏同服。

【主治】产前聚血，产后气虚，恶露未尽，新血与故血相搏，腹中有块，上下时动，痛不可忍，俗谓之儿枕痛，亦血瘕之类。

1642 没药丸

【方源】《全生指迷方》卷四。

【组成】当归（焙）一两，桂心、芍药各半两，没药一分，桃仁（去皮尖，炒）一分，虻虫（去头足翅，炒）、水蛭（炒）各三十枚。

【用法】上为细末，醋糊为丸，如梧桐子大。每服三丸，以醋汤送下。

【功用】《景岳全书》：逐滞血。

【主治】①《全生指迷方》：恶露方行忽然断绝，骤作寒热，脐腹大痛，胸中如以针刺，此大有蓄血留于经络。②《外科理例》：由冷热不调，或思虑动作，气乃壅遏，血蓄经络而恶血未尽，脐腹刺痛，或流注四肢，或注股内，痛如锥刺，或两股肿痛。

【方论】《医略六书》：没药散瘀血，当归养新血，赤芍破血泻血滞，桃仁破瘀开血结，水蛭攻血之坚凝，虻虫攻血之疼胀。醋丸以搜之，酒煎以行之，使瘀结即化，则坚胀自消，而胞门清肃，恶露复行，何坚胀疼痛之不除哉！

1643 黑神散

【方源】《妇人良方》卷十八。

【组成】熟干地黄、蒲黄（炒）、当归、干姜（炮）、桂心、芍药、甘草各四两，黑豆（炒，去皮）半斤。

【用法】上为细末。每服二钱，酒半盏，童便半盏，同煎调服。

【主治】妇人产后恶露不尽，胞衣不下，攻冲心胸痞满；或脐腹坚胀撮痛，及血晕神昏，眼黑口噤，产后瘀血诸疾。

1644 蒲黄通瘀煎

【方源】《医略六书》卷三十。

【组成】当归三钱，赤芍一钱半，肉桂一钱半（去皮），泽兰三钱，荆芥一钱半（炒灰），蒲黄三钱，五灵脂三钱，枳壳一钱半（炒），炮姜一钱半，益母草三钱。

【用法】水煎，去滓，温服。

【主治】产后经寒，气滞血瘀而恶露不通，身热胀满，腹痛势甚，脉涩大者。

【方论】当归养血和血以荣经，赤芍破血活血以降瘀，蒲黄破瘀通恶露，灵脂破瘀降浊阴，肉桂温经通血闭，泽兰泻热通经闭，荆芥散热和血，枳壳破滞化气，炮姜温中逐寒，益母祛瘀生新。水煎温服，使经寒散而中气暖，则瘀血化而恶露自通，身热胀满无不退，腹中疼痛无有不除者。

五、腹痛腰痛

1645 下瘀血汤

【方源】《金匮》卷下。

【组成】大黄二两，桃仁二十枚，䗪虫二十枚（熬，去足）。

【用法】上为末，炼蜜和为四丸。以酒一升，煎一丸，取八合，顿服之。新血下如豚肝。

【主治】产妇腹痛，腹中有干血着脐下，经水不利。

【方论】①《金匮玉函经二注》：血之干燥凝着者，非润燥荡涤不能去也。芍药、枳实不能治，须用大黄荡逐之；桃仁润燥，缓中破结；䗪虫下血；用蜜补不足，止血和药，缓大黄之急，尤为润也。②《金匮要略心典》：大黄、桃仁、䗪虫下血之力颇猛，用蜜丸者，缓其性不使骤发，恐伤上二焦也。酒煎顿服者，补下治下制以急，且去疾惟恐不尽也。

1646 匀气饮

【方源】《丹台玉案》卷五。

【组成】乌药、当归梢、桃仁各一钱五分，杜仲、牛膝、官桂各一钱，川芎五分。

【用法】水煎，临服加酒一杯。

【主治】产后腰痛，不能转侧，恶血不甚下者。

1647 玄胡索汤

【方源】《明医指掌》卷九。

【组成】延胡索一钱，当归（酒洗）一钱，白芍（酒炒）一钱，厚朴（姜炒）一钱，莪术（煨）一钱，川楝子一钱，三棱（煨）一钱，木香（煨）一钱，川芎一钱二分，桔梗一钱二分，黄芩（炒）八分，甘草（炙）七分，槟榔一钱。

【用法】上锉一剂。水二盏，煎八分，空心时热服。

【主治】产后七情伤感，血与气并，心腹疼痛。

1648 芍药黄芪汤

【方源】《千金方》卷三。

【组成】芍药四两，黄芪、白芷、桂心、生姜、人参、川芎、当归、干地黄、甘草各二两，茯苓三两，大枣十枚。

【用法】上㕮咀。以酒、水各五升，合煮取三升，去滓，食前服一升，每日三次。

【主治】产后心腹痛。

【方论】《千金方衍义》：此以血气亏损而致心腹疼痛，故用保元合内补当归建中之制，更加芎、地以滋冲脉之虚，苓、芷以散子户之风也。

1649 当归失笑散

【方源】《明医指掌》卷九。

【组成】当归五钱，蒲黄（炒黑）五钱，五灵脂五钱。

【用法】上为末。每服二钱，醋调熬成膏子，白滚汤送下。

【主治】产后心腹绞痛欲死，及儿枕作痛。

1650 当归生姜羊肉汤

【方源】《金匮》卷上。

【组成】当归三两，生姜五两，羊肉一斤。

【用法】以水八升，煮取三升，温服七合，日三服。如加生姜等者，亦加水五升，煮取三升二合服之。

【功用】《医方发挥》：温中补血，祛寒止痛。

【主治】寒疝腹中痛及胁痛里急者；产后腹中疞痛，腹中寒疝，虚劳不足。

【加减】若寒多者，加生姜一斤；痛多而呕者，加橘皮二两，白术一两。

【方论】①《金匮要略论注》：寒疝至腹痛胁亦痛，是腹胁皆寒气所主，无复界限，更加里急，是内之荣血不足，致阴气不能相荣，而敛急不舒，故以当归、羊肉兼补兼温，而以生姜宣散其寒。然不用参而用羊肉，所谓"精不足者，补之以味"也。②《金匮要略心典》：此治寒多而血虚者之法，血虚则脉不荣，寒多则脉绌急，故腹胁痛而里急也。当归、生姜温血散寒，羊肉补虚益血也。③《古方选注》：寒疝为沉寒在下，由阴虚得之，阴虚则不得用辛热燥烈之药重劫其阴，故仲景另立一法，以当归、羊肉辛甘重浊、温暖下元而不伤阴，佐以生姜五两，加至一斤，随血肉有情之品引入下焦，温散冱寒。若痛多而呕，加陈皮、白术莫安中气，以御寒逆。本方三味，非但治疝气逆冲，移至产后下焦虚寒，亦称神剂。

【临证举例】①产后腹痛：冬月产后，少腹绞痛，诸医谓为儿枕之患，去瘀之药，屡投愈重，乃至手不可触，痛甚则呕，二便紧急，欲解不畅，且更牵引腰胁俱痛，势颇迫切。急延二医相商，咸议当用峻攻，庶几通则不痛。余曰：形赢气馁，何胜攻击，乃临产胎下，寒入阴中，攻触作痛，故亦拒按，与中寒腹痛无异。然表里俱虚，脉象浮大，法当托里散邪。但气短不续，表药既不可用，而腹痛拒按，补剂亦难遽投。仿仲景寒疝例，与当归生姜羊肉汤，因兼呕吐，略加陈皮、葱白，一服微汗而愈。（《得心集医案》）②寒疝：一妇人产当寒月，寒气入于产门，脐下胀满，手不敢犯，此

寒疝也。医将治之以抵当汤，谓其瘀血。予教之曰：非其治也，可服张仲景羊肉汤，二服而愈。(《本草衍义》)

1651 积实芍药散

【方源】《金匮》卷下。

【组成】枳实(烧黑，勿太过)、芍药各等份。

【用法】上为散。每服方寸匕，一日三次，以麦粥送下。

【功效】《金匮要略浅注》：调和气血之滞。

【主治】产后腹痛，烦满不得卧；痈脓。

【方论】《金匮要略本义》：产妇血流不快，积于腹中作痛，心烦胁满不得卧，此为实邪。法应开散而行其瘀滞，则诸病可已。积实烧黑者，入血中行积也；加以芍药走血分，而血癥可散矣；以麦粥下之者，即大麦粥取其滑润宜血，且能益胃气也。

1652 养荣壮肾汤

【方源】《傅青主女科·产后编》卷下。

【组成】当归二钱，防风四分，独活、桂心、杜仲、续断、桑寄生各八分。

【用法】加生姜三片，水煎服。

【主治】产后感风寒，腰痛不可转。

【加减】服药后痛未止，属肾虚，加熟地三钱。

1653 散结定疼汤

【方源】《傅青主女科》卷下。

【组成】当归一两(酒洗)，川芎五钱(酒洗)，丹皮二钱(炒)，益母草三钱，黑芥穗二钱，乳香一钱(去油)，山楂十粒(炒黑)，桃仁七粒(泡，去皮尖，炒，研)。

【用法】水煎服。一剂而疼止，不必再剂。

【功用】补血逐瘀。

【主治】妇人产后因瘀血而致少腹疼痛，甚则结成一块，按之愈疼。

六、自汗盗汗

1654 止汗散

【方源】《傅青主女科·产后编》卷上。

【组成】人参二钱，当归二钱，熟地一钱半，麻黄根五分，黄连五分(酒炒)，浮小麦一大撮，大枣一枚。

【主治】产后盗汗。

1655 母鸡汤

【方源】《景岳全书》卷六十一。

【组成】人参、黄芪、白术、白茯苓、麻黄根、牡蛎(煅)各三钱。

【用法】上用母鸡一只，去毛杂净，水六七碗，同药煮至三碗。任意服之。

【主治】产后褥劳，虚汗不止。

1656 黄芪汤

【方源】《圣济总录》卷一六四。

【组成】黄芪(锉)、白术(锉，炒)、牡蛎(熬为粉)、白茯苓(去黑皮)、防风(去叉)、生干地黄(焙)、麦冬(去心，焙)各一两。

【用法】上为粗末。每服三钱匕，水一盏，煎至七分，去滓温服，不拘时候。

【主治】①《圣济总录》：产后荣卫虚损，汗出不止。②《宋氏女科秘书》：产后阴虚，又遇风邪，虚汗不止。

【方论】《济阴纲目》：黄芪得防风其功愈大，为易于固表也；牡蛎，肾家药也，以肾液入心为汗，故止汗又宜固肾，其他可意解也。

1657 麻黄根散

【方源】《圣惠方》卷七十八。

【异名】麻黄根汤(《万氏女科》卷三)。

【组成】麻黄根、当归(锉，微炒)、黄芪(锉)、人参(去芦头)、甘草(炙微赤，锉)、牡蛎粉各半两。

【用法】上为粗散。每服四钱，以水一中

盏，煎至六分，去滓温服，不拘时候。

【主治】①《圣惠方》：产后虚汗不止。②《万氏女科》：虚汗不止，身热发渴，惊悸不安。

七、大小便异常

1658 大黄甘遂汤

【方源】《金匮》卷下。

【组成】大黄四两，甘遂二两，阿胶二两。

【用法】以水三升，煮取一升，顿服之。其血当下。

【主治】妇人产后，水与血结于血室，少腹满如敦状；及男女膨胀、癥闭、淋毒，小腹满痛者。①《金匮》：妇人少腹满如敦状，小便微难而不渴，生后者，此为水与血俱结在血室也。②《金匮要略今释》引《类聚方广义》：经水不调，男女癥闭，小腹满痛者；淋毒沉滞，梅淋小腹满痛不可忍，尿脓血者。③《金匮要略方义》：膨胀，瘀血内阻，水气内停，腹大坚满，脉络怒张，胁腹攻痛，大便难，小便涩，口不渴，舌暗苔白者。

【方论】①《金匮要略心典》：少腹满如敦状者，言少腹有形高起，如敦之状，与《内经》胁下大如覆杯之文略同。小便难，病不独在血矣；不渴，知非上焦气热不化；生后即产后，产后得此，乃是水血并结，而病属下焦也。故以大黄下血，甘遂逐水，加阿胶者，所以祛瘀浊而兼安养也。②《金匮要略方义》：方中以大黄破血攻瘀，甘遂攻逐水邪。盖产后多虚，易伤阴血，纯用破逐之剂，恐重伤阴血，故佐以阿胶益阴养血，使攻邪而不伤正。

【临证举例】①淋证：一僧年二十八，患淋沥数年，时出脓血，或如米泔水，大便下利，时又秘闭，下利时淋沥稍安，秘闭则甚。余诊之，少腹满如敦状，按之引茎中痛，乃作此方饮之，大下利，病顿退，数日而全愈。（《金匮要略今释》引《古方便览》）②产后尿

潴留：李某，女，26岁，1970年11月就诊，第一胎是足月横位难产。产后三日，腹胀日重，疼痛加剧，少腹与脐周隆起，如孕六七月状，按之硬，小便不利，滴滴可下，尚不甚急迫，脉沉涩，舌质红暗苔滑，乃投《金匮》大黄甘遂汤而愈。（《河南中医》1983，4：30.）

1659 小蓟汤

【方源】《万氏女科》卷三。

【组成】小蓟根、生地、赤芍、木通、蒲黄、甘草梢、淡竹叶各一钱，滑石二钱，灯心四十五寸。

【用法】水煎服。

【主治】产后尿血。败血流入膀胱，小腹痛，或内热小腹不通，但尿时涩痛者。

【加减】败血，加归梢、红花各一钱；兼内热，加黄芩、麦冬各一钱。

1660 升麻黄芪汤

【方源】《衷中参西》上册。

【组成】生黄芪五钱，当归四钱，升麻二钱，柴胡二钱。

【主治】转胞，小便滴沥不通。

【临证举例】产后小便不利：一妇人，产后小便不利，遣人询方。俾用生化汤加白芍，治之不效，复来询方。言有时恶心呕吐，小便可通少许。愚恍悟曰：此必因产时努力太过，或撑挤太甚，以致胞系了戾，是以小便不通。恶心呕吐，则气机上逆，胞系有提转之势，故小便可以稍通也。遂为拟此汤，一剂而愈。

1661 白头翁加甘草阿胶汤

【方源】《金匮》卷下。

【组成】白头翁、甘草、阿胶各二两，秦皮、黄连、柏皮各三两。

【用法】以水七升，煮取二升半，纳胶令消尽，分三次温服。

【主治】①《金匮》：妇人产后下利虚极。②《金匮要略集注》引东洞吉益：热利下重，

大便下血，心烦不得眠者。

【方论】①《金匮要略论注》：虚极不可无补，但非参、术所宜，恶其壅而燥也；亦非苓、泽淡渗可治，恐伤液也。唯甘草之甘凉，清中即所以补中；阿胶之滋润，去风即所以和血。以此治病即以此为大补，方知凡痢者湿热非苦寒不除，故类聚四味之苦寒不为过。若和血安中，只一味甘草及阿胶而有余。治痢好用参、术者，正由未悉此理耳。②《金匮玉函经二注》：伤寒厥阴证下利重者，白头翁汤四味尽苦寒以治热，苦以坚肠胃。此产后气血两虚，因加阿胶补气血而止利，甘草缓中通血脉。然下利，血沸也，夫人之血行则利自止，甘草尤为要药。此方岂独治产后哉！

【临证举例】痢疾：患者女，60余岁。痢下赤白，日数十遍，里急后重。曾服呋喃西林2日，效果不显，发热不高，口干，尚不作渴，舌质淡红，舌边呈细小赤点，干而无津，脉象细数。认为老年津血不足，又患热痢，津血更易耗损。拟白头翁加甘草阿胶汤：白头翁12g，黄连6g，川黄柏6g，秦皮9g，阿胶9g（烊），甘草6g。煎至200ml，分2次服。上午服第1剂，至晚大便已变粪，续进1剂病愈。(《中医杂志》1980，2：58.)

1662　参术膏

【方源】《丹溪心法》卷五。

【组成】人参二钱半，白术二钱，桃仁、陈皮各一钱，黄芪一钱半，茯苓一钱，甘草（炙）半钱。

【用法】上咬咀。水煎猪、羊胞，后入药，作一服。

【主治】产后胞损成淋沥。

【方论】①《成方切用》：产后胞损，必令气血骤长，其胞可完，若稍迟缓，恐难成功。故以参、芪、术、草以补之，加陈皮以宣其滞，桃仁以活其血，茯苓以助其下行，用猪羊胞煮汤，入药煎服，取其以胞补胞之义，不

特引经也。②《成方便读》：方中参、芪、术、草，大补元气，而生阴血；然产后不无瘀浊垢滞之物，故以陈皮行气，茯苓降浊，桃仁祛瘀，猪、羊胞假血肉有情之品，以补其所损之处耳。

【临证举例】产妇胞损：尝见尿胞因收生者之不谨，以致破损而得淋沥病。徐氏妇，壮年得此，因思肌骨破伤在外者且可补完，胞虽在腹，恐亦可治。诊其脉虚甚，因悟曰：难产之人多是血虚，难产之后，气血尤虚，因用峻补之药，以术、参为君，桃仁、陈皮、黄芪、茯苓为佐，而煎以猪、羊胞中汤，于极饥时与之，每剂用一两，至一月而安，恐是气血聚长，其胞可完，若稍迟缓，恐难成功。(《丹溪治法心要》)

1663　养正通幽汤

【方源】《胎产心法》卷下。

【组成】川芎一钱或一钱五分或二钱，当归四钱或六钱，桃仁十粒（去皮尖），炙草五分，陈皮四分，麻仁一钱或一钱五分（炒），肉苁蓉一钱或二钱（酒洗，去泥甲）。

【用法】水煎服。

【主治】产后大便秘结。

【加减】如有血块痛，加肉桂、炒延胡索各五分，不用苁蓉；如气虚多汗，加蜜炙黄芪一钱，人参一二钱（一方再加麻黄根一钱）；燥渴，加去心麦冬一钱五分，人参一二钱（一方再加五味子七粒）；腹满便实，加去心麦冬一钱，麸炒枳壳六分；汗出、谵语、便实，乃气血并竭神衰，心主失守，宜养气安神，加茯神、炒枣仁、制远志肉、炙黄芪、柏仁、苁蓉各一钱，人参、土炒白术各二钱。

1664　润肠五仁丸

【方源】《医略六书》卷三十。

【组成】桃仁三两，杏仁二两（去皮），松子仁三两，郁李仁三两，柏子仁三两。

【用法】上为末，蜜为丸。每服三钱，米

饮送下。

【主治】产后血瘀便秘，脉沉涩滞者。

【方论】产后血瘀，气逆不能施化津液而肠胃枯涩，大便燥结不通。桃仁破瘀血以润燥，杏仁降逆气以润肠，松子仁润胃燥以解郁，柏子仁养心神以泽枯，郁李仁润肠散结以宣通也。蜜丸以润之，饮下以和之，使瘀化气平，则津液施化而胃肠无枯涩之虞，何秘结之足患乎？

1665　滑石通淋散

【方源】《济阴纲目》卷十四。

【组成】赤茯苓、泽泻、木通、黄连、猪苓各八分，白术、瞿麦、山栀子、车前子各等份，滑石四分。

【用法】上锉。加灯心十二茎，水煎，空心热服。

【主治】产后因血热积于小肠，经水不利，恣食热毒之物而成小便紧涩不通者。

八、骨蒸劳热

1666　加味大造汤

【方源】《傅青主女科·产后编》卷下。

【组成】人参一两，当归一两，麦冬八分，石斛八分（酒蒸），柴胡六钱，生地二两，胡连五钱，山药一两，枸杞一两，黄柏七分（炒）。

【用法】先将麦冬、地黄捣烂，后入诸药同捣为丸，加蒸紫河车另捣，焙干为末，炼蜜为丸。

【主治】产后骨蒸劳热。

【备注】若服清骨散、梅连丸不效，服此方。

1667　加减青蒿鳖甲汤

【方源】《中医妇科治疗学》。

【组成】青蒿梗、鳖甲、生地各三钱，丹皮二钱，地骨皮、芍药、麦冬各三钱，茯神四钱。

【用法】水煎服。

【功用】养阴清热。

【主治】产后阴虚血燥，发热数日，午后更甚，肤热颧红，手心发热，心烦不安，舌质淡，苔薄微黄而干，脉细数。

1668　保真汤

【方源】《产后编》卷下。

【组成】黄芪六分，人参二钱，白术二钱（炒），炙草四分，川芎六分，当归二钱，天冬一钱，麦冬二钱，白芍二钱，枸杞二钱，黄连六分（炒），黄柏六分（炒），知母二钱，生地二钱，五味十粒，地骨皮六分。

【用法】上加大枣三枚（去核），水煎服。

【主治】产后骨蒸。

1669　黄芪丸

【方源】《医略六书》卷三十。

【组成】熟地五两，黄芪三钱（蜜炙），鳖甲三两（醋炙），川芎一两，当归三两，白芍一两半（醋炒），五味一两半，柏仁三两（炒），桂心一两半，续断三两。

【用法】上为末，炼蜜为丸。每服五钱，以米饮送下。

【主治】蓐劳，潮热憎寒，自汗不止，脉数弦软微涩者。

【方论】产后血气两虚，肝阴不足而阴不维阳，故潮热憎寒，自汗不止，势必将成蓐劳。熟地补阴滋血，柏仁养心宁神，黄芪补气益卫阳，当归养血益营阴，鳖甲滋肝阴以散结，白芍敛脾阴以和营，川芎引入血海，五味收敛津液，续断续完筋脉，桂心温暖营血，蜜丸饮下，使血气内充，则肝阴自复而营卫调和，何虑寒热自汗不止，蓐劳将成不痊乎？

1670　清热地黄饮

【方源】《中医妇科治疗学》。

【组成】生地四钱，地骨皮、丹皮、天花

粉、连翘各三钱，芦根四钱，淡竹叶三钱。

【用法】水煎，微温服。

【功用】清热凉血，佐以生津。

【主治】产后发热，头晕而痛，面红唇燥，手足心热，心烦口渴，喜当风凉，便燥溺短，甚则谵妄，舌红苔黄，脉数。

【加减】心烦甚者，去淡竹叶，加莲子心、通草各二钱；恶露骤然停滞，加桃仁、通草各二钱。

1671　清热养血汤

【方源】《会约医镜》卷十五。

【组成】当归一钱半，熟地三钱，生地二钱，白芍（酒炒）、阿胶（炒）、青蒿、麦冬各一钱，丹皮一钱半。

【用法】水煎，温服。

【主治】产后血虚发热，午后更甚，羸瘦无神。

【加减】如五心热，加玄参一钱；如咳嗽，加川贝母一钱半，款冬花一钱；如吐血，加紫菀一钱半，丝茅根（捣汁）半杯，童便半杯，合服；如骨蒸，加地骨皮一钱半；如热甚，加龟胶二三钱。

九、气血亏虚

1672　八珍汤

【方源】《医彻》卷四。

【组成】人参一钱，白术一钱（土炒），茯苓一钱，炙甘草三分，川芎五分，熟地一钱，当归一钱，白芍药一钱（酒炒），杜仲一钱（盐水炒），川续断一钱（酒炒）。

【用法】加大枣二枚，生姜一片，水煎服。

【主治】产后气血两虚，四肢乏力。

1673　人参散

【方源】《圣惠方》卷八十一。

【组成】人参一两（去芦头），当归半两（锉，微炒），五味子三分，黄芪三分（锉），川芎三分，桂心三分，续断三分，白茯苓三分，熟干地黄一两，白术半两，麦冬半两（去心），甘草一分（炙微赤，锉）。

【用法】上为散。每服四钱，以水一中盏，加生姜半分，大枣三枚，煎至六分，去滓温服，一日三次。

【主治】产后虚羸，腑脏气乏，食饮不进。

1674　补虚汤

【方源】《医略六书》卷三十。

【组成】人参一钱半，黄芪三钱（蜜炙），白术一钱半（制），当归三钱，川芎一钱，茯神一钱半（去木），炙草八分，生姜三片，大枣三枚。

【用法】水煎，去滓温服。

【主治】产后虚羸寒热，脉软弦涩。

【方论】产后气虚邪伏，营气不振，故虚羸困乏，寒热不止。人参扶元补气以御邪，白术健脾生血以壮气，黄芪补气益卫，当归养血益营，茯神安神定志，川芎活血行气，炙草以缓中益胃，姜、枣以调和营卫。水煎温服，使元气内充，则虚邪外散而营卫调和。

1675　转气汤

【方源】《傅青主女科》卷下。

【组成】人参三钱，茯苓三钱（去皮），白术三钱（土炒），当归五钱（酒洗），白芍五钱（酒炒），熟地一两（九蒸），山萸三钱（蒸），山药五钱（炒），芡实三钱（炒），柴胡五分，补骨脂一钱（盐水炒）。

【用法】水煎服。三剂效，十剂痊。

【功用】补血养肝，补精生血。

【主治】产后气血大亏，肝肾两虚。四肢浮肿，寒热往来，气喘咳嗽，胸膈不利，口吐酸水，两胁疼痛。

【方论】此方皆是补血补精之品，何以名为转气耶？不知气逆由于气虚，乃是肝肾之气虚也，补肝肾之精血，即所以补肝肾之气也。盖虚则逆，旺则顺，是补即转也；气转而各症尽愈，阴出之阳，则阴阳无扞格之虞矣。

十、咳嗽气喘

1676 瓜蒌汤

【方源】《产科发蒙》卷四引《赤水医案》。

【组成】瓜蒌仁六两，桑白皮、杏仁、半夏、桔梗、紫苏子、枳壳各一钱。

【用法】水煎，温服。

【主治】产后咳嗽，痰不易出，左胁疼痛，内热气壅，不能伏枕。

1677 百部汤

【方源】《圣济总录》卷一六四。

【组成】百部、款冬花、紫菀（去苗土）、贝母（去心）、知母（焙）、白薇、杏仁（去皮尖、双仁，炒）各等份。

【用法】上为粗末，每服三钱匕，水一盏，煎七分，去滓温服，不拘时候。

【主治】产后咳嗽，痰壅烦闷。

1678 蛤蚧救喘丹

【方源】《辨证录》卷十二。

【组成】人参二两，熟地二两，麦冬三钱，肉桂一钱，苏子一钱，蛤蚧二钱，半夏三分。

【用法】水煎服。三剂喘定，十剂全愈。

【功用】补气救脱，降逆平喘。

【主治】产后气喘，气血将脱者。

十一、阴脱

1679 乌贼鱼骨丸

【方源】《陈素庵妇科补解》卷五。

【组成】白芷三钱，当归五钱，龙骨三钱，牡蛎三钱，熟地一两，萸肉五钱，柴胡一钱，升麻一钱，黄芪三钱，白芍五钱，川芎五钱，杜仲五钱，五味子三钱。

【用法】用乌贼鱼骨炙、研，入前药同丸。每服三钱，空心白汤入醋少许送下，一日三次。不应，再合一服，服尽自愈。

【主治】产后阴脱，阴干挺出。由促产劳力努咽太过，致阴干脱及阴干挺出，逼迫肿痛，或举重，或房劳，或登高上楼皆能发作，仍旧挺出，清水续续，不时而下，小便淋沥，夏月则燉肿作烂。

1680 当归黄芪饮

【方源】《医学正传》卷七引《产宝》。

【组成】当归、白芍、黄芪、人参各二钱，升麻半钱。

【用法】上切细，作一服。水煎温服，未收再服。

【主治】产后阴脱。

十二、口渴

1681 生津饮

【方源】《嵩厓尊生》卷十四。

【组成】黄芪一钱半，人参、生地、麦冬各二钱，五味十粒，当归三钱，茯苓八分，炙草、升麻各四分，葛根一钱。

【主治】产后口渴，小便不利。

【备注】后世亦无用法。

1682 回津丸

【方源】《普济方》卷三五三引《便产须知》。

【组成】白芍药一钱，白术二钱，泽泻、茯苓、川芎各一钱，当归二钱，五味子三钱，乌梅肉一钱。

【用法】上为末，炼蜜为丸。每服二三十丸，或嚼或热水调下。可加甘草二钱，诃子肉一钱。

【功用】养血通气，回津补肾。

【主治】产后虚渴。去血多，津液少，肾气虚，饮无度。

十三、产后杂病

1683 三合汤

【方源】《寒温条辨》卷五。

【组成】当归八钱（酒洗），川芎三钱，桃仁（不用皮尖，炒、研）一钱，红花一钱（酒洗），益母草（去老梗）五钱，软柴胡四钱，黄芩三钱，栀子三钱，粉丹皮三钱，白僵蚕（酒炒）三钱，蝉蜕（全）十二个，金银花二钱，泽兰叶三钱，生甘草一钱。

【用法】水煎，去滓，入蜜、酒、童便，和匀服。

【主治】产后温病，大热神昏，四肢厥逆，谵语或不语。

【加减】发狂、燥结，加大黄、芒硝。

1684 加味理中汤

【方源】《万氏女科》卷三。

【组成】人参、白术、炙草、干姜（炮），陈皮各一钱，丁香五分，干柿蒂二钱。

【用法】水煎服。

【主治】产后胃气虚寒，呃逆。

【加减】有热，去丁香，加竹茹二钱。

1685 芍药栀豉汤

【方源】《云岐子保命集》卷下。

【组成】芍药、当归、栀子各五钱，香豉半合。

【用法】上锉细。每服一两，水煎服。

【主治】产后虚烦不得眠。

1686 芎辛汤

【方源】《医略六书》卷三十。

【组成】川芎一两，细辛二钱，防风一两，当归一两，石膏三两（煨），白芷一两，羌活一两，苍术一两（炒），香附一两半（酒炒），甘草四钱（炙）。

【用法】上为散。水煎三钱，去滓温服。

【主治】产后头额作痛，脉数涩大者。

【方论】产后风邪外束，热郁阳明，致清阳不能上奉于头，故头额作痛不已。川芎入血海以升阳，细辛入少阴以散邪，羌活散太阳之邪，白芷散阳明之邪，苍术燥湿强脾，石膏泻火清胃，当归养血荣经脉，防风散郁热，香附调气解郁，炙草缓中益胃也。为散，水煎，使风邪解，则热郁自化，而经络融和，清阳上奉，何有头额作痛之患哉！

1687 回乳方

【方源】《陆证医案医方》。

【组成】麦芽30g，瓜蒌15g，枳壳9g，青皮6g，苏梗6g，桔梗6g，当归9g，益母草12g，蒲公英15g，金银花9g，连翘9g，丹皮6g。

【功用】回乳，理气，活血，清热。

【主治】产后因故不欲授乳或婴儿一岁后欲断乳者。

【方论】麦芽回乳，瓜蒌、枳壳、苏梗、桔梗、青皮理气，当归、丹皮、益母草活血，蒲公英、金银花、连翘清热解毒。

1688 养心汤

【方源】《傅青主女科·产后编》卷下。

【组成】炙黄芪一钱，茯神八分，川芎八分，当归二钱，麦冬一钱八分，远志八分，柏子仁一钱，人参一钱半，炙草四分，五味十粒（一方有圆肉六枚）。

【用法】加生姜，水煎服。

【主治】产后心血不定，心神不安。

【备注】本方《胎产指南》有枣仁。

1689 瓜蒌乳香散

【方源】《梅氏验方新编》卷四。

【组成】瓜蒌一个（连皮子捣碎），当归、净银花各三钱，白芷一钱，青皮五分，乳香五分，没药五分，甘草四分，蒲公英五钱。

【用法】水煎，加酒温服。

【主治】产后乳疽、乳痈。

1690　蒲黄黑荆芥散

【方源】《陈素庵妇科补解》卷五。

【组成】蒲黄（半生半炒）二钱，黑荆芥一钱二分，川芎一钱，赤芍一钱，生地一钱，当归一钱二分，红花八分，丹参二钱，延胡索一钱二分，炮干姜八分，黑豆百粒。

【功用】逐瘀养血。

【主治】产后发狂属败血入心者。

1691　愈痛丸

【方源】《丹台玉案》卷五。

【组成】当归、白芍、羌活、川芎、香附各二两（艾煮），肉桂五钱，延胡索、桃仁各八钱，乳香、没药各三钱（箬炙去油）。

【用法】上为末，以酒为丸。每服二钱，空心白滚汤送下。

【主治】产后遍身疼痛。

1692　解悬汤

【方源】《医林纂要》卷十。

【组成】黄芪二两，当归一两，人参三钱，川芎三钱，荆芥三分，益母草、生地黄各一钱，炮姜三分。

【用法】水煎服。

【功用】补血荣筋。

【主治】产后去血过多，气热血虚，肝筋缓弛，或乳少过服通乳之药，血不足于经脉而气虚，因儿之吮以下垂，则筋从所引而弛，致患乳悬证，两乳细小，下垂过腹，痛不可忍。

【方论】黄芪、当归，此补血汤；人参宜大补中气；川芎以行血中之气；荆芥祛血中风湿；益母草补肝和胃，燥湿行血；生地黄滋血而平热，则筋自收，用当病情，难产后亦不忌；炮姜以和胃，亦以补肝。

第二十五章　固崩止带方

一、固崩

1693 止经汤

【方源】《女科万金方》。

【组成】当归、白芍药、熟地、川芎、香附各四钱，阿胶、黄芩、蒲黄、白术、侧柏叶（盐酒炒）各三钱，砂仁、甘草各一钱。

【用法】上为末。分四帖服。

【主治】妇人二十七八岁，身体一向虚败，经水不时，淋漓不止，或有成片，或似黑水，面色青黄，头眩眼花，四肢困倦。

【加减】咳嗽，加五味、杏仁；泄泻，加肉桂、草果、粟壳各二钱；气急，加半夏、五味子各二钱；肚痛，加枳壳、延胡索、干漆各三钱。

1694 止崩汤

【方源】《临证医案医方》。

【组成】生地炭、熟地炭各9g，阿胶珠12g，莲房炭15g，山萸炭、当归身各9g，黑升麻3g，黑芥穗6g，仙鹤草12g，五味子3g，五倍子9g，茅根炭60g，鸡冠花炭15g。

【用法】水煎服。

【功用】养血止血。

【主治】崩漏（功能性子宫出血）。子宫骤然大量下血或淋漓不断，舌质淡，苔白，脉浮大无力，或沉细无力。

【方论】本方以养血止血为主。生地、熟地、阿胶珠、当归身养血；莲房、仙鹤草、五味子、五倍子、茅根、鸡冠花止血；山萸肉补肝肾，收涩止血；莲房炭为治疗子宫出血的专药，能走子宫，又为引经药；荆芥穗能入血

分，炒炭用可止血，治崩漏下黑紫血块有效；升麻有升举阳气的作用，因崩漏为下部出血，用升麻可引血上行，与当归配伍能使血循经，恢复正常血液循环，则崩漏易止。

1695 止漏绝神丹

【方源】《万氏女科》末卷。

【组成】白术五钱，熟地一两，三七根末三钱。

【用法】水煎服。

【功用】《胎产心法》：安胎。

【主治】胎漏。

【方论】此方妙在三七根，乃止血神品，故奏效如响。

1696 平肝开郁止血汤

【方源】《傅青主女科》卷上。

【组成】白芍一两（醋炒），白术一两（土炒），当归一两（酒洗），丹皮三钱，三七根三钱（研末），生地三钱（酒炒），甘草二钱，黑芥穗二钱，柴胡一钱。

【用法】水煎服。

【主治】妇人怀抱甚郁，口干舌渴，呕吐吞酸，而血下崩者。

【方论】方中妙在白芍之平肝，柴胡之开郁，白术利腰脐，则血无积住之虞；荆芥通经络，则血有归还之乐；丹皮又清骨髓之热，生地复清脏腑之炎；当归、三七于补血之中，以行止血之法。自然郁结散而血崩止矣。

1697 四红丸

【方源】《饲鹤亭集方》。

【组成】当归、阿胶各四两，蒲黄、血余各二两。

【用法】阿胶烊化，为丸服。

【功用】《中药成方配本》：和血，止血。

【主治】崩漏下血不止，血败带淋，面黄肌瘦，饮食不思，骨节酸痛，及诸血证。

1698 加减当归补血汤

【方源】《傅青主女科》卷上。

【组成】当归一两（酒洗），黄芪一两（生用），三七根末三钱，桑叶十四片。

【用法】水煎服。

【主治】年老血崩。

【宜忌】宜断色欲。

【加减】孀妇年老血崩，系气冲血室，加杭芍炭三钱，贯众炭三钱。

【方论】补血汤乃气血两补之神剂，三七根为止血之圣药，加桑叶，既可滋肾之阴，又有收敛之妙。

【备注】老妇阴精既亏，用此方以止暂时之漏，实有奇功，而不可责其永远之绩者，以补精之味尚少也。服此四剂后，再增入白术五钱，熟地一两，山药四钱，麦冬三钱，北五味一钱，服百剂，则崩漏之根可除。

1699 地榆汤

【方源】《圣济总录》卷一五三。

【组成】地榆、当归（切，焙）、阿胶（炙燥）、黄芪（锉）各一两半，艾叶三分，龙骨（碎）二两。

【用法】上咬咀，如麻豆大。每服三钱匕，水一盏，加生姜三片，煎至七分，去滓，食前温服。

【主治】妇人经血暴下，兼带下积久不愈，面目萎黄，困倦羸瘦。

1700 芎归胶艾汤

【方源】《金匮》卷下。

【异名】胶艾汤（原书同卷）、当归散（《普济方》卷三四二）。

【组成】川芎、阿胶、甘草各二两，艾叶、当归各三两，芍药四两，干地黄四两。

【用法】以水五升，清酒三升，合煮取三升，去滓，纳胶令消尽，温服一升，一日三次。不愈更作。

【功用】①《普济方》：保血安胎。②《中医方剂学》：补血调经，安胎止痛。

【主治】妇人冲任虚损，崩中漏下，月水过多，淋沥不止，或半产后下血不绝，或妊娠下血，腹中疼痛者。①《金匮》：妇人有漏下者，有半产后因续下血都不绝者，有妊娠下血者，假令妊娠腹中痛，为胞阻。②《千金方》：妊娠二三月至七八月，其人顿仆失踞，胎动不安，伤损，腰腹痛欲死，若有所见，及胎奔上抢心，短气。③《局方》：劳伤血气，冲任虚损，月水过多，淋沥漏下，连日不断，脐腹疼痛；及妊娠将摄失宜，胎动不安，腹痛下堕；或劳伤胞络，胞阻漏血，腰痛闷乱；或因损动，胎上抢心，奔动短气；及因产乳，冲任气虚，不能约制，经血淋沥不断，延引日月，渐成羸瘦。

【方论】①《金匮要略心典》：妇人经水淋漓，及胎产前后下血不止者，皆冲任脉虚，而阴气不能守也。是唯胶艾汤为能补而固之。中有芎、归，能于血中行气；艾叶利阴气，止痛安胎，故亦治妊娠胞阻。胞阻者，胞脉阻滞，血少而气不行也。②《医方集解》：此足太阴、厥阴药，四物以养其血，阿胶以益其阴。艾叶以补其阳，和以甘草，行以酒势，使血能循经养胎，则无漏下之患矣。

【临证举例】胎漏：杨某某，女，31岁，工人，1976年8月5日初诊。自述妊娠4个月，无故下血、量不多，腹不痛，脉滑无力，此因劳累伤脾，致使肝不藏血，脾不统血而胎漏。治宜清热安胎，养血止血。方用加味阿胶四物汤。处方：阿胶9g（烊化），艾叶9g，生地15g，杭白芍9g，当归9g，川芎3g，续断9g，焦杜仲9g，人参9g，黄芩6g，甘草6g。8月9日二诊：服药3剂后下血减少，仍以原方续服

五剂，血止病愈。(《中医医案医话集锦》)

【备注】方中干地黄用量原缺，据《千金方》补。

1701 当归芍药汤

【方源】《兰室秘藏》卷中。

【组成】柴胡二分，炙甘草、生地黄各三分，橘皮(不去白)、熟地黄各五分，黄芪一钱五分，苍术(泔浸，去皮)、当归身、白芍药、白术各二钱。

【用法】上㕮咀，如麻豆大，分作二服。水二盏半，煎至一盏，去滓，稍热空心服。

【主治】妇人经脉漏下不止，其色鲜红，时值七月处暑之间，先因劳役，脾胃虚弱，气短气逆，自汗不止，身热闷乱，恶见饮食，沉懒困倦，四肢无力，大便时泄，后再因心气不足，经脉再下不止，唯觉气下脱，其元气逆上全无，唯觉心腹中气下行，气短少，无力以言。

【临证举例】崩漏：予族一妇因劳役下血，每来两旬不止，医者拘血热之说，用四物加芩、连，累治不愈。一日血大下，昏迷不醒，急以问予，予用此药一剂，少顷顿醒，过两时血遂止，后常用此药，其病遂不发作。(《济阳纲目》)

1702 安老汤

【方源】《傅青主女科》卷上。

【组成】人参一两，黄芪一两(生用)，大熟地一两(九蒸)，白术五钱(土炒)，当归五钱(酒洗)，山萸五钱(蒸)，阿胶一钱(蛤粉炒)，黑芥穗一钱，甘草一钱，香附五分(酒炒)，木耳炭一钱。

【用法】水煎服。

【功用】大补肝脾气血。

【主治】妇人肝不藏、脾不统而血崩，年五十外或六七十岁忽然行经，或下紫血块，或如红血淋。

1703 安冲汤

【方源】《衷中参西》上册。

【组成】白术六钱(炒)，生黄芪六钱，生龙骨六钱(捣细)，生牡蛎六钱(捣细)，大生地六钱，生杭芍三钱，海螵蛸四钱(捣细)，茜草三钱，川续断四钱。

【主治】妇女经水行时多而且久，过期不止，或不时漏下。

【临证举例】①经漏：友人刘某某其长子妇，经水行时，多而且久，淋漓八九日始断，数日又复如故。医治月余，初稍见轻，继又不愈。延愚诊视，观所服方，即此安冲汤，去茜草、螵蛸。遂仍将二药加入，一剂即愈。又服一剂，永不反复。刘某某疑而问曰：茜草、螵蛸，治此证如此效验，前医何为去之？答曰：彼但知茜草、螵蛸能通经血，而未见《内经》用此二药雀卵为丸，鲍鱼汤送下，治伤肝之病，时时前后血也。故于经血过多之证，即不敢用。不知二药大能固涩下焦，为治崩之主药也。②崩漏：一妇人，年三十余。夫妻反目，恼怒之余，经行不止，且又甚多。医者用十灰散加减，连服四剂不效。后愚诊视，其右脉弱而且濡。询其饮食多寡，言分毫不敢多食，多即泄泻。遂投以此汤，去黄芪，将白术改用一两。一剂血止，而泻亦愈。又服一剂，以善其后。

1704 扶脾舒肝汤

【方源】《中医妇科治疗学》。

【组成】泡参五钱，白术、茯苓各三钱，柴胡二钱，白芍(土炒)、炒蒲黄各三钱，血余炭二钱，焦艾三钱。

【用法】水煎服。

【功用】培土抑木，止血。

【主治】郁怒伤肝，暴崩下血，或淋漓不止，色紫兼有血块，少腹胀痛，连及胸胁，性急易怒，时欲叹息，气短神疲，食少消化不良，舌苔黄，脉弦涩。

1705 补气退血汤

【方源】《产科发蒙·附录》。

【组成】 当归（酒洗）、阿胶、人参、黄芪、白术、栀子（炒黑）、荆芥、黄芩、地榆、艾叶（醋炒）各一钱，川芎七分，芍药八分，防风八分，地黄一钱半，黄连、蒲黄各一钱半，甘草三分。

【用法】 水煎，或姜、枣汤煎服。

【主治】 妇人血崩，气血两虚而兼热者。

1706 固冲汤

【方源】《衷中参西》上册。

【组成】 白术一两（炒），生黄芪六钱，龙骨八钱（煅，捣细），牡蛎八钱（煅，捣细），萸肉八钱（去净核），生杭芍四钱，海螵蛸四钱（捣细），茜草三钱，棕边炭二钱，五倍子五分（轧细，药汁送服）。

【主治】 妇女血崩。

【加减】 脉象热者，加大生地一两；凉者，加乌附子三钱；大怒之后，因肝气冲激血崩者，加柴胡二钱；若服药两剂不愈，去棕边炭，加真阿胶五钱（另炖）同服；服药后觉内热者，加生地。

【临证举例】 ①血崩：一妇人年三十余，陡然下血，两日不止。及愚诊视，已昏愦不语，周身皆凉，其脉微弱而迟。知其气血将脱，而元阳亦脱也。遂急用此汤去白芍，加野台参八钱，乌附子三钱。一剂血止，周身皆热，精神亦复。仍将白芍加入，再服一剂，以善其后。（《衷中参西》）②功能性子宫出血：以固冲汤为主治疗50例功能性子宫出血，每日一剂，三日为一疗程。其中劳伤型（30例）加红参、三七、鹿角霜，虚寒型（14例）加附片、炮姜、艾叶，虚热型（4例）加生地、丹皮、旱莲草，血瘀型（2例）加蒲黄、赤芍、当归。结果：服药1~2个疗程后，痊愈34例，显效13例，有效3例。（《北京中医学院学报》1984，1：38.）

1707 定痛救产汤

【方源】《石室秘录》卷六。

【组成】 人参一两，当归一两，黄芪一两，白术一两，三七根末三钱。

【用法】 水煎服。

【主治】 产后血崩不止。

1708 参芪汤

【方源】《简明医彀》卷七。

【组成】 人参、黄芪、麦冬各三钱，五味子七分，杜仲、熟地黄、山茱萸各二钱，枸杞子三钱，川续断一钱，荆芥（炒）八分，阿胶二钱。

【用法】 用河水煎三次，一日服。

【主治】 血崩虚甚者。

1709 经验固崩汤

【方源】《宋氏女科》。

【组成】 当归、川芎、白芍（酒炒）各一钱，熟地八钱，杜仲、川断、山药各一钱，升麻（甚者倍用）、地榆、山栀（炒黑）、荆芥（炒黑）各一钱五分，干姜（炒黑，倍用）。

【用法】 水煎，空心服。

【主治】 血崩不止，彷徨之甚。

1710 养阴止血汤

【方源】《妇产科学》。

【组成】 生地八钱，生白芍三钱，黄芩三钱，玄参三钱，石斛三钱，地骨皮三钱，煅牡蛎一两，花蕊石一两，棕榈炭四钱，侧柏叶五钱，藕节炭四钱。

【功用】 养阴止血，固摄冲任。

【主治】 崩漏属于阴虚血热者。

【方论】 生地、花蕊石、棕榈、侧柏叶、藕节凉血止血；白芍、黄芩、地骨皮、牡蛎平肝清热；玄参、石斛养阴生津而起到养阴止血、固摄冲任的功效。

1711 举元煎

【方源】《景岳全书》卷五十一。

【组成】人参、黄芪（炙）各三五钱，炙甘草一二钱，升麻五七分（炒用），白术（炒）一二钱。

【用法】水一盅半，煎七八分，温服。

【功用】补气。

【主治】气虚下陷，血崩血脱，亡阳垂危。

【加减】如兼阳气虚寒者，桂、附、干姜随宜佐用；如兼滑脱者，加乌梅二个，或文蛤七八分。

【临证举例】①先兆流产：陈某某，女，25 岁。妊娠三月，因用力举物而致腰酸，小腹坠痛，阴道见红，血量较多，经注射黄体酮和止血剂不显。症见面色少华，精神萎靡，舌淡苔薄，脉沉细滑。治以举元煎加味：红参 10g（另煎，和冲），黄芪 20g，焦白术 10g，杜仲 10g，续断 10g，桑寄生 10g，阿胶 12g（烊化），艾炭 10g，升麻 6g，炙甘草 3g，苎麻根 30g。服 3 剂，证情改善，续服 3 剂，出血即止，腰酸坠痛亦除。(《江苏中医杂志》1984，3：34.) ②崩漏：董某某，女，45 岁，经崩 26 天，时而量多如冲，头晕，肢倦神疲，面色㿠白，舌淡胖大，苔薄白润，脉细促。治以大剂举元煎加味：炒党参 30g，炙黄芪 50g，炒白术 30g，升麻炭 6g，炒白芍 15g，黄明胶 15g（烊冲），艾叶炭 5g，仙鹤草 30g，炙甘草 5g。3 剂血止。(《浙江中医学院学报》1986，1：27.) ③恶露不尽：姚某某，女，29 岁。产后已临三月，恶露时多时少，时浓时淡，淋漓难尽，神疲肢倦，脉细，舌胖苔薄黄。治以举元煎加味：党参 15g，白术 15g，炙黄芪 20g，升麻炭 5g，荆芥炭 5g，益母草 30g，地榆炭 15g，炒黄芩 10g，炙甘草 5g。服 4 剂，恶露尽。(《浙江中医学院学报》1986，1：27.)

1712 鹿茸散

【方源】方出《千金方》卷四，名见《圣济总录》卷一五二。

【组成】鹿茸、阿胶各三两，乌贼骨、当归各二两，蒲黄一两。

【用法】上药治下筛。每服方寸匕，空心酒调下，日三夜再服。

【主治】妇人漏下不止。

【方论】《千金方衍义》：本虚标热，而见漏下不止，故用鹿茸、归、胶温补冲督，其力最专。但漏下不止，必有干血内着，又须乌贼、蒲黄予以出路也。

1713 清经止血汤

【方源】《中医妇科治疗学》。

【组成】生地六钱，丹皮二钱，黄芩三钱，黄柏四钱，茅根五钱，地榆、炒蒲黄各三钱，益母草四钱，棕炭二钱。

【用法】水煎温服。

【功用】清热凉血止血。

【主治】血热气实，经血暴下，精神不爽，烦热口渴。

【加减】气短心累，加泡参五钱，麦冬三钱。

1714 滋肾固冲汤

【方源】《妇产科学》。

【组成】生地五钱，枸杞子三钱，山萸肉三钱，煅龙骨一两，煅牡蛎一两，龟甲四钱，黄柏三钱，旱莲草四钱，侧柏叶一两，血余炭三钱，藕节炭四钱。

【功用】滋肾清热，养血止血。

【主治】功能性子宫出血，属肾阴不足者。症见出血量多，血色鲜红，两耳响鸣，舌红或光剥，脉象细数。

【加减】如心火亢甚者，加黑山栀三钱，黄连五分；肝阳偏亢者，加丹皮三钱，贯众炭四钱。

【方论】方中生地、枸杞养血；山萸、龟甲、黄柏滋肾清热；龙骨、牡蛎益肾固冲；旱莲、侧柏、血余炭、藕节炭止血。

1715 摄血固冲汤

【方源】《中医妇科治疗学》。

【组成】党参六钱，黄芪四钱，白术三钱，龙骨五钱，乌贼骨一两，阿胶珠、茜草根、龟甲各三钱，广三七一钱，血余炭三钱。

【用法】水煎，温服。

【主治】产后劳倦过度，阴道突然大出血，或动手术后出血不止，色红无块，腰微胀而腹不痛，舌苔正常，脉数无力。

二、止带

1716 八仙饮

【方源】《产科发蒙·附录》。

【组成】土茯苓、陈皮、茯苓、木通、当归、金银花、大黄、川芎各等份。

【用法】上药每服四钱，水二盏，煎一盏，温服。

【主治】赤白带下不止；阴门瘙痒。

1717 三黄三白丸

【方源】《女科指掌》卷一。

【组成】黄连（炒）、黄芩、黄柏（炒）各五钱，白术、白芍各一两，白芷二两（炒黑），香附一两（醋炒），扁柏五钱（酒炒），樗根皮二两（酒炒）。

【用法】上为末，粥为丸。每服汤送下七十丸。

【主治】带下，阳盛阴虚，形衰肤燥，口苦咽干，耳鸣。

1718 止带丸

【方源】《万病回春》卷六。

【组成】当归（酒洗）、川芎、白术（去芦）、人参（去芦）、山药、杜仲（姜汁、酒炒去丝）、香附（醋炒）、青黛（减半）、牡蛎（火煅）、补骨脂（酒炒）、续断、椿根皮（酒炒）各等份。

【用法】上为细末，炼蜜为丸，如梧桐子大。每服五十丸，空心清米汤吞下。

【功用】《济阴纲目》：补气调血，强腰益肾。

【主治】妇人赤白带下，腰酸，头晕眼花，小腹胀痛，四肢无力，困倦而虚。

【加减】腹痛，加延胡索、茴香，去人参；饱闷，加砂仁，去人参；夏月，加黄柏；冬月，加煨干姜少许；肥人，加姜汁、半夏；瘦人，加酒炒黄柏。

1719 止带汤

【方源】《临证医案医方》。

【组成】桑螵蛸、海螵蛸、生龙骨各9g，生牡蛎24g，莲须6g，白果10g，菟丝子12g，沙苑子9g，桑寄生30g，薏苡仁18g，茯苓、川续断各12g。

【功用】固肾，利湿，收涩。

【主治】虚寒带下，白带清稀量多、久不止，腰酸腿软，舌苔白腻，脉濡。

【方论】方中菟丝子、沙苑子、桑寄生、川续断固肾；桑螵蛸、海螵蛸、生龙骨、生牡蛎、莲须、白果收涩止带；茯苓、薏苡仁利湿。

1720 火龙丹

【方源】《卫生宝鉴》卷十八。

【组成】白矾（枯）四两，蛇床子（炒）三两。

【用法】上为末，醋糊为丸，如鸡头子大，干胭脂为衣。绵裹，纳阴中。

【主治】妇人二气不和，赤白带下。

1721 艾附暖宫丸

【方源】《仁斋直指·附遗》卷二十六。

【组成】艾叶（大叶者，去枝梗）三两，香附（去毛）六两（俱要合时采者，用醋五升，以瓦罐煮一昼夜，捣烂为饼，慢火焙干），吴茱萸（去枝梗）、大川芎（雀胎者）、白芍药（用酒炒）、黄芪（取黄色、白色软者）各二两，川椒（酒洗）三两，续断（去芦）一两五钱，生地黄（生用）一两（酒洗，焙干），官桂五钱。

【用法】上为细末，上好米醋打糊为丸，如梧桐子大。每服五七十丸，食前淡醋汤送下。

【功用】《中药制剂手册》：温暖子宫，调经止痛。

【主治】妇人子宫虚冷，带下白淫，面色萎黄，四肢酸痛，倦怠无力，饮食减少，经脉不调，血无颜色，肚腹时痛，久无子息。

【宜忌】戒恼怒、生冷。

1722　白带丸

【方源】《全国中药成药处方集·重庆方》。

【组成】乌贼骨一两，山药二两，芡实二两，炒黄柏五钱，醋柴胡四两，白芍一两，续断五钱，香附四钱，白果仁一两，车前子五钱，牡蛎一两，赤石脂五钱。

【用法】上为细末，炼蜜加酽醋一两为丸。每服三钱至四钱。

【主治】赤白带下，经水不调，或先或后，头晕眼花，四肢无力，腰酸胸闷，骨蒸内热，饮食减少。

【宜忌】忌食生冷。

1723　加味二妙散

【方源】《中医妇科治疗学》。

【组成】苍术、黄柏、土茯苓各三钱，白芷、蛇床子各二钱，金银花四钱。

【用法】水煎，食远服。

【功用】清理下焦湿热，兼可杀虫。

【主治】湿热下注，阴内或外阴部瘙痒异常，时时出水，甚或疼痛，坐卧不宁，小便黄赤短涩，淋漓不断，或便时疼痛，食欲减少，咽干口苦心烦，睡眠不安，舌苔黄腻，脉弦滑而数。

【加减】白带色黄量多者，加莲须、贯仲各三钱。

1724　加减寿脾煎

【方源】《中医妇科治疗学》。

【组成】党参四钱，白术三钱，当归、山药、干姜（炮）、莲肉、苍术、白芷各二钱，焦艾三钱。

【用法】水煎服。

【功用】健脾升阳，温化寒湿。

【主治】脾阳不运，寒湿下注，带下色黑质薄，月经后期，色淡质清，所下经带有清冷感，面色萎黄无华，或四肢浮肿，气短神疲，手足不温，纳少便溏，舌淡苔白腻，脉沉迟。

1725　加减完带汤

【方源】《中医妇科治疗学》。

【组成】泡参四钱，白芍、苍术各二钱，茵陈三钱，甘草、荆芥各一钱，柴胡八分，栀子、黄柏各二钱，黄连一钱。

【用法】水煎，温服。

【功用】清热渗湿。

【主治】带下色青，质黏稠，且有臭气，面色苍黄，头胀眩重，精神疲惫，胸闷胁痛，不思饮食，舌淡红，苔黄腻，脉象弦数。

【加减】阴道痒者，加蛇床子、金银花各二钱。

1726　完带汤

【方源】《傅青主女科》卷上。

【组成】白术一两（土炒），山药一两（炒），人参二钱，白芍五钱（酒炒），车前子三钱（酒炒），苍术三钱（制），甘草一钱，陈皮五分，黑芥穗五分，柴胡六分。

【用法】水煎服。

【功用】①《傅青主女科》：大补脾胃之气，稍佐疏肝。②《中药方剂简编》：益气健脾，祛湿止带。

【主治】妇人湿盛火衰，肝郁气弱，脾土受伤，湿气下陷，致患白带，终年累月下流白物，如涕如唾，不能禁止，甚则臭秽者。

【方论】①《中药方剂简编》：方中白术、苍术、山药、人参、甘草益气健脾燥湿，车前子导湿邪从小便出，白芍、柴胡柔肝疏肝，陈皮行气和胃，使补而不滞，又用芥穗与柴胡升达阳气。脾气健，肝郁解，湿邪祛，白带自愈。②《上海中医药杂志》（1981，9：24.）：方中白术、山药、人参重用，意在大补脾胃之气，并配甘草以增强健脾之力，苍术、陈皮健脾燥湿，白芍疏肝滋生肝血，佐以柴胡升散除湿，车前子利水除湿，荆芥升阳散湿。全方之配伍，体现了"脾、胃、肝"三经同治之法，寓补于散之中，寄消于升之内，升提肝木之气，则肝血不燥，何至下克脾土；补益脾土之元，则脾气不湿，何难分消水气。至于补脾而兼以补胃者，由里以及表也。

【临证举例】①白带：林某某，女，30岁，已婚，1984年3月3日初诊。带下年余，缠绵不已，量多，色白清稀，无臭味。面色萎黄，纳呆便溏，四肢困倦，腰酸乏力，经期尚准，舌淡苔薄白，脉濡细。证属脾虚不运，寒湿带下。治拟健脾运中，升阳除湿。处方：党参15g，苍术10g，炒白术30g，炒山药30g，柴胡5g，黑荆芥5g，陈皮6g，车前子10g，炙甘草3g，炒白芍12g，芡实30g。6剂。二诊时白带明显减少，胃纳转佳，大便成形，腰酸如故。宗前方加川续断12g，菟丝子12g，续进9剂而愈。（《福建中医药》1986，4：54.）②经行泄泻：林某某，女，40岁，1970年10月5日初诊。患病二载，经行即腹泻，一日3~4次，虽经治疗，仍时愈时患。月经量多色淡，面色萎黄虚浮，饮食不思，神疲肢软，带下淋漓，腰酸背痛，舌胖苔白，脉沉缓。属脾肾阳虚，湿濡中焦。治拟健脾温肾，调中胜湿。处方：党参12g，炒白术30g，炒山药30g，炙草3g，柴胡5g，陈皮6g，苍术10g，巴戟10g，炒苡仁15g，炒白芍10g，茯苓10g，黑荆芥5g。9剂。二诊时，纳谷渐强，带下甚少，诸症亦愈。嘱每月经前10天，服上方6剂，调治3

个月而愈。（《福建中医药》1986，4：54.）

1727 易黄汤

【方源】《傅青主女科》卷上。

【异名】退黄汤（《辨证录》卷十一）。

【组成】山药一两（炒），芡实一两（炒），黄柏二钱（盐水炒），车前子一钱（酒炒），白果十枚（碎）。

【用法】水煎，连服四剂。

【功用】补任脉之虚，清肾火之炎。

【主治】①《傅青主女科》：黄带。带下色黄，宛如黄茶浓汁，其气腥秽。②《辨证录》：任脉湿热，带下色黄，宛如黄茶浓汁，其气带腥。

【方论】盖山药、芡实专补任脉之虚，又能利水，加白果引入任脉之中，更为便捷，所以奏功之速也。至于用黄柏，清肾中之火也，肾与任脉相通以相济，解肾中之火即解任脉之热矣。

1728 固经丸

【方源】《万病回春》卷六。

【组成】黄柏（酒浸，炒）、香附（炒）各一两，山栀（炒黑）二两，苦参五钱，白术（去芦）、白芍（酒炒）各七钱半，山茱萸（酒蒸，去核）、椿根皮（酒炒）各五钱，贝母（去心）、干姜（炒）各二钱，败龟甲（酒炙）二两。

【用法】上为末，酒糊为丸，如梧桐子大。每服八十丸，空心白滚水送下。

【主治】湿热带下。

1729 侧柏地榆汤

【方源】《济阴纲目》卷三。

【组成】黄芪、侧柏叶、地榆、乌贼骨、白僵蚕、牡蛎（用盐泥固济，火煨透，去泥研）各一钱，白芷、肉苁蓉（酒浸）、蛇床子各一钱二分。

【用法】上锉。加生姜三片，水煎，半饥

时服。

【主治】赤白带下，以致不能成孕。

【方论】主闭藏者肾，若滑脱者，肾气不固也。牡蛎咸寒而益肾；蛇床子辛温而壮气；其清而燥涩者，则侧柏叶、地榆、乌贼；其温而补气者，则黄芪、苁蓉；若白芷行阳明于血海，僵蚕散结气以消痰。

1730 参莲艾附汤

【方源】《中医妇科治疗学》。

【组成】党参五钱，莲米、芡实各三钱，茯神四钱，艾叶（炒焦）三钱，附片四钱，补骨脂二钱，银杏三钱。

【用法】水煎，温服。

【功用】养心补气。

【主治】气虚白带，久下不止，面色苍白，四肢清冷，心悸气短，小便频数，舌苔花白，脉沉微。

1731 敛带固真丸

【方源】《活人方》卷七。

【组成】制香附八两，醋艾四两，白术三两，茯苓三两，当归三两，川芎三两，芍药三两，赤石脂二两，鹿角霜二两，牡蛎粉二两，椿皮二两，黄柏二两，龙骨一两。

【用法】金樱膏熬热为丸。每服三四钱，早空心米汤送下。

【功用】调补而兼收涩。

【主治】郁怒伤于肝，劳倦伤于脾气，带下或赤或白，或赤白不分，或成黄色，淋漓不净，腥秽败浊，旦夕不止，久则头目虚眩，乍寒乍热，骨蒸烦嗽，肢体倦怠，肌黄形瘦，腰膝痿痹，步履艰难。

1732 鹿角菟丝丸

【方源】《中医妇科治疗学》。

【组成】鹿角霜二两，菟丝子、牡蛎、白术、杜仲各五钱，莲须三钱，银杏五钱，芡实三钱。

【用法】上为细末，酒煮米糊为丸，如梧桐子大。每服二钱，一日二次，空腹时盐汤送下。

【功用】补肾温阳。

【主治】妇人白带清稀，久下不止，面色苍白，精神疲乏，形寒肢冷，头晕眩，心悸气短，腰痛如折，小便频数，五更泄泻，带不甚多者。

【加减】寒甚者，加肉桂一钱，附片三钱。

1733 清带汤

【方源】《衷中参西》。

【组成】生山药一两，生龙骨六钱（捣细），生牡蛎六钱（捣细），海螵蛸四钱（去净甲，捣），茜草三钱。

【主治】妇女赤白带下。

【加减】单赤带，加白芍、苦参各二钱；单白带，加鹿角霜、白术各三钱。

【方论】此方用龙骨、牡蛎以固脱；用茜草、海螵蛸以化滞；更用生山药以滋真阴固元气。愚拟此方，则又别有会心也。尝考《神农本草经》龙骨善开癥瘕，牡蛎善消鼠瘘，是二药为收涩之品，而兼具开通之力也；乌鲗骨即海螵蛸，茹芦即茜草，是二药为开通之品，而实具收涩之力也。四药汇集成方，其能开通者，兼能收涩；能收涩者，兼能开通，相助为理，相得益彰。

【临证举例】①白带：一妇人，年二十余，患白带甚剧，医治年余不愈。后愚诊视，脉甚微弱。自言下焦凉甚，遂用此方，加干姜六钱，鹿角霜三钱，连服十剂全愈。②赤白带：一媪年六旬，患赤白带下，而赤带多于白带，亦医治年余不愈。诊其脉甚洪滑，自言心热头昏，时觉眩晕，已半载未起床矣。遂用此方加白芍六钱，数剂白带不见，而赤带如故，心热，头眩晕亦如故，又加苦参、龙胆草、白头翁各数钱。连服七八剂，赤带亦愈，而诸疾亦遂全愈。

1734　渗湿消痰饮

【方源】《济阴纲目》卷三。

【组成】白术、苍术（炒）、半夏（姜汤泡七次）、橘红、白茯苓、白芷、香附各一钱，甘草（炙）五分。

【用法】上锉。水煎服。

【主治】湿热痰积，渗入膀胱，白带不止。

【加减】有热，加黄芩；血虚，加芎、归；气虚，加参、芪；久不愈，加升麻、柴胡。

1735　暖宫妙应丸

【方源】《袖珍方》卷四。

【组成】艾叶、龙骨、当归、川芎、牡蛎、白芍药、牡丹皮、茯苓、赤石脂、熟地各等份。

【用法】上为末，面糊为丸，如梧桐子大。每服五十丸，空心艾醋汤送下。

【主治】妇人赤白带下，及子宫虚冷，无子者。

1736　愈带丸

【方源】《饲鹤亭集方》。

【组成】熟地四两，白芍五两，当归三两，川柏、良姜各二两，川芎一两，椿根皮十五两。

【用法】米饮糊丸服。

【主治】妇人冲任不固，带脉失司，赤白带下，经浊淋漓。

1737　解带散

【方源】《医略六书》卷二十六。

【组成】当归二两，苍术一两（炒），白芍一两半（炒），香附二两（醋炒），茯苓一两，丹皮一两，白术二两（炒），川芎一两，甘草五钱。

【用法】上为散。每服三钱，空心米饮调下。

【主治】湿热白带。冲任为湿热所伤，而带脉不能收引，故带下色白淫溢不已，脉缓涩者。

【方论】苍术燥湿强脾，白术健脾燥湿，当归养血荣经脉，白芍敛阴和血脉，茯苓渗湿以清经气，丹皮凉血以清伏热，香附调气解郁，川芎活血调经，甘草缓中以和胃气也。为散以散之，米饮以和之，使脾胃调和，则湿热自化而带脉完固，何带下之淫溢不已哉？

1738　鹤顶丸

【方源】《普济方》卷三二九。

【组成】艾叶一两（醋半盏，煮干，为末），牡蛎一两三钱（盐泥煅），赤石脂一两半（醋淬七次），吴茱萸一两半（汤泡，去涎），干姜一两半（炮制），龙骨一两（盐泥煅），当归七钱半（酒浸），附子半两（泡，去皮）。

【用法】上为细末，醋糊为丸，如梧桐子大，以赤石脂为衣。每服五十丸，空心用艾叶盐汤乌梅煎送下。

【主治】带下之证有三：未嫁之女，月经初不止，或浴之以冷水，或热而扇，或当风，此室女病带下之由；有家之妇，阴阳过多，即伤胞络，风邪乘虚而入，胞络触冷，遂使秽液与血水相连带下之；产后带下，由亡失血气，伤动胞络，门开而外风袭，肌体虚冷风入，冷风与热气相连，故成液而下，冷则多白，而热则多赤，冷热相交，赤白俱下，月经不断。

【备注】方中吴茱萸用量原缺，据《奇效良方》补。

第二十六章　妇科杂病方

1739　二仙汤

【方源】《妇产科学》。

【组成】仙茅三钱，淫羊藿三钱，当归三钱，巴戟天三钱，黄柏一钱半，知母一钱半。

【用法】水煎，分二次服。

【功用】《中医方剂临床手册》：温肾阳，补肾精，泻肾火，调理冲任。

【主治】肾阴、肾阳不足而虚火上炎之更年期综合征、高血压、肾炎、肾盂肾炎、尿路感染、闭经。①《妇产科学》：更年期综合征，肾阴肾阳二虚证。②《中医方剂临床手册》：高血压、闭经，以及其他慢性疾病，见有肾阴、肾阳不足而虚火上炎者。③《中医方剂手册》：肾阳不足，虚火浮越，头晕、头痛，目眩，肢冷，尿频，阳痿，早泄；妇女月经不调。④《古今名方》：肾炎、肾盂肾炎、尿路感染、闭经等见有肾虚火旺证候者。

【方论】《中医方剂临床手册》：本方的配伍特点是壮阳药与滋阴药同用，以针对阴阳俱虚于下，而又有虚火上炎的证候。方中仙茅、仙灵脾、巴戟天温肾阳，补肾精；黄柏、知母泻相火而滋肾阴；当归温润，养血而调冲任。

【现代研究】①调整内分泌功能：现代药理证实，温补肾阳药，能作用于下丘脑－垂体－性腺轴，并调整三轴的功能紊乱，进而调整全身的内分泌功能。仙灵脾、仙茅更具有雄激素的作用。（《辽宁中医》1986，4：31.）②降压：实验研究，二仙汤对高血压有显著降压作用。（《中医方剂临床手册》）

1740　大补元煎

【方源】《千家妙方》下册。

【组成】人参10g，山药15g，熟地15g，杜仲15g，当归15g，山萸15g，枸杞15g，升麻10g，鹿角胶10g。

【用法】水煎服，隔日一剂。

【功用】补气升陷。

【主治】年老体虚，中气不足，重度子宫脱垂。

【临证举例】子宫脱垂：王某某，女，68岁，于1979年11月17日来诊。其患子宫脱出阴道口外，呈淡红色，其症已20余年，行走即感困难，屡经治疗，均无显效，痛苦不堪。前来求治，余诊其两脉浮而虚，问其病史，乃为产后过于劳累所致。余即投以大补元煎方，并配合用针灸治疗，常用之穴为中极、大赫、气海、三阴交、足三里等。服药40日，结合针灸之效，使其宫体已收。后嘱其大补元煎以丸剂常服，共治近10个月，病情稳定，20余年病苦得以消除。

1741　五倍子散

【方源】《中医皮肤病学简编》。

【组成】五倍子15g，生甘草15g，乌梅15g，黄柏15g，枯矾15g。

【用法】上为细末。外用。

【主治】女阴溃疡。

1742　正经汤

【方源】《医方简义》卷五。

【组成】泽兰二钱，当归三钱，焦山栀四钱，阿胶（烊化）三钱，丹皮三钱，茜草一钱五分，益母草三钱，柴胡（醋炒）一钱，琥珀八分，左牡蛎五钱。

【用法】加藕一斤，煎汤代水。

【主治】倒经。鼻衄，吐血。

1743　妇科五淋丸

【方源】《北京市中药成方选集》。

【组成】当归八两，川芎八两，生地八两，白芍五两，木通五两，栀子（炒）四两，茯苓皮四两，石苇（去毛）二两，甘草二两，琥珀二两，海金沙十两，黄连一两。

【用法】上药共研细粉，过箩，用冷开水泛为小丸，每十六两用滑石细粉四两为衣闯亮。每服二钱，日服二次，温开水送下。

【功用】清热利水，分解止淋。

【主治】妇女便溺涩滞，小便红赤淋沥混浊，湿热肿痛。

1744　彻清膏

【方源】《徐氏胎产方》。

【组成】川芎三钱，蔓荆子一钱，细辛一钱，生甘草半钱，炙甘草半钱，薄荷一钱，藁本一钱，当归半钱。

【用法】上为细末。每服二钱，食后茶清调下。

【主治】妇人头痛。

1745　桂枝茯苓丸

【方源】《金匮》卷下。

【组成】桂枝、茯苓、牡丹（去心）、桃仁（去皮尖，熬）、芍药各等份。

【用法】上为末，炼蜜为丸，如兔屎大。每日一丸，食前服。不知，加至三丸。

【功用】①《医宗金鉴》：下其癥。②《金匮要略方义》：化瘀生新，调和气血。

【主治】妇人宿有癥病，经断未及三月，而得漏下不止，胎动在脐上者，为癥痼害。

【方论】《金匮要略方义》：本方为化瘀消癥之缓剂。方中以桃仁、丹皮活血化瘀；配伍等量之白芍，以养血和血，庶可祛瘀养血，使

瘀血去，新血生；加入桂枝，既可温通血脉以助桃仁之力，又可得白芍以调和气血；佐以茯苓之淡渗利湿，寓有湿祛血止之用。综合全方，乃为化瘀生新、调和气血之剂。制作蜜丸，用法从小量开始，不知，渐加，亦有下癥而不伤胎之意，更示人对妊娠病证应持慎重之法。如此运用，使癥消血止，胎元得安，故本方为妊娠宿癥瘀血伤胎之良方益法。

【临证举例】①癥瘕（宫外孕）：宓某某，女，25岁。结婚八年未生育，四年前流产一次。这次月经两个月未来，前两天小腹突然疼痛剧烈，下坠，阴道点滴下血，血色紫黑。面黄瘦，语音低微，精神不振，急性病容，少腹疼痛拒按，舌苔白，脉沉滑。西医妇科检查：宫体增大如鸡卵，后穹窿饱满、触痛，似囊样感，宫体后与右侧附件有拳头大包块，压痛明显。西医诊断：子宫外孕。中医诊断：癥积瘀血。患者拒绝手术，故以中药与桂枝茯苓丸，服三次后，第二天腹疼减轻，阴道下血呈淡红色血水，其量增多，饮食增加，精神好转；又继续服至三天时，流出一块扁圆形血块，淡红色，似烂肉状，并继续下黑紫色血，其量减少，腹痛消失，但仍有压痛，脉搏沉缓；又续服三天，下血停止，腹部压痛消失。后穹窿稍有饱满、无压痛，中位子宫，双侧附件（－）。又继续服药两天后，所下血色变为鲜红、量多；改服加减胶艾汤两剂，下血停止，一切症状消除。继续观察一月，患者身体健康，月经来潮一次，持续四天。（《山东医刊》1966，3：15。）②产后恶露不净：陈某某，女，成年，已婚。1963年5月7日初诊：自本年3月底足月初产后，至今四旬，恶露未净，量不多，色淡红，有时有紫色小血块，并从产后起腰酸痛，周身按之痛，下半身尤甚，有时左少腹痛，左腰至大腿上三分之一处有静脉曲张，食欲欠佳，大便溏，小便黄，睡眠尚可，面色不泽，脉上盛下不足，右关弦迟，左关弦大，寸

尺俱沉涩，舌质淡红无苔。由产后调理失宜，以致营卫不和，气血紊乱，恶露不化。治宜调营卫，和血消瘀。处方：桂枝一钱五分，白芍二钱，茯苓三钱，炒丹皮一钱，桃仁一钱（去皮），炮姜八分，大枣四枚，服五剂。16日复诊：服药后恶露已尽，少腹及腰腿痛均消失，食欲好转，二便正常，脉沉弦微数，舌淡无苔。瘀滞已消，宜气血双补，十全大补丸四十丸，每日早晚各服一丸，服后已恢复正常。（《蒲辅周医案》）③盆腔炎：以桂枝茯苓汤治疗盆腔炎50例。其中慢性盆腔炎35例，治愈27例，疗效达77.1%，疼痛症状消失平均为16.4天，附件压痛减轻平均为18天，附件压痛消失平均18.9天。亚急性盆腔炎10例，治愈8例，疼痛症状消失平均为6.8天，附件压痛减轻平均为11.1天。急性盆腔炎5例，治愈4例，急性期合用各种抗生素治疗。其余例数均为无效。（《新中医》1975，6：40.）

1746 柴蒿鳖甲汤

【方源】《重订通俗伤寒论》卷九。

【组成】柴胡二钱，青蒿一钱半，生鳖甲三钱，黄芩二钱，白芍三钱，丹皮三钱，鲜生地四钱，麦冬二钱，栀子二钱，生甘草一钱。

【用法】水五杯，煎二杯，分两次服。

【主治】妇人病温，经水适来或适断，热入血室，耳聋口苦，昼则脉静身凉，夜则发热脉数。

【加减】渴，加花粉；胸胁痞满而痛，加枳实、瓜蒌仁、牡蛎各三钱。

1747 通乳散结汤

【方源】《中医妇科治疗学》。

【组成】全瓜蒌四钱，青皮三钱，丝瓜络五钱，橘络、通草各三钱，橘叶十片，郁金二钱，刺蒺藜三钱，蒲公英五钱。

【用法】水煎，温服。

【功用】疏肝解郁，通络散结。

【主治】乳结属肝郁气滞证。乳汁停滞不畅，以致乳房硬满胀痛，甚或肿红，时有恶寒发热，舌淡苔白，脉弦数。

【加减】红肿甚者，加金银花三钱，甘草一钱。

1748 蛇床子散

【方源】《中医妇科学》。

【组成】蛇床子、川椒、明矾、苦参、百部各10~15g。

【用法】煎汤。趁热先熏后坐浴，一日一次，十次为一疗程。

【主治】阴痒。

【加减】阴痒破溃者，去川椒。

1749 银翘红酱解毒汤

【方源】《妇产科学》。

【组成】金银花一两，连翘一两，红藤一两，败酱草一两，丹皮三钱，山栀四钱，赤芍四钱，桃仁、苡仁各四钱，延胡索三钱，炙乳没各一钱半至三钱，川楝子三钱。

【用法】水煎服。每日二剂，每剂二汁，隔四至六小时服一次。

【功用】清热解毒，活血化瘀。

【主治】盆腔炎发热期。

【加减】高热兼表证者，加荆芥、防风各一钱半至三钱，薄荷一钱；便溏热臭者，加葛根、黄芩各三钱，黄连一钱；便秘者，加大黄、元明粉（冲）各三钱；腹胀气滞者，加木香一钱，香附四钱；热毒甚者，加蒲公英、紫花地丁各一两；带多者，加黄柏三钱，椿根皮四钱；有血性分泌物者，加益母草五钱。

1750 清化煎

【方源】《妇产科学》。

【组成】木馒头三钱半，土茯苓二两八钱，夏枯草二两八钱，生地二两八钱，黄芩二两一钱，知母三两一钱，黄柏一两四钱，当归一两四钱，川断一两四钱，白及一两五钱，白术一两四钱。

【用法】加糖制成水膏，每瓶 500ml。分一周服完。

【功用】化脾化湿，清热解毒。

【主治】子宫颈癌，湿毒下注型。患者一般情况尚好，但有白带绵下、量多，伴有腥臭，或见红，口干苦，腹疼。苔薄腻或黄腻，舌质红，脉滑数。

1751 清热利湿汤

【方源】《刘奉五妇科经验》。

【组成】瞿麦四钱，萹蓄四钱，木通一钱，车前子三钱，滑石四钱，延胡索三钱，连翘五钱，蒲公英五钱。

【功用】清热利湿，行气活血，化瘀止痛。

【主治】慢性盆腔炎属于湿热下注，气血郁结者。症见腰痛，腹痛拒按，伴有低热，带下黄稠，有时尿频。

1752 清热解毒汤

【方源】《刘奉五妇科经验》。

【组成】连翘五钱，金银花五钱，蒲公英五钱，紫花地丁五钱，黄芩三钱，瞿麦四钱，萹蓄四钱，车前子三钱，丹皮三钱，赤芍二钱，地骨皮三钱，冬瓜子一两。

【功用】清热解毒，利湿活血，消肿止痛。

【主治】急性盆腔炎属于湿毒热型者。

【方论】方中连翘苦微寒，清热解毒，消痈散结；金银花、蒲公英辛苦寒，清热解毒，消痈肿；紫花地丁苦辛寒，清热解毒，消痈肿，善于治疗毒；黄芩苦寒清热燥湿；地骨皮甘寒，清热凉血，退热以祛气分之热；瞿麦、萹蓄、车前子清热利湿；冬瓜子渗湿排脓，消肿止痛；佐以赤芍、丹皮清热凉血，活血化瘀。全方重在清热毒兼能利湿，活血化瘀而又止痛。

1753 清眩平肝汤

【方源】《刘奉五妇科经验》。

【组成】当归三钱，川芎一钱半，白芍四钱，生地四钱，桑叶三钱，菊花三钱，黄芩三钱，女贞子三钱，旱莲草三钱，红花三钱，牛膝三钱。

【功用】滋肾养肝，清热平肝，活血调经。

【主治】妇女更年期综合征、经前期紧张症等，属于肝肾阴虚，肝阳亢盛，见有头晕、头痛（或血压升高），烦躁者。

【加减】热重者，去当归、川芎，加马尾连三钱；肝阳亢盛者，加龙齿一两。

【方论】方中当归、川芎、白芍、生地、红花、牛膝养血活血，引血下行以调经；女贞子、旱莲草滋补肝肾以培本；黄芩清肝热；桑叶、菊花清热平肝以治标。本方标本兼顾，使之补肾而不呆滞，清肝热而不伤正。在重用牛膝引血下行的同时，配合黄芩、桑叶、菊花清上引下，重点突出。

1754 棱莪消积汤

【方源】《妇产科学》。

【组成】三棱、莪术、丹参、赤芍、延胡索、丹皮各三钱，桃仁四至五钱，苡仁四至五钱，红藤、败酱草各一两。

【用法】根据病情进展情况，每日可给一至二剂，每剂二汁，每 4~8 小时一次。

【功用】破瘀理气，清化湿热。

【主治】盆腔炎癥瘕期。

【加减】检查包块大而腹痛甚者，加乳香、没药各一钱半；腹胀明显者，加木香一钱，川楝子四钱，香附四钱；脘闷，胃口不好者，加川朴、陈皮、建曲各三钱；便秘者，加枳壳、大黄各三钱，乌贼骨四钱；气虚者，加党参、白术、茯苓各三钱；血虚者，加当归三钱，川芎二钱，生地四钱。

【方论】方用三棱、莪术、桃仁破瘀散结；丹参、赤芍、延胡索活血散瘀，理气止痛；丹皮、苡仁、红藤、败酱草清利湿热。

1755 温胞散

【方源】《辨证录》卷十一。

【组成】人参三钱，白术一两，巴戟天一两，补骨脂二钱，杜仲三钱，菟丝子三钱，芡实三钱，山药三钱，肉桂二钱，附子三分。

【用法】水煎服。

【主治】妇人心肾火衰，胞胎寒冷，下身冰凉，非火不温，交感之时，阴中不见有温热之气。

1756 疏气定痛汤

【方源】《刘奉五妇科经验》。

【组成】制香附三钱，川楝子三钱，延胡索三钱，五灵脂三钱，没药一钱，枳壳一钱半，木香一钱半，当归三钱，乌药三钱。

【功用】行气活血，化瘀止痛。

【主治】慢性盆腔炎腰腹疼痛，属于气滞血瘀者。

【方论】方中香附、川楝子、延胡索、五灵脂、没药、乌药行气活血止痛；枳壳、木香理气；当归养血。全方共奏行气活血，化瘀止痛之效。

1757 塌痒汤

【方源】《外科正宗》卷四。

【组成】苦参、威灵仙、蛇床子、当归尾、狼毒各五钱，鹤虱草一两。

【用法】上用河水十碗，煎数滚，滤清，贮盆内，趁热先熏，待温后洗，临洗和入公猪胆汁二三枚同洗更妙。

【主治】妇人湿热下注，阴中作痒及内外生疮。

1758 暖宫定痛汤

【方源】《刘奉五妇科经验》。

【组成】橘核三钱，荔枝核三钱，小茴香三钱，胡芦巴三钱，延胡索三钱，五灵脂三钱，川楝子三钱，制香附三钱，乌药三钱。

【功用】疏散寒湿，温暖胞宫，行气活血，化瘀止痛。

【主治】慢性盆腔炎属于下焦寒湿，气血凝结者，或宫冷不孕。

1759 新加甘麦大枣汤

【方源】《重订通俗伤寒论》。

【组成】生白芍、山萸肉各一钱半，淮小麦、红枣肉、白石英各三钱，清炙草一钱。

【功用】养心安神。

【主治】其人数欠伸，喜悲伤欲哭，犹如神灵所作，妇女最多此病。

1760 愈黄丹

【方源】《妇产科学》。

【组成】水蛭三钱，虻虫二钱，制乳没各二钱，黄连二钱，蜂房三钱，黄柏三钱，丹皮四钱，龙胆草五钱。

【用法】上药研末，各取净粉，照方三十料混合后用金银花三两煎汤，水泛为丸，雄黄三钱为衣（忌高温烘）。每次五分，一日二次，吞服。

【功用】健脾化湿，清热解毒。

【主治】湿毒下注之子宫颈癌。患者一般情况尚好，但有白带绵下、量多、伴有腥臭，或见红、口干苦，腹疼，苔薄腻或黄腻，舌质红，脉滑数。

1761 滴虫汤

【方源】方出《中医临证撮要》，名见《古今名方》。

【组成】金银花、连翘壳、赤茯苓、车前子、淡竹叶各12g，生薏苡仁15g，怀牛膝、嫩苦参各9g，黄柏、生栀子各6g，生苍术、淡黄芩各4.5g。

【功用】清化湿热。

【主治】滴虫性阴道炎。

【加减】孕妇，去薏苡仁、牛膝，加生白术、怀山药；浮肿，加冬瓜皮、五加皮；头昏痛，加白蒺藜、夏枯草；胃脘不适、便溏，去金银花、黄柏、黄芩、栀子，加老苏梗、藿香梗、炒白术、扁豆衣；腰酸痛，加桑枝；少腹痛，加柴胡、川楝子。

1762　橘皮散

【方源】《疡科选粹》卷四。

【组成】青皮、甘草节、石膏各五分，瓜蒌子、当归头各五分，皂角刺（去皮）一钱五分（略炒，去汁），没药、蒲公英各五分。

【用法】加青橘叶一握，酒煮，食后或临睡服。

【主治】妇人拂意忧郁，乳内有核。

外科方剂

第二十七章 普通外科方

一、阳性疮疡

1763 丁壬汤

【方源】《医林纂要》卷十。

【组成】金银花三钱，蒲公英一钱，紫花地丁一钱，羌活一钱，独活一钱，防风五分，当归一钱，生黄芪一钱，生甘草一钱。

【用法】水煎，温服。

【主治】对口背疽。

【备注】蒲公英一名黄花地丁。方中有紫花、黄花二丁，又用二活行太阳经，属壬水，故有丁壬之名。

1764 七贤散

【方源】《观聚方要补》卷八引《外科纂要》。

【组成】皂角针、皂角子、连翘、黄连、天花粉、金银花各一两，土茯苓八两。

【用法】分七剂。每剂水五碗，煎二碗半，一二日服完。七剂即愈。

【主治】瘰疬初起或已溃者。

1765 三妙散

【方源】《仙拈集》卷四引《济世奇方》。

【组成】夏枯草、金银花、蒲公英各五钱。

【用法】酒、水煎，频服之。

【主治】结核瘰疬遍满脖项者。

【方论】《串雅内编选注》：金银花味甘性寒，轻扬入肺，为散达解毒之品；蒲公英味苦，有清热解毒、消肿散结之力。二药合用，可解一切痈疡肿毒。夏枯草味辛苦，辛能散结，苦能泄热，故凡瘰疬、乳痈、目赤、头晕之疾，服之可以清肝火、散结气，古今用本品治疗瘰疬均收到良好效果。

【备注】本方原名"二妙散"，据《经验广集》卷四改。

1766 三黄汤

【方源】《中医皮肤病学简编》。

【组成】金银花31g，连翘31g，黄芩9g，黄连9g，黄柏9g，紫草9g，栀子9g，蒲公英15g。

【用法】水煎，内服。

【主治】疖。

1767 三煎方

【方源】《卫生鸿宝》卷二。

【组成】金银花、紫花地丁各一两，当归、白芷、陈皮各一钱，甘草八分，乳香、没药（二味去油）、土贝各一钱，山甲（炒）三片。

【用法】水煎服。

【主治】无名肿毒初起。

1768 上消痈疮散

【方源】《石室秘录》卷四。

【组成】金银花二两，当归一两，川芎五钱，蒲公英三钱，生甘草五钱，桔梗三钱，黄芩一钱。

【用法】水煎服。

【主治】头面上疮。

1769 小败毒膏

【方源】《赵炳南临床经验集》。

【组成】大黄五两，蒲公英十两，陈皮四两，木鳖子（打碎）一两，黄柏五两，金银花一两，乳香（醋炙）一两，白芷三两，甘草一两，天花粉三两，赤芍五两，当归一两。

【用法】每服五钱，热开水冲服，一日二次。

【功用】散瘟清热，消肿止痛。

【主治】《朱仁康临床经验集》：疮疖，肿毒。

1770 开郁汤

【方源】《良朋汇集》卷五。

【组成】白芍（盐水炒）、昆布、桔梗、白芷、夏枯草、天花粉、连翘、金银花、香附（盐、醋、酒、童便四制）各一钱。

【用法】水二盅，煎一盅，温服。

【功用】开郁。

【主治】瘰疬。

1771 五龙丸

【方源】《疡科心得集·家用膏丹丸散方》。

【组成】山甲（土拌炒）、全蝎（酒拌炒）、槐米（炒）、僵蚕（炙）、土贝母（研）各等份。

【用法】上为末，面糊为丸。每服三钱，陈酒送下。

【主治】流注、腿痈之半阴半阳者，及鱼口、便毒。

1772 五神汤

【方源】《辨证录》卷十三。

【组成】茯苓一两，车前子一两，金银花三两，牛膝五钱，紫花地丁一两。

【用法】水煎服。

【功用】利湿清热。

【主治】①《辨证录》：多骨痈，大腿旁长强穴间，忽然疼痛高肿，久则内中生骨，似骨而非骨者。②《外科真诠》：委中毒，湿热凝结，焮痛色赤，溃速者。

【方论】此方由茯苓、车前以利水，紫花地丁以清热，又用金银花、牛膝补中散毒。

1773 五黄汤

【方源】《活幼心书》卷下。

【组成】黄芪一两（生用），黄连、黄芩、黄柏、大黄各二钱半。

【用法】上㕮咀。每服二钱，水一盏，蜜一大匙，煎七分，不拘时候温服。

【主治】小儿遍身痛疖，恶核发热，及疔黄、肿毒、丹瘤。

1774 五味活血汤

【方源】《千家妙方》。

【组成】蒲公英30g，紫花地丁30g，金银花30g，紫背天葵30g，蚤休30g，归尾10g，赤芍12g，红丹参20g，鸡血藤20g，川牛膝20g，黄芪15g，防己15g。

【用法】每日一剂，水煎服。

【功用】清热解毒，活血化瘀。

【主治】热毒流注。寒湿郁久化热成毒，经络阻塞，气血瘀滞，肉腐筋烂，骨枯骨脱者。常用于血栓闭塞性脉管炎。

1775 五味消毒饮

【方源】《医宗金鉴》卷七十二。

【异名】五味消毒汤（《家庭治病新书》引《外科探源》）。

【组成】金银花三钱，野菊花、蒲公英、紫花地丁、紫背天葵子各一钱二分。

【用法】水二盅，煎八分，加无灰酒半盅，再滚二三沸时热服。滓，如法再煎服。被盖出汗为度。

【功用】《中医方剂学》：清热解毒，消散疔疮。

【主治】各种疔毒，痈疮疖肿。①《医宗金鉴》：红丝疔、暗疔、内疔、羊毛疔，初起服蟾酥丸汗之，毒势不尽，憎寒壮热仍作者。②《家庭治病新书》引《外科探源》：疔疮发无定处，未化或已化，或走黄者。③《中医方剂学》：火毒结聚的痈疮疖肿。初起局部红肿热痛，或发热恶寒；疮形如粟，坚硬根深，状如钉丁，舌红，苔黄，脉数。

【方论】①《中医方剂学》：痈疮疔毒，多由脏腑蕴热，火毒结聚。故治用清热解毒为主，以便积热火毒清解消散。方以金银花两清气血热毒为主；紫花地丁、紫背天葵、蒲公英、野菊花均各有清热解毒之功，配合使用，其清解之力尤强，并能凉血散结以消肿痛。加酒少量是行血脉以助药效。②《中医杂志》（1984，4：52.）：方中金银花、野菊花，功擅清热解毒散结。金银花入肺胃，可解中上焦之热毒；野菊花入肝经，专清肝胆之火，二药相配，善清气分热结。蒲公英、紫花地丁均具清热解毒之功，为痈疮疔毒之要药；蒲公英兼能利水通淋，泻下焦之热湿，与紫花地丁相配，善清血分之热结。紫背天葵能入三焦，善除三焦之火。五药合用，气血同清，三焦同治，兼能开三焦热结，利湿消肿。

【临证举例】疔疮：丁某某，男，28岁，三天前喉部发生疔疮，疼痛异常，颈项不能转动，曾经注射青霉素90万单位，并内服磺胺类药物，但病情无好转，渐趋严重。处方：金银花五钱，杭菊三钱，蒲公英三钱，天葵子三钱，紫花地丁三钱，金石斛三钱。服2剂即愈。（《广东中医》1958，6：24.）

1776 少阳汤

【方源】《医林纂要》卷十。

【组成】金银花二两，当归一两，川芎三钱，龙胆草三钱，夏枯草三钱，栀子（炒）一钱，白芷一钱，薄荷一钱。

【主治】鬓疽，由胆及三焦之热毒上行者。

【方论】方中金银花、当归、川芎、龙胆草、夏枯草行肝胆经，除内热，散结气；栀子祛三焦热；白芷载药上行头面而祛风热；薄荷行厥阴、少阳，上行清头目风热。

1777 内托散

【方源】《疮疡经验全书》卷十三。

【组成】地榆一两，黄芪、粉草、忍冬花、穿山甲、白芷各二钱。

【用法】用酒二大盏，煎至一盏，空腹服。滓再煎服。

【主治】便毒肿痛，将作脓者。

1778 内消神方

【方源】《疡医大全》卷二十五。

【组成】人参、天花粉各三钱，大黄五钱，蒲公英一两，金银花二两，薏苡仁三两。

【用法】先用水六碗煎薏苡仁，取汁三碗，投药再煎三碗，分作二次服，一日服两剂。即消。

【主治】多骨疽。

1779 内疏黄连汤

【方源】《保命集》卷下。

【组成】黄连、芍药、当归、槟榔、木香、黄芩、薄荷、山栀子、桔梗、甘草各一两，连翘二两。

【用法】除槟榔、木香二味为细末外，并锉。每服一两，水一盏半，煎至一盏，先吃一二服；次每服加大黄一钱，再服加二钱，以利为度。

【功用】《医宗金鉴》：除里热。

【主治】疮疡、痈疽热毒在里者。①《保命集》：疮疡，呕哕心逆，发热而烦，脉沉而实，肿硬木闷，皮肉不变色，根深大，病在内，脏腑秘涩。②《丹溪心法》：疮，皮色肿硬，发热而呕，大便闭，脉洪实者。③《医宗金鉴》：痈疽阳毒在里，大热发狂发热，二便秘涩，烦躁呕哕，舌干口渴饮冷。

【临证举例】①腹痛：一男子腹患痈，肿硬愈闷，烦热便秘，脉数而实。以本方一剂少愈；以黄连解毒汤二剂顿退；再以金银花散四剂，出水而消。（《外科发挥》）②发背：一男子，已四日疮头如黍，焮痛背重，脉沉实。与本方二剂少退，更与仙方活命饮二剂而消。③杨梅疮：一妇人焮痛，便秘作渴，脉沉实，以本方二剂，里证已退；以龙胆泻肝汤数剂，疮毒顿退；间服革薢汤，月余而愈。（《外科发挥》）

1780 化毒救生丹

【方源】《洞天奥旨》卷十六。

【组成】生甘草五钱，金银花八两，玄参三两，蒲公英三两，天花粉三钱。

【用法】水十余碗，煎四碗，一日三次服。

【主治】头面无故生疮，第一日头面重如山，二日即青紫，三日身亦青紫。

【临证举例】疔疮：刘某，男，37岁。患者5天前于左肘部生一小疙瘩作痒，骤然发红，剧痛而肿，就诊前一天已累及手腕部，肿胀疼痛，同时伴有心慌、恶心烦躁、头痛头晕，纳食不香，大便尚可。舌质红，苔白，脉弦数。检查：左侧肘部红肿，已有脓点欲溃，屈腕困难。证属毒热郁聚（肘疔）。治以清热解毒，消肿护心。处方：金银花五钱，连翘三钱，菊花三钱，公英五钱，黄芩三钱，瓜蒌一两，生地三钱，甘草三钱。服2剂后，疮已溃破，痛减肿消，继服连翘败毒丸以巩固疗效。（《赵炳南临床经验集》）

1781 四妙勇安汤

【方源】方出《验方新编》卷二，名见《中医杂志》（1956，8：409.）。

【组成】金银花、玄参各三两，当归二两，甘草一两。

【用法】水煎服。一连十剂，永无后患。药味不可减少，减则不效。

【功用】《中医方剂学》：清热解毒，活血止痛。

【主治】脱骨疽。此症生手足各指，或云生手足第四指者是。或生指头，或生指节指缝，初生或白色痛极，或如粟米起一黄疱，其皮或如煮熟红枣，黑色不退，久则溃烂，节节脱落，延至手足背腐烂黑陷，痛不可忍。

【方论】①《中医方剂学》：金银花甘寒入心，善于清热解毒，故重用为主药。当归活血散瘀，玄参泻火解毒，甘草清解百毒，配金银花以加强清热解毒之力，用量亦不轻，共为辅佐。四药合用，既能清热解毒，又能活血散瘀，是治疗脱疽的良方。②《中医方剂临床手册》：本方重用金银花清热解毒为主药；玄参滋阴清热为辅药；当归和血和营为佐药；甘草和中解毒为使药。本方特点，药味少、效用专，治疗脱疽溃烂，热毒正盛，而阴血耗伤者，甚为合适。

【临证举例】①血栓闭塞性脉管炎：沧县专区第一人民医院老中医释宝山，自1955年7月至10月，用本方治疗动脉栓塞性坏疽症34例，一般服药5~20剂即大体痊愈。如：患者杨某，1954年3月患病，曾经20多位医师治疗，未见好转。1955年10月来诊治时，左脚已成青紫色，脚趾开始溃烂，瘙痒钻心，疼痛，已决定截肢。服本方4剂后，疼痛即止；服10剂后，脚趾开始脱落，不久伤口长出新肉而愈。（《中医杂志》1956，8：409.）用四妙勇安汤治疗血栓闭塞性脉管炎30例。其中部分有明显皮冷、苍白的患者，加用附子二钱，赤芍五钱，桂枝钱半，牛膝三钱。结果：除2例在服药半月及1个月仍未收效又行肾上腺切除及交感神经切除术外，其余均收到近期满意疗效，治疗后患肢疼痛及凉麻感觉均减轻或消失。短者服药5剂，长者服药30剂。（《天津医药》1960，1：1.）②静脉炎：支某，女，31岁，因宫外孕大出血休克，行下肢静脉剖开自体输血及输液，7日后腹部切口愈合拆线，左下肢静脉剖开及大隐静脉所经处红肿硬痛，腹股沟淋巴结肿大。行局部湿敷、理疗、肌注青、链霉素，口服消炎药治疗2周无效，体温39℃，白细胞15000/mm^3，精神不振，食欲减退，下肢活动受限。拟清热通经，活血散瘀。方用四妙勇安汤：金银花100g，玄参100g，当归60g，甘草30g，水煎服。3剂后，热退，局部疼痛及浮肿明显减轻，食纳倍增。原方药量各减半，继服3剂，诸症俱除。1周后痊愈出院。（《吉林中医药》1986，4：18.）③下肢溃疡：本方加减治疗2例下肢慢性溃疡，获得良好效果。举例：男性，56岁。小腿慢性溃疡已 30 年，经各种抗生素及换药等治疗均无效。右小腿外下方及左小腿中前方各有一鸡蛋大小的慢性溃疡，周围皮肤伴有色素沉着及轻度浮肿。入院后溃疡面用雷夫奴尔溶液清洁换药，内服本方，经治月余而愈。(《福建医学院学报》1973，2：45.）④坐骨神经痛：用四妙勇安汤加味治疗坐骨神经痛 30 例。基本方：玄参、当归、金银花各 30g，甘草 15g，灵仙、年健各 10g，五加皮、川牛膝各 12g。每日一剂。湿热偏重者，加黄柏、地龙；寒湿偏重者，加附子、细辛；气虚者，加党参、黄芪；兼血瘀者，加桃仁、红花、土鳖虫；腰痛者加杜仲、寄生；筋脉拘挛者及肌肉萎缩者，加白芍、玉竹、伸筋草；剧痛者倍用玄参、当归、金银花。结果治愈 21 人，显效 8 人，无效 1 人。有 4 例复发后再经治疗，同样收到显效。治疗后疼痛消失，最短 1 天，最长 45 天。(《湖北中医杂志》1982，3：19.）⑤红斑性肢痛症：本方加紫花地丁、连翘治疗红斑性肢痛症 4 例，均获痊愈。典型病例：症见两足自踝关节以下均呈弥漫性肿胀，剧痛，痛时两足掀红而热，遇热则甚，得凉则安，苔黄舌红，口干渴。用上方并配合乳香、没药、红花、当归泡洗患肢，共治 2 月余，病情稳定，痊愈出院。作者认为，红斑性肢痛与血栓闭塞性脉管炎蕴热期同属"热痛"范畴，本方加紫衣地丁、连翘两味则效果更好。增加中药泡洗患足，活血通络，通则不痛，能提高疗效。(《中医杂志》1979，12：34.）

【现代研究】对血栓闭塞性脉管炎血液流变学特性的观察：用本方对血栓闭塞性脉管炎湿热型和血瘀型病人治疗前后的血液流变学特性进行观察，认为本病患者血浆黏度比正常人高，红细胞电泳时间延长，血沉快，血液处于黏度高、易聚的状态。用本法治疗后，湿热型病人血浆黏度降低，红细胞电泳时间变快；血瘀型病人治疗前血黏度比正常人高，治疗后则下降，红细胞和血小板电泳变快。此结果与本病患者不正常之血液流变学特征相对应，提示了活血化瘀治疗可使血液黏聚状态好转或消除，临床症状得以改善。(《山东中医学院学报》1979，4：38.）

1782 外证败毒散

【方源】《治疗汇要》卷下。

【组成】防风、甘草、前胡各一钱，赤芍一钱五分，穿山甲一片（炒），玄参、连翘各二钱，生地、金银花各三钱，蒲公英、野菊花根各五钱。

【主治】疔疮初起及轻者。

【加减】便实者，加大黄二钱。

1783 生肌玉红膏

【方源】《外科正宗》卷一。

【组成】白芷五钱，甘草一两二钱，归身二两，瓜儿血竭、轻粉各四钱，白占二两，紫草二钱，麻油一斤。

【用法】先将当归、甘草、紫草、白芷四味，入油内浸三日，大勺内慢火熬，药微枯色，细绢滤清，将油复入勺内煎滚，下整血竭化尽，次下白占，微火亦化；先用茶盅四只预顿水中，将膏分作四处，倾入盅内，候片时方下研极细轻粉，每盅内投和一钱搅匀，候至一伏时取起，不得加减，致取不效。用于已溃流脓时，先用甘草汤，甚者用猪蹄药汤，淋洗患上，软绢挹净，用抿脚挑膏于掌中捺化，遍搽新腐肉上，外以太乙膏盖之。大疮早、晚洗换二次，内兼服大补脾胃暖药。

【功用】祛腐肉，生新肉，敛疮口。

【主治】痈疽发背、诸般溃烂、棒毒等疮。

1784 瓜蒌散

【方源】《医学入门》卷八。

【组成】瓜蒌仁、青皮各一钱，石膏二钱，甘草节、没药、归尾、皂刺、金银花各五分，青橘叶（取汁）二匙。

【用法】水、酒各半盏煎。空心服。

【主治】乳痈未溃者。

【加减】如已溃者，去石膏、没药、皂刺、金银花，用当归身，加人参、黄芪、川芎、白芍，煎服。

【方论】瓜蒌仁消毒，青皮疏肝，石膏清胃，甘草节行瘀，没药止痛，归尾破血，青橘叶解毒。

1785 加味三星汤

【方源】《外科真诠》卷上。

【组成】公英五钱，金银花三钱，茯苓三钱，米仁一两，牛膝二钱，当归三钱，贝母一钱，山甲二片，甘草一钱，紫花地丁三钱。

【用法】水煎服。

【主治】三里发，生膝眼下三寸，外侧前廉两筋间，初肿形如牛眼，拘急冷痛，由劳力伤筋，胃热凝结而成，渐增肿痛，其色青黑，溃出紫血，次出稀脓。

1786 加减消毒散

【方源】《外科真诠》卷上。

【组成】蒲公英三钱，金银花二钱，玄参一钱，赤芍一钱五分，连翘一钱，炒山甲一片，皂刺尖七分，前胡一钱，防风一钱，香附一钱，生甘草七分。

【主治】阳毒初起。

【加减】开口，去皂刺；无头痛恶寒，去前胡、防风。

【备注】本方《梅氏验方新编》有延胡索二钱。

1787 加味活血消痈汤

【方源】方出《赵炳南临床经验集》，名见《千家妙方》卷下。

【组成】夏枯草三钱，紫草三钱，丹皮三钱，草红花三钱，桃仁三钱，赤白芍各四钱，泽兰叶三钱，木通二钱，三棱三钱，莪术三钱，小茴香二钱。

【功用】解毒软坚，活血消痈。

【主治】湿热下注，气血壅滞所致的化脓性睾丸炎。

【临证举例】化脓性睾丸炎：辛某，男，48岁。于1963年11月15日初诊。20多天前，左侧睾丸肿硬，阵阵抽痛，阴囊逐渐肿大漫于两侧，伴有全身不适感，诊为急性化脓性睾丸炎。身无寒热，口干不思饮，阴囊坠痛连及少腹，腰膝酸软无力，行路困难，大便干燥。查阴囊肿大如拳、向左偏坠，皮肤微红、扪之灼热，两侧腹股沟淋巴结肿大、明显压痛，白细胞17000/mm³、中性细胞81%、淋巴细胞19%，脉沉细数，舌质淡，苔薄白。证系湿热下注，气血壅滞，发为子痈。治以解毒软坚、活血消痈，投以加味活血消痈汤，外用紫色消肿软膏。服药3天，睾丸肿痛减轻，原方加减又服10剂，左侧阴囊溃破，流出稀脓水，改服犀黄丸收功。

1788 加味清热消痈汤

【方源】方出《赵炳南临床经验集》，名见《千家妙方》卷下。

【组成】金银花一两，连翘四钱，野菊花三钱，赤芍药三钱，黄芩三钱，公英一两，白芷三钱，天花粉三钱，木通二钱，陈皮二钱，生甘草一钱，炒山甲二钱，炒皂刺二钱。

【功用】清热解毒，活血消痈。

【主治】热毒壅遏，气血阻隔，致患颈痈。

【临证举例】后颈部脓肿：吴某，女，37岁。于1963年1月21日初诊。9天前颈部生一疙瘩，肿痛日渐加重，夜不成眠，头不能抬起或转动，发热怕冷，周身无力，口干欲饮，食欲不振，大便两日未解，小便色黄，体温38.7℃，后颈部正中偏左有疮口数个，脓栓堵塞，状如蜂窝，凸起红肿，四周漫肿而硬，周围灼热，明显压痛，脉弦数，苔白厚腻根微黄。证系毒热壅遏，气血阻隔。治以清热解毒，活血消痈。投以加味清热消痈汤，外用化毒药膏和提毒药捻。三日后，恶寒发热均减，体温降至 37.5℃，疮口渐大，排出黄白色稠脓，漫肿渐消，舌苔白厚略腻，脉弦稍数。用上方加减治疗年余，创面愈合，瘢痕柔软，未留后遗症。

1789 加味解毒内托饮

【方源】方出《赵炳南临床经验集》，名见《千家妙方》卷下。

【组成】金银花五钱，公英五钱，连翘四钱，赤芍三钱，白芷三钱，青陈皮四钱，炒山甲三钱，炒皂刺三钱。

【功用】清热解毒，活血内托。

【主治】毒热壅滞，发为臀痈。

1790 地丁饮

【方源】《朱仁康临床经验集》。

【组成】紫花地丁 9g，野菊花 9g，金银花 9g，连翘 9g，黑山栀 9g，半枝莲 9g，蒲公英 15g，草河车 9g，生甘草 6g。

【功用】清热解毒，消肿止痛。

【主治】疗疮。

1791 托里散

【方源】《景岳全书》卷六十四。

【组成】瓜蒌（大者，杵）一个，当归（酒拌）、黄芪（盐水炒）、白芍药、甘草各一两半，熟地、天花粉、金银花、皂刺（炒）各一两。

【用法】上为散。每服五两，以无灰酒五茶盅，入瓷器内，厚纸封口，再用油纸重封，置汤锅内，盖煮至药香，取出分服，直至疮愈。始终常服，不致内陷。

【主治】一切疮毒。

1792 托里定痛散

【方源】《外科正宗》卷一。

【组成】归身、熟地、乳香、没药、川芎、白芍、肉桂各一钱，粟壳（泡去筋膜，蜜炒）二钱。

【用法】水二盅，煎八分，随病上下，食前后服之。

【主治】痈疽溃后，血虚疼痛不可忍者。

1793 托里消毒散

【方源】《古今医鉴》卷十五。

【组成】黄芪（盐水炒）、天花粉各二钱，防风、当归（酒洗）、川芎、白芷、桔梗（炒）、厚朴（姜制）、穿山甲（炒）、皂角刺（炒）各一钱，金银花、陈皮各三钱。

【用法】用水、酒各一盏，煎至七分，疮在上，食后服；在下，空心服。二帖后，只用水煎。

【功用】壮气血，固脾胃，消肿溃脓生肌。

【主治】一切痈疽，六七日未消者。

1794 托里解毒汤

【方源】《验方新编》卷十一。

【组成】金银花三钱，当归五钱，生芪二钱，天花粉、连翘、黄芩、赤芍各一钱半，大黄、牡蛎、生甘草各一钱，枳壳八分，皂刺五分（已破者不用）。

【用法】水煎服。

【主治】一切红肿疮毒。

1795 如意金黄散

【方源】《外科正宗》卷一。

【组成】天花粉（上白）十斤，黄柏（色重者）、大黄、姜黄、白芷各五斤，紫厚朴、陈皮、甘草、苍术、天南星各二斤。

【用法】上㕮咀，晒极干燥，用大驴磨连磨三次，方用密绢罗筛出，瓷器收贮，勿令泄气。凡遇红赤肿痛，发热未成脓者，及夏月火令时，俱用茶汤同蜜调敷；如微热微肿，及大疮已成，欲作脓者，俱用葱汤同蜜调敷；如漫肿无头，皮色不变，湿痰流毒，附骨痈疽，鹤膝风等症，俱用葱酒煎调；如风热恶毒所生疾患，必皮肤亢热，红色光亮，形状游走不定，俱用蜜水调敷；如天疱、火丹、赤游丹、黄水漆疮、恶血攻注等症，俱用大蓝根叶捣汁调敷，加蜜亦可；汤泼火烧，皮肤破烂，麻油调敷。

【功用】《外科十三方考》：清热、解毒、消肿、定痛。

【主治】①《外科正宗》：痈疽发背，诸般疔肿，跌扑损伤，湿痰流毒，大头时肿，漆疮，火丹，风热天疱，肌肤赤肿，干湿脚气，妇女乳痈，小儿丹毒，凡外科一切顽恶肿毒。②《医宗金鉴》：小儿玉烂疮，腑热内蒸，湿气外乘，身热皮红，能食米面者。

1796 连翘饮子

【方源】《玉机微义》卷十五。

【组成】青皮、瓜蒌仁、桃仁、橘叶、川芎、连翘、甘草节、皂角针各等份。

【用法】上㕮咀。每服七八钱，水煎，食后细细呷之。

【主治】乳痈、乳内结核及瘰疬。①《玉机微义》：乳痈。②《女科撮要》：乳内结核。③《赤水玄珠》：肝胆经气滞，瘰疬结核。

【加减】已破者，加参、芪、当归；未破者，加柴胡。

1797 连翘野菊散

【方源】《洞天奥旨》卷五。

【组成】连翘五钱，野菊三钱，瓜蒌二钱，石膏三钱，地榆三钱，当归五钱，甘草二钱，玄参一两，金银花二两。

【用法】水煎服。

【主治】发颐生痈初起。

1798 英花汤

【方源】《洞天奥旨》卷十四。

【组成】金银花一斤，蒲公英八两，绵黄芪六两，生甘草一两，川贝母三钱。

【用法】水煎，作三次服完。

【主治】痈疽未溃。

1799 拔毒散

【方源】《痈疽神秘验方》卷一。

【组成】乳香、没药、穿山甲（炮）、当归、木鳖子各一钱，瓜蒌仁八钱，甘草（炙）五分，忍冬藤二钱，牙皂角七分（炒），大黄（生、熟）各一钱半，连翘一钱，贝母十分。

【用法】上作一剂。用酒、水各一盏，煎至一盏，食前服。

【功用】攻毒止痛化脓。

【主治】一切痈疽肿毒。

【加减】若有脓，或已溃者，可不用大黄；如亦有脓虽溃，脉仍洪数，或沉实喜冷者，又所宜用。

1800 败毒汤

【方源】《临证医案医方》。

【组成】金银花30g，连翘30g，蒲公英30g，板蓝根30g，犀牛角（代用品）6~9g，丹皮9g，生地15g，赤芍9g，川黄连9g，菊花9g，甘草6g。

【功用】清热，解毒，凉血。

【主治】局部化脓性感染有全身反应者。寒战高热，汗出头痛，舌质红，苔黄，脉洪数。

【加减】若热毒入脑，加服安宫牛黄丸或紫雪丹，以清热解毒，醒脑开窍。

【方论】方中以金银花、连翘、蒲公英、板蓝根、川黄连、菊花、甘草解毒清热；犀牛角、丹皮、生地、赤芍解毒凉血。

1801 败毒散

【方源】《摄生众妙方》卷八。

【组成】当归尾五钱，白芷一两，防风一两（去芦），大黄五钱，羌活、甘草、蜂房、连翘、金银花各一两，穿山甲二两（生用）。

【用法】上为细末。每服三钱，重甚用四钱，以好酒调下。

【主治】一切无名肿毒。

【加减】肿毒痛甚，加乳香、没药、血竭、皂角刺各一钱。

1802 和乳汤

【方源】《辨证录》卷十三。

【组成】贝母三钱，天花粉三钱，当归一两，蒲公英一两，生甘草二钱，穿山甲（土炒）一片（为末）。

【用法】水煎服。一剂而乳房通，肿亦消矣，不必二剂。

【主治】乳痈。先痛后肿，寻常发热，变成疡痈。

【方论】此方用贝母、天花粉者，消胃中之壅痰也。痰壅而乳房之气不通，化其痰则胃火失其势。而后以蒲公英、穿山甲解其热毒，利其关窍，自然不攻而自散矣。又恐前药过于迅逐，加入当归、甘草补正和解，正既无伤，而邪又退舍矣。此决不致火毒不行而变为乳岩之病也哉！

1803 和营消肿汤

【方源】《朱仁康临床经验集》引《章氏经验方》。

【组成】当归尾9g，赤芍9g，桃仁9g，红花9g，黑山栀9g，大贝母9g，天花粉9g，丝瓜络9g，木通6g，炙甲片9g，炙乳没各9g。

【功用】活血和营，消肿解毒。

【主治】一切痈肿（脓疡），见舌质紫暗，或有瘀斑，脉细涩。

【方论】归尾、赤芍、桃仁、红花活血化瘀，山栀清热，贝母、天花粉、甲片、木通通络消肿，乳香、没药活血止痛。

1804 金贝煎

【方源】《竹林女科》卷三。

【组成】金银花、贝母（去心）、蒲公英、夏枯草各三钱，红藤七八钱，连翘一两或五七钱。

【用法】酒二碗，煎一碗服，服后暖卧片时。

【主治】吹乳。

【加减】如火盛烦渴，乳肿者，加天花粉二三钱。

1805 金钱鼠黏汤

【方源】《洞天奥旨》卷七。

【组成】鼠黏子一钱，黄连二钱，当归一两，生甘草三钱，天花粉三钱，柴胡一钱五分，连翘二钱，红花一钱，玄参三钱，白芍三钱，金银花一两。

【用法】水煎服。

【主治】腋痈。发于腋下天池之穴，令人寒热大痛，掌热臂急而赤，俗名夹痈。

【宜忌】若已溃败，此方不可服。当看阴阳治之。

1806 金银解毒汤

【方源】《洞天奥旨》卷十四。

【组成】黄芩一钱，黄柏一钱，黄连一钱，炒栀子一钱，金银花一两。

【用法】水煎，热服。

【主治】积热疮疡，焮肿作痛，烦躁饮冷，脉洪数大实，口舌生疮，疫毒发狂。

1807 胁痛煎

【方源】《仙拈集》卷四。

【组成】金银花、地榆各五钱，贝母、皂角刺、连翘、白芷、穿山甲、赤芍各钱半，夏枯草、紫花地丁各一两，菊花根一两（捣汁和服）。

【用法】水三大碗，煎一碗，入菊汁。食后分二次服。至重者二剂，不可多服。

【主治】胁痈。

1808 定痛消毒饮

【方源】《胎产心法》卷下。

【组成】蒲公英、紫花地丁各一钱二分，当归（乳房用身，乳顶用尾）、白芍（醋炒）、赤芍、天花粉、浙贝母（去心，研）各一钱，皂角刺七分或五分，柴胡梢八分或一钱（乳顶肿结用之，若乳房易白芷），牡丹皮、广皮各八分，明乳香、没药各五分，生草三分。

【用法】水三盅，加红枣二个（去核），灯心五十寸，煎八分，临服加无灰酒小半酒杯入药，滚数滚服之，不时用槐艾水洗。

【主治】乳顶旁或乳房吹乳成痈，并乳结之证，发热恶寒，冷汗自出，势欲破而疼痛难忍。

1809　神功饮

【方源】《丹台玉案》卷六。

【组成】忍冬藤、蒲公英、甘草节、金银花各二钱，瓜蒌一个（连壳）。

【用法】生酒煎服。

【主治】妇人乳内一核，初起如钱，不作疼痒，三五年成功红肿，溃时无脓，唯流清水，形如岩穴之凹。

1810　神仙活命饮

【方源】《女科万金方》。

【异名】秘方夺命散（《袖珍方》卷三）、十三味败毒散（《医方考》卷六）。

【组成】穿山甲、甘草、防风、没药、赤芍药各一钱，白芷六分，归梢、乳香、贝母、天花粉、角刺各一钱，金银花、陈皮各三钱。

【用法】用好酒三碗，煎至一碗半。若上身，食后服；若下身，食前服。再加饮酒三四杯，以助药势，不可更改。

【功用】①《袖珍方》：消肿，化脓，生肌。②《寿世新编》：消肿止痛，化脓解毒，散瘀消痰。

【主治】一切热毒痈疽疮疡，红肿热痛，脓已成或未成者。①《袖珍方》：一切痈疽，无名恶疮。②《外科发挥》：一切疮疡，未作脓者，或已成脓者，发背、脑疽、鬓疽、臀痈、脱疽、瘰疬、杨梅疮、便痈、囊痈、乳痈。③《保婴撮要》：热毒疮疡；一切疮毒肿痛，或作痒寒热，或红丝走彻，恶心呕吐。④《会约医镜》：疮肿色赤，壮热焮痛。

【宜忌】①《痈疽神秘验方》：忌酸、薄酒、铁器，服后侧睡觉，痛定回生。②《外科启玄》：忌豆芽、菜粉、油腻等物。③《医方集解》：若已溃后不可服。

【方论】①《医方考》：防风、白芷解表而泄其热；乳香、没药散血而消其毒；穿山甲、皂角刺能引诸药至有毒之处；金银花、赤芍药能解热毒于瘀壅之中；痰中诸热，贝母、天花粉可除；气血不调，甘草、陈皮、当归可疗。②《医方集解》：金银花散热解毒，痈疮圣药，故以为君。天花粉清痰降火；白芷除湿祛风，并能排脓消肿；当归和阴活血；陈皮燥湿行气；防风泻肺疏肝；贝母利痰散结；甘草化毒和中，故以为臣。乳香调气托里护心，能使毒气外出不致内攻；没药散瘀消肿定痛，故以为佐。穿山甲善走能散，皂角刺辛散剽锐，皆厥阴、阳明正药，能贯穿经络，直达病所而溃壅破坚，故以为使。加酒者，欲其通行周身，使无邪不散也。

1811　夏枯草汤

【方源】《古今医彻》卷三。

【组成】夏枯草三钱，玄参、黄芩、土贝母、金银花、连翘、天花粉、薄荷、桔梗各一钱，甘草节三分。

【用法】灯心一握，水煎。

【主治】瘰疬。

【加减】郁怒加香附、柴胡、钩藤、远志；血虚加当归、白芍；血热加生地、牡丹皮。

1812　柴胡清肝汤

【方源】《外科正宗》卷二。

【组成】川芎、当归、白芍、生地黄、柴胡、黄芩、山栀、天花粉、防风、牛蒡子、连翘、甘草节各一钱。

【用法】水二盅，煎八分，食远服。

【主治】①《外科正宗》：鬓疽初起未成者，毋论阴阳表里。②《医部全录》：肝火壅盛，并胁生痈疽。

【临证举例】耳廓湿疹：谢某，男，57岁，

1966年3月16日初诊。右耳廓红肿瘙痒已3天，听力好，无耳鸣，但感口苦，大便干，小便黄。查：右耳廓红肿发热，外耳道未见异常。舌尖红，苔白腻微黄，脉弦滑。证属肝胆湿热，循经上攻。治宜清利肝胆湿热之法：醋柴胡5g，当归10g，赤芍6g，生地10g，川芎3g，炒山栀5g，炒牛蒡子10g，防风4.5g，天花粉6g，连翘10g，车前子15g（包煎），甘草3g。水煎服2剂。药后，耳廓肿消痒止而告痊愈。(《北京中医》1985，2：30.)

1813　柴胡葛根汤

【方源】《外科正宗》卷四。

【组成】柴胡、天花粉、干葛、黄芩、桔梗、连翘、牛蒡子、石膏各一钱，甘草五分，升麻三分。

【用法】水二盅，煎八分服，不拘时候。

【功用】清热解毒。

【主治】颐毒。表散未尽，身热不解，红肿坚硬作痛者。

1814　透脓散

【方源】《医学心悟》卷六。

【组成】黄芪四钱，皂刺、白芷、川芎、牛蒡子、穿山甲（炒，研）各一钱，金银花、当归各五分。

【用法】酒、水各半煎服。

【主治】痈毒内已成脓，不穿破者。

【方论】《成方便读》：方中黄芪大补元气；芎、归润养阴血；而以白芷、牛蒡宣之于皮毛肌肉之间，使之补而不滞；甲片、角刺为精锐之品，能直达病所，以成速溃之功；金银花以化其余毒；酒则行其药势耳。

1815　消乳汤

【方源】《衷中参西》上册。

【组成】知母八钱，连翘四钱，金银花三钱，穿山甲二钱（炒捣），瓜蒌五钱（切丝），丹参四钱，生明乳香四钱，生明没药四钱。

【功用】消肿止疼。

【主治】结乳肿疼或成乳痈新起者；一切红肿疮疡。

【临证举证】乳痈：在德州时，有张姓妇患乳痈，肿疼甚剧，投以此汤，两剂而愈。然犹微有疼时，怂恿其再服一两剂，以消其芥蒂。

1816　消毒饮

【方源】《胎产心法》卷下。

【组成】蒲公英、紫花地丁各一钱二分，当归（酒洗）、白芍（醋炒）、赤芍、丹皮、地骨皮、天花粉各一钱，陈皮八分，生草三分，灯心五十寸。

【用法】上用水三盅，煎一盅，食后服。仍以槐、艾叶水不时洗之。

【主治】乳房或乳头黑晕之内肿毒未破，发热恶寒，疮处或痛，或不痛，或麻木。

1817　消痈汤

【方源】《赵炳南临床经验集》。

【组成】金银花五钱至一两，连翘三钱至五钱，公英五钱至一两，赤芍三钱至五钱，天花粉三钱至五钱，白芷二钱至三钱，川贝母三钱至五钱，陈皮三钱至五钱，蚤休三钱至五钱，龙葵三钱至五钱，鲜生地五钱至一两。

【功用】清热解毒，散瘀消肿，活血止痛。

【主治】蜂窝织炎、痈证初起、深部脓肿等化脓感染。

1818　消瘰丸

【方源】《医学心悟》卷四。

【组成】玄参（蒸）、牡蛎（煅，醋研）、贝母（去心，蒸）各四两。

【用法】上为末，炼蜜为丸。每服三钱，开水送下，一日二次。

【功用】《中医方剂临床手册》：消瘰养阴，化痰软坚。

【主治】①《医学心悟》：瘰疬初起。②《中医方剂临床手册》：痰核。

【宜忌】宜戒恼怒，断煎炒，及发气、闭气诸物，免致脓水淋漓，渐成虚损。

【方论】《中医方剂临床手册》：方用玄参滋阴降火，苦咸消瘰；贝母化痰消肿，解郁散结；牡蛎咸寒，育阴潜阳，软坚消瘰。合而用之，对瘰疬早期有消散之功；病久溃烂者亦可应用。

1819 消疔化毒汤

【方源】《治疔汇要》卷下。

【组成】紫花地丁、甘菊花、金银花各一两，蒲公英五钱，夏枯草、连翘各三钱，郁金二钱，甘草四钱（生），鲜菊叶二两（打汁冲）。

【主治】疔毒。

【加减】若已溃烂，加当归一两。

1820 消炎解毒丸

【方源】《中药制剂手册》引《古今医鉴》。

【组成】蒲公英八百两，金银花二十两，防风十两，连翘二十两，甘草二十两。

【用法】取蒲公英208两，与其他4味共轧为细粉。取下余蒲公英592两，按煮提法提取二次，浓稠膏约166两。然后细粉与膏混合，制成丸，用糖水挂衣。每服二十丸，温开水送下，一日二次。小儿酌减。

【功用】清热解毒，凉血消炎。

【主治】由热毒引起的疮疡疖肿，红肿疼痛，妇女乳疮，小儿疮疖。

1821 黄芪内托散

【方源】《外科正宗》卷三。

【组成】黄芪二钱，当归、川芎、金银花、皂角针、穿山甲、甘草节各一钱。

【用法】水二盅，煎八分，入酒一杯，食前服。

【主治】臀痈已成，欲其溃脓。

1822 清肝渗湿汤

【方源】《外科正宗》卷三。

【组成】川芎、当归、白芍、生地、柴胡、龙胆草、山栀、天花粉、黄芩各一钱，泽泻、木通、甘草各五分。

【用法】水二盅，加灯心二十根，煎八分，食前服。

【主治】囊痈。肝经湿热结肿，小水不利，发热焮痛。

1823 清热解毒汤

【方源】《医学探骊集》卷四。

【组成】金银花二钱，天花粉三钱，玄参三钱，黄芩五钱，山甲二钱，生地黄三钱，皂角刺二钱，射干三钱，苍术四钱，茶叶一钱。

【用法】水煎温服。

【主治】耳下肿痛。系染山岚瘴气之毒，古称痄腮，亦谓之瘟毒，脉象洪数。

【加减】若脉象洪盛者，加大黄四钱。

【方论】此方用金银花、天花粉解毒散肿，用玄参、生地、黄芩清热养阴，用山甲、皂刺、射干、茶叶散耳下之郁，用苍术同诸药上升，能逐山岚瘴气，热减毒消，肿自去矣。

1824 蒲公汤

【方源】《中医皮肤病学简编》。

【组成】薏仁31g，紫花地丁15g，蒲公英15g，当归15g，牛膝9g，茯苓9g，紫背天葵9g，贝母6g，甘草6g。

【用法】水煎，内服。

【主治】足跟溃疡。

1825 解毒清热汤

【方源】《赵炳南临床经验集》。

【组成】蒲公英一两，野菊花一两，大青叶一两，紫花地丁五钱，蚤休五钱，天花粉五钱，赤芍三钱。

【功用】清热解毒。

【主治】疔、疖、痈、急性丹毒初期及一

切体表感染初起。

【方论】本方力专解毒清热。方中公英解毒，长于消痈；紫花地丁解毒，长于治疔毒；大青叶解毒，清热凉血，常用于治疗瘟疫斑疹、丹毒等症；蚤休能解肝胆之郁热，息上扰之火毒，善治上焦痈肿疮毒；佐以赤芍凉血活血散瘀；天花粉清热生津护阴。药少力专，各尽其用。

1826　橘叶散

【方源】《古今医彻》卷三。

【组成】金银花、瓜蒌、青皮、当归、皂针、连翘各一钱，橘叶十片，柴胡七分，甘草节三分。

【用法】水煎服。

【主治】乳痈。恶寒发热，乳房红肿。

【加减】心思不遂者，加远志、贝母。

二、阴性疮疡

1827　小金丹

【方源】《外科全生集》卷四。

【异名】小金丸（《中国药典》）。

【组成】白胶香、草乌、五灵脂、地龙、木鳖各（制末）一两五钱，没药、归身、乳香各（净末）七钱五分，麝香三钱，墨炭一钱二分（陈年锭子墨，略烧存性，研用）。

【用法】以糯米粉一两二钱为厚糊，和入诸末，捣千锤为丸，如芡实大，此一料约为二百五十丸，晒干，固藏。临用取一丸，隔布敲细，入小杯内，取好酒几匙浸药一二时，以银物加研，热陈酒送下，醉，盖取汗。如流注等症，成功溃久者，当以十丸作五日早晚服。

【功用】①《中药成方配本》：消痰化坚。②《北京市中药成方选集》：活血止痛，消结散毒。

【主治】①《外科全生集》：流注初起，及一应痰核、瘰疬、乳岩、横痃初起。②《中国药典》：阴疽初起，皮色不变，肿硬作痛，多

发性脓肿。

【宜忌】①《外科全生集》：内有五灵脂，与人参相反，不可与有参之药同日而服。②《全国中药成药处方集·北京方》：忌食生冷，孕妇勿服。

【方论】《历代名医良方注释》：方中用草乌逐寒湿，通经络，开顽痰；当归、麝香、地龙温经养血，开通经络；五灵脂、乳香、没药活血祛瘀，消肿定痛；白胶香调气血，消痈疽；木鳖子祛皮里膜外凝结之痰毒，消结肿，恶疮；墨炭消肿化瘀；糯米以养胃气；酒服以助药势，使诸药速达病所。全方共奏化痰祛湿，祛瘀通络之功。

【临证举例】流注：一儿岁半，太阳一毒，背上心脐对处二毒，颈后口对处一毒，腰腹二毒，两腿五毒，共十一毒，皆皮色无异，其大腿二毒，已经医者开刀，闻余至请治，以小金丹令日服二次，至五日消其九毒，消后又以小金丹日服一次，十日后二孔皆红润，以保元汤（芪、草皆用生者），加肉桂三分，煎杯许，另水煎参六分和服，半月后，以芪、草易炙者，一月收功。（《外科全生集》）

1828　干蝎丸

【方源】《圣济总录》卷六。

【组成】干蝎（酒炒）、天麻各半两，蟾酥二钱（汤浸化如稀糊）。

【用法】上药先将二味捣箩为末，用蟾酥糊丸，如绿豆大。每服一丸至二丸，豆淋酒送下。甚者加三丸至五丸。

【主治】破伤风。

1829　五虎追风散

【方源】《中医杂志》（1955，10：21.）。

【组成】蝉蜕一两，天南星二钱，明天麻二钱，全蝎（带尾）七个，僵蚕（炒）七条。

【用法】水煎服。用黄酒二两为引。服前先将朱砂面五分冲下，每服后五心出汗即有效。但出汗与否，应于第一日再服，每日一

剂，服完三剂后，第二日用艾灸伤口。

【功用】《中医方剂临床手册》：祛风痰，止痉抽。

【主治】破伤风。

1830 内托黄芪汤

【方源】《外科理例》卷五。

【组成】柴胡钱半，连翘、肉桂各一钱，黄芪、归尾各二钱，鼠黏子（炒）一钱，黄柏、甘草（炒）各半钱，升麻七分。

【用法】上锉，酒一盏半，水一盏半，同煎至二盏，去滓，空心宿食消尽，大温服。少时以早膳压之，不令大热上攻，犯中上二焦也。

【主治】附骨疽。

【临证举例】附骨疽：王老，年七十，季春因寒湿地气，得附骨疽于左腿足少阳分，微侵足阳明，阔六七寸，长一尺，坚硬漫肿，肉色不变，皮泽深，但行步作痛，以指按至骨大痛，服内托黄芪汤一服，痛立止，再服肿消。

1831 加味二陈汤

【方源】《经验广集》卷一。

【组成】陈皮五钱，半夏二钱，茯苓一钱半，生甘草七分，白芥子一钱。

【用法】加生姜一片，水煎服。

【主治】《外科证治全书》：流注、疬核、皮里膜外之凝痰。

【备注】《外科证治全书》：宜兼阳和丸用。

1832 回阳软坚汤

【方源】《赵炳南临床经验集》。

【组成】上肉桂一至三钱，白芥子三至五钱，炮姜二至四钱，熟地五钱至一两，白僵蚕二至四钱，橘红三至五钱，三棱三至五钱，麻黄一至二钱，莪术三至五钱，全丝瓜二至五钱。

【功用】回阳软坚，温化痰湿。

【主治】胸前疽、腋疽及一切表面皮肤不变，肿硬聚结的阴疽症。

【方论】方中麻黄、肉桂、白芥子、炮姜回阳软坚，通络散结；三棱、莪术化瘀软坚散结；熟地养血和阴；橘红、白僵蚕理气化痰散结；全丝瓜通经活络，健脾祛湿化痰。

1833 阳和丸

【方源】《赵炳南临床经验集》。

【组成】肉桂四钱，白芥子一两，附子四钱，麻黄二钱，干姜四钱。

【用法】每服一至二丸，每日二次，温开水或温黄酒送下。

【功用】温经回阳，活血通络，散寒燥湿。

【主治】淋巴结核。

1834 阳和汤

【方源】《外科全生集》卷四。

【组成】熟地一两，肉桂一钱（去皮，研粉），麻黄五分，鹿角胶三钱，白芥子二钱，姜炭五分，生甘草一钱。

【用法】水煎服。

【功用】《中医方剂学》：温阳补血，散寒通滞。

【主治】①《外科全生集》：鹤膝风、贴骨疽，及一切阴疽。②《中医方剂学》：阴疽属于阳虚寒凝证。贴骨疽、脱疽、流注、痰核、鹤膝风等。患处漫肿无头，酸疼无热，皮色不变，口中不渴，舌苔淡白，脉沉细等。

【宜忌】①《马评外科全生集》：乳岩万不可用，阴虚有热及破溃日久者，不可沾唇。②《中国医学大辞典》：半阴半阳之证忌用。

【加减】如治乳癖、乳岩，加土贝五钱。

【方论】①《成方便读》：以熟地大补阴血之药为君；恐草木无情，力难充足，又以鹿角胶有形精血之属以赞助之；但既虚且寒，又非平补之性可收速效，再以炮姜之温中散寒、能入血分者引领熟地、鹿胶直入其地，以成其功；白芥子能去皮里膜外之痰；桂枝入营，麻黄达卫，共成解散之勋，以宣熟地、鹿角胶之滞；甘草不特协和诸药，且赖其为九土之精英，百毒遇土则化耳。②《中国医学大辞典》：此方用熟地、姜、桂、鹿角以为温补之品，用麻黄以开腠理，用白芥子以消皮里膜外之痰；且熟地得麻黄则补血不腻膈，麻黄得熟地则通络而不发表，用治诸疽白陷，如日光一照，使寒凝悉解，故有阳和之名。③《中医方剂学》：方中重用熟地温补营血为主；鹿角胶性温，为血肉有情之品，生精补髓，养血助阳，强壮筋骨为辅；姜炭、肉桂破阴和阳，温经通脉，麻黄、白芥子通阳散滞而消痰结，合用能使血气宣通，且又使熟地、鹿角胶补而不腻，于是补养之用寓有温通之火，均为佐药；甘草生用者，解脓毒而调诸药。

【临证举例】①脑疽：友人周慕莲君患脑疽初起，察其属阴性，法当与阳和汤，顾大便五日未行，疑其有热结，为之踌躇者再，谁知服汤后，次早项背转动便易，大便畅下，乃悟其大便之闭，亦属寒性故也。（《经方实验录》）②骨与关节结核：用本方汤剂或丸剂配合外治法，治疗74例骨与关节结核，结果有效率达81%。作者认为该疗法有良好的止痛、消肿作用，能促进溃疡及瘘管愈合，改善全身症状。且该法不用石膏固定，患肢可较早活动，避免关节强直，防止部分并发症的发生。（《中医杂志》1958，11：731.）本方配合犀黄丸内外同治，治疗骨结核60例，阳虚者肉桂、炮姜可增加1~2倍，或加附子，疗程5个月左右。结果：X线证实骨质完全愈合，临床症状消失者19例；骨质破坏停止，部分吸收好转，临床症状减轻者8例；临床症状减轻，但未经X线复查者33例。患者服药1个月后，体重增加，精神好转，疼痛消失，食欲增加。有寒性脓肿者，服药后脓肿停止发展或缩小；有窦道者，创口分泌物于30~40天左右明显减少；血沉逐渐恢复正常（《中华外科杂志》1959，5：458.）。③骨瘤：肖某某，男，17岁，未婚，石阡县龙硐人。1980年10月就诊。数月前左颈部长包块1个，约鸡蛋大、不痛、推之不移、压之不痛，面色无华，精神委顿，形寒肢冷，舌质胖嫩，脉象沉细无力。诊为骨瘤，证属正气虚衰、阴寒凝滞，宜用温阳散寒、扶正通瘀法治疗。以阳和汤加附片10g，每日1剂，水煎，服3次。连服50余剂后，包块全消，诸症皆愈，仅患处皮肤留有较深色素。（《贵阳中医学院学报》1983，4：32.）④乳核：姚某某，女性，18岁，未婚。初时乳部长一硬疙瘩，继之渐次增大，疼痛异常，求诊于余。检视乳房并无破溃，脉缓，舌淡，属乳核阴证，为拟阳和汤全方加贝母四钱，4剂而愈。（《岳美中医话集》）⑤乳腺小叶增生症：本证中医称"乳癖"。用本方加香附、青陈皮、郁金，治疗属虚寒型者10例。服药6~8剂后，肿块及症状逐渐消失，随访1年以上未见复发。（《新医药学杂志》1973，11：23.）⑥坐骨神经炎：本方加味治疗30例，结果：临床治愈（疼痛消失，行走自如）25例，好转（尚有轻微疼痛）4例，无效1例。有效病例疗程一般为10~20天，一般服药1~2剂后自觉发热汗出，疼痛即有缓解；服药5~8剂后，疼痛明显减轻。对于病程短而疼痛剧烈者，疗效高，疗程也短；反之则疗程较长而疗效亦差。服药期间未见不良反应。（《湖南医药杂志》1974，4：47.）

【现代研究】对结核菌的抑制作用：据对5例顽固性结核病例的痰培养进行抑菌试验，证实本方确有抑制结核菌作用。（《中成药研究》1981，11：41.）

1835 阳和解凝膏

【方源】《外科全生集》卷四。

【组成】鲜牛蒡子（根叶梗）三斤，活白凤仙（梗）四两。

【用法】上二味，入香油十斤煎枯去滓，次日入下药：

川附、桂枝、大黄、当归、肉桂、官桂、草乌、川乌、地龙、僵蚕、赤芍、白芷、白蔹、白及各二两，川芎四两，续断、防风、荆芥、五灵脂、木香、香橼、陈皮各一两。

再煎，药枯沥滓，隔宿油冷，见过斤两。每油一斤，加炒透黄丹七两搅和，文火慢熬，熬至滴水成珠，不粘指为度，即以湿粗纸罨火，以油锅移放冷灶上。

乳香、没药（末）各二两，苏合油四两，麝香一两。

上为细末，入膏搅和，半月后摊贴。

【功用】①《北京市中药成方选集》：散凝化结。②《中国药典》：温阳化湿，消肿散结。

【主治】阴疽溃烂，瘰疬结核，冻疮乳疮，寒湿痹痛。①《外科全生集》：一应烂溃阴疽，冻疮。②《北京市中药成方选集》：一切阴疽乳疮，瘰疬结核，及溃后流水，久不收敛。③《中国药典》：寒湿痹痛。

1836 虎挣散

【方源】《中医外科学讲义》。

【组成】马钱子一斤，穿山甲二两，川附子二两。

【用法】马钱子用清水浸十五天，夏季每隔一日换水一次，冬天用温水浸之，换水一次，刮净皮毛，切一分厚细条，投香油锅中，煎至油沫净，再煎数滚，透心黄脆，再放入黄土内炒拌，至土粉有油气，入筛内筛去油土，再换土粉炒，如是三次，油尽，取出马钱子研细。穿山甲砂土炒松脆，研细。川附子用水浸三天，一日换水一次，晒干，再研细。以上三味药同研细末。根据年龄病情和体质不同，给服不同分量。小儿：1~3岁，2~3厘；4~6岁，3~5厘；7~12岁，5厘~1分。成人1~2分。饭后一小时，黄酒送服。

【功用】宣通经络，调和营卫，健脾和胃，消肿止痛，化阴为阳。

【主治】骨关节结核，已溃未溃。

【宜忌】虚弱者，用量酌减。

1837 顾步汤

【方源】《辨证录》卷十三。

【组成】牛膝一两，金钗石斛一两，人参三钱，黄芪一两，当归一两，金银花三两。

【用法】水煎服。一剂而黑色解，二剂而疼痛止，三剂全愈。若已溃烂，多服数剂，无不愈。

【功用】大补气血，泄毒。

【主治】脚疽。因气血大亏，不能遍行经络，火毒恶邪，固结于骨节之际，以致脚趾头忽先发痒，已而作痛，指甲现黑色，第二日脚趾俱黑，第三日连足而俱黑，黑至脚上胫骨即死；及无名肿毒。

【方论】此方用金银花以解毒，非用牛膝、石斛不能直达于足趾，非用人参、归、芪亦不能流通气血而散毒也。故用此方治脚疽多效。

1838 散寒救阴至圣丹

【方源】《石室秘录》卷四。

【异名】加减圣神汤（《洞天奥旨》卷五）。

【组成】附子三钱，人参、生黄芪各一两，当归七钱，金银花一两，白芥子二钱。

【主治】①《石室秘录》：阴证痈疽破溃，色呈黑点，痛亦不甚，疮口不突起，或现无数小疮口，沉沉身重。②《洞天奥旨》：阴疽。

【宜忌】使用本方，宜同时外用膏药，加生肌末药五钱贴之，一日两换。

1839 舒肝溃坚汤

【方源】《医宗金鉴》卷六十四。

【组成】夏枯草、僵蚕（炒）各二钱，香附子（酒炒）、石决明（煅）各一钱五分，当归、白芍（醋炒）、陈皮、柴胡、抚芎、穿山甲各一钱，红花、片子姜黄、甘草（生）各五分。

【用法】灯心五十寸为引，水三盅，煎一盅，食远温服。

【主治】筋瘰、石疽。

【加减】便燥者，加乳香一钱；便溏者，加煅牡蛎一钱。

1840　蜈硝散

【方源】《千家妙方》上册。

【组成】蜈蚣 12g，全蝎 56 个，火硝 6g，甘草 6g。

【用法】上为细末，分作二十八包。每日早、晚各一包，白凉开水送下。

【功用】化腐生肌，解毒消肿。

【主治】胸椎骨结核属阴毒内泛证者。

1841　蝎蚣散

【方源】《中医皮肤病学简编》。

【组成】全蝎一个，蜈蚣一条。

【用法】上研细粉，以鸡蛋一个搅拌，用香油或豆油炒熟吃下，每晨一个，不用铁锅，铝锅可用。

【主治】淋巴结核。

1842　瘰疬丸

【方源】《疡医大全》卷十八。

【组成】牡蛎（煅）、玄参（炒）各五两，土茯苓（炒）二两五钱。

【用法】上为细末，用酒打面糊为丸，如绿豆大。患在上身，每早酒送服二钱五分，晚服二钱；患在下身，早服二钱，晚服二钱五分。

【功用】渐消瘰疬。

【主治】瘰疬。

1843　瘰疬煎

【方源】《疡医大全》卷十八。

【组成】大贝母一钱五分，半夏、当归尾、穿山甲（炒）、白附子、连翘各一钱，桔梗、广皮、枳壳各八分，白僵蚕一钱五分，甘草节五分，白茯苓一钱。

【用法】加灯心十根，水煎服。

【主治】瘰疬初起。

三、内痈

1844　大黄牡丹汤

【方源】《金匮》卷中。

【异名】大黄牡丹皮汤（《杂病证治新义》）。

【组成】大黄四两，牡丹一两，桃仁五十个，瓜子半升，芒硝三合。

【用法】以水六升，煮取一升，去滓，纳芒硝，再煎沸，顿服之。有脓当下；如无脓当下血。

【功用】泻热破瘀，散结消肿。①《金匮要略今释》引《方函口诀》：排血利尿。②《杂病证治新义》：攻下荡热消痈，清肠消炎。③《云南中医杂志》（1983，6：19.）：抗菌消炎，增进血液循环，促进胃肠蠕动，排除肠内积物。

【主治】肠痈初起，湿热瘀滞，少腹肿痞，疼痛拒按，小便自调，或善屈右足，牵引则痛剧，或时时发热，身汗恶寒，舌苔薄腻而黄。现用于湿热瘀滞的急性阑尾炎、妇女急性盆腔炎、附件炎、痔漏。①《金匮》：肠痈者，少腹肿痞，按之即痛如淋，小便自调，时时发热，自汗出，复恶寒，其脉迟紧，脓未成。②《金匮要略今释》引《类聚方广义》：经水不调，赤白带下，赤白痢疾，小腹凝结，小便赤涩，或有水气者。③《金匮要略今释》引《方函口诀》：瘀血冲逆；桃核承气汤证而小便不利；内痔、毒淋、便毒。

【宜忌】《医方发挥》：凡重型急性化脓或坏疽性阑尾炎、阑尾炎并发腹膜炎、婴儿急性阑尾炎、妊娠阑尾炎合并弥漫性腹膜炎、阑尾寄生虫病等，均不宜用本方。

【方论】①《千金方衍义》：大黄下瘀血血闭；牡丹治瘀血留舍；芒硝治五脏积热，涤去蓄结，推陈致新之功，较大黄尤锐；桃仁治疝瘕邪气，下瘀血血闭之功，亦与大黄不异；甜瓜瓣，《别录》治腹内结聚，破溃脓血，专于开痈利气，为内痈脉迟紧未成脓之专药。②《医宗金鉴》引李彣：大黄、芒硝泄热，桃仁行瘀，丹皮逐血痹、去血分中伏火，瓜子主溃脓血。③《成方便读》：夫肠痈之病，皆由湿热瘀聚郁结而成。故用大黄之苦寒行血，芒硝之咸寒软坚，荡涤一切湿热瘀结之毒，推之而下。桃仁入肝破血，瓜子润肺行痰，丹皮清散血分之郁热，以除不尽之余气耳。

【临证举例】①肠痈：用大黄牡丹汤为主，中西医结合治疗急腹症 104 例。急性阑尾炎 20 例，包裹性阑尾脓肿 20 例，粘连性肠梗阻 20 例，肠道蛔虫堵塞 10 例，胆道蛔虫症 10 例，急性胆囊炎 15 例，结石性胆道感染并中毒性休克 5 例，急性坏死性胰腺炎 4 例。痊愈 100 例，中转手术者仅 4 例。治愈率达 96.15%。（《云南中医杂志》1983，6：19.）②痔疾：用大黄牡丹汤治疗血栓性外痔 20 例，19 例痊愈，1 例无效。一般服药 1~3 剂疼痛锐减，痔核明显内缩；3~6 剂痔核逐渐吸收。（《山东中医杂志》1984，3：50.）

【备注】《金匮要略今释》：盲肠阑尾之炎，当其发炎而脓未成之际，服本方则炎性渗出物随下，其状亦似脓。方后所云：有脓当下者，盖指此。非谓脓成之证亦可用本方也。脓成与否，为本方与薏苡附子败酱散之界画，不容假借。其证候，在肿痛处之痞硬与濡软，在寒热与无热，在脉之迟紧与数，学者详焉。

1845 少腹化瘀汤

【方源】《新急腹症学》。

【组成】红藤一两，牛膝八钱，桃仁、红花、当归各五钱，延胡索、赤芍各三钱，炮姜二钱，柴胡一钱，桂枝二钱，香附三钱，川楝子、小茴香各二钱。

【用法】水煎服。每日一剂。

【功用】活血化瘀。

【主治】急性阑尾炎瘀血期，此期属各型阑尾炎后期，或形成包块者。

1846 丹皮汤

【方源】《外科大成》卷四。

【组成】丹皮一钱，瓜蒌仁一钱，桃仁泥二钱，朴硝二钱，大黄五钱。

【用法】水二盅，煎一盅，去滓，入硝再煎数滚，不拘时候服。

【主治】①《外科大成》：胃痈、肠痈，腹肿痞坚，按之即痛，脉迟而紧者，脓未成也。②《医宗金鉴》：肠痈，腹濡而痛，少腹急胀，时时下脓，毒未解者。

【方论】《血证论》：内痈，乃热毒结血而成，毒去其血热亦随去，瓜蒌以解气结，桃仁、丹皮以破血结，硝、黄兼下气血之结，结除而痈自去矣。

1847 归芍汤

【方源】《急腹症方药新解》。

【组成】当归25g，白芍25g，柴胡6g，川朴6g，枳壳6g，槟榔6g，芒硝10g，丹皮10g，黄芩6g，川连6g，蒲公英18g，没药6g，阿胶10g，焦三仙各10g。

【用法】水煎服，每日一至二剂，口服或胃管注入。

【功用】理气消胀，清热通便，凉血消肿。

【主治】腹腔感染所致的麻痹性肠梗阻，腹部手术后肠麻痹。

【加减】腹胀重，大便秘结，加大黄，重用芒硝；腹腔感染重，发热者，加金银花、连翘、白花蛇舌草。

【方论】当归润肠通便，芒硝软坚通便，柴胡、川朴、枳壳、槟榔理气消胀，黄芩、黄连、丹皮、蒲公英凉血消肿，焦三仙助消导，阿胶滋阴补血，没药、白芍活血养血止痛。

1848 红藤煎

【方源】《中医外科学讲义》（1960年）。

【组成】红藤二钱，紫花地丁一两，乳香三钱，没药三钱，连翘四钱，大黄一钱半，延胡索二钱，丹皮二钱，甘草一钱，金银花四钱。

【用法】水煎服。

【功用】通腑清热，行瘀止痛。

【主治】肠痈初起未化脓者。

1849　苇茎汤

【方源】《外台》卷十引《古今录验》。

【异名】千金苇茎汤（《金匮·附方》卷上）。

【组成】锉苇一升，薏苡仁半升，桃仁五十个（去皮尖两仁者），瓜瓣半升。

【用法】上㕮咀。以水一斗，先煮苇令得五升，去滓，悉纳诸药，煮取二升，分二次服。

【功用】①《成方便读》：散结通瘀，化痰除热。②《医方发挥》：清肺化痰，逐瘀排脓。

【主治】肺痈，咳吐腥臭黄痰脓血，胸中隐隐作痛，皮肤甲错，舌红苔黄腻，脉数实。现用于肺脓疡、化脓性气管炎、肺炎等。①《外台》引《古今录验》：肺痈，吐如脓。②《千金方》：肺痈，咳有微热烦满，胸心甲错，咳唾脓血，胸中隐隐痛，或口干喘满，时时振寒发热，舌上苔滑，其脉数实。③《圣惠方》：肺痈，咳，其声破嘎，胸前皮甲错。

【宜忌】《医方发挥》：本方药物多为滑利之品，并有活血祛瘀作用，故孕妇慎用。

【方论】①《成方便读》：肺痈之证，皆由痰血火邪，互结肺中，久而成脓所致。桃仁、甜瓜子皆润燥之品，一则行其瘀，一则化其浊；苇茎退热而清上，苡仁除湿而下行。方虽平淡，其散结通瘀、化痰除热之力实无所遗。以病在上焦，不欲以重浊之药重伤其下也。②《金匮要略论注》：此治肺痈之阳剂也。盖咳而有微热，是在阳分也，烦满，则挟湿矣；至胸中甲错，是内之形体为病，故甲错独见于胸中，乃胸上之气血两病也。故以苇茎之轻浮而甘寒者，解阳分之气热；桃仁泻血分之结；薏苡下肺中之湿；瓜瓣清结热而吐其败浊，所

谓在上者越之耳。

【临证举例】①化脓性支气管炎：用苇茎汤治疗化脓性支气管炎3例，均获显著疗效。一患者为双侧慢性化脓性支气管炎，发热不规则，咳吐脓痰，每日100~400ml，经用抗生素治疗虽见改善，但停药即复发。用苇茎汤治疗后，1周内热退，咳嗽显减，脓痰减少。观察1月，未见复发。(《上海中医药杂志》1959，2：15.）②肺脓疡：根据中医治疗肺痈的方法，治疗肺脓疡15例，方用千金苇茎汤加重苇茎和冬瓜子的剂量。结果，14例治愈。15例中，部分病人曾用抗生素和磺胺类药物医治无效，始改用中药，部分病人因手术治疗有困难，或本人不愿动手术，而改服中药者。(《中药通报》1958，12：427.）

【备注】方中锉苇，《千金方》作苇茎，《古方选注》作苇根。方中瓜瓣，《圣惠方》作甜瓜子，《古方选注》作丝瓜瓣，《温热经纬》作冬瓜子。

1850　苇茎排脓汤

【方源】《医方新解》。

【组成】苇茎30g，桃仁12g，冬瓜仁24g，桔梗12g，甘草9g，鱼腥草60g，柴胡24g，金银花18g。

【功用】清泄肺热，解毒排脓。

【主治】①《医方新解》：肺脓疡、化脓性肺炎、大叶性肺炎、小儿肺炎、急性支气管炎、慢性支气管炎，或支气管扩张伴感染等病。②《古今名方》：肺痈。咳嗽吐痰，发热，胸痛或闷，舌苔黄，脉弦数或虚数等。

1851　肺脓疡合剂

【方源】《古今名方》引金如寿方。

【组成】半枝莲、金银花各15g，鱼腥草15~30g，虎杖、黄芩、桔梗各12g。

【功用】清热解毒，化瘀排脓，清肺透热，清养肺阴。具有退热快、排脓多、空洞闭合迅速的效果。

【主治】急性肺脓疡（肺痈）。

【加减】如高热不退，加生石膏 30g，知母 10g；痰中带血，加茅根 30g，旱莲草 15g；如果热退后，吐大量脓臭痰（排脓期）时，加桃仁 9g，生薏苡仁 18g，以祛瘀、化痰、排脓；如经 X 线检查，液面消失，脓腔全部显露时，加黄精、白及各 15g，以助养阴补肺，促进脓腔闭合。

1852 肺痈救溃汤

【方源】《青囊秘诀》卷上。

【组成】玄参一两，蒲公英一两，金银花四两，紫花地丁五钱，菊花五钱，甘草五钱，陈皮五钱，黄芩三钱，桔梗三钱，款冬花三钱。

【用法】水煎服。

【功用】消痈救溃。

【主治】肺痈。

1853 鱼腥苇茎汤

【方源】《中医内科临床治疗学》。

【组成】鱼腥草 30g，苇茎 30g，冬瓜仁 30g，薏苡仁 30g，桃仁 9g，金银花 30g，桔梗 9g，黄芩 12g，红藤 15g，甘草 6g。

【用法】水煎服。

【功用】清热解毒，化瘀消痈。

【主治】肺痈（热毒壅肺，血瘀成痈型）。

【加减】上方治肺痈可酌加连翘、蒲公英、败酱草、紫花地丁等清热解毒药；热盛烦躁、咯痰黄稠、恶臭，可加黄连、山栀、桑白皮、地骨皮、海蛤壳、淡竹沥、胆南星以清热化痰；热毒瘀结，痰味腥臭者，合犀黄丸解毒化瘀；咳嗽痰多，胸胀喘满，可加瓜蒌皮、贝母、淡竹沥、葶苈大枣泻肺汤以泻肺涤痰去壅；烦渴者，胃液受损，以知母、天花粉、石斛清热生津；高热伤阴，损入血络，见心烦咯吐脓血，可加百合、麦冬、阿胶；胸痛，加全瓜蒌、枳壳、丹参、乳香、没药、赤芍、延胡索、郁金以活血化瘀，理气止痛；大便秘结，

为瘀热入腑，可加生大黄清热通腑。

【方论】鱼腥草解毒排脓，苇茎（芦根）清肺泄热，为治肺痈之要药；冬瓜仁涤痰排脓；苡仁清热渗湿排脓；桃仁活血祛瘀行滞；金银花清热解毒；红藤清热解毒，消痈散结；黄芩清肺热；桔梗、甘草宣肺祛痰，排脓消痈，善开肺中郁闭，通肺气之壅滞。本方对于热壅血分，瘀热瘀血互结成脓，无论将成及已成者均可服用。

1854 消脓汤

【方源】《新急腹症学》。

【组成】大黄五钱（后下），黄芩三钱，黄连五钱，黄柏三钱，冬瓜仁、败酱草、金银花各一两，连翘、蒲公英、紫花地丁各六钱，当归、赤芍、木香各三钱。

【功用】清热解毒，通便下热。

【主治】急性阑尾炎化热期或毒热期。

1855 阑尾炎汤

【方源】《临证医案医方》。

【组成】大黄 15g（后下），丹皮 9g，冬瓜子 18g，桃仁 9g，玄明粉 9g（冲），丹参 30g，杭白芍 24g，柴胡 6g，金银花 30g，连翘 30g，败酱草 15g，薏苡仁 18g。

【功用】消炎止痛，活血通便。

【主治】急性阑尾炎，尚未化脓，右下腹剧痛、反跳痛，甚则发热、呕吐，舌苔厚腻，脉洪数。

1856 阑尾化瘀汤

【方源】《新急腹症学》。

【组成】川楝子、金银花各 15g，延胡索、牡丹皮、桃仁、大黄（后下）、木香各 9g。

【用法】水煎服。

【功用】行气活血，清热解毒。

【主治】瘀滞型阑尾炎初期，发热，腹痛，右下腹局限性压痛、反跳痛；或阑尾炎症消散后，热象不显著，而见脘腹胀闷，嗳气纳呆。

1857 阑尾炎合剂

【方源】《中西医结合治疗急腹症资料选编》。

【组成】金银花、蒲公英、败酱草、连翘、白花蛇舌草、冬瓜仁各30g，赤芍、大黄（后下）各15g，桃仁、川楝子、木香各15g。

【功用】清热解毒，破瘀行滞。

【主治】急性阑尾炎，瘀滞期、蕴热期、毒热期，高热，腹痛，右下腹压痛明显，大便秘结，舌红苔黄，脉洪大滑数，白细胞增高。

【加减】高热口渴，加生石膏、知母、板蓝根、天花粉；局部有包块，加穿山甲、皂角刺、薏苡仁、红藤。

1858 解毒内消汤

【方源】《刘奉五妇科经验》。

【组成】连翘一两，金银花一两，蒲公英一两，败酱草一两，冬瓜子一两，赤芍二钱，丹皮二钱，川军一钱，赤小豆三钱，甘草节二钱，土贝母三钱，犀黄丸三钱（分两次吞服）。

【功用】清热解毒，活血化瘀，消肿止痛。

【主治】盆腔脓肿属于热毒壅聚者。

【方论】方中重用连翘、金银花、蒲公英、败酱草清热解毒消痈；丹皮、赤芍清热凉血活血，川军活血破瘀而又清热解毒，三者均能除败血生新血，消肿排脓；冬瓜子、赤小豆入血分，清热消肿排脓；甘草节、土贝母清热解毒消肿；另配犀黄丸以加强活血消肿、清热止痛之效。

1859 薏苡附子败酱散

【方源】《金匮》卷中。

【组成】薏苡仁十分，附子二分，败酱五分。

【用法】上为末。每取方寸匕，以水二升，煎减半，顿服。小便当下。

【功用】《中医方剂学》：排脓消肿。

【主治】肠痈之为病，其身甲错，腹皮急，按之濡如肿状，腹无积聚，身无热，脉数，此为肠内有痈脓。

【方论】①《金匮玉函经二注》：血积于内，然后错甲于外，经所言也。肠痈何故亦然耶？痈成于内，血泣而不流也。唯不流，气亦滞，遂使腹皮如肿，按之乃濡。虽其患在肠胃间，究非腹有积聚也。外无热而见数脉者，其为痈脓在里可知矣。然大肠与肺相表里，腑病而或上移于脏，正可虞也。故以保肺而下走者，使不上乘。附子辛散以逐结，败酱苦寒以祛毒而排脓。务令脓化为水，仍从水道而出，将血病解而气亦开，抑何神乎？②《金匮要略心典》：薏苡破毒肿，利肠胃为君；败酱一名苦菜，治暴热火疮，排脓破血为臣；附子则假其辛热以行郁滞之气尔。

第二十八章　皮肤病方

一、感染性皮肤病

1860　一醉散

【方源】《普济方》卷二八一。

【组成】全蝎十四个（瓦上焙干），蝉蜕十四个（去头足），地龙十四条（去沙），白僵蚕十四个（直者），凌霄十四个（全者），防风一两，紫菀一两。

【用法】上为细末，共作一服。用好酒三升，量酒多少得所；羊蹄根如大指大两茎，研细，与药同研匀，同煎三五沸，通口服之，作一气服尽，服了便入浴。将滓再研令细，就浴抓破，搽有癣处。搽了不必揩，避风处歇卧定，只一服取效。

【主治】遍身癣。

1861　一号癣药水

【方源】《中医外科临床手册》。

【组成】土槿皮十两，大风子肉十两，地肤子十两，蛇床子十两，硫黄五两，白鲜皮十两，枯矾二斤半，苦参十两，樟脑五两。

【用法】将土槿皮打成粗末，大风子肉捣碎，硫黄研细，枯矾打松，用 50% 乙醇温浸。第一次加 8 升，浸二天后，倾取清液；第二次再加 6 升，再浸二天，倾取清液；第三次加 6 升，去滓取液。将三次浸出之药液混和。再以樟脑用 50% 乙醇溶解后，加入药液中，俟药液澄清，倾取上层清液备用。搽擦患处，每日三至四次。

【功用】杀虫止痒。

【主治】鹅掌风、脚湿气、圆癣等。

【宜忌】有糜烂者禁用。

1862　二连汤

【方源】《外科启玄》卷十二。

【组成】土茯苓二两，胡黄连一钱，川黄连一钱，当归一钱，川芎一钱。

【用法】上以水酒共三盅，入健猪胰子一个，煎至一盅，疮在上食后、在下食前温服。

【主治】杨梅疮。

1863　二苓化毒汤

【方源】《辨证录》卷十三。

【组成】白茯苓一两，土茯苓二两，金银花二两，当归一两，紫草三钱，生甘草二钱。

【用法】水、酒各半，煎服。

【功用】补血泻毒。

【主治】杨梅疮，遍体皆烂，疼痛非常。

1864　三奇汤

【方源】《仁术便览》卷四。

【组成】金银花二钱，赤芍、甘草节、穿山甲（蛤粉炒）各一钱，白蒺藜（去刺，炒）二钱，白僵蚕（炒）、连翘、当归尾各一钱半，蜈蚣一条（去头足尾，焙），皂角刺一钱，大黄三钱。

【用法】用水、酒各一盅，煎至一盅，空心热服。其毒化为脓水，从大便泻出。

【主治】杨梅疮未破、疳疮、肿毒、便毒、四肢肿毒。

1865　三神散

【方源】《杨氏家藏方》卷十二。

【组成】白僵蚕二十四枚（炒，去丝嘴），蝎梢五枚（去毒，微炒），地龙三条。

【用法】上为极细末，分作二服，小儿作

五服，温酒调下，服药后澡浴。

【主治】一切疥癣。

1866 三黄丹

【方源】《朱仁康临床经验集》。

【组成】大黄90g，黄柏30g，黄连9g，煅石膏60g，枯矾180g。

【用法】上为细末。用麻油调搽，每日一次。

【功用】清热，解毒，收湿。

【主治】黄水疮。

1867 三味黄芪丸

【方源】《疡医大全》卷二十八。

【组成】黄芪三两，苍耳子一两，防风三钱。

【用法】水为丸。每服三钱，米饮送下。

【主治】紫白癜风。

1868 土茯苓合剂

【方源】《中医外科学讲义》。

【组成】土茯苓一两至二两，金银花四钱，威灵仙三钱，白鲜皮三钱，生甘草二钱，苍耳子五钱。

【用法】加水800ml，煎成400ml。每日服一剂，分早、中、晚三次服完，连服两个月为一疗程。

【主治】梅毒。

1869 大风丸

【方源】《古今医统》卷九。

【组成】大风子一斤，全蝎一两半，蝉蜕二钱半，当归尾五钱，白僵蚕二钱半，苦参、防风、羌活各二两，独活、大黄、荆芥、川芎各一两，乌蛇肉二两。

【用法】上为细末，白米烂饭为丸，如梧桐子大。每服五十丸，茶清送下。

【主治】①《古今医统》：疥癞。②《医学入门》：麻风。

【宜忌】《济阳纲目》：忌咸酱、辛辣及一切发物、房事。

【备注】本方《医学入门》无白僵蚕、大黄、川芎、乌蛇肉。

1870 万字丸

【方源】《疯门全书》。

【组成】白花蛇一条（去头皮脏骨），白蒺藜七两，白僵蚕一两，白附子一两，威灵仙一两，风子肉一两，土麻仁六两，川黄连（乳蒸）五钱。

【用法】炼蜜为丸。早、晚空心各服五钱。

【主治】麻风。

【加减】血热，加丹皮、栀仁；溃烂，加牛蒡子、地骨皮；拘挛拳曲，加天麻、钩藤；麻木甚，加蒺藜、土麻仁；面上红云红堆，加白附、僵蚕；面如油光，加白附、蝉蜕；鼻塞声散，加桑皮、黄芩；肉痹，加玄参；足麻木溃烂，加黄柏、金银花、土茯苓；骨节疼痛，加独活；瘙痒，加丹皮、蝉蜕；癣多，加白鲜皮、浮萍；红堆红圈，加山甲、皂刺；热甚，加川连；遍身麻木，非花蛇不能。

1871 马齿苋洗剂

【方源】《中医皮肤学简编》。

【组成】马齿苋31g，苍术9g，苦参15g，细辛6g，陈皮15g，蜂房9g，蛇床子12g，白芷9g。

【用法】水煎，熏洗。

【主治】青年扁平疣。

1872 化毒散

【方源】《医学入门》卷八。

【组成】生大黄一两，穿山甲五钱（虚者三钱），僵蚕三钱，蜈蚣一条，归尾五钱。

【用法】上为末。每服二钱，酒调下，一日二次。

【主治】①《医学入门》：杨梅疮。②《医宗金鉴》：杨梅结毒，遍身破烂，臭秽而兼筋骨疼痛，气实毒盛者。

1873 升解散

【方源】《嵩崖尊生》卷十五。

【组成】升麻、荆芥、黄芩、枳壳、防风各五分，柴胡一钱半，前胡、桔梗各一钱，陈皮四分，茯苓七分，甘草三分。

【用法】竹叶煎。

【主治】麻疹，额头上疹渐收，身上稠密。

1874 升麻葛根汤

【方源】《痧喉证治汇言》。

【组成】升麻一钱，葛根一钱，赤芍八分，荆芥钱半，牛蒡三钱（炒，研），桔梗钱半，蝉蜕一钱，樱桃核二钱，浮萍草二钱，生甘草四分。

【主治】痧疹已出而复没者。

1875 水痘汤

【方源】《临证医案医方》。

【组成】苇根9g，桑叶5g，蝉蜕3g，薄荷1g，淡豆豉5g，山栀衣2g，金银花6g，连翘6g，紫花地丁6g（以上三岁儿童用量）。

【功用】透表、清热、解毒。

【主治】水痘初起，发热微痒。

1876 石膏知母竹叶汤

【方源】《麻科活人》卷三。

【组成】石膏五钱至一两，肥知母一钱至二三钱，淡竹叶三片至一百片，麦冬三钱至五钱，薄荷叶三钱，西河柳一两许。

【用法】水煎服。

【主治】麻疹邪热壅于肺，发热时多喘者。

1877 归连汤

【方源】《诚书》卷十五。

【组成】升麻、黄连、大黄、川芎、羚羊角、红花、归尾、甘草各二两，黄芩、金银花各三两。

【用法】水煎服。余者可纳芒硝再煎，涂肿处。

【主治】丹毒初发，血热毒盛。

1878 加味凉血利湿汤

【方源】方出《赵炳南临床经验集》，名见《千家妙方》卷下。

【组成】金银花一两，蒲公英八钱，地丁一两，赤芍三钱，生地五钱，大青叶一两，黄柏三钱，牛膝三钱，生石膏一两。

【功用】凉血解毒，利湿清热。

【主治】湿热下注所致的足背丹毒。

1879 加减泻肝汤

【方源】《外科真诠》卷上。

【组成】胆草三分，栀子一钱，黄芩一钱，泽泻一钱，柴胡七分，车前二钱，木通六分，生地一钱二分，甘草六分。

【主治】缠腰火丹，累累如珠，色赤形如云片，上起风粟作痒，发热，属肝心二经风火者。

1880 加减除湿胃苓汤

【方源】《赵炳南临床经验集》。

【组成】苍术二钱，厚朴二钱，陈皮三钱，滑石块四钱，炒白术四钱，猪苓四钱，炒黄柏四钱，炒枳壳三钱，泽泻三钱，赤苓四钱，炙甘草三钱。

【功用】健脾燥湿，和中利水。

【主治】带状疱疹（湿盛型缠腰火丹）、湿疹（湿疡）、牛皮癣（湿寒性白疕）。

【加减】痒感明显者，加白鲜皮；若湿滞、食滞重者，加焦槟榔或伏龙肝。

【方论】方中厚朴、陈皮、苍术、甘草燥湿和中；泽泻、猪苓、白术健脾利水；赤苓、黄柏、滑石清热利湿；枳壳行气以助水湿之运化。临床治疗湿盛型湿疹，如有湿盛无热的特征，即可应用。

1881 地丁汤

【方源】《中医皮肤病学简编》。

【组成】紫花地丁31g，连翘12g，蒲公英

31g，黄柏 9g，黄芩 9g，生薏苡仁 12g，苍术 12g。

【用法】水煎服。

【主治】脓疱疮。

1882 花柳解毒丸

【方源】《全国中药成药处方集·沈阳方》。

【组成】金银花、白鲜皮、土茯苓、薏苡仁、防风各五钱，木通三钱，木瓜三钱，皂角二钱，归尾五钱，红花三钱，大黄三钱。

【用法】上为细末，炼蜜为丸，重一钱五分。每服一丸，饭后一小时白开水送下，一日三次。

【功用】清血解毒，消肿止痛。

【主治】杨梅结毒，初期肿痛，便溺淋涩，筋骨疼痛。

【宜忌】忌辛辣、刺激发物。

1883 扶正消毒饮

【方源】《中西医结合皮肤病学》。

【组成】黄芪 15g，当归 9g，野菊花 9g，金银花 15g，蒲公英 15g，紫花地丁 15g，连翘 15g。

【功用】养血益气，清热解毒。

【主治】慢性疖肿、慢性毛囊炎、囊肿性痤疮、穿凿性脓肿性毛囊周围炎、脓疱性酒渣痤疮等属正虚毒热证者。

【方论】消毒饮之药加补气升提之黄芪，养血调血之当归，以扶正气，助清热解毒药之作用。

1884 板蓝根复方

【方源】《中医皮肤病学简编》。

【组成】板蓝根 15g，蒲公英 15g，连翘 15g，黄芩 9g，朱茯神 9g，柏子仁 9g，茯苓 9g，甘草 9g。

【用法】水煎服。

【主治】带状疱疹。

【加减】发热，加金银花、黄连；表热，加牛蒡子、桑叶；头痛，加菊花、白芷；热盛，加大青叶、马勃；渗出湿盛，加茯苓、苡仁、白术、木通、竹叶、通草；便秘，加大黄、厚朴；身虚，加瓜蒌仁；痛，加乳香、没药、茯神；睡眠不好，加枣仁、柏仁。

1885 泻白消毒散

【方源】《准绳·幼科》卷六。

【组成】桑白皮、地骨皮（自采鲜者）各三钱，牛蒡子（炒，研）、荆芥穗各一钱半，桔梗、甘草各一钱，浮萍（晒干）二钱。

【用法】上为粗末。每服三五钱，水一盏，煎六分，滤清服。

【主治】麻疹初起，咳嗽喷嚏，鼻流清涕，眼胞肿，其泪汪汪，面浮腮赤。

1886 鸦胆子油

【方源】《朱仁康临床经验集》。

【组成】鸦胆子 30g。

【用法】将鸦胆子剥去壳，取仁捣碎，置瓶中，加入乙醚略高过为度，隔 2 小时后，将上层浮油倒于平底玻璃皿中，等乙醚挥发后即得鸦胆子油，装小瓶中备用。用牙签挑取很少鸦胆子油小心点于扁平疣或寻常疣。不要碰及好皮肤。

【功用】去疣。

【主治】扁平疣、寻常疣。

1887 宣毒解肌汤

【方源】《麻疹全书》卷三。

【组成】葛根、前胡、荆芥穗、牛蒡子、连翘（去子）、蝉蜕各八分，木通七分，赤芍、甘草、灯心（引）、桑白皮（蜜蒸）、贝母（去心，姜汁拌）。

【主治】麻疹初起，发热咳嗽，或乍凉乍热，已现麻路。

1888 柴芍饮

【方源】《中医皮肤病学简编》。

【组成】柴胡 9g，赤芍 9g，丹皮 9g，桑叶

9g，防风 6g，金银花 15g，连翘 12g，苦参 4g，白鲜皮 9g，生甘草 6g，土茯苓 12g，苍术 6g，黄芪 9g，当归 6g。

【用法】水煎服。

【主治】带状疱疹。

1889 清疹汤

【方源】《衷中参西》上册。

【组成】生石膏（捣细）一两，知母六钱，羚羊角二钱，金线重楼（切片）一钱半，薄荷叶二钱，青连翘二钱，蝉蜕（去足土）一钱半，僵蚕二钱。

【用法】上水煎，取清汤一盅半，分二次温服。以服后得微汗为佳。若一次得微汗者，余药仍可再服。若服一次即得大汗者，余药当停服。此药分量，系治七八岁以上者，若七八岁以下者，可随其年之大小，斟酌少用。

【主治】小儿出疹，表里俱热，或烦躁引饮，或喉疼声哑，或喘逆咳嗽。

1890 紫草饮

【方源】《观聚方要补》卷八引《寿世仙丹》。

【组成】紫草、金银花、白鲜皮、薏苡各三两，山慈菇一两八钱，白蒺藜二两半，土茯苓四两。

【用法】水煎服。

【主治】杨梅疮。

【加减】痛，加乳香、没药。

1891 紫色消肿膏

【方源】《赵炳南临床经验集》。

【组成】紫草五钱，升麻一两，贯众二钱，赤芍一两，紫荆皮五钱，当归二两，防风五钱，白芷二两，草红花五钱，羌活五钱，芥穗五钱，荆芥五钱，儿茶五钱，神曲五钱。

【用法】共研细面，过重箩，每四两药面加血竭面一钱，山柰面二钱，乳没各二钱，凡士林四两，调匀。外敷患处。

【功用】活血化瘀，软坚消肿，止痛。

【主治】慢性丹毒、流注、结节性红斑（瓜藤缠）、新生儿头皮血肿（头宣）。

【宜忌】毒热性肿胀勿用。

1892 鹅掌风药水

【方源】《中国药典》。

【组成】土荆皮 250g，蛇床子 125g，大风子仁 125g，百部 125g，防风 50g，当归 100g，凤仙透骨草 125g，侧柏叶 100g，吴茱萸 50g，花椒 125g，蝉蜕 75g，斑蝥 3g。

【用法】将斑蝥粉碎成细粉，其余土荆皮等十一味粉碎成粗粉，与斑蝥粉末混匀，照流浸膏剂与浸膏剂项下的渗漉法，用乙醇三倍与冰醋酸一倍的混合液作溶剂。浸渍四十八小时后，缓缓渗漉，收集渗漉液 670ml，静置，取上清液，加入香精适量搅匀，即得。用时将患处洗净，一日搽 3~4 次。灰指甲应先除去空松部分，使药易渗入。

【功用】祛风除湿，杀虫止痒。

【主治】鹅掌风、灰指甲、湿癣、脚癣。

【宜忌】外用药切忌入口，严防触及眼、鼻、口腔等黏膜处。

1893 癣药水

【方源】《中药成方配本》。

【组成】土槿皮八两，百部二两，白及一两，樟脑一两，斑蝥一钱。

【用法】上药用高粱酒五斤，浸半月为度，约成溶液四斤。用笔蘸药水搽癣上，每日二次至三次。

【主治】一切顽癣。

【宜忌】不可入口。

1894 癣症熏药

【方源】《赵炳南临床经验集》。

【组成】苍术、黄柏、苦参、防风各三钱，大风子、白鲜皮各一两，松香、鹤虱草各四钱，五倍子五钱。

【用法】上研粗末。用较厚草纸卷药末成纸卷，燃烟熏皮损处，每日 1~2 次，每次 5~30 分钟，温度以病人能耐受为宜。

【功用】除湿祛风，杀虫止痒。

【主治】神经性皮炎（癣症）、慢性湿疹（顽湿疡）、皮肤淀粉样变（松皮癣）、皮肤瘙痒症（瘾疹）。

【方论】苍术燥湿；黄柏、苦参、防风清热祛湿毒，消炎止痒；大风子杀虫，解风毒，止痒润肤；鹤虱草杀虫；白鲜皮杀虫止痒祛湿；五倍子收涩杀虫；松香收敛止痒。

二、物理性皮肤病

1895　三黄地榆油

【方源】《中医皮肤病学简编》。

【组成】黄柏 31g，黄芩 31g，大黄 31g，地榆 15g，五倍子 15g，罂粟壳 15g，冰片 1g，香油 500ml。

【用法】文火煎熬至药呈焦黄色，滤渣，放入冰片，装瓶外用。

【主治】烫火伤。

1896　五白散

【方源】《圣济总录》卷十一。

【组成】白附子（炮）、白僵蚕（炒）、白蒺藜（炒）、白鲜皮各一两，白花蛇（酒浸，去皮骨，炙）三两。

【用法】上为细散。每服一钱匕，空心、临卧温酒调下。

【主治】皮肤风痒，昼夜不止。

1897　止痒丸

【方源】《朱仁康临床经验集》。

【组成】生地 310g，玄参 90g，当归 90g，红花 90g，茜草 90g，白芍 90g，苦参 90g，苍耳子 90g，白蒺藜 90g。

【用法】上为细末，炼蜜为丸，每丸重 9g。每服一至二丸，一日二次，开水送下。

【功用】润肤止痒。

【主治】皮肤瘙痒症、神经性皮炎、脂溢性皮炎。

1898　化瘀解毒汤

【方源】《中医皮肤病学简编》。

【组成】牛蒡子 9g，连翘 9g，玄参 9g，知母 9g，黄连 6g，生石膏 31g，鲜生地 31g，制首乌 31g，金银花 9g，紫草 9g，白薇 9g，竹叶 6g。

【用法】水煎服。

【功用】清热，凉血，解毒。

【主治】日光性皮炎，症见颜面、手、足背发痒刺痛，随即高度浮肿，颜面肿大，眼合成线，唇口外翻，指不能屈，且皮肤暗红发亮，起瘀斑浆疮，低热倦怠。

1899　风癣汤

【方源】《朱仁康临床经验集》。

【组成】生地 30g，玄参 12g，丹参 15g，当归 9g，白芍 9g，茜草 9g，红花 9g，黄芩 9g，苦参 9g，苍耳子 9g，白鲜皮 9g，地肤子 9g，生甘草 9g。

【功用】养血和营，消风止痒。

【主治】血虚风燥，泛发性神经性皮炎，皮肤瘙痒症。证见皮损肥厚浸润，瘙痒剧甚，舌质淡，苔薄白等。

【方论】生地、当归、白芍、丹参养血和营；玄参、甘草滋阴润燥；茜草、红花活血；黄芩除湿清热；苦参、苍耳子祛风除湿；白鲜皮、地肤子除湿止痒。

1900　加减全虫方

【方源】方出《赵炳南临床经验集》，名见《千家妙方》卷下。

【组成】全蝎三钱，干生地五钱，当归四钱，赤芍三钱，白鲜皮五钱，蛇床子三钱，浮萍二钱，厚朴三钱，陈皮二钱，炙甘草三钱。

【功用】活血散风止痒。

【主治】泛发性神经性皮炎。

【临证举例】泛发性神经性皮炎：关某，女，35 岁。患者于 1 年多前开始于颈部、两下肢皮肤瘙痒，逐渐发展至全身，皮肤变粗变厚，晚间瘙痒加重，致使不能入睡，饮食、二便尚可。曾多次治疗而不效。经检查，颈部及双下肢伸侧面和躯干部有散发铜元大之皮损，肥厚角化，边缘不整齐，皮纹变深，颜色较平常皮肤稍黯，表面有菲薄落屑，皮损周围可见散在抓痕、血痂。脉沉弦，舌苔薄白。诊后即投以加减全虫方。外用止痒药膏等配合。服药 9 剂后痒已止，皮损变薄。

1901 加减止痒全虫方

【方源】方出《赵炳南临床经验集》，名见《千家妙方》卷下。

【组成】全蝎（打）二钱，皂刺四钱，猪牙皂角二钱，刺蒺藜五钱，炒槐花五钱，炒枳壳三钱，苦参二钱，荆芥二钱，蝉蜕二钱，威灵仙四钱，白鲜皮一两，紫草根三钱。

【功用】除湿解毒，息风止痒。

【主治】风湿内侵，结为湿毒，皮肤瘙痒。

1902 苍柏饮

【方源】《中医皮肤病学简编》。

【组成】苍术皮 6g，黄柏 6g，蒲公英 15g，茵陈 15g，山栀 9g，苦参片 12g，茯苓皮 12g，地肤子 12g，生甘草 3g。

【用法】水煎服。

【主治】皮肤瘙痒症。

1903 杏矾汤

【方源】《中医皮肤病学简编》。

【组成】杏仁 15g，白矾 15g，蛇床子 10g，五倍子 10g，黄连 10g。

【用法】水煎，熏洗。

【主治】阴部瘙痒。

1904 苦参洗剂

【方源】《中医皮肤病学简编》。

【组成】苦参 62g，金银花 31g，黄柏 31g，蛇床子 15g。

【用法】水煎洗。

【主治】瘙痒性及炎症性皮肤病。

1905 板蓝根汤

【方源】《中医皮肤病学简编》。

【组成】板蓝根 12g，金银花 12g，连翘 12g，蒲公英 15g，车前子 12g，泽泻 6g，黄芩 3g，夏枯草 9g，薄荷 4g，茯苓 9g，冬瓜皮 12g。

【用法】水煎服。

【主治】日光性皮炎。

1906 养血定风汤

【方源】《外科证治全书》卷四。

【组成】生地五钱，当归三钱，赤芍二钱，川芎五分，天冬二钱，麦冬二钱，僵蚕二钱（生研），鲜首乌五七钱，丹皮一钱五分或二钱。

【用法】上加桑枝二十寸，水煎，温服无时；或为丸服亦可。

【主治】痒风。遍身瘙痒，并无疮疥，搔之不止。

【备注】外用地肤子、苍耳叶、浮萍煎汤暖浴。

1907 养血祛风汤

【方源】《中西结合治疗皮肤病学》。

【组成】生地 15g，当归 9g，川芎 9g，白芍 9g，荆芥 9g，防风 9g，苍术 9g，黄柏 9g，甘草 6g。

【功用】养血润燥，祛风利湿。

【主治】慢性瘙痒症、慢性湿疹和慢性荨麻疹等属血虚生风者，证见慢性全身瘙痒性丘疹，头晕，五心烦热，全身奇痒，咽干，舌质淡红，脉细。

【方论】生地、当归、川芎、白芍为四物汤，能养血润燥；荆、防祛风止痒；苍术、黄柏是二妙散，可燥脾清热祛湿，以佐四物；甘草和中。

1908 养血熄风方

【方源】《朱仁康临床经验集》。

【组成】黄芪 15g，当归 9g，白芍 9g，川芎 6g，红花 9g，玄参 9g，荆芥 9g，白蒺藜 9g，甘草 6g。

【功用】养血润燥，消风止痒。

【主治】老年皮肤瘙痒症。

1909 除湿饮

【方源】《揣摩有得集》。

【组成】苍术（炒）、白术（炒）、地骨皮、白鲜皮、白附子、五加皮、僵蚕（炒）、秦艽、连翘、白芷、羌活各一钱，防风一钱，蝉蜕三钱，生草一钱。

【用法】生姜为引，水煎服。

【主治】身受潮湿，遍体发痒，或起疙瘩，或成疥疮。

1910 蛇床百部酊

【方源】《中医皮肤病学简编》。

【组成】蛇床子 200g，百部 200g。

【用法】上为粗末，用 75% 乙醇浸。外用。

【主治】皮肤瘙痒症、神经性皮炎。

1911 清热活血汤

【方源】《中西医结合皮肤病学》。

【组成】生地 30g，金银花 15g，土茯苓 30g，荆芥 9g，防风 9g，红花 9g，赤芍 9g，三棱 9g，莪术 9g，刺蒺藜 30g。

【功用】清热解毒，活血化瘀，祛风止痒。

【主治】痒疹血热血瘀证。四肢伸侧有疣状结节或孤立丘疹，或为盘状皮损，奇痒，可有化脓结痂角化，迁延难愈，口干、心烦、失眠，脉沉滑有力，舌苔黄，舌质红。及结节性痒疹、各种痒疹、钱币状湿疹、银屑病、皮肤淀粉样变等。

1912 皲裂膏

【方源】《中西医结合皮肤病学》。

【组成】荆芥 9g，防风 9g，桃仁 9g，红花 9g，当归 9g。

【用法】上药置半斤猪油中煎枯，去滓。

【功用】养血润肤，祛风止痒。

【主治】手足皲裂肥厚者。

1913 紫草膏

【方源】《外科学》。

【组成】乳香、没药各一两，当归二两，白芷、寒水石、牡丹皮、大黄、冰片各一两五钱，生地三两，紫草、黄柏各七钱，黄蜡半斤，麻油五斤。

【用法】先熬油，滚开后加入诸药，去滓过滤，下黄蜡，冷后放入冰片即成。搽患处，或浸入纱布成油膏纱布，外敷包扎。

【主治】烧伤。

1914 新消风散

【方源】《中医皮肤病学简编》。

【组成】全蝎 9g，僵蚕 9g，薄荷 6g，生地 15g，苦参 6g，荆芥 6g，防风 6g，牛蒡子 9g，蝉蜕 4g，甘草 3g。

【用法】水煎，内服。

【主治】皮肤瘙痒症。

三、变态反应性皮肤病

1915 十二味地黄饮

【方源】《外科证治全书》卷四。

【组成】大生地六钱，当归、生黄芪各三钱，何首乌五钱（生），地骨皮三四钱，丹皮、荆芥穗、白芷各一钱五分，白芍（酒炒）、白僵蚕、白蒺藜、麦冬各二钱。

【用法】水煎，早、晚服。

【功用】滋血、润燥驱风。

【主治】血风疮，燥热内淫，风邪外袭，风湿相搏，发为疙瘩，或如粟米，瘙痒无度，破浸脂水，浸淫成片，小便不调，心烦口渴，夜热内热，日轻夜重者。

1916 八味消风饮

【方源】《中医皮肤病学简编》。

【组成】生地 9g，连翘 9g，红花 6g，桃仁 6g，白鲜皮 15g，地肤子 6g，僵蚕 9g，蝉蜕 9g。

【用法】水煎服。

【主治】荨麻疹。

【加减】血热风盛，加丹皮、赤芍、金银花；肺热便燥，加青黛、大黄、白芷；风热上犯，加白芷、白蒺藜、荷叶；湿热外渗，加苦参、黄柏、苍术、荆芥、防风；风冷喘咳，加杏仁、前胡、苏子、桔梗、牛蒡子；表虚，加甘草、黄芪。

1917 土槐饮

【方源】《赵炳南临床经验集》。

【组成】土茯苓一两，生槐花一两，生甘草三钱。

【用法】煎煮服用，或泡水代饮。

【功用】除湿，清热，解毒。

【主治】亚急性湿疹、慢性湿疹、植物日光性皮炎、脂溢性皮炎、牛皮癣。

1918 大胡麻散

【方源】《古今医统》卷五十五。

【异名】加味胡麻散（《济阳纲目》卷八十四）。

【组成】胡麻子二两，苦参、荆芥、何首乌、威灵仙、防风、石菖蒲、牛蒡子、菊花、蔓荆子、白蒺藜、甘草各七钱。

【用法】上为细末。每服二钱，薄荷汤调下，助以热葱汤出汗。

【主治】①《古今医统》：风热瘾疹瘙痒。②《济阳纲目》：赤晕寒热，形病俱实者。

1919 天麻散

【方源】《仁斋直指》卷二十四。

【组成】天麻、川芎、川升麻、半夏（制）各三钱，防风、细辛、羌活、荆芥穗、蝉蜕（去嘴足）、甘草（焙）各二钱。

【用法】上细锉。每服二钱，加生姜三片，井水煎服。

【主治】风热瘾疹。

【加减】挟寒者，加官桂；挟暑者，加柴胡、黄芩；挟湿者，加茯苓、苍术。

1920 五石膏

【方源】《朱仁康临床经验集》。

【组成】青黛 9g，黄柏末 9g，枯矾 9g，蛤粉 60g，炉甘石 60g，煅石膏 90g，滑石 12g，凡士林 370g，麻油 250ml。

【用法】上为细末，加入凡士林及香油内，调和成膏。薄涂皮损上。

【功用】收湿止痒。

【主治】湿疹渗水不多时。

1921 止痒永安汤

【方源】《朱仁康临床经验集》。

【组成】荆芥 9g，防风 9g，麻黄 6g，桂枝 9g，白芷 6g，羌活 9g，蝉蜕 6g，当归 9g，赤芍 9g，桃仁 9g，红花 9g。

【功用】祛风散寒，活血和营。

【主治】冷激性荨麻疹。

【方论】前六味药，辛温祛风散寒；蝉蜕散风；归、芍、桃、红活血祛风，调和营卫。用于遇风着冷即起的风疹之证。

1922 化疹汤

【方源】《温热经解》。

【组成】大青叶三钱，玄参四钱，薄荷钱半，牛蒡子钱半，苇根三钱，细生地四钱，金银花三钱，甘草八分，苦桔梗钱半，牡丹皮二钱，连翘二钱，竹叶钱半，荆芥穗八分。

【主治】秋令风温，暑热内蕴，身热汗多，欲发红疹者。

1923 乌蛇驱风汤

【方源】《朱仁康临床经验集》。

【组成】乌蛇 9g，蝉蜕 6g，荆芥 9g，防风

9g，羌活 9g，白芷 6g，黄连 6g，黄芩 9g，金银花 9g，连翘 9g，甘草 6g。

【功用】搜风清热，败毒止痒。

【主治】慢性荨麻疹、皮肤瘙痒症、泛发性神经性皮炎、扁平苔癣、结节性痒疹。

1924　乌蛇搜风汤

【方源】《朱仁康临床经验集》。

【组成】乌蛇 6g，羌活、独活各 9g，防风 6g，炙僵蚕 6g，生地 15g，丹皮 9g，丹参 9g，赤芍 9g，黄芩 9g，金银花 15g。

【功用】搜风祛邪，凉血清热。

【主治】慢性荨麻疹。

1925　四物消风汤

【方源】《外伤科学》。

【组成】当归三钱，川芎二钱，赤芍四钱，干地黄五钱，防风二钱，荆芥穗二钱，白鲜皮五钱，生薏苡仁六钱。

【用法】水煎服。

【功用】养血祛风。

【主治】慢性湿疹、神经性皮炎、荨麻疹。

1926　四物消风饮

【方源】《外科证治全书》卷五。

【组成】生地黄四钱，归身、赤芍各二钱，荆芥、薄荷、蝉蜕各一钱五分，柴胡、川芎、黄芩各一钱二分，生甘草一钱。

【用法】水煎服。

【主治】血虚风热，皮肤游风，瘾疹瘙痒等证。

1927　宁荨丸

【方源】《朱仁康临床经验集》。

【组成】生地 300g，当归 90g，荆芥 90g，蝉蜕 60g，苦参 90g，白蒺藜 90g，知母 90g，生石膏 150g，紫草 90g，桃仁 90g，生甘草 60g。

【用法】上为细末，炼蜜为丸，每丸重 9g。每服二丸，一日二次。

【功用】凉血活血，消风止痒。

【主治】急、慢性荨麻疹，玫瑰糠疹，脂溢性皮炎。

1928　加减全虫汤

【方源】《外伤科学》。

【组成】淡全蝎二钱，皂角刺四钱，苦参三钱，白鲜皮五钱，刺蒺藜五钱，枳壳三钱，威灵仙五钱，防风一钱五分，黄柏三钱。

【用法】水煎服。

【功用】祛风除湿。

【主治】顽固性湿疹、神经性皮炎、银屑病等。

1929　加味玉屏风散

【方源】《千家妙方·黄文东方》卷下。

【组成】生黄芪 15g，生白术 12g，防风 6g，生地 9g，玉竹 12g，地肤子 9g，豨莶草 9g，连翘壳 12g，金银花 9g，红枣 5 枚。

【用法】水煎服，每日一剂。

【功用】益气固表，滋阴清热，佐以化湿。

【主治】荨麻疹，属血虚生风，表卫不固者。

1930　加减龙胆泻肝汤

【方源】《赵炳南临床经验集》。

【组成】龙胆草三钱，青连翘五钱，干生地五钱，车前子四钱，淡黄芩三钱，生栀子三钱，粉丹皮三钱，泽泻二钱，苦木通三钱，生甘草三钱。

【功用】泄肝胆火，清利湿热。

【主治】急性湿疹、带状疱疹（缠腰火丹）、亚急性湿疹、传染性湿疹样皮炎、接触性皮炎、脂溢性皮炎等。

【加减】若热盛，伴有高热者，加生玳瑁二至四钱，或加羚羊角一至二分，或用生石膏二至三两煎水煮药；皮肤潮红明显者，加大黄一至三钱；瘙痒明显者，加白鲜皮一两；若内有湿滞、食滞者，加枳壳二钱。

【方论】方中胆草、黄芩泻肝胆火；连翘、栀子清热解毒；生地、丹皮凉血解毒；泽泻、木通、车前子、生甘草清热通利除湿。

1931 加味清热凉血驱敏汤

【方源】方出《赵炳南临床经验集》，名见《千家妙方》卷下。

【组成】鲜茅根二两，大青叶五钱，青黛四钱，龙胆草五钱，黄芩三钱，黄柏三钱，川军五钱，白鲜皮一两，黄连三钱，干生地一两，丹皮三钱，赤芍五钱。

【功用】清热凉血，除湿止痒。

【主治】湿热蕴久，化毒入营，外感毒邪引起的自家敏感性皮炎。

1932 青黛散

【方源】《中医外科学讲义》。

【组成】青黛二两，石膏四两，滑石四两，黄柏二两。

【用法】上为细末。干掺或麻油调敷患处。

【功用】收湿止痒，清热解毒。

【主治】一般湿疹，焮肿痒痛出水。

1933 金蝉蜕衣汤

【方源】《中医皮肤病学简编》。

【组成】桂枝 9g，防风 9g，蝉蜕 9g，苍术 6g，苡仁 6g，茵陈 12g，猪苓 9g，金银花 15g，连翘 15g，郁金 6g，大枣 6g。

【用法】水煎，内服。

【主治】药物性皮炎。

【加减】热重，加石膏、知母；湿重，加扁豆、土茯苓；风胜，加荆芥、川芎；血热，加生地、丹皮、赤芍。

1934 荆芥蝉蜕汤

【方源】《中医皮肤病学简编》。

【组成】荆芥 9g，蝉蜕 9g，金银花 9~15g，川柏 9g，茯苓 9g，丹皮 9g，白薇 9g，赤芍 9g。

【用法】水煎，内服。

【主治】慢性湿疹。

【加减】多量鳞屑，加当归、生地、首乌以养血润燥；皮色鲜红，加龙胆草、山栀、黄芩、黄连以清热；便秘者，加大黄泻火。

1935 荨麻疹汤

【方源】《临证医案医方》。

【组成】生地 15g，丹皮 9g，白茅根 30g，赤芍 9g，金银花 15g，连翘 15g，当归尾 3g，山栀 9g，苍耳子 9g，薏苡仁 15g，谷芽 15g，麦芽 15g，白鲜皮 9g。

【功用】凉血清热，活血祛风。

【主治】荨麻疹，属血燥感风者，疹块突发，疹红，热痒。

【方论】方中用生地、丹皮、茅根、赤芍凉血；金银花、连翘清热解毒；当归尾活血止痒；苍耳子祛风止痒；白鲜皮能清热解毒，祛风止痒；谷芽、麦芽助消化；山栀、薏苡仁引热下行。

1936 复方白鲜皮煎剂

【方源】《中医皮肤病学简编》。

【组成】白鲜皮 15g，赤芍 9g，赤苓 9g，炒僵蚕 9g，金银花 15g，连翘 15g，蛇床子 9g，生地 9g，丹皮 6g，防风 6g，白芷 4g，生甘草 3g，黄芪 15g。

【用法】水煎服。

【主治】药物性皮炎。

1937 洗风散

【方源】《杨氏家藏方》卷十二。

【组成】荆芥四两，苦参四两，防风（去芦头）、川芎、当归（洗，焙）、白蒺藜、香白芷、地榆、地骨皮、黄柏各二两。

【用法】上㕮咀。每用五钱，水三升，煎三五沸，通手淋渫患处。

【主治】风热毒气攻注，遍身瘾疹疼痛。

1938 活血祛风汤

【方源】《朱仁康临床经验集》。

【组成】归尾 9g，赤芍 9g，桃仁 9g，红花

9g，荆芥 9g，蝉蜕 6g，白蒺藜 9g，甘草 6g。

【功用】活血祛瘀，和营消风。

【主治】慢性荨麻疹，皮肤瘙痒。

1939 祛风胜湿汤

【方源】《朱仁康临床经验集》。

【组成】荆芥 9g，防风 9g，羌活 9g，蝉蜕 6g，茯苓皮 9g，陈皮 6g，金银花 9g，甘草 6g。

【用法】水煎服。

【功用】祛风胜湿，佐以清热。

【主治】丘疹性荨麻疹、皮肤瘙痒症等。

【方论】《中医内科临床治疗学》：本方由《局方》消风散精简而成。荆芥、防风宣散肌表风邪；羌活祛风胜湿；蝉蜕散风热，消瘾疹，合而用之使湿随风去；陈皮、茯苓利水渗湿，健脾和中；金银花、甘草清热化毒。适用于风湿热类型的皮肤病。

1940 除癣汤

【方源】《古今医统》卷五十五。

【组成】防风、白芷、连翘、黄连、柴胡、甘草、蝉蜕、当归、生地黄、赤芍药各等份。

【用法】用水二盅，加葱白三寸，煎八分，食远温服。出汗。

【主治】风癣。

1941 健脾祛风汤

【方源】《朱仁康临床经验集》。

【组成】苍术 9g，陈皮 6g，茯苓 9g，泽泻 9g，荆芥 9g，防风 9g，羌活 9g，木香 3g，乌药 9g，生姜 3 片，大枣 5 枚。

【功用】健脾理气，祛风散寒。

【主治】肠胃型荨麻疹。

1942 消风散

【方源】《外科正宗》卷四。

【组成】当归、生地、防风、蝉蜕、知母、苦参、胡麻、荆芥、苍术、牛蒡子、石膏各一钱，甘草、木通各五分。

【用法】上用水二盅，煎八分，食远服。

【功用】《中医方剂学》：疏风清热，除湿止痒。

【主治】风湿热毒浸袭肌肤，致患瘾疹、湿疹、风疹。①《外科正宗》：风湿浸淫血脉，致生疮疥，瘙痒不绝；及大人、小儿风热瘾疹，遍身云片斑点，乍有乍无。②《医宗金鉴》：钮扣风，瘙痒无度，抓破津水，亦有津血者；疥疮，浸淫疮，抓破津血者；血疳，形如紫疥，痛痒时作，血燥多热。③《中医方剂学》：湿疹、风疹，症见疹出色红，瘙痒，抓破后渗出津水，舌苔白或黄，脉浮数有力。

【宜忌】《中医方剂学》：服用本方时，不宜食辛辣、鱼腥、烟酒、浓茶等。

【方论】《中药方剂学》：痒自风来，止痒必先疏风，故方中以荆芥、防风、牛子、蝉蜕开发腠理，透解在表的风邪，为主药；由于因湿热相搏而致水液流溢，故以苍术之辛苦温，散风祛湿，苦参之苦寒，清热燥湿止痒，木通渗利湿热，为辅药；风热客于皮肤涉及血分，又以当归和营活血、生地清热凉血、胡麻仁养血润燥，石膏、知母增强清热泻火之力，均为佐药；甘草解毒并能调和诸药，为之使。合用有疏风清热，除湿消肿之功。

【临证举例】①湿疹：治疗湿疹 44 例，药用：荆芥 3g，防风 4.5g，当归 6g，生地 9g，苦参 6g，蝉蜕 3g，苍术 1g，厚朴 1.5g，僵蚕 3g，藿香 3g，知母 3g，牛蒡子 4.5g，木通 1.5g，甘草 1.5g，石膏 18g，薄荷 1g。每日一剂。对皮损较重者，外用新鲜马齿苋进行湿敷。服药最少者 5 剂，最多者 23 剂，平均 20 剂。结果：近期治愈（症状及皮损全部消失）38 例，基本治愈（仅残留少许皮损，自觉症状基本消失）6 例。对渗出型皮损者效果较好。（《新医药学杂志》1976，8：15.）②急性肾炎：用本方治疗急性肾小球肾炎 100 例，由风湿热邪客于肌表所致，方用荆芥、防风、牛蒡子、当归、苍术各 10g，蝉蜕、生甘草、木通各 5g，苦参、生地、茺蔚子各 10~20g，知母 5~10g，石膏

20~30g。水肿明显者加茯苓皮、车前子；疮疡加紫花地丁、蒲公英。15 天为一疗程。经一疗程服药后，81 例痊愈（临床症状、体征消失，尿检正常），10 例显效［临床症状、体征消失，尿蛋白、红细胞均在（＋）以下］,5 例有效［临床症状、体征减轻，尿检蛋白大于（＋），红细胞、白细胞大于（＋）]，4 例无效。总有效率 96%。(《浙江中医杂志》1986，9：392.）

1943　消风清热汤

【方源】《中医皮肤病学简编》。

【组成】防风 9g，荆芥 9g，蒺藜 6g，蝉蜕 9g，当归 9g，赤芍 9g，生地 12g，川芎 6g，桃仁 6g，红花 6g，金银花 15g，连翘 15g，蛇蜕 3g，生石膏 15g，牛蒡子 6~15g。

【用法】水煎，内服。

【主治】荨麻疹。

1944　消风清热饮

【方源】《朱仁康临床经验集》。

【组成】荆芥 9g，防风 9g，浮萍 9g，蝉蜕 6g，当归 9g，赤芍 9g，大青叶 9g，黄芩 9g。

【功用】消风清热。

【主治】急性荨麻疹风热型，舌质红，苔薄白，脉细滑。

1945　浮萍地肤汤

【方源】《中医皮肤病学简编》。

【组成】浮萍草 9g，净麻黄 2g，净蝉蜕 2g，地肤子 9g，苦参片 4g，白僵蚕 9g，白蒺藜 9g，豨莶草 9g，生苡仁 12g，粉丹皮 4g，白鲜皮 9g，生甘草 2g。

【用法】水煎，内服。

【主治】风寒型荨麻疹。疹出色白，碎小微红，冷时发作，遇热则轻，畏风，兼以表证，苔薄白，脉浮紧。

1946　蛇床子汤

【方源】《外科正宗》卷四。

【组成】蛇床子、当归尾、威灵仙、苦参各五钱。

【用法】水五碗，煎数滚，入盆内。先熏，待温浸洗。两次愈。

【主治】肾囊风，湿热为患，疙瘩作痒，搔之作疼者。

1947　银翘解毒汤

【方源】《中医皮肤病学简编》。

【组成】金银花 15g，蒲公英 15g，白菊花 15g，连翘 15g，贝母 9g，生地 9g，赤芍 9g，丹皮 9g，木通 6g，栀子 6g，大黄 1g，紫花地丁 31g。

【用法】水煎服。

【主治】药物性皮炎。

1948　清痒汤

【方源】《仙拈集》卷三引《全生方》。

【组成】黄芪、防风、荆芥、苦参、蝉蜕、蒺藜（炒）、僵蚕、当归、生地、赤芍、川芎、何首乌各五分。

【用法】上水煎，晚徐服。

【主治】小儿浑身风疹，密如蚕子，痒不可当。

1949　清热止痒汤

【方源】《林如高骨伤验方歌诀方解》。

【组成】泽泻、木通、茯苓、金银花、连翘、牛蒡子、白芍各 9g，知母、防风、苍术各 6g，荆芥、蝉蜕、甘草各 3g。

【功用】清热利湿，消肿止痒。

【主治】接触性皮炎。

【宜忌】孕妇忌用。

【加减】大便秘结者，加川军 9g。

1950　椒柏洗剂

【方源】《中医皮肤病学简编》。

【组成】川椒 15g，黄柏 15g，蛇床子 15g，生苍术 12g，石菖蒲 12g，荆芥 9g，金银花 9g，连翘 9g，白芷 6g，明矾 6g，刺蒺藜 6g，生甘草 6g，蝉蜕 9g。

【用法】水煎，熏洗。

【主治】急性湿疹，初见皮肤潮红赤热，继起粟粒丘疹，易于湿润流水。

【加减】慢性者，加大风子。

1951 搜风除湿汤

【方源】《赵炳南临床经验集》。

【组成】全蝎二至四钱，蜈蚣三至五条，海风藤三至五钱，川槿皮三至五钱，炒黄柏三至五钱，炒白术三至五钱，威灵仙五钱至一两，炒薏苡仁五钱至一两，炒枳壳三至五钱，白鲜皮五钱至一两。

【功用】搜风，除湿，止痒。

【主治】慢性湿疹，慢性顽固性神经性皮炎，年久色素沉着，皮肤瘙痒症；皮肤淀粉样变；皮肤结节性痒疹。

1952 搜风流气饮

【方源】《朱仁康临床经验集》。

【组成】荆芥 9g，防风 6g，菊花 9g，僵蚕 9g，白芷 6g，当归 9g，川芎 6g，赤芍 9g，乌药 9g，陈皮 6g。

【功用】疏风达邪，和营理气。

【主治】赤白游风（血管神经性水肿）、荨麻疹（肠胃型）。

1953 湿疹合剂

【方源】《中医皮肤病学简编》。

【组成】白鲜皮 9g，秦艽 9g，苍术 9g，紫草根 9g，金银花 9g，黄芩 9g，赤茯苓 6g，野菊花 6g，赤芍药 6g，黄连 3g，生甘草 4g。

【用法】水煎。内服。

【主治】婴儿湿疹。

1954 疏风除湿汤

【方源】《赵炳南临床经验集》。

【组成】芥穗二至四钱，防风二至四钱，蝉蜕一至三钱，生薏苡仁五钱至一两，生枳壳三至五钱，生白术三至五钱，生黄柏三至五钱，车前子五钱，车前草一两，菊花三至五钱。

【用法】水煎服。

【功效】散风消肿，清热除湿。

【主治】血管神经性水肿（唇风）、颜面部过敏性皮炎、颜面风肿、过敏性阴囊水肿初期（阴囊风肿）。

【方论】方中芥穗、防风、蝉蜕散风消肿；薏苡仁、枳壳、白术健脾利湿消肿；车前子及生黄柏清热利湿消肿；菊花清热扬散，载药上行。

【加减】热盛者，可用野菊花；若见阴囊水肿，去菊花，倍用薏苡仁，另加防己，以祛湿消肿。

1955 疏风清热饮

【方源】《梅氏验方新编》。

【组成】苦参（酒蒸，晒）二钱，全蝎（土炒）、皂角刺、芥穗、防风、蝉蜕、金银花、白芷、桔梗各一钱。

【用法】葱白三寸，酒为引。

【主治】妇女面生桃花癣。

四、红斑鳞屑性皮肤病

1956 土茯苓丸

【方源】《朱仁康临床经验集》。

【组成】土茯苓 310g，白鲜皮 125g，山豆根 250g，草河车 250g，黄药子 125g，夏枯草 250g。

【用法】上为细末，炼蜜为丸，每丸重 6g。每次三丸，开水送服，一日二次。

【功用】清热解毒。

【主治】银屑病进行期。

1957 山白草丸

【方源】《朱仁康临床经验集》。

【组成】山豆根 90g，白鲜皮 90g，草河车 90g，夏枯草 45g，鱼腥草 90g，炒三棱 45g，炒莪术 45g，王不留行 45g，大青叶 45g。

【用法】上为细末，炼蜜为丸，每丸重

6g。每服三丸，开水送下，一日二次。

【功用】清热解毒，散风软坚。

【主治】银屑病静止期，皮损较厚者。

1958 子油熏药

【方源】《赵炳南临床经验集》。

【组成】大风子、地肤子、蓖麻子、蛇床子、蕲艾各一两，苏子、苦杏仁各五钱，银杏、苦参子各四钱。

【用法】上为粗末，用较厚草纸卷药末成纸卷。燃烟熏皮损处，每日一至二次，每次15~30分钟，温度以病人能耐受为宜。

【功用】软坚润肤，杀虫止痒。

【主治】牛皮癣（白疕）、鱼鳞癣（蛇皮症）、皮肤淀粉样变（松皮癣）。

【方论】方中蓖麻子、苏子、银杏软坚润肤；蛇床子、地肤子润肤止痒；苦杏仁润肤软坚，引药深入，渗透力强；苦参子润肤杀虫；蕲艾润肤暖血；大风子杀虫止痒，解风毒而润肤。

1959 白疕一号方

【方源】《朱仁康临床经验集》。

【组成】生地30g，生槐花30g，山豆根9g，白鲜皮15g，草河车15g，大青叶15g，紫草15g，黄药子12g。

【功用】凉血清热，解毒治疮。

【主治】牛皮癣进行期。

【方论】生地、生槐花、紫草凉血清热；山豆根、草河车、大青叶清热解毒；白鲜皮消风止痒；黄药子凉血解毒。用于牛皮癣进行期，血热风燥之证。

1960 白疕二号方

【方源】《朱仁康临床经验集》。

【组成】土茯苓30g，忍冬藤9g，生甘草6g，板蓝根15g，威灵仙15g，山豆根9g，草河车15g，白鲜皮15g。

【功用】清热解毒，祛风除湿。

【主治】牛皮癣早期。

【方论】土茯苓、白鲜皮、威灵仙祛风除湿；板蓝根、山豆根、草河车、忍冬藤、生甘草清热解毒。

1961 加味疏风祛疹汤

【方源】方出《赵炳南临床经验集》，名见《千家妙方》卷下。

【组成】赤白芍各四钱，当归三钱，茜草根三钱，白茅根一两，蝉蜕二钱，浮萍一钱，白鲜皮一两，刺蒺藜五钱，金银花五钱，生枳壳三钱，生甘草三钱。

【功用】凉血疏风，清热解毒。

【主治】血分有热，外受风毒引起的玫瑰糠疹。

1962 加味疏风凉血饮

【方源】方出《赵炳南临床经验集》，名见《千家妙方》卷下。

【组成】生地四钱，丹皮三钱，紫草四钱，黄芩四钱，防风三钱，秦艽三钱，白鲜皮五钱，白术四钱，云苓四钱。

【功用】健脾祛湿，疏风凉血。

【主治】脾肺蕴湿化热，发于肌肤，形成多型性红斑。

1963 皮癣水

【方源】《朱仁康临床经验集》。

【组成】土槿皮620g，紫荆皮310g，苦参310g，苦楝根皮150g，生地榆150g，千金子50粒，斑蝥100只（布包），蜈蚣30条，樟脑310g。

【用法】将前五味药打碎成粗粒，装大瓶内，加入75%乙醇5升，并将斑蝥（布包）、千金子等加入密封浸泡1~2周，滤去药滓，再加入樟脑溶化，备用。用毛笔刷涂于皮损上。

【功用】灭菌止痒。

【主治】银屑病、体癣、神经性皮炎。

1964 赤参汤

【方源】《中医皮肤病学简编》。

【组成】当归15g，蝉蜕15g，赤芍9g，苍术9g，乌蛇6g，防风9g，红花9g，黄柏9g，丹参31g，蒲公英15g，紫花地丁15g，金钱草31g，甘草6g。

【用法】水煎，内服。

【主治】银屑病。

1965 祛湿药膏

【方源】《赵炳南临床经验集》。

【异名】祛湿软膏（《中医皮肤病学简编》）。

【组成】苦参四两，薄荷三两，白芷三两，防风二两，芥穗四两，连翘四两，苍术三两，大黄三两，鹤虱草三两，威灵仙四两，白鲜皮五两，五倍子五两，大风子十两，青黛面六钱，白蜡一百二十两，香油（或豆油）二十斤。

【用法】先把群药碾碎，放入油内浸泡一昼夜，后用文火炸至焦黄，过滤去滓，离火（青黛除外）称其重量，趁热兑入白蜡。春、秋季节每斤药油兑蜡四两，冬季兑蜡三两，夏季兑蜡五两。青黛后下，每斤药油兑五分，搅拌均匀冷却成膏。

【功用】清热除湿，润肤去痂。

【主治】①《赵炳南临床经验集》：单纯糠疹、鱼鳞癣以及皮肤干燥脱屑皮损。②《中医皮肤病学简编》：神经性皮炎。

1966 凉血润燥饮

【方源】方出《朱仁康临床经验集》，名见《中医症状鉴别诊断学》。

【组成】生地30g，丹皮9g，紫草15g，茜草12g，黄芩9g，大青叶15g，玄参9g，麦冬6g，石斛9g，天花粉9g，白蒺藜9g。

【功用】凉血清热，滋阴润燥。

【主治】①《朱仁康临床经验集》：毛发红糠疹，头皮、颜面、双肘、膝部皮肤发红脱屑、瘙痒。②《中医症状鉴别诊断学》：青年素禀血热之体，心绪烦扰，五志化火，血热化燥生风，肌肤甲错，潮红瘙痒，破如刀锉。

【方论】生地、丹皮、紫草、茜草、黄芩、大青叶凉血清热，玄参、麦冬、石斛、天花粉滋阴润燥，佐以白蒺藜消风止痒。

【临证举例】毛发红糠疹：张某某，男，13岁，3周来脸面潮红脱屑，毛囊角化，尤以头部为明显，瘙痒甚剧，抓后出现痂皮，脉细滑，舌质红，苔光。乃血热生风，风胜则燥。治以凉血清热、滋阴润燥，先服凉血润燥饮3剂，接服加味苍术膏。1个月后复诊，四肢皮肤损害明显消退，痒已不显。

1967 润肤丸

【方源】《赵炳南临床经验集》。

【组成】桃仁一两，红花一两，熟地一两，独活一两，防风一两，防己一两，粉丹皮一两五钱，川芎一两五钱，全归一两五钱，羌活二两，生地二两，白鲜皮二两。

【用法】共为细末，水泛为丸，如绿豆大。每服一至二钱，温开水送下，一日二次。

【功用】活血润肤，散风止痒。

【主治】牛皮癣（白疕风）、鱼鳞癣（蛇皮癣）、皮肤淀粉样变（松皮癣）、毛发红糠疹、脂溢性湿疹、皲裂性湿疹（鹅掌风）。

1968 解毒利湿汤

【方源】《中医皮肤病学简编》。

【组成】金银花31g，炒苡仁31g，生黄芪30g，连翘15g，茯苓15g，汉防己12g，猪苓12g，泽泻12g，桂枝9g，甘草3g。

【用法】水煎，内服。

【主治】剥脱性皮炎。

【加减】发痒，加蛇床子、僵蚕；腹胀，加大腹皮；下肢，加牛膝、木瓜。

1969 增液解毒汤

【方源】《朱仁康临床经验集》。

【组成】生地 30g，玄参 12g，麦冬 9g，石斛 9g（先煎），沙参 9g，丹参 9g，赤芍 9g，天花粉 9g，金银花 15g，连翘 9g，炙鳖甲 9g，炙龟甲 9g，生甘草 6g。

【功用】养阴增液，清热解毒。

【主治】剥脱性皮炎、红皮症。

五、大疱性皮肤病

1970 生地玄参汤

【方源】《中医皮肤病学简编》。

【组成】生地 15g，玄参 15g，甘草 31g，板蓝根 31g，金银花 15g，石斛 31g，北沙参 31g，紫草 31g，莲子心 9g，当归 15g，丹参 31g，桃仁 15g，山萸肉 15g，山甲 9g，全蝎 9g，蜈蚣 2 条，大白花蛇 6g，秦艽 15g。

【用法】水煎，内服。

【主治】系统性红斑狼疮。

1971 加减秦艽汤

【方源】方出《赵炳南临床经验集》，名见《千家妙方》卷下。

【组成】黄芪一两，黄精五钱，鸡血藤一两，秦艽一两，乌梢蛇二钱，丹参一两，莲子心四钱，玉竹三钱，白人参二钱，白芍五钱，当归五钱，女贞子一两，熟地一两，川连二钱。

【功用】养阴补血，凉血解毒。

【主治】系统性红斑狼疮。

【临证举例】系统性红斑狼疮：王某，女，45 岁，患者自 1971 年 12 月份开始不断发热，时高时低，一直不退，1 个多月后在面部发现红斑，后在某医院检查，血中找到狼疮细胞，确诊为系统性红斑狼疮。给强的松治疗病情稍控制，但药不能减量，稍减症状即加重。目前虽然每日服用强的松 30mg，仍有低热，自觉全身乏力，手足心发热，自汗，关节酸痛，头晕。检查：体温 37.5℃，面部有典型蝶形红斑，肝脾（-），心脏（-），白细胞计数 4800/mm³，血沉 24mm/h。脉象沉细无力，舌质淡，苔白腻。此为阴血虚亏，毒热未清。治当养阴补血，凉血解毒。投以加减秦艽汤。服药 1 个月后（其间方中曾加减冬虫夏草、漏芦、枸杞子、山萸肉等药物）。关节疼痛渐止，低热渐退，自汗已止，唯自觉仍有头晕。在上方基础上，又加用茺蔚子三钱，钩藤九钱，川芎三钱，服药七剂，头晕亦明显减轻。于 1973 年 1 月 25 日检查白细胞为 6500/mm³，血沉 14mm/h。又以上方为主加减服药 3 个月，强的松减量，每日仅用 5mg，病情稳定，转门诊观察。患者于 1974 年已恢复半日工作。

1972 紫云风丸

【方源】《医学入门》卷八。

【组成】何首乌四两，五加皮、僵蚕、苦参、当归各二两，全蝎一两半，牛蒡子、羌活、独活、白芷、细辛、生地、汉防己、黄连、芍药、蝉蜕、防风、荆芥、苍术各一两。

【用法】上为末，炼蜜或酒糊为丸，如梧桐子大。每服七十丸，温酒，米饮任下。

【主治】血分受湿，遍身发紫血疱，痛痒有虫，轻者为天疱疮，发白水疱。

1973 疏肝活血汤

【方源】《中西医结合皮肤病学》。

【组成】柴胡、薄荷、黄芩、栀子、归尾、赤芍、红花、莪术、陈皮各 9g，甘草 6g。

【功用】疏肝清热，活血化瘀。

【主治】盘型红斑狼疮、日光性皮炎、脂溢性皮炎、酒渣鼻、慢性荨麻疹、远心型环状红斑。

【方论】方中柴胡、薄荷、黄芩、栀子疏肝清热，归尾、赤芍、红花、莪术活血化瘀，陈皮理气和胃，甘草和中。

六、色素性皮肤病

1974 玉容散

【方源】《种福堂方》卷四。

【异名】玉容粉（《集验良方拔萃》卷四）。

【组成】白僵蚕、白附子、白芷、山柰、硼砂各三钱，石膏、滑石各五钱，白丁香一钱，冰片三分。

【用法】上为细末。临睡用少许水和，搽面；人乳调搽更妙。

【功用】《集验良方拔萃》：润颜色。

【主治】雀斑。

1975 石楠散

【方源】《妇产科学》。

【组成】石楠叶五钱，淫羊藿五钱，蛇床子五钱。

【用法】上为细末。每服一钱，一日三次。亦可改为汤剂煎服，如量作一剂。

【功用】温肾助阳，祛风止痒。

【主治】肾虚阳衰之外阴白斑。伴经来过少或经闭，面色不华，小腹冷感，腰酸乏力。

【方论】方中石楠叶益肾祛风；淫羊藿、蛇床子温肾止痒。

1976 迎风丹

【方源】《医方类聚》卷二十三引《经验秘方》。

【组成】苍术、何首乌、荆芥穗、苦参各等份。

【用法】上为细末，好肥皂角三斤（去皮弦）于瓷器内熬膏为丸，如梧桐子大。每服三五十丸，空心酒、茶任下。

【主治】白癜风。

【宜忌】忌一切动风之物。

1977 补骨脂酊

【方源】《赵炳南临床经验集》。

【组成】补骨脂六两，75%乙醇十二两。

【用法】将补骨脂碾碎，置乙醇内，浸泡七昼夜，过滤去滓，用棉球蘸药涂于患处，并摩擦五至十五分钟。

【功用】①《赵炳南临床经验集》：调和气血，活血通络。②《中西医结合皮肤病学》：润肤止痒，生发，祛白斑。

【主治】①《赵炳南临床经验集》：白癜风、扁平疣。②《中西医结合皮肤病学》：斑秃、神经性皮炎、瘙痒症。

1978 金樱丸

【方源】《古今医鉴》卷十五引怀园叔方。

【组成】苦参一两，何首乌半斤，胡麻仁一两，牛蒡子（酒炒）一两，蔓荆子一两，白蒺藜二两，苍耳子一两，蛇床子（酒炒）一两，牛膝（酒洗）二两，肉苁蓉二两，苍术（泔制）一两，菟丝子（酒制）一两，金樱子（酒炒）一两。

【用法】上为末，面糊为丸，如梧桐子大。每服七十丸，温酒送下。

【主治】白癜风。

1979 复方补骨脂酊

【方源】《中医皮肤病学简编》。

【组成】补骨脂30g，菟丝子20g，栀子20g，75%乙醇200ml。

【用法】上为粗末，浸于乙醇中成酊剂。外用。

【主治】白癜风。

七、附属器皮肤病

1980 天麻饼

【方源】《圣济总录》卷一〇一。

【组成】天麻、川芎、白芷各五两。

【用法】上为细末，炼蜜和匀，每一两分作三十饼。每服一饼，细嚼，茶汤送下，不拘时候。

【主治】诸风，头多白屑。

1981　生发一号丸

【方源】《朱仁康临床经验集》。

【组成】生熟地各90g，当归90g，白芍60g，女贞子30g，菟丝子30g，羌活30g，木瓜30g。

【用法】上为细末，炼蜜为丸，每丸重9g。

【功用】养血消风。

【主治】脂溢性脱发。

1982　生发二号丸

【方源】《朱仁康临床经验集》。

【组成】干地黄60g，山药60g，枸杞子60g，女贞子60g，桑椹子60g，神曲30g，蚕沙30g。

【用法】上为细末，炼蜜为丸，每丸重9g。

【功用】滋肝益肾，凉血消风。

【主治】斑秃。

1983　加味化瘀消坚汤

【方源】方出《朱仁康临床经验集》，名见《千家妙方》卷下。

【组成】生地30g，丹皮9g，赤芍9g，蒲公英15g，蚤休9g，夏枯草9g，昆布9g，海藻9g，炒三棱9g，炒莪术9g。

【功用】凉血清热，消痰软坚。

【主治】囊肿性痤疮。脾胃积热，熏蒸于肺，日久痰瘀积聚成疮。

【临证举例】囊肿性痤疮：刘某某，男，21岁。1973年1月20日来诊。自述3年来脸面经常出现痤疮，开始起黑头粉刺，面部油多发亮，并起脓疱及囊肿，痒疼相兼，挤出脓后形成瘢痕疙瘩，时轻时重，缠绵不断。脉弦滑，舌质红绛。诊为囊肿性痤疮。治以凉血清热，消痰软坚。投以上方21剂，病情逐渐趋轻，囊肿较平，不起脓疱。后改成丸剂调服。

1984　苦参水

【方源】《中医皮肤病学简编》。

【组成】苦参93g，野菊花15g，白鲜皮9g。

【用法】水煎沸，去滓，用药液趁热洗头。

【主治】脂溢性皮炎。

1985　养血消风散

【方源】《朱仁康临床经验集》。

【组成】熟地15g，当归9g，荆芥9g，白蒺藜9g，苍术9g，苦参9g，麻仁9g，甘草6g。

【功用】养血润燥，消风止痒。

【主治】脂溢性皮炎，血虚风燥，皮肤干燥、脱屑、瘙痒等。

【方论】熟地、当归滋阴养血，荆芥、白蒺藜、苦参消风止痒，苍术健脾，麻仁、甘草润燥。

1986　养血润肤饮

【方源】《外科证治全书》卷一。

【组成】当归三钱，熟地、生地、黄芪各四钱，天冬（去心）、麦冬（去心）各二钱，升麻、片芩各一钱，桃仁泥、红花各六分，天花粉一钱五分。

【用法】水煎，温服。

【功用】《朱仁康临床经验集》：滋阴养血，润燥止痒。

【主治】①《外科证治全书》：面游风。初起面目浮肿，燥痒起皮，如白屑风状，次渐痒极，延及耳项，有时痛如针刺。湿热盛者浸黄水，风燥盛者干裂，或浸血水，日夜难堪。②《朱仁康临床经验集》：皮肤瘙痒症、牛皮癣静止期（血虚风燥型）、红皮病等。

【加减】如大便燥结，加火麻仁、郁李仁各五钱；如风盛痒甚，加明天麻一钱五分。

1987　凉血消风散

【方源】《朱仁康临床经验集》。

【组成】生地30g，当归9g，荆芥9g，蝉蜕6g，苦参9g，白蒺藜9g，知母9g，生石膏

30g，生甘草 6g。

【功用】消风清热。

【主治】血热生风、风燥所引起的脂溢性皮炎，人工荨麻疹，玫瑰糠疹。舌质红，脉弦滑数。

【加减】玫瑰糠疹，加紫草；人工荨麻疹，加紫草、桃仁。

1988 凉血清肺饮

【方源】《朱仁康临床经验集》。

【组成】生地 30g，丹皮 9g，赤芍 9g，黄芩 9g，知母 9g，生石膏 30g，桑白皮 9g，枇杷叶 9g，生甘草 6g。

【功用】清肺胃经热。

【主治】肺胃积热上蒸于肺而成肺风粉刺、酒刺、痤疮、酒渣鼻。

【加减】大便秘结，加大黄、大青叶。

【方论】生地、丹皮、赤芍凉血清热，黄芩、枇杷叶、桑白皮清肺热，知母、生石膏清胃热，生甘草清热解毒。

1989 消风清燥汤

【方源】《中医皮肤病学简编》。

【组成】当归 9g，威灵仙 6g，防风 9g，蛇蜕 9g，川芎 9g，黄连 6g，天花粉 6g，苦参 9g，白芍 6g，生地 21g，黄芩 21g，生石膏 12g，甘草 6g。

【用法】水煎，内服。

【主治】脂溢性皮炎。

1990 黄芩清肺饮

【方源】《外科正宗》卷四。

【组成】川芎、当归、赤芍、防风、生地、干葛、天花粉、连翘、红花各一钱，黄芩二钱，薄荷五分。

【用法】水二盅，煎八分，食后服，用酒一杯过口。

【主治】肺风粉刺，鼻齄初起红色，久则肉疱发肿者。

1991 银花解毒汤

【方源】《中医皮肤病学简编》。

【组成】金银花 15g，紫菀 9g，紫花地丁 15g，夏枯草 9g，丹皮 9g，连翘 15g，茯苓 9g，黄连 3g，甘草 6g。

【用法】水煎服。

【主治】痤疮。

1992 痤愈汤

【方源】《中医皮肤病学简编》。

【组成】荆芥 12g，防风 9g，川芎 6g，白芷 4g，桔梗 9g，枳壳 9g，黄连 6g，黄芩 6g，栀子 9g，连翘 9g，当归 9g，薄荷 3g，甘草 6g。

【用法】水煎，内服。

【主治】痤疮。

八、其他类皮肤病

1993 伸筋草洗方

【方源】《赵炳南临床经验集》。

【组成】伸筋草一两，透骨草五钱，蕲艾一两，刘寄奴五钱，桑枝一两，官桂五钱，苏木三钱，穿山甲五钱，草红花三钱。

【用法】将上药碾碎，装纱布袋内，用桑枝架水锅上蒸后热潯，或煮水浸泡，隔日一次。

【功用】活血通络，温经软坚。

【主治】硬皮病、下肢静脉曲张、象皮肿等。

【宜忌】急性炎症及破溃成疮者勿用。

1994 鱼鳞汤

【方源】《千家妙方·周鸣岐方》卷下。

【组成】生熟地各 20g，黑芝麻 40g，枸杞子 15g，何首乌 15g，白鲜皮 15g，地肤子 15g，当归 20g，川芎 10g，桂枝 10g，丹参 15g，苦参 15g，防风 15g，蝉蜕 10g，甘草 10g，大枣 3 枚。

【用法】水煎二次，早、晚温服。

【主治】全身性皮肤角化症。

【加减】心悸、气短、失眠、健忘者，加炒枣仁、合欢花、党参、生黄芪；纳呆脘胀者，减生熟地，加白术、鸡内金、砂仁；便溏者，减黑芝麻、杞果、生熟地，加白术、山药；服药后自汗多者，减防风，加生黄芪；初春，深秋和冬季，可加麻黄 10g，威灵仙 15g。

【临证举例】全身性皮肤角化症：胡某某，男，19 岁，学生。1977 年 6 月 2 日初诊。患者自述据父母言，生后不久即见全身皮肤干燥，随年龄增长而加重，色灰，糙裂。若浴后皮鳞翘起而更为明显，且微痒，冬重夏轻，曾经多方治疗，内服外搽多种药物均不见效，而失去治疗信心。现头晕、耳鸣、腰酸、倦怠无力，因汗腺分泌减少，感觉周身不适，食欲尚可，二便自调。查其四肢、胸腹、躯干皮肤为鱼鳞状，鳞屑色泽深灰，干而不润，用手摸之刺手似甲错，舌苔白腻，舌质红，脉虚。拟用鱼鳞汤或丸剂加减治疗 8 个月而愈。

1995 通络活血方

【方源】《朱仁康临床经验集》。

【组成】归尾 9g，赤芍 9g，桃仁 9g，红花 9g，香附 9g，青皮 9g，王不留行 9g，茜草 9g，泽兰 9g，牛膝 9g。

【用法】水煎服。

【功用】活血祛瘀，通经活络。

【主治】结节性红斑、硬结性红斑、下肢结节病属风湿阻于经络，气滞血瘀，结聚成核，红肿疼痛。

【方论】归尾、赤芍、桃仁、红花活血化瘀；王不留行通经活血；青皮、香附理气，气行血亦行；茜草凉血清热；泽兰活血破瘀；牛膝引药下行。

1996 羚羊三黄汤

【方源】《中医皮肤病学简编》。

【组成】羚羊角 1~1.5g，生地 12g，生黄柏 9g，黄连 6g，黑栀子 12g，白芍 9g，金银花 18g，丹皮 9g，陈皮 6g，白茅根 15g，甘草 2g，阿胶 12g。

【用法】水煎服。

【主治】紫斑，火热型者。

【加减】或加汉三七 3g。

1997 紫癜汤

【方源】《临证医案医方》。

【组成】生地 15g，白茅根 60g，丹皮 9g，白芍 9g，仙鹤草 15g，黑山栀 9g，小蓟 30g，藕节 15g，金银花 15g，荷叶 9g，龟甲 9g，三七粉 3g（冲）。

【功用】凉血止血，养阴清热。

【主治】紫癜（血小板减少或过敏性紫癜），皮肤发生紫癜，色红紫，下肢多见，或吐血、衄血、便血、溲血，舌尖红，苔薄黄，脉细数。

【方论】方中用生地、白茅根、丹皮、小蓟凉血；藕节、仙鹤草、荷叶、三七止血；龟甲、白芍养阴；金银花、山栀清热；丹皮与三七可活血化瘀，促进紫癜的吸收；仙鹤草、三七、龟甲相须，可起到增加血小板的作用，以减少出血；生地、白茅根、白芍、仙鹤、三七相伍，有缩短出、凝血时间和促进凝血之功效，以免紫癜再发生。

第二十九章　肛肠病方

一、肠风痔漏

1998　止射丹

【方源】《青囊秘诀》卷下。

【组成】黄芩三钱，槐花三钱，荆芥三钱，瓦松一条，生地一两，当归一两。

【用法】水煎服。连服四剂则血干矣。或此方加十倍，为末，炼蜜为丸，如梧桐子大。每服三钱。徐徐自愈。

【主治】痔疮出血。

1999　止红肠澼丸

【方源】《北京市中成药成方选集》。

【组成】生地炭九十六两，地榆炭八十四两，升麻三两，乌梅四两，黄连二十四两，当归九十六两，栀子（焦）八十四两，槐花（炒）六十三两六钱，阿胶（蛤粉炒）六十四两，黄芩九十六两，白芍七十二两，侧柏炭六十四两，荆芥穗六十四两。

【用法】上为细末，过箩，炼蜜为丸，重三钱。每服一丸，一日二次，温开水送下。

【功用】清热散风，止血消肿。

【主治】肠风便血，痔疮下血，肛门肿痛。

2000　加味槐花散

【方源】《保婴撮要》卷十四。

【组成】槐花、熟地黄、白术、青皮、荆芥穗、川芎各二钱，当归身、升麻各四分，枳壳（麸炒）五分。

【用法】水煎服。

【主治】肠风下血，痔疮肿痛，发热便秘。

2001　加味槐角丸

【方源】《丹溪心法附余》卷十一。

【异名】肠风槐角丸（《鳞爪集》卷二）。

【组成】槐角二两，生地二两，当归身、黄芪各二两，川芎、阿胶各半两，黄连、条芩、枳壳、秦艽、防风、连翘、地榆、升麻各一两，白芷半两。

【用法】上为末，炼蜜为丸，或酒糊为丸，如梧桐子大。每服五十丸，渐加至七八十丸、百丸，空心温酒或米汤送下。

【功用】《鳞爪集》：祛风消毒，解热润脏，宽肠利气，和血定痛。

【主治】①《丹溪心法附余》：痔漏，及肠风下血。②《鳞爪集》：肠风痔漏，痛痒火盛。

【方论】本方以槐角、生地生血凉血为君，当归、川芎、黄芪、阿胶补虚为臣；以诸药为佐使。盖黄连泻心火，条芩凉大肠，枳壳宽大肠，秦艽祛大肠风，防风为血证上使，连翘为血证中使，地榆为血证下使，而连翘又能散经络中火邪，地榆又能凉血，升麻升散火邪，又与白芷引诸药入大肠经络。夫痔漏，经络之病也。

【备注】本方《鳞爪集》无枳壳。

2002　壮气收肠汤

【方源】《丹台玉案》卷六。

【组成】黄芪、人参、当归、川芎、广木香、金银花、川连各一钱，升麻七分。

【用法】加黑枣二枚，水煎服。

【主治】翻花痔，肠落不收。

2003　枳壳散

【方源】《御药院方》卷八。

【组成】枳壳（麸炒，去瓤）、槐子（微炒黄色）、荆芥穗各半两。

【用法】上为细末。每服三钱，空心、薄粟米粥调下，如人行一二里再用粥压之，一日二三服。

【功用】散风疏壅，清热宽肠。

【主治】肠风痔瘘，便血无数，疼痛不可忍者。

【备注】方中槐子，《杏苑生春》作槐花。

2004 脏连丸

【方源】《古今医统》卷四十二。

【组成】大鹰爪黄连半斤，槐花米二两，枳壳一两，防风、粉草、槐角、香附子、猪牙皂角、木香各五钱。

【用法】上为细末，用猪大脏约二尺长水洗净，陈熟仓米三合同香附一处为末装入，缚定口，量用水二大碗，砂锅炭火煮干，即添水，慢慢煮烂猪脏如泥，取起和药捣如糊，再入黄连等末为丸，如梧桐子大。每服八十丸，空心米饮送下。

【功用】①《饲鹤亭集方》：散火毒，驱湿热，止血消肿，生肌定痛。②《全国中药成药处方集·禹县方》：定痛消毒，退管生肌。

【主治】①《古今医统》：远年近日肠风、脏毒下血。②《饲鹤亭集方》：诸痔肿痛，肠风下血，脱肛痛痒，肠痈、脏毒成漏。

【宜忌】①《古今医统》：忌面、蒜、生冷、煎炙之物。②《饲鹤亭集方》：忌房欲、恼怒、酸辣动火之物。③《全国中药成药处方集·禹县方》：寒证忌用。

2005 消痔散

【方源】《内外验方秘传》。

【组成】生地四钱，苦参二钱，连翘二两，金银花二钱，泽泻二钱，地榆二钱，槐米二钱，胡黄连二钱，黄柏二钱，车前子三钱。

【用法】上为末服。

【主治】肛门肿疼，欲成痔漏。

2006 清源散

【方源】《辨证录》卷十三。

【组成】黄连三钱，茯苓五钱，白芍五钱，葛根二钱，白芷三分，槐花三钱，地榆三钱，人参三钱，穿山甲（土炒，为末）一钱，白术五钱，车前子二钱，三七根末二钱。

【用法】上水煎，调三七根末服。三剂血较前更多；三剂后减去黄连，再用三剂，血止而痔愈矣。

【主治】血痔。饮酒过多，热走于直肠而不得遽泄，乃结成小痔不化，久则皮破血出，大便时先射血几许，而始溺粪。

【宜忌】愈后务必断酒，终身不可服也。女色止忌三个月。

2007 槐花散

【方源】《本事方》卷五。

【组成】槐花（炒）、柏叶（烂杵，焙）、荆芥穗、枳壳（去瓤，细切，麸炒黄）各等份。

【用法】上为细末。用清米饮调下二钱，空心食前服。

【主治】肠风脏毒。

【方论】①《本事方释义》：槐花气味苦寒，入手足阳明、厥阴；柏叶气味苦辛微寒，入足太阴；荆芥穗气味辛温，入足太阳、少阳；枳壳气味苦寒，入足太阴。此脏毒肠风下血不止，纯用辛凉苦寒之药，以泄肠胃之热，血得凉而宁静，则病自然减耳。②《医方集解》：此手足阳明药也。侧柏养阴燥湿，最清血分；槐花疏肝泻热，能凉大肠；荆芥散瘀搜风；枳壳宽肠利气。

2008 槐角丸

【方源】《局方》卷八。

【组成】槐角（去枝梗，炒）一斤，地榆、当归（酒浸一宿，焙）、防风（去芦）、黄芩、枳壳（去瓤，麸炒）各半斤。

【用法】上为末，酒糊为丸，如梧桐子大。

每服三十丸，米饮送下，不拘时候，久服。

【功用】①《局方》：止痒痛，消肿聚，驱湿毒。②《中国药典》：清肠疏风，凉血止血。

【主治】五种肠风泻血。粪前有血名外痔，粪后有血名内痔，大肠不收名脱肛，谷道四面胬肉如奶，名举痔，头上有乳名瘘；及肠风疮内小虫，里急下脓血。

2009 槐榆煎

【方源】《外伤科学》。

【组成】槐花三钱，地榆三钱，金银花四钱，茵陈蒿四钱，土茯苓五钱，甘草一钱五分，浙贝母三钱，白芷三钱，桔梗三钱。

【用法】水煎服。

【功效】清肠，润便，止血。

【主治】初、中期内痔出血，大便较难者。

2010 槐角子汤

【方源】《疮疡经验全书》卷三。

【组成】槐角子、枳壳、黄芪、黄连各五分，薄荷二钱。

【用法】上咬咀，作二服。水二盅，煎至八分，空心服。

【功用】除腹内之毒。

【主治】外痔并漏，根蒂落下，然后服此药。

2011 橘香汤

【方源】《杏苑生春》卷八。

【组成】橘皮一钱，枳壳八分，川芎、槐花、桃仁、紫苏、香附各五分，槟榔、木香各四分，甘草三分。

【用法】上咬咀。加生姜三片，枣子一枚，水煎熟服，不拘时候。

【主治】气痔，遇气即发者。

二、脱肛等

2012 升阳汤

【方源】《仙拈集》卷二。

【组成】人参一钱，黄芪、川芎、当归各一钱半，升麻五分。

【用法】水二碗，煎八分，食前服。

【主治】气虚脱肛。

【加减】血虚，加白芍、地黄；血热，加炒黄柏；虚热，加炒干姜。

2013 莲房散

【方源】《杏苑生春》卷七。

【组成】莲房壳、荆芥、枳壳、槐花、黄柏、防风、独活各等份。

【用法】上锉散。每用一两，煎汤熏洗。

【主治】脱肛不上。

2014 提肛汤

【方源】《外科医镜》。

【组成】熟地五钱，黄芪三钱（蜜炙），西党参三钱，冬术（土炒）、归身、茯苓各二钱，川芎、白芍各一钱，升麻、柴胡各五分。

【用法】水煎服。

【主治】脱肛下坠。

2015 磁石散

【方源】《杨氏家藏方》卷二十。

【组成】磁石四两（用米醋煎沸，将磁石蘸七次）。

【用法】上为细末。每服一钱，空心麝香米饮调下。次用铁片烧红放冷，同葱根煎汤，洗净托上。

【主治】脱肛。

2016 菟丝子水

【方源】《中医皮肤病学简编》。

【组成】干菟丝子 31g，鹤虱 31g，蛇床子 31g。

【用法】水煎，熏洗。

【主治】肛门瘙痒症。

第三十章　骨伤病方

一、骨科病

2017　五伤接骨膏

【方源】《博济方》卷五。

【异名】五伤接骨丸（《圣济总录》卷一四四）。

【组成】没药一两（好者，生用），乳香一分（好者，生用），川椒一两（拣择去子，生用），芍药一两（拣择，生用），川芎一两（好者，生用），川当归一两（拣择净，洗过，细切，炒令干），自然铜一两半（火烧令赤，候冷杵研令细，水飞过，纸上衬，于灰上吸干，取一两）。

【用法】上为末，入自然铜末拌和令匀，用黄蜡三两半，于铫子内熔为汁，次入药末，不住手搅令匀，为丸如弹子大。每服一丸，用好酒一两同煎，煎散药丸为度，候通口呷讫，就痛处卧片时。只可一服止，大段疼痛者，两丸至三丸，永愈。

【主治】一切伤折，驴马伤堕，打扑闪挫，疼痛不可忍。

2018　化瘀通络洗剂

【方源】《林如高骨伤验方歌诀方解》。

【组成】骨碎补、苏木、桑寄生、伸筋草、威灵仙各15g，桃仁、续断、当归尾、桑枝各9g，川芎、红花各6g。

【用法】水煎，熏洗，每剂加黄酒60g，每日一剂，熏洗二次。

【功用】活血舒筋，化瘀通络。

【主治】上肢骨折脱位后期，筋络挛缩酸痛者。

【方论】本方用桃仁、红花、归尾、川芎、苏木活血化瘀；桑枝、威灵仙、伸筋草祛风除湿，舒筋通络；桑寄生、续断、骨碎补强筋壮骨；川芎、桑枝等药性上浮，主上升而向外，因而本剂适合于上肢熏洗。

2019　外敷接骨散

【方源】《中医伤科学讲义》。

【组成】骨碎补、血竭、硼砂、当归、乳香、没药、川断、自然铜、大黄、土鳖虫各等份。

【用法】上为细末。饴糖、蜜糖或凡士林调敷。

【主治】骨折、骨碎及筋络扭伤。

2020　肾着灵效汤

【方源】《千家妙方》。

【组成】白术15g，茯苓24g，甘草9g，制乳香3g，制没药3g，丹参12g，当归12g，土鳖虫9g，骨碎补12g，杜仲9g，木瓜9g，怀牛膝12g，续断12g，三七粉4.5g，金钱白花蛇一条，蜈蚣3条，桃仁9g，红花9g。

【用法】水煎服。

【功用】补肾壮骨，强筋通络，祛风除湿，活血祛瘀。

【主治】增生性脊椎炎（寒湿瘀阻型）。

2021　骨质增生丸

【方源】《外伤科学》。

【组成】熟地黄二两，鸡血藤一两五钱，骨碎补一两五钱，肉苁蓉一两，鹿衔草一两，淫羊藿一两，莱菔子五钱。

【用法】上为细末，炼蜜为丸，每丸三钱。每服一二丸，一日二三次。

【功用】养血，舒筋，壮骨。

【主治】肥大性脊椎炎、颈椎病、关节间游离体、骨刺、足跟痛，以及筋骨受伤后未能很好修复，而致经常性酸痛者。

2022　骨科外洗一方

【方源】《外伤科学》。

【组成】宽筋藤 30g，钩藤 30g，金银花藤 30g，王不留行 30g，刘寄奴 15g，防风 15g，大黄 15g，荆芥 10g。

【用法】煎水熏洗。

【功用】活血通络，舒筋止痛。

【主治】①《外伤科学》：损伤后关节强直拘挛、酸痛麻木，或外伤风湿者。②《中医伤科学》：骨折及软组织损伤中后期，或骨科手术后已能解除外固定，做功能锻炼者。

2023　骨科外洗二方

【方源】《外伤科学》。

【组成】桂枝 15g，威灵仙 15g，防风 15g，五加皮 15g，细辛 10g，荆芥 10g，乳香 10g，没药 10g。

【用法】煎水熏洗。

【功用】《中医伤科学》：活血通络，祛风止痛。

【主治】①《外伤科学》：损伤后期肢体冷痛，关节不利。②《中医伤科学》：痹证，风寒湿邪侵注，局部遇冷则痛增，得温则稍适。

2024　接骨散

【方源】《活人心统》卷三。

【组成】自然铜（醋淬）一两，乳香、没药、真血竭、地龙、甜瓜子各五钱，骨碎补、合欢藤、续断各一两，苏木七钱，川归二两。

【用法】上为末。每服二钱至三钱，酒调下。

【主治】跌扑伤损，骨折筋伤。

2025　接骨膏

【方源】《中医外伤科学》。

【组成】五加皮 30g，乳香 15g，没药 15g，土鳖虫 15g，骨碎补 15g，白及 15g。

【用法】上为细末，蜂蜜或白酒调成糊状。外敷。

【功用】接骨、活血、止痛。

【主治】骨折损伤。

2026　接骨紫金丹

【方源】《万氏家抄方》卷四。

【组成】土鳖虫（不拘多少取来，焙干，去足净末）一钱，乳香、没药、自然铜、大黄、骨碎补、血竭、当归尾各一钱（一方加硼砂一钱）。

【用法】各制为末，瓷罐收之。每服七八厘，好酒热调服。其骨自接，如有瘀血自下。

【主治】跌扑损伤，瘀血攻心，发热，昏晕不省人事。

2027　舒筋活血散

【方源】《实用正骨学》。

【组成】当归五钱，赤芍三钱，乳香、没药（去油）各三钱，西红花二钱，血竭二钱，木瓜五钱，川续断四钱，田三七五钱。

【用法】上为细末。成人每服五分，小儿酌服。

【主治】骨伤后疼痛。

2028　舒筋活血洗剂

【方源】《林如高正骨经验》。

【组成】伸筋草五钱，透骨草五钱，桑寄生五钱，骨碎补五钱，土牛膝五钱，归尾三钱，红花三钱，秦艽三钱，五加皮三钱，木瓜三钱。

【用法】水煎，熏洗，每剂加黄酒二两。每日一剂，熏洗二次。

【功用】舒筋活血。

【主治】下肢骨折、脱位后期，瘀血凝聚，筋结不伸。

【方论】《林如高骨伤验方歌诀方解》：骨

折、脱位后期，瘀血凝集，筋结不伸，应予以活血通络，祛风舒筋。方中归尾、红花活血祛瘀，透骨草、伸筋草、五加皮、秦艽、木瓜祛风除湿，舒筋活血；桑寄生、骨碎补强筋续绝伤；土牛膝通利关节，引药下行。故本洗剂适用于下肢骨折、脱位后期的熏洗。

二、伤科病

2029 七厘散

【方源】《同寿录》卷尾。

【组成】上朱砂一钱二分（水飞净），真麝香一分二厘，梅花冰片一分二厘，净乳香一钱五分，红花一钱五分，明没药一钱五分，瓜儿血竭一两，粉口儿茶二钱四分。

【用法】上为极细末，瓷瓶收贮，黄蜡封口，贮久更妙。治外伤，先以药七厘，烧酒冲服；复用药以烧酒调敷伤处。如金刃伤重，或食嗓割断，不须鸡皮包扎，急用此药干掺。

【功用】散瘀消肿，定痛止血。①《同寿录》：定痛，止血。②《中药成方配本》（苏州）：活血祛瘀，止痛收口。③《北京市中药成方选集》：消肿。④《全国中药成药处方集·上海方》：舒筋。

【主治】跌打损伤，筋断骨折，瘀血肿痛；刀伤出血，无名肿毒，烧伤烫伤。①《同寿录》：金疮，跌打损伤，骨断筋折，血流不止，金刃伤重，食嗓割断；无名肿毒。②《良方集腋》：汤泡火灼。③《饲鹤亭集方》：闪腰挫气，筋骨疼痛，瘀血凝结。

【宜忌】本方药性走窜，耗气堕胎，不可多服，孕妇忌服。①《同寿录》：不可多服；孕妇忌服。②《良方集腋》：伤轻者，不必服，只用敷。

【方论】①《中医方剂学讲义》：本方是伤科名方。方中血竭、红花祛瘀活血；乳香、没药行气祛瘀，消肿止痛；儿茶清热止血；朱砂镇心安神；麝香、冰片辛散走窜，善于行气

血，止疼痛。合用以奏活血散瘀，定痛止血之效。

【备注】《辽宁中医杂志》（1982，2：12.）：2例局部外敷七厘散患者，发生过敏性皮炎，皮损呈红斑、水肿、水疱大疱，为急性、亚急性起病。经局部用3%硼酸水湿敷，口服强的松和抗组织胺药，静注10%葡萄糖酸钙，均在1周内痊愈。斑贴试验证实，血竭是主要致敏原。

2030 九分散

【方源】《慈禧光绪医方选议》。

【组成】乳香、没药、马钱子、麻黄各四两，土鳖虫、自然铜各四钱。

【用法】上为细末。每服九分。

【功用】化瘀止痛。

【主治】跌打损伤，伤筋动骨，红肿疼痛；或刑杖之伤。

【方论】本方系活血化瘀之方，药味少，药量大，力大功专，为伤科要药。因取九分重药装袋，每服一袋，故名"九分散"。

2031 五虎散

【方源】《饲鹤亭集方》。

【组成】当归、红花、白芷、防风、南星各等份。

【用法】上为细末。每服三钱，热黄酒调下，重者加倍。

【功用】活血定痛。

【主治】①《饲鹤亭集方》：跌扑损伤。②《中国药典》：瘀血肿痛，扭伤。

【宜忌】《中国药典》：孕妇慎用。

2032 止血定痛散

【方源】《伤科补要》卷三。

【组成】当归二两，乳香一两，没药一两，桃仁二两，川断二两，乌药八钱，荆芥五钱，防风五钱，白芍一两五钱，木通五钱，甘草五钱，陈皮一两。

【用法】上为细末。酒调服。

【主治】失血伤痛难忍者。

2033 代痛散

【方源】《伤科补要》卷三。

【组成】生川乌五钱，乳香一两，没药一两，草乌五钱（生用），何首乌一两，蟾酥三钱（火酒烊化）。

【用法】上为末。用烧酒调敷，或姜汁调亦可。

【功用】敷伤处便觉麻木，其痛可止。

2034 当归导滞汤

【方源】《血证论》卷八。

【组成】大黄一钱，当归三钱，麝香少许，丹皮三钱，桃仁三钱，红花一钱，白芍三钱，乳香三钱，没药三钱，生地三钱，桂枝三钱，柴胡二钱，黄芩三钱，枳壳一钱，甘草一钱。

【主治】跌打损伤，内外瘀血。

【方论】此方综合通窍活血、桃仁承气、小柴胡、小调经诸方之义。

2035 伤痛宁片

【方源】《上海市药品标准》。

【组成】乳香（制）2kg，没药 2kg，延胡索（醋炒）4kg，细辛 4kg，香附（制）20kg，山奈 20kg，白芷 32kg。

【用法】上为细末，过 100 目筛，和匀；每 100g 药粉加淀粉 10g，饴糖 18g，制成颗粒，干燥；每 100g 干颗粒加润滑剂 2g，压制成片，即得片重 0.36g。口服，每次 5 片，一日二次。

【功用】散瘀止痛。

【主治】跌打损伤，闪腰挫气。

【宜忌】孕妇忌服。

2036 伤后清脑汤

【方源】《千家妙方·关幼波方》上册。

【组成】何首乌 15g，钩藤 15g，滁菊花 12g，生石膏 15g，全蝎 15g，旋覆花 10g（包煎），赭石 10g（包煎），生地 15g，白芍 15g，当归 12g，川芎 4.5g，川石斛 15g，磁石 15g，香附 15g。

【用法】水煎服，每日一剂。

【功用】养血和血，平肝潜阳，息风化痰。

【主治】脑震荡后遗症。

【临证举例】脑震荡后遗症：方某某，男，38 岁。于 1968 年 7 月 1 日来诊。患者于 1967 年 12 月 28 日被汽车撞倒，昏迷达 3 小时多，经某医院抢救脱险。此后感觉严重头晕，不敢翻身，时时恶心欲吐，一直卧床约 20 天。住院达 2 月余，出院时头晕虽有减轻，能够起床活动，但头部仍不能左右旋转，也不敢前倾后仰，稍稍振动，则感头晕加重。记忆力明显减退，睡眠不宁，胃脘不舒，大便溏薄。舌苔白，脉弦滑。投以伤后清脑汤，连服 10 剂后，头晕明显减轻，转动头部已无明显不适之感，临床症状得以改善。

2037 复元活血汤

【方源】《医学发明》卷三。

【异名】当归复元汤（《医略六书》卷二十）。

【组成】柴胡半两，天花粉、当归各三钱，红花、甘草、穿山甲（炮）各二钱，大黄（酒浸）一两，桃仁（酒浸，去皮尖，研如泥）五十个。

【用法】上除桃仁外，锉如麻豆大。每服一两，以水一盏半，加酒半盏，同煮至七分，去滓，食前温服。以利为度，得利痛减，不尽服。

【功用】①《伤科补要》：祛瘀生新。②《中医方剂学》：活血祛瘀，疏肝通络。

【主治】跌仆损伤，瘀血内停胁下，疼痛不可忍，或伴发热便秘，咳嗽不寐者。①《医学发明》：从高堕下，恶血留于胁下，疼痛不可忍。②《医略六书》：瘀血留结，发热便闭，脉数实涩大者。③《不居集》：虚劳积瘀，咳嗽痰多，夜不能卧。

【方论】①《医学发明》:《黄帝针经》云：有所堕坠，恶血留内。若有所大怒，气上而不行，下于胁则伤肝，肝胆之经俱行于胁下，经属厥阴、少阳，宜以柴胡为引，用为君；以当归和血脉；又急者，痛也，甘草缓其急，亦能生新血，阳生阴长故也，为臣；穿山甲、天花粉、桃仁、红花，破血润血，为之佐；大黄酒制，以荡涤败血，为之使。气味和合，气血各有所归，痛自去矣。②《医略六书》：血瘀于经，热壅于腑，不能荣运一身，故发热有潮，大便闭结焉。当归养血活血，桃仁破瘀开结，甲片通经透络，大黄荡热通肠，红花活血滞，天花粉清瘀热，柴胡疏腠理以升阳，甘草缓中气以和药。水煎温服，使瘀化气行，则大便自通而瘀热无不化，何潮热之有？此化瘀通闭之剂，为瘀结潮热便毒之专方。

2038 活血止痛散

【方源】《古今医鉴》卷十六。

【组成】乳香、没药、赤芍、白芷、川芎各一两，当归、生地黄、牡丹皮各二两，甘草五钱。

【用法】上为末。每服三钱，温酒入童便调下。

【功用】活血止痛。

【主治】打扑损伤，落马坠车，一切疼痛。

2039 散瘀活血丹

【方源】《实用正骨学》。

【组成】归身五钱，赤芍四钱，乳香三钱，没药三钱，麝香五分，川续断五钱，木瓜五钱，瓜儿血竭二钱，田三七二钱，西红花一钱半。

【用法】上为极细末，玻璃瓶收贮，毋令泄气。轻病每服二三分，重病可服一二钱，黄酒送下。

【功用】散瘀活血。

【主治】跌打损伤。

【方论】此方内归身、赤芍、红花活血行血，乳香、没药消瘀定痛，木瓜、血竭、三七活血止痛，麝香香窜通窍，川续断强筋壮骨，故合成散瘀活血之剂。

2040 跌打丸

【方源】《中药制剂手册》。

【组成】香附（醋炙）十四两，生蒲黄八两，白及八两，赤芍八两，陈皮八两，五灵脂六两，三七二两，木香二两，大黄十四两，延胡索（醋炙）八两，续断八两，乌药八两，三棱（醋炙）八两，莪术（醋炙）八两，红花八两，川芎八两，郁金八两，枳实（炒）八两，丹皮八两，青皮（炒）八两，防风八两，威灵仙六两，归尾十四两。

【用法】取香附至木香等八味为细末；取大黄至归尾等十五味，用煮提法提取二次，浓稠汁约五十两。取香附等细末，用大黄等膏汁（可酌加冷开水），按泛丸法制成丸（每10丸干重五分），晒干或低温干燥，挂衣，玻璃瓶装，密封。每服十五丸，黄酒或温开水送下，一日二次。小儿酌减。

【功用】活血止痛，舒筋活络。

【主治】由跌打外伤引起之筋骨扭伤，瘀血积聚，红肿疼痛、闪腰岔气等症。

【宜忌】孕妇及外伤出血过多者忌服。

2041 舒筋活血洗方

【方源】《中医伤科学讲义》。

【组成】伸筋草9g，海桐皮9g，秦艽9g，独活9g，当归9g，钩藤9g，乳香6g，没药6g，川红花6g。

【用法】水煎，温洗患处。

【功用】舒筋活血止痛。

【主治】损伤后筋络挛缩疼痛。

2042 舒筋活血定痛散

【方源】《北京市中药成方选集》。

【组成】乳香（炙）十两，没药（炙）十

两，香附（醋炙）十两，当归十两，血竭十两，自然铜（煅）十两，红花十两，延胡索（醋炙）十两，骨碎补十两。

【用法】上为细散。每服二钱，温开水送下，一日二次。外敷，烧酒调之。

【功用】舒筋活血，散瘀定痛。

【主治】筋骨不舒，腰背酸痛，跌打损伤，血瘀作痛。

五官科方剂

第三十一章 眼病方

一、胞睑病

2043 化坚二陈丸

【方源】《医宗金鉴》卷六十五。

【组成】陈皮、半夏（制）各一钱，白僵蚕二两（炒），白茯苓一两五钱，甘草三钱（生），川黄连三钱。

【用法】上为细末，荷叶熬汤为丸，如梧桐子大。每服二钱，白滚水送下。

【主治】痰核结于上下眼胞皮里肉外，其形大者如枣，小者如豆，推之移动，皮色如常，硬肿不疼，由湿痰气郁而成。

2044 平肝泻火汤

【方源】《眼科临症笔记》。

【组成】生地四钱，栀子三钱，寸冬三钱，柴胡二钱，青皮二钱，木通二钱，黄芩三钱，胡黄连三钱，金银花三钱，滑石三钱，枳壳三钱，甘草一钱，车前子三钱（外包）。

【用法】水煎服。

【主治】两眼赤酸，怕日羞明，上下眼皮弦紧皮松，倒睫卷毛，刺激眼球，发生白膜，热泪常流。

2045 去湿健脾汤

【方源】《眼科临症笔记》。

【组成】党参一两，山药五钱，云苓五钱，薏苡仁五钱，牛蒡子三钱（炒），连翘三钱，陈皮三钱，泽泻三钱，猪苓三钱，车前子三钱（外包），砂仁壳一钱，甘草一钱。

【用法】水煎服。外以三物化坚汤罨之。

【主治】胞虚如球（非炎性眼睑水肿）。两眼珠微赤，稍酸不痒，无泪虚胀，不坚硬，皮不变色。

【临证举例】胞虚如球：昔濮县杨某某，女，37岁。时至中秋，忽觉四肢无力，眼胞沉涩，意为感冒所致，即服以姜葱发汗之物，至晨胞虚如球，不痒，稍觉微酸。六脉虚数，唯太阴为甚。此乃脾土虚热，清气下降，虚火上升。内服本方，外以三物化坚散罨之，二三日即消。

2046 加减黄芪汤

【方源】《张皆春眼科证治》。

【组成】黄芪9g，党参1.5g，炒白术9g，甘草6g，陈皮1.5g，蔓荆子3g。

【功用】补中益气，健脾除湿。

【主治】胞虚如球。初起不痛不痒，不热不红，胞睑浮肿如悬球状，举睑无力，稍有下垂，按之绵软，没有硬结之处，有的可兼发痒，日久渐渐发红，或觉胞睑稍有胀痛，白睛淡赤，结眵稀薄。

【加减】若兼风邪，胞睑微痒者，可加防风3g，以祛风除湿；若为虚热上浮，胞睑微红微痛者，可加茅根15g，导湿热下行；若母病及子，白睛稍赤，而结眵稀薄者，当加骨皮6g，以除肺中之虚热。

【方论】方中黄芪、党参、炒白术、甘草培补中气，炒白术且能行于肌肉之间以除其湿；陈皮理气以助湿行；蔓荆子轻飘上浮；辛散走表，引诸药直达病所，且能祛湿。

【临证举例】目胞虚胀如球：管某，男，64岁。双眼上胞浮肿2月余，不痛不痒，有重垂感，且兼四肢乏力，食少便溏。检查：双眼上胞虚浮如球，不红不硬，按之绵软，稍有下垂，脉虚弱，舌质淡。此为胞虚如球。给加减黄芪汤加车前子、茯苓各 9g，增陈皮 3g，服药 3 剂。复诊：胞肿稍轻，饮食增加，便溏已愈。又服上方 23 剂，诸症皆去。

2047 当归芍药饮

【方源】《眼科临症笔记》。

【组成】当归五钱，赤芍三钱，生地四钱，防风三钱，黄芩三钱，栀子三钱，牛蒡子三钱（炒），连翘三钱，大黄四钱，白芷三钱，红花三钱，甘草一钱。

【用法】水煎服。

【主治】风赤疮痍症（沙眼胞性湿疹）。

2048 当归活血汤

【方源】《眼科临症笔记》。

【组成】当归四钱，川芎二钱，白鲜皮二钱，金银花三钱，白芍三钱，蒺藜三钱（炒），防风二钱，大贝三钱，荆芥穗二钱（炒），白芷三钱，青皮二钱，甘草一钱，地肤子三钱。

【用法】水煎服。

【主治】眼睑瘙痒，犹如虫行，不红不疼，痒无定时，两眼胞带黑暗色，视力稍减。

【临证举例】眼睑瘙痒：贾某某，男。素日身体衰弱，头晕耳鸣，忽觉两目痒极难当，针药罔效。经余诊治：六脉短涩，唯少阴为甚，面带黑色，精神恍惚，此阴阳将脱之证。以本方加黄芪一两，党参八钱，枣仁三钱，连服四剂，痒虽愈而黑色不退。隔数日又痒，再服前方无效。后闻此人不数日而亡。书之以为后车之戒。

2049 泻黄散

【方源】《医宗金鉴》卷六十五。

【组成】石膏（煅）五钱，栀子仁（生）一两，甘草（生）三两，防风（酒拌，微炒香）二两，豨莶草（酒蒸，晒干）四两。

【用法】上为细末。每服壮人二钱，弱人一钱，小儿六七分，白滚水送下。

【主治】皮翻证。眼皮外翻，状如舌舐唇，因胃经血壅气滞，胞肿睫紧所致者。

2050 活血益气汤

【方源】《眼科临症笔记》。

【组成】黄芪八钱，党参五钱，当归四钱，川芎二钱，白芍三钱，白术三钱（炒），柴胡二钱，枸杞三钱，荆子三钱，升麻三钱，荆皮一钱半，甘草一钱。

【用法】水煎服。

【主治】皮急紧小症（睑裂变小）之初期，两眼微红，不疼不痒，抽涩昏酸而无强视力。

【临证举例】皮急紧小症：余乡马某某，女，20 岁。劳动忘餐，时常两目搐昏，初觉两小眦赤烂，有时不治而愈，以后眼渐渐皮急紧小。按其脉，厥阴沉细，太阴虚弱，是知肝血不足，脾胃不健，脂肪缺乏，以致两目干涩紧小，视物昏蒙。即将强间、三阳络、少泽略刺，内服活血益气汤，十余剂而大轻。待脾健气盛，再服活血除风汤 3 剂，紧小之弊徐徐而愈。

2051 祛风除湿汤

【方源】《张皆春眼科证治》。

【组成】焦白术 9g，茯苓 6g，炒薏仁 9g，甘草 1.5g，荆芥 3g。

【用法】水煎服。

【主治】睑弦赤烂。

【方论】方中焦白术、茯苓、炒薏仁、甘草健脾除湿，炒薏仁且有消肿排脓、清除黏着之物的功能；荆芥疏散风邪，脾健湿得行，风除痒自止，湿除风去，病可自愈。

2052 除风解毒汤

【方源】《眼科临症笔记》。

【组成】金银花一两，蒲公英八钱，生地一两，归尾四钱，赤芍三钱，防风三钱，石膏八钱，连翘四钱，牛蒡子三钱（炒），薄荷三钱，菊花四钱，黄芩三钱，甘草一钱。

【用法】水煎服。外涂三白散。

【主治】风赤疮痍症（沙眼胞性湿疹）。初起赤疼，眵多流泪，隐涩羞明，睑肿而痒，重则眼睑内生粟疮。

【临证举例】风赤疮痍症：董某某，男。外感风邪，忽觉头痛目赤，晨起眵多粘连，六脉皆数，关脉略带浮大，两目赤肿，热泪不止。此乃脾经风火上冲于脑。先刺合谷、上星、睛明、太阳，以泻其热；再用三白散涂之，内服除风解毒汤，四剂后，泪止肿消。

2053　除湿消风饮

【方源】《眼科临症笔记》。

【组成】当归四钱，川芎二钱，赤芍三钱，黄柏三钱，栀子三钱，胡黄连三钱，茵陈三钱，葳蕤仁三钱，苍术二钱（炒），防风二钱，白芷二钱，土茯苓三钱，薄荷二钱，泽泻三钱，草决明三钱，甘草一钱。

【用法】水煎服。

【主治】迎风赤烂症（溃疡性睑缘炎）。

【临证举例】迎风赤烂症：李氏，女。因操劳过度，内伤肝肾，外感风沙，两目常常赤烂生黄痂，隐涩羞明，屡用桑叶熏洗，不能痊愈，按其脉，太阴细数而厥阴弦数，是知脾经有湿，肝经有火，而不正之风上攻于目，发生赤烂，迎风则甚。先将太渊、睛明、肝俞等穴略刺，外敷一扫光，内服除湿消风饮，五六剂而大轻；又将上星、丝竹空、攒竹轮刺，按前方再加地肤子三钱，乌梅三个，苦参二钱，七剂而赤烂全消。

2054　逐瘀化痰汤

【方源】《眼科临症笔记》。

【组成】桃仁泥四钱，粉丹皮三钱，当归三钱，川芎二钱，半夏三钱，胆星三钱，青礞石二钱，天竺黄五分，大白三钱，陈皮一钱半，甘草一钱。

【用法】水煎服。

【主治】胞轮跳动症。两眼不赤不疼，跳动不安，常觉心乱，目胀头晕。

2055　健脾胜湿汤

【方源】《眼科临症笔记》。

【组成】当归四钱，黄芪八钱，地肤子三钱（炒），茵陈三钱，黄柏三钱，蒺藜三钱（炒），荆子三钱，防风二钱，生石膏六钱，大贝三钱，苍术三钱（炒），白芷二钱，五加皮三钱，甘草一钱。

【用法】水煎服。

【主治】倒睫拳毛症（眼睑内翻倒睫）。两眼赤酸，怕日羞明，上下眼皮弦紧皮松，倒睫拳毛刺激眼球，发生白膜，热泪常流。

【临证举例】倒睫拳毛：余江尹某某，女。素患目疾，不避风沙，不忌酸辣，久则酸涩流泪，睫毛即倒，1958年来我院就诊。按其脉，他脉皆平，唯太阴细数。此是脾蕴湿热，上冲于脑，以致倒睫，刺激目珠，而生翳膜。先将攒竹、鱼腰略刺，内服健脾胜湿汤，七剂而轻；又加细辛二钱，川芎三钱，连服十余剂而痊愈。

2056　排风散

【方源】《眼科临症笔记》。

【组成】天麻三钱，当归四钱，赤芍三钱，茵陈三钱，苦参三钱，金银花三钱，胆草三钱，大黄三钱，防风三钱，羌活三钱，白芷二钱，全蝎一钱半，甘草一钱，地肤子三钱。

【用法】水煎服。

【主治】皮翻粘睑症。两眼赤痒，略疼流泪，眼皮上下反粘，亦无云翳，只觉昏蒙。

2057　清胃化痰汤

【方源】《眼科临症笔记》。

【组成】桃仁泥五钱，当归四钱，苏子三钱，半夏四钱，胆星三钱，陈皮三钱，黄芩三钱，大黄四钱，石膏六钱，芥穗二钱，连翘三钱，防风三钱，生地四钱，枳壳二钱，甘草一钱。

【用法】水煎服。

【功用】化痰清胃。

【主治】眼胞痰核。脾胃蕴热与痰湿互结，阻塞脉络，痰火上攻，凝结眼睑之内而生核，上下无定，大小不等。初期如米易治，久如杏仁则难疗，妨碍视力，只痒不疼。

2058 清热除湿汤

【方源】《张皆春眼科证治》。

【组成】茯苓 6g，薏苡仁 9g，甘草 1.5g，酒黄芩 12g，蔓荆子 6g，白茅根 15g，荆芥 3g。

【功用】清热除湿，疏风散邪。

【主治】睑弦赤烂。湿热偏盛，痛痒相兼，糜烂色红，或有黄痂堆积者。

【方论】方中黄芩清中、上二焦之邪热，且能燥湿；茯苓、薏苡仁、甘草健脾除湿；茅根清胃，利水湿，导热下行；蔓荆子、荆芥疏风解热，祛湿。诸药合用，共奏清热除湿、疏散风邪之功。

2059 清脾凉血汤

【方源】《医宗金鉴》卷六十五。

【组成】荆芥、防风、赤芍、黑参、陈皮、蝉蜕、苍术（炒）、白鲜皮各一钱，连翘（去心）、生大黄（酒洗）各一钱五分，厚朴（姜炒）、甘草（生）各五分。

【用法】上加竹叶三十片，水煎，食远服。

【主治】脾胃血热，致患椒疮、粟疮，生眼胞之内，椒疮则赤坚而难消，粟疮则黄软而易散。

2060 散风燥湿解毒汤

【方源】《中医眼科临床实践》。

【组成】银柴胡 9g，黄芩 9g，羌活 9g，防风 9g，白芷 9g，陈皮 9g，白术 9g，金银花 15g，蒲公英 15g，连翘 9g，赤芍 9g，生地 9g，枳壳 9g，龙胆草 9g，甘草 3g。

【用法】水煎服。

【功用】散风燥湿，清热解毒。

【主治】眼睑湿疹，痒重痛轻属脾胃湿热者。

2061 疏风清热汤

【方源】《张皆春眼科证治》。

【组成】薄荷 3g，金银花 15g，赤芍 9g，白茅根 15g，天花粉 9g，枳壳 3g。

【用法】水煎服。

【功用】疏风清热，活血通络。

【主治】眼疮初起，胞睑微肿稍痒，渐变肿硬者。

【加减】若风热偏盛，胞睑漫肿，身兼寒热者，加牛蒡子 6g。

【方论】方中薄荷辛凉疏表；金银花辛凉，清热解毒；天花粉清胃热，生津液，且能消肿散结；茅根导湿热下行，无伤阴之弊；赤芍凉血行血，疏通络脉；枳壳行气以助赤芍行血之力。

2062 疏肝清肺汤

【方源】《眼科临症笔记》。

【组成】当归四钱，川芎、赤芍各三钱，生地八钱，黄芩、栀子各三钱，川贝二钱，知母三钱，寸冬三钱，天花粉三钱，金银花五钱，桑皮三钱，桔梗三钱，甘草梢一钱。

【用法】水煎服。小儿酌减。

【主治】皮翻粘睑症。两眼赤痒，略疼流泪，眼皮上下反粘，亦无云翳，只觉昏蒙。

2063 解毒活血汤

【方源】《张皆春眼科证治》。

【组成】金银花 9g，连翘 6g，赤芍、牡丹皮、酒黄芩、天花粉各 9g，荆芥、防风、枳壳各 3g。

【功用】清热解毒，活瘀除风。

【主治】椒疮。因脾胃积热，外受风热毒邪，结于胞睑，络脉不畅，气血瘀滞而致。睑内发生细小颗粒，色红而坚，状如花椒。

【加减】热邪偏盛，血滞较重，胞睑肿硬者，可加酒大黄 6g 以清胃火，加红花 3g 以活血通络。

【方论】方中金银花、连翘清热解毒散结；酒黄芩、天花粉清除胃中积热；赤芍、牡丹皮活血凉血，祛瘀通络；枳壳行脾胃之气。

2064 解毒排脓汤

【方源】《张皆春眼科证治》。

【组成】金银花 12g，连翘 6g，天花粉 9g，白芷 3g，薏苡仁、赤芍各 9g，甘草 3g。

【功用】清热解毒，消肿排脓。

【主治】土疡（亦叫土疖、针眼、眼疮）后期脓成，肿核局限，顶部变软或露出黄白色脓头。

【加减】若患者禀赋虚弱，病势不重，当去天花粉、连翘，加黄芪补气，当归补血以扶其正，避免疖肿连续发生。

【方论】方中金银花、连翘清热解毒，消肿散结，意在清除余邪，使疖肿更加局限；天花粉、白芷、薏苡仁消肿排脓，薏苡仁且能补中；配甘草，意在邪去而不伤正。

2065 解毒散结汤

【方源】《张皆春眼科证治》。

【组成】金银花 15g，黄芩、连翘各 9g，蒲公英 12g，天花粉 9g，赤芍 12g，薄荷 4.5g。

【功用】清热解毒，消肿散结，活血散瘀。

【主治】土疡（亦叫土疖、针眼、眼疮）中期，胞睑红肿硬结，或肿连颧额，疮形坚硬，疼痛拒按者。

【加减】若肿核结于眦部胞睑，当加炒栀子 6g 以清心热；白睛红赤肿胀者，再加桑皮 9g，泻肺利水以除白睛之赤肿。

【方论】方中金银花、蒲公英、连翘清热解毒，连翘散结之力颇著；天花粉、黄芩清热泻火，二者合用不湿不燥，泻火之力尤专；赤芍活血凉血以散瘀；薄荷辛凉疏表以除风。

2066 薏仁汤

【方源】《张皆春眼科证治》。

【组成】薏苡仁 12g，茯苓 9g，炒枳壳 3g，酒黄芩 9g，荆芥、防风各 1.5g。

【功用】清热、除湿、祛风。

【主治】脾胃湿热上攻，风邪外袭，眼目沙涩痛痒，羞明流泪，胞睑肿胀，颗粒稠密者。

【方论】方中薏苡仁、茯苓除湿而无伤阴助火之弊；酒黄芩清热燥湿，炒枳壳行气破滞；配薏苡仁、茯苓以除结聚之湿邪，且不伤正；荆芥、防风疏散风邪，防风且有胜湿之功。

二、两眦病

2067 三黄丸

【方源】《银海精微》卷上。

【组成】黄连、黄芩各一两，大黄（酒浸过，炒）三两。

【用法】上为末，炼蜜为丸，如梧桐子大。每服三十丸，热水送下。

【功用】泻心火。

【主治】心经火盛，大眦赤脉传睛，大眦常壅涩，看物不准者。

2068 止泪汤

【方源】《张皆春眼科证治》。

【组成】菊花、酒黄芩各 9g，决明子 6g，细辛 1.5g，车前子、薏苡仁各 9g。

【功用】清泻肝胆。

【主治】肝胆火盛，流泪黏浊，泪有热感者。

【加减】若兼风邪，可加桑叶 9g，疏散风热。

【方论】方中菊花、酒黄芩、决明子清泻肝胆而明目，决明子且有止泪之功；细辛通泪窍，使泪道畅通；车前子、薏苡仁清热利湿，导湿热下行。

2069 止泪补肝散

【方源】《银海精微》卷上。

【组成】蒺藜、当归、熟地黄、白芍药、

川芎、木贼、防风、夏枯草各等份。

【用法】上为末。每服二三钱，茶清送下。

【主治】肝虚，迎风泪出不止。

【加减】血虚者，去夏枯草。

【备注】本方《张氏医通》无夏枯草，有羌活、香附。

2070　生熟地黄汤

【方源】《张皆春眼科证治》。

【组成】生地 9g，熟地 15g，山萸肉 6g，麦冬、茯苓各 9g，桑椹 12g，炙甘草 6g。

【功用】壮水制火，滋肾宁心。

【主治】赤脉传睛。肾水不足，水不制火，大眦肉浮胀，赤脉色淡，并兼耳鸣咽干，梦遗腰酸者。

【方论】方中熟地、山萸肉、桑椹大补肾水，以制阳光；生地、麦门冬、炙甘草补心血，养阴液以降虚火；茯苓养心安神且能除湿，以防诸药腻膈伤脾。此方补中有泻，寓泻于补，补泻合用，是为滋水降火之良剂。

2071　加减导赤泻白散

【方源】《张皆春眼科证治》。

【组成】生地 9g，木通、瞿麦各 6g，桑皮 9g，桔梗 6g，酒黄芩、赤芍各 9g，归尾 6g，蝉蜕 3g。

【主治】心肺火盛，胬肉攀睛。胬肉肥厚，色赤，头嫩白而尖厚，壅塞刺痛，结眵黏稠者。

【加减】若胬肉黄厚者，加薏苡仁 9g，以除脾经湿热；若胬肉赤紫者，加郁金 6g，以解心中郁火。

【方论】方中生地、木通、瞿麦清心泻火，木通且能导湿热下行兼通血脉，瞿麦又能利小肠，导湿热更兼破瘀退翳；桑皮泻肺利水，能除白睛之赤肿；桔梗宣肺散结，能祛肺中之滞气；酒黄芩除上、中二焦之湿热；赤芍活血凉血以退赤；归尾活血通络以引血下行；蝉蜕轻浮宣散以退翳。

2072　栀子胜奇散

【方源】《原机启微》卷下。

【组成】蛇蜕、草决明、川芎、荆芥穗、蒺藜（炒）、谷精草、菊花、防风、羌活、密蒙花、甘草（炙）、蔓荆子、木贼草、山栀子、黄芩各等份。

【用法】上为细末。每服二钱，食后、临睡热茶清调下。

【主治】阳跷受邪，内眦生赤脉缕缕，根生胬肉，胬肉生黄赤脂，脂横侵黑睛，渐蚀神水，锐眦亦然，俗名攀睛者，并有眵泪，羞涩难开。

【方论】以蝉蜕之咸寒，草决明之咸苦，为味薄者通，通者，通其经络也；川芎、荆芥穗之辛温，白蒺藜、谷精草之苦辛温，菊花之苦甘平，防风之甘辛为臣，为气辛者发热，发热者，升其阳也；羌活之苦甘温，密蒙花之甘微寒，甘草之甘平，蔓荆子之辛微寒为佐，为气薄者发泄，发泄者，清利其诸关节也；以木贼草之甘微苦，山栀子、黄芩之微苦寒为使，为厚味者泄，泄者，攻其壅滞有余也。

【备注】方中蛇蜕，《审视瑶函》作蝉蜕。

2073　退赤散

【方源】《张皆春眼科证治》。

【组成】生地 9g，木通 3g，酒黄芩、金银花、赤芍各 9g，牡丹皮 6g，秦皮 3g。

【功用】清心肺，平肝。

【主治】心火侵肝，眦部赤脉侵入风轮，引起青睛生翳或昏暗者。

【方论】方中生地、木通清心泻火，金银花、酒黄芩清肺解热，赤芍、牡丹皮凉血活血以退赤，秦皮清肝明目以退翳。

2074　除湿清火汤

【方源】《眼科临症笔记》。

【组成】当归六钱，赤芍三钱，黄芩三钱，栀子三钱，苍术三钱（炒），茵陈三钱，夏枯草三钱，胡黄连三钱，地肤子三钱，连翘三钱，甘草一钱。

【用法】田三七五分为末，上药煎水冲服。外用化腐生肌散。

【主治】阴阳漏症（泪囊炎），肿胀赤痒，大眦清黄液常流。

2075　菊花散

【方源】《葆光道人眼科龙木集》。

【组成】菊花、川芎、细辛、白芷、白术各等份。

【用法】上为细末，炼蜜为丸，如梧桐子大。每服三十丸，食后白滚水送下。

【主治】老人冷泪不止。

【备注】本方方名，据剂型，当作"菊花丸"。

2076　黄芪搜风汤

【方源】《眼科临症笔记》。

【组成】黄芪一两，当归四钱，川芎二钱，党参三钱，白术四钱，荆芥二钱，防风三钱，云苓三钱，白芷二钱，升麻三钱，炙甘草一钱。

【用法】水煎服。

【主治】泪囊炎初期，清泪时流，昏痒羞明。

2077　清心泻火汤

【方源】《眼科临症笔记》。

【组成】生地五钱，寸冬三钱，枳壳三钱，栀子三钱，连翘三钱，石膏六钱，桔梗三钱，赤芍三钱，菊花三钱，金银花三钱，胆草三钱，黄连二钱，甘草一钱。

【用法】上加灯心为引，水煎服。

【主治】两目大眦俱红，眼胞微胀，热泪常流，稍觉疼痒。

2078　清心泻火汤

【方源】《张皆春眼科证治》。

【组成】川黄连6g，生地12g，木通3g，金银花18g，蒲公英15g，天花粉、连翘、赤芍各9g。

【功用】清热泻火，解毒散结。

【主治】大眦泪症毒盛期。目眦红肿，或肿连鼻梁，疼痛拒按，按之坚硬者。

【方论】方中黄连、生地、木通清心泻火；金银花、蒲公英清热解毒；天花粉、连翘解毒散结，消散壅肿；赤芍散瘀通经，凉血消肿。

2079　疏风清肝汤

【方源】《医宗金鉴》卷六十五。

【组成】当归尾、赤芍、荆芥穗、防风、川芎、菊花、生栀子、薄荷各一钱，柴胡、连翘（去心）各一钱五分，金银花二钱，甘草（生）五分。

【用法】加灯心五十寸，水煎，食后服。

【主治】漏睛疮。

三、白睛病

2080　甘菊汤

【方源】《揣摩有得集》。

【组成】白菊花一钱半，石决明三钱（煅），熟军一钱半，泽泻一钱半，青葙子一钱（炒），赤芍一钱，当归一钱半，没药五分（去油），生草一钱。

【用法】竹叶，灯心为引。

【主治】风火眼疾，红肿疼痛。

2081　加减洗心散

【方源】《张皆春眼科证治》。

【组成】黄连3g，炒栀子6g，黄芩9g，酒大黄、桔梗各6g，知母9g，玄参6g，赤芍9g，归尾6g，荆芥1.5g。

【功用】清心泻火，宣肺活瘀。

【主治】心中郁火乘肺，上攻气轮，而为火疳，初起颗粒从白睛深层向外隆起，形圆如榴子，或椭圆如扁豆，色暗红或呈紫红，按之则痛。继则颗粒渐大，色赤而痛，羞明流泪，视物不清。若病变侵及风轮，就会引起青睛疾患，重者波及水轮，导致视物昏蒙，甚至失眠。

【加减】若颗粒增大，色赤而痛者，可加牡丹皮 9g 凉血活瘀退赤，加夏枯草 9g 清火散结止痛；若病变侵及风轮，引起风轮生翳者，可加秦皮 3g，密蒙花 6g，以清肝退翳；若兼瞳神细小，神光昏暗，视物昏蒙者，可加青葙子 3g，酒生地 12g，滋阴清肝。青葙子且有扩大瞳神之功。

【方论】方中黄连、炒栀子清心泻火；黄芩、知母清泻肺火，且有知母之润，以免火邪伤阴；酒大黄清泻大肠，实为脏病腑取，意在泻肺；桔梗宣肺散结，使邪火得以疏散；玄参滋肾养阴，以免火邪伤及神水；赤芍、归尾活瘀通络，引血下行；荆芥一则助桔梗宣肺散结，二则助赤芍、归尾活瘀通络。

【临证举例】火疳：袁某，女，34 岁。1971 年 3 月 5 日初诊。左目赤痛 3 月余，曾在当地医院诊断为巩膜炎症，经用青、链霉素肌内注射，局部滴用可的松，药后症减，停药即发，自觉羞明、流泪、胀痛、视物不清。检查：左眼白睛内侧有一暗红色隆起，风轮内侧边缘有云翳一片。此为火疳合并青睛生翳。给加减洗心散加秦皮 3g，密蒙花 9g，增玄参 3g，服药 15 剂。复诊：白睛颗粒见小，风轮云翳减退，但仍胀痛，以前方加夏枯草 9g，又服 21 剂，左目白睛内侧颗粒全消，色呈灰白，风轮边缘仍留有薄翳。嘱其停药，观察 18 个月未再复发。

2082 加味甘麦大枣汤

【方源】《张皆春眼科证治》。

【组成】炙甘草、麦冬各 9g，人参 3g，小麦 30g，大枣 5 枚，白芍 9g。

【主治】气血不足，阴阳失调，眼睛赤痛，发止不定，发时白睛淡红，疼痛不重，寒热交作，或有头痛，心烦意乱，脉细数无力，舌淡苔白，舌心粉红；止时不药而愈，状若常人，反复发作，一年数次。

【方论】方中人参、小麦、大枣、炙甘草甘温补中以助生化之源，使气血充裕，阴平阳秘，寒热无由生；白芍既有养血之功，合甘草又有敛阴和营、缓急止痛之能；更兼麦冬清心润肺，白睛赤痛自然消除。

【临证举例】白睛赤痛如祟：赵某某，女，35 岁。1971 年 3 月 12 日初诊。二目赤痛 3 月余，时发时止，越发越频，虽痛不重，但心中烦乱，时寒时热，其状如祟。患者消瘦面黄，疲倦少神，白睛淡赤，脉细无力。服加味甘麦大枣汤 5 剂，发少痛轻，继服 15 剂而愈。

2083 加味当归活血汤

【方源】《眼科临症笔记》。

【组成】当归八钱，川芎四钱，赤芍三钱，桃仁四钱，红花三钱，防风三钱，菊花四钱，茺蔚子四钱，薄荷二钱，甘草一钱。

【用法】水煎服。

【主治】胞轮红症。两眼气轮赤丝纵横，风轮周围充血，酸疼流泪，视物昏花。

2084 芎菊散

【方源】《百一选方》卷九。

【组成】薄荷二两，菊花、甘草、川芎各一两，防风七钱，白芷半两。

【用法】上为细末。食后以茶少许，沸汤点服；如伤风，用酒调服，其效尤速。

【主治】暴赤眼。

2085 还睛丸

【方源】《局方》卷七。

【组成】白术（生用）、菟丝子（酒浸，别研）、青葙子（去土）、防风（去芦）、甘草（炙）、羌活（去苗）、白蒺藜（炒，去尖）、密蒙花、木贼（去节）各等份。

【用法】上为细末，炼蜜为丸，如弹子大。每服一丸，空心食前细嚼，白汤送下，一日三次。

【主治】男子、女人风毒上攻，眼目赤肿，怕日羞明，多饶眵泪，隐涩难开，睚痒赤痛，睑眦红烂，瘀肉侵睛；或患暴赤眼，睛疼不可忍者；偏正头痛，一切头风，头目眩运。

2086 还睛散

【方源】《秘传眼科龙木论》卷五。

【组成】防风、车前子、黑参、石决明、五味子、细辛各一两，知母五钱。

【用法】上为末。每服一钱，食后米汤调下。切宜镰洗出瘀血，火针针阳白、太阳二穴，后服本方。

【主治】眼痒极难忍外障，初患之时，忽然痒极难忍，此乃肝脏有风，胆家壅热冲上所使。

2087 驱风散热饮子

【方源】《审视瑶函》卷三。

【异名】驱风散热汤（《眼科临症笔记》）。

【组成】连翘、牛蒡子（炒研）、羌活、苏薄荷、大黄（酒浸）、赤芍药、防风、当归尾、山栀仁、川芎各等份，甘草少许。

【用法】上锉。白水二盅，煎至一盅，去滓，食远热服。

【功用】《眼科临症笔记》：清热降火。

【主治】天行赤热症。目赤痛，或脾肿头重，怕日羞明，涕泪交流，老幼相传。

【加减】少阳经，加柴胡；少阴经，加黄连。

2088 表里双解汤

【方源】《张皆春眼科证治》。

【组成】薄荷 6g，荆芥 3g，桑皮 9g，金银花 18g，酒黄芩、石膏各 12g，酒大黄 6g，赤芍 9g，牡丹皮 6g。

【功用】内清外解。

【主治】风热并重，白睛红赤肿胀，高出风轮，胞肿如桃，痛痒间作者。

【方论】方中薄荷、荆芥驱散在表之邪；

桑皮、金银花、酒黄芩、石膏清泻肺中之实热；用酒大黄，意在通泻大肠，导热下行；赤芍、牡丹皮凉血活血，以治眼目中之赤肿。

2089 明目上清丸

【方源】《全国中药成药处方集·北京方》。

【组成】黄连、菊花、玄参、熟大黄、枳壳、橘皮、桔梗、黄芩、薄荷、甘草、当归、赤芍、荆芥、连翘、蒺藜（炒）、栀子、蝉蜕、天花粉、生石膏、车前子、麦冬各五两。

【用法】上为细粉，水泛小丸，滑石为衣闯亮。每服二钱，一日二次，温开水送下。

【功用】清热散风，明目止痛。

【主治】暴发火眼，红肿作痛，头晕目眩，云翳遮睛。

【宜忌】忌辛辣食物；孕妇勿服。

2090 明目清凉饮

【方源】《古今医统》卷六十一。

【组成】当归、川芎、黄连、赤芍药、防风、荆芥、蔓荆子、连翘、生地黄、柴胡、胆草各六分，桔梗、蝉蜕、薄荷、甘草各三分。

【用法】水二盏，煎一盏，食后临卧服。

【主治】一切热眼，痛涩羞明。

2091 泻肝救肺汤

【方源】《张皆春眼科证治》。

【组成】柴胡 6g，胆草 3g，酒黄芩、夏枯草、知母、麦冬各 9g，桔梗、牡丹皮各 6g，赤芍、玄参各 9g。

【功用】清肝泻火，养阴清肺。

【主治】白睛俱青。初起羞明流泪，目珠胀痛，痛连眼眶、头部，白睛略呈隆起、色淡紫而暗，继则症状消退，白睛呈青蓝色。

【加减】瞳神开大者，可加五味子 3g，以收敛瞳神；瞳神缩小者，可加青葙子 3g 以散瞳。

【方论】方中柴胡、胆草、酒黄芩、夏枯草清泻肝胆郁热，夏枯草且有解毒散结之功；知母、麦冬养阴清肺；桔梗宣肺散结，以除白睛郁结之邪；牡丹皮、赤芍药活血散瘀，且二味皆有清肝之力；玄参养阴滋肾，以防毒热内攻。

2092 荆防汤

【方源】《眼科应验良方》。

【组成】荆芥八分，蔓荆子八分，赤芍八分，川芎八分，防风八分，车前子一钱，蝉蜕六分（去翅足），菊花一钱，生地一钱五分（切片），青葙子八分，甘草四分。

【用法】加生姜一薄片为引。

【主治】眼白珠有红，微痛者。

【加减】心火旺，眼大角红肿者，加黄芩八分（酒炒），木通八分，淡竹叶九片。

2093 洗眼蚕茧

【方源】《天津市固有成方统一配本》。

【组成】黄连三钱，菊花三钱，金银花三钱，当归尾三钱，防风三钱，红花二钱，荆芥穗二钱，胆矾二钱，蕤仁二钱，蝉蜕二钱，蜀椒五分，冰片二分。

【用法】冰片单包，将黄连等十一味共轧为粗末，将冰片置乳钵内研细，再与黄连等粗末陆续配研和匀过箩。分装：先用白纸包成鸡心形，再用丝棉包严，用绳扎紧。将药用新针刺数孔，以开水一杯浸药，趁热先熏，后用药棉蘸药水擦洗。洗眼器皿要保持清洁。

【功用】散风清热，明目退翳。

【主治】暴发火眼，眼边赤烂，眼睑肿痛，迎风流血，羞明畏光，视物昏蒙，目眦涩痒。

2094 活血止疼汤

【方源】《眼科临症笔记》。

【组成】当归四钱，赤芍三钱，生地三钱，寸冬三钱，知母三钱，黄柏三钱，软蒺藜三钱，香附三钱，红花二钱，夏枯草三钱，黄连二钱，甘草一钱，田三七五分。

【用法】前十二味水煎，再将田三七为末冲服。

【功用】活血止痛。

【主治】赤丝附睛。两眼大小眦发生赤丝，侵至风轮，睑内生红疱如米，常觉隐涩羞明，见光流泪。

【临证举例】赤丝附睛：滑县冯学义，因奔波劳心过度，加以酒色无节，以致欲火上冲，大眦赤丝突起，隐涩酸疼，寸尺虚数、关部略见微细。此乃肾水不足，而心火有余，上冲于脑，以致赤丝突起，侵害瞳神。先略刺攒竹、瞳子髎，再服活血止疼汤，外点黄连膏，月余而始愈。

2095 宣肺散结饮

【方源】《张皆春眼科证治》。

【组成】桑皮 9g，桔梗 6g，酒黄芩、赤芍各 9g，牡丹皮 6g。

【功用】清宣肺气，活瘀散结。

【主治】金疳。白睛上出现一个或数个突起的灰白色小疱，周围绕以赤丝，往往反复发作。

【加减】若小疱溃后不敛，此为正虚邪实，方中桑皮改炙桑皮，以免泻之过重，再加麦冬9g以养阴润肺；若丝脉从两眦而来，可加生地9g，木通3g，以清心中之邪热；若赤脉从下方上冲而来，可加天花粉9g，茅根15g，以清胃火；若小疱位于风轮边缘，可加当归9g，补益肝血，以防肺邪侵入，或加青葙子3g，清肝中之邪热，以防二火相并，损伤风轮。

【方论】方中桔梗宣肺散结，桑皮降肺气，酒黄芩清肺热，这样一宣、一降、一清，肺中郁热均能祛除；更有赤芍、牡丹皮活血凉血，疏通络脉以退目中赤丝。

【临证举例】金疳：苟某某，男，18 岁。1972 年 3 月 10 日就诊。右目涩痛流泪 10 余天，结眵羞明。检查：患眼大眦赤胀，赤脉从眦部射出，白睛内侧有一灰白色小疱，周围有赤丝缠绕，且兼溲赤，脉数，舌红。此为金疳。为心肺二经邪热上攻所致。治以宣肺散结饮加生地 9g，木通 6g，服药 3 剂而愈，未再复发。

2096 清肺活络汤

【方源】《张皆春眼科证治》。

【组成】酒黄芩 9g，地骨皮、知母各 6g，麦冬、赤芍、牡丹皮、天花粉各 9g。

【功用】清热润肺，活瘀通络。

【主治】热伏血瘀，目睛涩痛，结膜成颗，丝脉粗大色紫，蟠旋如蛔者。

【方论】方中酒黄芩、天花粉、地骨皮以清肺解热，知母、麦门冬以清肺养阴，赤芍、牡丹皮活血凉血，通血脉以退目赤。

2097 清凉散火汤

【方源】《医学探骊集》卷六。

【组成】酒黄连二钱，酒黄芩四钱，赤芍三钱，薄荷三钱，连翘三钱，生地黄四钱，甘菊花二钱，滑石四钱，木通三钱，茶叶一钱。

【用法】水煎，温服。先以洗眼方熏而洗之。

【主治】暴发火眼，赤肿而痛者。

【加减】脉洪数者，加大黄四钱。

【方论】此方用黄连为君，清其上焦之热；佐以黄芩，入血清热；生地养阴清热；赤芍敛阴清热；菊花、连翘、薄荷、茶叶引药上升；滑石、木通引火下降，火郁散而目明矣。

2098 解毒汤

【方源】《张皆春眼科证治》。

【组成】金银花 18g，蒲公英 12g，酒黄芩 9g，天花粉 6g，薄荷 3g，赤芍 9g。

【主治】天行赤眼（流行性结膜炎）。

【加减】若兼风轮生翳，可加秦皮 1.5g 以清肝退翳。

【方论】方中重用金银花、蒲公英清热解毒；酒黄芩、天花粉清肺解热；薄荷清透，引毒邪从肌表而出；赤芍凉血活血，以退目中之赤肿。

四、黑睛病

2099 乙癸愈蟹饮

【方源】《张皆春眼科证治》卷二。

【组成】酒生地 15g，玄参、盐知母各 9g，五味子 3g，酒白芍 9g。

【主治】蟹睛证。蟹睛软而平塌，来势缓而痛轻，属虚证者。

【方论】方中酒生地、玄参、盐知母滋补肝肾之阴，以降虚火；五味子、酒白芍味酸性敛，能使蟹睛渐平；酒白芍且有滋补肝胆之能。共成一剂，具有壮水制火，渐缩蟹睛之功。

2100 大黄当归散

【方源】《银海精微》卷上。

【组成】当归、芍药、川芎、菊花、大黄、黄芩、杏仁、薄荷各等份。

【用法】上㕮咀。水煎，食后温服。

【主治】胃中有热，眼生赤膜垂下，遮于黑睛疼痛者。

2101 万应蝉花散

【方源】《原机启微》卷下。

【组成】蝉蜕（去土）半两，蛇蜕（炙）三钱，川芎、防风、羌活、炙甘草、当归、白茯苓各一两，赤芍药三两，苍术四两，石决明（东流水煮一伏时，研极细）一两半。

【用法】上为细末。每服二钱，食后临卧时浓米泔调下；热茶清亦得。

【功用】《审视瑶函》：祛风退翳明目。

【主治】①《原机启微》：上焦有热邪，目久病，白睛微变青色，黑睛稍带白色，黑白之间赤环如带，谓之抱轮红，视物不明，昏如雾露，中睛白，高低不平，其色如死，甚不光泽，口干舌苦，眵多羞涩；亦治奇经客邪之病。②《审视瑶函》：大人小儿，远年近日，一切风眼气眼，攻注昏眼，睑生风粟，或痛或痒，渐生翳膜，或久患头风牵搐，两目渐渐细小，眼眶赤烂。

【方论】上方制之复者也，奇之不去则偶之，是为重方也。今用蝉蜕又用蛇蜕者，取其重蜕之义以除翳，为君也；川芎、防风、羌活皆能清利头目，为臣也；甘草、苍术通主脾胃，又脾胃多气多血，故用赤芍药补气，当归补血，为佐也；石决明镇坠肾水、益精还阴，白茯苓分阴阳上下，为使也。

2102　木贼散

【方源】《普济方》卷七十八引《卫生家宝》。

【组成】木贼（去节）、甘菊、枸杞子、荆芥穗、苍术（米泔浸三日）、熟干地黄各等份。

【用法】上为末，更入蛤粉和匀。每服二钱，先用猪肝四两切开，掺药在内，甄上蒸熟，食后细嚼，白汤送下。

【主治】眼目内外翳障。

2103　车前散

【方源】《医方大成》卷七引《曾帅千家藏方》。

【组成】密蒙花（去枝叶）、羌活、菊花（去枝叶）、白蒺藜（炒、去刺）、粉草、草决明、车前子（各炒）、黄芩、龙胆草（洗净）各等份。

【用法】上为细末。每服二钱，食后饭汤调服。

【主治】肝经积热，上攻眼目，逆顺生翳，血灌瞳仁，羞明多泪。

2104　平肝上清丸

【方源】《眼科临症笔记》。

【组成】知母肉二两，生石膏一两，黄连八钱，黄芩八钱，石斛五钱，薄荷四钱，茺蔚子一两半，车前子八钱（炒），蔓荆子六钱，青葙子五钱，夏枯草七钱，甘草三钱。

【用法】上为细末，水打为丸。每服三钱，

一日二次。

【主治】偃月障症。两眼不疼不红，视物昏蒙，风轮上边一条白膜，如弯月然，缓缓下垂。

2105　去星翳丸

【方源】《经验广集》卷二。

【组成】木贼草、当归、白芍、川芎、白蛇壳、蝉蜕、谷精草、菊花、草决明、石决明、金银花、白蒺藜（去刺）、沙蒺藜各三钱（盐水炒），防风、荆芥、川连、龙胆草各二钱。

【用法】先用生羊肝二具，用竹刀切碎，将各药末拌，蒸熟，加羊胆汁三个为丸，如梧桐子大。每服三钱，清晨、临卧滚水送下。

【主治】一切障翳及眼中起星。

【宜忌】忌烧酒、姜、蒜、鱼、虾、鸡一个月。

2106　加减拨云散

【方源】《程松崖先生眼科》。

【组成】防风六分，蝉蜕六分，荆芥六分，车前子八分，木贼八分，归尾八分，黄芩八分，青葙子一钱，赤芍八分，菊花八分，生地一钱半（切片）。

【用法】生姜一薄片为引。

【主治】眼睛黑珠有云翳，眼角红及有赤丝者。

【加减】痛甚流泪生眵，眼胞下坠，或加川黄连八分（酒炒）。

2107　加减退赤散

【方源】《张皆春眼科证治》。

【组成】酒黄芩12g，秦皮3g，赤芍、牡丹皮、生地各9g，木通3g，炒栀子6g，青黛0.3g。

【功用】清心凉肝退翳，活血祛瘀通脉。

【主治】赤膜下垂初起，菲薄翳膜，从白睛上部发起，其上有赤丝牵绊，逐渐变厚增大，下侵风轮，甚至掩及瞳神，影响视力，障边赤脉尽处常起星翳数点，色黄或白，肥而厚，似凝脂之微。常伴有头痛目昏，酸涩难睁等症。此症初起也有单发赤脉者，自气轮下贯青睛，然后翳膜旁丝丝而生，互相连缀，形成一片赤膜，发展迅速，若不急治，赤膜遮蔽整个风轮，即成血翳包睛，难以见物，甚至导致失明。

【加减】心火偏盛者，可加川黄连 1.5g；肝火偏盛者，可加龙胆草 3g。

【方论】方中酒黄芩、秦皮、青黛清肝中郁火，秦皮且能退翳；生地、木通、炒栀子清心中邪热，木通且能通脉；赤药、牡丹皮活血凉血祛瘀以退目赤。

【临证举例】赤膜下垂：赵某，女，48 岁。左目沙涩不适五六个月，时轻时重。近十几天来症状忽然加重，目珠涩痛，流泪羞明，视物不清。检查：左眼上睑睑内椒粒密集，疙瘩不平，赤膜从白睛上方垂下，已近瞳神边缘，赤脉密集。此为赤膜下垂，投以加减退赤散加川黄连 1.5g。外用海螵蛸棒擦法，治疗睑内椒粒，服药 6 剂，摩擦 1 次。复诊：睑内椒粒见疏，赤膜稍退，又行擦法 1 次，服上药 6 剂。睑内椒粒大部已平，留有少量瘢痕，眦帷部尚有少数椒粒，赤膜已去大半，已不羞明流泪，视物较前清晰，又服上方 21 剂而愈。

2108 光明丸

【方源】《北京市中药成方选集》。

【组成】当归八两，川芎八两，羌活八两，生地八两，防风八两，薄荷八两，草决明（炒）八两，旋覆花八两，蝉蜕八两，白蒺藜（炒）八两，蛇蜕（炒）四两，密蒙花十二两，木贼十二两，黄连二两。

【用法】上为细末，过箩，用冷开水为小丸。每服二钱，温开水送下，一日二次。

【功用】散风明目，拨云退翳。

【主治】肝热受风，云翳火蒙，头痛眼花，

眼边刺痒。

2109 羊肝散

【方源】《普济方》卷七十四引《德生堂方》。

【组成】谷精草五钱，甘菊花一两，木贼一钱半，甘草三钱，黄连三钱。

【用法】上为细末。每服二钱，用羊肝一块切开，入药末在内，炙热，食后啖之。

【主治】翳膜攀睛，赤烂肿痛。

2110 抑火清肝退翳汤

【方源】《慈禧光绪医方选义》。

【组成】羚羊一钱半，木贼三钱，蒺藜三钱（研），青皮三钱（片），泽泻二钱，密蒙花二钱，蛇蜕一钱半，石决明三钱（生研），防风二钱，甘草一钱。

【功用】抑火清肝退翳。

【主治】肝经火郁，湿热上蒸，致目中黑睛突起白点，形似浮翳，时觉涩痛。

2111 拨云汤

【方源】《兰室秘藏》卷上。

【组成】黄芪一分，细辛、生姜、葛根、川芎各五分，柴胡七分，荆芥穗、藁本、生甘草、升麻、当归身、知母各五钱，羌活、防风、黄柏各一钱五分。

【用法】上咬咀，如麻豆大。都作一服，水二盏，煎至一盏，去滓，食后热服。

【主治】寒水翳，寒膜遮睛，隐涩难开，两目紧缩而无疼痛，两手寸脉细紧，按之洪大无力，呵欠，善悲健忘，嚏喷眵泪，时自泪下，面赤而白，能食不大便，小便数而欠，气上而喘。

2112 拨云散

【方源】《普济方》卷七十八引《德生堂方》。

【组成】白蒺藜、防风、羌活、川芎、荆芥、甘菊花、蝉蜕各二两。

【用法】上为细末。每服二钱，食后桑白皮熬水下。

【功用】散风毒，退翳障。

【主治】风毒翳障，及风赤烂弦者。

2113 拨云退翳丸

【方源】《东医宝鉴·外形篇》卷一引《医林方》。

【组成】甘菊、川椒、木贼、白蒺藜、密蒙花、蛇蜕、蝉蜕、川芎、蔓荆子、荆芥穗、石燕子（煅）、黄连、薄荷、天花粉、枳实、羌活、当归、地骨皮、甘草各等份。

【用法】上为末，炼蜜为丸，如弹子大。每服一丸，茶清嚼下。

【功用】①《东医宝鉴》引《医林方》：消翳膜。②《中国药典》：散风明目，消障退翳。

【主治】目生赤缕翳膜，横侵黑睛，视物不清，畏光羞明。①《东医宝鉴》引《医林方》：翳膜。②《原机启微》：阳跷受邪，内眦即生赤脉缕缕，根生瘀肉，瘀肉生黄赤脂，脂横侵黑睛，渐蚀神水，锐眦亦然。俗名攀睛。③《中药制剂手册》：由于肝经风热引起的火眼外障，目赤肿痛，视物不清，畏光羞明。

【方论】①《医方集解》：此足太阳、厥阴药也。羌活、荆芥、蔓荆、薄荷以升阳散风；当归、川芎以和血养肝；黄连、地骨皮、天花粉清火热；枳实破滞气；川椒温下焦；木贼、蛇蜕、蝉蜕以退翳；密蒙、蒺藜、甘菊目家专药，以润肝补肾，泻火清金；炙甘草补中，以和诸药也。②《原机启微》：《难经》曰：阳跷脉者，起于跟中，循外踝上行入风池，风池者脑户也。故以川芎治风入脑，以菊花治四肢游风，一疗其上，一平其下为君；蔓荆子除手太阴之邪，蝉蜕、蛇蜕、木贼草、密蒙花除郁为臣；薄荷叶、荆芥穗、白蒺藜诸疗风者，清其上也，楮桃仁、地骨皮诸通小便者，利其下也，为佐；黄连除胃中热，天花粉除肠中热，甘草和协百药，川椒皮利五脏明目，诸所病处

血亦病，故复以当归和血为使也。

【宜忌】《中药制剂手册》：忌食辛辣等刺激性之物。

【备注】本方《原机启微》无石燕、枳实、羌活，有楮桃仁。

2114 明目菊花散

【方源】《银海精微》卷上。

【组成】菊花、车前子、熟地黄、木贼、密蒙花、薄荷、连翘、白蒺藜、防风、荆芥穗、甘草、川芎各等份。

【用法】水煎服。

【主治】玉翳遮睛。肝风攻充入脑，积热在于肝膈之间，久则肾虚，致眼中常发热或赤痛，初则红肿赤脉穿睛，渐生白翳膜；初起时如碎米，久则成片遮满乌睛，凝结如玉色。

2115 育阴退翳汤

【方源】《张皆春眼科证治》。

【组成】酒生地9g，当归6g，蝉蜕3g，密蒙花6g，木贼3g，车前子6g，玄参9g。

【功用】清热育阴，明目退翳。

【主治】冰瑕翳。青睛生翳，隐隐微现，如冰上之瑕。患病时间尚短，翳现浮嫩，微感涩痛羞明者。

【方论】方中酒生地、当归补养肝血；玄参、酒生地滋补肾阴，二味皆有育阴清热之效；蝉蜕、密蒙花、木贼退翳明目，密蒙花且能清热养阴；车前子养肝明目，利水道以除热邪，固精窍以养肾阴。诸药合用，具有育阴清热、明目退翳之功。

2116 泻肺清肝汤

【方源】《张皆春眼科证治》。

【组成】金银花18g，酒黄芩12g，酒大黄、柴胡各6g，青葙子3g，赤芍、丹皮各9g，青黛0.3g。

【功用】泻肺清肝，明目退翳。

【主治】肺火克肝，白睛红赤壅肿，花翳

白陷，从青睛周围骤起者。

【方论】方中金银花、酒黄芩、酒大黄泻肺中之实热；柴胡、青黛、青葙子清肝胆火邪，青葙子清肝明目之中且有平复白陷之功；赤芍、牡丹皮活血凉血以退目中之赤肿。

2117　草龙胆散

【方源】《袖珍方》卷三引《圣惠方》。

【组成】龙胆草（洗，去头）、菊花（去梗）、木贼（洗净，去节）、草决明（微炒）、甘草（炙）各二两，香附子（炒，去毛）、川芎（不见火）各四两。

【用法】上为细末。每服二钱，用麦门冬热水，入砂糖少许同调，食后服；或米泔调下亦得。

【主治】上焦受于风热，气毒攻冲，眼目暴赤，碜涩羞明，肿痛多眵，迎风有泪，翳膜攀睛，胬肉隐痛。

2118　洗肝散

【方源】《准绳·类方》卷七。

【组成】川芎、当归尾、赤芍药、防风、生地黄、白蒺藜、木贼、蝉蜕、羌活、薄荷、苏木、菊花、红花各五钱，甘草三钱。

【用法】上咬咀。每服三钱，水一盏半，松丝十余根，煎服。

【主治】花翳。

2119　活血补气汤

【方源】《眼科临症笔记》。

【组成】当归八钱，川芎三钱，白芍四钱，黄芪五钱，防风三钱，白芷三钱，金银花四钱，寸冬三钱，酒黄芩三钱，菊花三钱，甘草一钱。

【用法】水煎服。

【功用】活血补气。

【主治】产后病目症（继发性点状角膜炎）。两眼微红，头晕羞明，风轮之上星翳四起，视物昏蒙。

【临证举例】产后病目症：濮阳李某某，女，29岁。产后忽觉头晕目赤，酸涩羞明，视物不清。按其脉，六脉细数；视其目，二目微红。此乃虚火上攻头目，以致头晕目赤，视物昏花。先将攒竹、瞳子髎刺之，再服活血补气汤，三四剂即可。

2120　活血养肝汤

【方源】《眼科临症笔记》。

【组成】知母肉三钱，当归四钱，川芎二钱，玉竹三钱，胡黄连三钱，寸冬三钱，夏枯草三钱，菊花二钱，香附三钱，木贼二钱，石斛三钱，甘草一钱，田三七五分（另为末，冲服）。

【用法】水煎服。

【功用】活血养肝。

【主治】花翳白陷症。两眼微红，风轮塌陷，白膜叠生，状如雪花，酸疼隐涩，热泪常流。

【临证举例】花翳白陷症：王廷宾之女，19岁。初患月经不调，行经腹疼，经后忽觉二目微疼，视物昏蒙，隔日头疼，热泪下流，白膜隐隐，遂往张先生处调治。每日挑拨点药，终未服药，月余头疼虽止，昏蒙加倍，饮食减少，辞医返里，就诊于余。视其目，睛光低落，白膜深沉，六脉虚脱，唯太阴为甚，此乃脾蕴湿热，肝血亏乏。余先略刺巨髎、上星，内服活血养肝汤，外点消炉散。月余白膜微退，自顾有余。又改服养荣平肝汤，再轮刺攒竹、鱼腰、临泣，半年始愈。

2121　活血除风汤

【方源】《眼科临症笔记》。

【组成】当归四钱，川芎二钱，赤芍三钱，生地三钱，寸冬三钱，茺蔚子五钱，羌活三钱，金银花三钱，木贼二钱，僵蚕二钱（炒），胡黄连三钱，枳椇子三钱，甘草一钱，薄荷二钱。

【用法】水煎服。

【功用】活血除风。

【主治】垂帘障症。从风轮上边生出白膜一块，下侵瞳神，大小眦略赤，不酸疼流泪，只觉昏涩羞明。

【临证举例】垂帘障症：泰安梅冬景，18岁。嗜于烟酒，伤及脑髓，以致白膜下垂，而瞳神微露下边。先经某医院治疗，月余稍轻。后又就诊于余，按其脉，六浮滑，唯太阴弦长，是知肝血不足，而肺气有余所致也。先轮流刺上星、强间、攒竹，内服活血除风汤，三月余始轻。以后目有赤丝不退，再用化针散常常洗之，年余始愈。

2122 活血破瘀汤

【方源】《眼科临症笔记》。

【组成】黑玄参五钱，丹皮三钱，枯草三钱，香附三钱，当归四钱，川芎三钱，胡黄连三钱，蒺藜三钱（炒），白芍三钱，谷精草二钱，木贼三钱，甘草一钱，田三七五分（为末）。

【用法】水煎服。

【功用】活血破瘀。

【主治】聚星障症（星状角膜炎）。风轮生出白点，如秤星状，两眼赤涩羞明。

【临证举例】聚星障症：本县张某某，女，35岁，素患此症。初期如米，一点二点，甚至四五点，昏酸流泪，怕日羞明，治遍遐迩，百方罔效，自料难愈。迨其后，百病皆出，形容憔悴，饮食减少，变症即生。余赴濮路经其庄，邀余诊治。视其目，满目如星；按其脉，六脉沉数，唯关尺为甚。此乃肾水积热，肝木失养，而无根虚火，上冲于目，以致出现满目白膜如星、昏涩酸疼、怕日羞明等症状。先将头维、目窗、承泣略刺，再服活血破瘀汤，连服7剂，视其目，白膜已散，睛光已露。

2123 退翳丸

【方源】《准绳·类方》卷七。

【组成】蝉蜕、白菊花、夜明砂、车前子、连翘各五钱，黄连一两，蛇蜕一条（炒）。

【用法】上为末，米泔煮猪肝为丸，如梧桐子大。每服三十丸，薄荷汤送下。

【主治】一切翳膜。

2124 退翳汤

【方源】《张皆春眼科证治》。

【组成】防风6g，谷精草9g，木贼、蝉蜕各6g，当归、车前子、枸杞子各9g。

【功用】养肝明目，宣散退翳。

【主治】翳已年深日久，呈现滑涩坚沉者。

【方论】方中防风为风药之润剂，性浮升散，甘缓不峻，意欲表散坚沉之翳；木贼、谷精草、蝉蜕明目退翳；当归、枸杞子滋补肝肾以明目；车前子固肾明目以育阴。

2125 通脾泻胃汤

【方源】《眼科临症笔记》。

【组成】生石膏一两，知母四钱，黄芩三钱，玄参四钱，栀子三钱，大黄四钱，茺蔚子三钱，连翘三钱，防风三钱，甘草一钱。

【用法】水煎服。

【主治】黄膜上冲症（前房积脓）初起未甚。

2126 菊花决明散

【方源】《原机启微》卷下。

【组成】草决明、石决明（东流水煮一伏时，另研极细入药）、木贼草、防风、羌活、蔓荆子、甘菊花、甘草（炙）、川芎、石膏（另研极细入药）、黄芩各半两。

【用法】上为细末。每服二钱，水盏半，煎八分，食后连末服。

【主治】①《原机启微》：目久病，抱轮，白睛微变青色，黑睛稍带白色，黑白之间赤环如带，视物不明，昏如雾露中，睛白高低不平，其色如死，甚不光泽，口干舌苦，眵多羞涩，上焦有邪热。②《古今医统》：风热毒攻，卒生翳膜，赤脉贯睛，羞明多泪，渐成内障，暴发客热。

2127 清肝除风汤

【方源】《张皆春眼科证治》。

【组成】柴胡 6g，大青叶 12g，酒黄芩 9g，川黄连 3g，赤芍 9g，茺蔚子 6g，荆芥 3g，秦皮 4.5g。

【功用】清肝泻火，活血除风。

【主治】肝经邪火内炽，外受风邪侵入，风热相搏，上攻于目，致生聚星障。青睛表面出现细颗，或白或微黄，因聚而生。

【加减】病久耗伤阴液，可加生地、玄参各 9g。

【方论】方中柴胡、大青叶、酒黄芩清肝泻火，柴胡且有疏肝之力，酒黄芩且有清肺之功；川黄连清心明目，此处用之有母实泻子之意；赤芍、茺蔚子活血通络，能散血中之风；荆芥疏风解热，还有退赤之功；秦皮清肝明目而退翳。

2128 清肺平肝汤

【方源】《张皆春眼科证治》。

【组成】柴胡 6g，酒黄芩 9g，金银花 12g，木贼 6g，赤芍 9g，青黛 0.3g。

【功用】锉金平木，除风退翳。

【主治】肝、肺二经风热上攻于目，侵犯风轮，致生花翳侵睛。

【加减】如抱轮红赤，可加酒茺蔚子 6g，以祛血中之风；如花翳挡瞳，可加玄参 9g，滋补肾水，以防火邪伤阴，花翳愈后视物不清。

【方论】柴胡、酒黄芩、青黛清肝中之热邪，柴胡且有疏风之功；金银花、酒黄芩清肺中之热，金银花且有宣散风热之能；木贼疏风退翳而明目，赤芍活血凉血以退赤。

2129 清肺养肝汤

【方源】《张皆春眼科证治》。

【组成】金银花、酒黄芩、赤芍、当归各 9g，酒生地 12g，车前子 9g，茺蔚子 3g。

【功用】清肺，养肝，起陷。

【主治】花翳低陷。肺盛肝虚，肺火克肝，白睛红赤，羞明流泪，结眵青睛，边缘有低陷者。

【方论】方中金银花、酒黄芩清肺解热，当归、酒生地补血养肝，赤芍活血凉血以退目中之赤，车前子清肺养肝以明目，茺蔚子祛瘀生新以起陷。

2130 清热化毒汤

【方源】《眼科临症笔记》。

【组成】大生地六钱，连翘三钱，栀子三钱，寸冬三钱，大贝三钱，石膏一两，金银花八钱，知母四钱，胆草三钱，石决明八钱，蒲公英八钱，甘草一钱。

【用法】水煎服。

【主治】黄膜上冲症（前房积脓）。风轮下边生黄膜一块，大如麦粒，形如月牙儿，酸涩疼痛，怕日流泪。

2131 清热消毒饮

【方源】《眼科临症笔记》。

【组成】金银花一两，当归四钱，陈皮一钱半，防风三钱，白芷二钱，大贝三钱，天花粉三钱，乳香二钱，没药二钱，山甲一钱半，赤芍三钱，皂针五分，甘草一钱。

【用法】白酒酌量为引，水煎服。

【主治】黄膜上冲症（前房积脓）。风轮下边生黄膜一块，大如麦粒，形如月牙儿，酸涩疼痛，怕日流泪。

【临证举例】黄膜上冲症：邢某某，男，30 岁。于 1961 年秋忙时就诊，症见左目赤胀已盲，风轮下边有一块大如麦粒之黄膜，目疼如锥刺，坐卧不安，不暇待旦，六脉洪大。认为三阳火盛，先刺风池、太阳、足三里、合谷；内服清热化毒汤，以泻三焦之实火；外以三白散抹之。三日后热退疼稍减，黄膜依然上冲；又改服清热消毒饮，月余疼止，而黄膜渐渐消失。

2132 密蒙花散

【方源】《局方》卷七。

【组成】密蒙花（净）、石决明（用盐同东流水煮一伏时滤出，研粉）、木贼、刺蒺藜（炒去尖）、羌活（去芦）、菊花（去土）各等份。

【用法】上为细末。每服一钱，腊茶清调下。

【主治】风气攻注，两眼昏暗，眵泪羞明，睑生风粟，隐涩难开，或痒或痛，渐生翳膜，视物不明，及患偏头疼，牵引两眼，渐觉细小，昏涩隐痛，并暴赤肿痛。

2133 滋阴平肝汤

【方源】《眼科临症笔记》。

【组成】大熟地八钱，生地四钱，寸冬三钱，知母三钱，木贼三钱，蒺藜三钱（炒），石决明五钱，栀子三钱，黄芩三钱，云苓三钱，胆草三钱，羚羊角五分，甘草一钱，车前子三钱（炒，外包）。

【用法】水煎服。

【主治】枣花障症（角膜点状浸润）。风轮花翳四起，状如枣花，两眼酸涩，头疼流泪。

【临证举例】枣花障症：曹州许某某，男。于1937年秋，忽觉头疼目赤，酸涩羞明，经他医治疗月余未效。按其脉，少阴沉细，厥阴虚数。乃肾水不足，肝木失养，虚火时常上冲，以致头疼流泪，风轮生翳，初起白膜如米，久则渐大，黑珠尚露。先将睛明、四白、瞳子髎轮刺，内服滋阴平肝汤，连服十余剂，白膜略退，瞳孔始露。

2134 滋阴退翳汤

【方源】《眼科临症笔记》。

【组成】玄参五钱，知母三钱，生地四钱，寸冬三钱，蒺藜三钱（炒），木贼三钱，菊花三钱，青葙子三钱，蝉蜕二钱，菟丝子三钱，甘草一钱。

【用法】水煎服。

【主治】鱼鳞障症（结核性角膜实质炎）。症见两黑珠之上白膜层层，瞳孔微露，酸涩昏蒙，白珠略带水红色。

【临证举例】鱼鳞障症：卞某某，男，东昌人，四十四岁。因心力俱劳，常夜不成眠，时觉两目酸涩，不堪重视。迨其后，薄膜四起，形如鱼鳞。初令西医调治，月余如故。按其脉，左尺沉细，关部虚数。此肾水不足，致伤肝胆，肝胆不正之火上冲于脑而致。先将鱼腰、目窗略刺；投以本方，连服数十剂，翳膜渐退，能视书上大字。后又服杞菊地黄丸半年余，鱼鳞虽无，而白膜未净、视物昏花。

2135 滋阴清血汤

【方源】《眼科临症笔记》。

【组成】知母五钱，黄柏三钱，生地六钱，石决明八钱，软蒺藜三钱，木通三钱，泽泻三钱，生牡蛎四钱，车前子三钱（外包），生龟甲四钱，金银花三钱，菊花三钱，地骨皮三钱。

【用法】水煎服。

【主治】赤膜下垂症（沙眼性血管翳）。症见头疼，赤丝满目，热泪不止，从风轮上际生赤膜一片，下侵瞳神，视物昏涩酸疼。

2136 滋阴清肺肠

【方源】《眼科临症笔记》。

【组成】生石膏八钱，知母四钱，玄参五钱，生地四钱，丹皮四钱，金银花三钱，石决明六钱，连翘三钱，蒺藜二钱（炒），车前子三钱（外包），甘草一钱，羚羊角五分。

【用法】水煎服。

【主治】赤膜下垂症（沙眼性血管翳）。头疼，赤丝满目，热泪不止，从风轮上际生赤膜一片，下侵瞳神，视物昏涩酸疼。

【临证举例】赤膜下垂症：鄄城县李某某，女，18岁。素体虚弱，因功课紧张，过用脑力，夜多失眠，常觉头疼，目酸，后觉目昏，酸疼流泪。诊其脉，寸脉浮数，尺脉沉细；视其目，气轮之上生赤膜一片，下侵风轮，酸疼流泪，怕日羞明，是知肾水不足，而肝火有余。先刺上星、合谷、太阳、攒竹等穴；内服滋阴清肺汤去羚羊角，加田七五分，胡黄连三钱。3剂后复诊，酸涩已止，赤膜稍退，再服滋阴清血汤，并点黄连膏即可。

2137 滋阴清热汤

【方源】《眼科临症笔记》。

【组成】大生地六钱，熟地五钱，知母三钱，黄柏三钱，寸冬三钱，葛花四钱，地骨皮三钱，土茯苓三钱，菊花三钱，蔓荆子三钱，木贼三钱，甘草一钱，刺蒺藜三钱（炒），车前子三钱（炒）。

【用法】水煎服。

【主治】聚散障症（角膜玻璃变性）。症见大小眦微带红色，唯黑珠上云翳层层，方圆无定，聚散不一，亦不疼痒，视物昏花。

【临证举例】聚散障症：东明县萧某某，男。因素日嗜酒，肝火上攻于脑，头晕目赤，翳膜始生，经当地西医调治，半年稍安。年四十，嗜酒如故，肝火又起，翳膜往来不定，隐涩羞明。诊其脉，太阳虚数，厥阴浮数。是知膀胱之虚热，不能滋养肝经之木，邪火乘势上冲于脑，以致头疼目酸，点翳四起，视物昏蒙。初服活血解毒汤10剂，视力稍有加增，又改服滋阴清热汤年余，翳膜虽未退净，而视力无碍。

2138 解毒泻肝汤

【方源】《张皆春眼科证治》。

【组成】柴胡9g，龙胆草3g，酒黄芩9g，金银花30g，川黄连6g，生地、玄参、赤芍、牡丹皮各9g。

【功用】清肝泻火，解毒除风。

【主治】花翳白陷。肝胆风热火毒炽盛，症见抱轮红赤，白陷深入风轮内层，色黄带绿，发展迅速者。

【方义】方中柴胡、龙胆草、酒黄芩以清肝泻火，柴胡且有疏风之力；金银花清热解毒，疏散风热；用川黄连有肝实泻子之意；用生地、玄参恐火灼肾阴，损及瞳神；赤芍、牡丹皮皆能入肝，以清肝经血分。

2139 解毒清肝汤

【方源】《张皆春眼科证治》。

【组成】金银花15g，柴胡、归尾各6g，酒黄芩9g，秦皮3g，赤芍、车前子各9g，防风1.5g。

【功用】清热解毒，泻火除风。

【主治】凝脂翳初起，风热偏盛，胞睑微浮，白睛赤脉纵横，羞明流泪，结眵黏稠，风轮出现肥厚星点，或凝脂成片。

【方论】方中金银花清热解毒；柴胡、酒黄芩清泻肝胆火邪；秦皮清肝退翳；赤芍、归尾活血通络以退目中之赤肿；车前子清肺养肝以明目；防风搜逐肝中之风以散邪。

2140 蝉花散

【方源】《银海精微》卷上。

【组成】蝉蜕、菊花、蒺藜、蔓荆子、草决明、车前子、防风、黄芩、甘草各等份。

【用法】水煎服。

【主治】黑睛生白翳，凹入不平成陷，羞明而不痛者。

五、瞳神病

2141 七仙丸

【方源】《御药院方》卷十。

【组成】菟丝子（酒浸，另研为末）五两，苁蓉（酒浸，去皮炒，切，焙干）一两，巴戟（去心）一两，车前子、熟干地黄、枸杞子各三两，甘菊花（拣净）四两。

【用法】上为细末，炼蜜为丸，如梧桐子大。空心、食前每服三十丸至五十丸，温酒送下；盐汤亦得。

【功用】补肝肾，增目力。

【主治】肝肾俱虚，眼常昏暗，多见黑花，或生翳障，视物不明，迎风有泪。

2142 三子地黄汤

【方源】《张皆春眼科证治》。

【组成】熟地 12g，山药、山萸肉、茯苓各 9g，泽泻、牡丹皮各 6g，菟丝子、沙苑子各 9g，枸杞子 12g。

【功用】补肾填精。

【主治】肾中精气不足，症见神光受截、幻影色黑、不任久视，头晕耳鸣，腰膝酸软。

【方论】方中六味地黄汤，滋补肾精以填精；菟丝子、沙苑子、枸杞子皆为甘温之品，阴阳双补，以助真元，真元充沛，神光升发，幻影自除。

2143 三花五子丸

【方源】《东医宝鉴·外形篇》卷一引《医林集要》。

【组成】密蒙花、旋覆花、甘菊花、决明子、枸杞子、菟丝子（酒制）、鼠黏子、地肤子、石决明（煅）、甘草各等份。

【用法】上为末，炼蜜为丸，如梧桐子大。每服五十丸，麦门冬汤送下。

【主治】①《东医宝鉴·外形篇》引《医林集要》：眼见黑花飞蝇，或生翳障。②《古今医统》：五脏风热上攻，肝虚头痛。

2144 升清降浊汤

【方源】《张皆春眼科证治》。

【组成】陈皮 9g，清半夏 6g，茯苓、薏苡仁、车前子各 9g，枳壳、生荷叶各 3g。

【主治】视瞻有色，暗影淡黄，神光不舒，头晕胸闷，苔腻脉滑。

【方论】陈皮、清半夏、茯苓祛湿化痰；薏苡仁、车前子清热利湿，引湿热浊邪从小便而出；枳壳宽中下气，行痰湿，消痞满；荷叶引胆中之清阳上升。诸药合用，共有祛湿化痰，升清降浊之功。

【临证举例】视瞻有色：袁某某，男，40岁，干部。1974 年 11 月 15 日入院。右目视物不清 20 余天，眼前有圆形淡黄色暗影，头晕胸闷，口渴不欲饮。检查视力：右眼 0.4，左眼 1.5。右目神光不舒，眼底黄斑部有 3 倍乳头大类圆形水肿区，周围有一反射轮，其中有密集的黄白色点状渗出，中心凹反射消失。苔腻，脉滑。此为视瞻有色，为湿痰上蒙清窍，清阳不得上升所致。治以升清降浊汤，服药 8 剂后检查，右眼视力 1.0，眼底黄斑部水肿消失，色调略暗，仍有少量渗出物，中心凹反光略暗，胸闷头晕已除，已不口渴，脉转沉细。以上方去半夏、苡仁、茯苓，加当归、酒生地各 9g，枸杞子 12g。于 1975 年 1 月 29 日检查：双眼视力均为 1.5，右目眼前有 2 块粟粒大黑影飘动；眼底黄斑部中心凹反射清晰，仅上部留有数点灰白色微小的渗出物。停药出院，观察 2 年未见复发。

2145 甘菊花丸

【方源】《普济方》卷八十一引《卫生家宝》。

【组成】甘菊花二两（去土），枸杞四两，熟地黄三两，干山药半两。

【用法】上为细末，炼蜜为丸，如梧桐子大。每服三五十丸，空心、食后各一服，温水送下。

【功用】明目，暖水脏，活血驻颜，壮筋骨。

【主治】男子肾脏虚弱，眼目昏暗，或见黑花。

2146 平肝潜阳汤

【方源】《张皆春眼科证治》。

【组成】酒生地 15g，玄参 9g，五味子 3g，酒白芍、菊花、石决明、生牡蛎、车前子各 9g。

【功用】滋阴降火，平肝潜阳。

【主治】绿风内障，水不涵木，肝火偏盛。头痛眼胀，时轻时重，瞳神时散时收（后期则不能收），视物模糊，白睛淡赤，按之目珠较硬者。

2147 石决明散

【方源】《审视瑶函》卷五。

【组成】石决明（醋煅）、防风、人参、茺蔚子、车前子、细辛（减半）、知母、白茯苓、辽五味、玄参、黄芩各等份。

【用法】上为细末。每服二钱，食前茶清调下。

【主治】银障。瞳神中生白色内障，轻则一点白亮，而如银星一片，重则瞳神皆雪白而圆亮。

2148 石斛夜光丸

【方源】《全国中药成药处方集·西安方》。

【组成】薄荷七钱，当归二两，石斛一两半，杭芍二两，菊花四两，川芎六钱，生地、山萸、茺蔚各二两，胆草五钱，丹皮一两，栀子五钱，柴胡、北五味各七钱，羌活五钱，赭石二两，磁石二两，生草八钱。

【用法】炼蜜为小丸。每服二三钱，淡盐水送下。

【功用】消炎，镇静，强壮。

【主治】内障，视物不清，云翳攀睛，瞳仁反背，慢性目疾。

【宜忌】忌刺激性食物。

2149 四物五子丸

【方源】《医方类聚》卷六十八引《澹寮》。

【组成】当归（去芦，酒浸）、川芎、熟地黄（酒蒸，焙）、白芍药、覆盆子（酒浸）、枸杞子、地肤子、菟丝子（酒淘净，浸蒸，别研）、车前子（酒蒸）分两以虚实斟酌。

【用法】上为末，炼蜜为丸。每服三十丸，盐汤吞下。

【功用】《医宗金鉴》：滋阴养水，略带抑火。

【主治】①《医方类聚》引《澹寮》：心肾不足，眼目昏暗。②《医宗金鉴》：或因嗜酒恣欲，或劳瞻竭视，或思虑太过，肝肾俱伤，目觉干涩不爽，视物昏花。

2150 生蒲黄汤

【方源】《眼科六经法要》。

【组成】生蒲黄、旱莲草各24g，丹参、郁金各15g，丹皮、生地、荆芥炭各12g，川芎6g。

【功用】凉血散瘀，活血止血。

【主治】血分有热，眼底出血，视物不清，视力减退。

2151 加味地黄汤

【方源】《程松崖先生眼科》。

【组成】熟地二钱（切片），山萸一钱，丹皮八分，川芎八分，山药一钱，泽泻八分，归身一钱，枸杞一钱，菟丝子一钱，菊花一钱，茯苓八分。

【用法】水煎服。为丸亦可。若为丸，则用熟地八两，山药、山萸、归身、枸杞各四两，丹皮、云苓、泽泻、川芎各三两，菟丝子三两（酒蒸），菊花二两，共研细末，炼蜜为丸。空心每服四钱。

【主治】肝肾亏虚，眼睛不红，不肿痛，眼胞不下坠，但视物不明，及病后眼睛看物不清楚，云翳退后不明，夜见灯有丝球者。

2152 羊肝丸

【方源】《本草图经》引《传信方》（见《证类本草》卷七）。

【异名】秘传羊肝丸（《局方》卷七）。

【组成】黄连末一大两，白羊子肝一具（去膜）。

【用法】上同于砂盆内研极细，为丸如梧桐子大。每食二七枚，以暖浆水送下。连作五剂愈。

【功用】《明医指掌》：补肝明目。

【主治】肝经不足，风毒上攻，眼目昏暗，羞明泪出，隐涩难开，翳障青盲，攀睛胬肉。①《本草图经》引《传信方》：诸眼目疾，及障翳青盲。②《局方》：丈夫、妇人肝经不足，风毒上攻，眼目昏暗泪出，羞明怕日，隐涩难开，或痒或痛；远年日近内外障眼，攀睛胬肉，针刮不能治。③《医学入门》：拳毛倒睫。

【宜忌】禁食猪肉及冷水。

【方论】①《医方考》：眼者肝之窍，肝木自实则病眼，邪害空窍也。越人云：实则泻其子。故用黄连以泻心；能泻其心，则子食气于母，而肝弗实矣，目也岂不莹然而明乎？然必剂以羊肝者，取其为血气之属，同类相从，用之补肝，非若草木之性，偏一而失冲和也。②《医方集解》：用羊肝引黄连等药入肝，解肝中诸郁，盖肝主目，肝郁解则目之玄府通利而明矣。黄连之类解热郁也。③《本事方释义》：黄连气味苦寒，入手少阴；白羊肝气味苦寒，入足厥阴，此治目疾之方。因操持谋虑，用心太过，厥阳上升，肝阴必致内耗，每每伤目者多。故一味泻心火，兼以血肉之养肝，宜其效验之捷耳。

【临证举例】内障：崔承元为内障所苦，丧明逾年，依此方合服，不数月眼复明，因传此方于世。

2153　杞菊六味丸

【方源】《麻疹全书》。

【异名】杞菊地黄丸（《医级》卷八）。

【组成】熟地八两，丹皮三两，白菊三两，茯苓三两，萸肉四两，杞子三两，怀山药四两，泽泻三两。

【用法】上药各为末，炼蜜为丸服。

【功用】①《麻疹全书》：清肝肺，明耳目。②《医家四要》：补肾水以涵肝木。

【主治】①《医级》：肝肾不足，目生花歧视，或干涩眼痛。②《医家四要》：肝血虚，目

耗散而不明。

2154　还睛散

【方源】《秘传眼科龙木论》卷一。

【组成】人参、茯苓、车前子、黑参、防风、芫蔚子、知母各二两，黄芩一两半（去皮）。

【用法】上为末。每服一钱，以水一盏，煎至五分，去滓温服。此状宜令针治诸穴脉，然后宜服本方。

【主治】枣花翳内障。初患之时，微有头旋眼涩，渐渐昏暗，时时痒痛，脑热有花，黄黑不定。

2155　还睛散

【方源】《秘传眼科龙木论》卷二。

【组成】人参、车前子、地骨皮、茯苓、细辛、防风、川芎、羌活各等份。

【用法】上为末，以水一盏，散一钱，煎至五分，去滓，食后温服。

【主治】青风内障。初患之时，微有痛涩，头旋脑痛，或眼先见有花无花，瞳仁不开不大，渐渐昏暗，或因劳倦，渐加昏重，皆因五脏虚劳所作。

【宜忌】初患之时，或因劳倦，渐加昏重，宜令将息，便须服药，恐久结为内障，不宜针拨。

2156　还元明目汤

【方源】《眼科临症笔记》。

【组成】大熟地八钱，生地三钱，萸肉三钱，远志三钱，枣仁三钱（炒），黄芪五钱，菟丝子四钱，川芎二钱，蔓荆子三钱，蒺藜三钱（炒），知母三钱，甘草一钱，生磁石二钱。

【用法】水煎服。

【主治】云雾移睛症，两眼黑白稍分，不疼不红，唯瞳孔微大，常见黑花浮游移荡。

【临证举例】云雾移睛症：晁某之母，五十三岁，素性暴躁，因怒气伤肝，肝火上冲

于脑，自觉头摇目眩，视如黑花乱动，屡治不愈，后又令余治疗。按其脉，六脉虚数，唯少阴为甚，是知心血耗散，肾水不足，而邪火挟虚上升，搅乱于脑，以致视力不稳，满目如蝇飞、旗展之状。处方：针刺上星、承泣；内服还元明目汤十余剂。黑花减少，而昏花如故；又以益智安神汤隔日晚服，半年余移睛之弊而愈。

2157 还睛补肾丸

【方源】《银海精微》卷上。

【组成】人参、白术、茯苓、蒺藜、羌活、木贼、菊花、防风、甘草、川芎、山药、肉苁蓉、密蒙花、青葙子、牛膝、菟丝子各一两。

【用法】上为末，炼蜜为丸，或煎服亦妙。

【主治】肾虚目暗生花，不能久视；肾虚内障，两目黄昏不见。

2158 补阳抑阴汤

【方源】《眼科临症笔记》。

【组成】大丽参三钱，石菖蒲三钱，柏子仁三钱，菟丝子三钱，远志肉三钱，白蒺藜三钱（炒），补骨脂二钱，黄芪五钱，朱茯神三钱，粉甘草一钱，车前子三钱（炒，外包）。

【用法】水煎服。

【主治】白昼青盲症。两眼不疼不赤，瞳孔无异常人，外视如无病，但夜明而昼昏。

2159 青羊补肝汤

【方源】《眼科临症笔记》。

【组成】大熟地一两，菟丝子三钱，沙苑子三钱，枸杞三钱，苍术三钱，云苓三钱，楮实子三钱，柴胡二钱，冬虫夏草一钱，羊肝一具。

【用法】水煎服。

【主治】视神经萎缩。

2160 明目二陈汤

【方源】《张皆春眼科证治》。

【组成】陈皮9g，清半夏6g，茯苓、车前子各9g，炒枳壳6g，甘草3g。

【功用】祛湿化痰，降浊明目。

【主治】痰湿内聚，上扰清窍，幻影色黄，胸闷头重，或咳嗽痰多，苔腻脉滑。

【方论】方中二陈汤祛湿化痰；车前子引湿浊之邪下行；炒枳壳宽中理气，祛痰除满。诸药奏效，湿除痰去，目自明也。

2161 明目地黄丸

【方源】《医略六书》卷二十一。

【组成】熟地五两，萸肉二两，泽泻一两，丹皮一两半，茯神二两（去木），山药三两（炒），当归、川芎一两，麦冬三两（去心），石斛三两。

【用法】上为末，炼蜜为丸。每服三钱，滚水送下。

【主治】肝肾不足，两目昏暗，脉虚者。

【方论】肝肾不足，精血不能上奉，故两目昏暗，视物不明焉。熟地补肾养肝，萸肉涩精秘气，丹皮凉血退阴火，山药补脾益真阴，当归养血以荣肝，川芎活血以欣木，泽泻泻湿热，茯神安神志，麦冬清心润燥，石斛平热滋阴也。蜜丸下，使肝肾两滋，则精血自足而上奉于目，目暗无不自明矣。此补肾养肝兼清湿热之剂，为肝肾不足，两目昏暗之专方。

2162 固本泻火汤

【方源】《眼科临症笔记》。

【组成】生牡蛎五钱，生龙骨五钱，当归三钱，川芎二钱，白芍四钱，生地一两，生龟甲四钱，金银花六钱，玄参三钱，知母三钱，寸冬三钱，黄连二钱，生甘草一钱，羚羊角五分。

【用法】水煎服。

【主治】萤星满目症（玻璃体出血）。两眼黑珠与平人无异，不疼不红，自视火光乱飞，视物昏花。

【临证举例】眼底出血：左某某，女，干部。忽觉头晕、目昏，视有红花，确诊为眼底出血。六脉洪大。乃肝火旺盛，上冲于脑，波及于目而致。先服本方十余剂，血即止。改服平肝泻火汤，三月余视力上达 1.2。

2163 金光明目丸

【方源】《眼科秘书》卷上。

【组成】枸杞（共四两，分四制：一两用芝麻炒，一两用花椒炒，一两用童便浸炒，一两用盐水浸炒，制完听用）、甘草、熟地、生地、麦冬、密蒙花、白菊、赤芍、牡蛎、磁石（煅）、当归、川芎各一两，蝉蜕（洗去土）、谷精草、山栀、泽泻各一两。

【用法】上共枸杞为末，炼蜜为丸，如梧桐子大。每服五十丸，早、午、晚食后滚水送下。

【主治】五风内障，肾虚，不论老幼，远近血枯诸眼症。

2164 夜明散

【方源】《医方类聚》卷七十引《施园端效方》。

【组成】谷精草、甘草、夜明砂、青蛤粉、苍术各等份。

【用法】上为细末。每服三钱，猪肝二两，批开，掺药在内，麻扎定，米泔煮，熏眼；至熟，分三五次细嚼肝汤下。日均一剂。

【主治】雀目久昏。

2165 夜明八味汤

【方源】《千家妙方》。

【组成】熟地 12g，丹皮 9g，云苓 12g，山药 9g，泽泻 6g，萸肉 9g，肉桂 3g，附子 1.5g，夜明砂 15g，苍术 12g。

【用法】水煎服，每日一剂。

【功用】温肾壮阳。

【主治】命门火衰，肾阳虚惫之视网膜色素变性。

【临证举例】视网膜色素变性：梁某某，女，24 岁，汽车厂工人。1 年多来视力减退，

经本厂医院治疗无效，于 1973 年 7 月 16 日介绍来诊来治。检查：视力右眼 0.9，左眼 0.7，外眼无异常。眼底：双眼视神经乳头色蜡黄，网膜有散在的褐色素斑点、斑块，视野缩小。全身情况尚好，脉弦细，舌质淡，苔薄。临床诊断为视网膜色素变性（双）。治疗用夜明八味汤加减共投 32 剂，症状得除，眼底网膜较前改善。为巩固其效果，又投桂附地黄丸 50 丸，早、午、晚各服 1 丸。再次来诊检查，见眼底较前又有改善。追踪 3 年，未见复发。

2166 育神夜光丸

【方源】《摄生众妙方》卷九。

【组成】当归（全用，酒浸洗）、远志（以甘草水煮，捶，去心）、牛膝（去芦，怀庆者佳）、地骨皮（去梗，用水洗净）、菟丝子（捣去灰土，酒浸净，再以酒浸经宿，加酒煮烂，捣成饼，日晒干，入药）、生地黄（怀庆者，酒洗净，浸烂）、熟地黄（怀庆者，酒洗净，浸烂，同生地黄木臼同捣成膏）、枳壳（去瓤，面炒）、甘州枸杞、甘州菊花（去梗）各等份。

【用法】上为末，生熟地黄捣膏，入前药，炼蜜为丸，如梧桐子大。每服五六十丸，空心用盐汤、食后温酒、临睡茶清送下。

【功用】①《医便》：明目，去翳障。②《济阳纲目》：养神益精，益智聪心，补血不壅燥，润颜色，调脏腑，常服目光炯然，神宇泰定，语言清彻，步履轻快，就灯永夜不倦。

【主治】①《摄生众妙方》：眼目病。②《医学六要》：精衰眼昏。

2167 复明散

【方源】《卫生总微》卷十八。

【组成】苍术二两（米泔浸，去皮，切，焙干），谷精草一两，地肤子半两，决明子半两，黄芩半两。

【用法】上为细末。每服一钱，水八分，加荆芥少许，煎至五分，去滓，食后温服。

【主治】小儿雀目，至暝不见物。

2168 逍遥散

【方源】《韦文贵眼科临床经验选》。

【组成】归身 9g，焦白术 6g，甘草 3g，柴胡 6g，丹皮 6g，茯苓 12g，焦山栀 6g，白菊 6g，白芍 9g，杞子 9g，石菖蒲 10g。

【功用】疏肝解郁，清热养血，平补肝肾。

【主治】七情内伤所致肝郁气滞型或温热病后玄府郁闭而致双眼失明，如球后视神经炎、视神经萎缩、皮质盲（近似中医青盲），或突然失明，如急性球后视神经炎、视网膜中央动脉阻塞（一天内）、视网膜中央静脉血栓形成、视网膜静脉周围炎所致玻璃体出血（近似中医暴盲）。

【加减】表邪已解，亦无低热，可去薄荷；药后大便溏稀，可去栀子、菊花，加党参益气健脾而扶正。

【方论】柴胡疏肝解郁；归身、白芍养血柔肝而和脾；茯苓、白术、甘草健脾燥湿和中；丹皮、栀子清热、凉血而泻郁火；菊花平肝明目；杞子清肝益肾明目；石菖蒲芳香开窍明目。本方用于眼科上述疾患，不但有疏肝行气解郁之功，且有平肝、益肾明目之效。木郁达之，玄府通利，则目得濡养而神光充沛。

2169 通窍明目汤

【方源】《眼科临症笔记》。

【组成】当归四钱，桃仁三钱（炒），红花二钱，丽参三钱，黄芪五钱，白术二钱（炒），菖蒲三钱，茯神三钱，川芎三钱，细辛二钱，甘草一钱。

【用法】水煎，并用牙皂五分，镜砂二分，赤金三张，共为细末，随药水冲服。

【主治】暴盲症（视网膜中央静脉血栓）初期属虚脱证者。

【加减】愈后头疼目胀，不时昏乱者，去细辛、牙皂，加楮实子五钱，茺蔚子四钱，川羌三钱，白芍四钱，生地八钱，以上加倍，共为丸，镜砂为衣。每服三钱，一日二次，白水

送下。虽不能光明如初，亦可保守睛光不失。

2170 菊花明目饮

【方源】《张皆春眼科证治》。

【组成】菊花 18g，黄芩 12g，柴胡 6g，龙胆草 3g，知母、玄参、赤芍、牡丹皮各 9g，防风 3g，青葙子 6g。

【主治】头痛目痛严重，抱轮红赤，黄仁纹理模糊，神水混浊，瞳神缩小。

【加减】黄液上冲者，可加玄明粉 3g，酒大黄 6g。

【方论】菊花、防风除肝中风热；柴胡、黄芩、龙胆草清肝泻火；知母、玄参养阴滋肾，且降虚浮之火；赤芍、牡丹皮凉血活瘀，且能清肝经血分；青葙子清肝明目，且能散大瞳神。

2171 理气活血汤

【方源】《张皆春眼科证治》。

【组成】柴胡 6g，杭白芍、归尾、牡丹皮、香附各 9g，青皮 3g，炒栀子 6g。

【功用】疏肝解郁，理气活血。

【主治】暴盲。

【方论】方中柴胡、香附、青皮疏肝理气，白芍、归尾、牡丹皮活血柔肝祛瘀，少佐以炒栀子清心泻火，以防肝郁化火耗损肾阴。

2172 眼科保瞳丸

【方源】《中药成方配本》。

【组成】熟地四两，麦冬三两，枸杞子三两，白菊花二两，青葙子一两五钱，决明子二两，女贞子二两，菟丝子三两，潼蒺藜三两，煅玄精石一两五钱，谷精草三两，密蒙花一两五钱，知母一两五钱，茯苓二两，车前子一两五钱。

【用法】上为细末，用白蜜六两炼熟，化水泛丸，如绿豆大，约成丸二十八两。每服二钱，开水吞服，每日二次。

【功用】滋肾保瞳。

【主治】肝肾两亏，眼目昏花。

2173 羚羊角汤

【方源】《张皆春眼科证治》。

【组成】羚羊角 0.6g，防风 6g，知母、玄参、茯苓、酒黄芩、车前子、夏枯草各 9g，五味子 3g。

【功用】清肝祛风，除湿降浊。

【主治】绿风内障。肝经风热挟湿邪上攻，头痛目痛剧烈，白睛混赤，瞳神散大色绿，按之石硬，视力锐减，或兼恶心呕吐者。

【加减】若兼恶心呕吐，可加竹茹 9g，清半夏 6g，降逆止呕。

【方论】方中羚羊角、酒黄芩、夏枯草清肝泻火，羚羊角且有息风之力，酒黄芩且有燥湿之能；茯苓、车前子降浊除湿，导湿热下行；防风驱散风邪；知母、玄参、五味子滋肾阴以降虚火，五味子酸敛且有缩瞳之能。

【临证举例】绿风内障：范某某，男，34岁，工人。1972 年 11 月 28 日初诊。左目胀痛，连及患侧头痛 2 天。6 天前开始感觉左眼发胀，视物尚可，没经治疗。前天晚上因他事不从其心，饮酒后蒙头便睡，深夜便觉头痛，左目胀痛，视灯光如火团，室内之物不能看清，今日更重，头痛如裂，视物昏蒙。检查：视力，右眼 1.5，左眼 1 米指数，胞睑浮肿，白睛混赤，胞轮尤重，青睛混浊，如蒙一层蒸汽，瞳神散大，色昏暗淡绿，按之目珠坚硬。此为绿风内障，因肝经风热挟湿邪上攻而成，治以羚羊角汤（未点缩瞳剂），服药 2 剂。11 月 30 日复诊：头痛眼痛大减，白睛红赤减退，青睛周围已现青润，瞳神稍敛，视力 0.3，又服上方 2 剂。12 月 3 日三诊：气、风二轮已复如常，瞳神稍大、色暗，按之目珠较硬，仍视物不清。以平肝潜阳汤服至 12 月 18 日，一切恢复正常，视力，双眼 1.5。嘱其常服明目地黄丸，禁忌饮酒。观察 1 年，未见复发。

2174 羚羊散血饮

【方源】《张皆春眼科证治》。

【组成】羚羊角 0.3g，酒黄芩 12g，青黛 0.3g，赤芍、牡丹皮、茜草各 9g，小蓟 12g。

【功用】清肝解郁，凉血活血。

【主治】云雾移睛，证属气郁化火，迫血妄行，发病急骤，见影色红，头痛目胀，口苦耳鸣，胸胁胀痛，舌红脉数者。

【方论】方中羚羊角、酒黄芩、青黛除肝中郁火；赤芍、牡丹皮凉血活血；茜草、小蓟凉血止血，活瘀通络。诸药合用，防治并重，活止结合，瘀血得去，热平血静，幻影无踪。

【临证举例】云雾移睛：程某某，男，21岁，社员。1974 年 7 月 11 日初诊：半月前左眼忽然发病，自觉眼前一片红光，视物不清。曾在当地医院诊断为视网膜静脉周围炎，玻璃体出血，经治疗有所好转。现觉眼前有红色彩云飘动，时隐时现，头痛耳鸣，两胁胀痛，口苦。检查视力：右眼 1.5，左眼 0.6。左眼玻璃体内有少量积血，呈片状或条状飘浮其间，眼底比较模糊，尚能窥见，视网膜颞侧周边部静脉支有白鞘附着，其上下各有一块不规则乳头大的出血斑，黄斑中心凹反射良好。舌质红，脉弦数。此为云雾移睛，治以羚羊散血饮。服药 12 剂。7 月 24 日复诊：玻璃体积血全部吸收，眼底视网膜颞侧周边部出血斑缩小，视力左眼 1.0，又服上药 25 剂。8 月 21 日三诊：自觉眼前有米粒大两块黑影飘动，视力双眼均为 1.5，视网膜出血已全部吸收，该处见有螺旋状血管新生，嘱其常服明目地黄丸。观察 2 年没再复发。

2175 滋肾降浊汤

【方源】《张皆春眼科证治》。

【组成】枸杞子、桑椹各 12g，茯苓、车前子、熟地、玄参各 9g，荷叶 1.5g。

【功用】滋肾明目，升清降浊。

【主治】视瞻有色。病变后期，症见暗影

灰暗，神光受截，或兼头晕耳鸣，腰酸遗精，脉沉细。

【方论】方中熟地、桑椹、玄参滋补肾阴；枸杞子生精助阳，肾中阴精充沛，阳气自升，此乃阴生阳长之意；更兼荷叶引清阳上升于目，目视自清；车前子、茯苓利水道，固肾窍，浊气自除。

2176 潜阳活血汤

【方源】《张皆春眼科证治》。

【组成】酒生地15g，玄参、生牡蛎各9g，石决明6g，牡丹皮、赤芍、茜草各9g。

【功用】滋阴潜阳，活血祛瘀。

【主治】云雾移睛症。阴虚火旺，血不循经，幻影微红，头晕目眩，颧赤舌红，失眠盗汗，脉细数。

【方论】方中酒生地、玄参滋阴降火；生牡蛎、石决明重镇潜阳，清热滋阴；牡丹皮、赤芍活血凉血，祛瘀通络；茜草既有行血化瘀之效，又有凉血止血之功，既能祛已出之积血，又能防新血之再出。

六、眼外伤

2177 决明散

【方源】《眼科阐微》卷三。

【组成】石决明、草决明、防风、赤芍、柴胡、白芷各八分，菊花一钱二分，川芎、羌活、蒺藜、红花各五分，当归一钱，栀子六分。

【用法】加姜皮些许，灯心二十寸，水二盅，煎八分，食远温服。

【主治】目珠被物撞打、疼痛，眼眶停留瘀血。

2178 荆防白菊散

【方源】《青囊全集》卷上。

【组成】荆芥一钱五分，防风一钱五分，白菊三钱，西羌一钱五分，僵虫一钱五分（炒），归尾三钱，赤芍一钱五分，谷精一钱五分，粉草五分，蛇蜕一条（焙枯，研）。

【功用】散肿除痛。

【主治】眼目外伤。

2179 活瘀四物汤

【方源】《张皆春眼科证治》。

【组成】酒生地15g，赤芍、当归各9g，川芎3g，苏木9g，血竭6g，刘寄奴9g，枳壳1.5g。

【功用】活血祛瘀，通络，补养肝肾。

【主治】钝力撞击，眼珠受损，但未破裂，瞳神慢慢变白（外伤性白内障）。

【方论】方中苏木、血竭、刘寄奴、赤芍、川芎活血祛瘀，疏通络脉；酒生地、当归清热养阴，且有行血之力；枳壳理气以助活瘀。

2180 破血明目汤

【方源】《张皆春眼科证治》。

【组成】生地18g，赤芍、当归尾、刘寄奴各9g，苏木6g，茜草9g，血竭6g，益母草9g。

【功用】祛瘀通络。

【主治】由外伤而致之血灌瞳神。

【加减】痛甚者，加没药6g以活瘀止痛；眼眶青肿者，加大黄9g以逐瘀消肿。

【方论】方中生地、赤芍、当归尾活血凉血；刘寄奴、苏木、血竭活血祛瘀；茜草止血活血；益母草祛瘀生新。

【临证举例】血灌瞳神：崔某，女，38岁。初诊：10天前被土块打伤右眼，现已不痛，稍有胀感，满目红光，不能见物。检查：白睛淡赤，青睛内面下方有少量积血，瞳神散大，呈一片鲜红，仅辨明暗，不辨人物。眼底不能窥见。此为血灌瞳神，治以破血明目汤加香附9g。服药15剂。复诊：青睛下方积血已尽，瞳神稍有缩小，色转暗红。上方再服10剂，视力：右眼达0.08，左眼1.5。给明目地黄丸常服。

2181 调气四物汤

【方源】《张皆春眼科证治》。

【组成】当归、酒白芍各9g,酒生地12g,川芎3g,陈皮、香附各6g,五味子3g。

【功用】行气活血,收敛瞳神。

【主治】瞳神受损而散大者。

【方论】方中四物汤活血养血;陈皮、香附理气以助血行;五味子收敛瞳神。诸药合用,共起养血活血、行气缩瞳之功。

七、其他眼病

2182 大补真元汤

【方源】《眼科临症笔记》。

【组成】大熟地一两,生龟甲四钱,萸肉四钱,枸杞四钱,泽泻三钱,云苓三钱,生牡蛎四钱,生龙骨四钱,黄芪六钱,丹皮三钱,边桂五分,甘草一钱。

【用法】水煎服。

【功用】补气强阴。

【主治】视定反动症,两眼不疼不红,又无云翳,视物皆动,常觉头晕目眩。

2183 加减地芝丸

【方源】《张氏医通》卷十五。

【组成】生地黄四两,天门冬(烘热,去心,另焙)、枸杞子各三两,甘菊二两,熟地黄四两,麦冬(去心)、山茱萸肉各三两,当归身二两,五味子一两。

【用法】炼蜜为丸,如梧桐子大。每服百丸,沸汤、温酒任下。

【主治】目能远视,不能近视。

2184 加味明目地黄丸

【方源】《眼科阐微》卷二。

【组成】熟地八两,山药六两(饭上蒸过),山萸六两(去核,净蒸),泽泻三两(面煨),茯苓三两(去皮),全当归六两(酒洗),菊花二两(白者),丹皮三两,枸杞六两(去蒂,酒洗,炒)。

【用法】炼蜜为丸,如梧桐子大。每服五七钱,空心盐汤送下。自二钱起,渐加至四钱。

【主治】老年眼症,外而翳膜遮睛,内而瞳神昏暗者。

2185 阿胶汤

【方源】《张皆春眼科证治》。

【组成】阿胶3g,酒白芍6g,当归9g,防风3g,僵蚕6g。

【功用】养血舒筋祛风。

【主治】通睛症。起病缓慢,眼珠虽亦偏斜,但转动灵活,无视一为二和其他不适之感。

【方论】方中阿胶、酒白芍、当归补养肝血,筋脉得养,伸缩皆灵;更兼防风、僵蚕除风散邪,珠之偏斜自能复正。

2186 金水丸

【方源】《张皆春眼科证治》。

【组成】熟地、天门冬各90g,山萸肉、五味子各30g,生龙骨、生牡蛎各60g,车前子90g。

【用法】上为细末,炼蜜为丸,如梧桐子大。每次9g,淡盐汤送下,一日三次。

【功用】滋补肾水,敛纳阳光。

【主治】视远怯近症(远视、老花)。房劳伤肾,或悲泣伤肺,金不生水,自觉眼部干涩,远视较轻,近视模糊,视物不能持久,久视则更为不清,头额作痛,或白睛有赤丝发生。

【方论】方中熟地、山萸肉大补肾阴,天门冬、五味子养肺滋阴以生肾水,生龙骨、生牡蛎滋阴潜阳,车前子利水固肾。诸药同用,共奏滋阴补肾、敛纳阳光之功。

第三十二章　耳鼻病方

一、耳病

2187　木通丸

【方源】《杨氏家藏方》卷二十。

【组成】磁石三两（煅赤，醋淬九次），石菖蒲、远志（去心）、补骨脂（炒）各一两，木通半两，麝香一钱（别研）。

【用法】上为细末，用葱白汁煮面糊为丸，如梧桐子大。每服三十丸至四十丸，食前煎通草汤送下。

【主治】耳聋。

2188　耳聋左慈丸

【方源】《饲鹤亭集方》。

【组成】熟地四两，山萸肉（炙）二两，茯苓一两五钱，山药二两，丹皮一两五钱，泽泻一两五钱，磁石三两，柴胡一两一钱。

【用法】炼蜜为丸。每服三钱，淡盐汤送下。

【功用】①《北京市中药成方选集》：滋阴清热，益气平肝。②《中药成方配本》：补肝肾，通耳窍。

【主治】肾水不足，虚火上炎，头目眩晕，耳鸣耳聋。①《饲鹤亭集方》：肝肾阴亏，虚火上升，头眩目晕，耳聋耳鸣。②《重订广温热论》：肾虚精脱，耳鸣耳聋。③《全国中药成药处方集·杭州方》：肝肾阴亏，虚火上炎，头眩目赤，视物昏花，口舌干燥。

【备注】本方《重订广温热论》无柴胡，有石菖蒲、北五味。

2189　肉苁蓉丸

【方源】《圣济总录》卷一一四。

【组成】肉苁蓉（酒浸，切，焙）、石斛（去根）、白术、五味子、桂（去粗皮）、巴戟天（去心）、防风（去叉）、人参各二两，白茯苓（去黑皮）、泽泻、山茱萸各三两，熟干地黄（焙）、磁石（煅，醋淬七遍）各四两。

【用法】上为末，炼蜜为丸，如梧桐子大。每服三十丸，空心、食前温酒送下。

【主治】男子患耳内虚鸣，腰肾疼痛，髀膝风冷，食饮无味。

2190　芎芷散

【方源】《仁斋直指》卷二十一。

【组成】白芷、石菖蒲（炒）、苍术、陈皮、细辛、厚朴（制）、半夏（制）、辣桂、木通、紫苏茎叶、甘草（炙）各一分，川芎二分。

【用法】上为散。每服三钱，加生姜五片，葱白二片，水煎，食后、临卧服。

【主治】风邪入耳、入脑所致的耳鸣、耳聋、头痛。①《仁斋直指》：风入耳虚鸣。②《明医指掌》：风邪入于头脑作疼痛。③《杂病源流犀烛》：暴聋。

2191　苁蓉丸

【方源】《济生方》卷五。

【组成】肉苁蓉（酒浸，切片，焙）、山茱萸（去核）、石龙芮、石菖蒲、菟丝子（淘净，酒浸，蒸，焙）、川羌活（去芦）、鹿茸（燎去毛，切片，酒浸，蒸）、磁石（火炼、醋淬七次，水飞）、石斛（去根）、附子（炮，去皮脐）各一两，全蝎（去毒）二七个，麝香一字（旋入）。

【用法】上为细末，炼蜜为丸，如梧桐子大。每服七十丸，加至一百丸，空心盐酒、盐汤任下。

【主治】肾虚耳聋，或风邪入于经络，耳内虚鸣。

2192 两归汤

【方源】《辨证录》卷三。

【组成】麦冬一两，黄连二钱，生枣仁五钱，熟地一两，丹参三钱，茯神三钱。

【用法】水煎服。二剂而鸣止，四剂不再发。

【主治】耳鸣。人有平居无事，忽然耳闻风雨之声，或如鼓角之响。

【方论】此方凉心之剂也。心既清凉，则肾不畏心热，而乐与来归，原不必两相引而始合也。况方中全是益心滋肾之品，不特心无过燥之虞，而且肾有滋润之乐，自不啻如夫妇同心，有鱼水之欢，而无乖离之戚也，又何至喧阗于一室哉！

2193 补肾磁石丸

【方源】《圣惠方》卷三十六。

【组成】磁石二两（烧令赤，以醋淬七遍，捣碎研，水飞过），鹿茸二两（去毛，涂酥炙微黄），附子一两半（炮裂，去皮脐），菟丝子二两（酒浸三日，晒干，别捣为末），牡蛎粉一两半，楮实子二两（水淘去赤汁，炒令干浮者），肉苁蓉一两半（酒浸一宿，刮去皱皮，炙干），五味子一两，山药一两半，巴戟一两。

【用法】上为末，炼蜜为丸，如梧桐子大。每服三十丸，空心以温酒送下，晚食前再服。

【主治】劳聋肾虚，或耳中常闻钟磬风雨之声。

2194 附子散

【方源】《圣济总录》卷一一四。

【组成】附子（炮裂，去皮脐）、磁石（煅，醋淬七遍）、龙骨、菖蒲、藁本（去苗土）各一分。

【用法】上为散。以绵裹一钱匕，塞耳中。

【主治】耳聋。

2195 鸣聋散

【方源】《济生方》卷八。

【组成】磁石一块如豆大，穿山甲（烧存性，为末）一字。

【用法】上用新绵子裹，塞于所患耳内，口中衔小生铁，觉耳内如风声即住。

【主治】①《济生方》：耳中如潮声、蝉声或暴聋。②《济阳纲目》：耳聋久不闻者。

2196 荆芥连翘汤

【方源】《万病回春》卷五。

【组成】荆芥、连翘、防风、当归、川芎、白芍、柴胡、枳壳、黄芩、山栀、白芷、桔梗各等份，甘草减半。

【用法】上锉一剂。水煎，食后服。

【主治】肾经风热，两耳肿痛者。

2197 神曲丸

【方源】《千金方》卷六。

【异名】磁石丸（《圣济总录》卷一○九）、千金磁朱丸（《原机启微》卷下）、磁朱丸（《本草纲目》卷九）。

【组成】神曲四两，磁石二两，光明砂一两。

【用法】上为末，炼蜜为丸，如梧桐子大。饮服三丸，每日三次。

【功用】①《千金方》：益眼力，明目，百岁可读细书。②《中国药典》：镇心、安神、明目。

【主治】肾阴不足，心阳偏亢，眼目昏花，耳鸣耳聋，心悸失眠。①《圣济总录》：肾脏风虚，眼黑生花。②《原机启微》：神水宽大渐散，昏如雾露中行，渐睹空中有黑花，渐睹物成二体，久则光不收，及内障神水淡绿色、淡白色。③《普济方》：虚劳，目暗昏闷。④《古今名医方论》引王又原：耳鸣及聋。

【宜忌】《外台》：忌生血物。

【方论】①《原机启微》：磁石辛咸寒，镇

坠肾经为君，令神水不外移也；辰砂微甘寒，镇坠心经为臣，肝其母，此子能令其实也，肝实则目明；神曲辛温甘，化脾胃中宿食为佐。生用者，发其生气；熟用者，敛其暴气也。眼药后，俯视不见，仰视渐睹星月者，此其效也。②《古今名医方论》引王又原：磁石直入肾经，收散失之神，性能引铁，吸肺金之气归藏肾水；朱砂体阳而性阴，能纳浮游之火而安神明，水能鉴，火能烛，水火相济，而光华不四射钦？然目受脏腑之精，精资于谷，神曲能消化五谷，则精易成矣。盖神水散大，缓则不收，赖镇坠之品疾收而吸引之，故为急救之剂也。其治耳鸣、耳聋等症，亦以镇坠之功，能制虚阳之上奔耳！③《千金方衍义》：磁禀北方坎水之精，朱禀南方离火之气，以二味质重，故借神曲发越其沉着之性，以镇神水之不清。

【临证举例】幻听：本组 7 例患者，或为精神分裂症，以幻听为突出症状；或系精神分裂症，经过治疗后基本症状消失而残留幻听者。用磁朱丸治疗，每次 6~10g，每日 1~2 次，一般以一个月为一疗程（最短 7 天，最长 3 个月）。治疗后，显效（幻听消失或大部消失）3 例，好转（幻听减轻）3 例，无效 1 例。(《上海中医药杂志》1981，7：40.)

2198 通气散

【方源】《普济方》卷五十三。

【组成】茴香、木香、全蝎、陈皮、延胡索各一钱，穿山甲（炮）二钱，羌活、僵蚕、川芎各半钱，蝉蜕半钱，菖蒲一钱，甘草一钱半。

【用法】上为细末。每服三钱，温酒调下。

【主治】①《普济方》：耳聋，气闭不通。②《诚书》：暴怒气闭，耳部肿胀。

2199 滋阴地黄汤

【方源】《万病回春》卷五。

【组成】山药、山茱萸（去核）、当归（酒炒）、白芍（煨）、川芎各八分，牡丹皮、远志（去心）、白茯苓、黄柏（酒炒）、石菖蒲、知母（酒炒）、泽泻各六分，熟地黄一钱六分。

【用法】上锉一剂。水煎，空心服。如作丸，用炼蜜为丸，如梧桐子大。每服百丸，空心盐汤送下，酒亦可。

【主治】色欲动相火，右耳聋，及大病后耳聋。

2200 聪耳芦荟丸

【方源】《外科正宗》卷四。

【组成】芦荟、大黄（蒸熟）、青黛、柴胡各五钱，龙胆、当归、山栀、青皮、黄芩各一两，木香二钱，南星三钱，麝香五分。

【用法】上为末，神曲糊为丸，如绿豆大。每服二十一丸，食后姜汤送下，一日三次。

【主治】肝胆有火，耳内蝉鸣，渐至重听，不闻声息者。

2201 聪耳抑火汤

【方源】《何氏济生论》卷六。

【组成】黄芩、柴胡、当归、香附、天花粉各八分，木通、薄荷、枳壳各四分，贝母、菖蒲、甘草各六分，防风、桔梗各七分，黄连四分。

【用法】水煎服。

【主治】痰火上升，耳窍闭塞不通者。

二、鼻病

2202 川芎散

【方源】《古今医统》卷六十二引《医林方》。

【组成】川芎、藁本、细辛、白芷、羌活、炙甘草各一两，苍术（米泔浸）五两。

【用法】上㕮咀。每服三钱，水一盏，加生姜三片，葱白三寸煎服。

【主治】风寒鼻塞。

2203 加味辛夷散

【方源】《仙拈集》卷二。

【组成】辛夷、黄芪、人参、当归、白芍、川芎、白芷、细辛、黄芩各一钱，甘草六分。

【用法】灯心三十根，水煎，食远服。

【主治】鼻中流出臭脓，名曰脑漏。

2204 苍耳散

【方源】《济生方》卷五。

【组成】辛夷仁半两，苍耳子二钱半，香白芷一两，薄荷叶半钱。

【用法】上晒干，为细末。每服二钱，食后用葱、茶清调下。

【主治】鼻渊，鼻流浊涕不止。

【方论】《医方集解》：此手太阴、足阳明药也。凡头面之疾，皆由清阳不升，浊阴逆上所致。白芷主手足阳明，上行头面，通窍表汗，除湿散风；辛夷通九窍，散风热，能助胃中清阳上行头脑；苍耳疏风散湿，上通脑顶，外达皮肤；薄荷泄肺疏肝，清利头目；葱白升阳通气；茶清苦寒下行，使清升浊降，风热散而脑液自固矣。

2205 杏仁细辛膏

【方源】方出《仁斋直指》卷二十一，名见《古今医统》卷六十二。

【组成】杏仁（水浸，去皮，焙）、细辛、白芷各一钱，全蝎两个（焙）。

【用法】上为末，麻油调敷。

【主治】鼻痛。

2206 辛夷汤

【方源】《御药院方》卷五。

【组成】辛夷（去毛）、甘菊花（去枝叉）、吴白芷、前胡（去芦头）、川芎、薄荷叶（去土）、石膏、白术、赤茯苓（去皮）、生干地黄、陈橘皮（去白）各一两，甘草（炙）二两。

【用法】上为粗末。每服五钱，水一盏半，煎至一盏，去滓，食后温服，一日三次。

【主治】肺气不利，头目昏眩，鼻塞声重，咯吐稠黏。

2207 辛夷散

【方源】《济生方》卷五。

【组成】辛夷仁、细辛（洗去土叶）、藁本（去芦）、升麻、川芎、木通、防风（去芦）、羌活（去芦）、甘草（炙）、白芷各等份。

【用法】上为细末。每服二钱，食后茶清调服。

【主治】鼻塞涕出，香臭莫辨；鼻息肉，脑漏。①肺虚，风寒湿热之气加之，鼻内壅塞，涕出不已，或气息不通，或不闻香臭。②《医方考》：鼻生息肉，气息不通，香臭莫辨。③《惠直堂方》：脑漏。

【方论】①《医方考》：鼻者，气之窍，气清则鼻清，气热则鼻塞，热盛则塞盛，此息肉之所以生也，故治之宜清其气。是方也，辛夷、细辛、川芎、防风、藁本、升麻、白芷，皆轻清辛香之品也，可以清气，可以祛热，可以疏邪，可以利窍；乃木通之性，可使通中；甘草之缓，可使泻热。②《医方集解》：此手太阴、足阳明药也。燥火内焚，风寒外束，血气壅滞，故鼻生息肉而窍窒不通也。辛夷、升麻、白芷辛温轻浮，能引胃中清气上行头脑；防风、藁本辛温雄壮，亦能上入巅顶胜湿祛风；细辛散热破结，通精气而利九窍；川芎补肝润燥，散诸郁而助清阳。此皆利窍升清，散热除湿之药。木通通中，茶清寒苦，以下行泻火，甘草和中，又以缓其辛散也。

【备注】本方《得效方》有苍耳子；《医方考》无羌活。

2208 辛夷荆芥散

【方源】《明医指掌》卷八。

【组成】辛夷一钱，荆芥八分，黄芩（酒炒）八分，神曲（炒）七分，南星（姜制）、半夏（姜制）八分，苍术（米泔浸，炒）八分，白芷八分。

【用法】上锉一剂。水二盏，煎至八分，食后温服。

【主治】鼻渊不止。

2209　泻胆汤

【方源】《内外验方秘传》。

【组成】胆草一钱，胡黄连一钱，芦荟一钱，丹皮二钱，当归二钱，麦冬二钱，知母二钱，山栀二钱，黄芪一钱，苍耳子二钱，柴胡八分。

【用法】猪胆汁一个为引，水煎服。

【主治】鼻渊，鼻中时流臭涕。

2210　荆芥饮

【方源】《医钞类编》卷七。

【组成】荆芥、茅花各一钱，当归、生地各三钱，白芍二钱，辛夷五分，木通五分。

【用法】水煎服。服后仰卧片时立止。

【主治】鼻衄不止。

2211　银翘辛夷汤

【方源】《中医内科临床治疗学》引冷柏枝方。

【组成】金银花9g，连翘12g，辛夷3g，山栀3g，黄芩3g，桑叶3g，荆芥6g，薄荷3g，桔梗6g，生甘草3g，丝瓜藤10g。

【用法】水煎服。

【主治】鼻窦炎。

2212　清臭饮

【方源】《仙拈集》卷二。

【组成】赤芍、黄芩、藁本、生地、黄连、石菖蒲、远志各等份，甘草三分。

【用法】水煎服。

【主治】鼻中臭气。

2213　清热解毒消肿汤

【方源】方出《赵炳南临床经验集》，名见《千家妙方》。

【组成】连翘五钱，蒲公英五钱，金银花五钱，野菊花三钱，黄芩三钱，瓜蒌一两，生地五钱，甘草二钱。

【功用】清肺经热，解毒消肿。

【主治】鼻前庭疖肿。

【临证举例】鼻前庭疖肿：关某某，男，34岁。患者于8天前右侧鼻孔生疮，日渐增大，局部红肿，恶寒发热，恶心，大便秘结，口渴心烦，脉细数，舌质稍红，苔薄黄。体温38.7℃，局部脓头欲破溃。此系肺热不宣，火毒凝结。治以清肺经之热，解毒消肿。投以本方，外用化毒散软膏，3剂后红肿已消，身热已退；再进3剂治愈。

2214　鼻炎灵

【方源】《古今名方》。

【组成】苍耳子（捣）、白芷、辛夷各60g，冰片粉6g，薄荷霜5g，芝麻油500ml，液状石蜡1000ml。

【用法】将前三味与芝麻油同放锅内，浸泡24小时，加热，待炸成黑黄色捞出，再下余三味药，搅匀，冷却后过滤，分装眼药水瓶内。用时仰头滴鼻，每次滴1~2滴，日滴一至二次。

【功效】疏风祛湿，芳香透窍，清热消肿，化瘀止痛，滋润黏膜，收缩息肉。

【主治】慢性鼻炎、萎缩性鼻炎、过敏性鼻炎、鼻息肉等。症见鼻黏膜充血，或干燥萎缩，鼻塞流涕，嗅觉失灵等。

2215　鼻窦灌注液

【方源】《中医耳鼻喉科学》。

【组成】辛夷花30g，白芷30g，黄芪60g，薄荷30g，淫羊藿叶30g，野菊花30g，桂枝30g，当归30g，栀子30g。

【用法】鼻窦内积脓经冲洗并排清积液后，将本方灌入2~3ml。

【功用】辛温祛风，消炎解毒，调和气血，培补正气。

【主治】鼻渊，上颌窦炎。

第三十三章　口齿咽喉病方

一、口齿病

2216 二辛煎

【方源】《景岳全书》卷五十一。

【组成】北细辛三钱，生石膏一两。

【用法】用水两碗，煎一碗，乘热频漱之。

【主治】①《景岳全书》：阳明胃火，牙根口舌肿疼不可忍者。②《医级》：胃热龈浮，肾热齿蚀，肿胀疼痛。

【方论】《山西中医》（1986，3：29.）：方中生石膏、细辛，其味皆辛，妙取石膏之辛寒与细辛之辛温相配伍，使其方辛而不热，寒而不遏。

【临证举例】牙痛：吴某某，牙痛十余日，就诊前每日注射青霉素80万单位，并间断服用去痛片，痛不得止。察患者牙龈红肿，口干口渴，舌红苔黄，脉滑数。辨证属胃火牙痛，投二辛煎：生石膏45g，细辛4.5g，二味药水煎2次，将两次药液混匀，一半漱口，一半分2次服下，日1剂。漱口后3分钟痛止，3剂痊愈。（《山西中医》1986，3：29.）

2217 二物散

【方源】《圣济总录》卷一一七。

【组成】白僵蚕、黄连各等份。

【用法】上为末。临卧掺口内。

【主治】口疮。

2218 川芎散

【方源】《得效方》卷十七。

【组成】川芎、白芷、细辛各等份。

【用法】上为末，擦二三次，盐汤漱，立止。

【主治】面肿牙疼不可忍。

2219 升阳清胃汤

【方源】《冯氏锦囊》卷六。

【组成】升麻六分，煅石膏一钱二分，连翘一钱，生地一钱二分，牛蒡子一钱（研），丹皮八分，桔梗四分，甘草三分，荆芥四分，薄荷四分。

【用法】加灯心，水煎服。

【主治】牙疳、牙痛。

2220 加味地黄丸

【方源】《会约医镜》卷七。

【组成】熟地八两，山药四两，枣皮（酒蒸）、茯苓各四两，泽泻一两，丹皮一两半，枸杞三两（酒蒸），菟丝子（淘去泥沙，酒蒸）四两，补骨脂（盐炒）二两，骨碎补三两。

【用法】炼蜜为丸。每服七八钱，空心盐汤送下。

【主治】真阴不足，以致齿疏动摇，壮年脱落者。

【加减】如命门火衰，真阳不足者，加肉桂三两，附子四两，或安肾丸亦妙。

2221 冰硼散

【方源】《全国中药成药处方集·昆明方》。

【组成】硼砂三两，冰片五钱，僵蚕五钱。

【用法】上为末，每包五分，分三次搽用。敷搽患处，或泡水漱口。

【主治】口腔破溃。

2222 护舌丹

【方源】《辨证录》卷三。

【组成】丹皮三钱，麦冬三钱，桔梗三钱，甘草一钱，玄参五钱，人参一钱，熟地一两，五味子一钱，黄连三分，肉桂一分。

【用法】水煎服。一剂而舌之血即止，连服四剂，而舌之烂亦愈。

【功用】大补心肾，交济心肾。

【主治】心火太炎，肾中之水，不来相济，致舌上出血不止者，舌必红烂，其裂纹之中，有红痕发现，血从痕中流出，虽不能一时杀人，然而日加顿困，久亦不可救援。

2223 金花煎

【方源】《古今医统》卷六十四。

【组成】黄柏三两，黄连五钱，栀子二十枚。

【用法】上㕮咀。以酒二升，浸一宿，煮三沸，去滓。顿服。

【主治】舌上出血，如簪孔。

2224 泻脾饮

【方源】《丹台玉案》卷六。

【组成】山栀、石膏、黄连各八分，生地、黄芩、白茯苓各七分。

【用法】加灯心十茎，水煎，徐徐灌之。

【主治】鹅口疮。

2225 定疼追风散

【方源】《普济方》卷六十五。

【组成】全蝎、香白芷、细辛、荆芥、防风、川芎、川椒各一分。

【用法】上煎汤，灌漱之。

【主治】牙齿疼痛。

2226 细辛散

【方源】《御药院方》卷九。

【组成】荆芥、细辛、露蜂房各等份。

【用法】上为粗末。每用三钱，水一大盏，煎至七分，去滓，温漱冷吐。

【主治】牙齿疼痛。

2227 栀子金花丸

【方源】《中国药典》。

【组成】栀子116g，黄连4.8g，黄芩192g，黄柏60g，大黄116g，金银花40g，知母40g，天花粉60g。

【用法】粉碎成细粉，过筛，混匀，用水泛为丸。每服9g，一日一次。

【功用】清热泻火，凉血解毒。

【主治】肺胃热盛，口舌生疮，牙龈肿痛，目赤眩晕，咽喉肿痛，吐血衄血，大便秘结。

【宜忌】孕妇慎用。

2228 消炎合剂

【方源】《中医皮肤病学简编》。

【组成】金银花31g，连翘31g，黄芩9g，桔梗9g，草河车9g，紫草6g，赤芍9g，生地15g，玄参15g，大青叶31g，野菊花31g，蒲公英31g，当归9g，大黄6~9g。

【用法】水煎，内服。

【主治】口炎。

2229 清胃汤

【方源】《万病回春》卷五。

【组成】山栀（炒）、连翘（去心）、牡丹皮、条芩各一钱，石膏二匙，生地黄（酒洗）、黄连（炒）各八分，升麻、白芍（煅）、桔梗各七分，藿香五分，甘草二分。

【用法】上锉一剂，水煎，食远服。

【主治】阳明大肠与胃二经之火，致牙床肿痛，牙齿动摇，黑烂脱落。

2230 清胃散

【方源】《脾胃论》卷下。

【异名】清胃汤（《疮疡经验全书》卷一）。

【组成】真生地黄、当归身各三分，牡丹皮半钱，黄连（拣净）六分（如黄连不好，更加二分，如夏月倍之），升麻一钱。

【用法】上为细末，都作一服。以水一盏半，煎至七分，去滓，放冷服之。

【功用】《古今名方》：清胃凉血。

【主治】胃经积热，上攻口齿，上下牙痛不可忍，牵引头脑，满面发热，其齿喜冷恶热，或牙龈溃烂，或牙宣出血，或唇口腮颊肿痛，口气臭热，舌咽干燥，舌红苔黄，脉滑大而数者。①《脾胃论》：因服补胃热药，阳明经中热盛，而致上下牙痛不可忍，牵引头脑，满面热发大痛，喜寒恶热。②《疮疡经验全书》：牙宣、牙缝出血。③《口齿类要》：胃火血燥唇裂，或为茧唇，或牙龈溃烂，或恶寒发热。④《正体类要》：胃经湿热，唇口肿痛。⑤《准绳·幼科》：胃经有热，饮冷作渴，口舌生疮，或唇口肿痛，燃连头面，或重舌、马牙、吐舌、流涎。⑥《张氏医通》：胃中蕴热，中脘作痛，痛后火气发泄，必作寒热乃止。⑦《古今名方》：胃有积热，牙痛、口臭，牙龈红肿、溃烂出血，口干舌燥，舌红苔黄，脉滑大而数。

【方论】①《医方考》：升麻能清胃，黄连能泻心，丹皮、生地能凉血，用当归者，所以益阴，使阳不得独亢尔。②《医方集解》：此足阳明胃药也。黄连泻心火，亦泻脾火。脾为心子，而与胃相表里者也。当归和血，生地、丹皮凉血，以养阴而退阳也。（石膏泻阳明之大热），升麻升阳明之清阳。清升热降，则肿消而痛止矣。

【临证举例】急性牙周炎：牙龈红肿疼痛、出血，牙周袋有脓性分泌物，伴发热、口渴喜饮、口臭、大便秘结，小便短赤，舌质红、苔黄厚，脉洪数。治以清胃凉血，清胃散加味：黄连、竹叶各6g，生地、连翘各12g，丹皮、升麻、当归、大黄各10g，生石膏30g（先下），天花粉15g，每日一剂。共治56例。多数患者服3~5剂后痊愈。观察结果：痊愈32例，占57.1%；显效19例，占33.9%；有效4例，占7.1%；无效1例，占1.8%。(《中医杂志》1985，7：65.)

2231 绿袍散

【方源】《东医宝鉴·外形篇》卷二。

【组成】黄柏（蜜炙）一两，青黛三钱，

片脑二分。

【用法】上为末。掺患处，吐出涎即愈。

【功用】《北京市中药成方选集》：清胃热，消肿止痛。

【主治】①《东医宝鉴·外形篇》：口疮。②《北京市中药成方选集》：口舌生疮，胃热牙疳，口臭糜烂。

2232 湿热壅遏汤

【方源】《古今名方》引《老中医经验选编》。

【组成】甘草梢、生地各15g，桔梗、柴胡各6g，连翘、赤芍、桃仁各9g，当归12g，红花3g，土茯苓30g。

【用法】水煎服。

【功用】清热解毒，活血利湿。

【主治】狐惑病（口－眼－生殖器综合征）。眼红赤疼痛，口腔舌侧溃疡，生殖器或阴部亦有溃烂。

【加减】若眼赤不退，加木贼草、刺蒺藜各9g，车前子6g；目赤已退，适逢经至，去土茯苓、连翘，加川芎、益母草；阴部外用牛黄青黛散〔人工牛黄、冰片各1.5g，青黛6g，橄榄核30g（煅存性），煅西月石9g，共研细末〕外擦溃疡处。

2233 锡类散

【方源】《赵炳南临床经验集》。

【组成】西瓜霜料二钱，生硼砂二钱，生寒水石三钱，青黛六钱，冰片五分，珍珠（豆腐制）三钱，硇砂（炙）二钱，牛黄八分。

【用法】用药少许吹患处。

【功用】清热利咽，消肿止痛。

【临证举例】①口腔溃疡：王某某，男，38岁。1972年6月17日初诊，口腔经常反复发作溃疡14年。近1年来会阴部也出现溃疡。经诊断为白塞综合征。用滋阴降火内服汤药，外用锡类散治疗1月余，溃疡完全愈合。随访3个月未再复发。②口腔扁平苔癣：王某，女，17岁，1971年9月20日初诊。舌面上起疙瘩5个多月，呈乳白色，如瓜子样大小，疼痛，诊断为口腔内扁平苔癣。用滋补肝肾、健脾利湿剂内服，外用锡类散涂患处。加减治疗3个多月后皮损完全消退。

2234　黛黄散

【方源】《续名家方选》。

【组成】黄柏一两，青黛二钱，黄连、白芷各一钱半，赤芍、细茶各一钱，麝香二分五厘。

【用法】上为末，敷患处。

【主治】口疮及牙齿根臭烂，或黑色，或疼痛甚者。

【加减】若舌上生疮烂痛者，加酒炒黄芩、干姜、细辛、山栀各一钱，掺患上噙之，则涎出而愈。

二、咽喉病

2235　大黄汤

【方源】《医方简义》卷四。

【组成】生锦纹大黄八钱，生石膏三钱，金银花四钱，瓜蒌子六钱，桔梗二钱，焦栀子三钱，牛蒡子（炒）三钱，苏子二钱，连翘二钱，射干（即乌扇）八分。

【用法】加竹沥一盏，姜汁三匙，青果二枚（打取汁），冲入，徐徐呷下。得吐出胶痰数碗，痰出便通，可转危为安。

【功用】通便泄热。

【主治】喉症火毒太甚，壮热痰盛，胸痞便秘，咽痛水浆不入，危在旦夕者。

2236　上宫清化丸

【方源】《寿世保元》卷六。

【组成】黄连（去毛）六钱，桔梗（去芦）六钱，山豆根四钱，粉草四钱，薄荷叶一钱，白硼砂六分。

【用法】上为细末，炼蜜为丸，如芡实大。

时常噙化。

【主治】喉痹。积热上攻，痰涎壅塞，喉痛声哑，肿痛难禁。

2237　广笔鼠黏汤

【方源】方出《医学广笔记》卷三，名见《医宗金鉴》卷六十六。

【异名】广笔牛子汤（《喉科种福》卷五）。

【组成】贝母（去心）三钱，鼠黏子（酒炒，研）二钱，玄参二钱五分，射干二钱（不辣者是），甘草二钱五分，天花粉二钱，怀生地三钱，白僵蚕一钱（略炒，研），连翘二钱，竹叶二十片。

【用法】水二盅，煎八分，饥时服。

【主治】喉癣内热，咽嗌暗红，痛痒而燥，次生苔癣，甚则有小孔如蚁蛀，时吐臭涎，妨碍饮食。①《医学广笔记》：喉癣内热。②《医宗金鉴》：咽嗌干燥，初觉时痒，次生苔癣，色暗木红，燥裂疼痛，时吐臭涎，妨碍饮食。③《医碥》：胃火上炎灼肺，喉间生红丝如哥窑纹，又如秋海棠叶背，干燥而痒，久则烂开，有小孔如蚁蛀，名天白蚁。④《喉科种福》：喉内红色，暗而不鲜，于暗红色中现出白色，疼痛而痒。

【宜忌】《医宗金鉴》：患者清心寡欲，戒厚味发物。

2238　牛蒡羚羊散

【方源】《医方简义》卷四。

【组成】羚羊角（镑）二钱，蝉蜕一钱，牛蒡子（炒）三钱，桔梗、防风、薄荷各一钱五分，生甘草、射干各八分，草河车二钱。

【用法】加竹叶二十片，青果二枚，水煎服。

【主治】风火伤及肺胃，喉症咽痛，或生单蛾、双蛾。

【宜忌】忌食酸冷之物。

【加减】如痰如拽锯者，加瓜蒌仁八钱。

2239 牛蒡槐花饮

【方源】《证治宝鉴》卷十。

【组成】牛蒡、槐花（炒）、僵蚕（炒）各二钱，黄连一钱五分，黄芩、桔梗、陈皮、连翘、紫苏各一钱，玄参二钱，甘草三分。

【用法】水煎服。

【主治】双乳蛾之心火壅盛者。

2240 升阳解热汤

【方源】《喉证指南》卷四。

【组成】芽桔梗、荆芥、红柴胡、防风、川贝母各一钱六分，薄荷、连翘（去心）、射干、牛蒡子（炒）、前胡、僵蚕各一钱，升麻八分，蝉蜕五个，生姜一片。

【用法】水煎。食远服。

【主治】咽喉风热初起。

2241 升麻连翘汤

【方源】《杏苑生春》卷六。

【组成】升麻、桔梗、甘草、连翘、鼠黏子、防风、黄芩（酒制）各一钱。

【用法】上咬咀。水二盏，煎八分。食后徐徐服。

【主治】时疫热毒喉痹。

2242 六神丸

【方源】《古今名方》引雷允上方。

【组成】珍珠粉、犀牛黄、麝香各4.5g，雄黄、蟾酥、冰片各3g。

【用法】上药各为细末，用酒化蟾酥，与前药末调匀为丸，如芥子大，百草霜为衣。每服五至十丸，一日二至三次。亦可外用。

【功用】清热解毒，消炎止痛。

【主治】咽喉肿痛或溃疡、白喉、扁桃体炎、口疮、痈疽、疔疮、小儿高热抽搐。现亦试用于喉癌。

【宜忌】孕妇慎用。

【临证举例】①龋齿疼痛：取六神丸5粒，包于少许脱脂棉中（棉愈少疗效愈好），填塞龋洞之中，多于1~2分钟止痛。对牙颈龋和磨牙的颊面龋等不能填塞者，可用六神丸1瓶，碾碎成粉，溶于1ml冷开水中，等药粉完全溶解后，取脱脂棉少许，蘸药液使达饱和，然后外贴患处。治疗120余例，收到迅速止痛的效果。（《陕西中医函授》1983，4：4.）②缠腰火丹：张某，女，80岁。左臀部疱疹糜烂连片，两腿自踝至膝水肿，按之没指，形体瘦削，语声低微，翻身不得，阵阵剧痛，舌质暗红，苔薄微黄，脉象沉细无力。素有痰喘宿疾，心力衰弱，高年正虚，治节无权。拟六神丸于少进饮食后每服5丸，一日3次，如能受药则渐加至10丸。另将六神丸以适量开水溶化后涂抹患处。服药当夜疼痛减轻，三日后疮面渐渐收水。内外共用6支（每支30粒）后，疱疹收没愈合。（《中医杂志》1983，12：72.）

2243 引火汤

【方源】《辨证录》卷三。

【组成】熟地三两，巴戟天一两，茯苓五钱，麦冬一两，北五味二钱。

【用法】水煎服。

【主治】①《辨证录》：阴蛾。少阴肾火上炎，咽喉肿痛，日轻夜重，喉间亦长成蛾，宛如阳症，但不甚痛，而咽喉之际，自觉有一线干燥之至，饮水咽之稍快，至水入腹，而腹又不安，吐涎如水甚多。②《洞天奥旨》：阴症双蛾、单蛾，喉痹。

【方论】方用熟地为君，大补其肾水；麦冬、五味为佐，重滋其肺金；又加入巴戟之温，则水火既济；更增茯苓之前导，则水火同趋，而共安于肾宫。

2244 甘桔汤

【方源】《古今医鉴》卷九。

【组成】甘草、防风、荆芥、薄荷、黄芩各一钱，桔梗三钱，加玄参一钱。

【用法】上锉一剂。水煎，食后频频噙咽。

【主治】喉闭。

【加减】咳逆，加陈皮；咳嗽，加知母、贝母；咳发渴，加五味子；唾脓血，加紫菀；肺痿，加阿胶；面目肿，加茯苓；呕，加半夏、生姜；少气，加人参、麦门冬；肤痛，加黄芪；目赤，加栀子、黄连；咽痛，加鼠黏子、竹茹；声哑，加半夏、桂枝；疫毒头痛肿，加鼠黏子、大黄、芒硝；胸膈不利，加枳壳；心胸痞，加枳实；不得卧，加栀子；发斑，加防风，荆芥；酒毒，加干姜、陈皮之类。

2245 白虎解毒养阴汤

【方源】《古今名方》引《喉科秘传十二方》。

【组成】石膏24g，知母、浙贝母、板蓝根、山豆根各9g，紫花地丁、金银花、生地、玄参各18g，连翘、麦冬各15g，白芍、丹皮各12g，薄荷、甘草各6g，鲜橄榄10枚。

【功用】清热解毒，养阴利咽。

【主治】白喉、喉痧（猩红热）、喉炎及一切喉痹、乳娥。

【加减】若心气不足，加人参、玉竹各9g；心中烦躁，加黄连6g，灯心草2g；呛咳不止，加牛蒡子、马兜铃各9g；鼻衄，加白茅根24g；目赤肿痛，加桑叶或赤芍9g；脘腹胀，加麦芽9g，枳壳6g；大便结，加大黄9g；小便热或痛，加木通9g，鲜车前草1株，或黄柏6g。

2246 玄参升麻汤

【方源】《卫生宝鉴》卷八。

【组成】升麻、黄连各五分，黄芩（炒）四分，连翘、桔梗各三分，鼠黏子、玄参、甘草、白僵蚕各二分，防风一分。

【用法】上㕮咀，作一服。水二盏，煎至七分，去滓，稍热噙漱，时时咽之。

【主治】①《卫生宝鉴》：中风后咽喉中妨闷，会厌后肿，舌赤，早晨语言快利，午后微涩。②《古方选注》：喉痹。

【方论】《古方选注》：咽喉诸证，历考汤方，皆辛散咸软，祛风痰，解热毒，每用噙化咽津法，急于治标而缓于治本，即喉痹之急证亦然。牛蒡散时行风热，消咽喉壅肿；升麻散至高之风，解火郁之喉肿；白僵蚕得清化之气，散浊结之痰；玄参清上焦氤氲之热，连翘散结热消壅肿，防风泻肺经之风邪；芩、连清上中之热毒，甘、桔载引诸药上行清道。

2247 加味甘桔汤

【方源】《医学心悟》卷四。

【组成】甘草（炙）三钱，桔梗、荆芥、牛蒡子（炒）、贝母各一钱五分，薄荷三分。

【用法】水煎服。

【主治】外感风热，咽喉肿痛，或生悬痈、口菌及大头天行。①《医学心悟》：喉痹，君相二火冲击，咽喉痹痛；缠喉风，咽喉肿痛胀塞，红丝缠绕，口吐涎沫，食物难入，甚则肿达于外，头如蛇缠；走马喉风，又名飞疡，喉舌之间，暴发暴肿，转肿转大；缠舌喉风，硬舌根而两旁烂；悬痈，脾经蕴热所致，生于上腭，形如紫李；虾蟆瘟，颏下漫肿无头；大头天行，头面尽肿。②《外科证治全书》：口菌，由火盛血热气滞而生，多生在牙龈肉上，隆起形如菌，或如木耳，紫黑色。③《证因方论集要》：风火郁热初起之咳嗽。

【加减】若内热甚，或饮食到口即吐，加黄连一钱；若口渴，唇焦舌燥，便闭溺赤，更加黄柏、黄芩、山栀、黄连；若有肿处，加金银花五钱。

2248 加味射干汤

【方源】《囊秘喉书》卷下。

【组成】射干、生地各一钱，桔梗、连翘、黄芩、贝母、玄参、甘草各七分，荆芥五分，牛蒡七分。

【用法】水煎服。

【主治】喉痹肿痛。

2249 会厌逐瘀汤

【方源】《医林改错》卷下。

【组成】桃仁五钱（炒），红花五钱，甘草三钱，桔梗三钱，生地四钱，当归二钱，玄参一钱，柴胡一钱，枳壳二钱，赤芍二钱。

【用法】水煎服。

【主治】瘀血凝滞，气虚不能使会厌盖严气管，饮水即呛。

【方论】《江苏中医杂志》（1984，6：28.）：本方由《伤寒论》四逆散以枳壳易枳实，合桃红四物汤去川芎加玄参、桔梗而成。四逆散能调气血，利升降；桃红四物汤为养血活血方。去川芎者，因其辛温性燥，恐伤阴津；增入玄参，意在助生地以滋养柔润；桔梗乃利咽圣药，能升降肺气，并佐柴胡、枳壳升降气机，引活血祛瘀药上达病所。

【临证举例】①声带小结：王某某，男性，35 岁，1982 年 9 月 11 日初诊。诉咽部干燥不适，声音嘶哑已 2 个月，被宜春地区人民医院耳鼻喉科诊断为"声带小结"。经用四环素、喉片、北豆根片及清热利咽中药治疗近 1 月，效果不佳。证见形体壮实，口干咽燥，声音嘶哑，大便干结，脉缓，舌苔薄黄，舌质稍红。辨证为阴虚喉痹，瘀血内阻。治以养阴清热、活血化瘀之会厌逐瘀汤加味：桃仁 10g，红花 10g，当归 10g，生地 10g，赤芍 12g，桔梗 12g，甘草 5g，玄参 21g，麦冬 15g，柴胡 10g，枳壳 10g。每日 1 剂，水煎 2 次分服。15 剂后，咽干声嘶明显好转，经耳鼻喉科检查声带小结已见缩小。方已中病，嘱续服 15 剂，经间接喉镜检查：声带小结已消失，回校任教。（《江西中医药》1983，6：20.）②慢性咽炎：杨某某，男，53 岁。有慢性咽炎史 2 年。近 1 月余，咽喉干痛较甚，有梗死感，咽部慢性充血，苔薄，舌下筋脉色紫。此属气滞瘀阻，津液耗伤。拟会厌逐瘀汤主之。药用：生地、桃仁各 12g，红花、玄参、赤芍、胖大海各 9g，柴胡、枳壳各 4.5g，当归 6g，桔梗 5g，生甘草 3g。每日 1 剂，治疗 3 周而愈。（《江苏中医杂志》1984，6：28.）

2250 诃子汤

【方源】《宣明论》卷二。

【组成】诃子四个（半炮半生），桔梗一两（半炙半生），甘草二寸（半炙半生）。

【用法】上为细末。每服二钱，用童子小便一盏，同水一盏，煎至五七沸，温服。

【主治】失音不能言语。

【方论】《医方集解》：诃子敛肺清痰、散逆破结，桔梗利肺气，甘草和元气，童便降火润肺。

2251 苦酒汤

【方源】《伤寒论》。

【组成】半夏（洗，破如枣核）十四枚，鸡子一枚（去黄，纳上苦酒着鸡子壳中）。

【用法】上二味，纳半夏着苦酒中，以鸡子壳置刀环中，安火上，令三沸，去滓，少少含咽之，不愈，更作三剂。

【主治】少阴病，咽中伤，生疮，不能语言，声不出者。

【方论】①《注解伤寒论》：辛以散之，半夏之辛，以发声音；甘以缓之，鸡子之甘，以缓咽痛；酸以收之，苦酒之酸，以敛咽疮。②《内台方议》：少阴客热所暴，则伤于经络干涩，使咽中生疮，不能言，声不出。故用苦酒为君，酸以敛疮；半夏为臣，辛以散结；鸡子为使，以缓咽痛而润其燥也。

2252 桔连汤

【方源】《回生集》卷上。

【组成】苦桔梗、川黄连（倍加）、枳实（炒）、前胡、连翘（去心）、陈皮、防风、制半夏、柴胡、南星、白附子、牛蒡子（炒，研）、玄参、赤芍、莪术（煨）、甘草各等份。

【用法】水煎服。用绵裹箸头，蘸食盐点

肉上，一日五六次，自消，再服本方。

【主治】喉中忽生肉如桃如云，层层而起。

2253 桔梗汤

【方源】《伤寒论》。

【异名】如圣汤（《幼幼新书》卷三十四引《养生必用》）、散毒汤（《圣济总录》卷一二二）、桔梗甘草汤（《经方实验录》卷下）。

【组成】桔梗一两，甘草二两。

【用法】以水三升，煮取一升，去滓，温分再服。

【功用】宣肺祛痰，利咽宽胸，解毒排脓。①《兰室秘藏》：快咽喉，宽利胸膈。②《医宗金鉴》：解肺毒，排脓肿。③《中医方剂临床手册》：宣肺祛痰，利咽。

【主治】风热客于少阴，咽喉肿痛；风热郁于肺经，致患肺痈，咳唾脓血。①《伤寒论》：少阴病二三日，咽痛不瘥者。②《幼幼新书》引《养生必用》：喉痹舌颊肿，咽喉有疮。③《局方》：风热毒气上攻咽喉，肿塞妨闷。④《证类本草》引《杜壬方》：口舌生疮，嗽有脓血。⑤《圣济总录》：肺气上喘。⑥《内台方议》：肺痿。⑦《外科发挥》：肺气壅热，胸膈不利，痰涎壅盛。⑧《内科摘要》：心脏发咳，咳而喉中如梗状。⑨《医宗金鉴》：咳而胸满，振寒脉数，咽干不渴，时出浊唾腥臭，久久吐脓如米粥之肺痈。

【方论】①《内台方议》：用桔梗为君，桔梗能浮而治上焦，利肺痿，为众药之舟楫也；以甘草为臣佐，合而治之，其气自下也。②《伤寒大白》：以桔梗开发肺气，同甘草泻出肺中伏火。因此，悟得欲清肺中邪结，必要开肺清肺，二味同用，则肺中之邪始出。③《医宗金鉴》：肺痈已溃后，虚邪也，故以桔梗之苦，甘草之甘，解肺毒排痈脓也，此治已成肺痈，轻而不死者之法也。

【临证举例】肺痈：武选汪用之，饮食起居失宜，咳嗽吐痰，用化痰发散之药。时仲夏，脉洪数而无力，胸满面赤，吐痰腥臭，汗出不止。余曰：水泛为痰之证，而用前剂，是谓重亡津液，得非肺痈乎？不信，仍服前药。翌日，果吐脓，脉数，左三部、右寸为甚。始信，用桔梗汤一剂，脓、数顿止，再剂全止，面色顿白，仍于忧惶。余曰：此症面白脉涩，不治自愈。又用前药一剂，佐以六味丸治之而愈。（《内科摘要》）

2254 铁笛丸

【方源】《北京市中药成方选集》。

【组成】诃子肉十两，茯苓十两，桔梗二十两，青果四两，麦冬十两，贝母二十两，凤凰衣一两，瓜蒌皮十两，甘草二十两，玄参（去芦）十两。

【用法】上为细末，炼蜜为丸，重一钱。每服二丸，温开水送下；或噙化，每日三次。

【功用】润肺利咽。

【主治】肺热咽干，失音声哑。

【宜忌】忌辛辣食物。

2255 透膈散

【方源】《杏苑生春》卷四。

【组成】橘红一钱，茯苓八分，半夏八分，桔梗八分，黄芩四分，木香四分，甘草（炙）三分，瓜蒌仁七分，杏仁六分，砂仁七枚，枳实五分，生姜五分。

【用法】上㕮咀。水煎热服，不拘时候。

【主治】被物噎塞，致喉间如碍，水饮难下，痰涎壅上。

2256 消炎解毒丸

【方源】《全国中药成药处方集·沙市方》。

【组成】玄参一两，桔梗、粉甘草、赤芍、僵蚕各五钱，薄荷、竹叶各三钱，板蓝根、黄芩、山豆根各五钱，连翘一两，杭菊花四钱，天花粉五钱，金银花一两。

【用法】上为细末，炼蜜为丸。成人每服三钱，温开水送下，一日二次。小儿、老人酌减。

【主治】温毒咽喉肿痛，耳前耳后肿，风热上壅，头面肿大及湿热痈疮。

【禁忌】体弱而无炎症者忌服。

2257 救喉汤

【方源】《辨证录》卷三。

【组成】射干一钱，山豆根二钱，玄参一两，麦冬五钱，甘草一钱，天花粉三钱。

【用法】水煎服。

【主治】咽喉忽肿大作痛，吐痰如涌，口渴求水，下喉少快，已而又呼热水，咽喉长成双蛾，既大且赤，其形宛如鸡冠，即俗称为缠喉风。

【方论】玄参为君，实足以泻心肾君相之火；况佐之豆根、射干、天花粉之属，以祛邪而消痰，则火自归经，而咽喉之间，关门肃清矣。

2258 救急解毒丸

【方源】《伤暑全书》卷下。

【组成】甘草二两，桔梗二两，荆芥一两，防风一两，连翘一两，酒芩一两，酒连一两，薄荷一两，升麻一两，酒大黄一两，僵蚕五钱，蒲黄五钱，青黛五钱，芒硝五钱，射干五钱。

【用法】上为极细末，以乌梅汤调柿霜为丸，如龙眼大。嚼化；煎汤亦可。

【主治】时行疫气，咽喉肿痛，项筋粗大，舌强声哑，鼻塞气闷，水浆难进。兼治头面浮肿，疙瘩坚硬，浸淫湿疮，耳内流脓，眼弦赤肿，口内糜烂。

2259 银翘马勃散

【方源】《温病条辨》卷一。

【组成】连翘一两，牛蒡子六钱，金银花五钱，射干三钱，马勃二钱。

【用法】上为散。每服六钱，鲜苇根汤煎，香气大出，即取服，勿过煮。病重者，约二时

一服，日三服，夜一服；轻者三时一服，日二服，夜一服；病不解者，作再服。

【主治】湿温，喉阻咽痛。

【加减】喉不痛，但阻甚者，加滑石六钱，桔梗五钱，苇根五钱。

2260 银翘败毒汤

【方源】《温热经解》。

【组成】金银花三钱，马勃一钱半，葛根二钱，牛蒡子一钱半，蝉蜕一钱，连翘二钱，石膏五钱，僵蚕二钱，板蓝根一钱半。

【主治】瘟疫病，发于春，咽喉痛，吐鲜血，手足起红点者。

2261 清咽汤

【方源】《临证医案医方》。

【组成】蒲公英24g，牛蒡子12g，大青叶15g，山豆根15g，马勃6g，郁金9g，炒枳壳9g，桔梗9g，玄参24g，石斛15g，麦冬15g，化橘红9g，甘草3g。

【用法】每日一剂，水煎后去滓，再将药汁浓缩为100ml，加入蜂蜜20g，分两次温服。

【功用】清热、理气、生津。

【主治】慢性咽炎。咽痛，咽干、咽紧堵闷，咽部有异物感。

2262 清肺化毒汤

【方源】《会约医镜》卷四。

【组成】甘草一钱半，桔梗、苦参、大黄各二钱，黄连一钱半，黄柏一钱，连翘（去心）、知母各一钱半，麦冬一钱二分，牛蒡子一钱，荆芥八分，白芷一钱，山豆根一钱。

【用法】水煎服。

【主治】阳毒喉肿，或疮痈脓血，便结脉实。

【加减】如大便实，加芒硝一二钱，或加升麻八分。

2263 清咽利膈散

【方源】《外科理例·附方》。

【组成】金银花、防风、荆芥、薄荷、桔梗、黄芩、黄连各一钱半，山栀、连翘各一钱，玄参、大黄（煨）、朴硝、牛蒡子、甘草各七分。

【用法】水煎服。

【主治】①《外科理例》：积热咽喉肿痛，痰涎壅盛，或胸膈不利，烦躁饮冷，大便秘结。②《灵验良方汇编》：乳蛾喉痛，重舌、木舌。

2264　清凉解毒饮

【方源】《慈航集》卷下。

【组成】玄参八钱，麦冬五钱（去心），桔梗三钱，生甘草一钱五分，牛蒡子三钱（研），青黛一钱五分，白僵蚕三钱（炒），马勃五分。

【用法】引加鲜苊仁根三钱（土名菩提子）。外用《千金》吹喉散。

【主治】烂喉瘟症。初病恶寒，喉痛破烂，食饮皆呛，其症最危，来如风雨。

2265　增补消毒饮

【方源】《外科医镜》。

【组成】牛蒡子二钱，金银花二钱，连翘二钱，玄参二钱，荆芥一钱半，僵蚕一钱半，桔梗一钱半，薄荷一钱，板蓝根一钱，马勃八分，生甘草八分。

【用法】水煎服。

【主治】时毒喉痛。

【加减】如病甚便秘，去桔梗，加生军三钱。

附　录

正异名方索引

说明：本索引所列方剂，凡方后无注者，为正名方，即本书所选的正式方剂；凡方后注明"异"字者，为异名方，即后世医家据正名方所起的不同方名，但与正名方药物组成、用法相同，或与正名方仅有少量差别者；凡方后注明"备"字者，为备注中所列方名，多是后世医家据正名方改变剂型后所起的方名，或后世医家引用原方名时所作的修改方。

所有方剂名称按首字笔画顺序排列，首字相同按第二字笔画顺序排列，每一方名后的数字为条目序号，据此可查具体内容。

书名简称全称对照表

简称	全称	简称	全称
百一选方	是斋百一选方	脉症正宗	方氏脉症正宗
保命集	素问病机气宜保命集	内经拾遗	内经拾遗方论
本事方	普济本事方	内台方议	金镜内台方议
成绩录	奉天医学成绩录	内外伤辨	内外伤辨惑论
慈航集	慈航三元普济方	年氏《集验良方》	年希尧集验良方
澹寮	澹寮集验方	片玉心书	万氏秘传片玉心书
得效方	世医得效方	千金方	备急千金要方
点点经	万氏家传点点经	瑞竹堂方	瑞竹堂经验方
方函口诀	勿误药室方函口诀	三因方	三因极一病证方论
妇人良方	妇人大全良方	圣惠方	太平圣惠方
古方选注	绛雪园古方选注	嵩厓尊生	嵩厓尊生书
古今医统	古今医统大全	外台	外台秘要
寒温条辨	伤寒温疫条辨	袖珍小儿	袖珍小儿方
会约医镜	罗氏会约医镜	宣明论	黄帝素问宣明论方
惠直堂方	惠直堂经验方	一盘珠	一盘珠全集
己任编	医宗己任编	医彻	古今医彻
济急丹方	宁寿堂经验济急丹方	医林纂要	医林纂要探源
济生方	严氏济生方	医学正印	妙一斋医学正印种子编
金匮	金匮要略	印机草	顾氏评注印机草
局方	太平惠民和剂局方	玉钥	重楼玉钥
理伤续断方	仙授理伤续断方	衷中参西	医学衷中参西录
良朋汇集	良朋汇集经验神方	肘后方	肘后备急方
麻科活人	麻科活人全书	准绳	证治准绳

古今度量衡对照表

我国历代计量单位的名称大致相同，但其长短、多少、轻重随着各个朝代的变迁而有所不同，一般来说古制小于今制。本手册收集了大量古方，其剂量在实际应用时，应以现代临床经验为主要依据。为了帮助读者了解古今度量衡的差异，故引录有关研究资料以供参考。

年　　代	朝　　代		长　度	容　量	
			1尺合 cm	1合合 ml	1升合 ml
约公元前 475～前 256 年	周		23.1	—	约 201.7
公无前 256～前 221 年	战国		23.1	—	约 201.7
约公元前 221～前 206 年	秦		23.1	—	200.0
公元前 206～25 年	西汉		23.1	20.0	200.0
公元 25～220 年	东汉		23.8	20.0	200.0
公元 220～265 年	三国		24.2	20.5	204.5
公元 265～420 年	晋		24.2	20.5	204.5
公元 420～589 年	南朝	南宋	24.5	30.0	300.0
		南齐			
		梁		20.0	200.0
		陈			
公元 386～581 年	北朝	北魏	29.6	40.0	400.0
		北齐			
		北周		60.0	600.0
公元 581～618 年	隋	开皇	29.6	60.0	600.0
		大业		20.0	200.0
公元 618～907 年	唐		大 36.0 小 30.0	大 60.0 小 20.0	大 600.0 小 200.0
公元 907～960 年	五代				
公元 960～1279 年	宋		31.2	67.0	670.0
公元 1279～1368 年	元		31.2	95.0	950.0
公元 1368～1644 年	明		32.0	100.0	1000.0
公元 1644～1911 年	清		32.0	100.0	1000.0

年　代	朝　代		衡　量	
			1 斤合克	1 两合克
约公元前 475~ 前 256 年	周		250.0	15.6
公元前 256~ 前 221 年	战国		250.0	15.6
约公元前 221~ 前 206 年	秦		253.0	15.8
公元前 206~25 年	西汉		248.0	15.5
公元 25~220 年	东汉		220.0	13.8
公元 220~265 年	三国		220.0	13.8
公元 265~420 年	晋		220.0	13.8
公元 420~589 年	南朝	南宋	330.0	20.6
		南齐		
		梁	220.0	13.8
		陈		
公元 386~581 年	北朝	北魏	440.0	27.5
		北齐		
		北周	660.0	41.3
公元 581~618 年	隋	开皇	661.0	41.3
		大业	220.0	41.3
公元 618~907 年	唐		661.0	41.3
公元 907~960 年	五代			
公元 960~1279 年	宋		633.0	40.0
公元 1279~1368 年	元		633.0	40.0
公元 1368~1644 年	明		590.0	36.9
公元 1644~1911 年	清		596.8	37.3

说明：

（一）古代方剂中几种特殊计量单位的折算

1. **方寸匕**　是依据古尺正方 1 寸所制的量器，形如刀匕。1 方寸匕约等于现代的 2.7ml；其重量，金石药末约为 2g，草木药末约为 1g。

2. **钱匕**　用汉代的五铢钱币抄取药末，以不落为度，称为 1 钱匕，分量约合 1 方寸匕的

60%~70%。用五铢钱的一半面积抄取药末，以不落为度，为半钱匕，分量约为 1 钱匕的 1/2。钱五匕者，是指药末盖满五铢钱的"五"字为度，约为 1 钱匕的 1/4。

3. **刀圭**　形状像刀头的圭角，端尖锐，中低洼。1 刀圭约等于 1 方寸匕的 1/10。

4. **字**　古以铜钱抄取药末，钱面共有 4 字，将药末填去钱面 1 字之量，即为 1 字。

5. **铢**　古代衡制中的重量单位。汉以 24 铢为 1 两，16 两为 1 斤。

（二）公制与市制计量单位的折算

1. 基本折算

1kg=2 市斤 =1000g

2. 十六进位市制与公制的折算

1 斤 =16 两 =500g

1 两 =10 钱 =31.25g

1 钱 =10 分 =3.125g

1 分 =10 厘 =0.3125g

1 厘 =10 毫 =0.03125g

3. 十进位制与公制的折算

1 斤 =10 两 =500g

1 两 =10 钱 =50g

1 钱 =10 分 =5g

1 分 =10 厘 =0.5g

1 厘 =10 毫 =0.05g